약용식물원 · 한약시장 · 한약재배지 · 한의약대학 ·
한약전시관 · 한약국 · 한약축제 · 티베트의약 안내

중국 약용식물과 한약

한약명 · 약용식물명 · 학명 · 약용부위 · 약효 · 재배지 해설

글 · 사진 | 박 종 철
국립순천대학교 한의약연구소

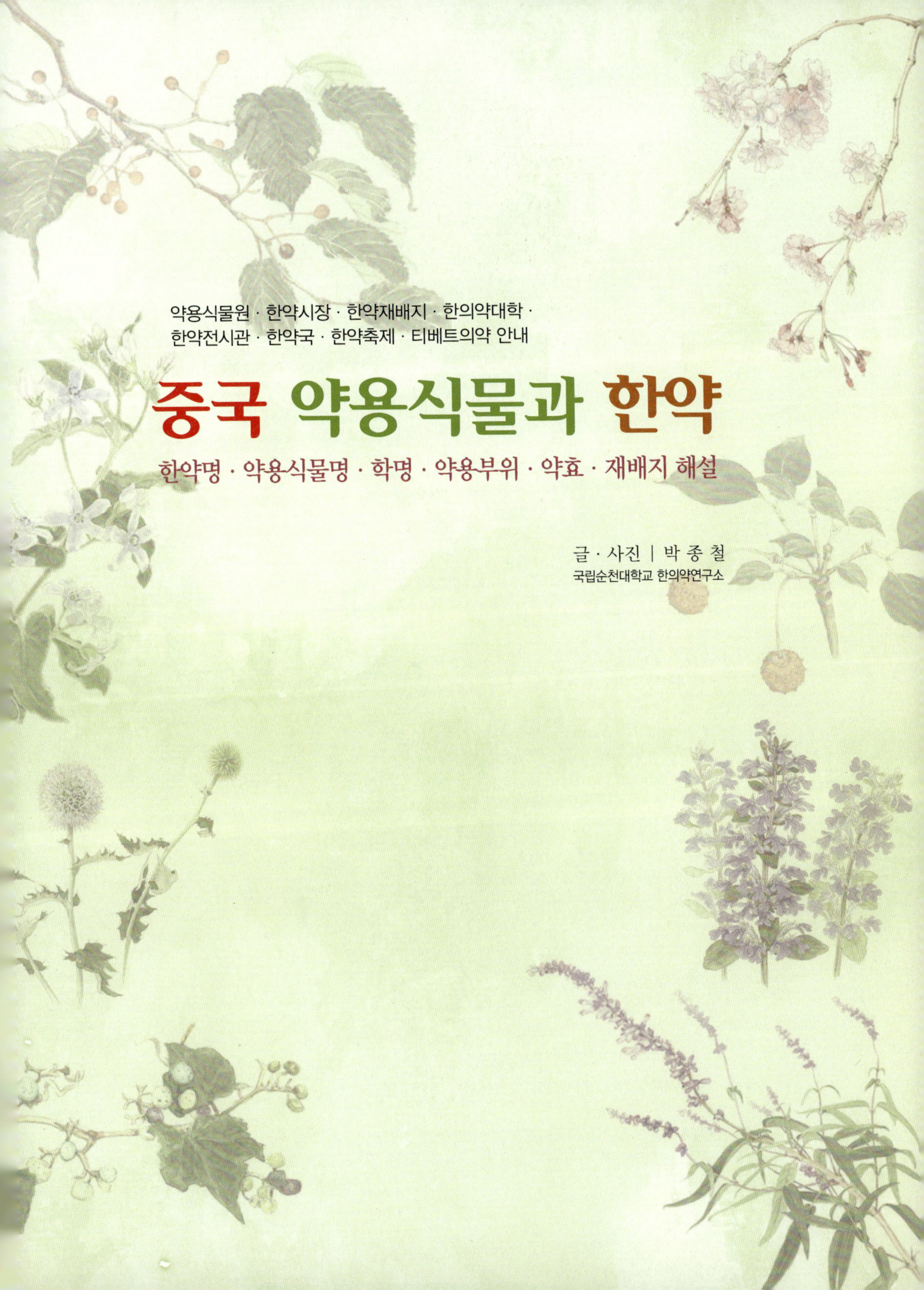

중국 약용식물과 한약

초판인쇄 : 2014년 2월 05일
초판발행 : 2014년 2월 10일

지 은 이 : 박종철
펴 낸 이 : 고명흠
펴 낸 곳 : 푸른행복

출판등록 : 2010년 1월 22일 제312-2010-000007호
주　　소 : 서울 서대문구 세검정로 1길 93
　　　　　(홍은1동 455번지) 벽산아파트상가B/D 304호
전　　화 : (02)3216-8401~3 / FAX (02)3216-8404
E-Mail : munyei21@hanmail.net
홈페이지 : www.munyei.com

I S B N 979-11-5637-000-0 (13510)

약용식물원 · 한약시장 · 한약재배지 · 한의약대학 ·
한약전시관 · 한약국 · 한약축제 · 티베트의약 안내

중국 약용식물과 한약

한약명 · 약용식물명 · 학명 · 약용부위 · 약효 · 재배지 해설

글 · 사진 | 박 종 철
국립순천대학교 한의약연구소

푸른행복

| 일러두기 |

1. 책에 수록된 모든 사진은 필자가 중국 현지에서 직접 촬영한 것입니다.

2. 제1부 01. 광시쫭족자치구 광시약용식물원, 02. 윈난성 시솽반나 열대식물원, 03. 윈난성 시솽반나 남약원의 〈주요약용식물〉의 순서는 학명의 알파벳 순서대로 배치했습니다.

3. 식물명은 우리나라에서 통용하는 이름을 사용하였으며, 아직 우리나라 식물명이 없는 경우는 중국의 식물명을 기재했습니다. 이 식물명을 식물 사진의 제목으로 두었습니다.

4. 우리나라와 중국 도감에 기재되어 있지 않는 곡궐(槲蕨, *Drynaria roosii*)은 식물원 표지팻말 그대로 수록했습니다.

5. 〈주요약용식물〉의 참고사항에 우리나라 공정서인 『대한민국약전』과 『대한민국약전외한약(생약)규격집』에 수재 여부를 표기하고 재배지도 기재했습니다.

6. 〈주요약용식물〉 사진은 식물원에 따라 일부 중복되는 사진이 있습니다. 식물원마다 식물 성장 상태가 다를 수 있어 그대로 게재하였습니다.

7. 〈주요약용식물〉의 일부 사진은 다른 식물원의 꽃, 열매가 있는 동일한 식물 사진을 사용한 것도 있습니다.

8. 본문에 식물이 소개되어 있으나 지면 부족으로 사진을 수록하지 못한 식물은 식물원 자료로 활용하기 위해 식물명을 〈찾아보기〉란에 기재해두었습니다. 관심 있는 독자들이 해당 식물원을 방문하여 식물을 찾는 데 도움이 되도록 하기 위해서입니다. 특히 남방약용식물은 좋은 자료가 될 것이라 생각합니다.

9. 본문의 중국 지역명은 현지 발음표기대로 기재했으며 동인당약국, 국화원시장, 하화지시장, 옥룡설산처럼 지역명이 아닌 경우는 독자들의 이해를 돕기 위해 우리 한자 발음으로 표기했습니다.

10. 중국의 화폐단위인 위엔(圓)을 한국 돈으로 환산하면 정수가 되지 않는 경우가 많아 중국 화폐와 한국 돈을 혼용하여 표기했습니다. 중국의 1위엔당 우리 돈 180원 정도가 됩니다.

11. 중국전답의면적단위인무(畝)를 ㎡로환산하면정수가되지않아중국면적그대로사용했습니다. 중국의 1무는 666.67㎡입니다.

12. Tips의 주소는 우리나라식 한자를 그대로 표기했습니다.

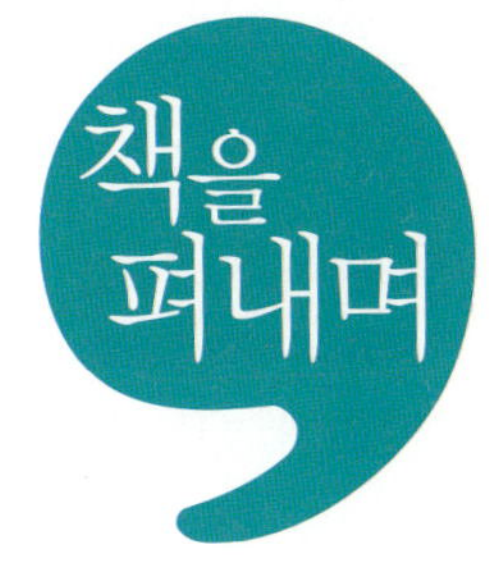

중국 대륙의 약용식물과 한약을 찾아서

- 17곳의 약용식물원
- 8곳의 한약시장
- 19곳의 한약 재배지
- 7곳의 한의약대학 · 한약전시관

1992년 중국과 국교를 수립한 다음해 7월, 처음으로 중국 땅을 찾은 후 필자는 지금까지 40여 차례에 걸쳐 대륙을 방문했다. 2005년부터는 본격적으로 한약 조사를 위해 중국을 찾으면서 방대한 양의 약용식물 관련사진을 촬영할 수 있었다. 이 책은 그중에서도 꼭 담고 싶은 사진만을 추리는 힘든 작업을 거쳐 정리를 완성했다. 지금까지 알려지지 않았던 광활한 중국의 구석구석을 찾아다니면서 많은 애로를 겪었기에, 다음에 이곳을 찾는 분들은 조금이라도 편하게 방문했으면 좋겠다는 바람으로 그동안 준비해왔던 것들이다.

자주 접할 수 있는 한약에서 희귀한 남방 약용식물에 이르기까지 주요 재배지와 약용식물원, 한약시장에 이르기까지, 한약의 전반을 이루는 현장의 한복판으로 독자 여러분들을 안내한다. 중국의 한약전시관, 한의약대학, 한약국, 한약축제, 한약가공공장을 찾는 여정도 곁들였다. 그리고 티베트의 전통의약서인 『사부의전』에 대한 고찰과 박지원 선생의 『열하일기』에 등장하는 한약에 대해서도 고증했다.

광시약용식물원, 베이징약용식물원 등은 일반 식물원이 아닌 전문 약용식물원이다. 중국 남부지역인 시쑹반나 열대식물원, 시쑹반나 남약원, 하이난성 약용식물원 같은 곳은 우리나라의 기후에서는 만나기 어려운 아열대 약용식물들을 재배하면서 전시도 겸하고 있는 곳이다. 같은 종류의 중국 약용식물원 17곳을 소개한다.

한편 막대한 한약 물동량을 실감케 하는 안궈한약시장, 위린한약시장, 청두한약시장을 포함한 8군데의 한약시장, 그리고 감초, 마황, 삼칠, 서양삼, 대황, 후박, 계피, 온울금, 구기자를 대량 재배하는 산간지대 등 19곳의 한약 재배지를 안내한다. 또 티베트의 전통의약서인 『사부의전』을 비롯한 장(藏)문화도 티베트 인근지역과 일본과 한국의 전시관을 통해 만날 수 있다. 또한 편집 중에 타이완을 방문하여 타이페이식물원과 타이페이 시내의 한약시장, 한약국을 찾은 자료를 추가, 보강했다.

중국의 한약전시관, 한의약대학, 한약축제, 한약가공공장에 대한 내용들도 독자들의 한약에 관한 정보 해결에 도움이 되리라 믿는다. 또 더 깊은 이해를 돕고자 이들 지역을 직접 찾을 분들을 위해 홈페이지 주소와 지도, 현지 주소도 표기했다.

2천 년이라는 믿기 어려운 시간 동안 고이 잠들어 있던 후난성 마왕퇴의 한약을 눈으로 직접 확인한 일은 잊을 수 없다. 광시약용식물원의 후미진 장소에서 한여름 땡볕에 일사병으로 쓰러진 중국 관람객을 발견하여 전화로 안내원을 황급히 불렀던 일, 또 비가 억수같이 쏟아지는 여름날, 다시 오기 힘들겠다는 생각에 우산을 받치고 빗속에서 촬영을 강행하고 화장실에서 메모리 카드를 교환하는 등 여러 일을 겪으며 중국대륙의 진귀한 약용식물 사진을 얻을 수 있었다. 2008년 쓰촨성 대지진 때는 지진 발생 당일에 아슬아슬하게 인근의 후베이성 언스 자치주를 출발할 수 있었다. 윈난성 시쑹반나 열대식물원의 조사를 마치고 쿤밍으로 돌아온 날은 몇 시간 전에 공항 인근에서 버스 폭파 사고가 있어 가슴을 쓸어내렸던 기억이 난다. 윈난성 리장의 고산지대에서는 현기증 때문에 산소통에 든 산소를 마셔야 했던 경험도 있다.

한 번의 방문으로 미진해서 두 번 찾았던 광시약용식물원, 열대식물원, 남약원, 베이징약용식물원은 귀한 약용식물들을 만났던 친구 같은 학습장이었다. 한편, 남쪽의 광시좡족자치구의 팡청강시의 계피 재배지, 장강삼협 인근인 후베이성 언스 토가족묘족자치주의 대황, 후박 재배지를 찾아가는 길은 너무나 험난했다. 첩첩산중의 골짜기를 더듬어 가던 버스

기사도 길을 잃어 몇 번이나 가던 길을 돌아 나올 정도였다. 한국 사람들이 찾지 못한 미개 척지대를 한약 탐험가처럼 겁 없이 덤볐던 날들이 스쳐간다. 렌즈가 여러 개 든 카메라 가방을 짊어지고 쭈그려 앉아 찍은 사진, 한여름 땡볕 아래 땀을 뻘뻘 흘리며 몇 시간씩 버텨 촬영했던 사진……. 이렇게 촬영하고 수집한 사진 한 장 한 장은 필자의 머리로, 팔과 다리로 기억하는 노력과 땀의 앨범이 되었다.

이 책은 원고의 꼭지를 62개로 분류하였으며 식물원, 시장, 재배지, 전시관, 한약대학들의 가짓수가 많은 편이다. 약용식물과 한약을 공부하고 연구하는 분들께 중국 대륙의 진귀한 약용식물과 한약에 대한 관련 자료를 제공하여 연구와 현장실습에 도움이 되고자 직접 찾은 자료와 직접 촬영한 1천여 장의 사진을 정리해 책으로 발간한 것이다.

약용식물원과 한약시장, 재배지 등은 홈페이지 주소와 지도를 밝혔다. 한의학, 한약학, 약학 분야는 물론 식품공학, 식품영양학, 농화학, 자원식물학, 생물학 등을 공부하는 학부생과 대학원생을 포함한 과학자뿐 아니라 실무에 종사하는 분들께도 실질적인 도움이 되었으면 한다.

이 책은 순천대학교 2013 연구소 연구활동 지원금에 의해 출간되었으며, 이에 감사드린다. 또 이 책을 출판하기 위해 수고한 실험실의 강주은, 이경환, 장진희 석사, 이경희, 이태미, 정가현 학사, 여인영, 박금진, 송정아, 전승희, 강수미, 송경선 학부생, 그리고 서울대 주경(周琼) 대학원생에게 감사를 드린다. 출판을 승낙해주시고 모든 호의를 베풀어주신 도서출판 푸른행복 여러분께 감사드린다.

2014년 2월
순천대 연구실에서
박 종 철

제4부 중국의 한약전시관 · 한약국

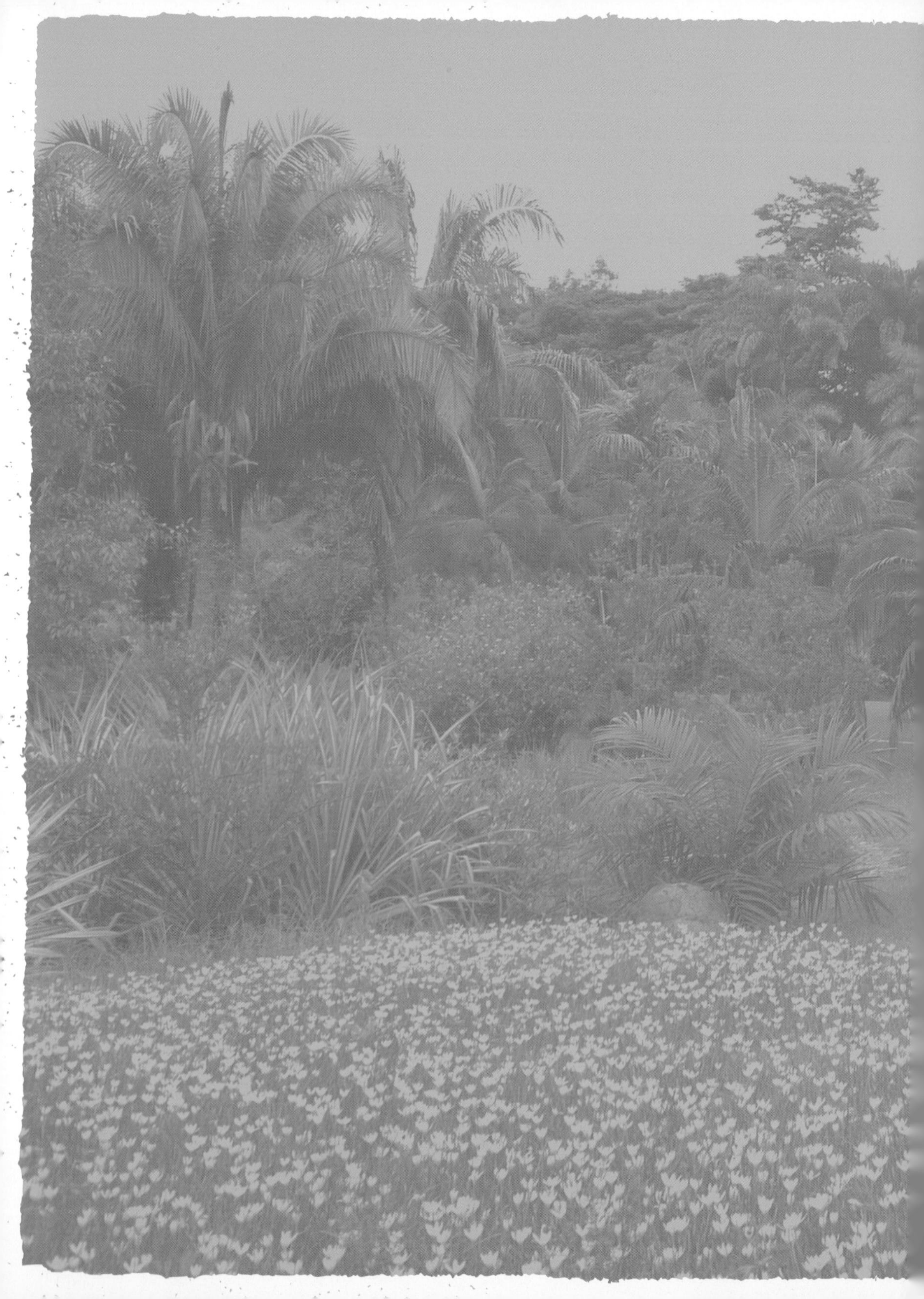

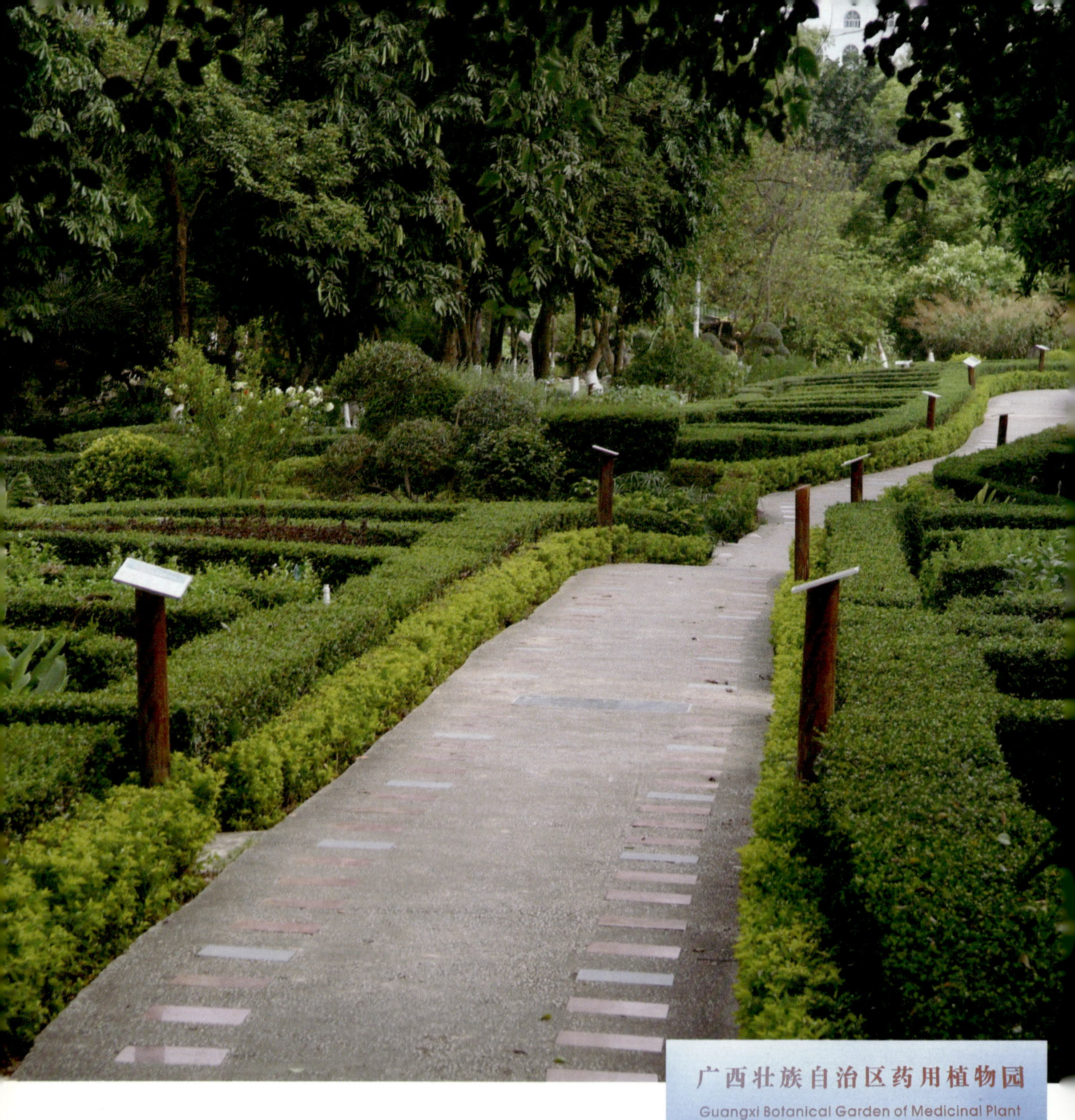

광시좡족자치구 광시약용식물원

廣西壯族自治區 南寧 廣西藥用植物園

중국의 약용식물원

중국에는 베이징(北京)약용식물원, 구이양(貴阳)약용식물원, 하이난(海南)약용식물원, 난징(南京) 약용식물원, 쓰촨(四川)약용식물원, 윈난(雲南)약용식물원 등 약용식물원이 여럿 있다. 그들은 주로 일반 식물이 아닌 약용식물을 모아 재배, 전시하면서 내실을 꾸리고 외관을 갖추었다. 시민들이 자유스럽게 드나들 수 있게 하여 한약에 대한 관심을 유도하고 건강 상식을 높이고 있는 점이 인상적이다.

1959년 설립

광시약용식물원은 중국 광시좡족자치구의 성도(省都)인 난닝(南寧)시 동북 지역에 위치해 있다. 식물원의 정확한 명칭은 '광시좡족자치구 약용식물원'이며 '중국의학과학원 약용식물연구소 광서분소'도 같이 있다. 약용식물원의 규모는 방문객을 놀라게 하는데, 일반 식물원 속에 약용식물구역이 자리하고 있는 것이 아니라 식물원 자체가 거대한 약용식물원이다.

1959년 설립된 이 식물원은 1981년에 현재의 광시약용식물원으로 이름이 바뀌었으며 식물원 내에는 새로 지어 말끔한 본부와 연구소 건물이 들어서 있었다. 제2입구의 문으로 들어서면 아치형의 웅장한 조형물이 나타나고 옆 건물에는 장쩌민(江澤民) 전(前) 주석이 썼다는 '광시약용식물원'의 대형 간판도 보인다.

○ 광시약용식물원의 제2입구 문

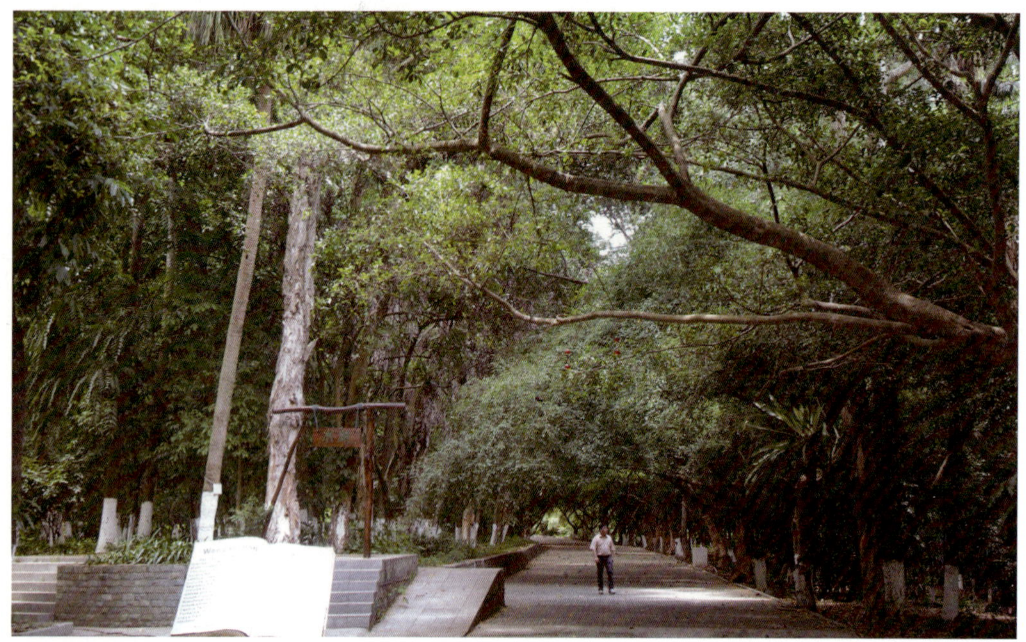

🔼 식물원 내의 약용나무구역의 전경

출입문은 제1입구와 중심 입구인 제2입구, 규모가 작지만 시내에서 택시로 들어가기가 편한 제3입구까지 세 곳이다. 시내버스 종점이기도 한 제3입구에서 매표소까지는 10여 분 정도 걸어가야 하지만 안내원에게 얘기하여 기록을 남기면 매표소까지 택시로 들어갈 수 있다.

식물원 안내판에는 개원 30여 년 이래 약용식물 2,130여 종과 약용동물 11종을 재배 이식하여 아시아태평양 지역에서 면적이 가장 크고, 약용식물 품종을 가장 많이 보존하고 있는 전문 약용식물원이라고 소개되어 있다.

이 식물원이 지금처럼 전문 약용식물원으로 자리할 수 있었던 것은 월 평균기온이 20℃ 이상으로 7개월이나 계속되는 기후도 한몫을 한다. 이 지역은 열대기후에 속하며 햇빛이 풍부하고 건기와 우기가 뚜렷하며 강수량이 풍부하다고 한다.

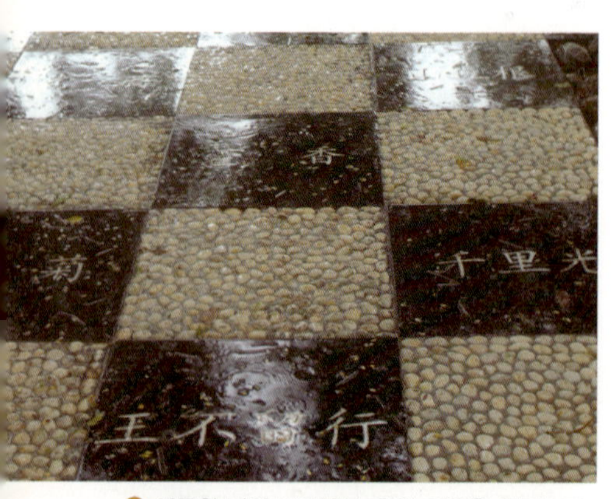

🔼 식물원 내의 보도블록. 한약 이름을 새겨놓고 약용식물원의 냄새가 나도록 연출했다.

식물원에 들어서면 바닥에는 보도블록 한 장마다 왕불류행, 지모, 오미자, 황금, 시호 등의 한약명칭을 새겨놓았고 약용식물원의 냄새가 풍기도록 연출해놓았다. 약용식물원의 특색을 잘 살린 발상에 고개가 끄덕여진다.

용의 눈알과 비슷하다는 용안

입구에 들어서면 큰 나무에 씌어 있는 붉은 글씨의 '야생 용안'이 눈에 띈다. 남쪽지방이라 용안을 쉽게 볼 수 있다. 과일로 파는 용안 열매는 많이 봤지만 용안나무는 이곳에서 처음 보았다. 이 지방에는 용안 과육을 말린 제품이나 용안육을 넣어 개발한 제품들이 특히 많다. 건조 용안육의 제품 상자에는 '전국 용안 제일기지 광서(廣西)'란 표기를 해두었다. 『동의보감』에서는 생김새가 용의 눈알과 비슷하다고 하여 붙여진 이름이라고 용안의 유래를 설명하고 있다.

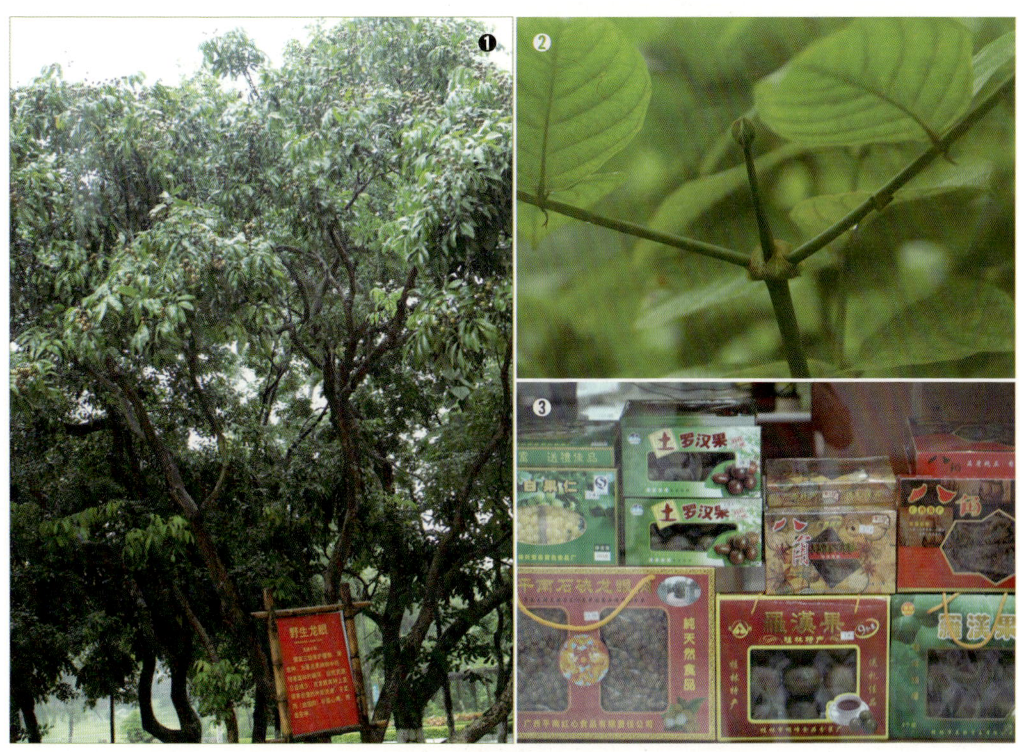

❶ 식물원으로 들어서니 '야생 용안나무'의 큰 나무가 반기고 있다.
❷ 조구등으로 사용하는 대엽구등 ❸ 식물원의 나한과 판매제품

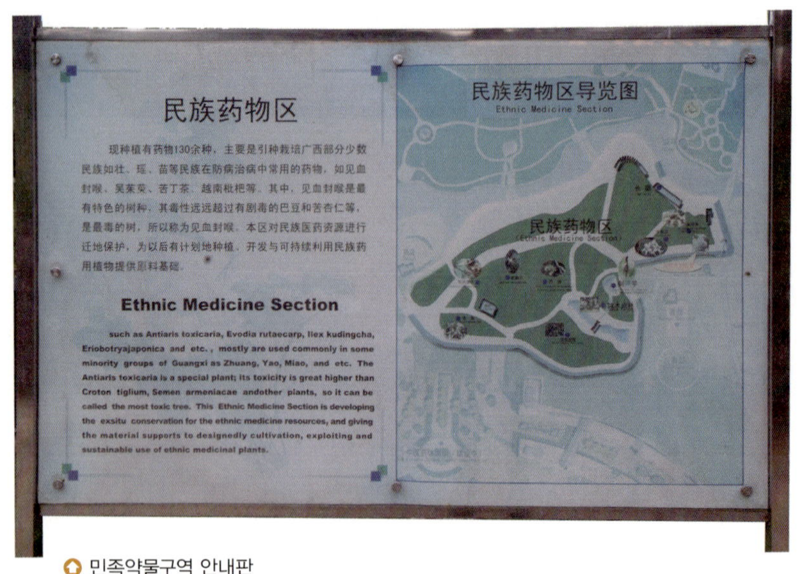

🔴 민족약물구역 안내판

광시약용식물원은 본초강목 초부, 본초처방 회랑, 광시특산약물, 목본약물, 덩굴약물, 강과(姜科)약물, 희귀멸종약물, 민족약물, 약용동물 등으로 구역을 나누어 4천여 종의 국내외 약용식물을 관리하고 있다. 특히 해당 식물의 산지인 남쪽지방의 이름을 덧붙인 광서마두령, 해남대풍자, 온울금 등의 특산 약용식물들도 관찰할 수 있다.

1,000여 종을 심어놓은 목본약물구역

그중 목본약물구역은 이 약용식물원의 최대 약물원으로 면적이 10ha에 이르며 목본약물 1,000여 종이 심어져 있다. 삼목약재(三木藥材)라고 소개한 두충, 황백, 후박도 자세한 안내판과 함께 잘 전시되어 있다. 해당화를 연구하는 필자에게는 해당화 종류인 월계화(月季花, *Rosa chinensis*) 꽃을 볼 수 있었던 것도 큰 수확이었다. 용혈수, 소목, 침향, 파두, 대엽조구등 등 많은 약용식물들도 자라고 있다.

본초강목 초부의 전시구역은 면적이 1.5ha로 이시진 선생의 유명한 한의약 책인『본초강목(本草綱目)』에 따라 공간을 조성하여 한약식물들을 잘 관찰할 수 있게 전시하였다. 산초류, 방향류, 습초류, 독초류, 만초류, 수초류, 석초류, 태초류 등으로 초부의 독특한 약물분류

법에 따라 식물을 분류해놓았으며 약 300종의 약용식물을 심어두었다. 이 지역에는 짚신나물인 선학초, 백지, 파극천, 호장, 보골지, 금전초, 엉겅퀴, 하수오, 다투라 등의 다양한 약용식물들이 자라고 있다. 또 본초처방 회랑이 있는 안내판에는 『본초강목』 중 중국의 중약처방과 광시 소수민족의 본초처방을 설명하고 있는데, 그중에는 한국 한약도 소개되어 있다.

회랑에 전시된 주요 약용식물들은 ⑴호흡계통질병 관련의 마늘, 생강, 박하, 감초, 금은화, 금전초, ⑵소화계통질병 관련의 오수유, 석곡, 위령선, 강황, 호장, 시호, 익지 등, ⑶순환계통질병 관련의 황기, 단삼, 익모초, 하수오, 황정 등, ⑷비뇨계통질병에 구맥, 포공영 등, ⑸신경계통질병 관련의 등심초, 석창포, 항국(抗菊), 소회향, 방풍 등, ⑹운동계통질병 관련의 사방등(四方藤), 육방등(六方藤), 과강용(過江龍) 등, ⑺생식계통질병 관련의 음양곽, 금앵자, 파극천, 사상자, 오미자, 선모 등 ⑻신진대사질병 관련의 동과, 남과, 선인장 등, ⑼종기, 종양 질병관련의 백화사설초, 산두근 등, ⑽전염병 관련의 천초, 홍견채, 현삼 등이다.

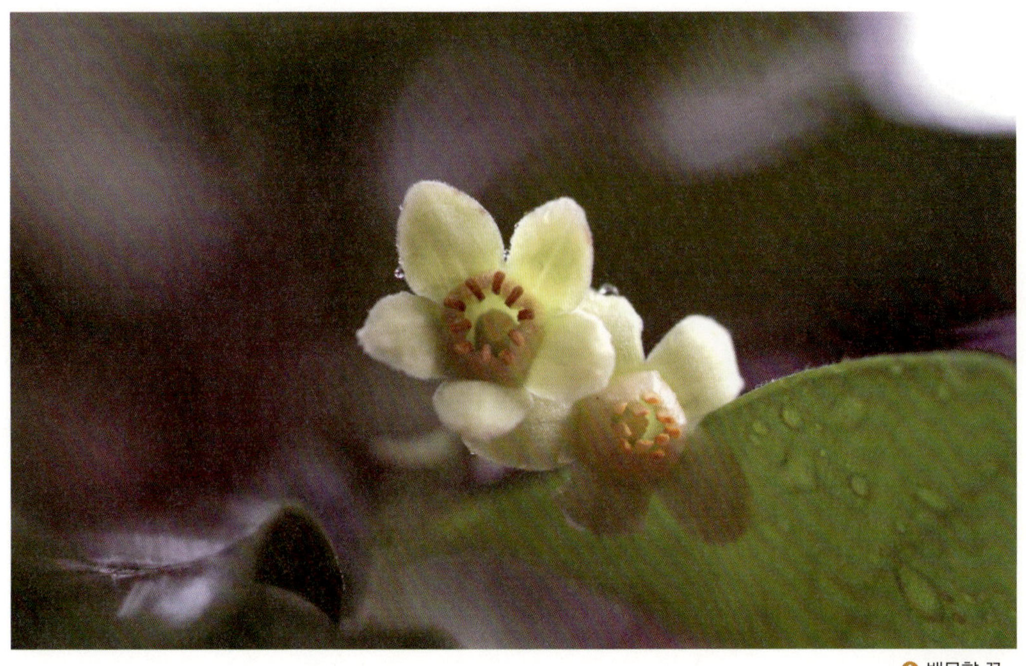

백목향 열매 발견

일전에 이곳에 온 적이 있는 한 교수께서 백목향(白木香, *Aquilaria sinensis*)이 있는 곳을 안내해주어 귀한 열매를 촬영할 수 있었다. 중국에서 토침향으로 부르는 백목향은 식물원의 한구석에 자라고 있어 그분의 친절이 아니면 발견하기가 어려웠을 것이다. 7월달의 백목향 아기 열매는 열매 속에서 빠져나와 하얀 실에 매달려 있는 모습이 눈부시게 순결하고 아름답다. 백목향 나무 옆에 세워진 간판에는 '백목향은 국가 2급 보호식물로 점차 멸종되는 종이다. 중국의 진귀한 약용식물로서 나무가 손상되지 않도록 조심하고 오랫동안 이용하기 위해 보호하고 발전시켜야 한다. 현재는 소량만 남아 있다'라는 내용이 적혀 있다.

개똥쑥인 청호(靑蒿, *Artemisia annua*)는 백목향 근처에서 대량으로 재배하고 있었다. 자원 연구의 시범포로써 3년간 재배 중이라고 한다. 옆에는 익지인, 초두구, 양춘사가 방문객들을 반기고, 강황 종류도 많이 심어져 있다. 식물원이다 보니 학명이 적혀 있어 각각의 약초들을 관찰하는 데 아주 유익하였다.

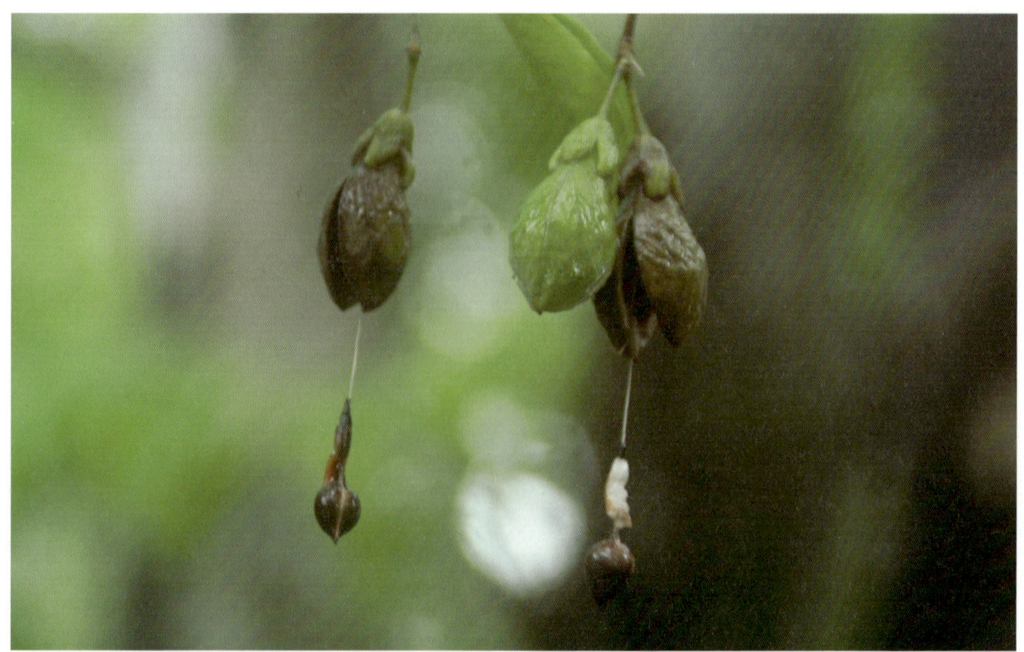

❶ 백목향 열매

광시약용식물원을 처음 찾은 7월에는 비가 억수같이 내렸다. 장대비 속에서 카메라가 흠뻑 젖었지만 중국식 비옷을 걸친 채 사진을 계속 찍었다. 렌즈에 김이 서려 사물이 잘 보이지 않는데도 한약 찾기에 열중했다. 화장실로 가서 습기를 피하며 조심스레 카메라 필름을 갈아 끼우기도 했다. 하지만 빗속에서 우산을 들고 식물을 찍으니 자세도 엉망이고 여러모로 불편하여, 나중에 나온 사진을 보니 빗속에서 애쓴 보람도 없이 렌즈에 습기가 들어 사진마다 귀퉁이가 뿌옇게 되어 있었다. 하지만 당시에는 언제 이곳에 다시 올까 하는 절박한 심정으로 점심도 거른 채 그 빗속에서 사진촬영에 몰두했다.

다시 찾은 광시약용식물원

두 번째로 찾은 6월 초의 광시약용식물원에는 생강과(科)의 약용식물인 초두구가 초하를 맞아 초록색 열매가 탐스럽게 달려 있었고, 홍두구는 막 꽃을 피우기 위해 서두르는 모습이었다. 우리나라에서는 덩이뿌리를 울금이라고 부르고 뿌리줄기는 아출이라고 구분하여 부르는 광서아출은 깔끔한 포장 안에서 잘 자라고 있다. 꽃은 없지만 이 지방의 특산약용식물이므로 서둘러 사진을 촬영하였다.

중국 침향, 백목향

6월의 백목향에는 하얀 꽃이 피어 있다. 이전에 방문했던 7월에는 조그만 열매가 달려 있던 것이 기억난다.

우리나라 식약처 책자에는 "『중국약전』에는 '침향은 백목향의 수지를 함유한 목재이다. 1년 중 아무 때나 채취하고 수지를 함유한 목재를 취하여 수지를 함유하지 않는 부분은 제거한 후 음건한다'"고 언급하고 있다. 한편 "그러나 중국산 침향은 어느 정도 자란 백목향에 가로로 쐐기를 박음으로써 인위적으로 수지를 생성하게 하고 이것이 섞인 목재를 얻어 이를 침향이라 하고 있다. 정품으로서의 침향은 침향나무에 천연적으로 분비된 수지가 침착된 단단한 괴상의 목재를 가리키고 있다. 그러므로 『중국약전』의 침향은 위품에 속한다고 할 수 있다"고 의견을 분명히 하고 있다.

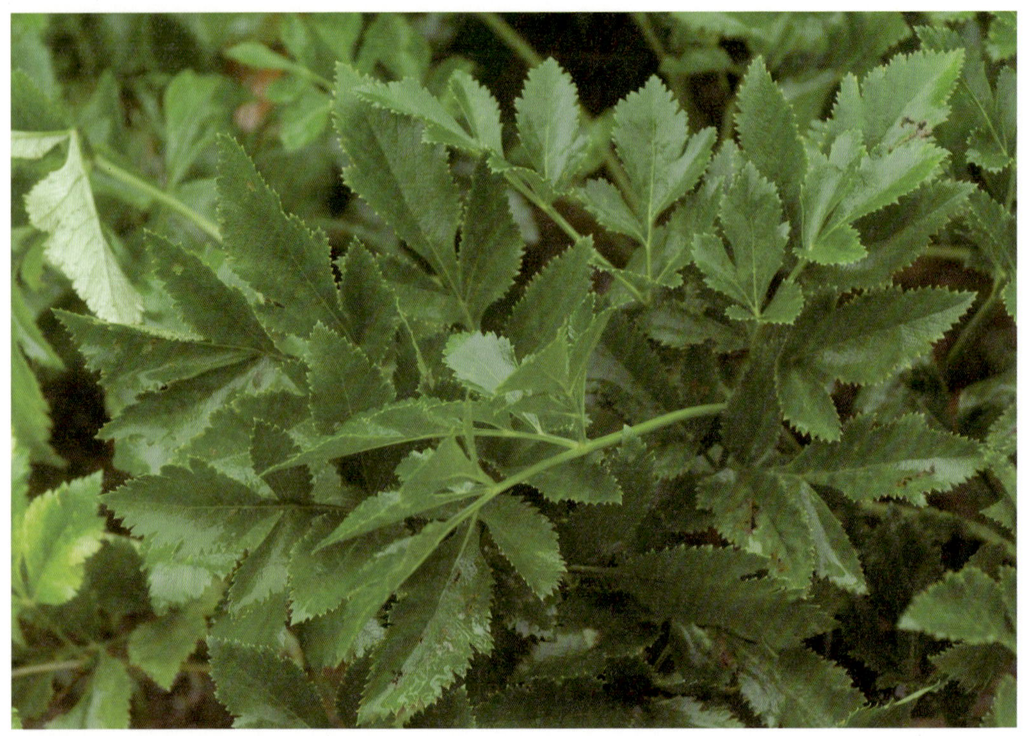

필자가 관심을 가지고 있는 식용식물이자 『동의보감』에도 다루어진 약용식물인 용안나무는 조그마한 열매가 맺히기 시작했고 처음으로 보는 꽃도 여운을 남기는 마지막을 장식하고 있어 용안 꽃 사진을 수십 장 찍어 보존하였다.

노란 꽃물결을 이룬 대극

식물원 제일 안쪽에 있는 휴게소 앞은 노란 꽃물결로 가득 차 있다. 무슨 식물일까 이끌려 다가가 보니 대극이다. 붉은 간판으로 유독식물임을 경고하고 있다. 대극은 "1회 복용량 1.5g을 초과하면 메스껍고 어지러우며 가슴속이 답답하고 편안치 않아서 팔다리를 가만히 두지 못하고 입안이 마르는 부작용이 나타난다"라고 안덕균 교수의 『임상 한약대도감』도 설명하고 있다.

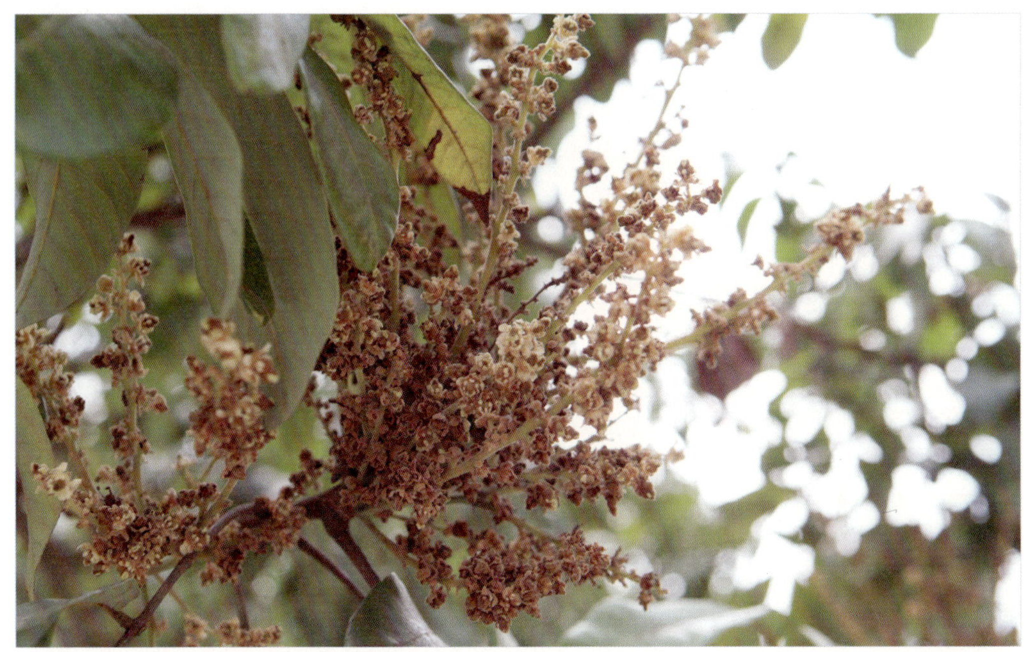

⬆ 용안 꽃

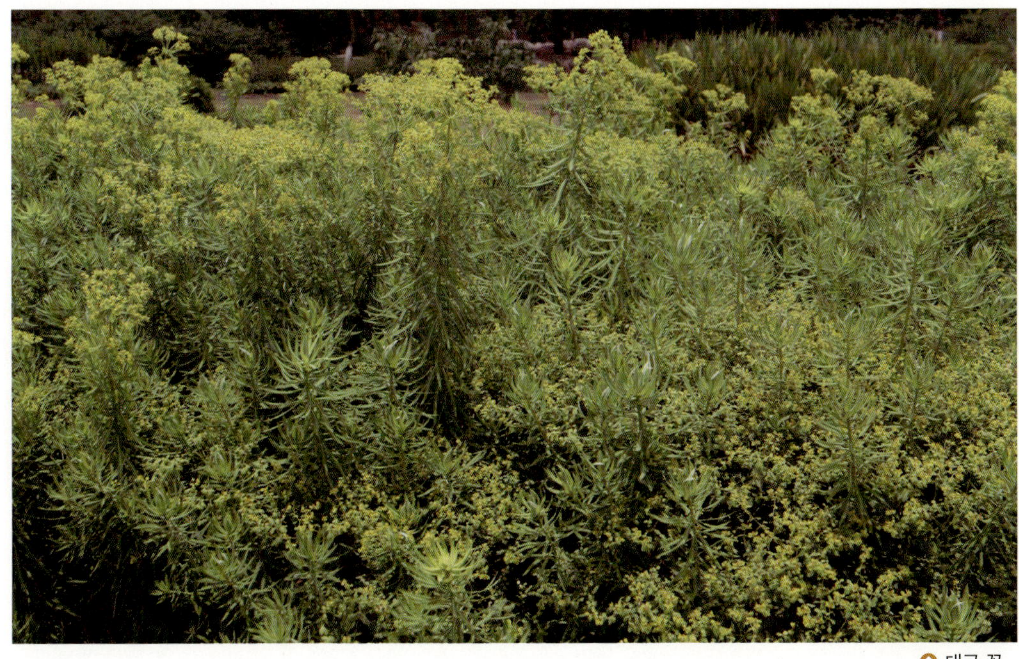

⬆ 대극 꽃

해남대풍자, 보골지, 사간, 황백국을 전시

해남대풍자도 조그만 열매가 높은 가지에 달려 있다. 팔을 있는 대로 쭉 펴고 렌즈를 최대한 당겨 수십 장의 열매 사진을 찍어둔다. 방풍, 백지, 보골지, 사간, 항백국, 용아초, 다투라, 신차에도 꽃이 피어 있다.

첫 번째 찾은 7월에는 비가 억수같이 쏟아져서 물에 젖은 카메라로 사진 찍기가 매우 곤란했지만 두 번째 방문한 6월에는 한낮 최고 온도가 35도까지 올라가는 무더위 탓에 또다시 힘든 촬영 작업을 했다. 할 수 없이 30분 동안 촬영하고 10분 휴식하는 일정으로 사진을 찍기로 했다. 주위에 있던 한 여성 관광객이 더위를 이기지 못해 쓰러지는 응급사태가 발생하여 매표소의 영어 안내원에게 급히 전화를 해주어야 했던 일도 있었다.

영어 안내원인 왕전차이(王貞茶) 씨는 매표소에서 대기하면서 외국인 방문객들에게 도움을 주고 있다. 제2입구의 문 촬영을 원하자 일부러 동행해주기도 하고 더운 날씨 탓에 탈진한 필자를 위해 생수를 가져다주는 등 친절하게 봉사했다.

◑ 열대약용식물원 내의 온실

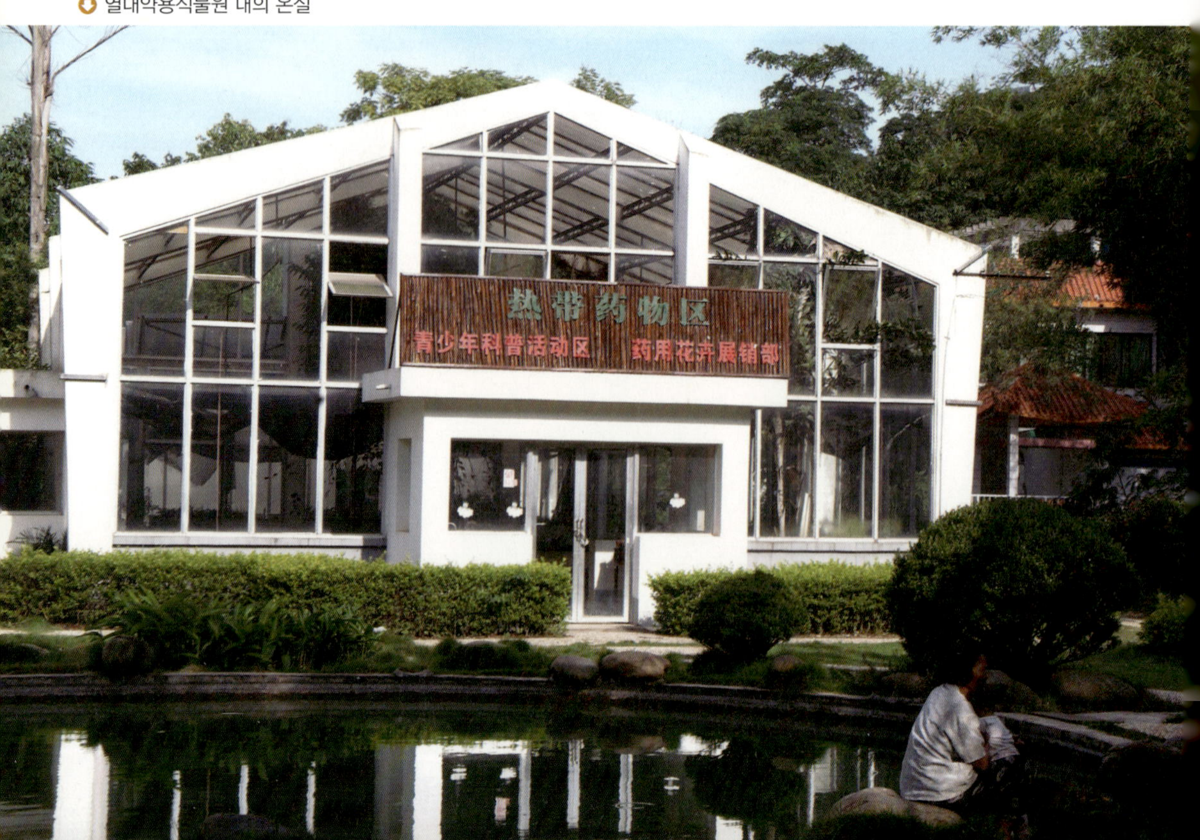

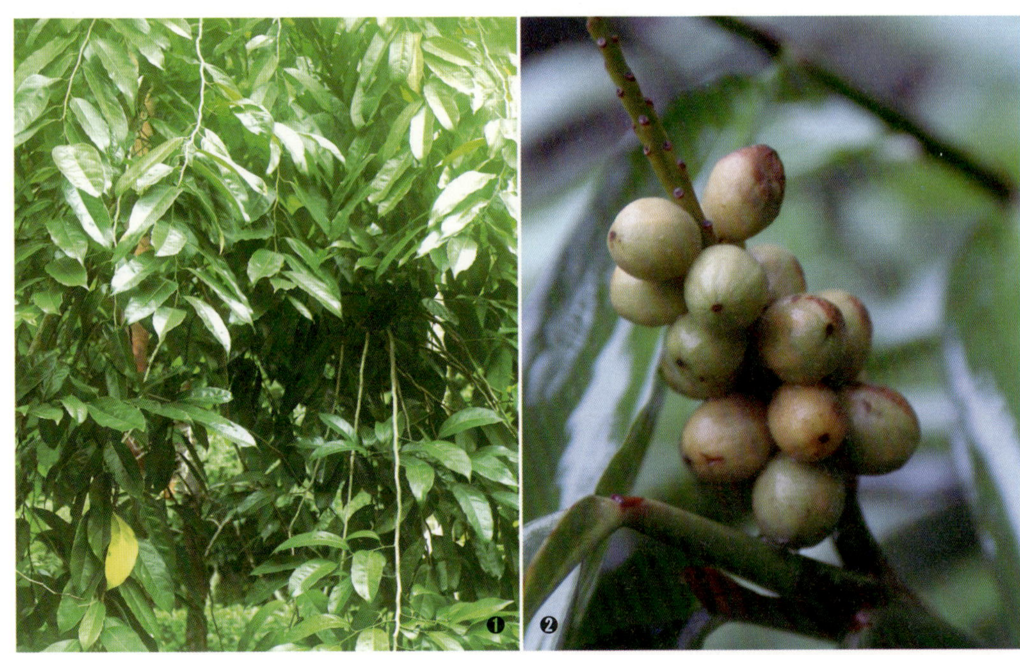

❶ 해남대풍자 ❷ 익지의 열매

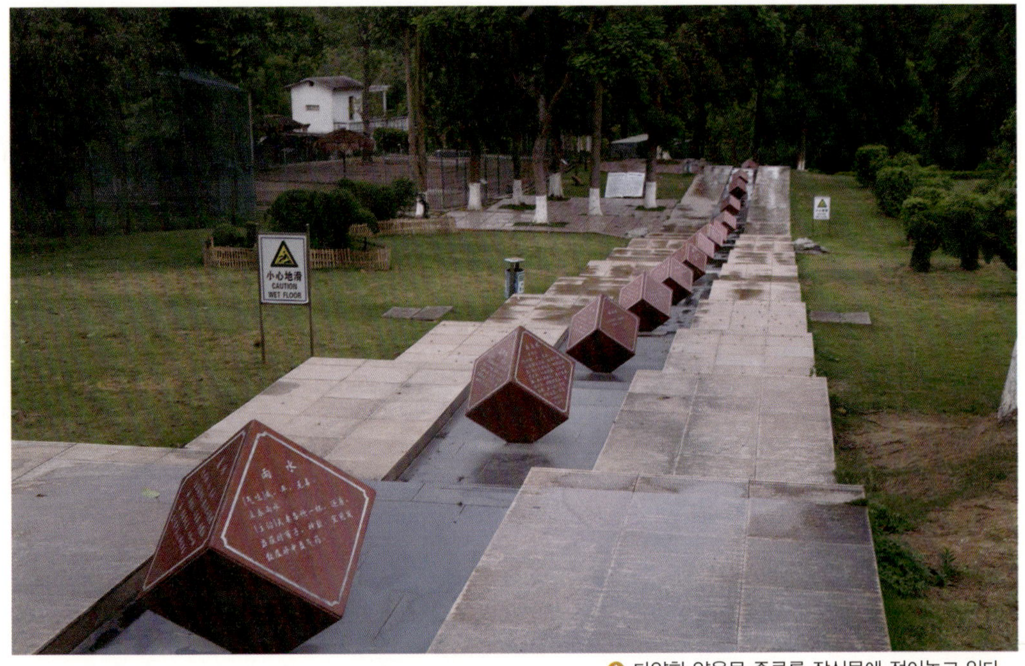

⬆ 다양한 약용물 종류를 장식물에 적어놓고 있다.

　이 식물원은 개인적으로 찾아가기엔 교통이 좀 불편하다. 베트남에서 가까운 지역이라 베트남 관광객들이 가족과 함께 많이 찾는다. 약용식물원에는 약선관도 함께 운영하고 있으며, 식당에서는 한약재로 만든 식사를 제공하고 있어 식물원의 특징을 잘 살린 특색 있는 약용식물원이었다.

　식물원 입장시간은 오전 8시부터 오후 6시까지이며 입장료는 우리 돈으로 3,600원 정도이다.

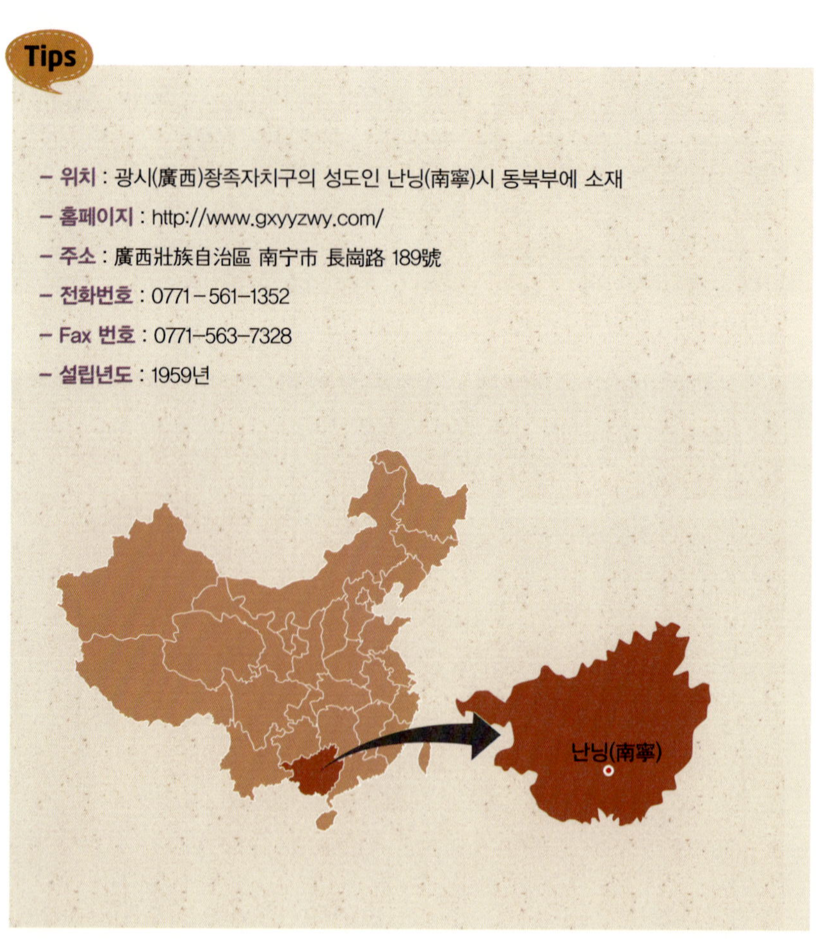

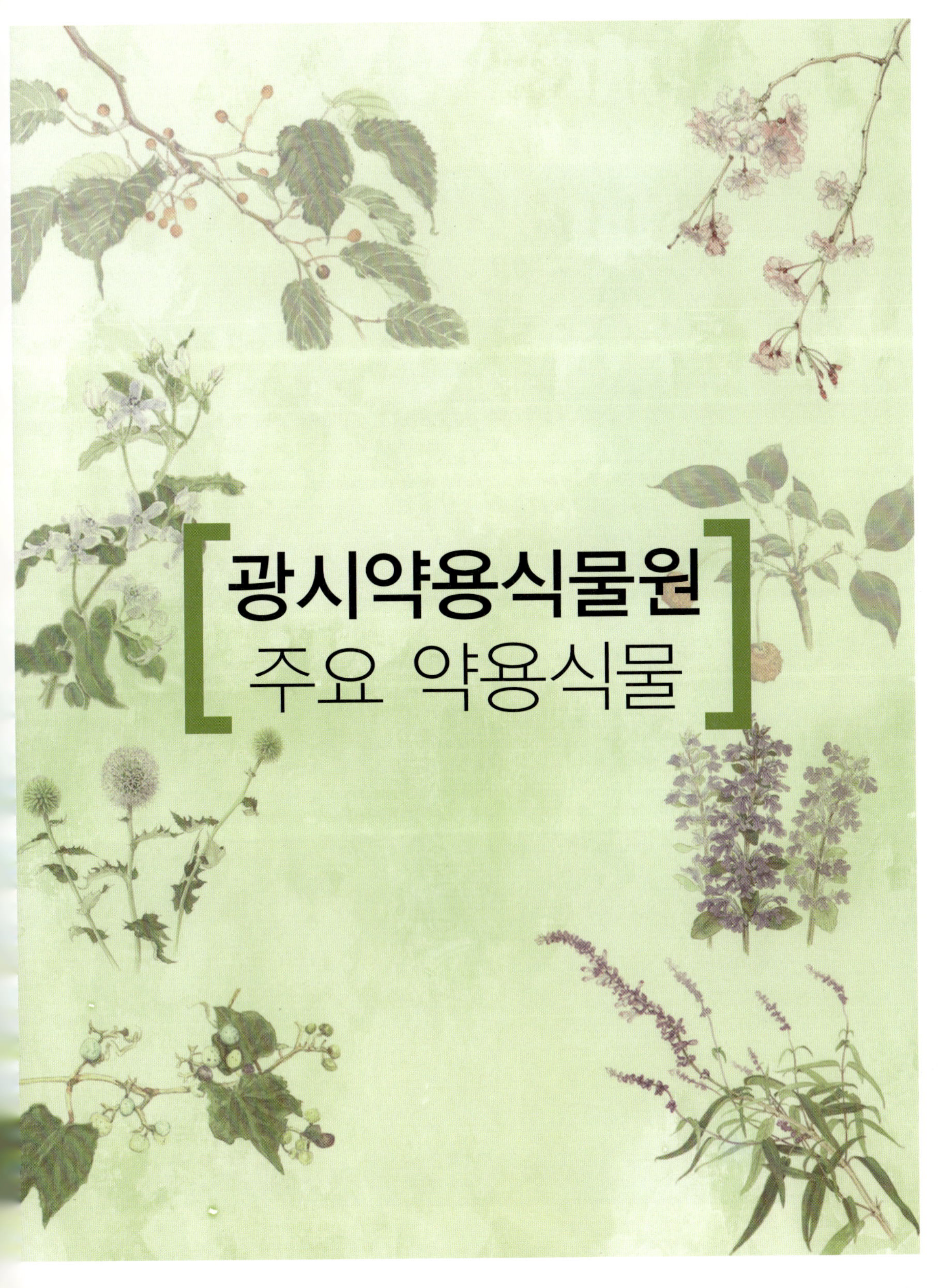

광시약용식물원
주요 약용식물

 식물명

조모우슬 (粗母牛膝)

Achyranthes aspera

학 명	|	*Achyranthes aspera* L.
과 명	|	비름과(Amaranthaceae)
약용부위	|	전초(全草)
한 약 명	|	가구초(倒扣草)
효 능	|	류머티즘성 관절염, 월경불순에 유효, 어혈(瘀血) 제거
참 고	|	중국 남부지역 분포

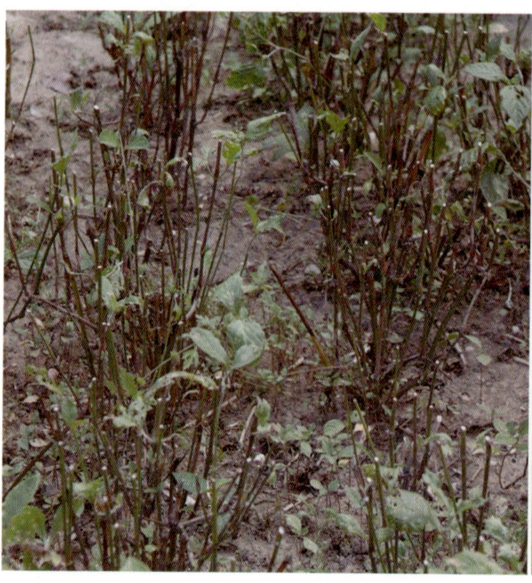
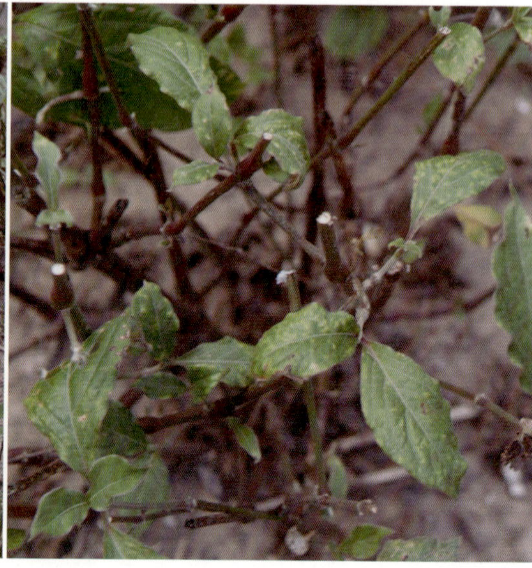

02_ **식물명**

우슬 (牛膝)

Achyranthes bidentata

학 명	|	*Achyranthes bidentata* Bl.
과 명	|	비름과(Amaranthaceae)
약용부위	|	뿌리
한 약 명	|	우슬(牛膝)
효 능	|	류머티즘성 관절염에 유효, 간신(肝腎)을 보함, 어혈 제거
참 고	|	우리나라 공정서(대한민국약전) 수재 약용식물
		『중국약전』에는 회우슬로 수재

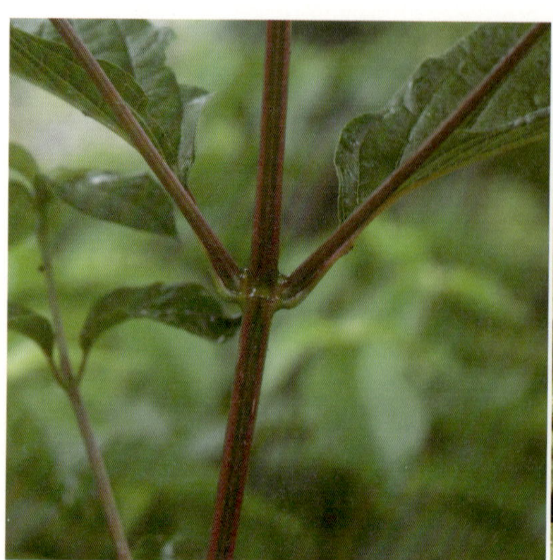
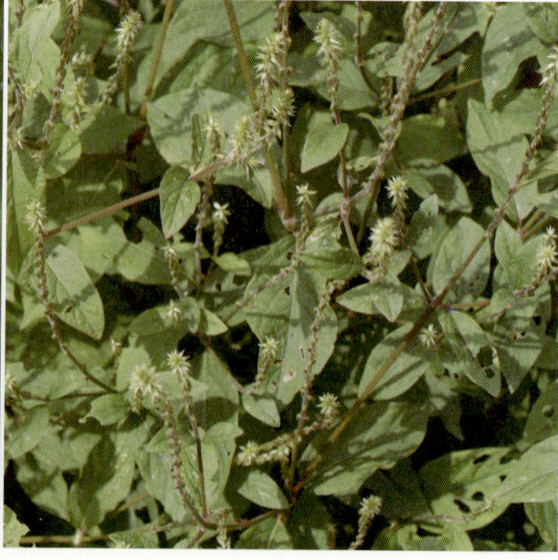

03_ 식물명

짚신나물
Agrimonia pilosa

학　　명	*Agrimonia pilosa* Ledebour
과　　명	장미과(Rosaceae)
약용부위	전초(全草)
한 약 명	용아초(龍牙草)
효　　능	이질에 유효, 살충작용, 수렴지혈(收斂止血)작용
참　　고	우리나라 공정서[대한민국약전외한약(생약)규격집] 수재 약용식물

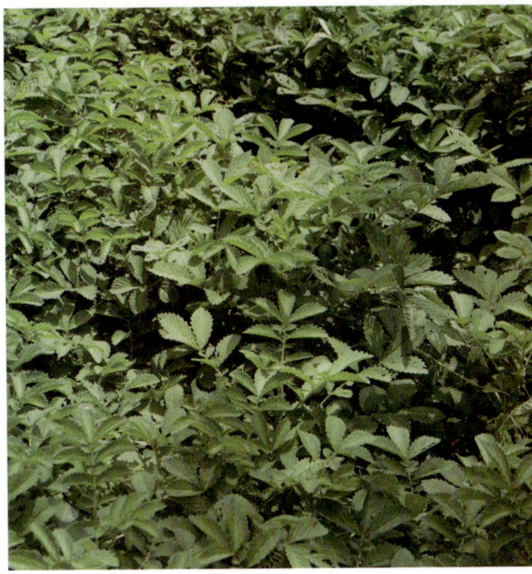

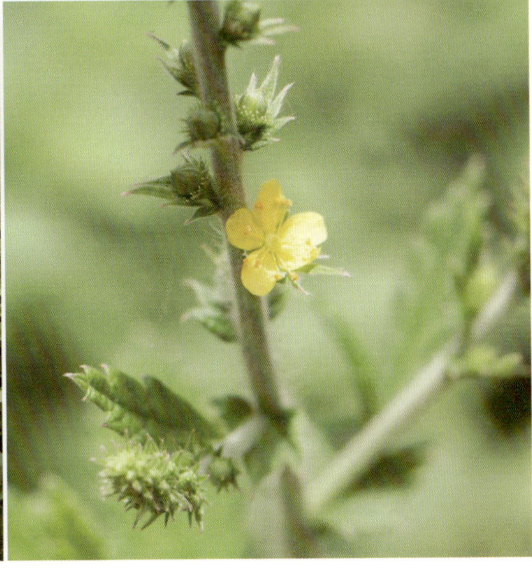

04_ 식물명

근골초(筋骨草)
Ajuga ciliata

학　　명	*Ajuga ciliata* Bunge
과　　명	꿀풀과(Lamiaceae, Labiatae)
약용부위	전초(全草)
한 약 명	근골초(筋骨草)
효　　능	목 안이 붓고 아픈 증상에 유효, 청열해독(清熱解毒)작용
참　　고	중국 남부지역 분포

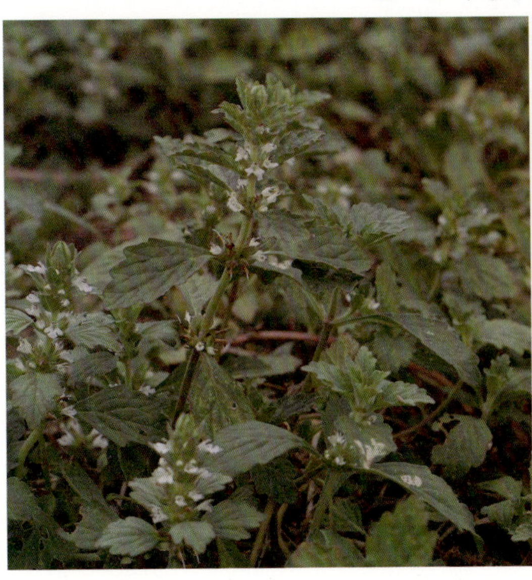

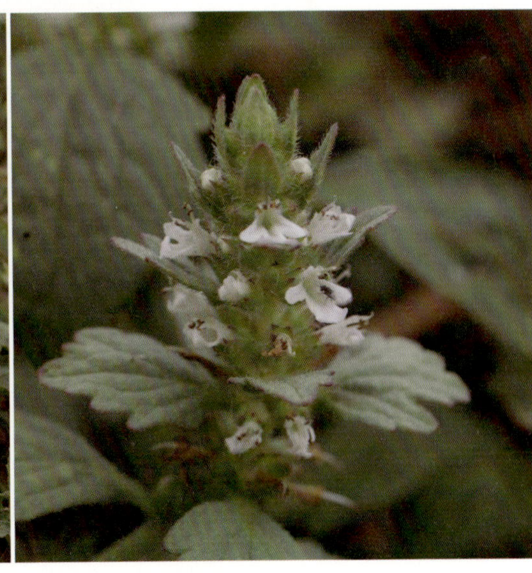

질경이택사
Alisma plantago-aquatica

학 명	|	*Alisma plantago-aquatica* L. var. *orientale* Sam.
과 명	|	택사과(Alismataceae)
약용부위	|	덩이줄기
한 약 명	|	택사(澤瀉)
효 능	|	이뇨작용, 시력저하, 어지러운 증상에 유효
참 고	|	우리나라 공정서(대한민국약전) 수재 약용식물

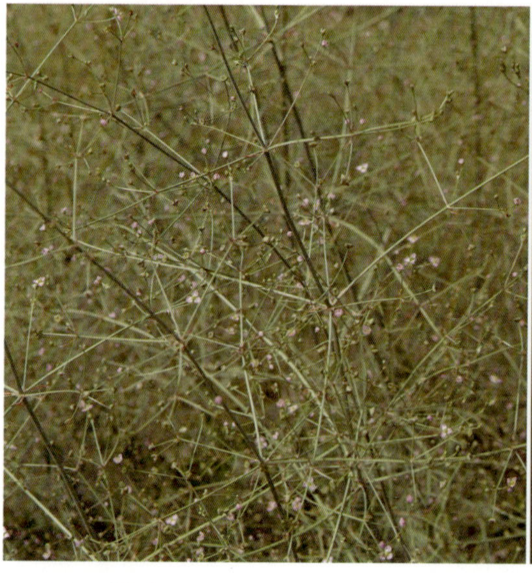
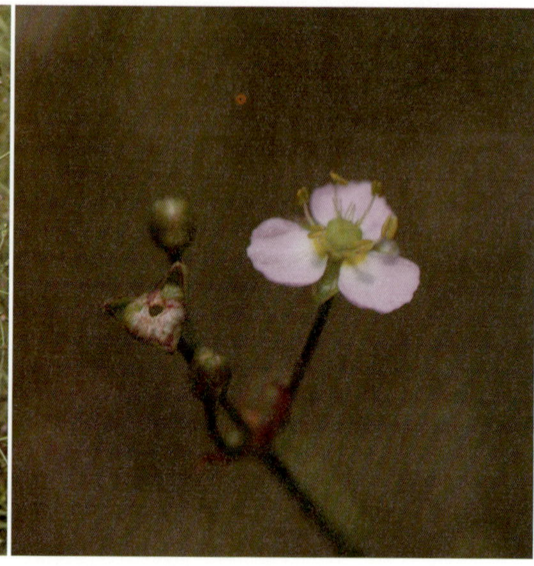

해우 (海芋)
Alocasia macrorrhiza

학 명	|	*Alocasia macrorrhiza* (L.) Schott
과 명	|	천남성과(Araceae)
약용부위	|	열매
한 약 명	|	해우(海芋)
효 능	|	복통, 폐결핵 치료에 유효, 감기에 효과
참 고	|	중국 남부지역 분포

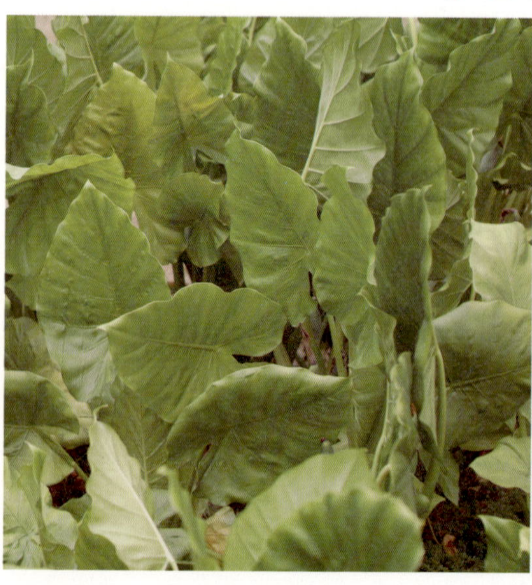
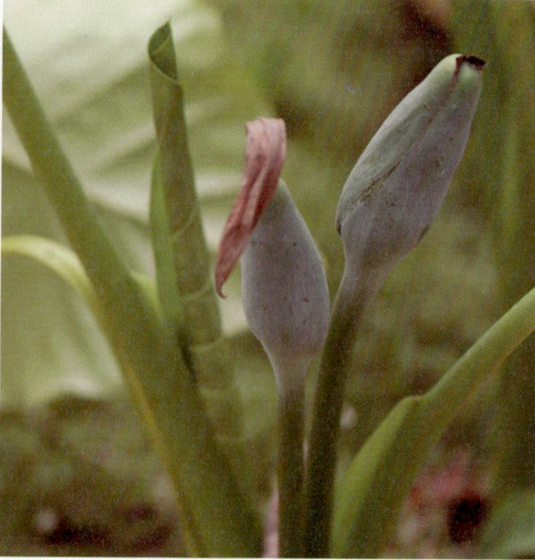

대고량강 (大高良薑)
Alpinia galanga

학 명	*Alpinia galanga* (L.) Willd.
과 명	생강과(Zingiberaceae)
약용부위	열매, 뿌리줄기
한 약 명	홍두구(紅豆蔻, 열매), 대고량강(大高良薑, 뿌리줄기)
효 능	식체창만(食滯脹滿)에 유효, 술독 풀어줌, 소화작용
참 고	열대약용식물

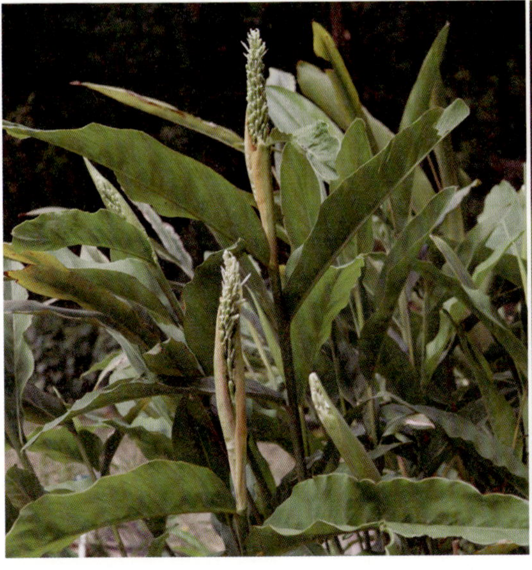

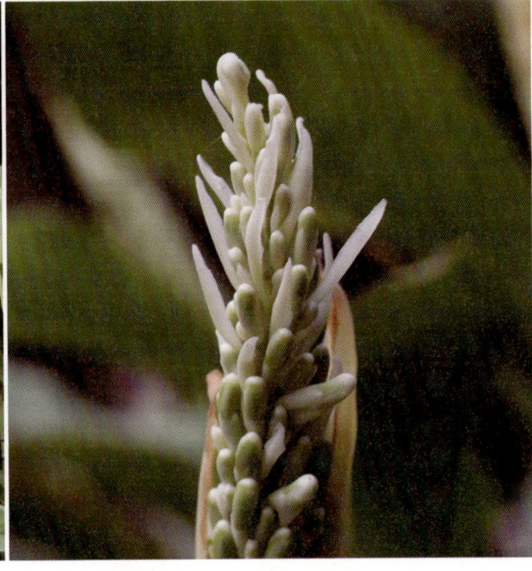

해남초두구 (海南草豆蔻)
Alpinia hainanensis

학 명	*Alpinia hainanensis* K. Schum.
과 명	생강과(Zingiberaceae)
약용부위	씨
한 약 명	초두구(草豆蔻)
효 능	소화불량, 위장 통증, 구토에 유효, 입냄새 없앰
참 고	중국 하이난성의 특산식물, 대한민국약전의 초두구 편에는 *Alpinia katsumadai*(초두구)가 수재

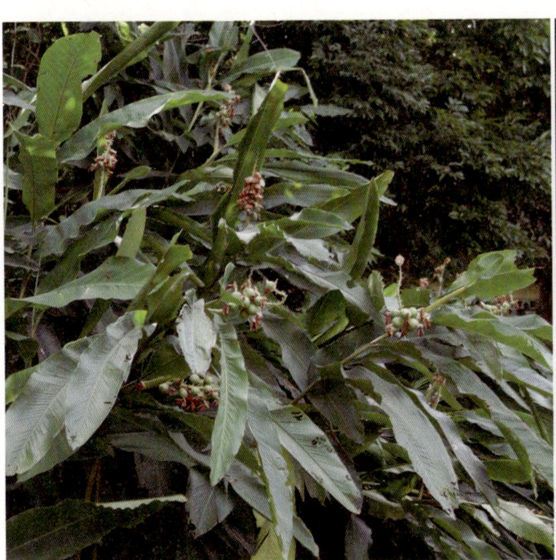

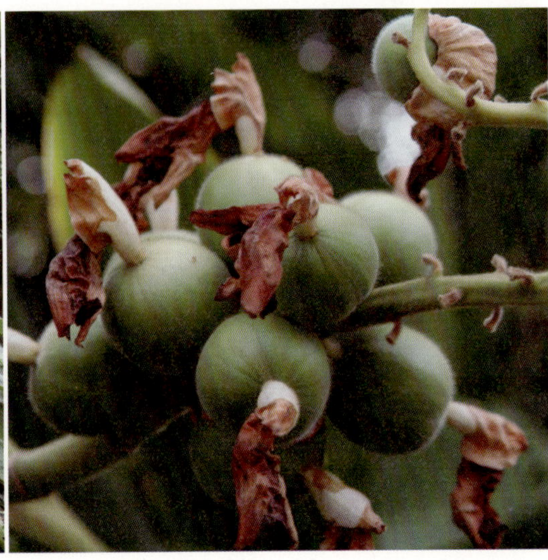

09_ 식물명

양춘사(陽春砂)
Amomum villosum

학 명	|	*Amomum villosum* Loureiro
과 명	|	생강과(Zingiberaceae)
약용부위	|	열매
한 약 명	|	사인(砂仁)
효 능	|	복부팽만, 복통, 신경성 소화불량, 음식에 체한 소화불량에 유효
참 고	|	우리나라 공정서(대한민국약전) 수재 약용식물

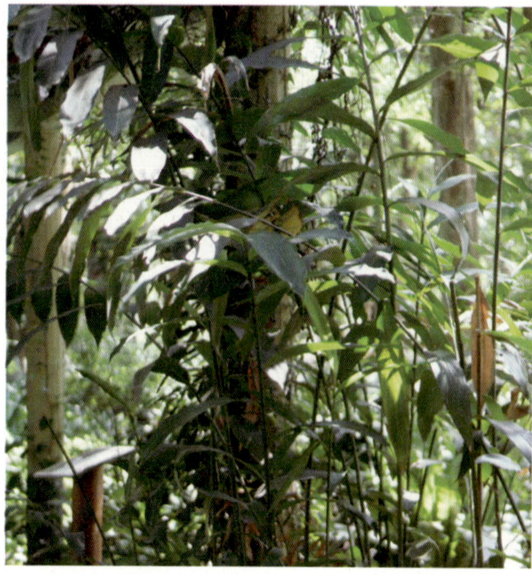

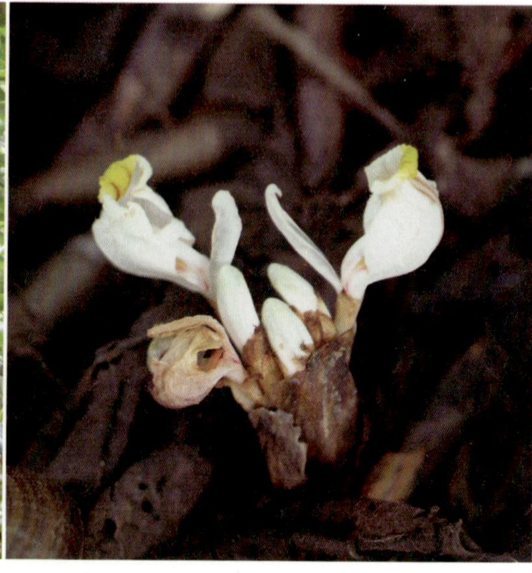

10_ 식물명

우병마우(疣柄磨芋)
Amorphophallus virosus

학 명	|	*Amorphophallus virosus* N. E. Browu
과 명	|	천남성과(Araceae)
약용부위	|	덩이줄기
한 약 명	|	계조우(鷄爪芋)
효 능	|	만성간염, 옆구리가 아프고 가슴이 답답한 증상에 유효
참 고	|	중국 남부지역 분포

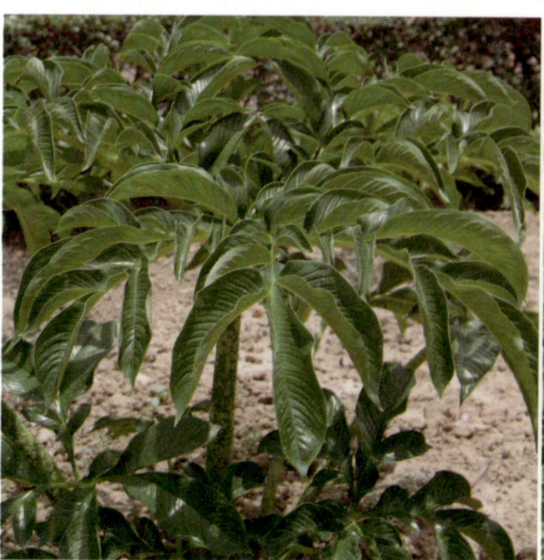

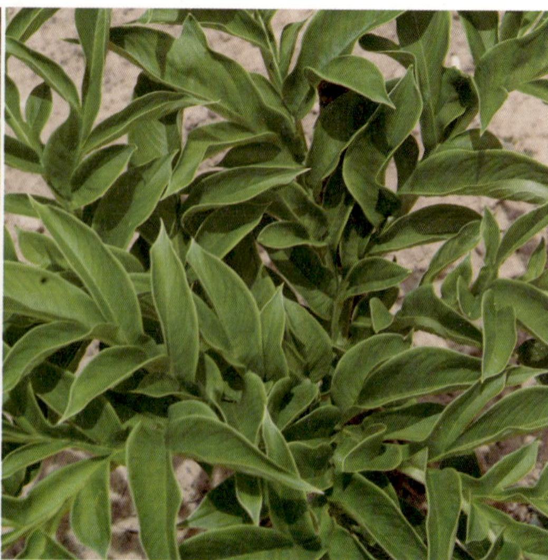

11_ 식물명

지모 (知母)
Anemarrhena asphodeloides

학 명	*Anemarrhena asphodeloides* Bunge
과 명	백합과(Liliaceae)
약용부위	뿌리줄기
한 약 명	지모(知母)
효 능	마른 기침, 피부가 마르거나 거칠어지는 증상에 유효
참 고	우리나라 공정서(대한민국약전) 수재 약용식물

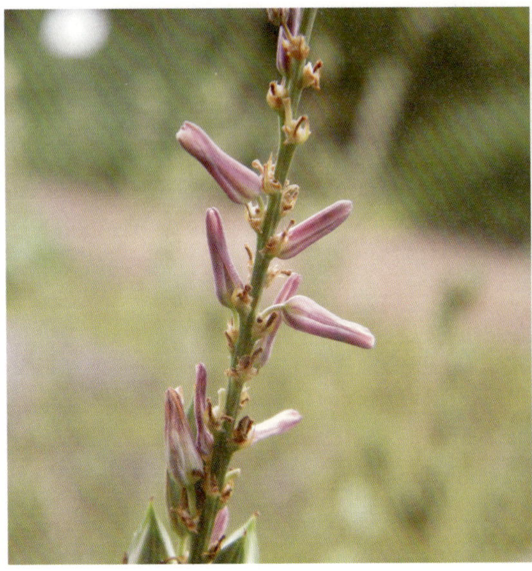
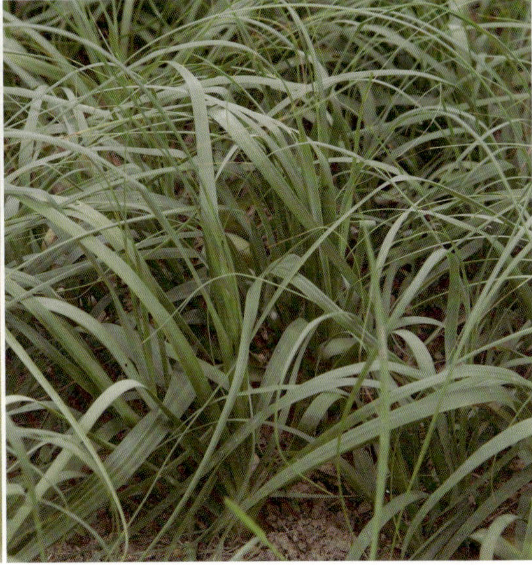

12_ 식물명

항백지 (杭白芷)
Angelica dahurica

학 명	*Angelica dahurica* (Fisch. ex Hoffm.) Benth. & J. D. Hook. ex Franch. & Savat.
과 명	산형과(Apiaceae, Umbelliferae)
약용부위	뿌리
한 약 명	백지(白芷)
효 능	치통, 뼈 쑤시는 아픈 증상에 유효
참 고	우리나라 공정서(대한민국약전) 수재 약용식물

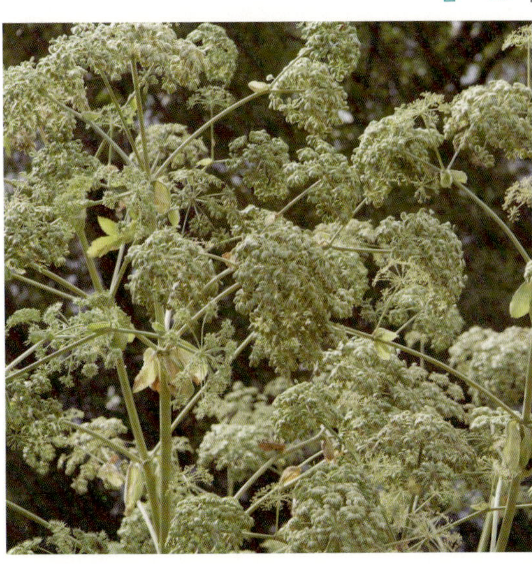
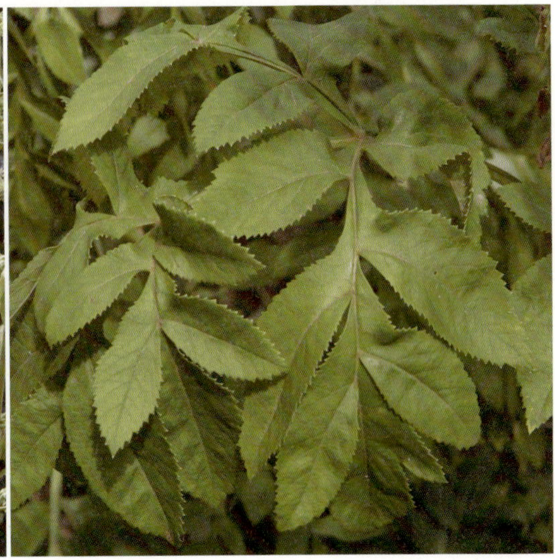

바디나물
Angelica decursiva

학 명	*Angelica decursiva* Franchet et Savatier
과 명	산형과(Umbelliferae)
약용부위	뿌리
한약명	전호(前胡)
효 능	가슴이 답답한 증상, 발열, 두통에 유효
참 고	우리나라 공정서[대한민국약전외한약(생약)규격집] 수재 약용식물

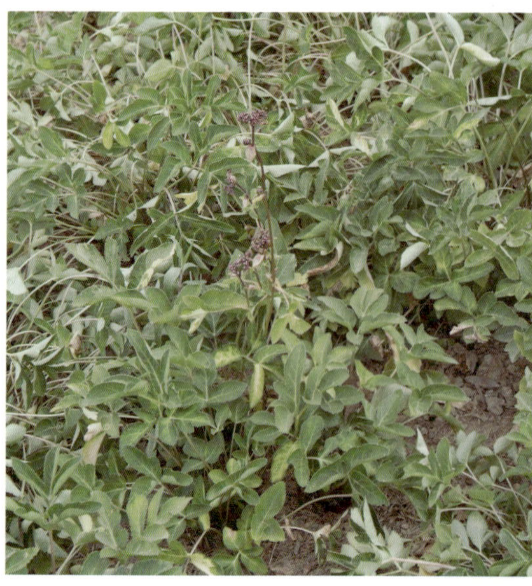
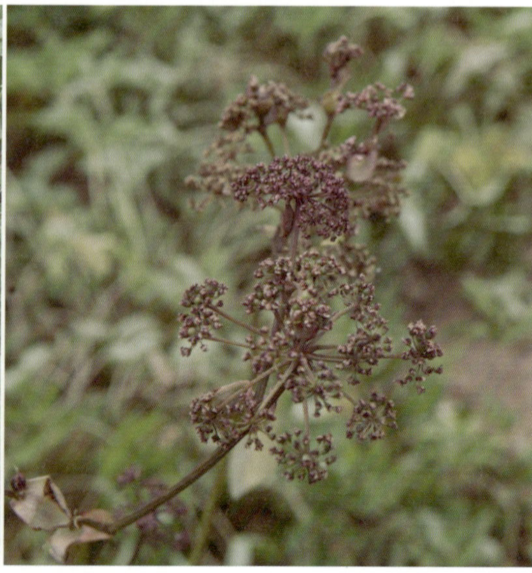

백목향 (白木香)
Aquilaria sinensis

학 명	*Aquilaria sinensis* (Lour.) Gilg
과 명	팥꽃나무과(Thymeleaceae)
약용부위	수지(樹脂, 나무에서 분비하는 점도가 높은 액체)를 함유한 목재
한약명	침향(沈香), 토침향(土沈香)
효 능	소화불량, 수족냉증, 식욕부진에 유효
참 고	열대약용식물, 중국에서는 백목향을 침향으로 사용

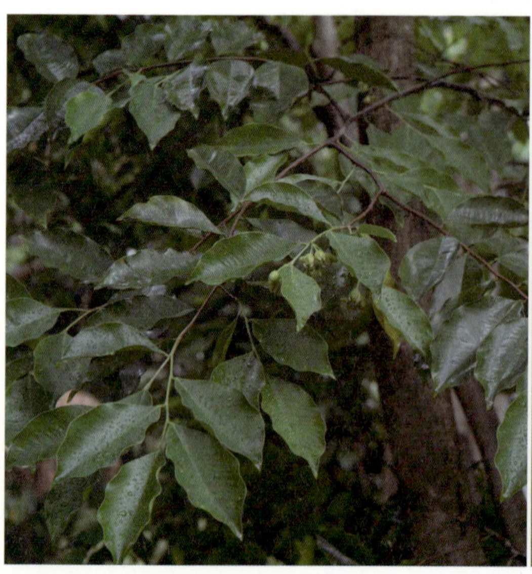
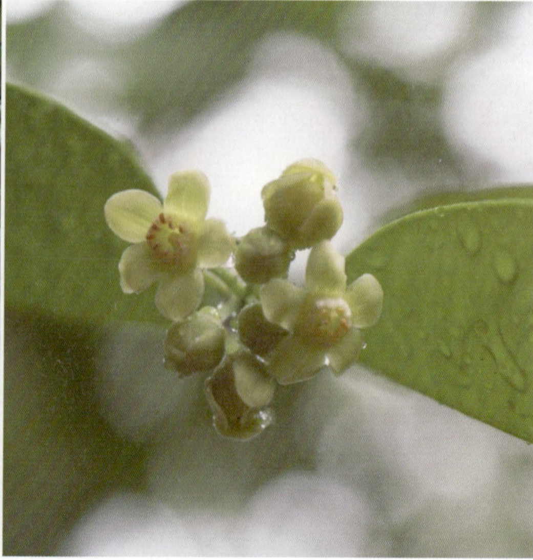

15_ 식물명

주마태(走馬胎)
Ardisia gigantifolia

학 명	|	*Ardisia gigantifolia* Stapf
과 명	|	자금우과(Myrsinaceae)
약용부위	|	뿌리 및 뿌리줄기
한약명	|	주마태(走馬胎)
효 능	|	류머티즘 관절염에 효과, 출산 후 남은 어혈 제거
참 고	|	중국 남부지역 분포

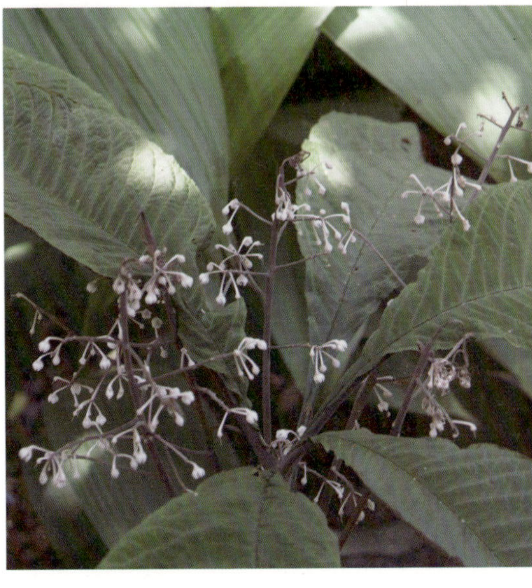 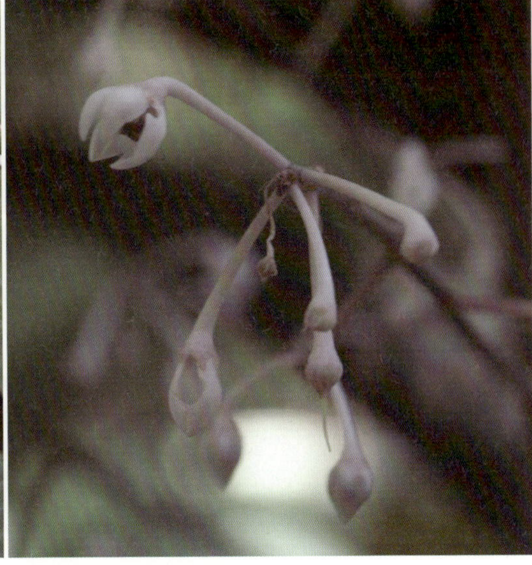

16_ 식물명

마두령(馬兜鈴)
Aristolochia debilis

학 명	|	*Aristolochia debilis* Sieb. et Zucc
과 명	|	쥐방울과(Aristolochiaceae)
약용부위	|	열매
한약명	|	마두령(馬兜鈴)
효 능	|	가래를 삭이고 기침을 멎게 함
참 고	|	중국 남부지역 분포

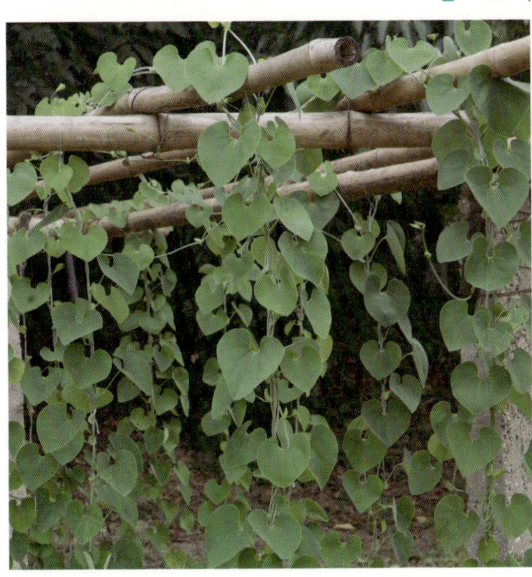 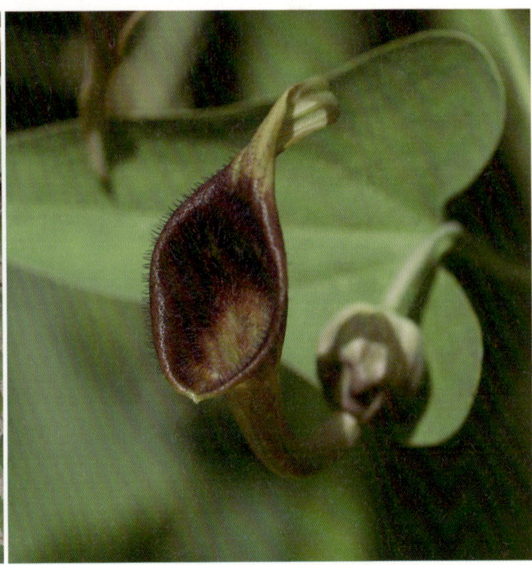

17_ 식물명
개똥쑥
Artemisia annua

학 명	*Artemisia annua* Linné
과 명	국화과(Asteraceae, Compositae)
약용부위	지상부
한 약 명	청호(靑蒿)
효 능	밤에 열이 나고 아침에 추위 타는 증상, 급성황달성 간염 치료에 유효
참 고	우리나라 공정서[대한민국약전외한약(생약)규격집] 수재 약용식물

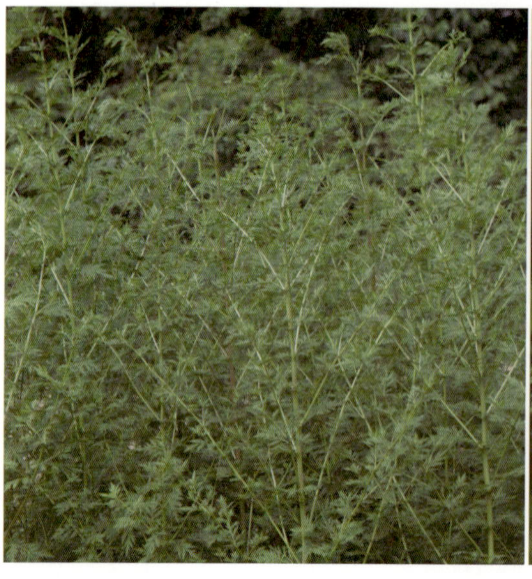

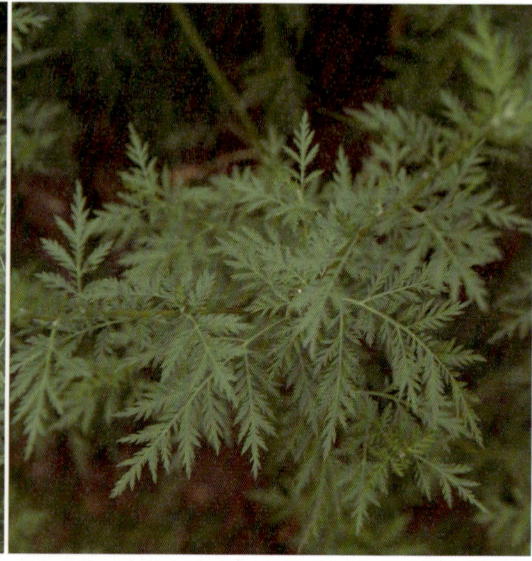

18_ 식물명
기호(寄蒿)
Artemisia anomala

학 명	*Artemisia anomala* S. Moore
과 명	국화과(Asteraceae, Compositae)
약용부위	전초(全草)
한 약 명	유기노(劉寄奴)
효 능	산후 어혈, 복통, 류머티즘 관절통에 유효
참 고	우리나라 공정서[대한민국약전외한약(생약)규격집] 수재 약용식물

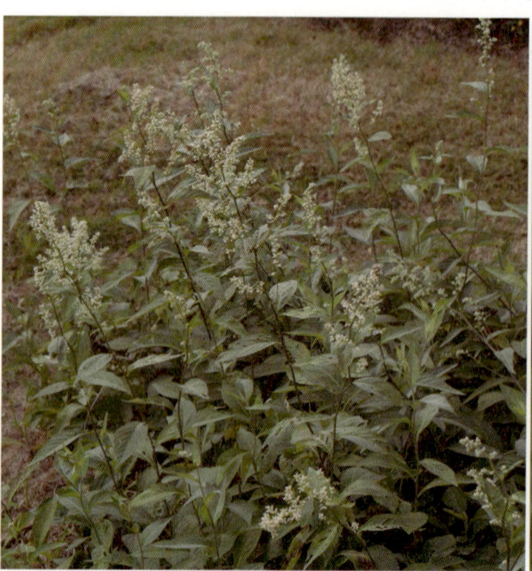

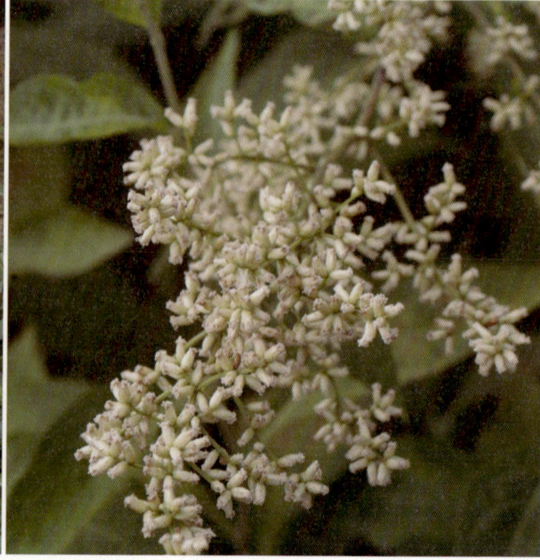

19_ 식물명

황해쑥
Artemisia argyi

학 명	|	*Artemisia argyi* Lev. et Vant.
과 명	|	국화과(Asteraceae, Compositae)
약용부위	|	잎, 어린줄기
한 약 명	|	애엽(艾葉)
효 능	|	지혈작용, 생리불순, 생리통, 습진에 유효
참 고	|	우리나라 공정서[대한민국약전외한약(생약)규격집] 수재 약용식물

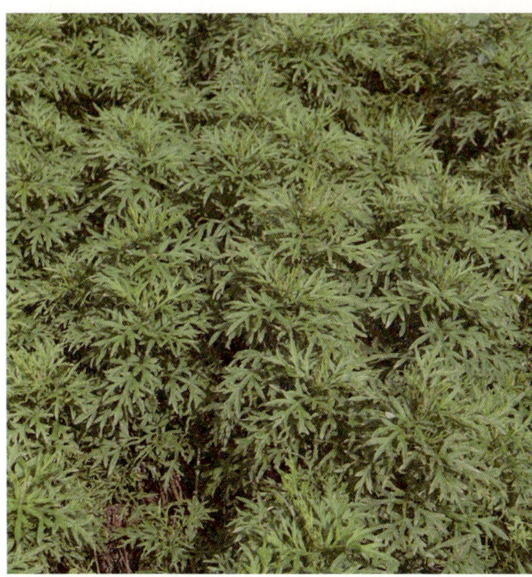

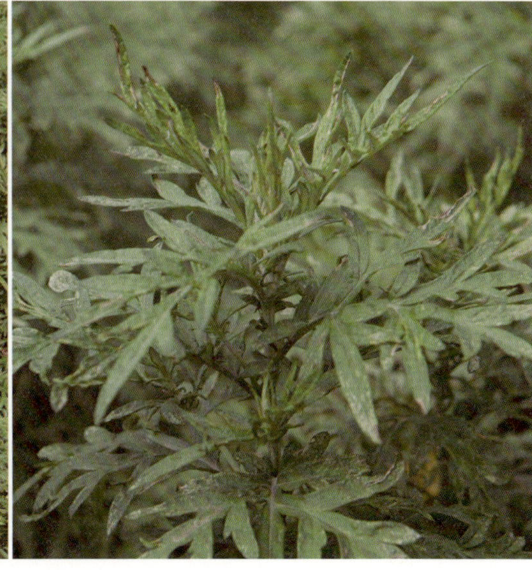

20_ 식물명

제비쑥
Artemisia japonica

학 명	|	*Artemisia japonica* Thunb.
과 명	|	국화과(Asteraceae, Compositae)
약용부위	|	전초(全草)
한 약 명	|	모호(牡蒿)
효 능	|	황달형 간염, 변혈, 객혈에 유효, 청열양혈(淸熱凉血)작용
참 고	|	우리나라 분포

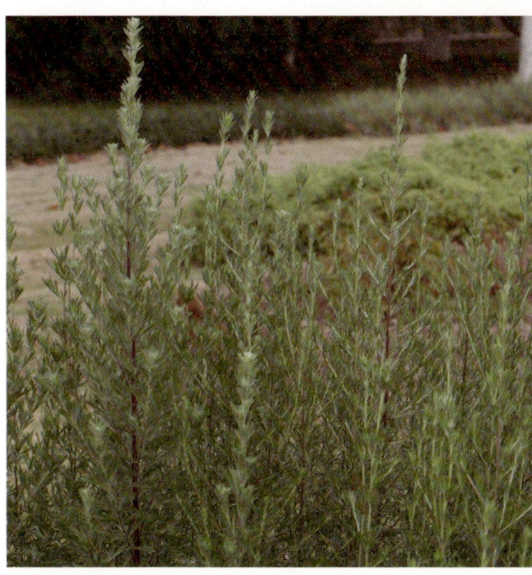

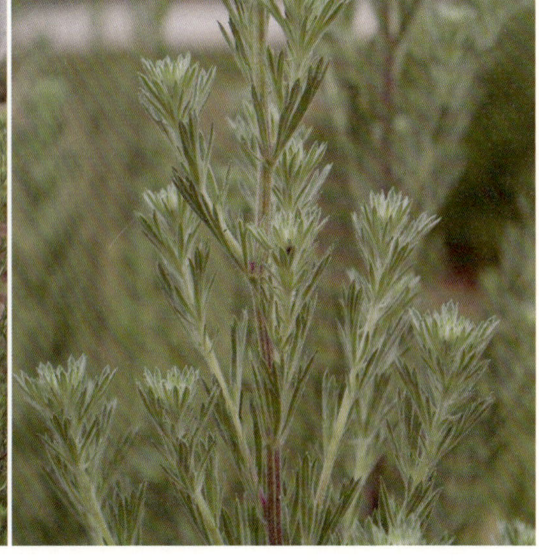

21_ 식물명

백포호 (白苞蒿)
Artemisia lactiflora

학 명	*Artemisia lactiflora* Wall. ex DC.
과 명	국화과(Asteraceae, Compositae)
약용부위	전초(全草)
한약명	압각애(鴨脚艾)
효 능	혈액순환 촉진작용, 혈변, 혈뇨, 산후복통에 유효
참 고	중국 남부지역 분포

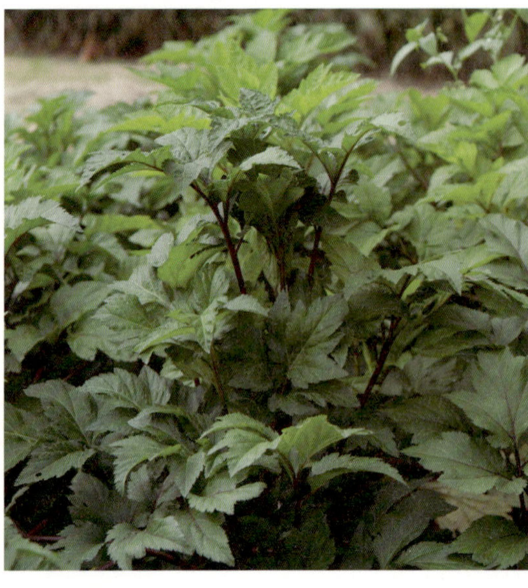
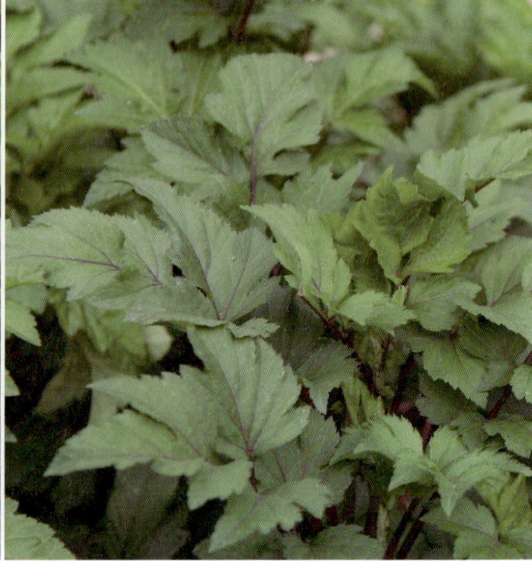

22_ 식물명

메쑥 (진주쑥)
Artemisia vulgaris

학 명	*Artemisia vulgaris* L.
과 명	국화과(Asteraceae, Compositae)
약용부위	전초(全草)
한약명	애엽(艾葉)
효 능	월경불순에 효과, 지혈작용
참 고	우리나라 분포

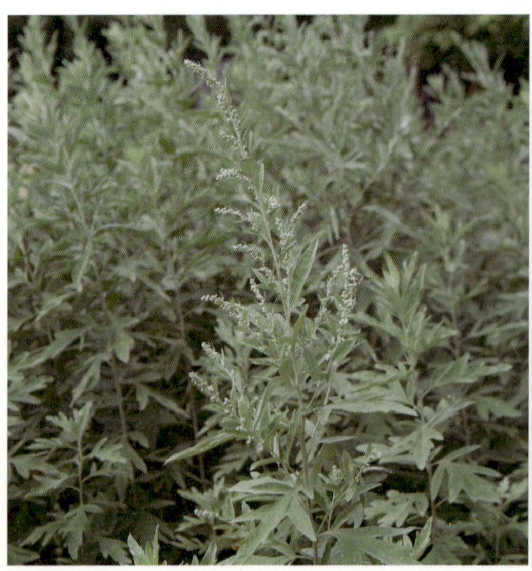
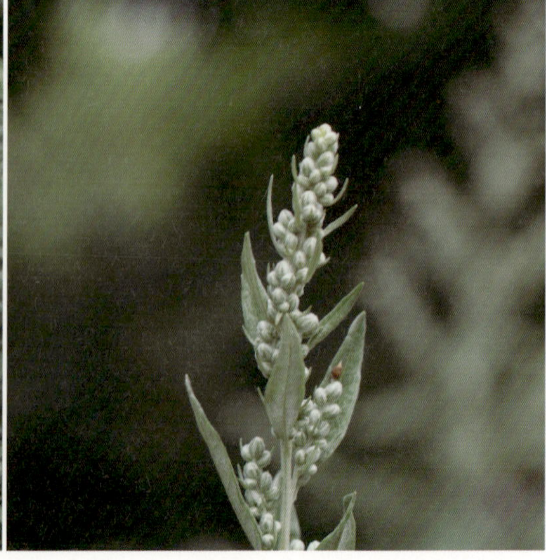

23_ 식물명

잭프루트, 목바라 (木菠蘿)
Artocarpus heterophyllus

학　　명	|	*Artocarpus heterophyllus* Lamarck
과　　명	|	뽕나무과(Moraceae)
약용부위	|	열매
한 약 명	|	바라밀(菠蘿蜜)
효　　능	|	갈증 제거, 초조, 불안 증상 해소
참　　고	|	열대약용식물

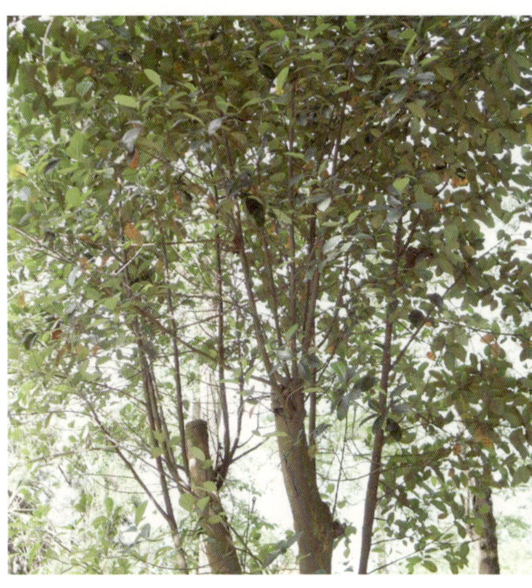

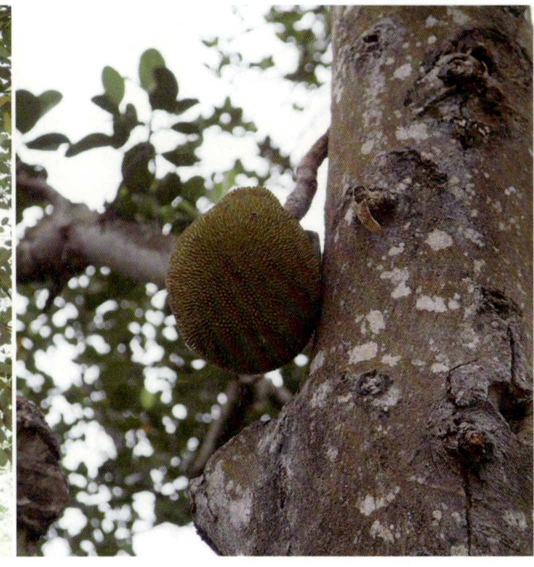

24_ 식물명

천문동 (天門冬)
Asparagus cochinchinensis

학　　명	|	*Asparagus cochinchinensis* Merrill
과　　명	|	백합과(Liliaceae)
약용부위	|	덩이뿌리
한 약 명	|	천문동(天門冬)
효　　능	|	마른기침 제거, 입안이 건조하고 물 많이 마시는 증상 유효
참　　고	|	우리나라 공정서(대한민국약전) 수재 약용식물

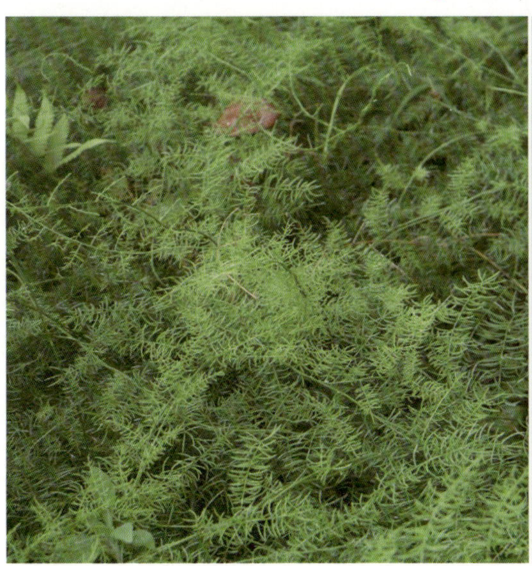

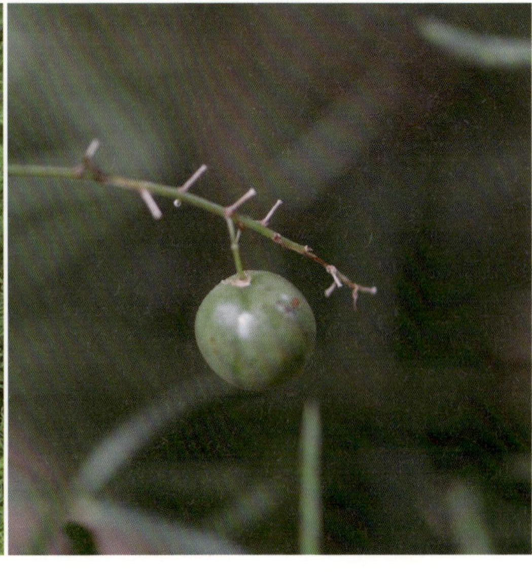

개미취
Aster tataricus

학 명	|	*Aster tataricus* Linné fil.
과 명	|	국화과(Asteraceae, Compositae)
약용부위	|	뿌리 및 뿌리줄기
한 약 명	|	자완(紫菀)
효 능	|	가래, 천식 제거
참 고	|	우리나라 공정서(대한민국약전) 수재 약용식물

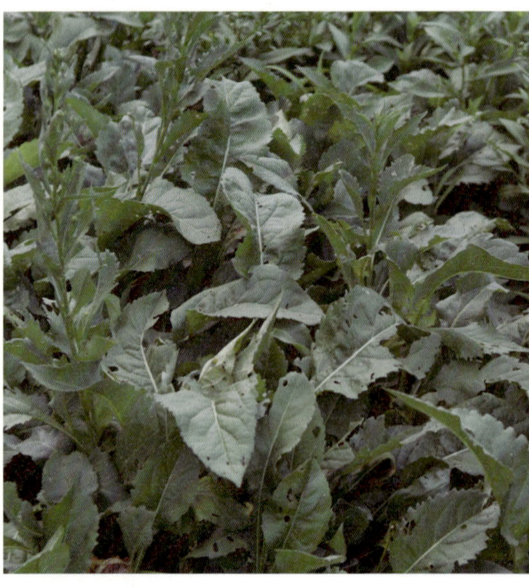

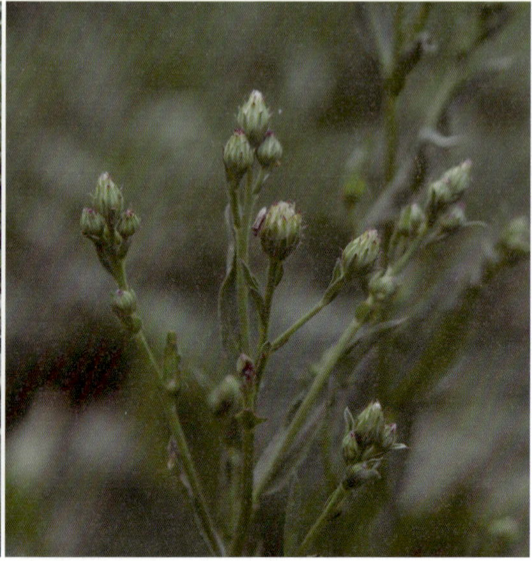

양제갑 (羊蹄甲)
Baudhinia variegata

학 명	|	*Bauhinia variegata* L.
과 명	|	콩과(Fabaceae, Leguminosae)
약용부위	|	뿌리
한 약 명	|	양제갑(羊蹄甲)
효 능	|	소화불량, 급성위장염, 장염 치료에 유효
참 고	|	중국 남부지역 분포

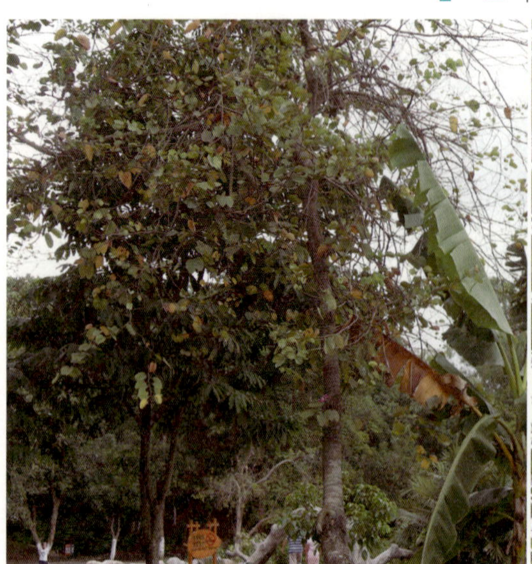

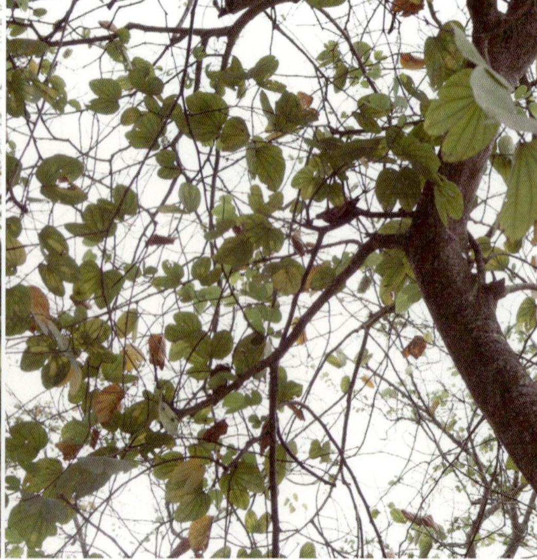

범부채
Belamcanda chinensis

학 명	*Belamcanda chinensis* Leman.
과 명	붓꽃과(Iridaceae)
약용부위	뿌리줄기
한 약 명	사간(射干)
효 능	목이 붓고 아픈 병증 치료, 기침, 천식에 유효
참 고	우리나라 공정서[대한민국약전외한약(생약)규격집] 수재 약용식물

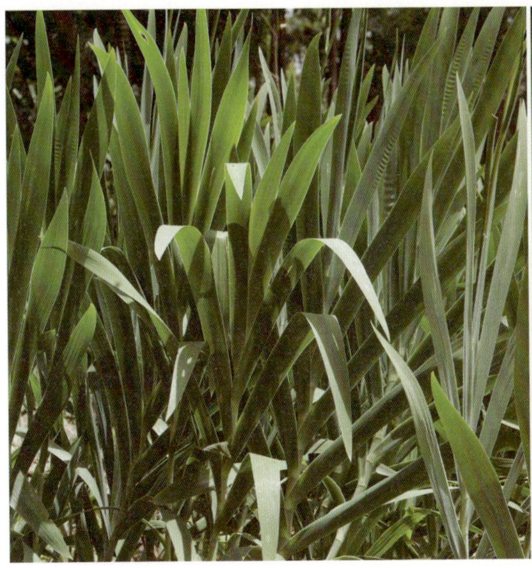

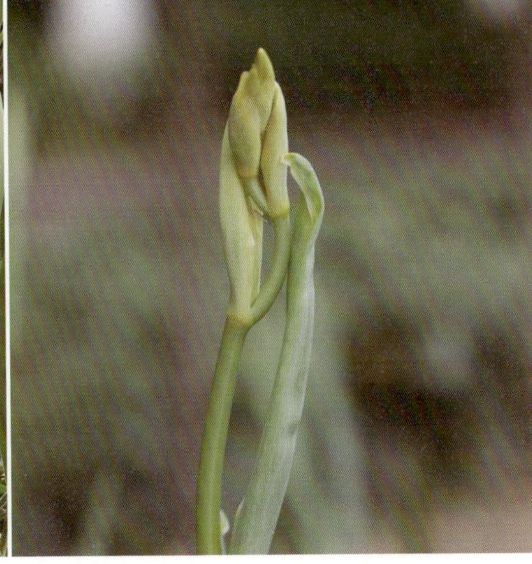

미국능소화
(美國凌霄花)
Campsis radicans

학 명	*Campsis radicans* (Linn.) Seem.
과 명	능소화과(Bignoniaceae)
약용부위	꽃
한 약 명	능소화(凌霄花)
효 능	월경불순에 유효
참 고	우리나라 공정서[대한민국약전외한약(생약)규격집] 수재 약용식물, *Campsis grdiflora* Schumann(능소화)의 꽃도 사용

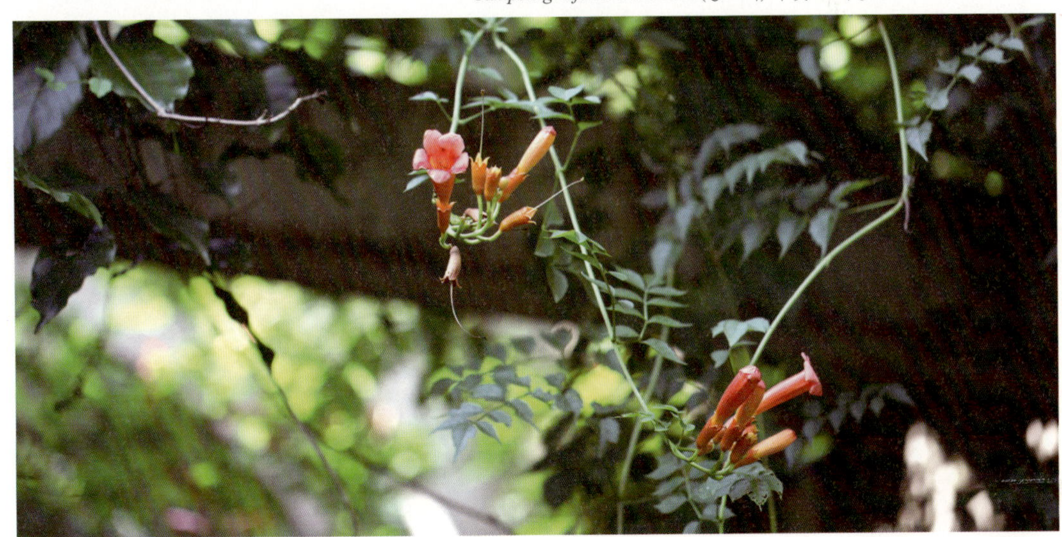

29_ 식물명

담배풀

Carpesium abrotanoides

학 명	*Carpesium abrotanoides* L.
과 명	국화과(Asteraceae, Compositae)
약용부위	전초(全草), 열매
한 약 명	학슬(鶴虱), 천명정(天名精)
효 능	해독, 지혈 효능
참 고	우리나라 공정서[대한민국약전외한약(생약)규격집] 수재 약용식물

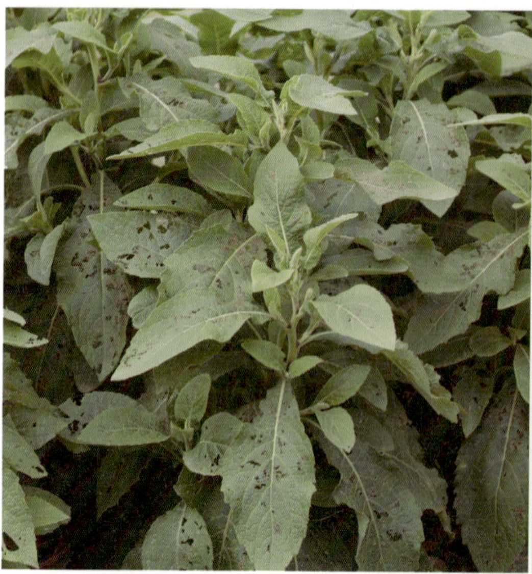
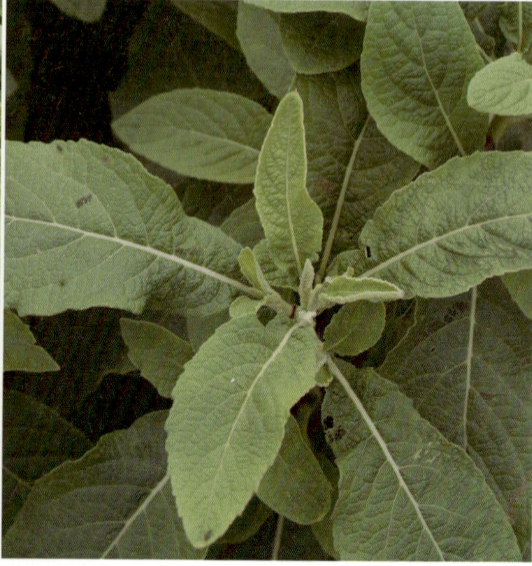

30_ 식물명

거지덩굴

Cayratia japonica

학 명	*Cayratia japonica* (Thunb.) Gagnep.
과 명	포도과(Vitaceae)
약용부위	전초(全草), 뿌리
한 약 명	오렴매(烏蘞苺)
효 능	해독소종(解毒消腫)작용
참 고	우리나라 분포

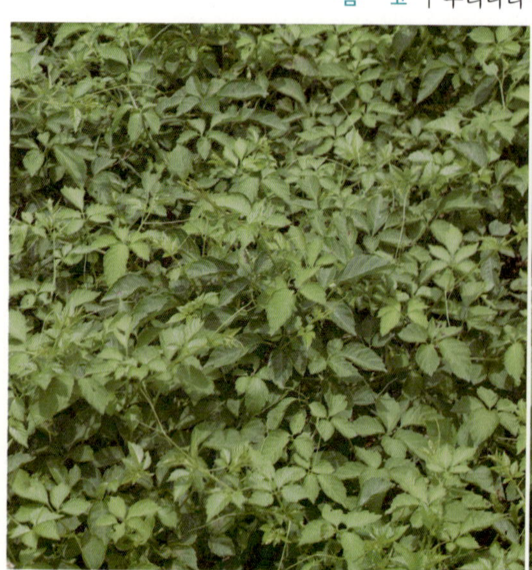
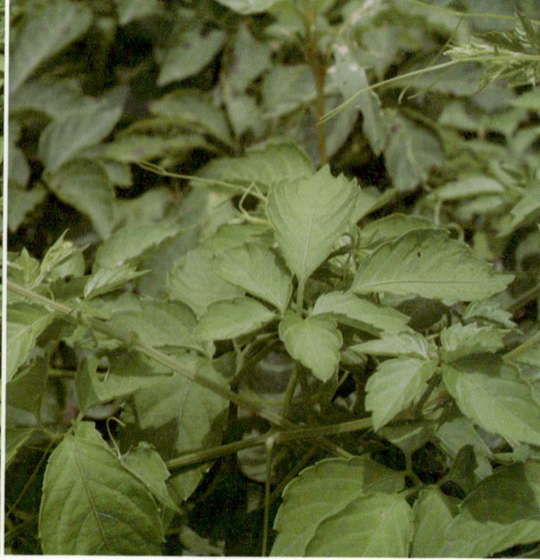

31_ 식물명

남산조(南酸棗)

Choerospondias axillaris

학 명	|	*Choerospondias axillaris* (Roxb.) Burtt et Hill
과 명	|	옻나무과(Anacardiaceae)
약용부위	|	열매
한 약 명	|	광조(廣棗)
효 능	|	기혈 순환에 도움, 마음 안정
참 고	|	중국 남부지역 분포

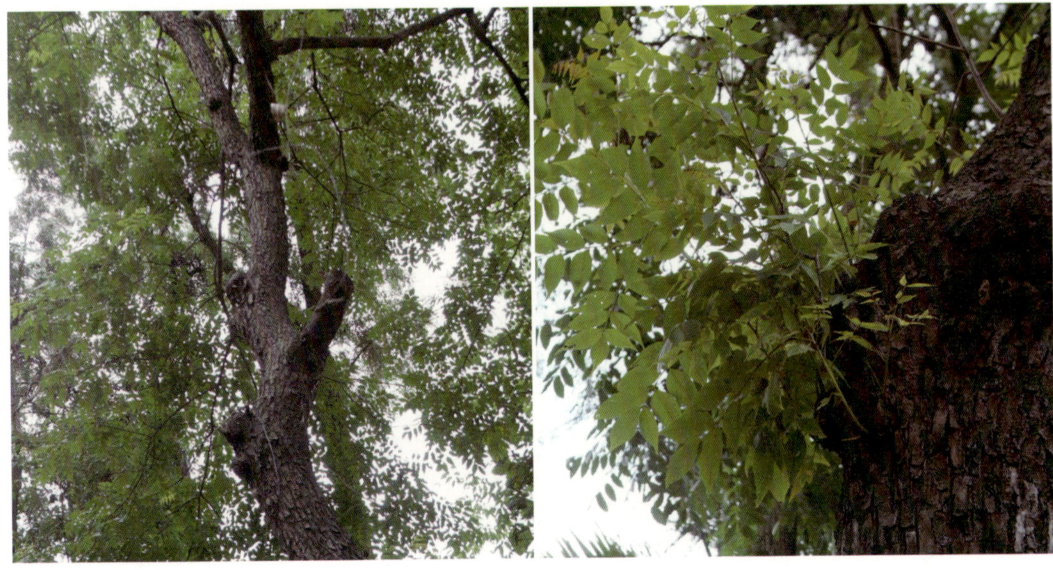

32_ 식물명

녹나무

Cinnamomum camphora

학 명	|	*Cinnamomum camphora* (L.) Nees et Ebermair
과 명	|	녹나무과(Lauraceae)
약용부위	|	목부, 가지, 잎을 절단하여 수증기 증류하여 얻은 장뇌유(樟腦油)를 냉각시켜 석출한 결정체
한 약 명	|	장뇌(樟腦)
효 능	|	쇼크, 의식 혼미한 증상에 효력, 강심작용
참 고	|	우리나라 공정서[대한민국약전외한약(생약)규격집] 수재 약용식물

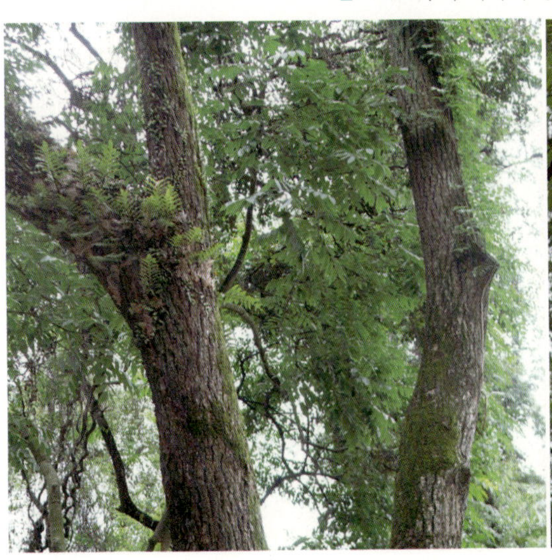

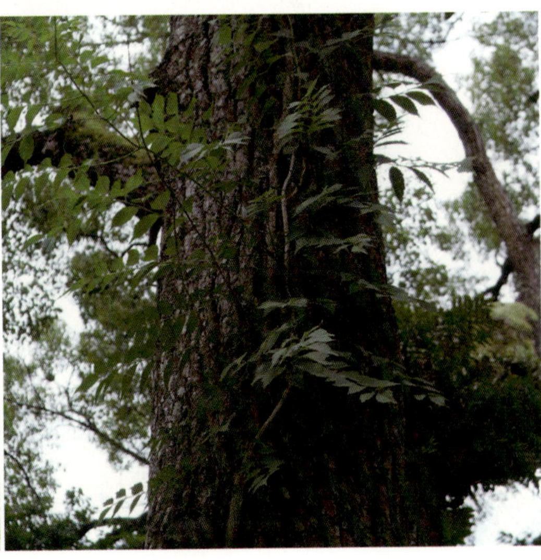

33_ 식물명

육계(肉桂)

Cinnamomum cassia

학 명	*Cinnamomum cassia* Presl
과 명	녹나무과(Lauraceae)
약용부위	줄기껍질
한약명	육계(肉桂)
효 능	허리, 무릎의 연약증, 양기 부족에 유효, 비위(脾胃)를 따뜻하게 함
참 고	우리나라 공정서(대한민국약전) 수재 약용식물

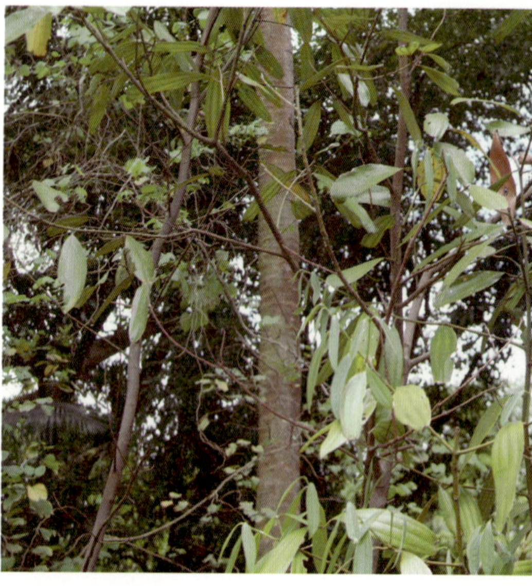
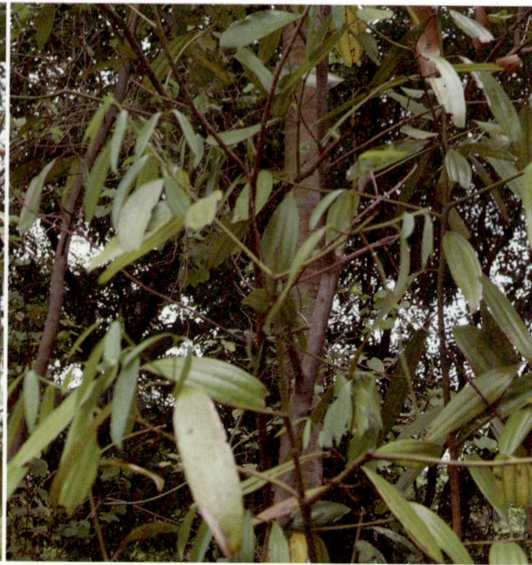

34_ 식물명

엉겅퀴

Cirsium japonicum var.
ussuriense

학 명	*Cirsium japonicum* DC. var. *ussuriense* (Regel) Kitamura
과 명	국화과(Asteraceae, Compositae)
약용부위	전초(全草)
한약명	대계(大薊)
효 능	코피, 자궁출혈, 급성간염에 의한 황달에 유효
참 고	우리나라 공정서[대한민국약전외한약(생약)규격집] 수재 약용식물

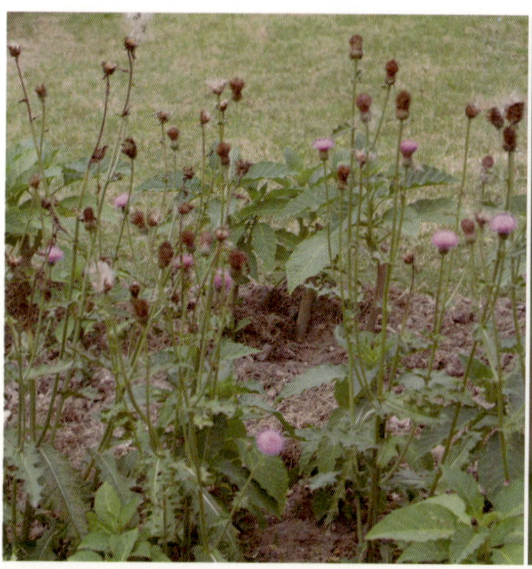
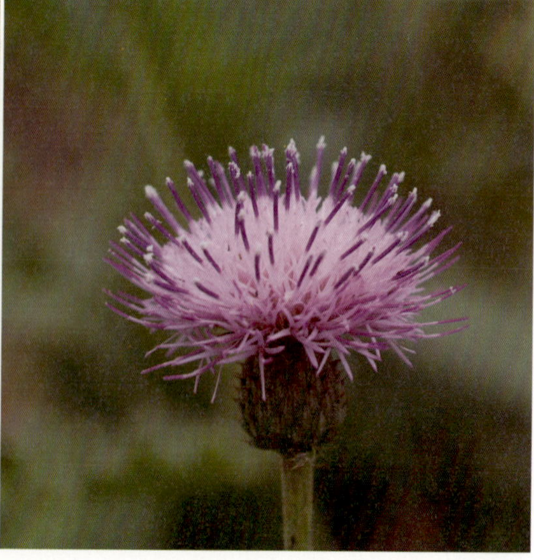

조뱅이

Cirsium setosum

학　　명 | *Cirsium setosum* (Wild.) MB.
과　　명 | 국화과(Asteraceae, Compositae)
약용부위 | 전초(全草), 뿌리
한 약 명 | 소계(小薊)
효　　능 | 객혈, 토혈, 변혈, 뇨혈(尿血)에 유효, 양혈지혈(凉血止血)작용
참　　고 | 우리나라 공정서[대한민국약전외한약(생약)규격집]의 소계 편에는 *Breea segeta* 수재

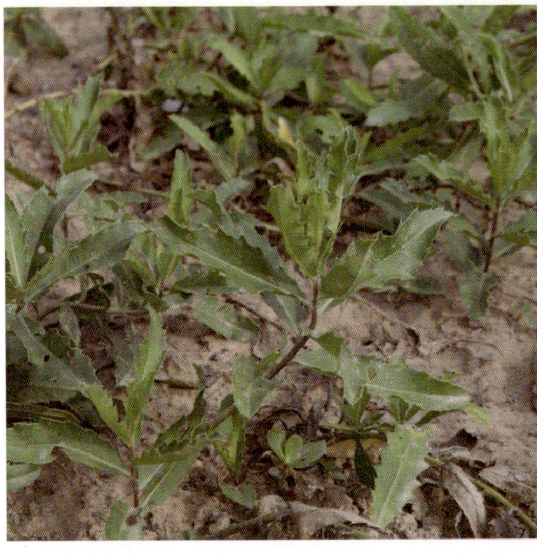
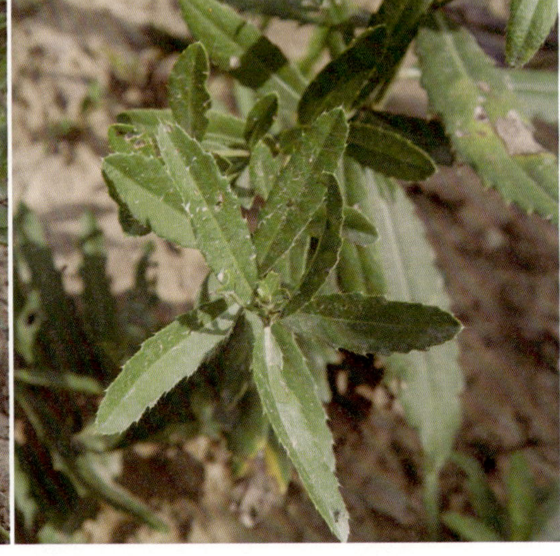

포멜로, 유(柚)

Citrus grandis

학　　명 | *Citrus grandis* (L.) Osbeck [=*Citrus maxima* (Burm.) Merr.]
과　　명 | 운향과(Rutaceae)
약용부위 | 열매
한 약 명 | 유(柚, 열매), 화귤홍(化橘紅, 열매껍질의 외층)
효　　능 | 식욕부진, 숙취에 유효
참　　고 | 열대약용식물

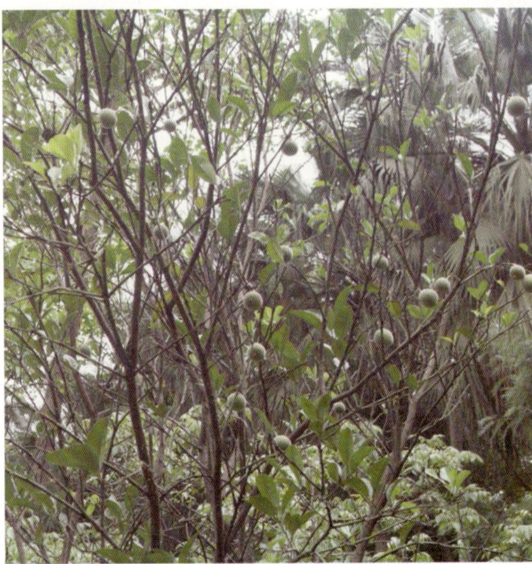
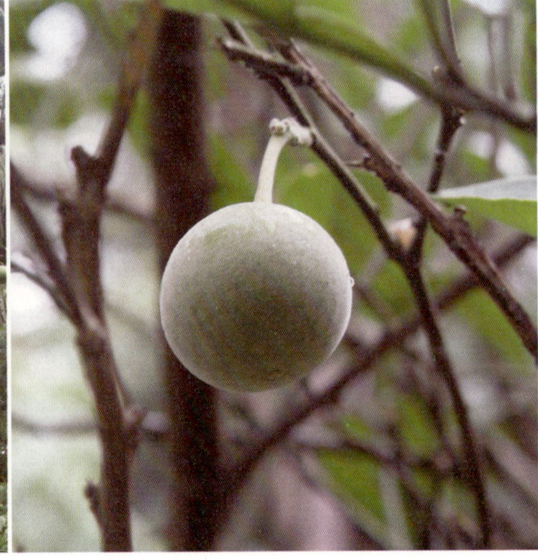

신차(腎茶)

Clerodendranthus spicatus

학 명	*Clerodendranthus spicatus* (Thunb.) C. Y. Wu ex H. W. Li
과 명	꿀풀과(Lamiaceae, Labiatae)
약용부위	전초(全草)
한 약 명	묘수초(猫須草)
효 능	급만성신염, 방광염, 요로결석, 담결석에 유효
참 고	중국 남부지역 분포

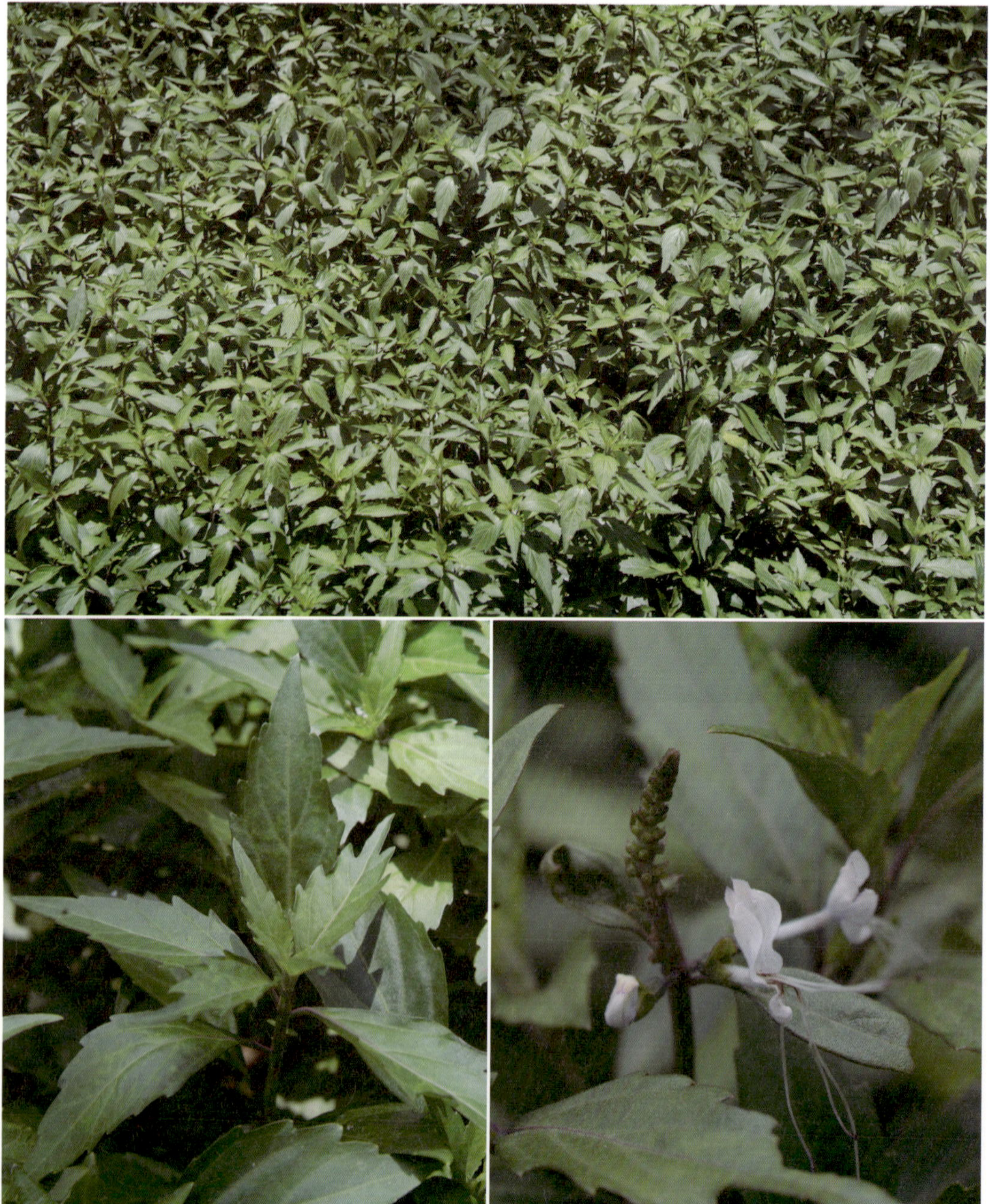

38_ 식물명
장엽목방기(樟葉木防己)
Cocculus laurifolius

학　　명 | *Cocculus laurifolius* DC.
과　　명 | 새모래덩굴과(Menispermaceae)
약용부위 | 뿌리
한약명 | 형주오약(衡州烏藥)
효　　능 | 신경통, 두통에 유효
참　　고 | 중국 남부지역 분포, 우리나라 공정서(대한민국약전)
의 오약 편에는 *Lindera strichnifolia*(오약)가 수재

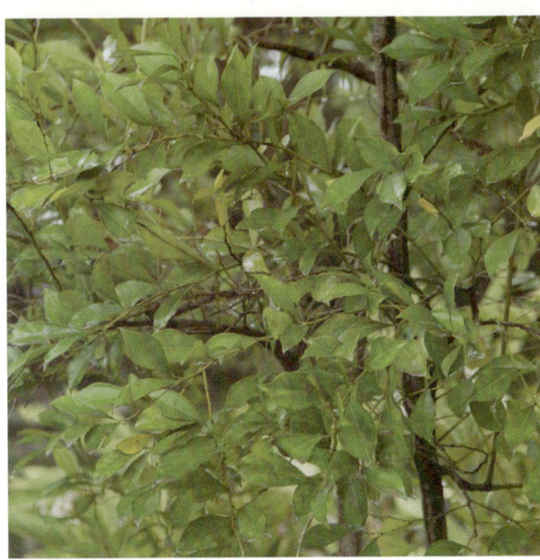
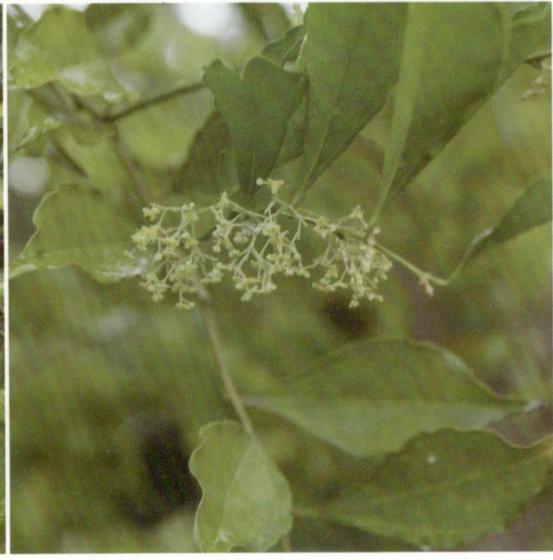

39_ 식물명
닭의장풀
Commelina communis

학　　명 | *Commelina communis* L.
과　　명 | 닭의장풀과(Commelinaceae)
약용부위 | 지상부
한약명 | 압척초(鴨跖草)
효　　능 | 이뇨, 해독효능
참　　고 | 우리나라 분포

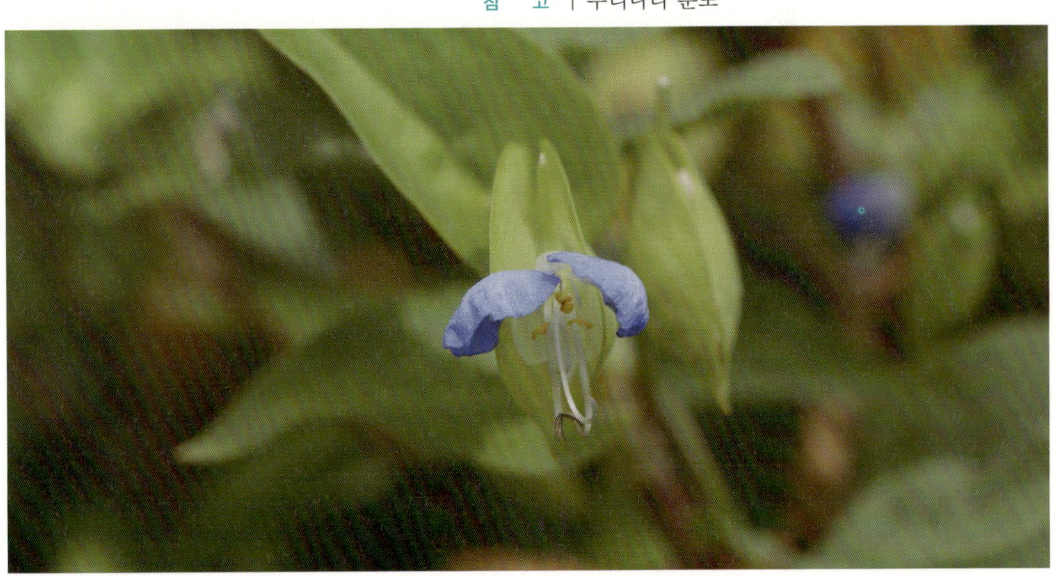

대엽선모(大葉仙茅)

Curculigo capitulata

학 명	*Curculigo capitulata* (Lour.) O. Kuntz
과 명	선모과(Hypoxidaceae)
한약명	대지종근(大地棕根)
효 능	류머티즘 관절염, 월경불순에 유효
참 고	중국 남부지역 분포, 우리나라 공정서[대한민국약전외한약(생약)규격집]의 선모편에는 *Curculigo orchioides*(선모)가 수재

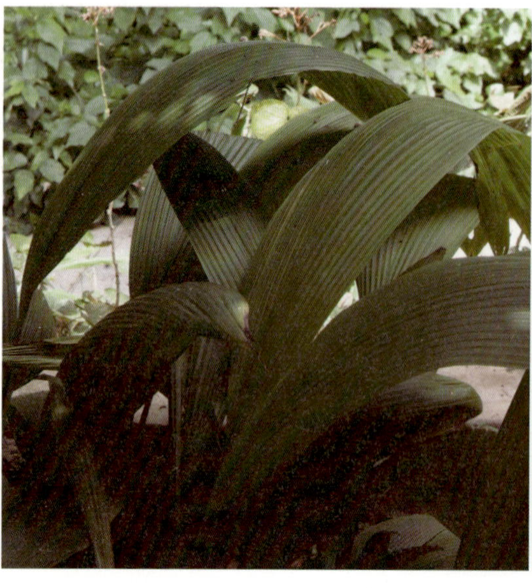
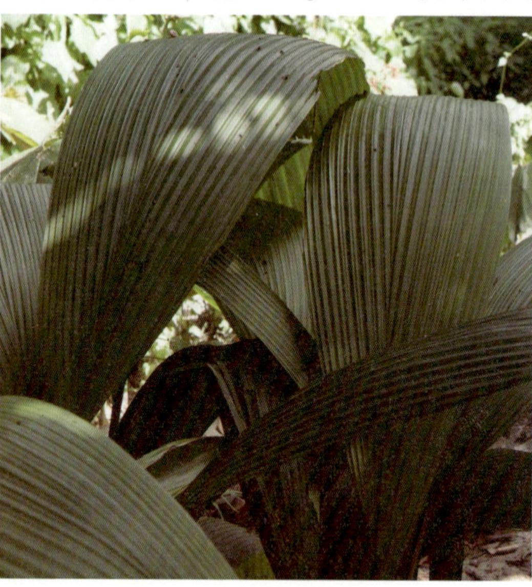

광서아출

Curcuma kwangsiensis

학 명	*Curcuma kwangsiensis* S. G. Lee et C. F. Liang
과 명	생강과(Zingiberaceae)
약용부위	덩이뿌리, 뿌리줄기
한약명	울금(鬱金, 덩이뿌리), 아출(莪朮, 뿌리줄기)
효 능	간기능 장애로 인한 생리통, 생리불순, 옆구리가 아픈 증상 치료, 담즙분비 촉진작용(울금)
참 고	중국 광시쫭족자치구의 특산 약용식물

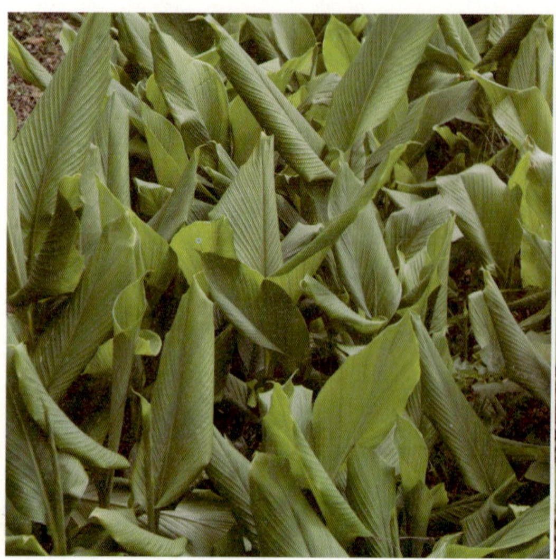
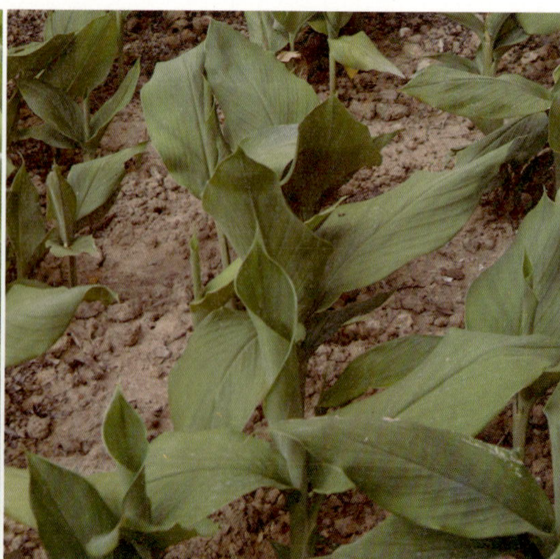

도제호(倒提壺)
Cynoglossum amabile

학 명	|	*Cynoglossum amabile* Stapf et Drumm.
과 명	|	지치과(Boraginaceae)
약용부위	|	지상부, 뿌리
한 약 명	|	구시화(狗屎花)
효 능	|	간염, 기침 제거에 유효
참 고	|	중국 남부지역 분포

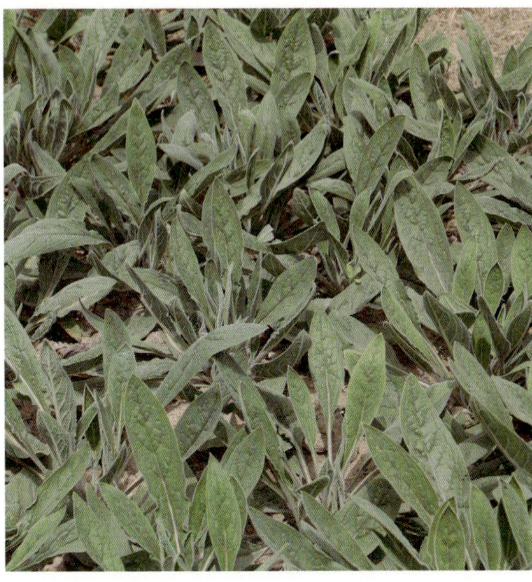

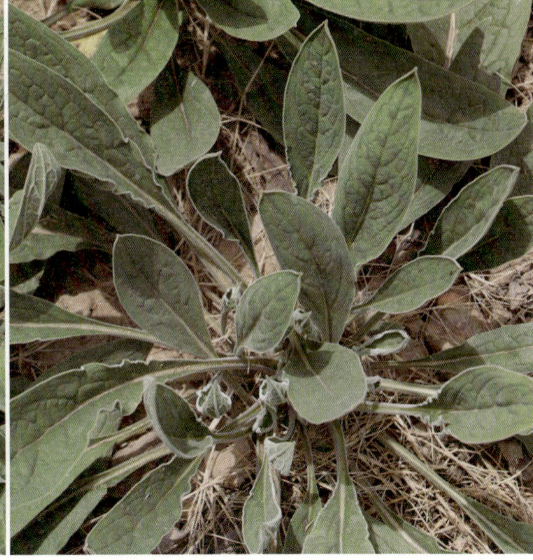

자화만타라(紫花曼陀羅)
Datura sp

학 명	|	*Datura* sp.
과 명	|	가지과(Solanaceae)
약용부위	|	꽃, 잎, 씨
한 약 명	|	만타라(曼陀羅)
효 능	|	마취, 진통작용, 기침에 유효, 독성 매우 큼
참 고	|	중국 남부지역 분포

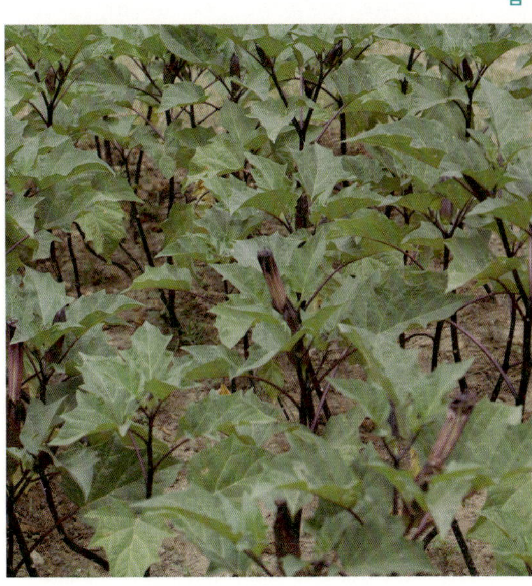

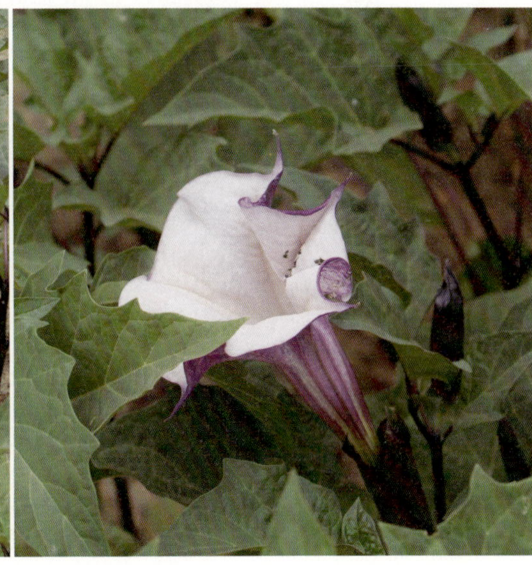

목본만타라 (木本曼陀羅)

Datura arborea

학 명	|	*Datura arborea* L.
과 명	|	가지과(Solanaceae)
약용부위	|	꽃, 잎, 씨
한약명	|	양금화(洋金花)
효 능	|	위통에 유효, 독성 매우 큼
참 고	|	중국 남부지역 분포

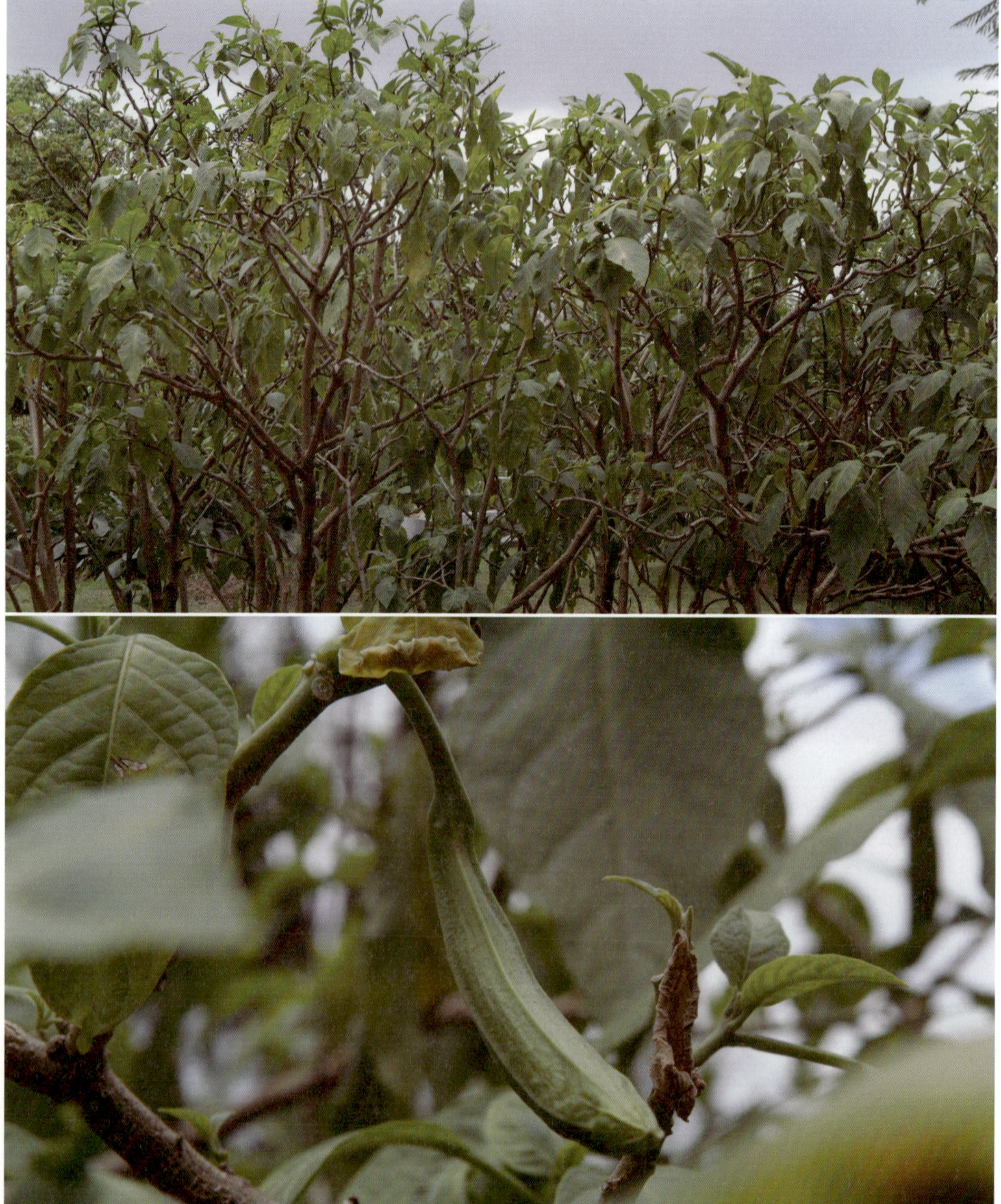

45_ 식물명

독말풀
Datura stramonium

학 명	*Datura stramonium* L.
과 명	가지과(Solanaceae)
약용부위	꽃, 잎, 씨
한 약 명	다투라(曼陀羅葉)
효 능	기관지천식, 복통에 유효, 독성 있음
참 고	우리나라 공정서[대한민국약전외한약(생약)규격집] 수재 약용식물

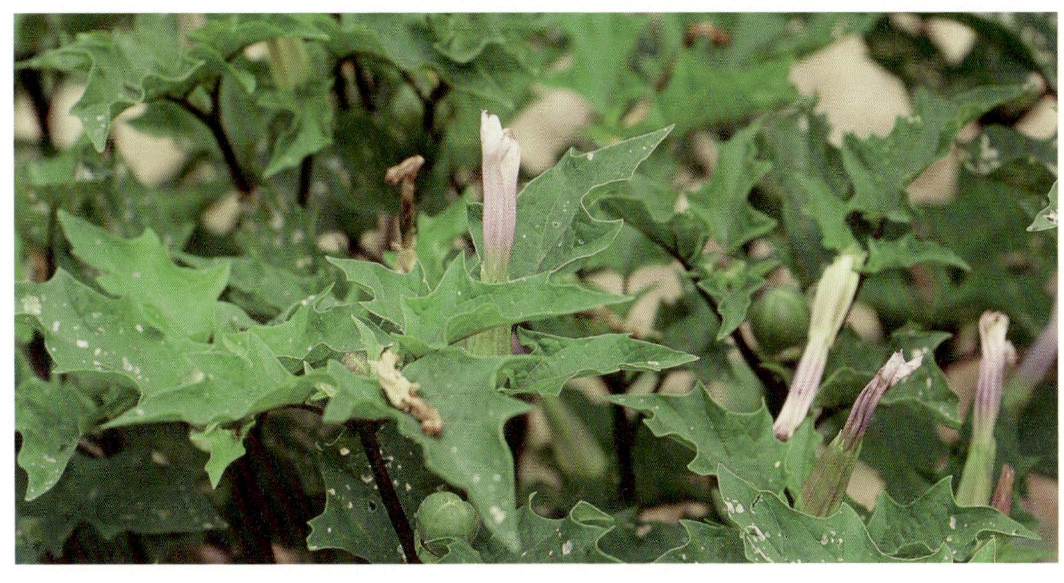

46_ 식물명

국화(菊花)
Dendranthema morifolium

학 명	*Dendranthema morifolium* (Ramat.) Tzvel. (=*Chrysanthemum morifolium* Ramatuelle)
과 명	국화과(Asteraceae, Compositae)
약용부위	꽃
한 약 명	국화(菊花)
효 능	두통, 머리가 어지러운 증상에 유효, 간기능 활성화
참 고	우리나라 공정서[대한민국약전외한약(생약)규격집] 수재 약용식물

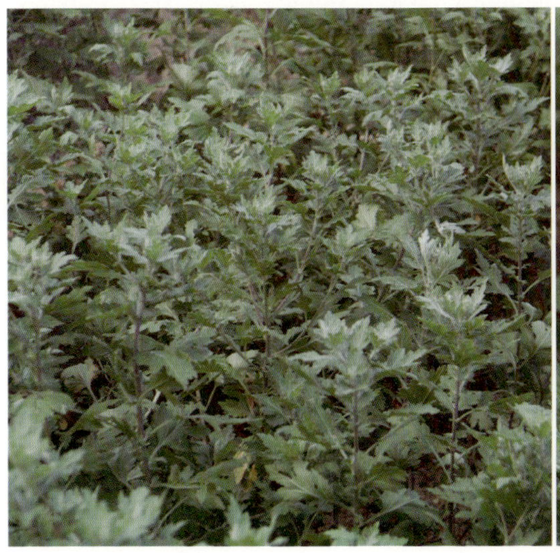
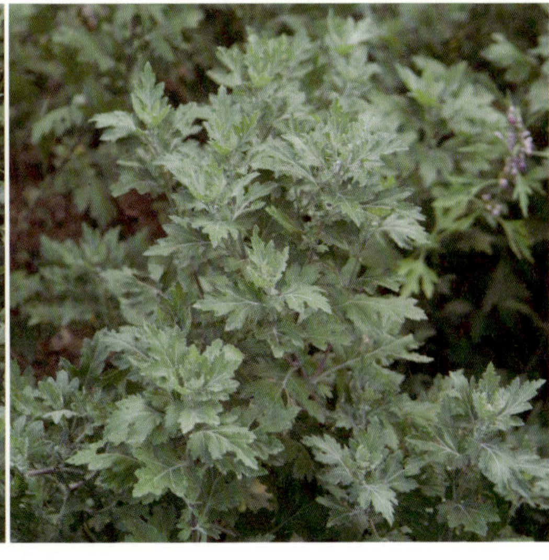

47_ 식물명
용안 (龍眼)
Dimocarpus longan

학 명	|	*Dimocarpus longan* Lour.
과 명	|	무환자나무과(Sapindaceae)
약용부위	|	헛씨껍질, 씨
한 약 명	|	용안육(龍眼肉)
효 능	|	정신 안정, 불면(不眠), 건망증에 유효, 식욕, 소화 촉진
참 고	|	우리나라 공정서(대한민국약전)에 수재된 열대약용식물

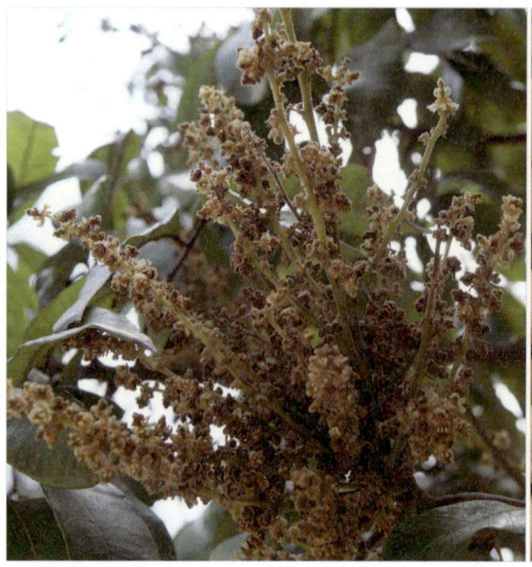

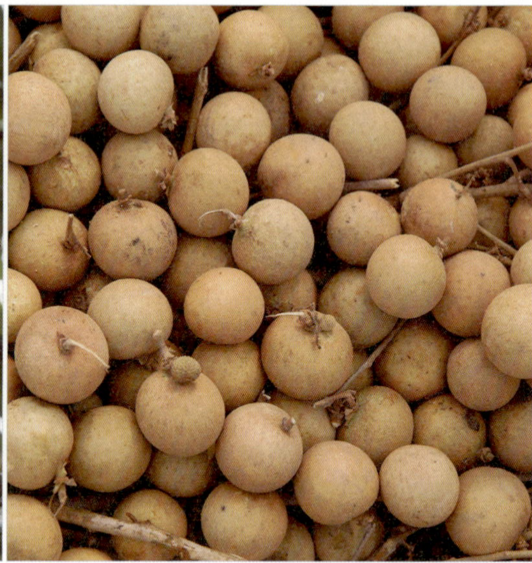

48_ 식물명
차상자 (車桑子)
Dodonaea viscosa

학 명	|	*Dodonaea viscosa* (L.) Jacq.
과 명	|	무환자나무과(Sapindaceae)
약용부위	|	잎
한 약 명	|	차상자엽(車桑子葉)
효 능	|	해독소종(解毒消腫) 효능
참 고	|	중국 남부지역 분포

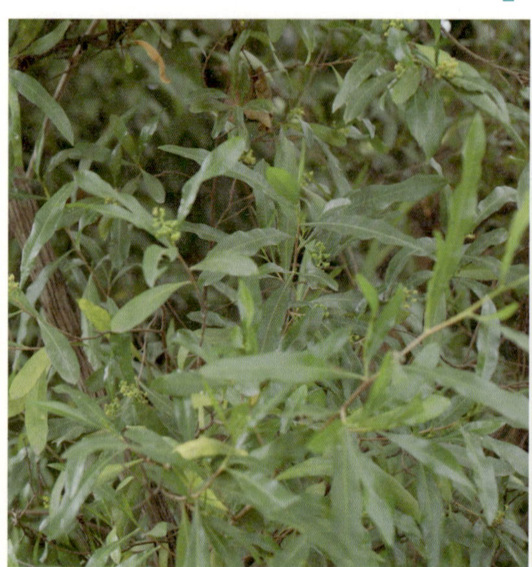

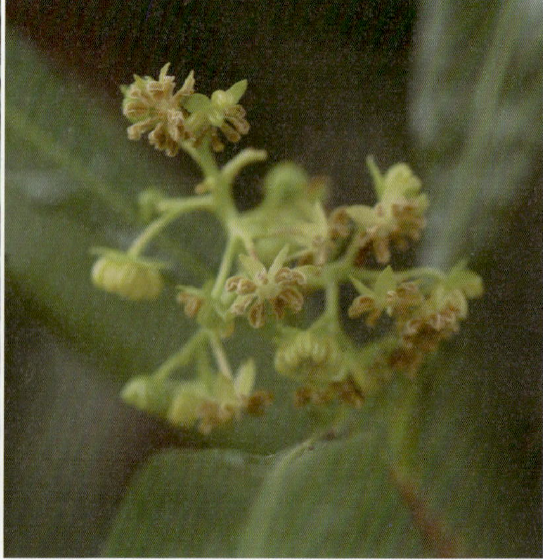

49_ 식물명

검엽용혈수 (劍葉龍血樹)
Dracaena cochinchinensis

학　명	*Dracaena cochinchinensis* (Lour.) S. C. Chen
과　명	종려과(Palmae)
약용부위	수지(樹脂, 나무에서 분비하는 점도가 높은 액체)를 가열 압착하여 만든 덩어리
한약명	검엽용혈수(劍葉龍血樹)
효　능	타박상 어혈을 풀어줌, 피부궤양에 유효
참　고	열대약용식물, *Daemonorops draco* Blume(기린갈, 麒麟竭)의 수지를 혈갈(血竭)이라 함

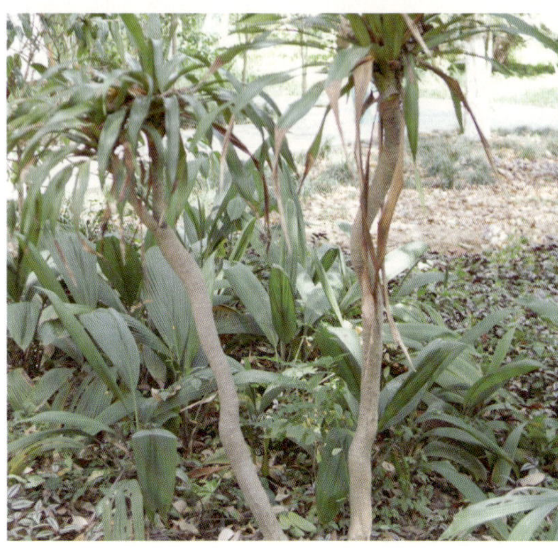

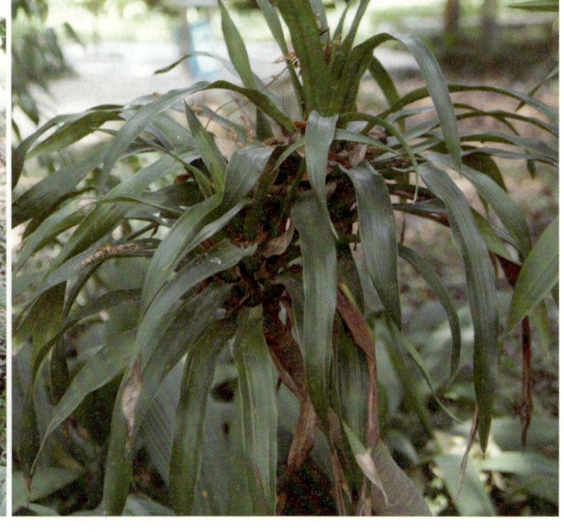

50_ 식물명

곡궐 (槲蕨)
Drynaria roosii

학　명	*Drynaria roosii* Nakai
과　명	고란초과(Polypodiaceae)
약용부위	뿌리줄기
한약명	골쇄보(骨碎補)
효　능	허리, 무릎이 시리고 아픈 증상에 유효
참　고	우리나라에서는 골쇄보로 *Drynaria fortunei*(곡궐)을 사용

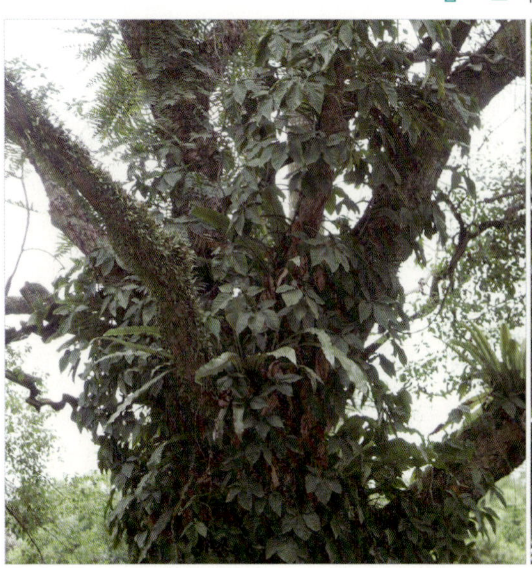

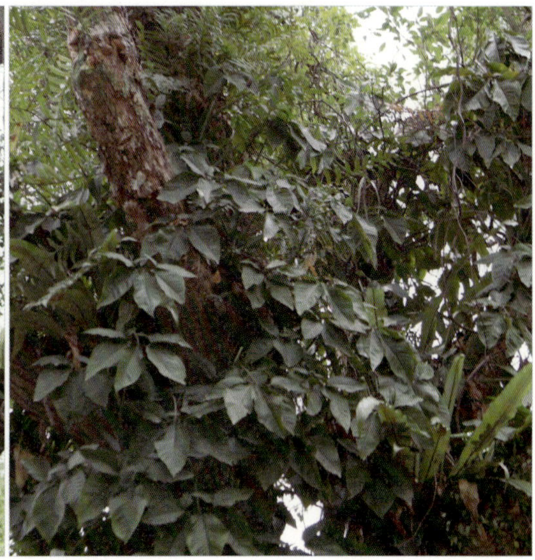

뱀딸기
Duchesnea indica

학 명	|	*Duchesnea indica* (Andr.) Focke
과 명	|	장미과(Rosaceae)
약용부위	|	전초(全草)
한약명	|	사매(蛇莓)
효 능	|	눈 충혈, 황달, 월경불순에 유효
참 고	|	우리나라 분포

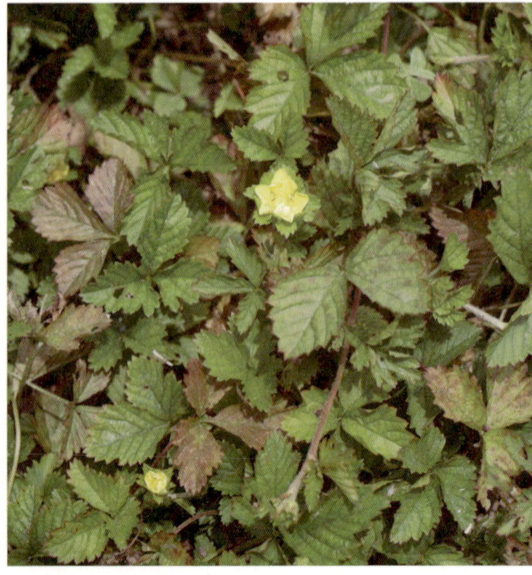
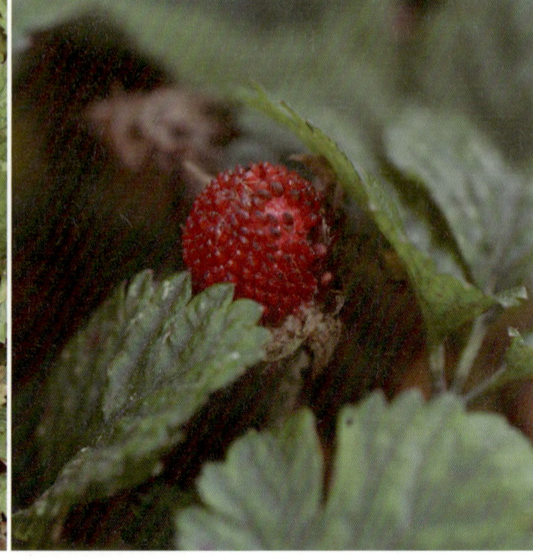

루제초(樓梯草)
Elatostema involucratum

학 명	|	*Elatostema involucratum* Franch. et Sav.
과 명	|	쐐기풀과(Urticaceae)
약용부위	|	전초(全草)
한약명	|	루제초(樓梯草)
효 능	|	류머티즘관절염, 황달에 유효, 청열해독(清熱解毒)작용
참 고	|	중국 남부지역 분포

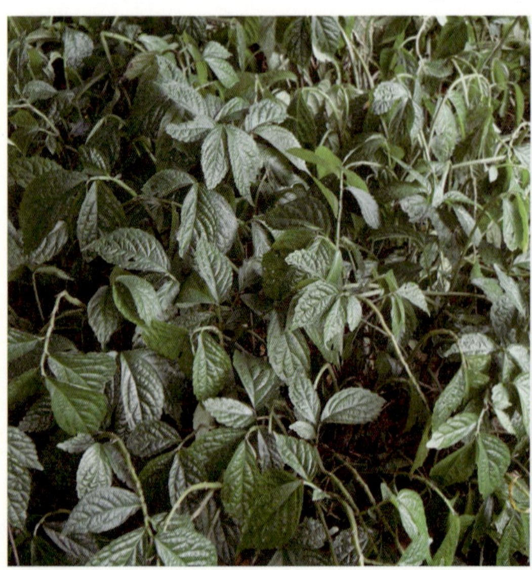
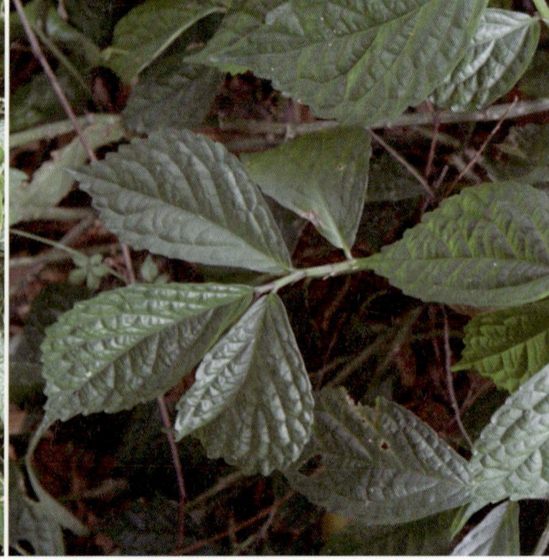

<table>
<tr><td>

53_ 식물명
벌등골나물
Eupatorium fortunei

</td><td>

학　　명 | *Eupatorium fortunei* Turcz.
과　　명 | 국화과(Asteraceae, Compositae)
약용부위 | 지상부
한 약 명 | 패란(佩蘭)
효　　능 | 입냄새 제거에 효과
참　　고 | 우리나라 공정서[대한민국약전외한약(생약)규격집] 수재 약용식물

</td></tr>
</table>

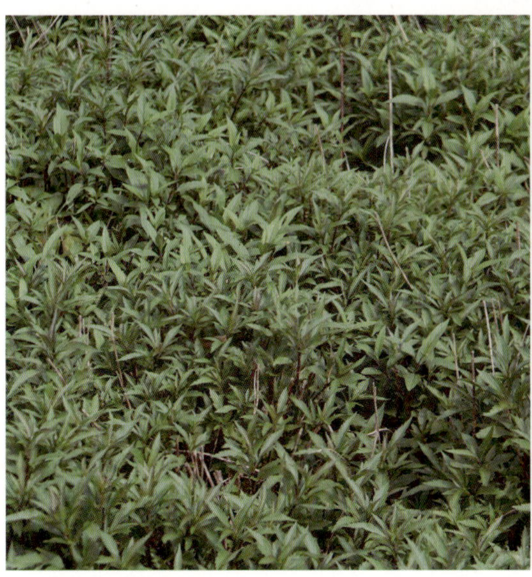

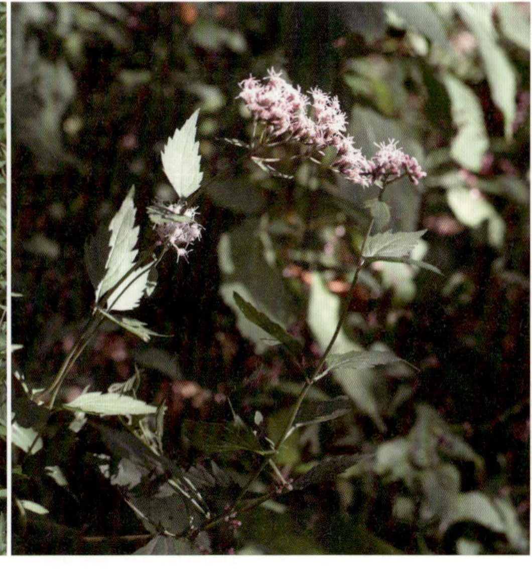

<table>
<tr><td>

54_ 식물명
골등골나물 (尖佩蘭)
Eupatorium lindleyanum

</td><td>

학　　명 | *Eupatorium lindleyanum* DC.
과　　명 | 국화과(Asteraceae, Compositae)
약용부위 | 지상부
한 약 명 | 야마추(野馬追)
효　　능 | 기침, 천식 제거에 유효
참　　고 | 우리나라 분포

</td></tr>
</table>

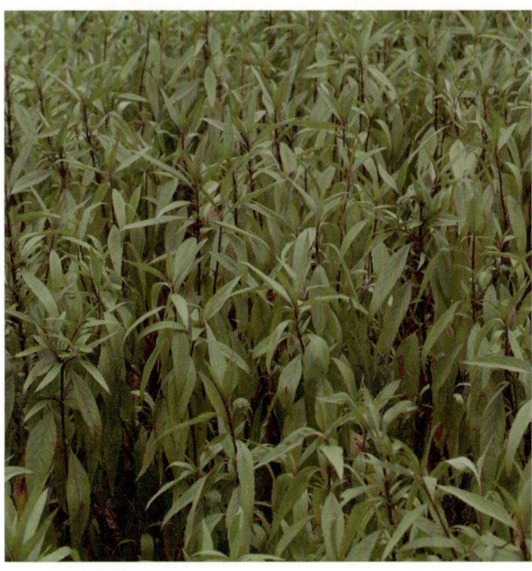

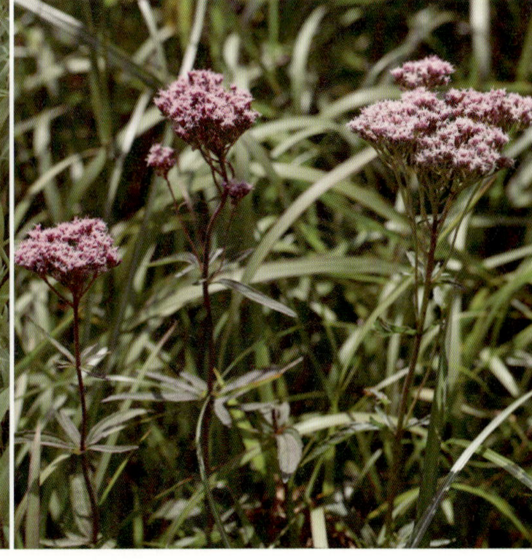

<table>
<tr><td>55_ 식물명

대극_(大戟)
Euphorbia pekinensis</td><td>

학 명	|	*Euphorbia pekinensis* Ruprecht
과 명	|	대극과(Euphorbiaceae)
약용부위	|	뿌리
한 약 명	|	대극(大戟)
효 능	|	복부수종, 종기에 유효
참 고	|	우리나라 공정서[대한민국약전외한약(생약)규격집] 수재 약용식물

</td></tr>
</table>

대극 (大戟)

Euphorbia pekinensis

학 명	|	*Euphorbia pekinensis* Ruprecht
과 명	|	대극과(Euphorbiaceae)
약용부위	|	뿌리
한 약 명	|	대극(大戟)
효 능	|	복부수종, 종기에 유효
참 고	|	우리나라 공정서[대한민국약전외한약(생약)규격집] 수재 약용식물

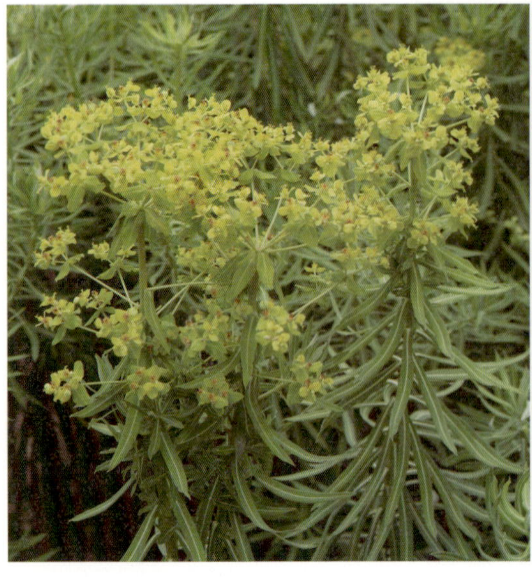
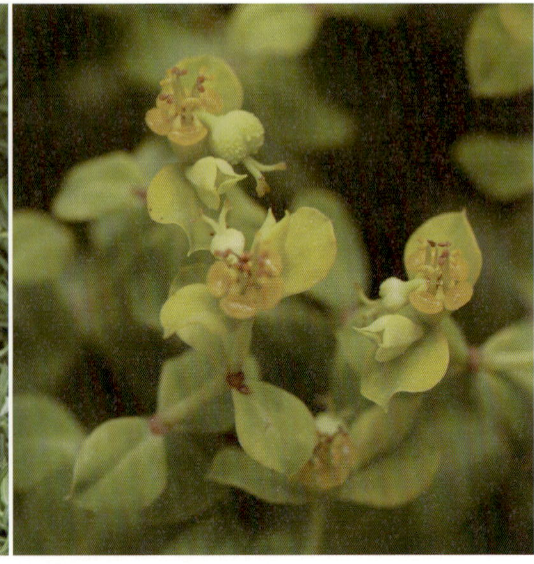

녹옥수 (綠玉樹)

Euphorbia tirucalli

학 명	|	*Euphorbia tirucalli* L.
과 명	|	대극과(Euphorbiaceae)
약용부위	|	지상부
한 약 명	|	녹옥수(綠玉樹)
효 능	|	최유(催乳), 해독작용
참 고	|	중국 남부지역 분포

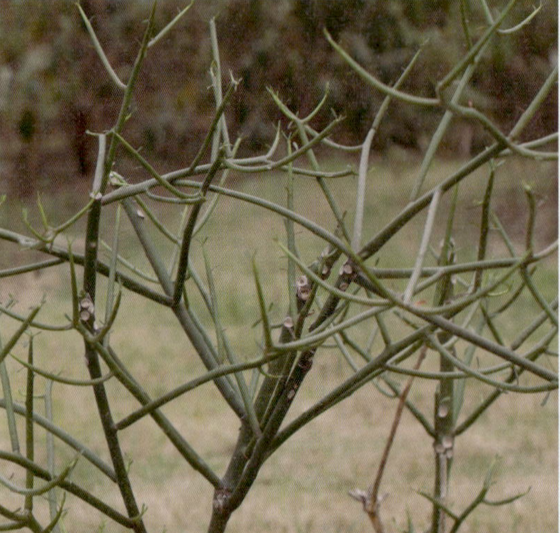
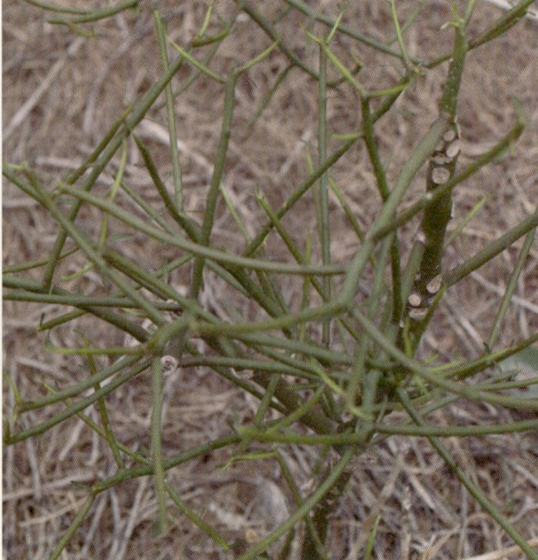

금교맥 (金蕎麥)

Fagopyrum dibotrys

학　　명	|	*Fagopyrum dibotrys* (D. Don) Hara
과　　명	|	마디풀과, 여뀌과(Polygonaceae)
약용부위	|	뿌리줄기
한 약 명	|	금교맥(金蕎麥)
효　　능	|	폐렴에 유효, 청열해독(淸熱解毒)작용
참　　고	|	중국 남부지역 분포

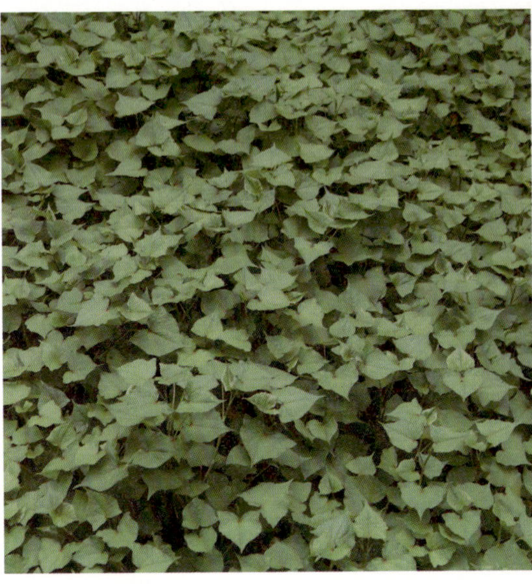
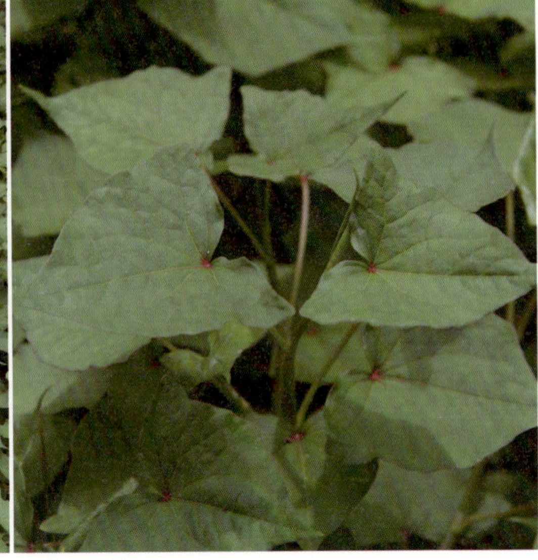

벽려 (薜荔)

Ficus pumila

학　　명	|	*Ficus pumila* L.
과　　명	|	뽕나무과(Moraceae)
약용부위	|	줄기, 잎
한 약 명	|	벽려(薜荔)
효　　능	|	좌골신경통에 유효, 해독소종(解毒消腫)작용
참　　고	|	우리나라 분포

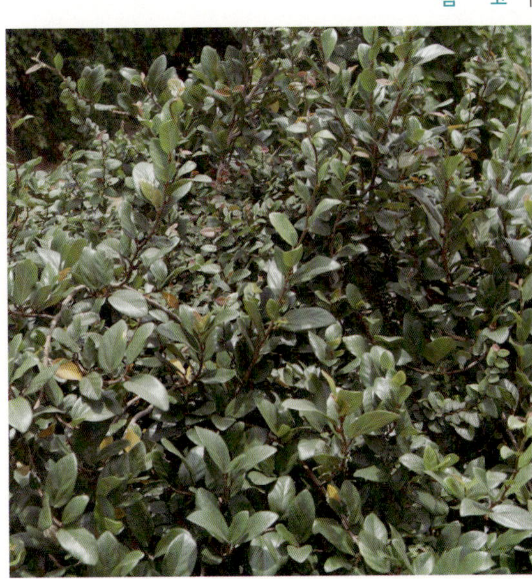
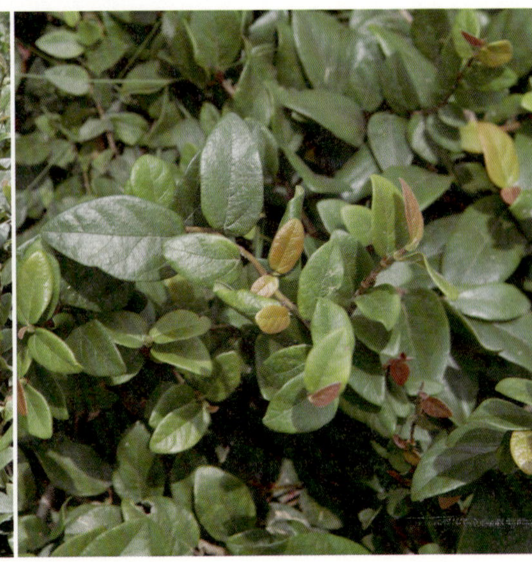

59_ 식물명

목죽자(木竹子)
Garcinia multiflora

학　　명	*Garcinia multiflora* Champ. ex Benth.
과　　명	물레나물과(Clusiaceae, Guttiferae)
약용부위	열매, 나무껍질
한 약 명	목죽자(木竹子)
효　　능	구토, 구갈, 기침에 유효
참　　고	중국 남부지역 분포

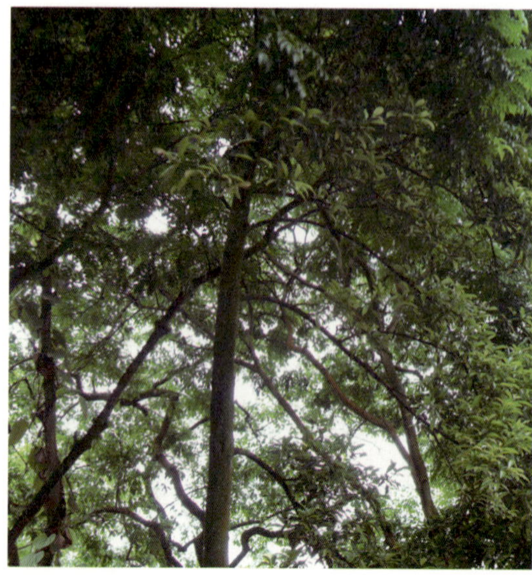

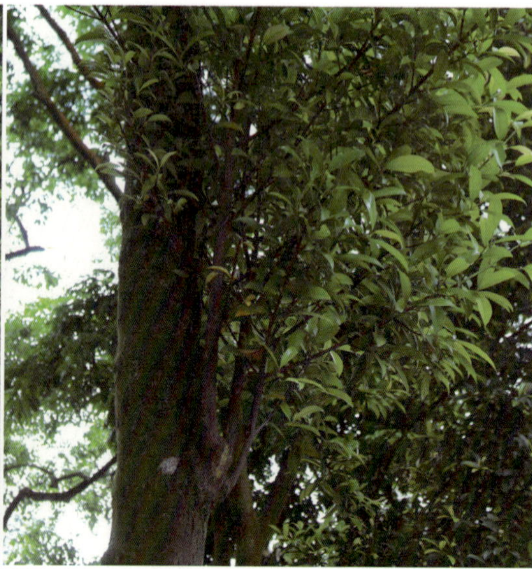

60_ 식물명

영남목죽자(嶺南木竹子)
Garcinia oblongifolia

학　　명	*Garcinia oblongifolia* Champ. et Benth.
과　　명	물레나물과(Clusiaceae, Guttiferae)
약용부위	열매, 나무껍질
한 약 명	목죽자(木竹子)
효　　능	구토, 구갈, 장염, 구강염에 유효
참　　고	중국 남부지역 분포

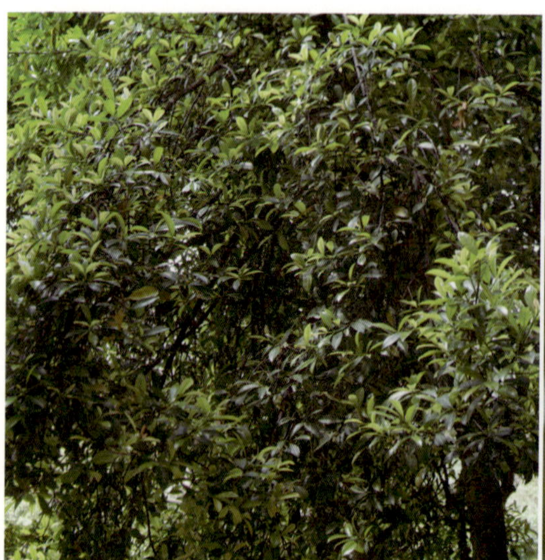

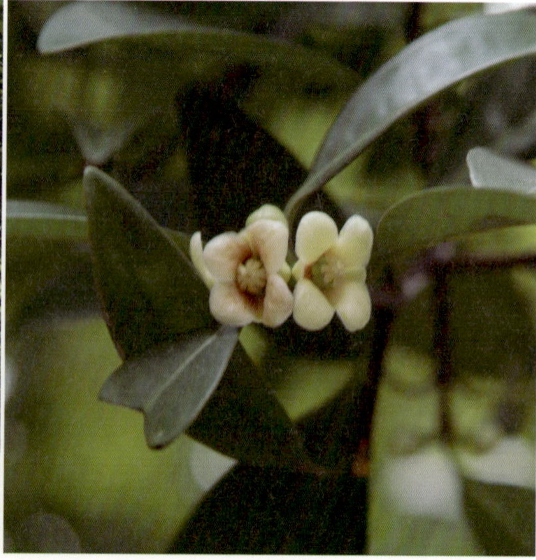

긴병꽃풀

Glechoma longituba

학 명	|	*Glechoma longituba* (Nakai)Kupr.
과 명	|	꿀풀과(Lamiaceae, Labiatae)
약용부위	|	지상부
한 약 명	|	연전초(連錢草)
효 능	|	황달에 유효, 청열해독(淸熱解毒)작용
참 고	|	우리나라 공정서[대한민국약전외한약(생약)규격집] 수재 약용식물

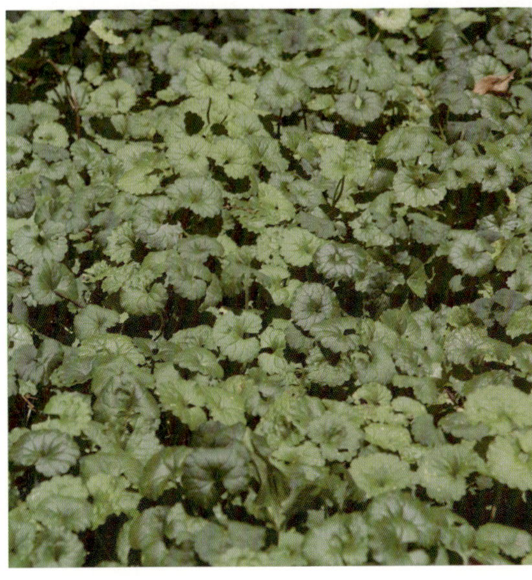
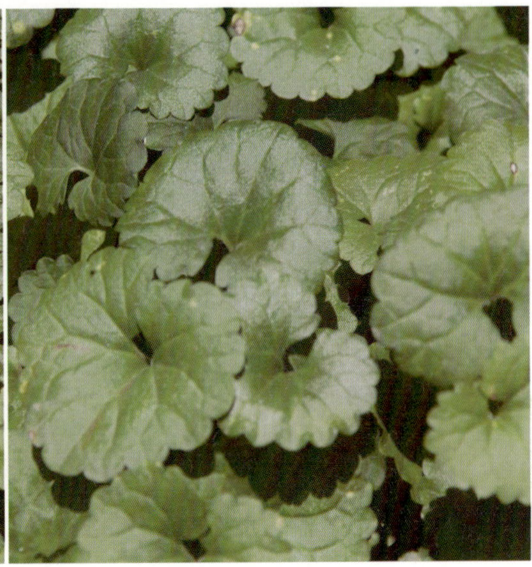

감초(甘草)

Glycyrrhiza uralensis

학 명	|	*Glycyrrhiza uralensis* Fischer
과 명	|	콩과(Leguminosae)
약용부위	|	뿌리 및 뿌리줄기
한 약 명	|	감초(甘草)
효 능	|	사지무력, 식욕부진, 위장 경련에 유효
참 고	|	우리나라 공정서(대한민국약전) 수재 약용식물

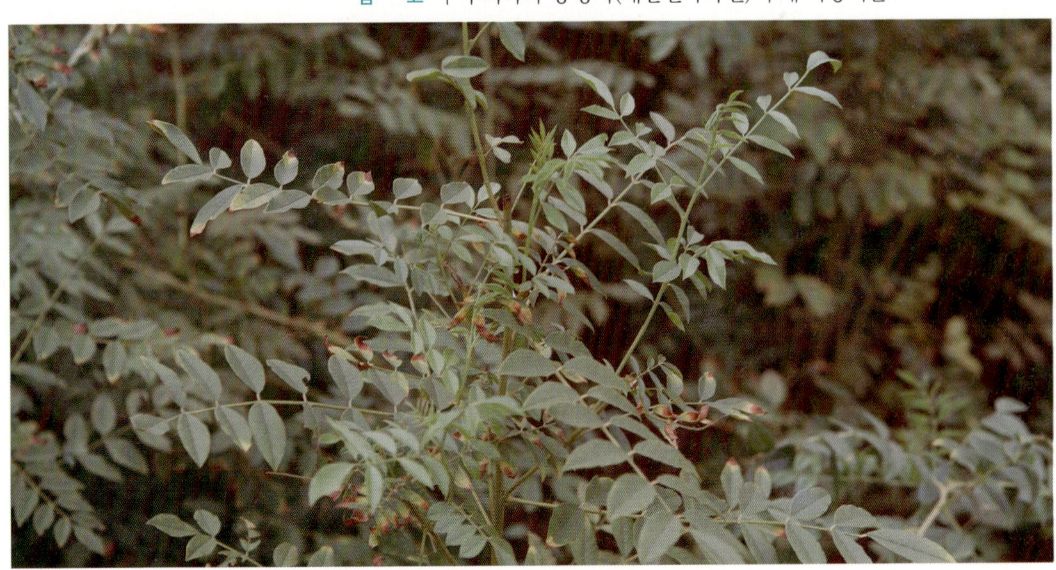

돌외 (덩굴차)
Gynostemma pentaphyllum

학 명	*Gynostemma pentaphyllum* (Thunb.) Makino
과 명	박과(Cucurbitaceae)
약용부위	전초(全草)
한약명	교고람(絞股藍)
효 능	만성기관지염, 만성위장염에 유효, 해독작용
참 고	우리나라 분포

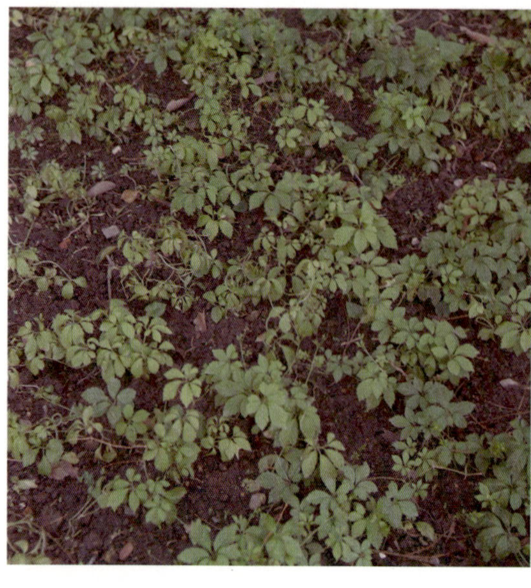
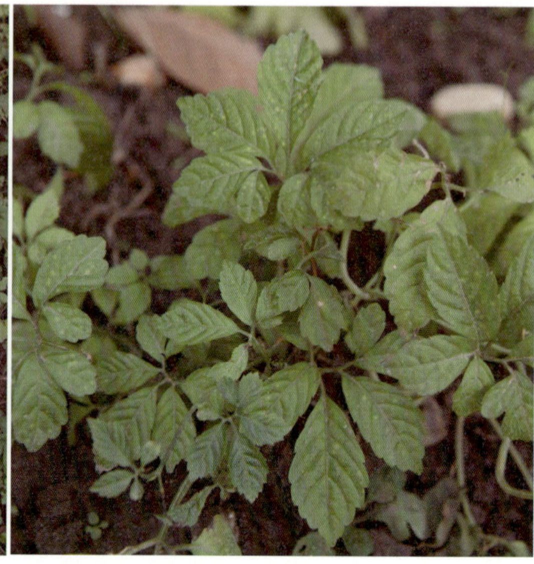

평와토삼칠 (平臥土三七)
Gynura procumbens

학 명	*Gynura procumbens* (Lour.) Merr.
과 명	국화과(Asteraceae, Compositae)
약용부위	전초(全草)
한약명	사접골(蛇接骨)
효 능	장염, 폐결핵, 관절통에 유효
참 고	중국 남부지역 분포

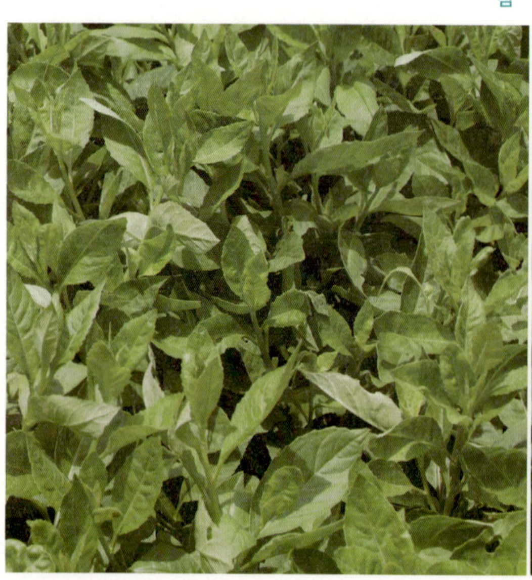
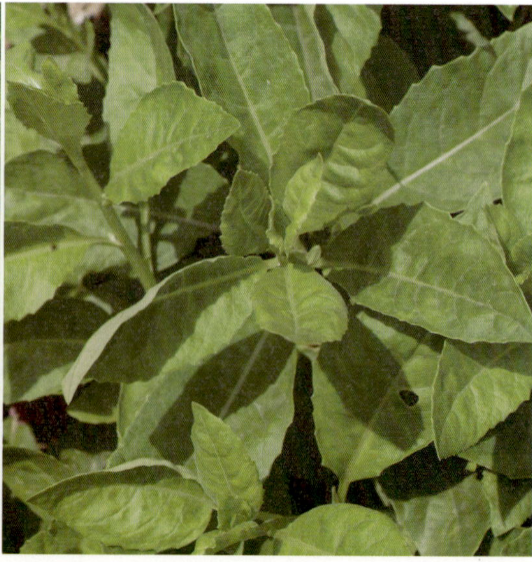

65_ 식물명

황화채(黃花菜)

Hemerocallis citrina

학 명	|	*Hemerocallis citrina* Baroni
과 명	|	백합과(Liliaceae)
약용부위	|	꽃봉오리
한 약 명	|	금침채(金針菜)
효 능	|	황달에 유효, 청열이습(淸熱利濕)작용
참 고	|	중국 남부지역 분포, Hemerocallis fulva(원추리)와 비교

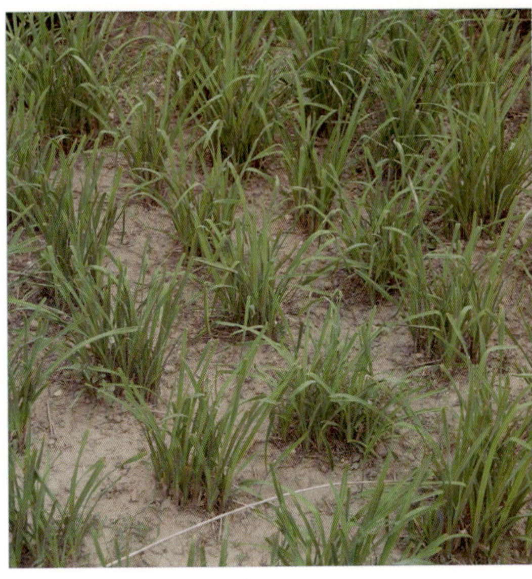
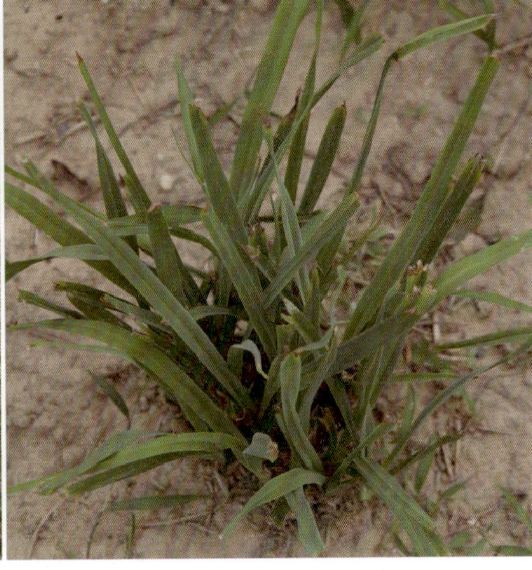

66_ 식물명

왕원추리

Hemerocallis fulva var. *kwanso*

학 명	|	*Hemerocallis fulva* L. var. *kwanso* Regel.
과 명	|	백합과(Liliaceae)
약용부위	|	뿌리
한 약 명	|	훤초근(萱草根)
효 능	|	이뇨, 소종(消腫)작용
참 고	|	우리나라 분포, 우리나라 공정서[대한민국약전외한약(생약)규격집]의 훤초근 편에는 *Hemerocallis fulva*(원추리)가 수재

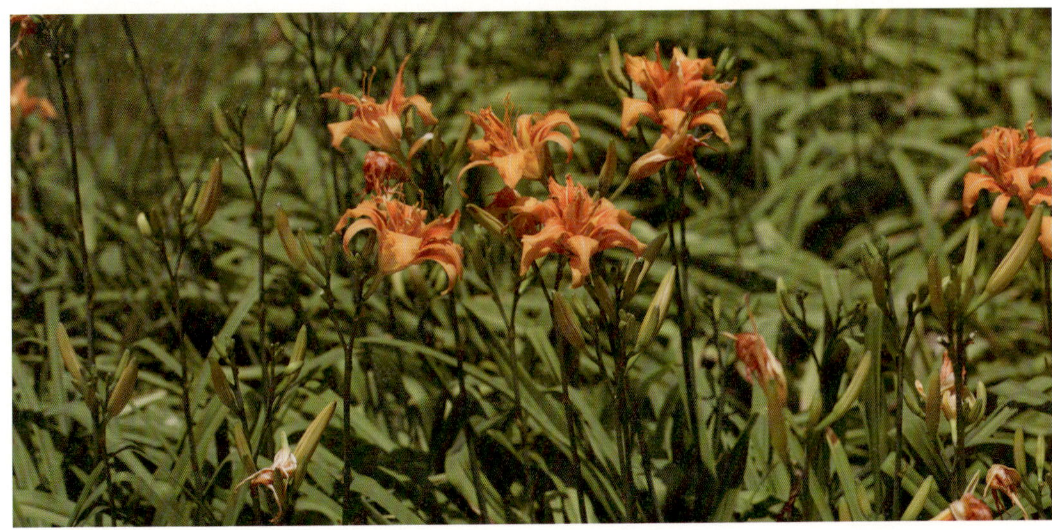

67_ 식물명

황촉규(黃蜀葵)
Hibiscus manihot

학 명	|	*Hibiscus manihot* L. (=*Abelmoschus manihot* (L.) Medic.)
과 명	|	아욱과(Malvaceae)
약용부위	|	뿌리, 꽃, 잎, 씨
한 약 명	|	황촉규(黃蜀葵)
효 능	|	변비에 유효, 해독, 이수(利水), 통경(通經)작용
참 고	|	우리나라 공정서[대한민국약전외한약(생약)규격집] 수재 약용식물

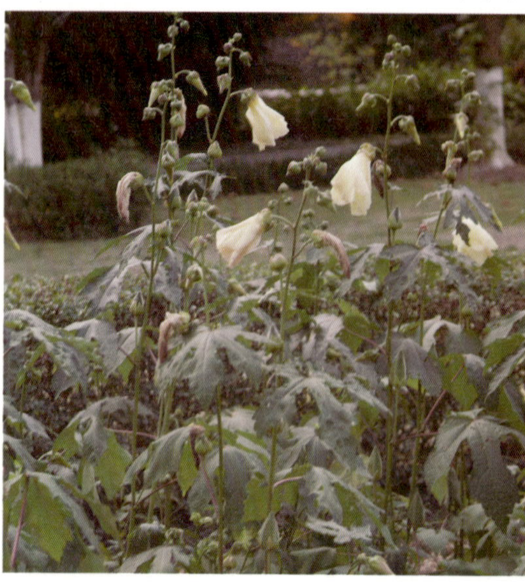
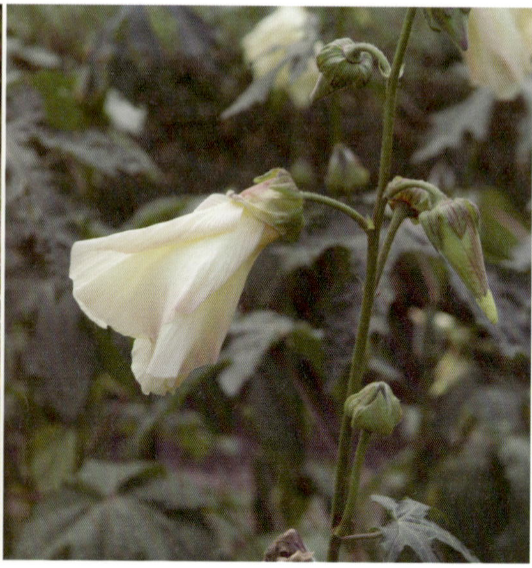

68_ 식물명

무궁화나무
Hibiscus syriacus

학 명	|	*Hibiscus syriacus* Linné
과 명	|	아욱과(Malvaceae)
약용부위	|	줄기껍질 및 뿌리껍질, 꽃, 뿌리, 잎, 씨
한 약 명	|	목근피(木槿皮)
효 능	|	청열이습(淸熱利濕)작용
참 고	|	우리나라 공정서[대한민국약전외한약(생약)규격집] 수재 약용식물

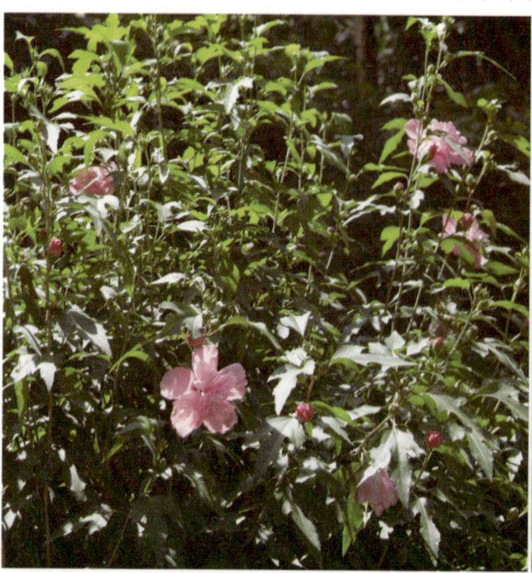
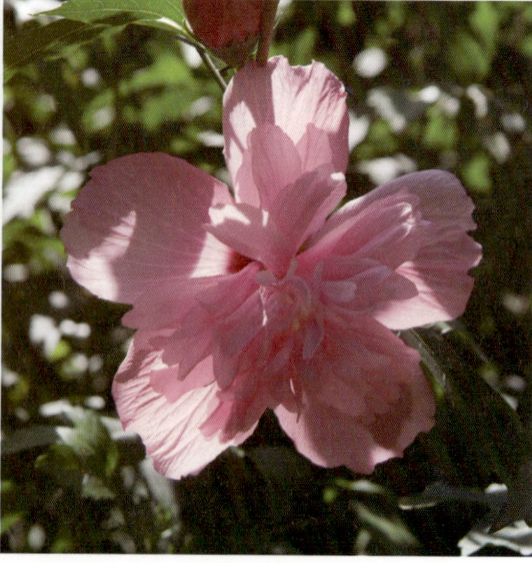

69_ 식물명
천년건(千年健)
Homalomena occulta

학 명	*Homalomena occulta* (Lour.) Schott
과 명	천남성과(Araceae)
약용부위	뿌리줄기
한약명	천년건(千年健)
효 능	관절염에 효과
참 고	중국 남부지역 분포

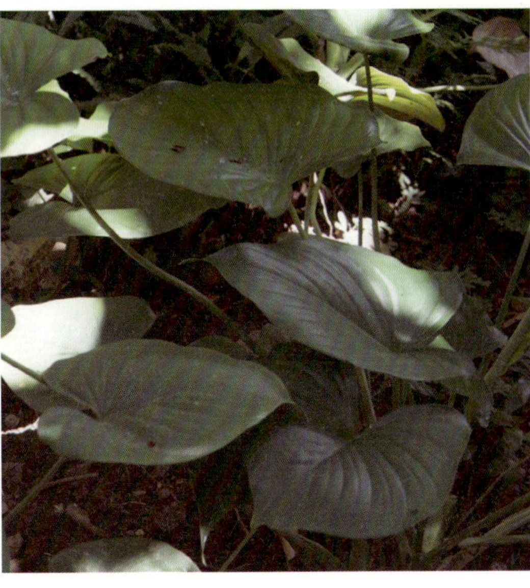

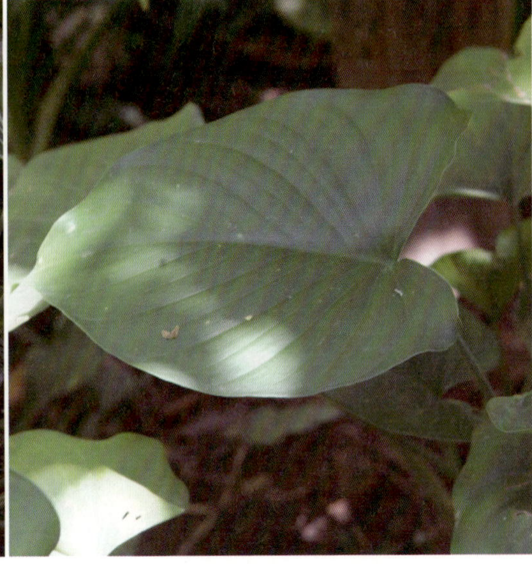

70_ 식물명
약모밀
Houttuynia cordata

학 명	*Houttuynia cordata* Thunberg
과 명	삼백초과(Saururaceae)
약용부위	지상부
한약명	어성초(魚腥草)
효 능	급만성기관지염, 장염에 유효, 배농(排膿), 청열해독(淸熱解毒)작용
참 고	우리나라 공정서[대한민국약전외한약(생약)규격집] 수재 약용식물

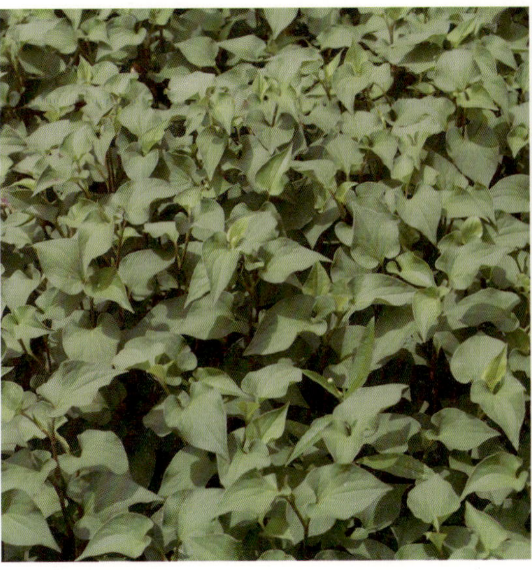

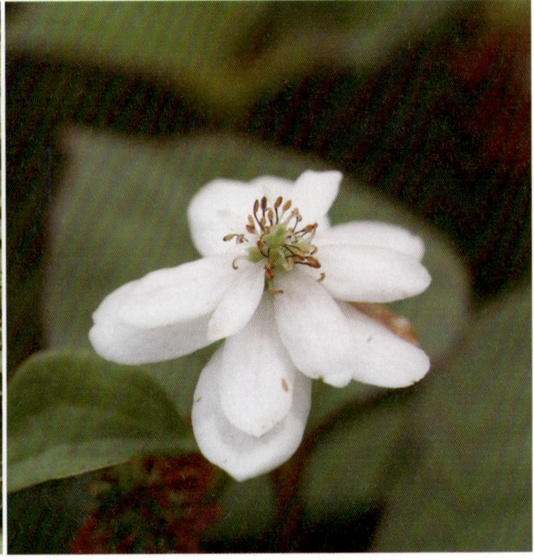

율초(葎草)
Humulus scandens

학　명	*Humulus scandens* (Lour.) Merr.
과　명	뽕나무과(Moraceae)
약용부위	전초(全草)
한약명	율초(葎草)
효　능	이뇨, 기침제거 작용, 청열해독(淸熱解毒)작용
참　고	중국 전역 분포

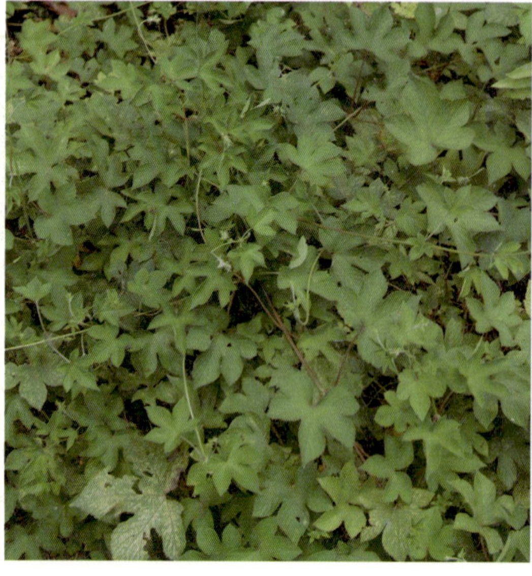

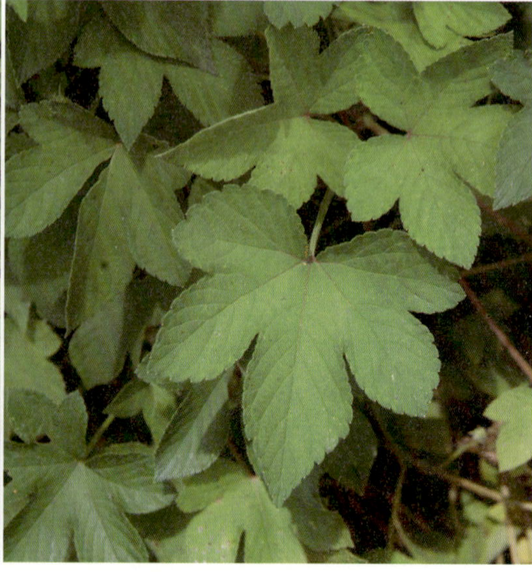

해남대풍자
(海南大風子)
Hydnocarpus hainanensis

학　명	*Hydnocarpus hainanensis* (Merr.) Sleum
과　명	산유자나무과(Flacourtiaceae)
약용부위	씨
한약명	대풍자(大風子)
효　능	항진균, 구충작용, 한센병 치료, 독성 있음
참　고	우리나라 공정서[대한민국약전외한약(생약)규격집]의 대풍자 편에는 *Hydnocarpus anthelmintica*(대풍자)가 수재된 열대약용식물

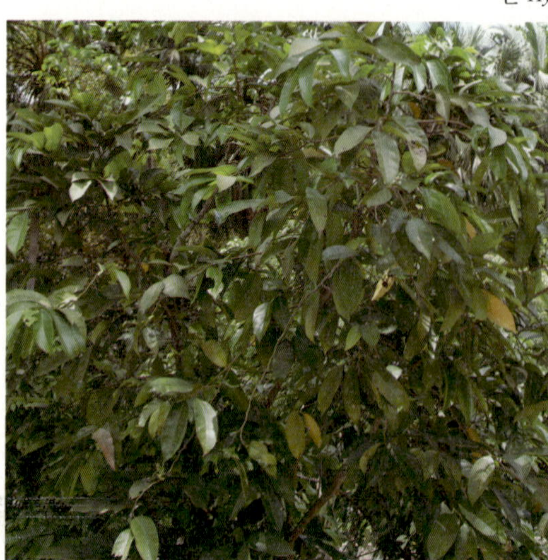

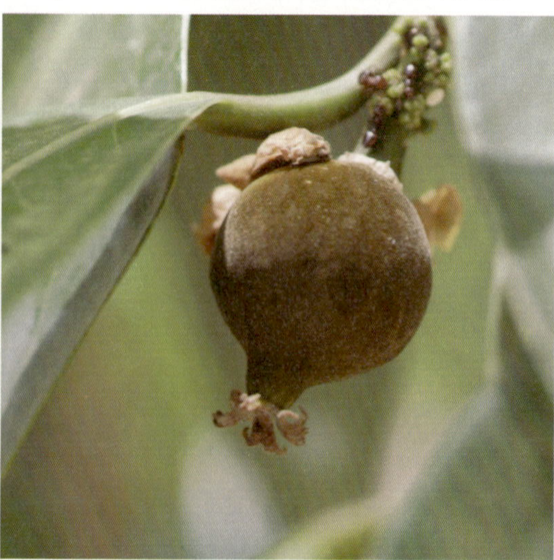

원보초 (元寶草)

Hypericum sampsonii

학 명	*Hypericum sampsonii* Hance
과 명	물레나물과(Clusiaceae, Guttiferae)
약용부위	전초(全草)
한약명	원보초(元寶草)
효 능	월경불순에 유효, 청열해독(淸熱解毒)작용
참 고	중국 남부지역 분포

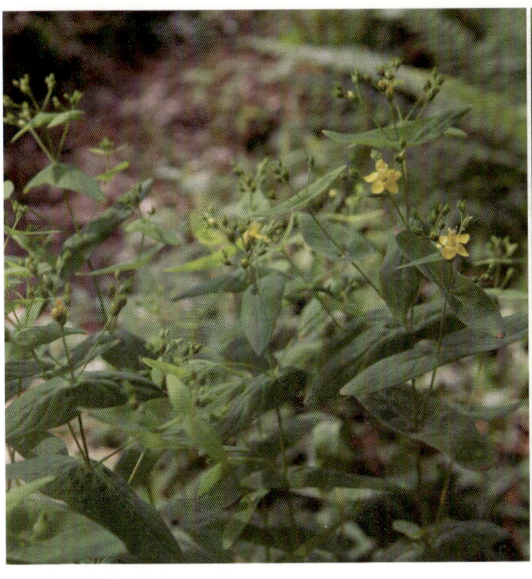

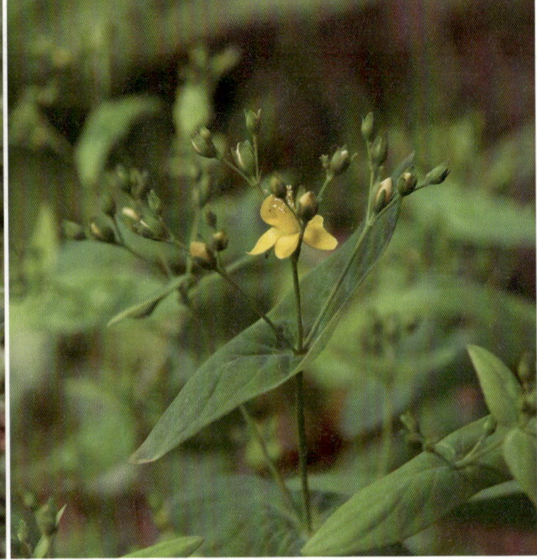

고정차동청 (苦丁茶冬靑)

Ilex kudingcha

학 명	*Ilex kudingcha* C. L. Tseng
과 명	감탕나무과(Aquifoliaceae)
약용부위	어린잎
한약명	고정차(苦丁茶)
효 능	두통, 치통, 눈 충혈에 유효
참 고	중국 남부지역 분포

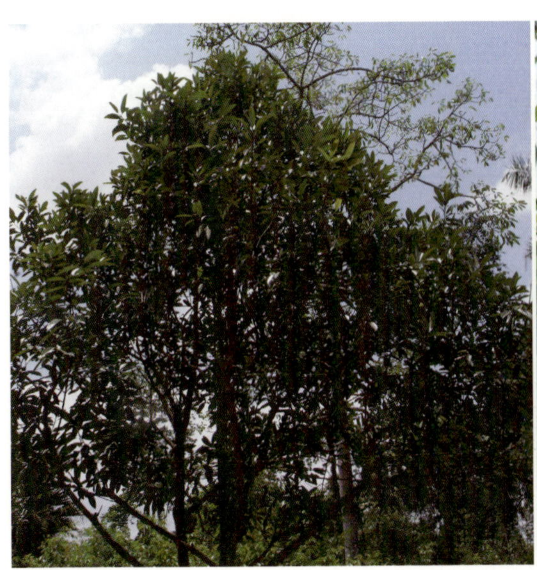

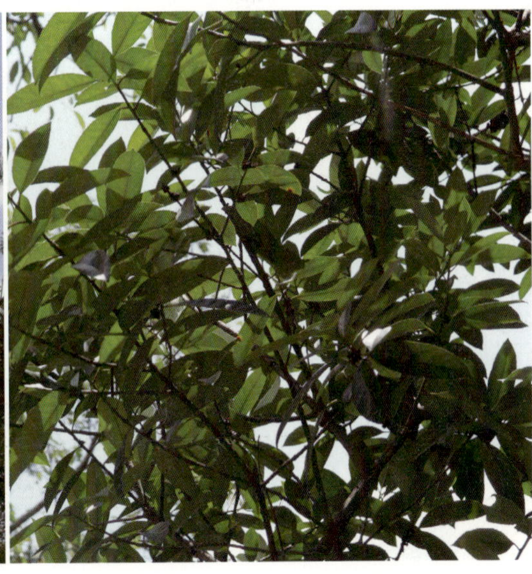

75_ 식물명

팔각회향(八角茴香)

Illicium verum

학 명	|	*Illicium verum* Hook. f.
과 명	|	붓순나무과(Illiciaceae)
약용부위	|	열매
한 약 명	|	팔각회향(八角茴香)
효 능	|	방향성 건위약, 배가 더부룩하거나 구토, 추위로 인한 복통에 유효, 향신료
참 고	|	우리나라 공정서(대한민국약전) 수재 약용식물

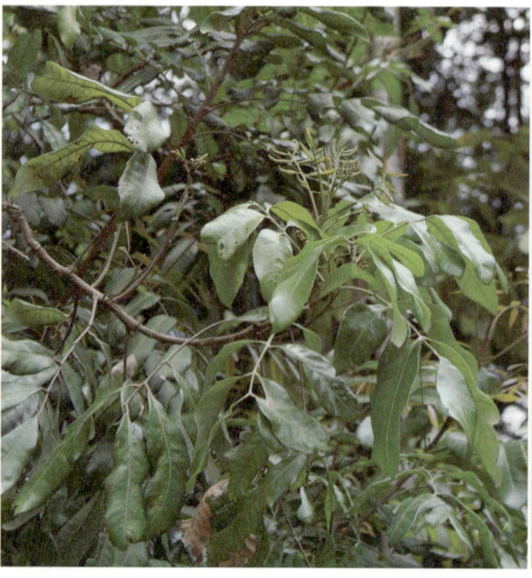
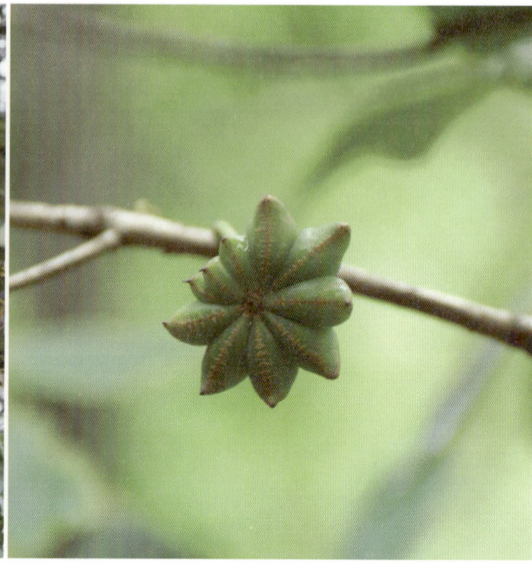

76_ 식물명

띠

Imperata cylindrica var. *koenigii*

학 명	|	*Imperata cylindrica* (Linne) Beauv. var. *koenigii* (Retz) Daurand et Schinz
과 명	|	벼과(Gramineae, Poaceae)
약용부위	|	뿌리줄기
한 약 명	|	모근(茅根)
효 능	|	지혈, 이뇨작용, 황달에 유효
참 고	|	우리나라 공정서(대한민국약전) 수재 약용식물

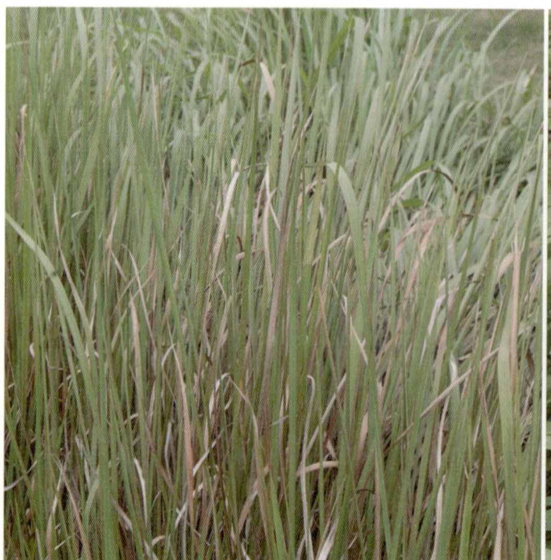
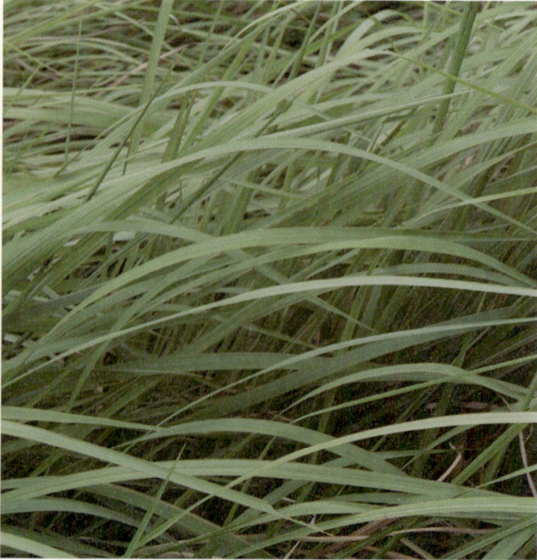

목람(木藍)

Indigofera tinctoria

학 명	*Indigofera tinctoria* L.
과 명	콩과(Fabaceae, Leguminosae)
약용부위	줄기 및 잎
한약명	목람(木藍)
효 능	급성인후염에 유효, 청열해독(淸熱解毒)작용
참 고	중국 남부지역 분포

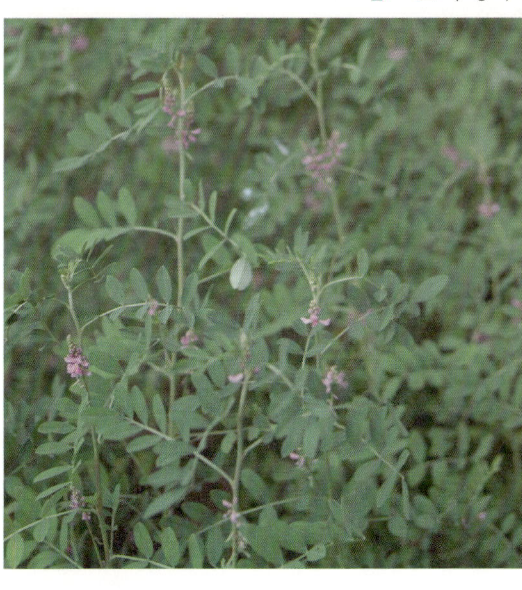
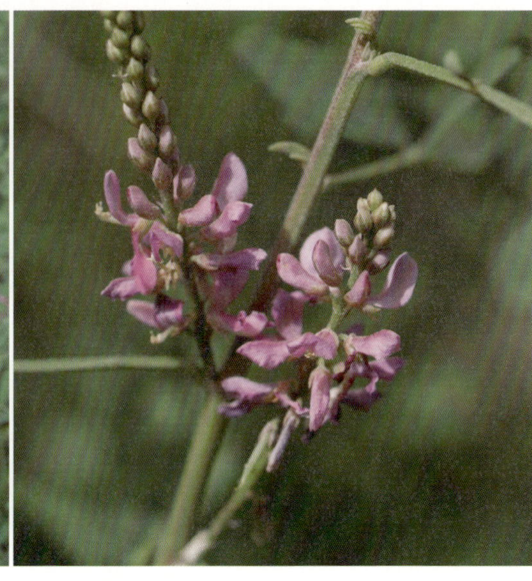

약죽(箬竹)

Indocalamus tessellatus

학 명	*Indocalamus tessellatus* (Munro) Keng f.
과 명	벼과(Poaceae, Gramineae)
약용부위	잎
한약명	약엽(箬葉)
효 능	해독소종(解毒消腫)작용, 변혈(便血), 소변불리(小便不利)에 효과
참 고	중국 남부지역 분포, *Phragmites communis*(갈대)와 비교

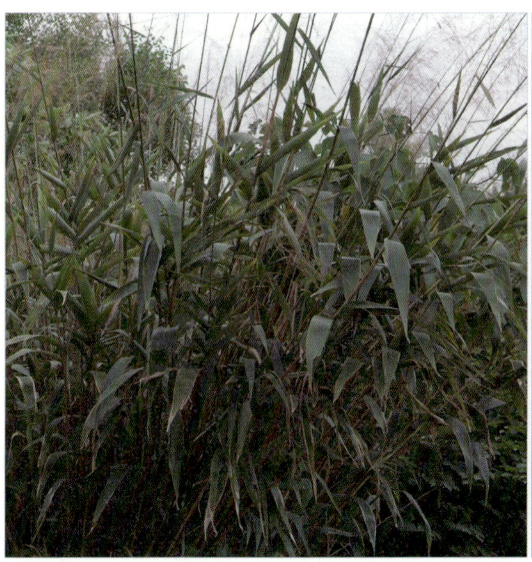
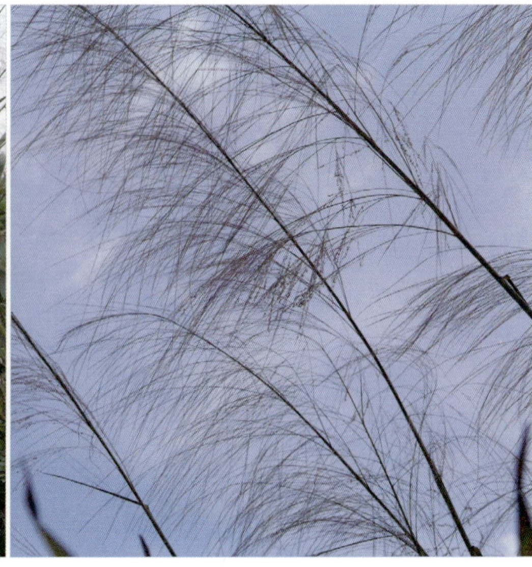

79_ 식물명
금불초
Inula japonica

학 명	|	*Inula japonica* Thunb.
과 명	|	국화과(Asteraceae, Compositae)
약용부위	|	꽃
한약명	|	선복화(旋覆花)
효 능	|	소염, 이뇨작용
참 고	|	우리나라 공정서[대한민국약전외한약(생약)규격집] 수재 약용식물

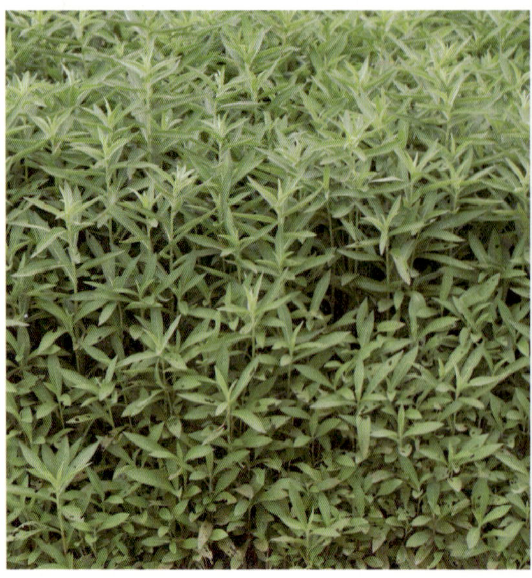

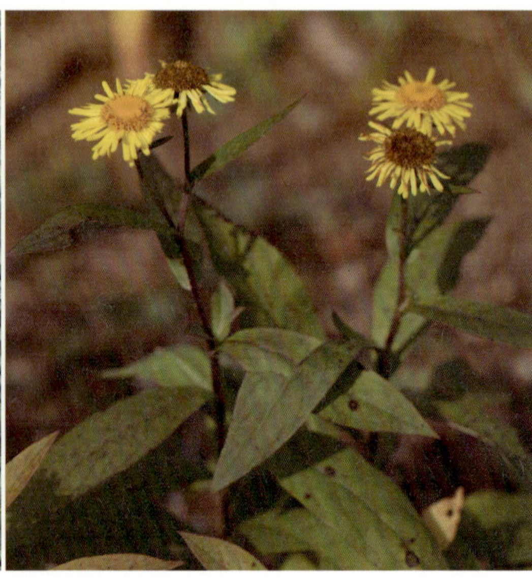

80_ 식물명
중국붓꽃
Iris tectorum

학 명	|	*Iris tectorum* Maxim.
과 명	|	붓꽃과(Iridaceae)
약용부위	|	뿌리줄기, 잎, 전초
한약명	|	천사간(川射干)
효 능	|	소화되지 않고 답답한 증상에 유효, 청열해독(淸熱解毒)작용
참 고	|	우리나라 분포, *Belamcanda chinensis*(범부채)와 비교

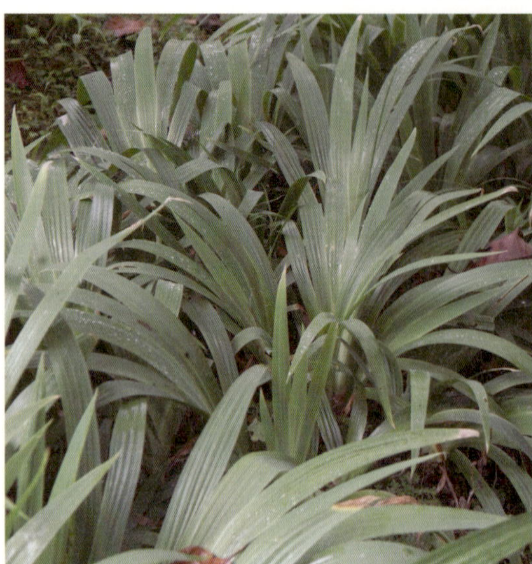

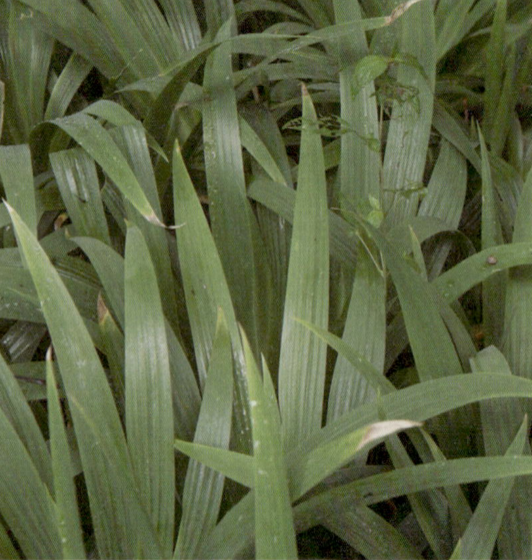

황화연미(黃花鳶尾)

Iris wilsonii

학 명	|	*Iris wilsonii* C. H. Wright
과 명	|	붓꽃과(Iridaceae)
약용부위	|	뿌리줄기
한 약 명	|	황화연미(黃花鳶尾)
효 능	|	목 안이 붓고 아픈 증상에 유효
참 고	|	중국 남부지역 분포

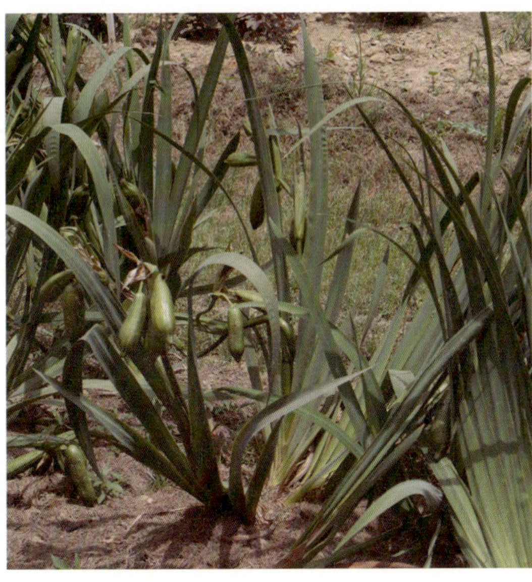
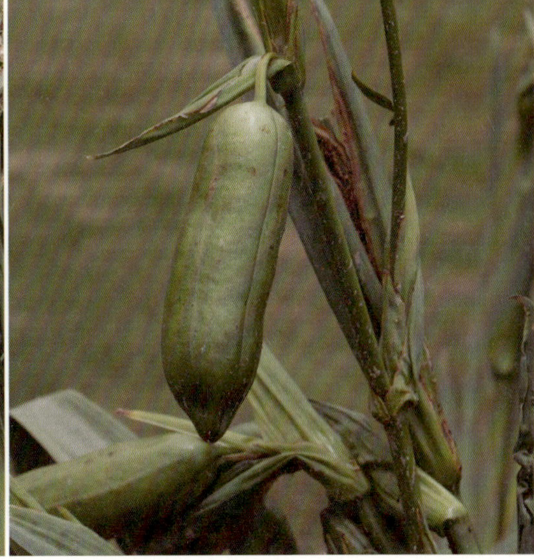

자스민, 말리(茉莉)

Jasminum sambac

학 명	|	*Jasminum sambac* (L.) Ait.
과 명	|	물푸레나무과(Oleaceae)
약용부위	|	꽃, 뿌리
한 약 명	|	말리화(茉莉花)
효 능	|	눈 충혈, 현기증, 두통 제거에 효과
참 고	|	우리나라 분포

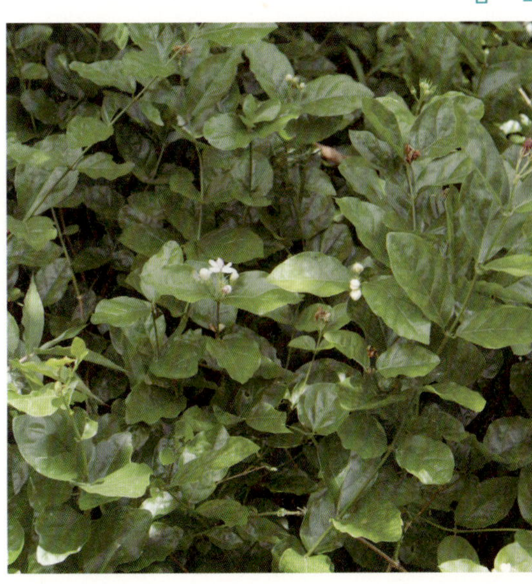
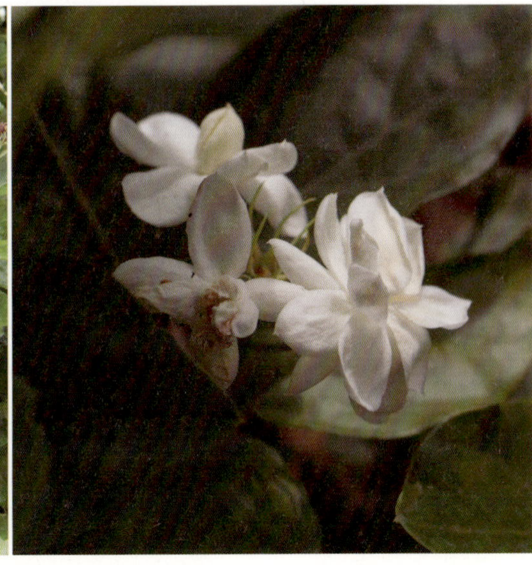

골풀
Juncus effusus

학 명	*Juncus effusus* Linné
과 명	골풀과(Juncaceae)
약용부위	줄기의 수(髓)
한약명	등심초(燈心草)
효 능	잠이 잘 오지 않는 증상에 유효, 이뇨작용
참 고	우리나라 공정서(대한민국약전) 수재 약용식물

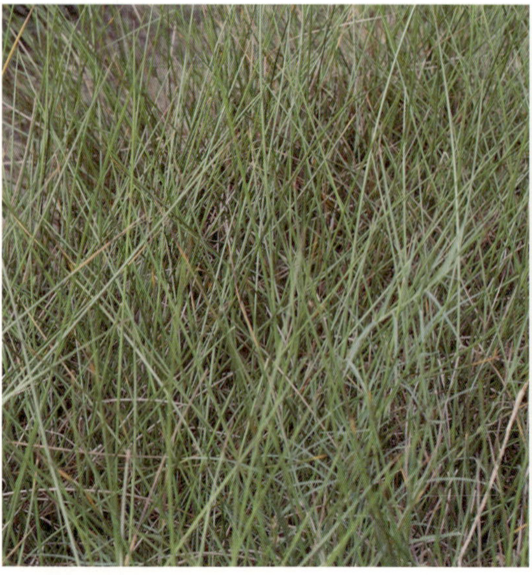
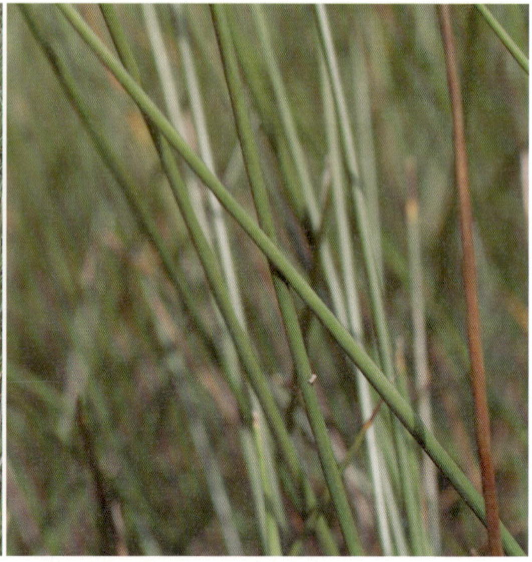

가새쑥부장이
Kalimeris indica

학 명	*Kalimeris indica* (Fisch) De Candolle (=*Aster indicus* Fischer)
과 명	국화과(Asteraceae, Compositae)
약용부위	전초(全草), 뿌리
한약명	마란(馬蘭)
효 능	황달, 기침에 유효, 해독소종(解毒消腫)작용
참 고	우리나라 분포

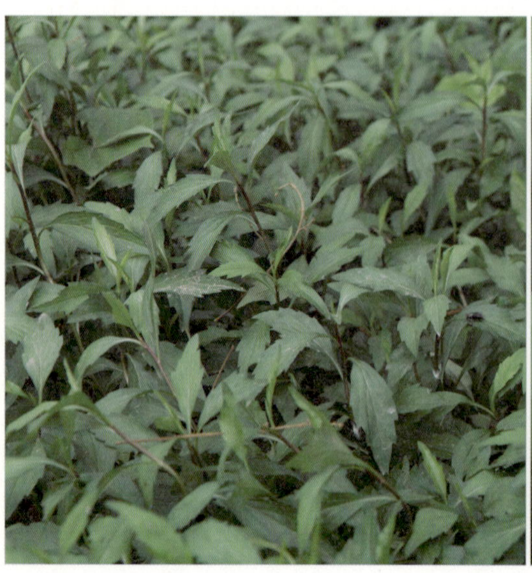
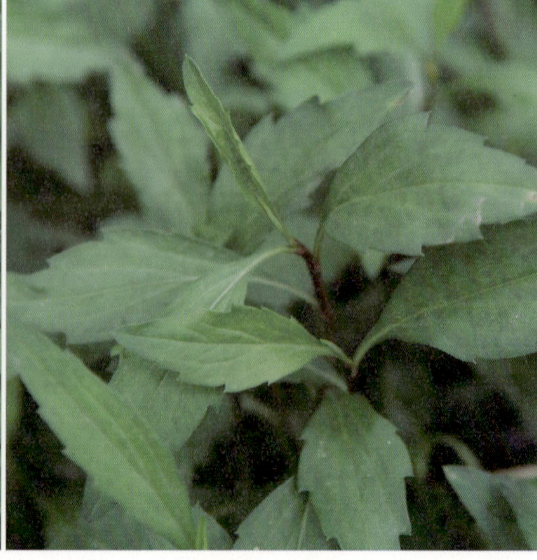

익모초(益母草)

Leonurus japonicus

학 명	*Leonurus japonicus* Houttuyn
과 명	꿀풀과(Labiatae)
약용부위	지상부로서 꽃이 피기 전 또는 꽃이 필 때 채취한 것
한약명	익모초(益母草)
효 능	월경불순, 혈뇨, 산후혈훈(血暈) 치료
참 고	우리나라 공정서(대한민국약전) 수재 약용식물

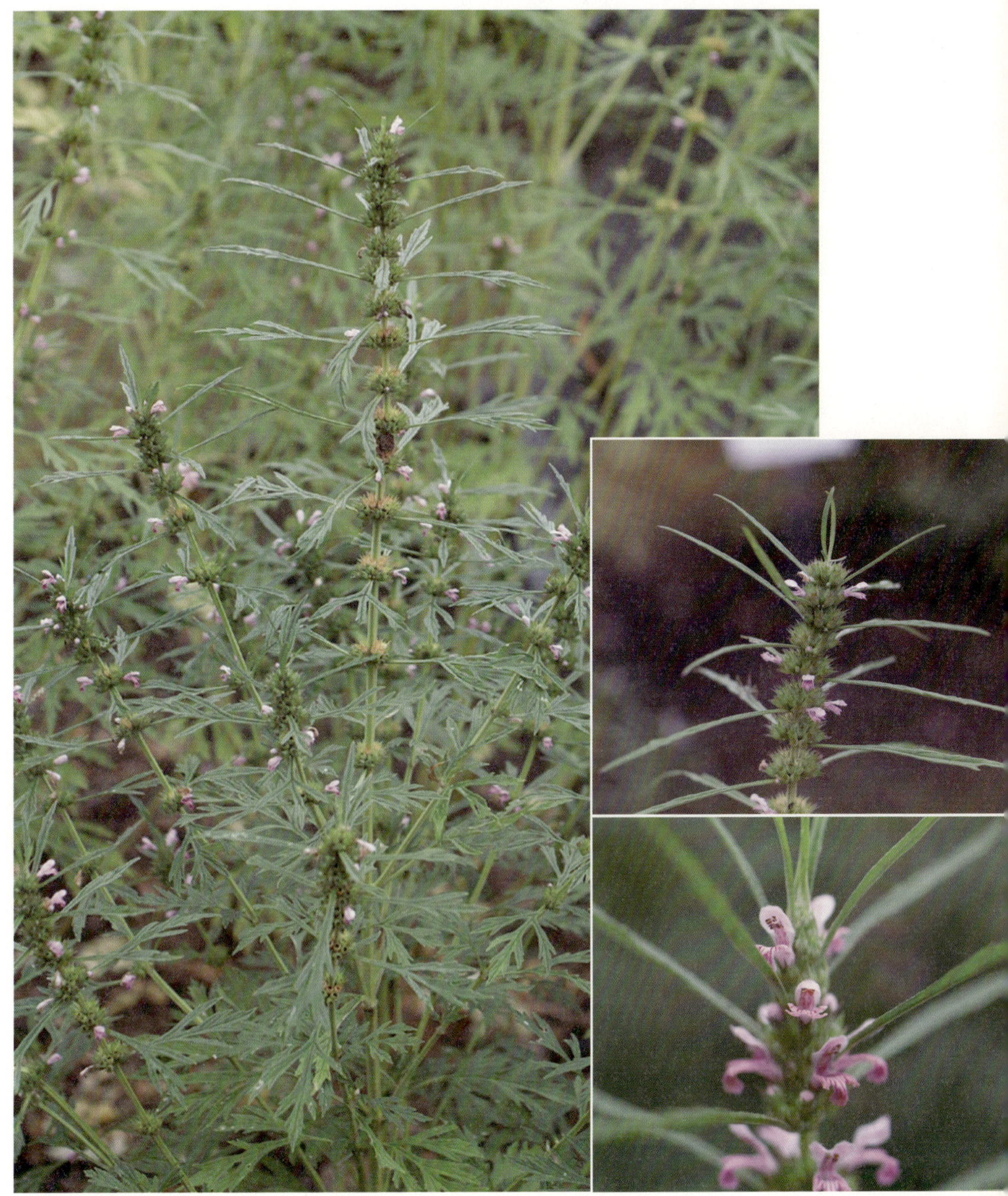

86_ 식물명

당광나무

Ligustrum lucidum

학　　명	*Ligustrum lucidum* Aiton
과　　명	물푸레나무과(Oleaceae)
약용부위	열매
한 약 명	여정실(女貞實)
효　　능	어지럼증, 머리털이 희어지는 증상에 유효
참　　고	우리나라 공정서[대한민국약전외한약(생약)규격집] 수재 약용식물

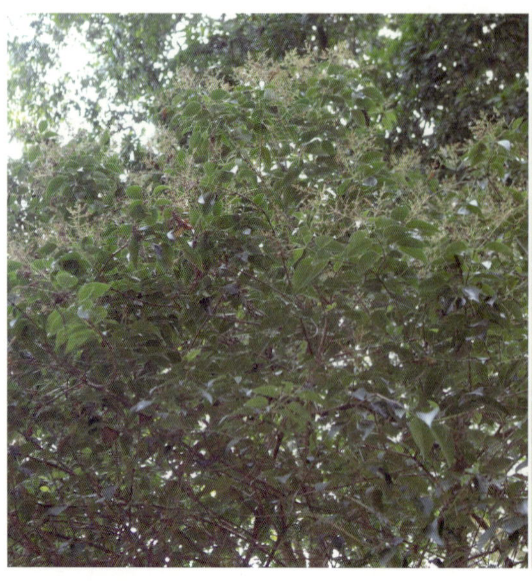

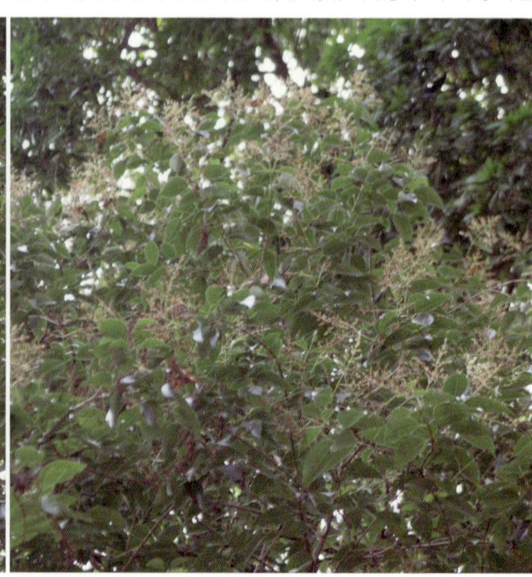

87_ 식물명

미모사

Mimosa pudica

학　　명	*Mimosa pudica* L.
과　　명	콩과(Fabaceae, Leguminosae)
약용부위	전초(全草), 뿌리
한 약 명	함수초(含羞草)
효　　능	마음을 안정시킴, 간염, 장염에 효과
참　　고	우리나라 분포

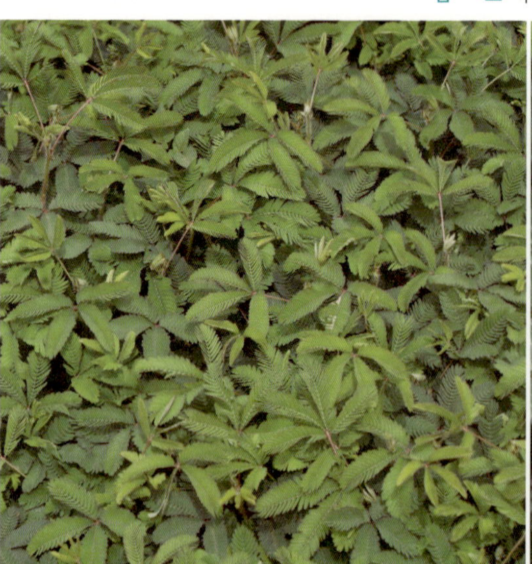

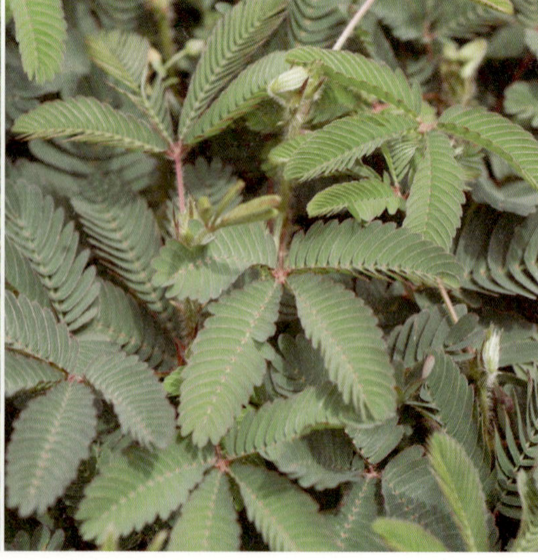

88_ 식물명

목별(木鼈)
Momordica cochinchinensis

학　　명 | *Momordica cochinchinensis* (Lour.) Sprenger
과　　명 | 박과(Cucurbitaceae)
약용부위 | 씨
한 약 명 | 목별자(木鼈子)
효　　능 | 맺힌 것을 풀어줌, 부스럼, 종기 치료
참　　고 | 우리나라 공정서[대한민국약전외한약(생약)규격집] 수재 약용식물

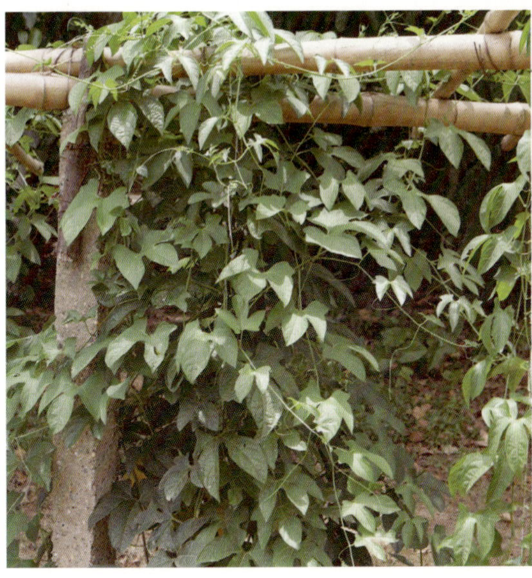
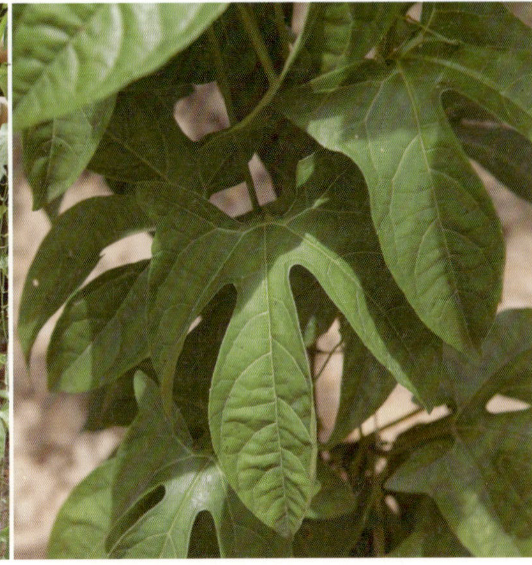

89_ 식물명

옥엽금화(玉葉金花)
Mussaenda pubescens

학　　명 | *Mussaenda pubescens* Ait.f. (=*Mussaenda divaricata* Hutch.)
과　　명 | 꼭두서니과(Rubiaceae)
약용부위 | 줄기 및 잎, 뿌리
한 약 명 | 산감초(山甘草)
효　　능 | 이질, 소변불리에 유효, 해독소종(解毒消腫)작용
참　　고 | 중국 남부지역 분포

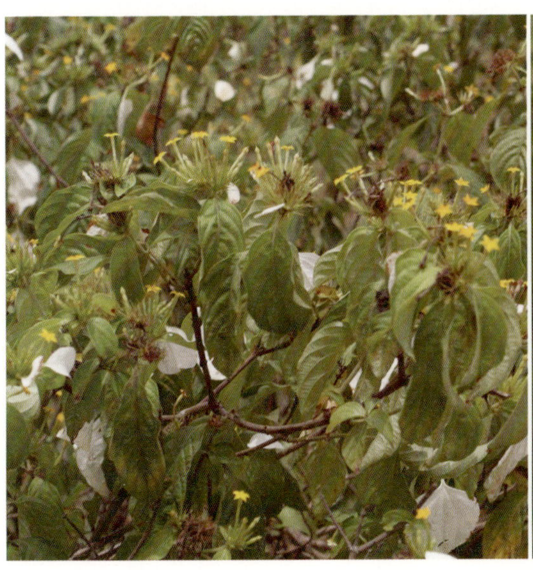
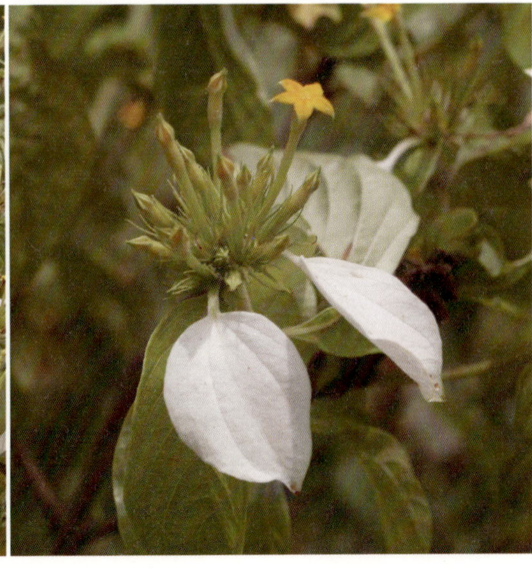

소궐 (巢蕨)
Neottopteris nidus

학 명	|	*Neottopteris nidus* (L.) J. Smith (=*Asplenium nidus* L.)
과 명	|	꼬리고사리과(Aspleniaceae)
약용부위	|	전초(全草), 뿌리줄기
한 약 명	|	철마황(鐵螞蝗)
효 능	|	근육, 뼈를 튼튼하게 함, 혈액순환 촉진
참 고	|	중국 남부지역 분포

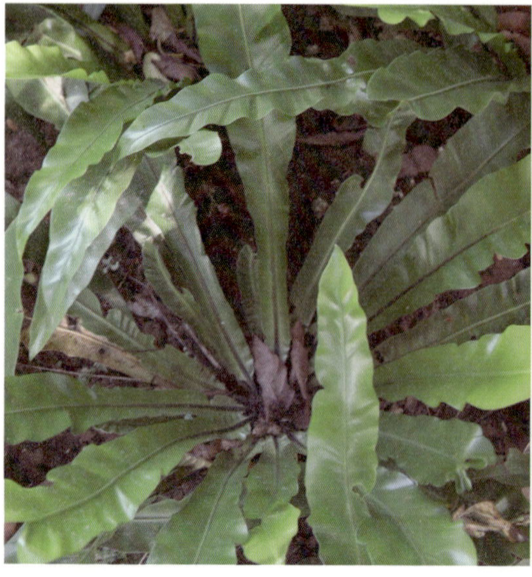
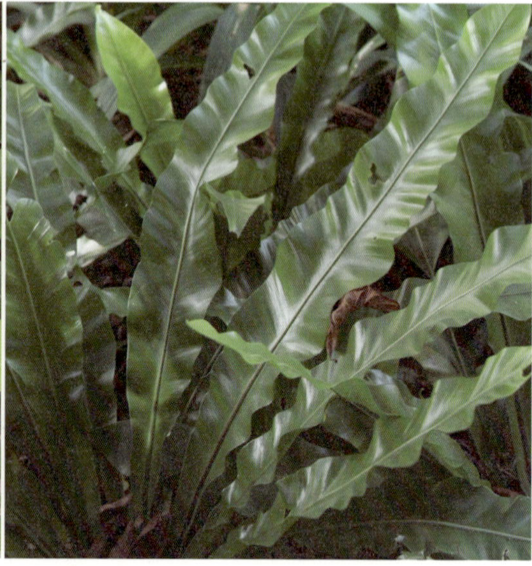

바질, 나륵 (羅勒)
Ocimum basilicum

학 명	|	*Ocimum basilicum* L.
과 명	|	꿀풀과(Lamiaceae, Labiatae)
약용부위	|	전초(全草), 열매
한 약 명	|	나륵(羅勒, 전초), 나륵자(羅勒子, 열매)
효 능	|	입냄새와 치통, 류머티즘 관절염에 유효, 향신료
참 고	|	우리나라 분포

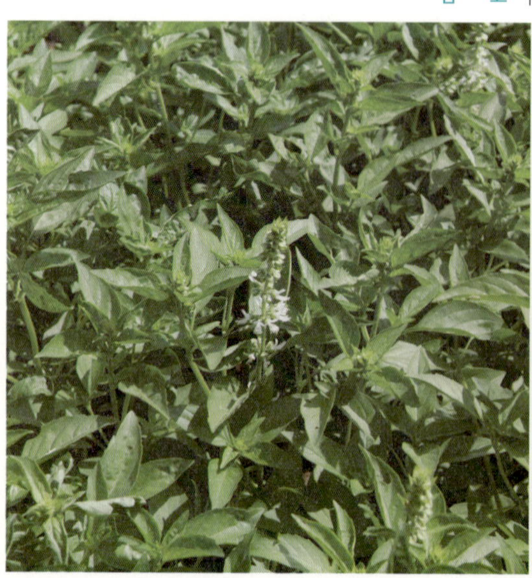
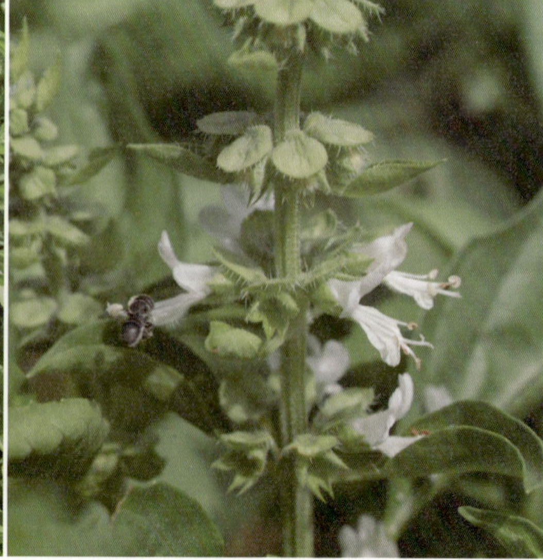

92_ 식물명

연계초 (沿階草)
Ophiopogon bodinieri

학 명	|	*Ophiopogon bodinieri* Lévl.
과 명	|	백합과(Liliaceae)
약용부위	|	뿌리의 팽대부
한 약 명	|	맥문동(麦門冬)
효 능	|	숙면을 이루지 못하는 수면장애, 인후동통, 변비에 유효
참 고	|	중국 남부지역 분포

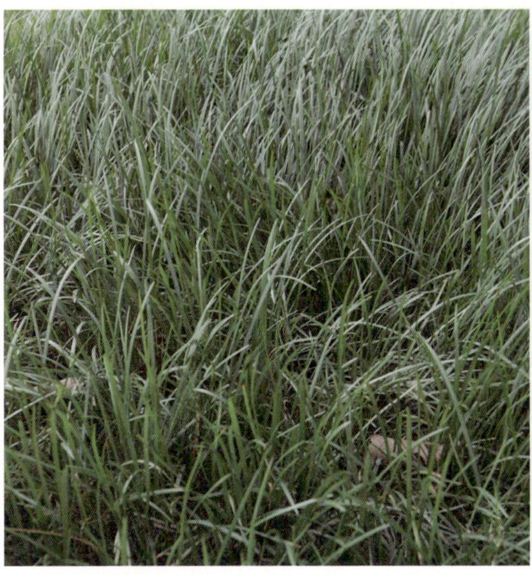
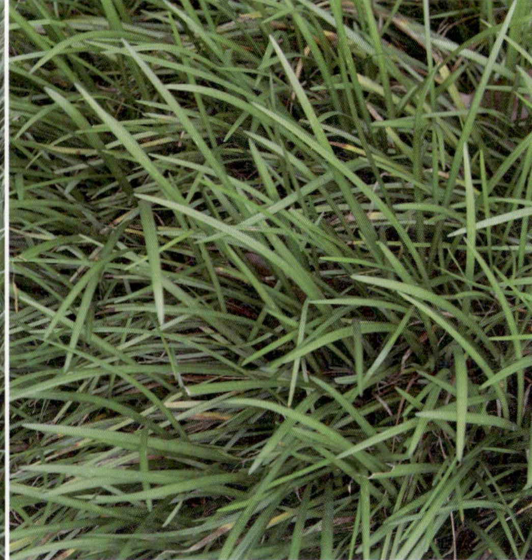

93_ 식물명

소엽맥문동
Ophiopogon japonicus

학 명	|	*Ophiopogon japonicus* Ker-Gawler
과 명	|	백합과(Liliaceae)
약용부위	|	뿌리의 팽대부
한 약 명	|	맥문동(麦門冬)
효 능	|	잠이 잘 오지 않는 증상, 구갈, 변비에 유효
참 고	|	우리나라 공정서(대한민국약전) 수재 약용식물

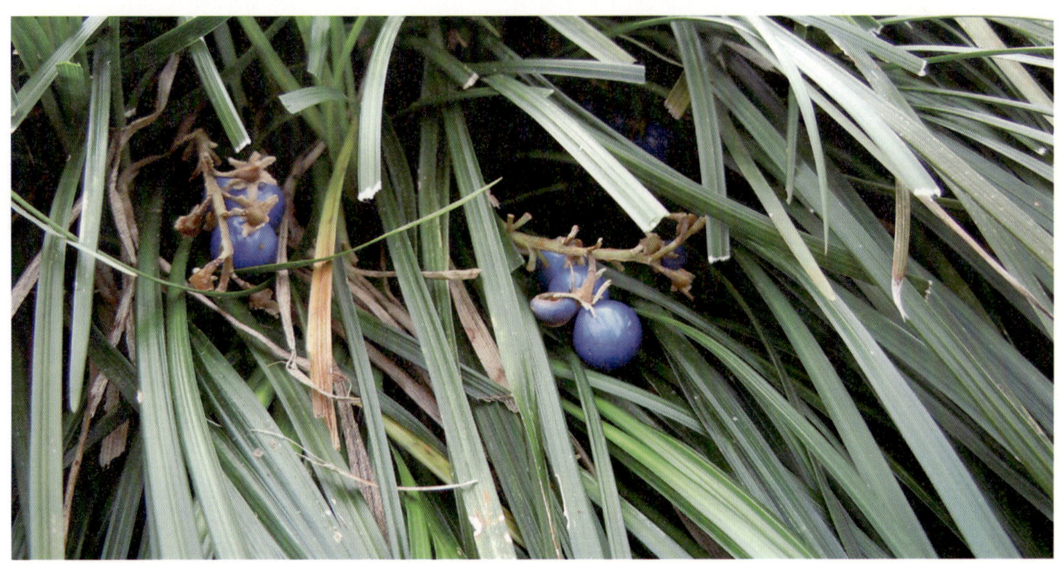

마타리
Patrinia scabiosaefolia

학 명	|	*Patrinia scabiosaefolia* Fischer ex Link
과 명	|	마타리과(Valerianaceae)
약용부위	|	뿌리
한 약 명	|	패장(敗醬), 황화패장(黃花敗醬)
효 능	|	이질에 유효, 청열해독(淸熱解毒)작용
참 고	|	우리나라 공정서[대한민국약전외한약(생약)규격집] 수재 약용식물

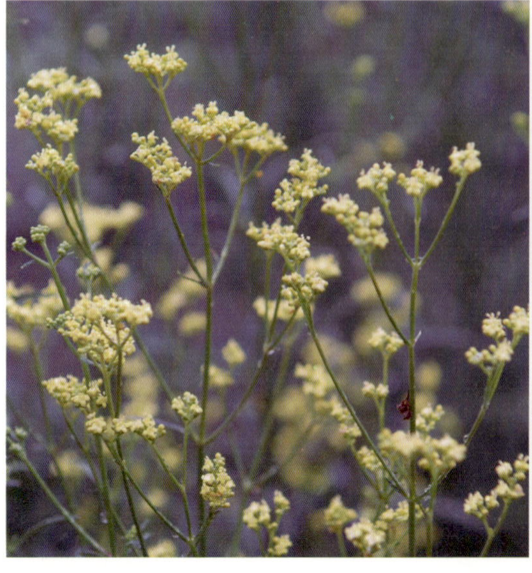
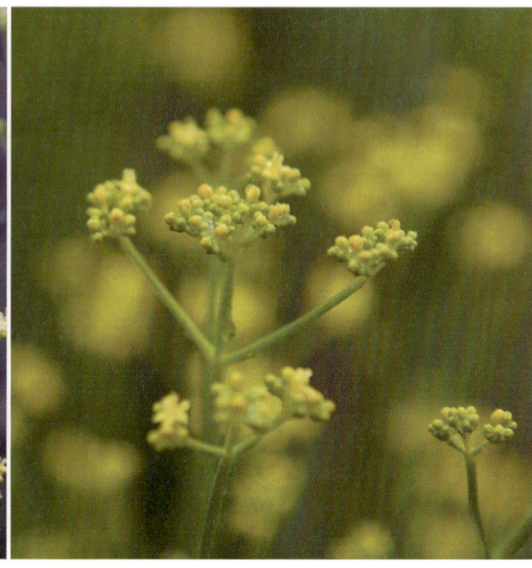

뚝깔
Patrinia villosa

학 명	|	*Patrinia villosa* Jussieu
과 명	|	마타리과(Valerianaceae)
약용부위	|	뿌리
한 약 명	|	패장(敗醬), 백화패장(白花敗醬)
효 능	|	이질에 유효, 청열해독(淸熱解毒)작용
참 고	|	우리나라 공정서[대한민국약전외한약(생약)규격집] 수재 약용식물

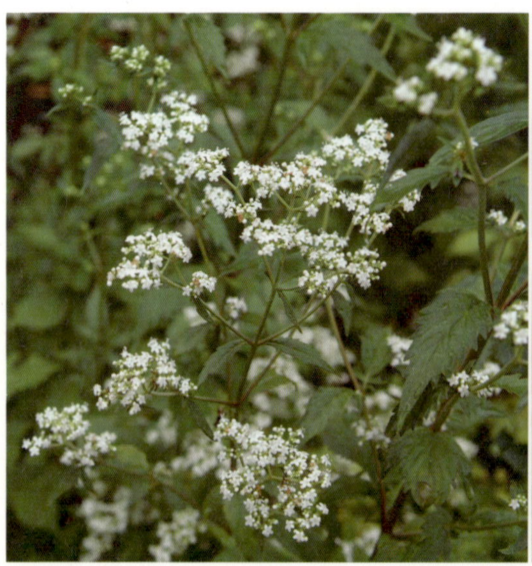
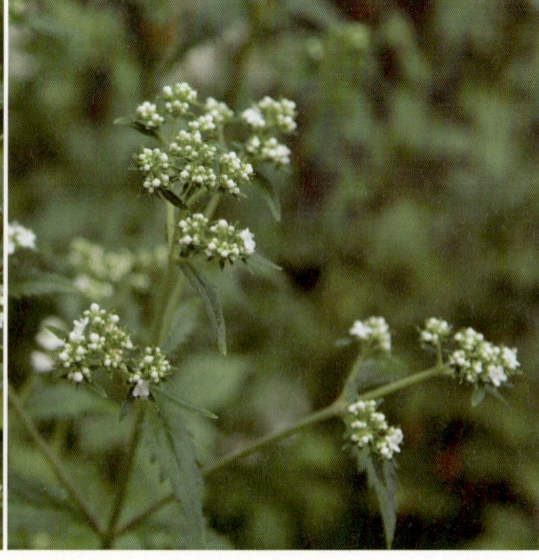

관음초(觀音草)

Peristrosphe baphica

학　　명	*Peristrosphe baphica* (Spreng.) Bremek.
과　　명	쥐꼬리망초과(Acanthaceae)
약용부위	전초
한 약 명	야전청(野靛青)
효　　능	토혈, 외상출혈에 유효, 청열해독(清熱解毒)작용
참　　고	중국 남부지역 분포

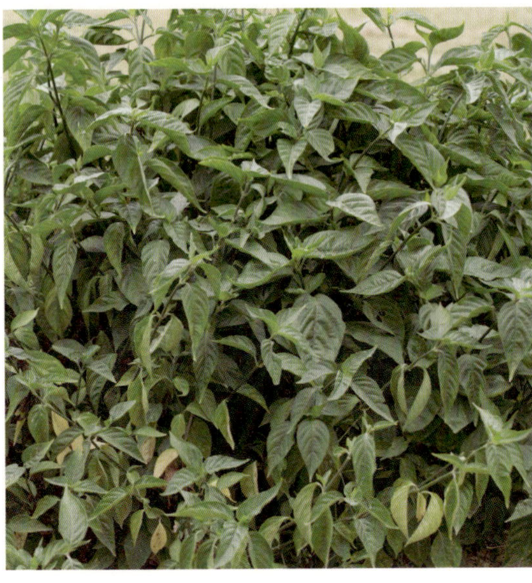
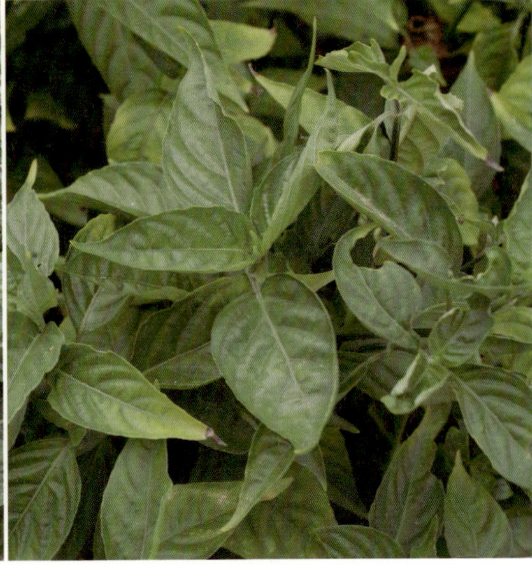

백화전호(白花前胡)

Peucedanum praeruptorum

학　　명	*Peucedanum praeruptorum* Dunn
과　　명	산형과(Apiaceae, Umbelliferae)
약용부위	뿌리
한 약 명	전호(前胡)
효　　능	천식, 감기로 인한 발열에 유효
참　　고	우리나라 공정서[대한민국약전외한약(생약)규격집] 수재 약용식물

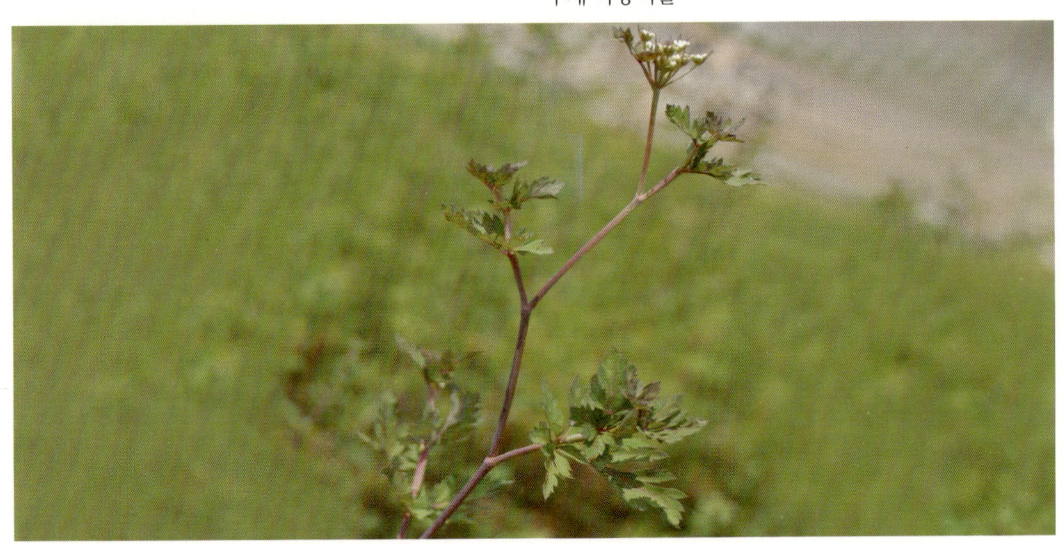

미국자리공
Phytolacca americana

학 명	*Phytolacca americana* Linn.
과 명	상륙과(Phytolaccaceae)
약용부위	뿌리
한약명	상륙(商陸)
효 능	목 안이 붓고 아픈 증상, 대소변을 잘 나오게 함
참 고	우리나라 공정서[대한민국약전외한약(생약)규격집] 수재 약용식물

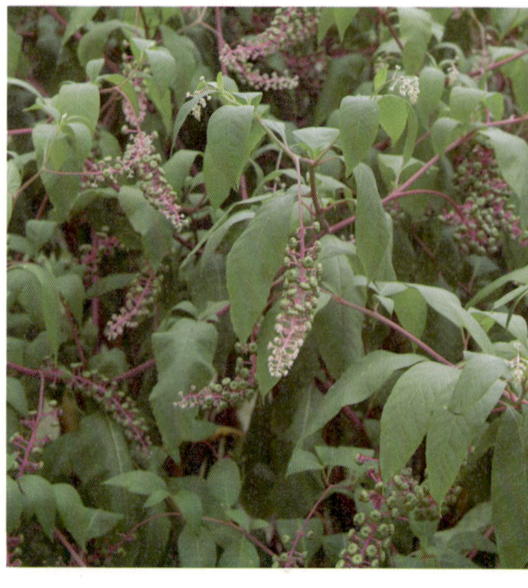
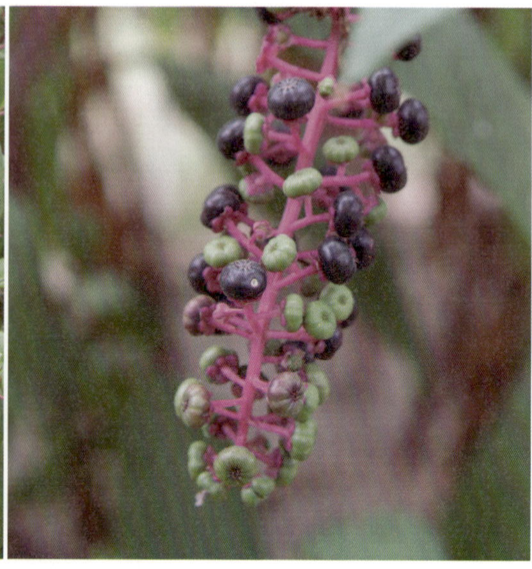

99_ 식물명

필발(蓽撥)
Piper longum

학 명	*Piper longum* Linné
과 명	후추과(Piperaceae)
약용부위	열매
한약명	필발(蓽撥)
효 능	복부동통, 구토, 식욕감퇴에 유효
참 고	우리나라 공정서[대한민국약전외한약(생약)규격집] 수재 약용식물

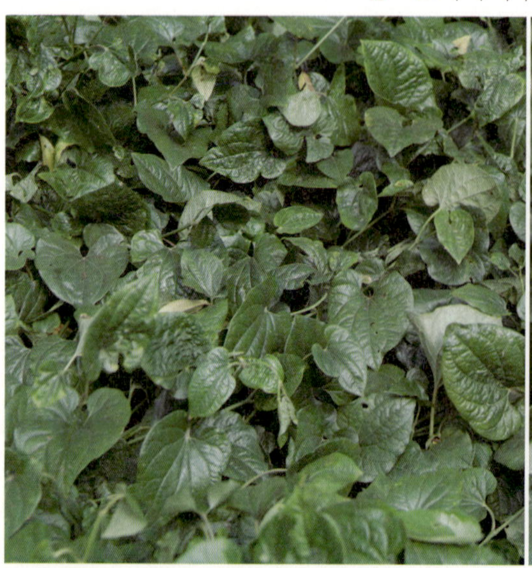
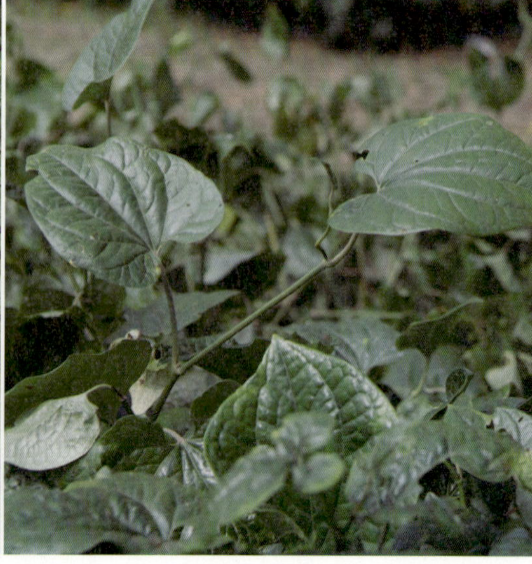

활포국 (闊苞菊)
Pluchea indica

학 명	*Pluchea indica* (L.) Less.
과 명	국화과(Asteraceae, Compositae)
약용부위	줄기잎(莖葉), 뿌리
한 약 명	난서(欒樨)
효 능	어린이에게 음식이 소화되지 않고 오랫동안 정체되는 증상 치료
참 고	중국 남부지역 분포

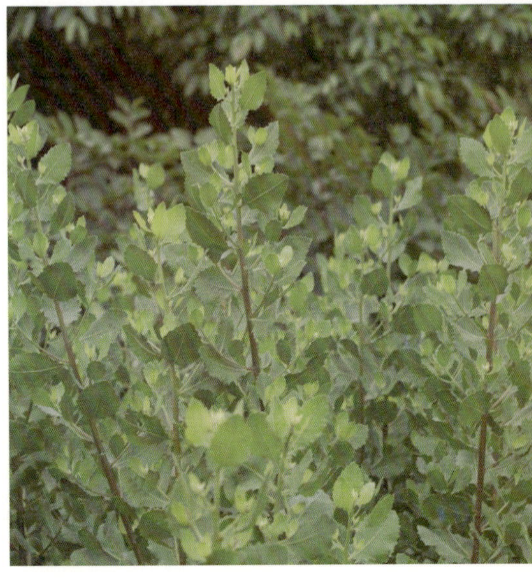
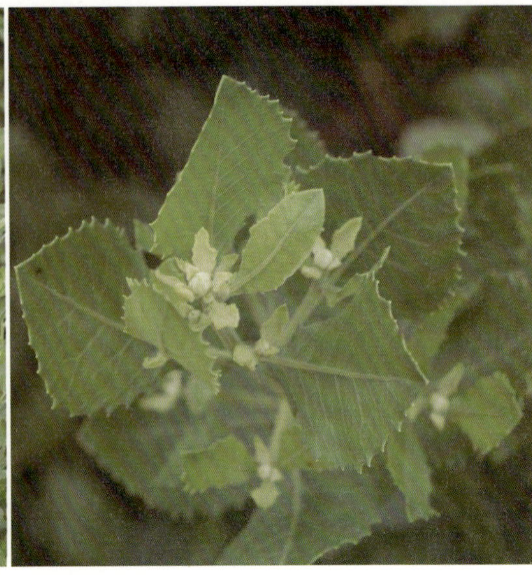

백화단 (白花丹)
Plumbago zeylanica

학 명	*Plumbago zeylanica* L.
과 명	갯질경이과(Plumbaginaceae)
약용부위	전초(全草), 뿌리
한 약 명	백화단(白花丹)
효 능	기혈순환에 도움, 해독소종(解毒消腫)작용
참 고	중국 남부지역 분포

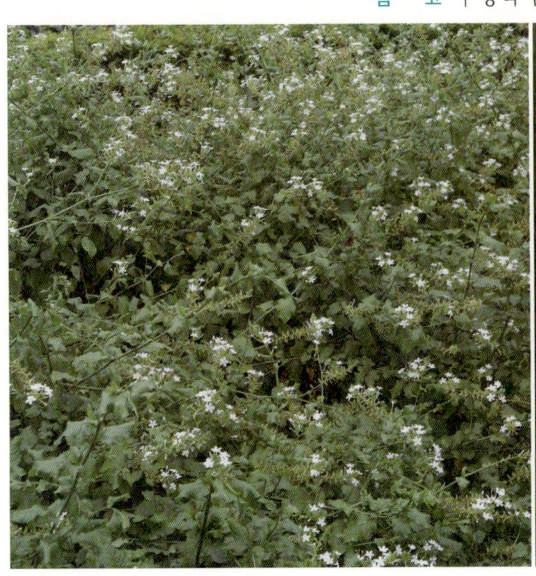
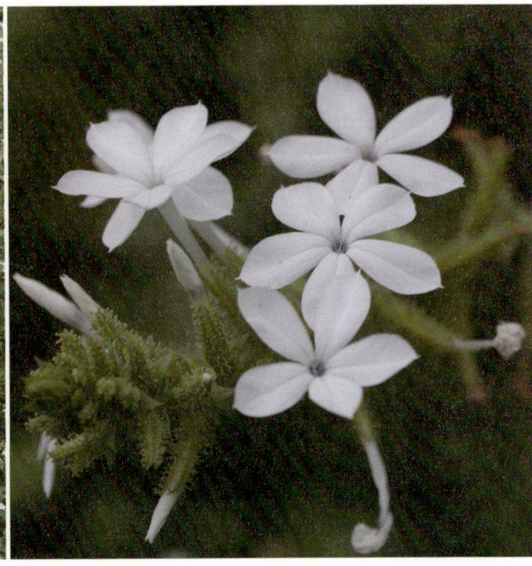

금사초 (金絲草)
Pogonatherum crinitum

학　명	*Pogonatherum crinitum* (Thunb.) Kunth
과　명	벼과(Gramineae)
약용부위	전초(全草)
한 약 명	금사초(金絲草)
효　능	황달, 토혈에 유효, 청열해독(清熱解毒)작용
참　고	중국 남부지역 분포

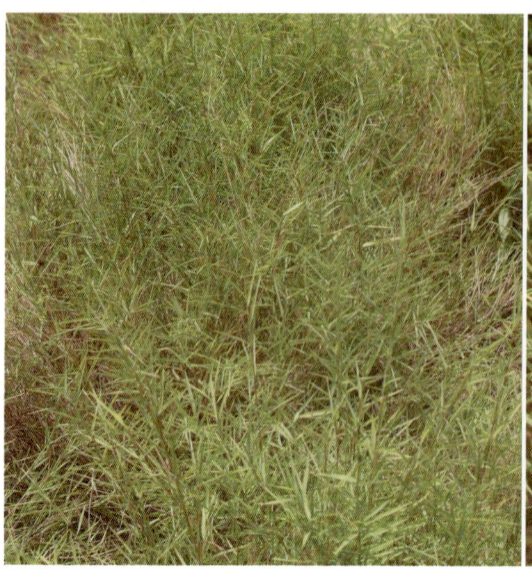
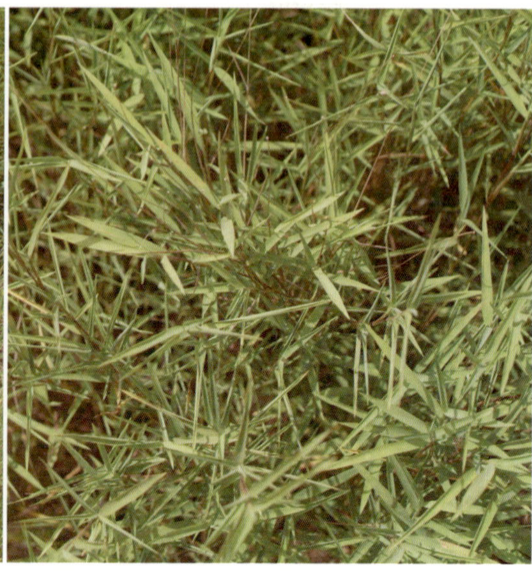

화검훈약 (花臉暈藥)
Polygonum chinense var. *umbellatum*

학　명	*Polygonum chinense* Linn. var. *umbellatum* Makino
과　명	마디풀과, 여뀌과(Polygonaceae)
약용부위	전초(全草)
한 약 명	훈약(暈藥)
효　능	어지러운 증상, 월경불순에 유효
참　고	중국 남부지역 분포

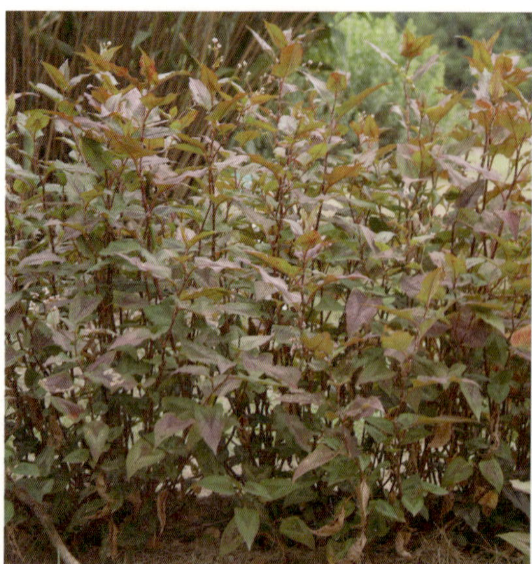
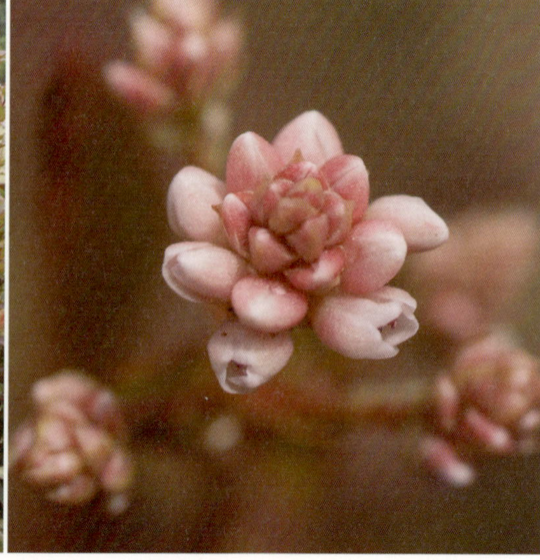

호장근(虎杖根)
Polygonum cuspidatum

학 명		*Polygonum cuspidatum* Siebold et Zuccarinii (=*Reynoutria japonica* Houtt.)
과 명		마디풀과, 여뀌과(Polygonaceae)
약용부위		뿌리줄기 및 뿌리
한 약 명		호장근(虎杖根)
효 능		관절이 저리고 아픈 증상, 황달에 유효
참 고		우리나라 공정서[대한민국약전외한약(생약)규격집] 수재 약용식물

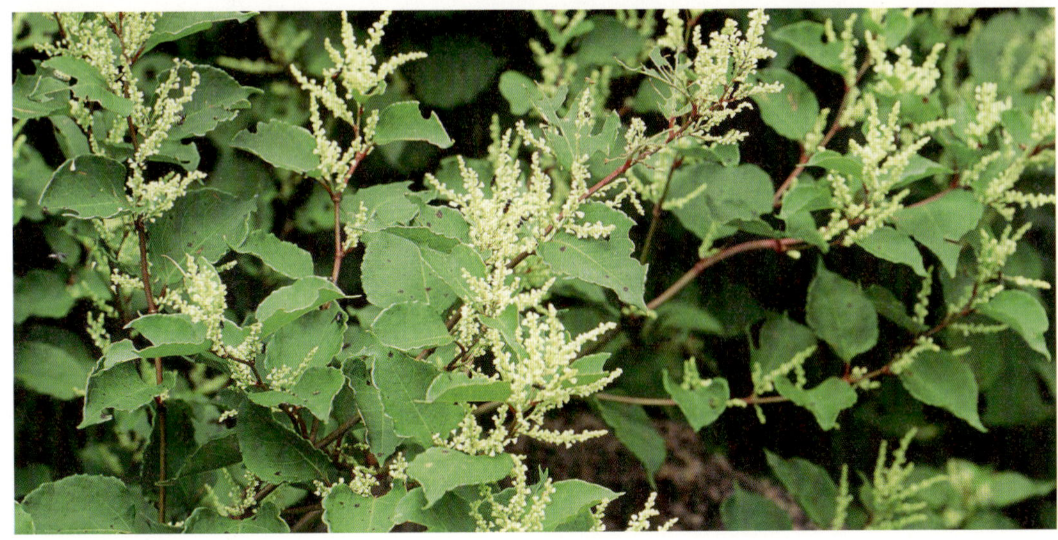

가락지나물
Potentilla kleiniana

학 명		*Potentilla kleiniana* Wight et Arn.
과 명		장미과(Rosaceae)
약용부위		전초(全草)
한 약 명		사함(蛇含)
효 능		월경불순, 외상출혈, 기침에 유효
참 고		우리나라 분포

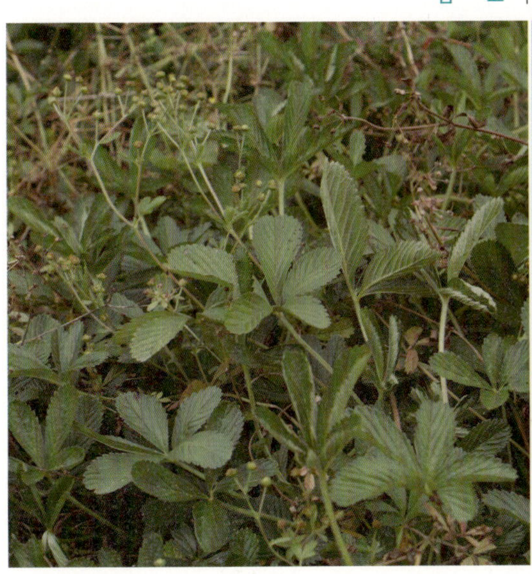

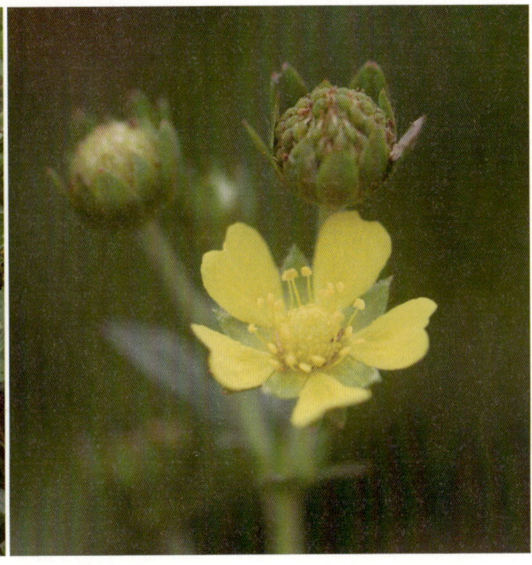

하고초 (夏枯草)
Prunella vulgaris

학 명	|	*Prunella vulgaris* Linné
과 명	|	꿀풀과(Lamiaceae, Labiatae)
약용부위	|	꽃대(花穗)
한 약 명	|	하고초(夏枯草)
효 능	|	어지러움증, 만성간염, 고혈압증에 유효
참 고	|	우리나라 공정서(대한민국약전) 수재 약용식물

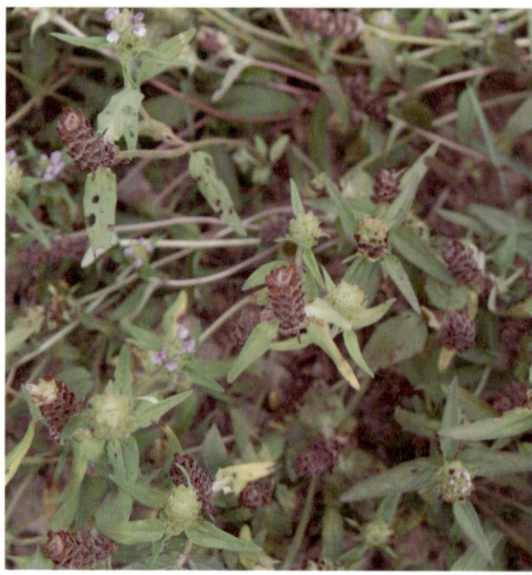
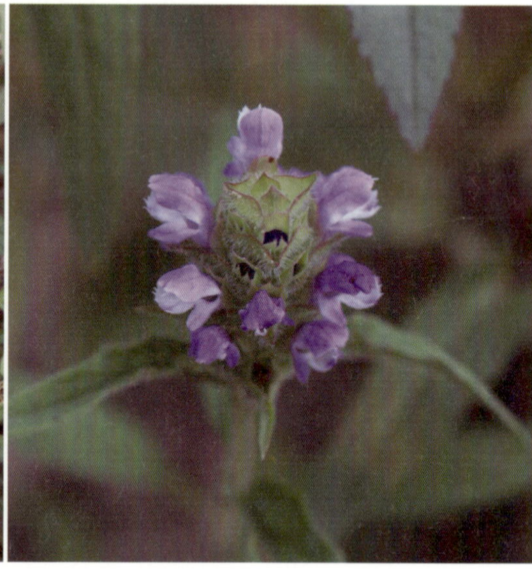

약용대황 (藥用大黃)
Rheum officinale

학 명	|	*Rheum officinale* Baill.
과 명	|	마디풀과, 여뀌과(Polygonaceae)
약용부위	|	뿌리 및 뿌리줄기
한 약 명	|	대황(大黃)
효 능	|	눈 충혈, 변비, 황달에 유효
참 고	|	우리나라 공정서(대한민국약전) 수재 약용식물

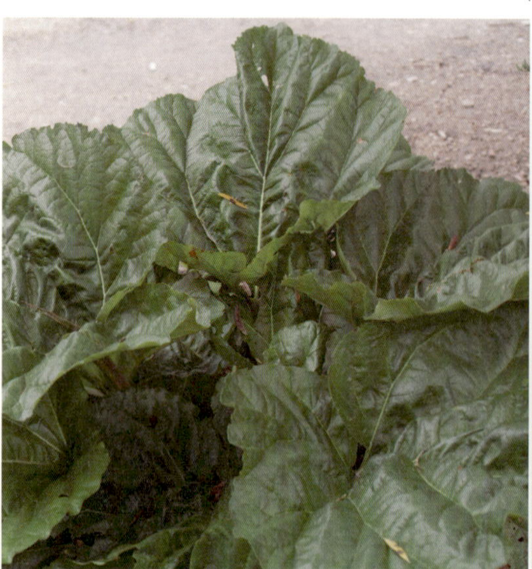
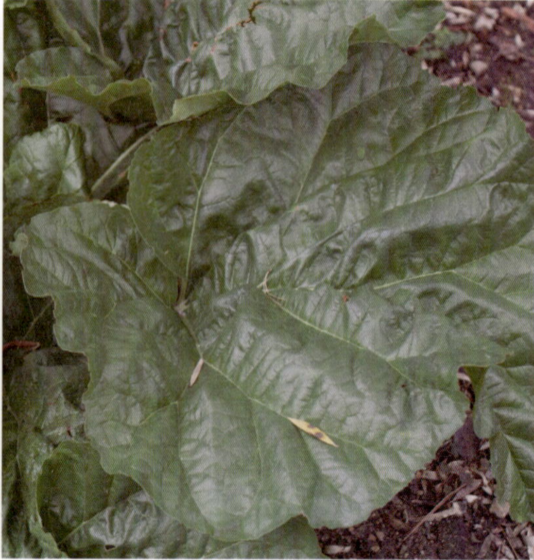

백학영지(白鶴靈芝)
Rhinacanthus nasutus

학 명	|	*Rhinacanthus nasutus* (L.) Kurz
과 명	|	쥐꼬리망초과(Acanthaceae)
약용부위	|	가지, 잎
한 약 명	|	백학영지(白鶴靈芝)
효 능	|	습진에 유효, 청열윤폐(清熱潤肺)작용
참 고	|	중국 남부지역 분포

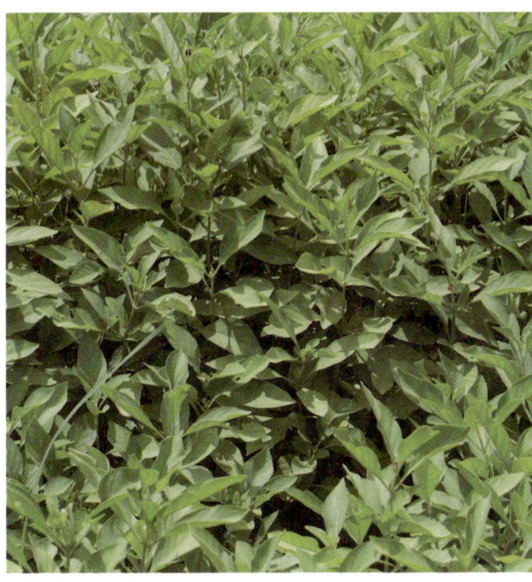
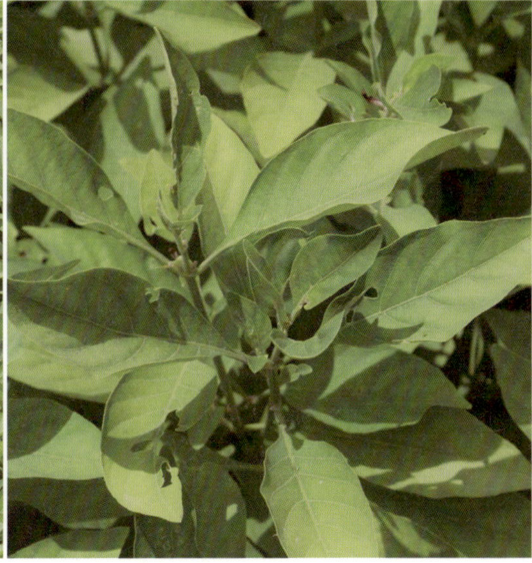

월계화나무
Rosa chinensis

학 명	|	*Rosa chinensis* Jacq.
과 명	|	장미과(Rosaceae)
약용부위	|	꽃
한 약 명	|	월계화(月季花)
효 능	|	혈액순환 촉진, 막힌 것을 풀어주고 월경불순에 유효
참 고	|	우리나라 분포

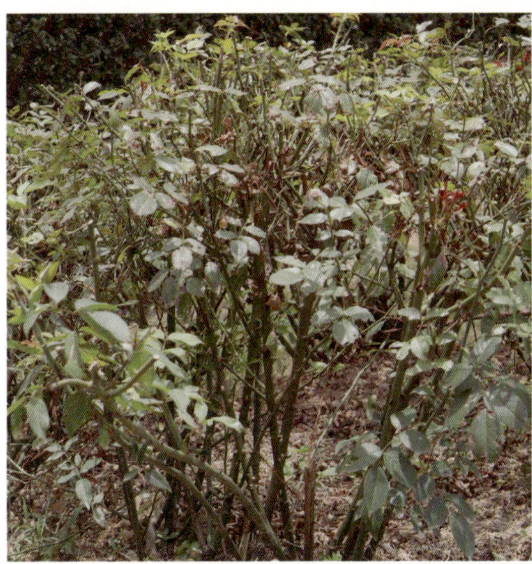
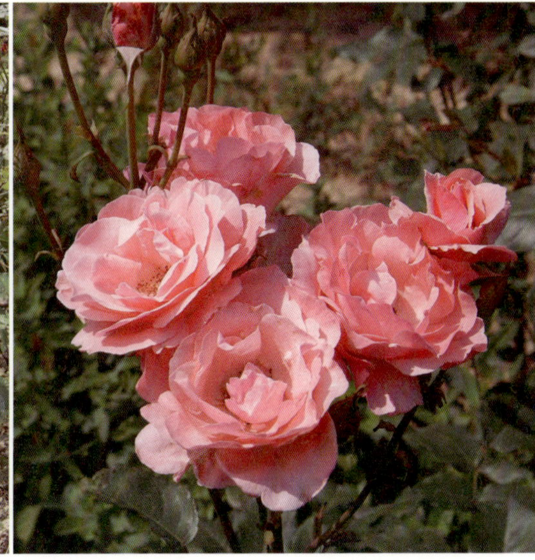

사포근 (蛇泡筋)

Rubus cochinchinensis

학 명	*Rubus cochinchinensis* Tratt.
과 명	장미과(Rosaceae)
약용부위	뿌리
한약명	오엽포(五葉泡)
효 능	허리와 다리가 아픈 증상, 류머티즘 관절염에 유효
참 고	중국 남부지역 분포

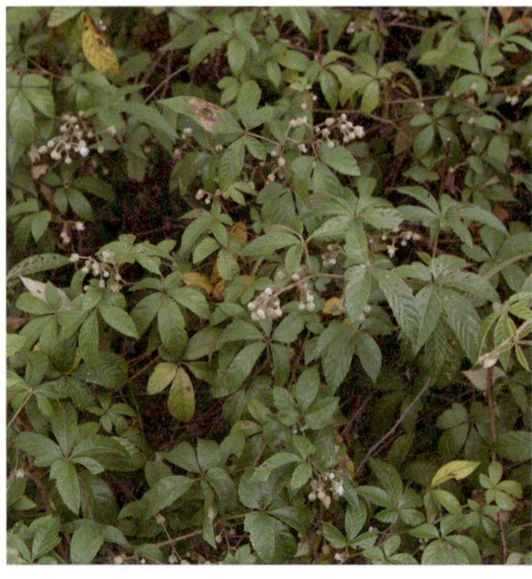

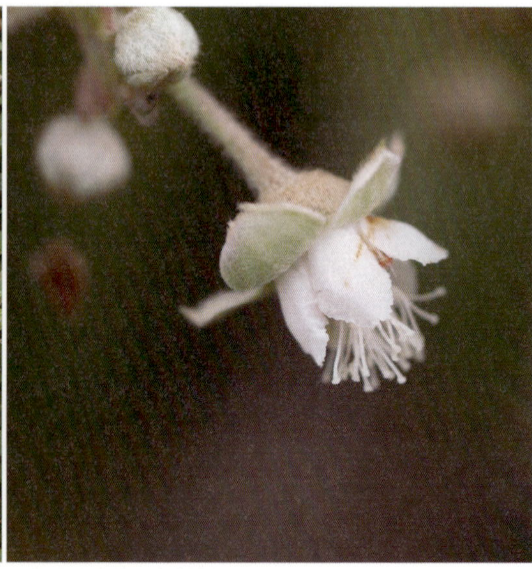

혈만초 (血滿草)

Sambucus adnata

학 명	*Sambucus adnata* Wall.
과 명	인동과(Caprifoliaceae)
약용부위	전초(全草), 뿌리껍질
한약명	혈만초(血滿草)
효 능	급만성 신장염, 허리와 다리가 아픈 증상에 유효
참 고	중국 남부지역 분포

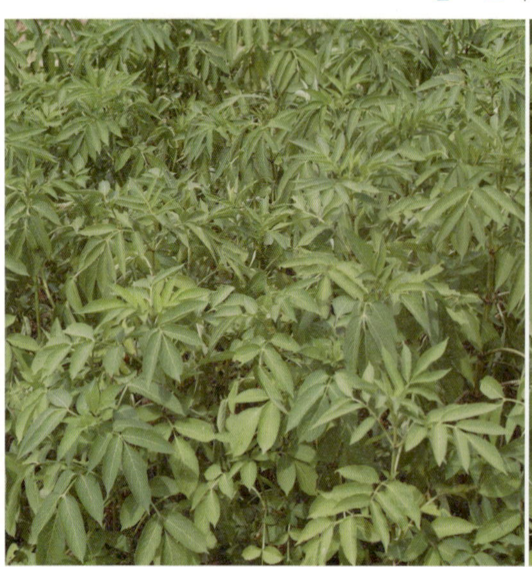

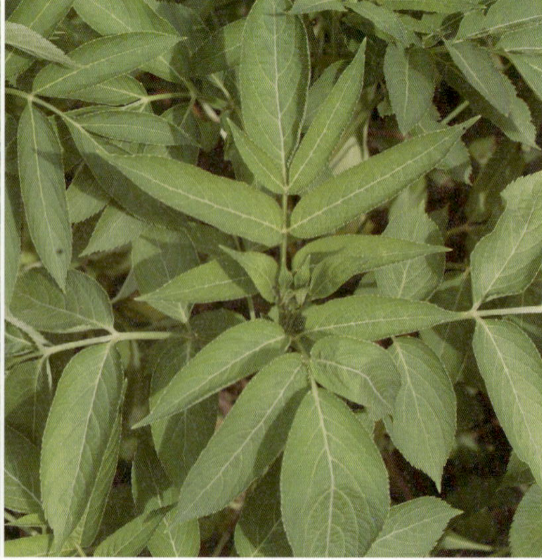

112_ 식물명

오이풀
Sanguisorba officinalis

학　　명 | *Sanguisorba officinalis* Linné
과　　명 | 장미과(Rosaceae)
약용부위 | 뿌리
한 약 명 | 지유(地楡)
효　　능 | 해열, 수렴, 지혈 효능
참　　고 | 우리나라 공정서[대한민국약전외한약(생약)규격집] 수재 약용식물

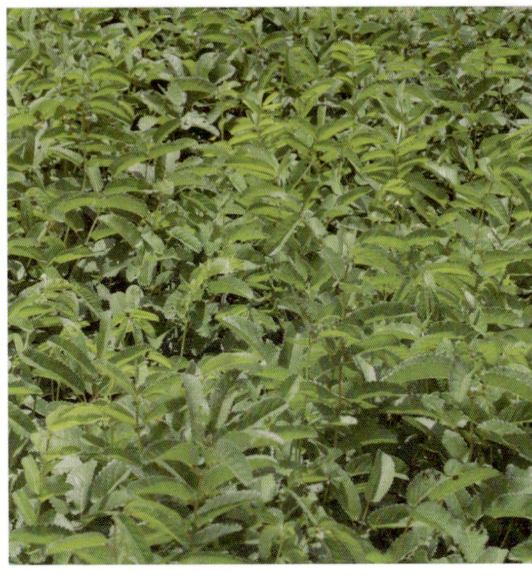
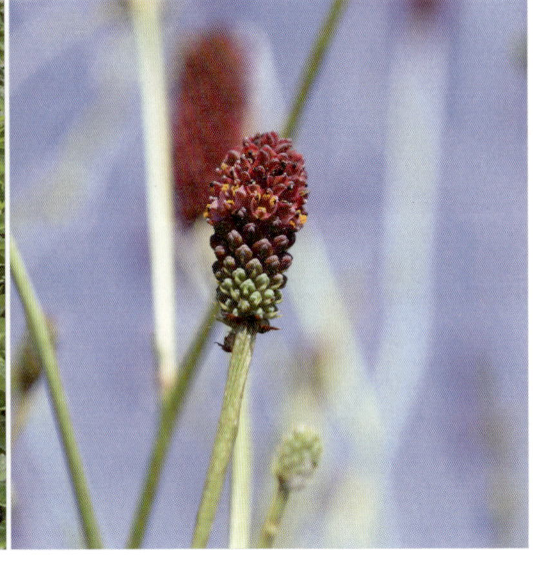

113_ 식물명

오구나무
Sapium sebiferm

학　　명 | *Sapium sebiferm* (L.) Roxb. (=*Croton sebiferum* L.)
과　　명 | 대극과(Euphorbiaceae)
약용부위 | 뿌리껍질, 나무껍질, 잎
한 약 명 | 오구목근피(烏桕木根皮)
효　　능 | 습진, 대소변이 힘들 때 유효
참　　고 | 우리나라 분포

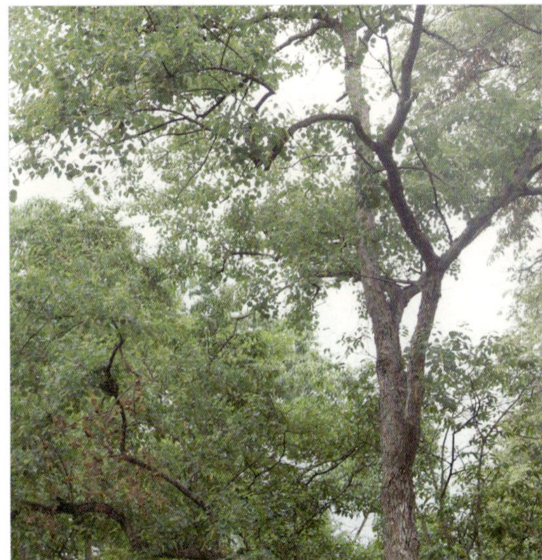
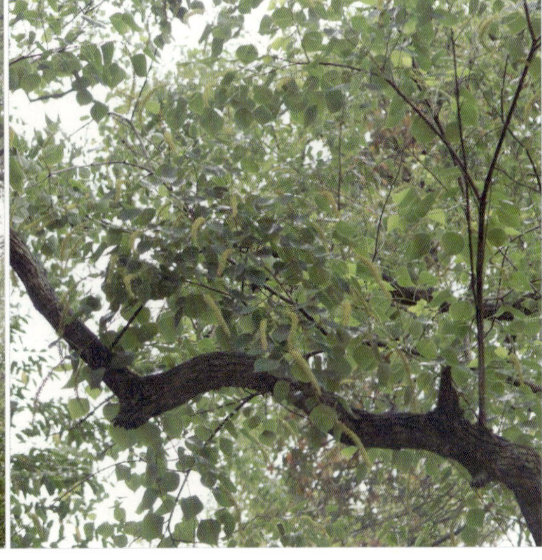

방풍(防風)
Saposhnikovia divaricata

학　　명 | *Saposhnikovia divaricata* (Turcz.) Schischkin
과　　명 | 산형과(Apiaceae, Umbelliferae)
약용부위 | 뿌리
한 약 명 | 방풍(防風)
효　　능 | 사지관절 동통, 사지경련 증상에 활용
참　　고 | 우리나라 공정서(대한민국약전) 수재 약용식물

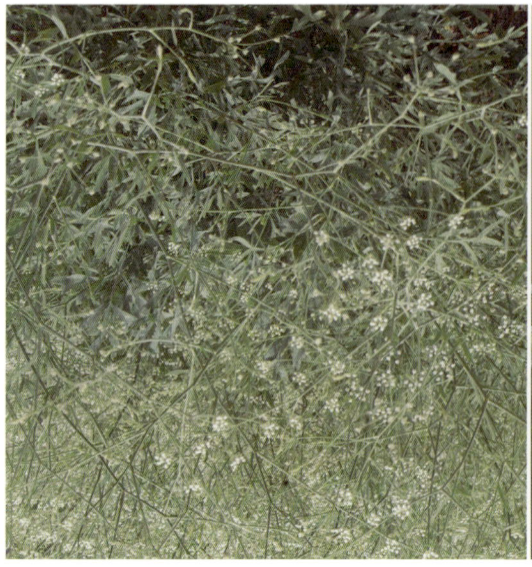

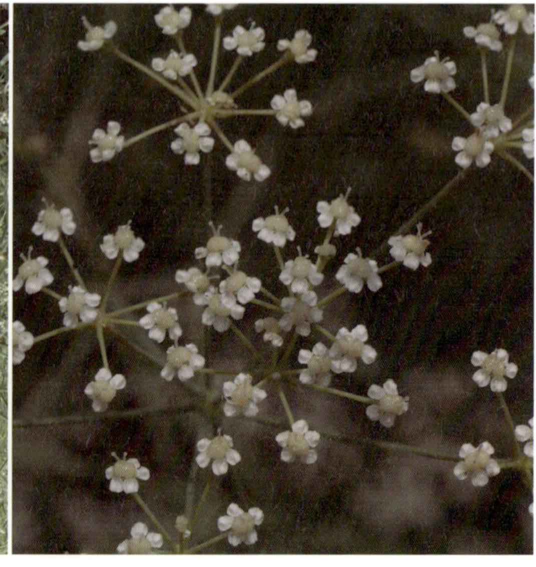

삼백초(三白草)
Saururus chinensis

학　　명 | *Saururus chinensis* (Lour.) Baill.
과　　명 | 삼백초과(Saururaceae)
약용부위 | 지상부
한 약 명 | 삼백초(三白草)
효　　능 | 소변이 잘 나오지 않는 증상, 황달에 유효
참　　고 | 우리나라 분포

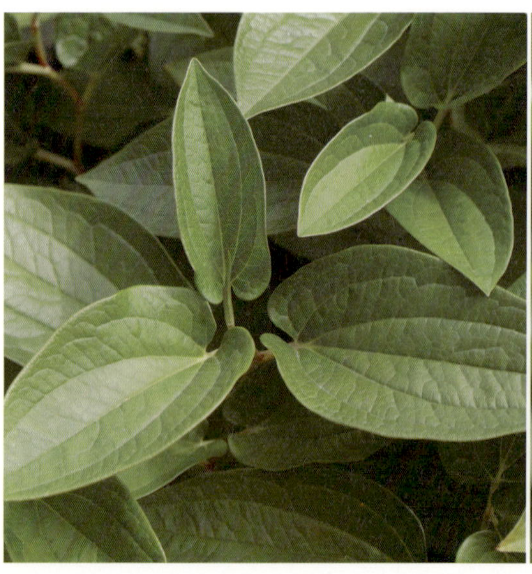

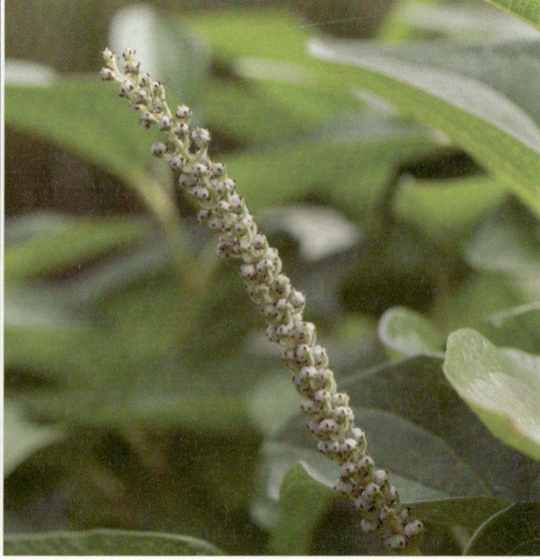

돌나물
Sedum sarmentosum

학 명	|	*Sedum sarmentosum* Bunge
과 명	|	돌나물과(Crassulaceae)
약용부위	|	전초(全草)
한 약 명	|	수분초(垂盆草)
효 능	|	소변이 잘 나오지 않는 증상, 대상포진, 습진에 유효
참 고	|	우리나라 분포

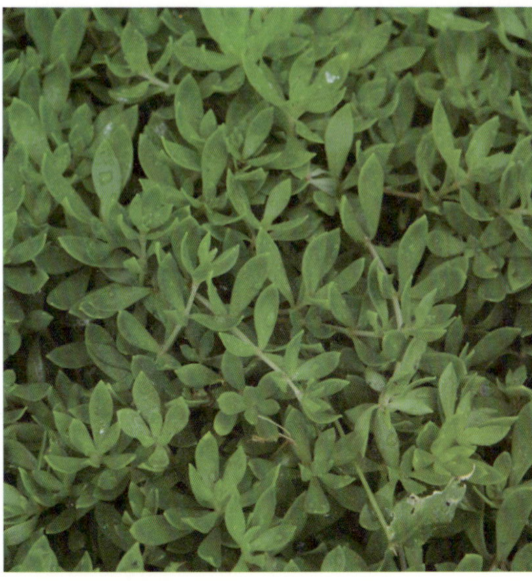
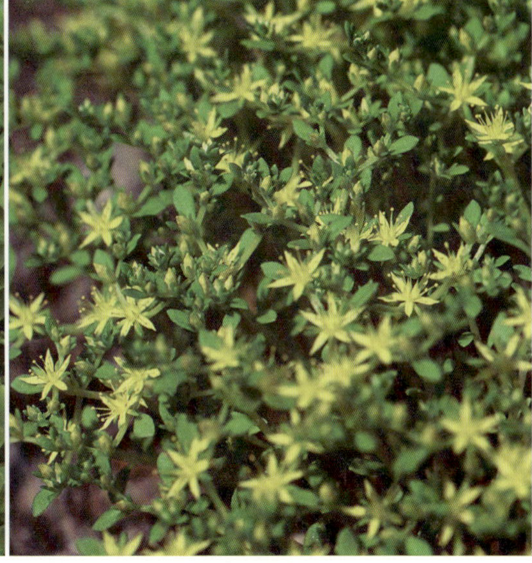

삼잎방망이
Senecio cannabifolius

학 명	|	Senecio cannabifolius Less.
과 명	|	국화과(Asteraceae, Compositae)
약용부위	|	전초(全草)
한 약 명	|	관엽반혼초(寬葉返魂草)
효 능	|	외상출혈, 타박상에 유효
참 고	|	우리나라 북부지역 분포

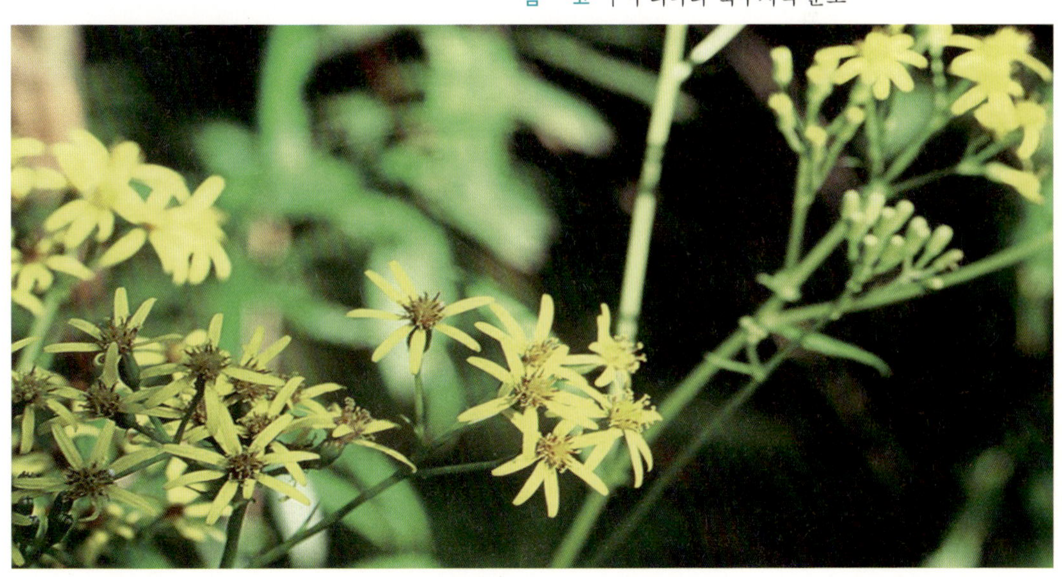

백영 (白英)
Solanum lyratum

학 명		*Solanum lyratum* Thunb.
과 명		가지과(Solanaceae)
약용부위		전초(全草)
한 약 명		백모등(白毛藤)
효 능		담낭염, 담결석, 대상포진에 유효
참 고		중국 남부지역 분포

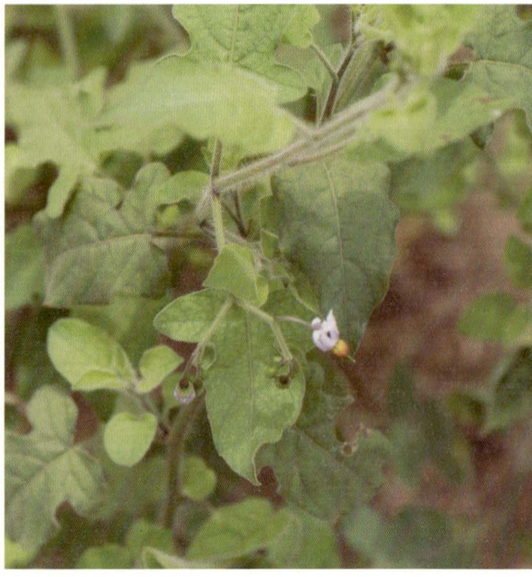
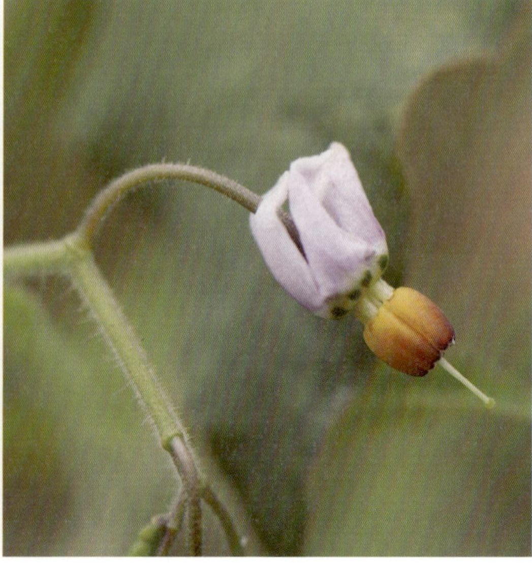

고삼 (苦參)
Sophora flavescens

학 명		*Sophora flavescens* Solander ex Aiton
과 명		콩과(Fabaceae, Leguminosae)
약용부위		뿌리
한 약 명		고삼(苦參)
효 능		습진, 변혈에 유효
참 고		우리나라 공정서(대한민국약전) 수재 약용식물

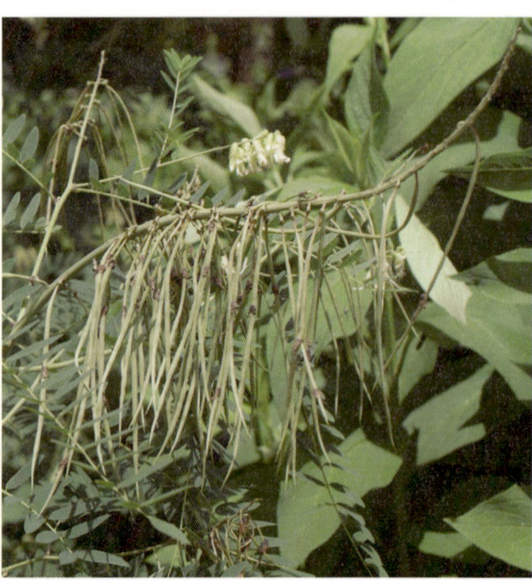
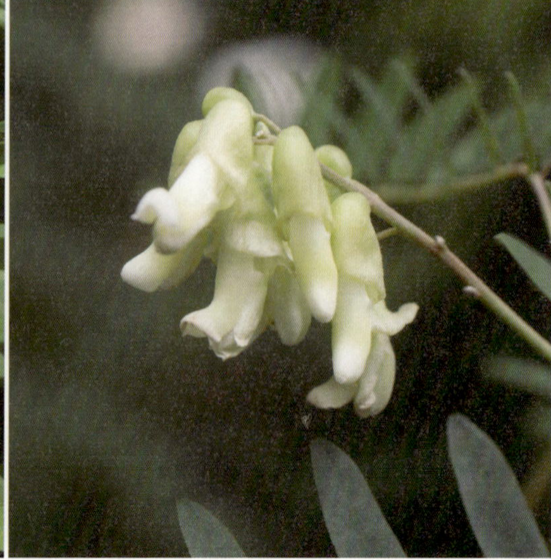

밀화두(密花豆)
Spatholobus suberectus

학　명 | *Spatholobus suberectus* Dunn
과　명 | 콩과(Fabaceae, Leguminosae)
약용부위 | 덩굴줄기
한약명 | 계혈등(鷄血藤)
효　능 | 혈액순환 촉진작용, 허리, 무릎이 쑤시는 증상에 유효
참　고 | 우리나라 공정서[대한민국약전외한약(생약)규격집] 수재 약용식물

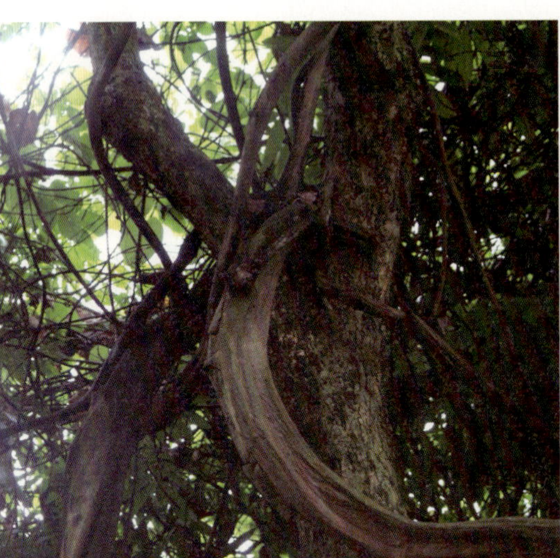
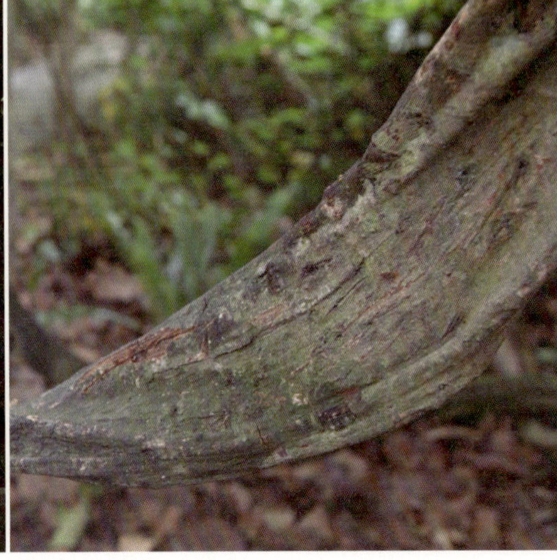

대엽백부(對葉百部)
Stemona tuberosa

학　명 | *Stemona tuberosa* Lour.
과　명 | 백부과(Stemonaceae)
약용부위 | 덩이뿌리
한약명 | 백부근(百部根)
효　능 | 감기, 기침, 백일해에 유효
참　고 | 우리나라 공정서[대한민국약전외한약(생약)규격집] 수재 약용식물

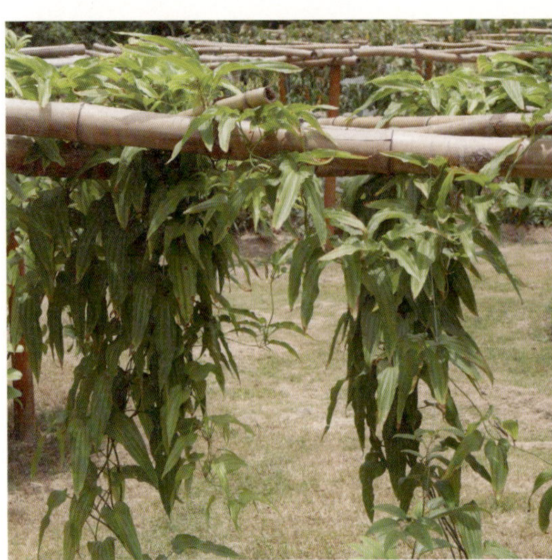
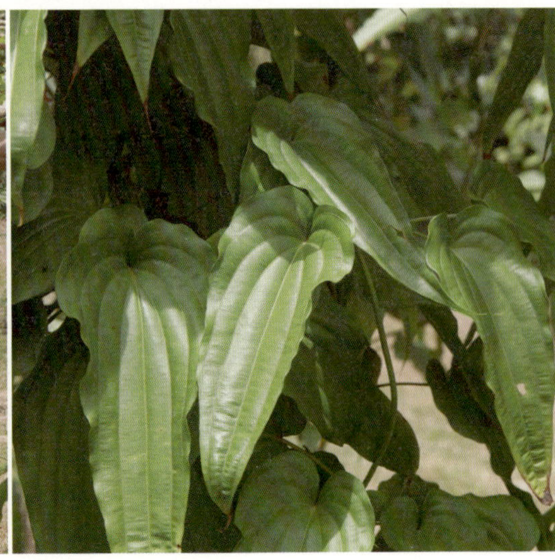

중화안식향 (中華安息香)

Styrax chinensis

학 명	|	*Styrax chinensis* Hu. et S. Y. Liang
과 명	|	때죽나무과(Styracaceae)
약용부위	|	잎
한약명	|	중화안식향(中華安息香)
효 능	|	기운을 활발하게 하고 지혈, 거풍(祛風)작용
참 고	|	열대약용식물

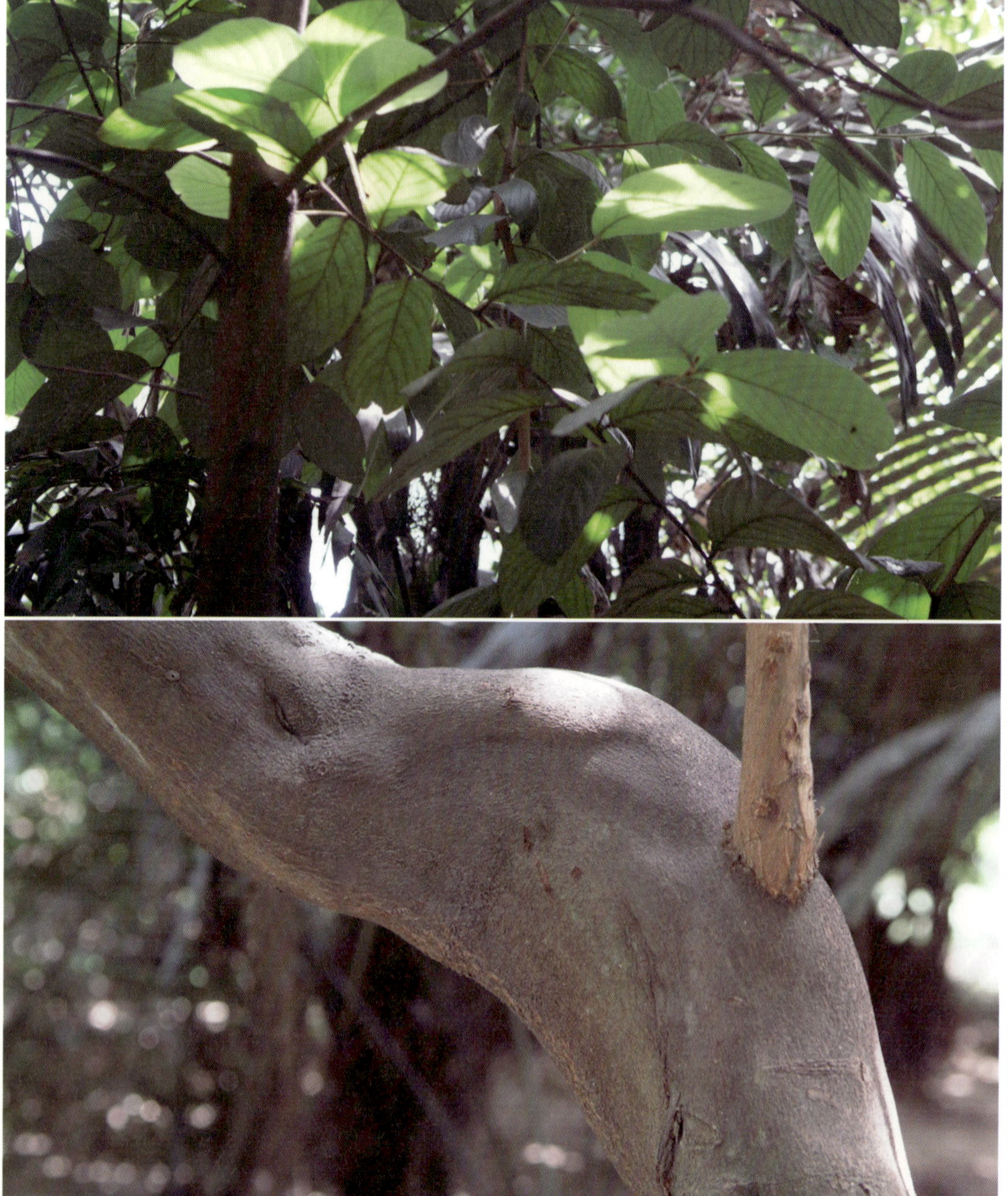

계엽산견우 (桂葉山牽牛)
Thunbergia laurifolia

학 명	*Thunbergia laurifolia* Lindl
과 명	쥐꼬리망초과(Acanthaceae)
약용부위	잎
한약명	계엽산견우(桂葉山牽牛)
효 능	월경과다, 외용으로 종기 치료
참 고	중국 남부지역 재배

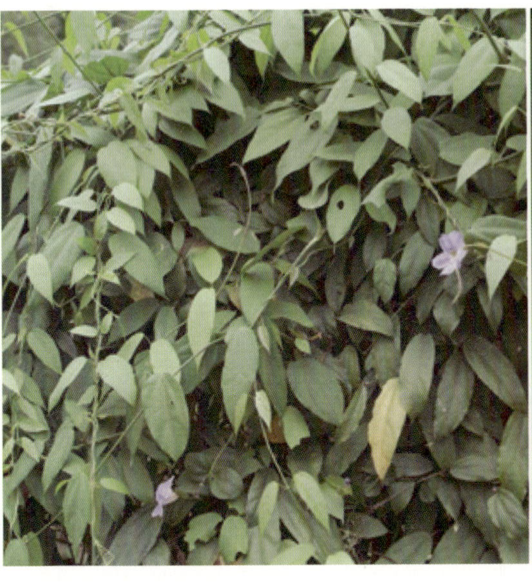

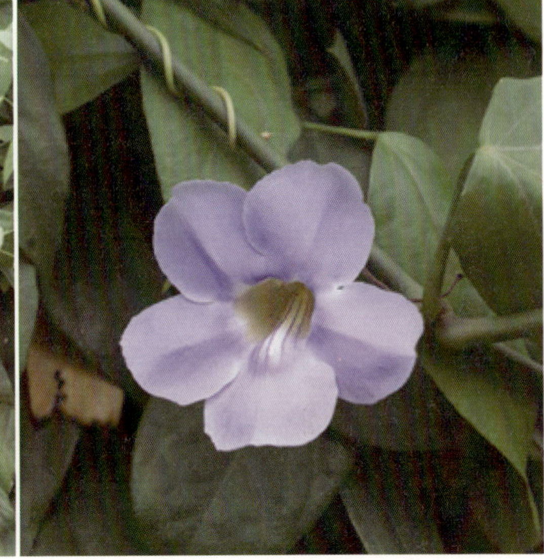

은모야모단 (銀毛野牡丹)
Tibouchina aspera var. *asperrima*

학 명	*Tibouchina aspera* var. *asperrima*
과 명	야목단과(Melastomataceae, 野牡丹科)
참 고	중국 남부지역 재배

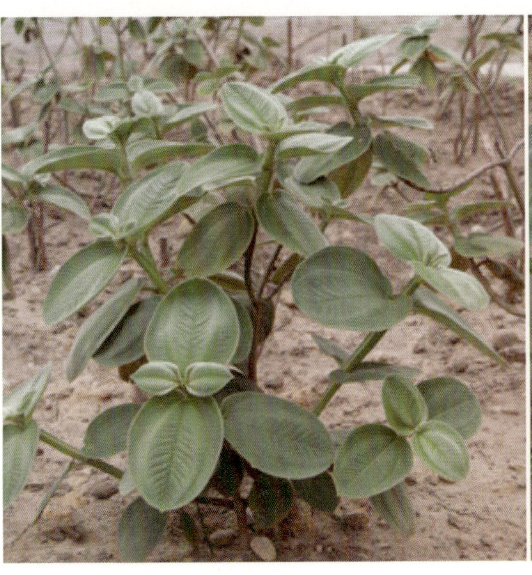

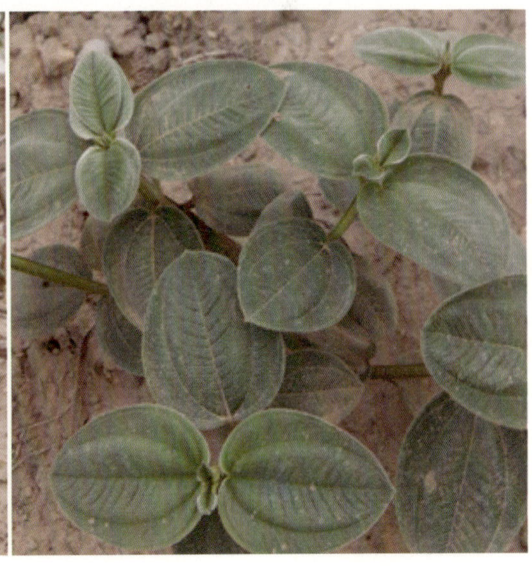

낙석 (絡石)
Trachelospermum jasminoides

학 명		*Trachelospermum jasminoides* (Lindl.) Lem.
과 명		협죽도과(Apocynaceae)
약용부위		덩굴줄기
한약명		낙석등(絡石藤)
효 능		사지마비 동통, 근육경련에 유효
참 고		우리나라 공정서[대한민국약전외한약(생약)규격집] 수재 약용식물

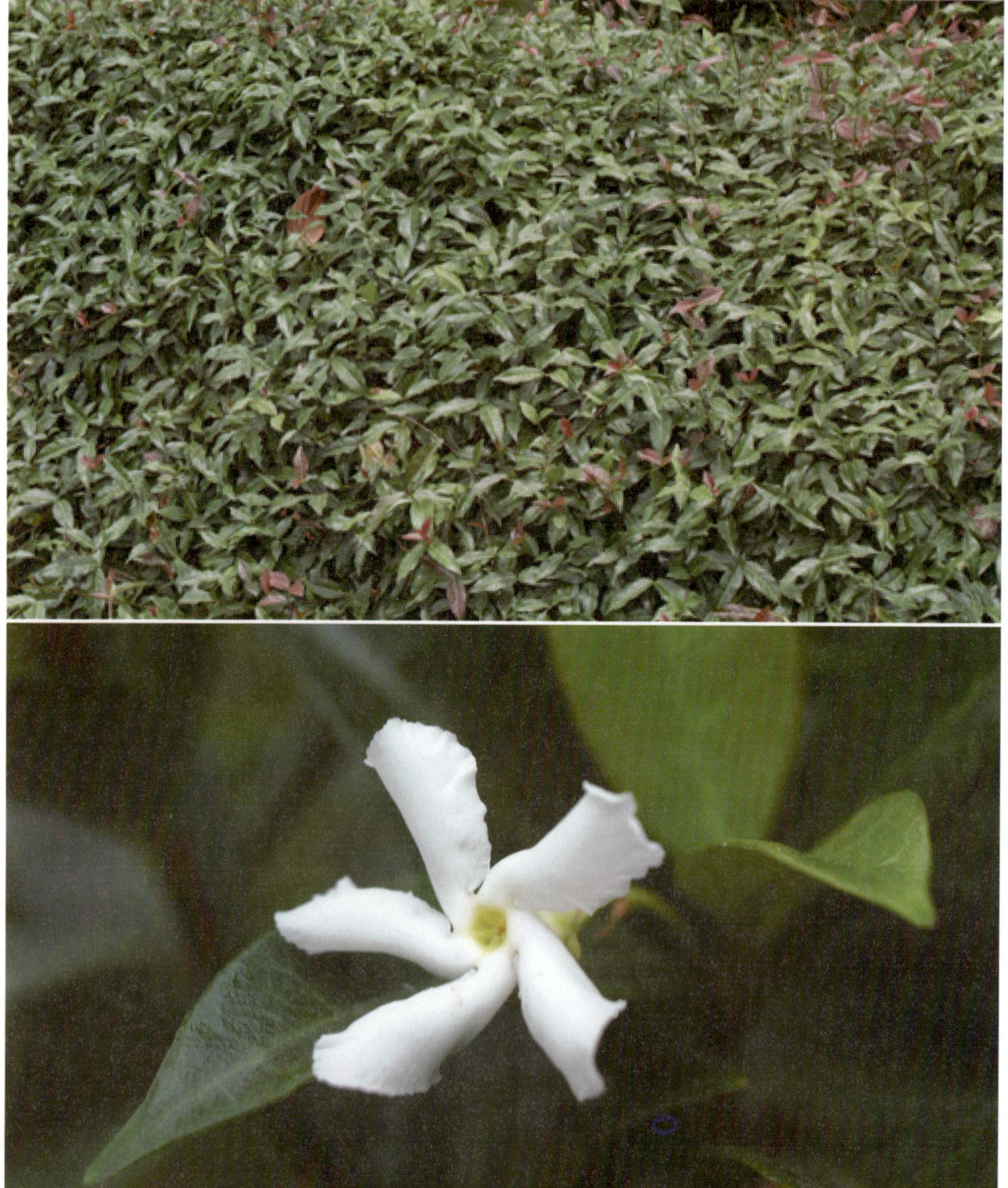

126_ 식물명
대엽구등
Uncaria macrophylla

학 명	|	*Uncaria macrophylla* Wall.
과 명	|	꼭두서니과(Rubiaceae)
약용부위	|	가시가 달린 어린가지
한 약 명	|	조구등(釣鉤藤)
효 능	|	사지경련, 현기증에 유효
참 고	|	중국 남부지역 분포. 우리나라 공정서[대한민국약전외한약(생약)규격집] 조구등 편에는 *Uncaria sinensis*(화구등, 華鉤藤)가 수재

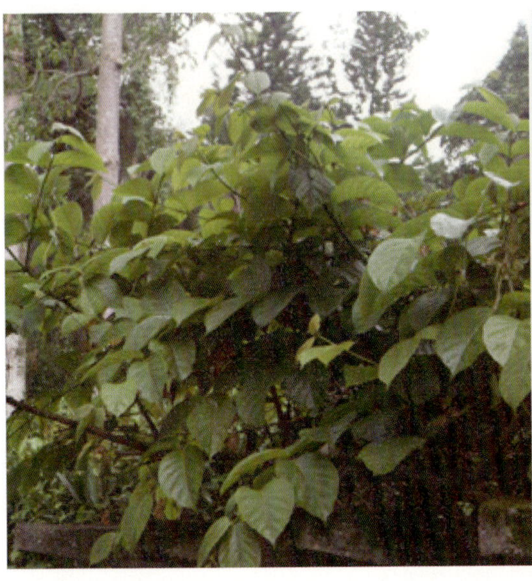
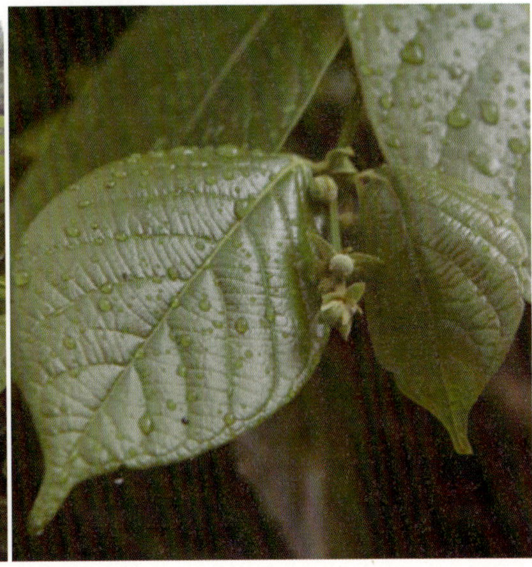

127_ 식물명
마편초(馬鞭草)
Verbena officinalis

학 명	|	*Verbena officinalis* Linné
과 명	|	꼭두서니과(Rubiaceae)
약용부위	|	지상부
한 약 명	|	마편초(馬鞭草)
효 능	|	관절염, 타박상, 인후염에 이용
참 고	|	우리나라 공정서[대한민국약전외한약(생약)규격집] 수재 약용식물

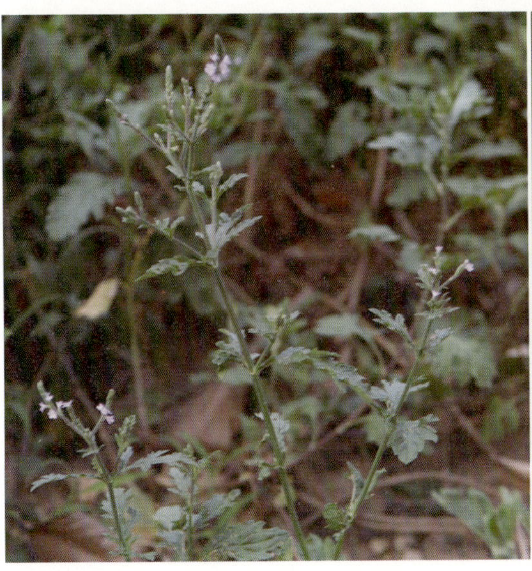
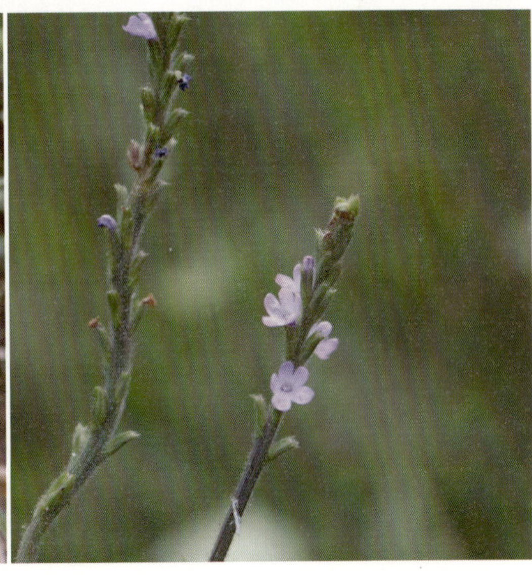

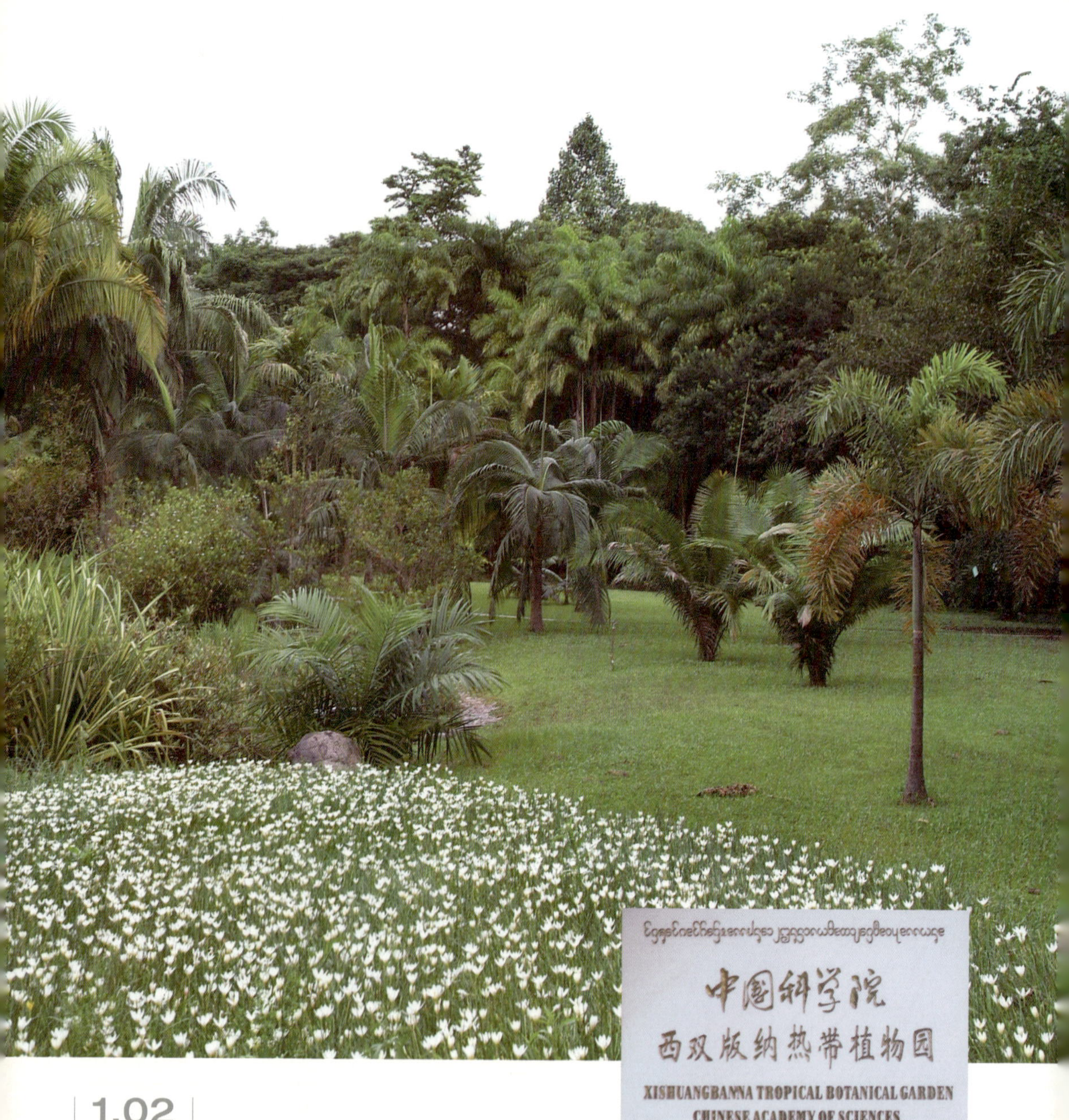

윈난성 시쐉반나 열대식물원

雲南省 西雙版納 熱帶植物園

초대형 원시 밀림지역의 식물원

윈난(雲南)성의 제일 남쪽에 위치하는 시쐉반나(西雙版納) 타이(傣)족자치주는 광범위한 열대우림지역이고, 타이족이 주류를 이룬 다수 민족의 거주지이다. 중국의 44개 중점풍경명승구의 한 지역으로 아름다운 경치를 자랑한다. 300여 만 무(1무는 666.67㎡)의 자연보호구를 지정하고 있는데, 그중 70만 무가 보호가 잘 되어 있는 초대형 원시 밀림이다. 밀림은 자치주 면적의 60%가량을 차지하고 있으며 경치가 좋고 자원이 풍부하다.

시쐉반나 타이족자치주는 독특한 열대특산품으로 풍부한 고무를 생산하고 있는데, 중국의 제2대 고무생산지역으로 꼽히는 곳이다. 기후특성에 따라 당연히 각종 열대과일과 사인 등 진귀한 약재들도 두루두루 생산하므로 타이족자치주는 식물왕국, 동물왕국, 녹색왕국, 남약(南藥)왕국으로도 불린다.

이곳에 있는 중국과학원 시쐉반나 열대식물원은 1959년 설립되었으며 중국에서 식물 품종이 가장 많이 보존되어 있다. 이곳은 한약을 연구하는 과학자들이라면 한 번쯤은 방문하기를 권하고 싶은 식물원이다. 1996년 쿤밍(昆明)식물연구소 일부와 원래의 쿤밍생태연구소를 합하여 중국의학과학원 소속의 독립연구기구로 승격되었다.

열대식물원에는 보호생물학연구센터, 삼림생태계통 연구센터, 민족식물학과 자원식물학

○ 열대식물원 내의 경관과 타이족

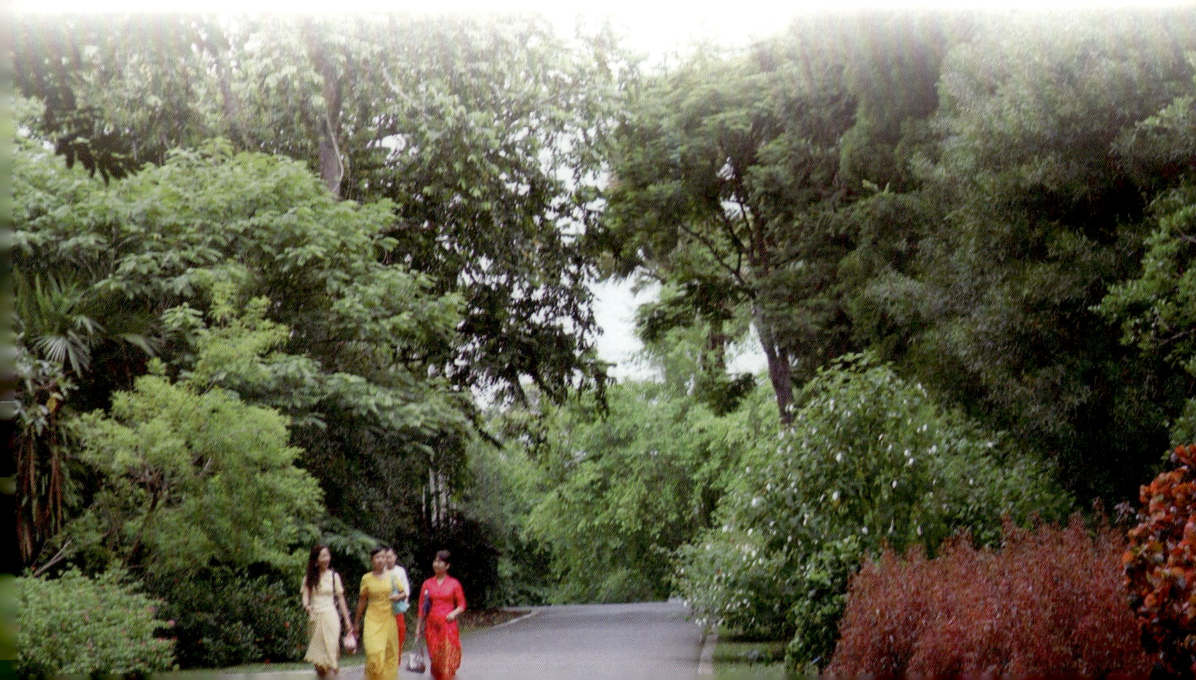

연구센터가 설치되어 있다. 그리고 야생멸
종희귀식물종자고, 열대우림생태계통 지정
연구처, 아열대삼림생태계통 지정연구관측
소, 생물지구화학실험실, 생물기술실험실,
열대우림생태계통 연구센터와 관리개방실험
실, 열대식물표본관, 열대우림민족문화박물
관도 건립되어 있다.

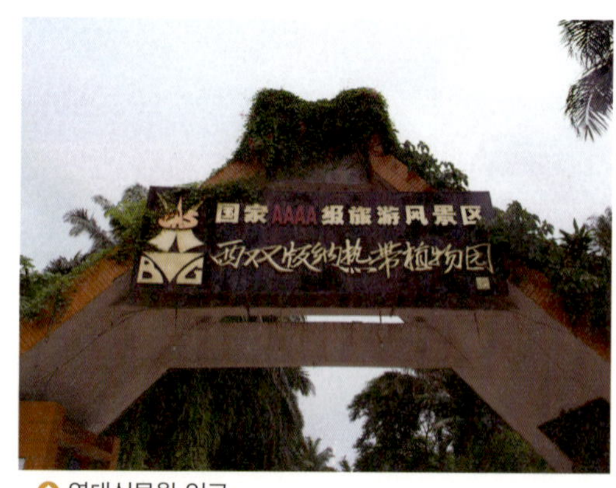

🔶 열대식물원 입구

식물원 경내에는 모두 식물 2만여 종이 있
는데, 그중 열대식물이 5,000여 종이고, 식
용식물이 1만여 종, 야생과일 50여 종 등으로 구성하여 식생을 관리하고 있다.

정책적으로 고무나무를 많이 심어

처음 쿤밍을 방문했을 때는 자치주의 중심지인 징훙에서 열대식물원까지 차로 3시간가량
걸렸지만 중국의 도로 사정이 날로 좋아져 두 번째 방문에는 1시간 30분으로 절반이나 시
간이 단축되었다.

🔶 열대식물원으로 향하는 산에는 온통 고무나무로 채워져 있다.

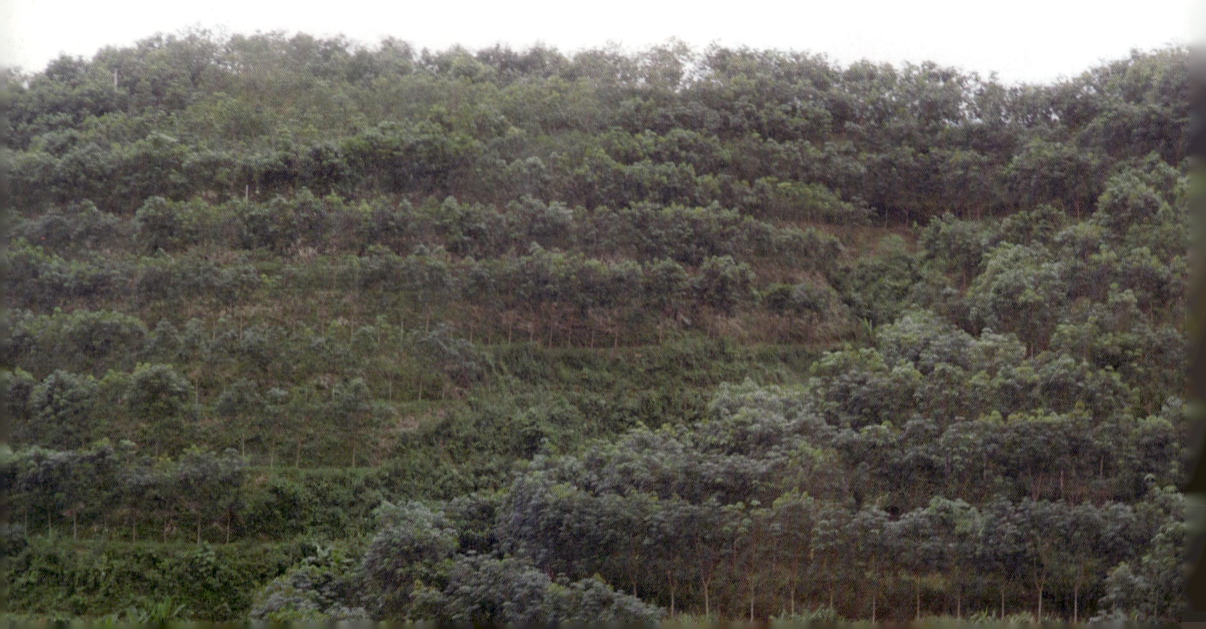

징훙에서 남쪽 방향에 있는 열대식물원으로 향하는 길은 온통 열대 고무나무가 남국의 열기를 식혀주었는데, 전국 1~2위를 다투는 고무생산지역이라 그 규모가 과연 기염을 토할 만했다. 이 지역의 유일한 안내원인 이문혁 씨는 "일반적인 한약보다 경제성이 월등한 고무나무를 정책적으로 많이 심었다"고 설명한다.

중국 대륙이 워낙 넓다 보니 이처럼 북반구이면서도 아열대식물원이 아닌 '열대식물원'을 조성할 수 있었던 것이다. 그것도 온실이 아닌 야외에 압도적인 시설을 갖추어놓았다.

가득 심어져 있는 빈랑나무

시솽반나 열대식물원 내에 있는 호텔 주위에는 열대지방답게 충분히 성장한 성숙기의 종려나무가 줄을 지어 있다. 이어 빈랑이 가득 심어져 있는 빈랑밭이 나타난다. 빈랑나무가 많다 보니 바닥에도 열매가 많이 떨어져 있다. 떨어져 있는 빈랑나무의 익은 열매껍질인 대복피(大腹皮) 밖으로 수줍게 싹이 트는 것도 보인다. '빈랑은 교목 중에서 미소녀 같으며 과실은 위를 튼튼하게 해주고 치아를 보호하고 충치 방지 효능이 있어 윈난성의 여러 소수민족

빈랑밭에는 대복피가 떨어져 있고 열매에서 싹이 트고 있다. ◗◗

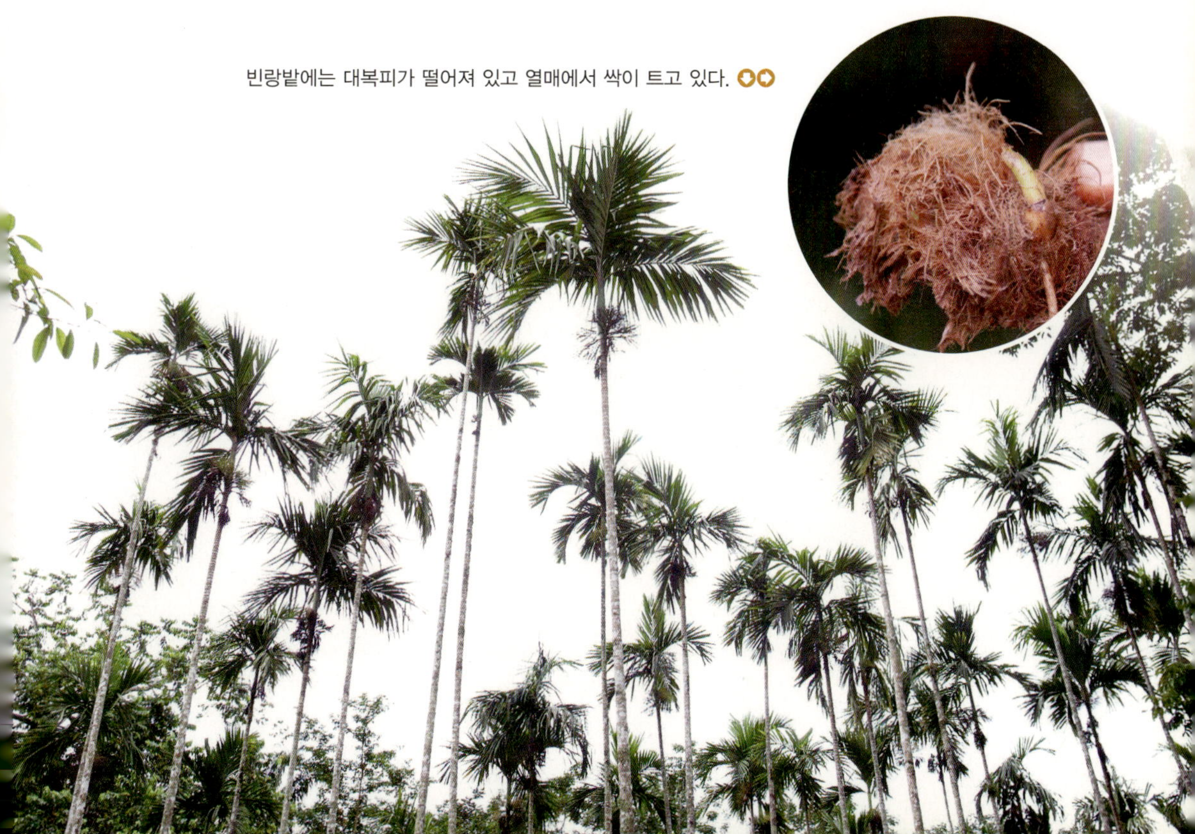

들이 이것을 복용하는 습관을 가지고 있다'며 '타이족 청년의 애정 증표이기도 하고 재화와 길상의 상징으로서 고대부터 일찍이 화폐로도 사용되었다'라는 식물원의 로맨틱한 안내판이 서 있다.

식물원 내의 남약원(南藥園) 구역에서는 어성초, 호장근, 마(馬)빈랑, 울금, 아출이 재배되고 있었다. 아직 초록색으로 털이 나 있는 초두구 열매가 나뭇가지에 달려 있다. 생강과의 흑과산강(黑果山姜, *Alpinia nigra*), 호초과의 필발(*Piper longum*), 마빈랑(馬檳榔, *Capparis masaikaii*)도 보인다. 사간, 빈랑청(靑), 인도대풍자, 삼약(三藥)빈랑, 홍두구, 운남육두구(*Myristica yunnanensis*)도 있다.

잎이 코카인의 원료가 되는 코카나무(古柯, *Erythroxylum coca*)가 언덕 위에 자라고 있는 것을 보고, 언덕 아래에서 위를 향해 사진을 찍다가 미끄러져버렸다. 진흙으로 더러워진 옷보다 땅에 떨어뜨린 카메라를 걱정했는데 다행히 작동이 가능했다. 카메라에 묻은 흙을 닦고 불고 문지르며 부산하게 일행을 쫓아간다.

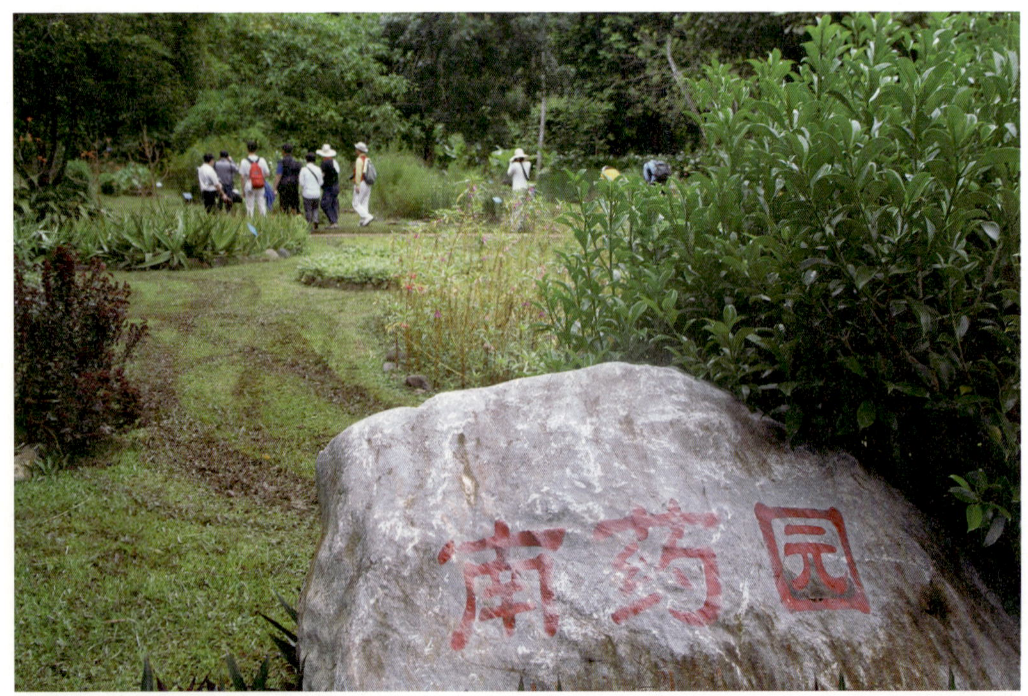

❂ 열대식물원 내의 남약원

눈길을 끄는 광방기, 자단, 인도대풍자, 태국대풍자

숲 속에서 직원이 나무줄기를 감고 올라가고 있는 광(廣)방기(*Aristolochia fangchi*)를 찾아준다. 모두들 사진촬영에 열중하여 숨소리도 들리지 않는다. 자단(紫檀) 앞에서는 한참이나 시간을 보냈다. 대과자단(大果紫檀)이란 이름이 쓰인 팻말에는 다음과 같은 설명이 있다. "대과자단은 '제왕의 나무'로 잘 알려진 자단속 목재로서 재질이 견고하고 치밀하여 물에 잠겨도 형태가 변하지 않고 상하지 않아 나무 중에서 최상품이다."

대풍자나무 구역에는 인도대풍자나무와 태국대풍자나무가 함께 있었다. 우리 일행을 안내하던 식물원 직원은 친절하게도 태국대풍자 나무에서 높이 달린 열매를 하나 따준다. 마땅한 도구도 없이 떨어져 있는 나뭇가지를 여러 번 던지더니 힘들게 성공했다. 이처럼 직원의 친절한 배려로 태국대풍자 열매와 씨를 손바닥에 올려놓고 자세히 관찰하고 촬영할 수 있게 되었다.

대풍(大風)이란 중국어로 나병(癩病)이라는 뜻이며, 동남아시아에서 두루 쓰이는 민간약인데 피부병, 특히 나병의 치료에 사용하였기 때문에 이렇게 부른다.

장창포, 삼잎만형자, 홍화양제갑 관찰

식물원의 깊숙한 곳에는 장창포(藏菖蒲, *Acorus calamus*)가 습지에서 대량으로 자라고 있다. 그 옆에는 식물명이 관엽향포(寬葉香蒲, *Typha angustifolia*)라 붙여진 부들이 군락을 이루며 어디서나 눈에 잘 띄는 큰 키와 보기 좋은 생김새를 자랑하듯 서 있다.

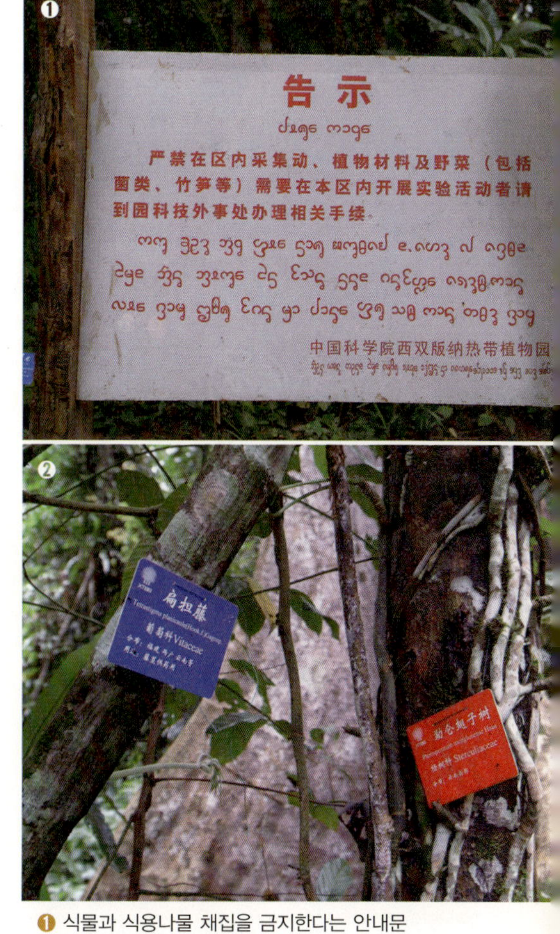

❶ 식물과 식용나물 채집을 금지한다는 안내문
❷ 보호식물은 붉은 표지판으로 표시하고 있다.

중국 남부지방에서 흔하게 보아왔던 마전나무도 이 식물원에서 만났다. 아직 열매가 익지 않아 푸르지만 곧 노랗게 변해갈 것이다. 지난해 떨어진 것 같은데 아무도 주워가지 않은 열매껍질을 주워서 만져보다 사진을 찍었다. 식물원에서는 이밖에 삼잎만형자(三葉蔓荊子), 파극천, 은엽파두(銀葉巴豆), 홍화양제갑(紅花羊蹄甲), 대왕야자(大王椰子)도 관찰할 수 있다.

한편에는 열대과일도 심어져 있다. 숙소 입구에는 잭 프루트(*jack fruit*)라고 부르는 바라밀(波羅蜜, *Artocarpus heterophyllus*)이 주렁주렁 열려 있다. 냄새가 많이 나는 두리안과 비슷한 모양새인 이 열대과일은 미숙과일 때는 요리에 사용하고, 익은 열매는 과일로 먹는다. 갈증을 멎게 하고 초조하며 불안한 증상을 풀어주는 한방 효능도 있다. 성기능 강장효과와 혈압 강하작용이 알려져 있는 노니 열매도 보이고, 망고나무도 대량으로 심어놓았다. 특히 망고는 넓은 지역에 거대한 나무들을 줄을 맞추어 식재했다.

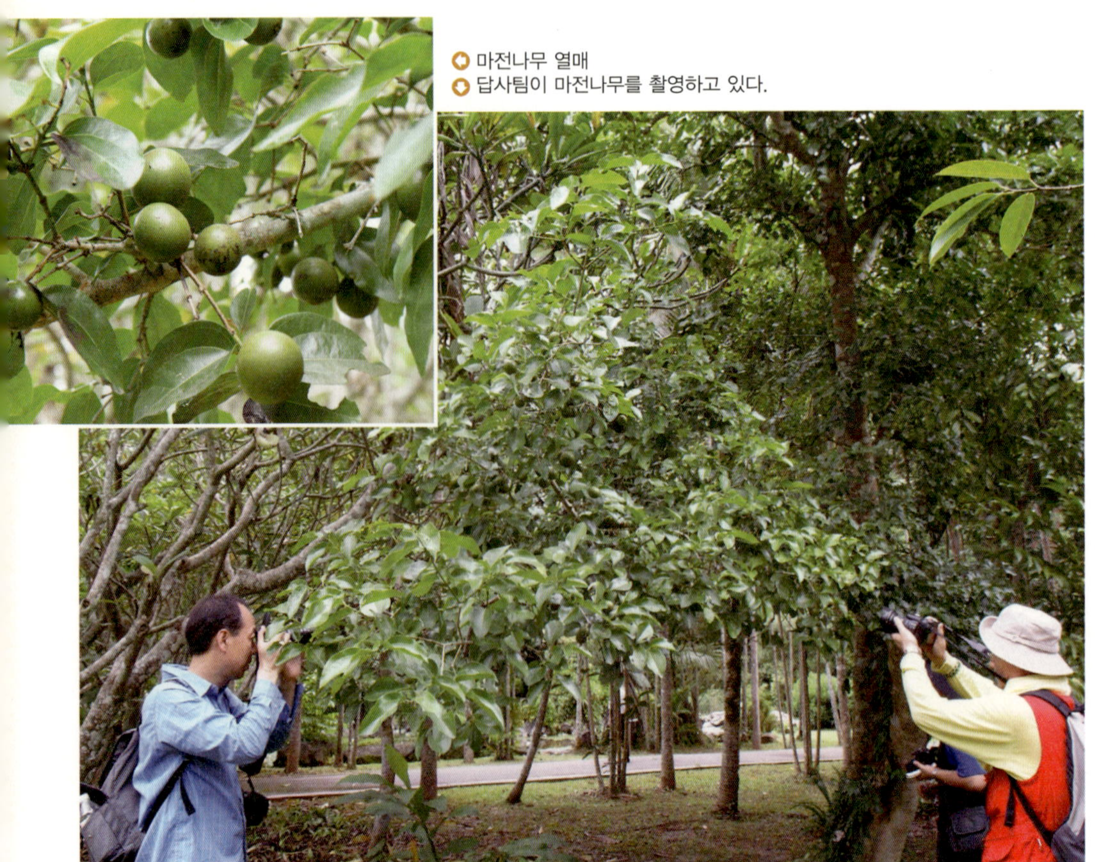

○ 마전나무 열매
○ 답사팀이 마전나무를 촬영하고 있다.

식물원 내에는 중국어와 함께 가끔씩 낯선 타이족 언어로 된 간판도 보인다. '식물과 버섯, 죽순 같은 식용나물 채집을 금지하고 실험 목적의 방문은 식물원 외사처에서 허가를 받아야 한다'라고 적어둔 팻말도 있다.

여러 종류의 석곡 재배

식물원 내의 울창한 열대우림지역으로 차를 타고 이동한다. 주도로를 이용하고, 조심하기 바란다는 안내문이 있다. 자연 생태에 근접하게 조성한 열대우림이다 보니 조심해야 하고, 혼자 다니는 것은 더욱 위험하다.

입구에는 용혈수가 심어져 있고 취석곡(聚石斛), 고추석곡 등 여러 종류의 석곡을 나무줄기에 심어두었다. 생강과 약용식물들이 있는 야생강원(野生姜園) 지역에는 홍각사인, 방편사인, 맹랍사인 등 다양한 사인들이 재배되고 있었다. '중국의 동남지역과 서남지역에 17속 110종의 생강과 식물이 분포하고 있다'고 표지판에서 설명하고 있다. 깊은 숲 속에는 이 지방 특산식물인 운남육두구와 초두구도 함께 자라고 있다.

열대우림지역의 산속은 원시의 거대한 나무들이 하늘을 가린다. 한없이 깊고 넓은 이 산속에 이들 생강과 한약들이 뿌리를 내려, 흙의 자양분과 뜨거운 공기 속으로 약향은 더욱 짙어갈 것이다.

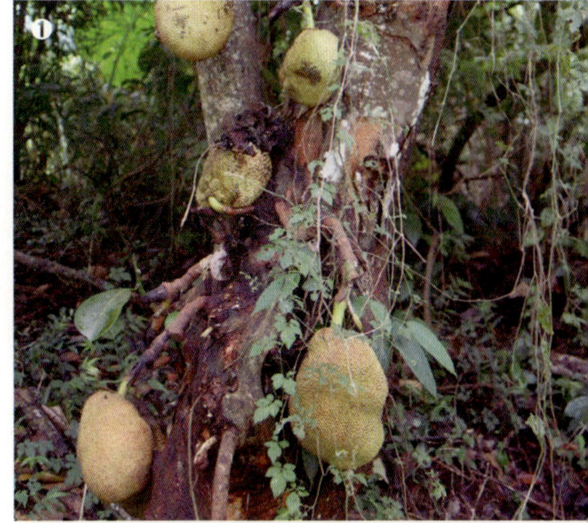

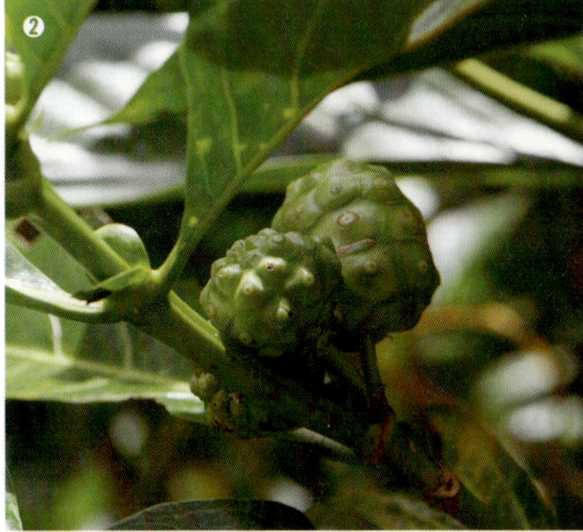

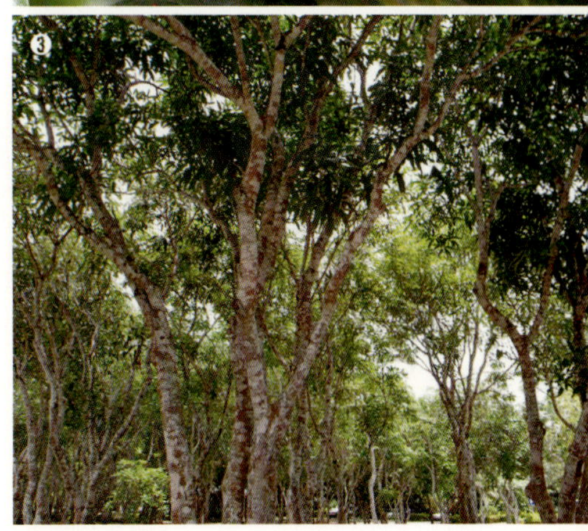

❶ 바라밀 ❷ 노니 열매 ❸ 망고나무

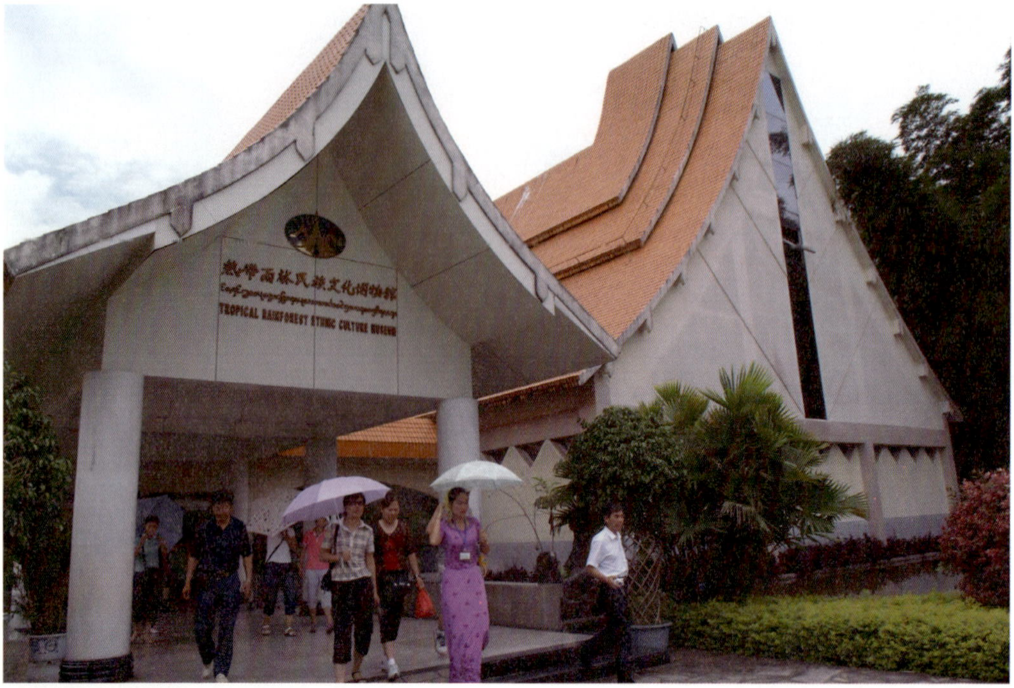

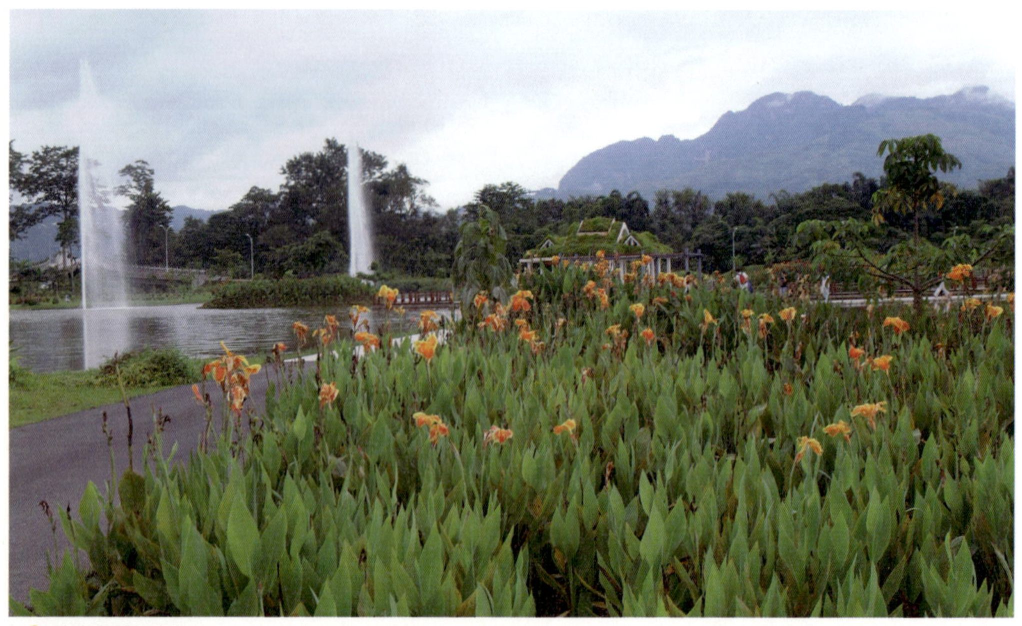

민족문화박물관

열대식물원 전경

식물원 내에는 이 외에도 백향원(百香園), 백죽원(百竹園) 구역 등에 다양한 식물들을 분류, 재배하고 있다. 또 열대우림 민족문화박물관도 있는데, 열대우림 민족삼림문화 전시관과 열대우림 민족문화연구센터로 이루어져 있다. '인간과 자연'을 주제로 일반인을 대상으로 하는 교육과 과학연구, 문화 보존 기능을 갖춘 전문 박물관으로, 한껏 욕심을 낸 중국의학과학원의 힘을 느낄 수 있었다. 식물원 내에는 호텔도 마련되어 있어 심포지엄이나 학회를 유치할 수 있다.

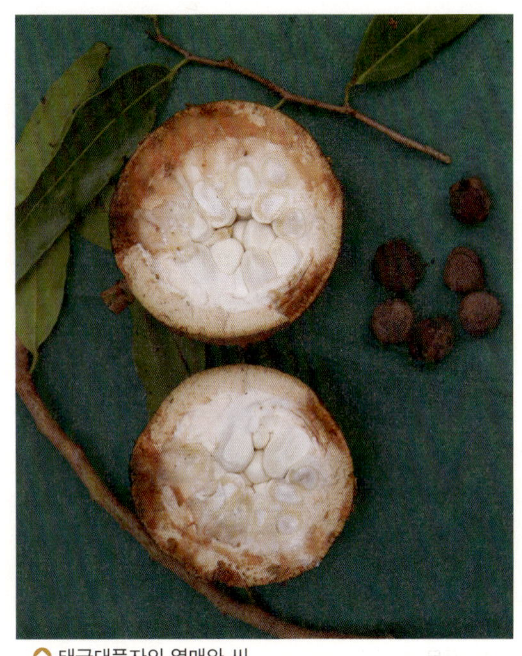

❶ 태국대풍자의 열매와 씨

이 광활한 열대식물원을 하루에 다 돌아보는 것은 무리여서 우리 일행도 아쉬움을 남길 수밖에 없었다. 시간을 가지고 여유 있게 조사하면서 사진촬영을 한다면 2~3일은 필요할 정도의 규모이다.

열대식물원에서 쿤밍으로 되돌아온 날 버스 폭파 사건이 일어났다. 오전에 쿤밍 시내에서 테러로 추정되는 사건이 발생하여 버스 2대가 폭파되고 시민 2명이 사망한 것이다. 당시 베이징 올림픽 준비로 경계가 삼엄했는데도 이러한 사건이 발생했다. 공항 입구에는 당황한 사람들로 뒤죽박죽이 되어 질서를 잡을 수 없는 상황이었지만 다행히 우리 일행은 이날 오후에 도착하였다. 후베이성 언스(恩施) 토가족묘족자치주에 답사를 갔을 때도 운 좋게 쓰촨(四川)성 대지진을 피했던 일이 있었는데, 거듭되는 자연적 인간적 재해를 염려하며 식물원 답사를 마치고 귀국했다.

- **위치** : 윈난(雲南)성 성도인 쿤밍(昆明)에서 남쪽방향으로 740km 떨어진 시솽반나(西雙版納) 타이(傣)족자치주의 중심지 징훙(景洪)의 남쪽에 위치
- **홈페이지** : http://www.xtbg.ac.cn/Intro/about.htm
- **주소** : 雲南省 勐臘縣 勐侖鎭
- **전화번호** : 0691-871-5071
- **Fax 번호** : 0691-871-5070
- **설립년도** : 1959년

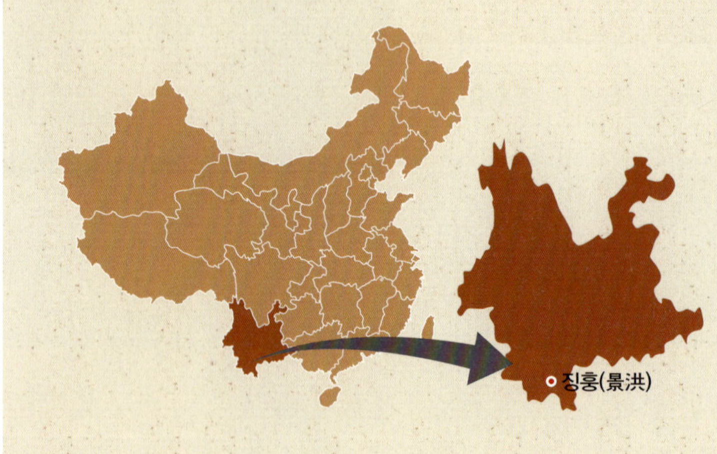

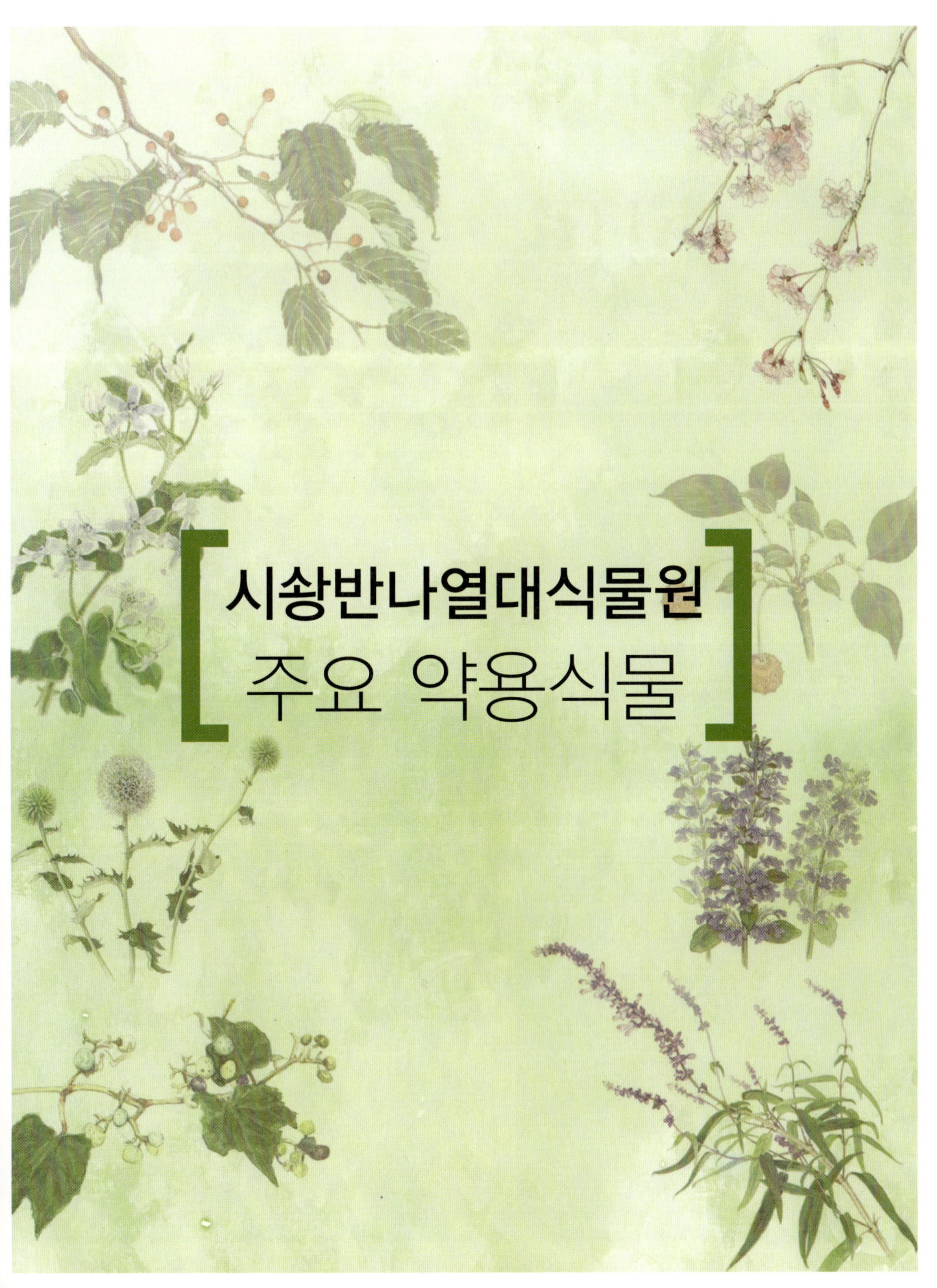

시솽반나열대식물원
주요 약용식물

고산시(高山蓍)
Achillea alpina

학 명	|	*Achillea alpina* L.
과 명	|	국화과(Asteraceae, Compositae)
약용부위	|	전초(全草)
한 약 명	|	시초(蓍草)
효 능	|	두통, 치통, 타박상에 유효
참 고	|	중국 남부지역 분포

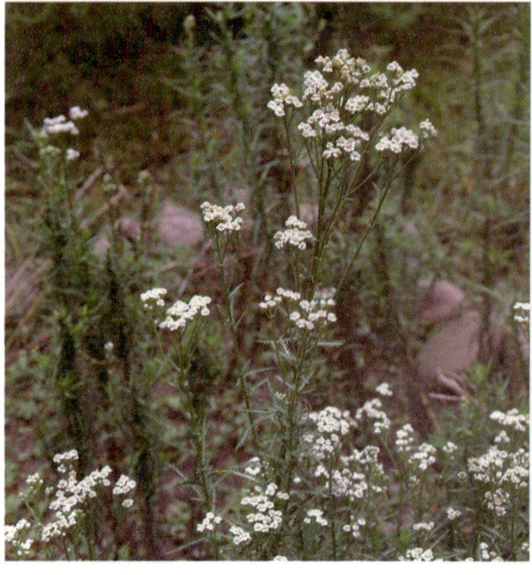

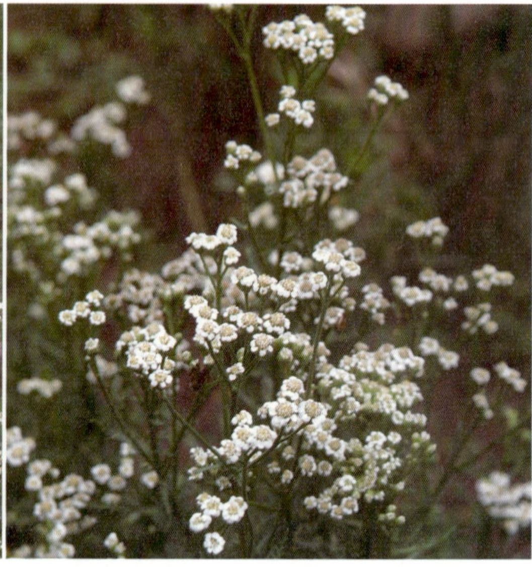

창포(菖蒲)
Acorus calamus

학 명	|	*Acorus calamus* L.
과 명	|	천남성과(Araceae)
약용부위	|	뿌리줄기
한 약 명	|	장창포(藏菖蒲)
효 능	|	소화불량에 효과, 소염, 진통작용
참 고	|	우리나라 분포, 중국약전에서는 장창포(藏菖蒲)라 부른다.

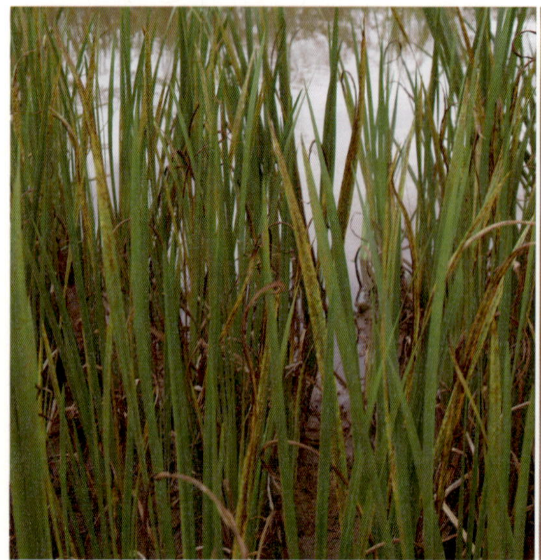

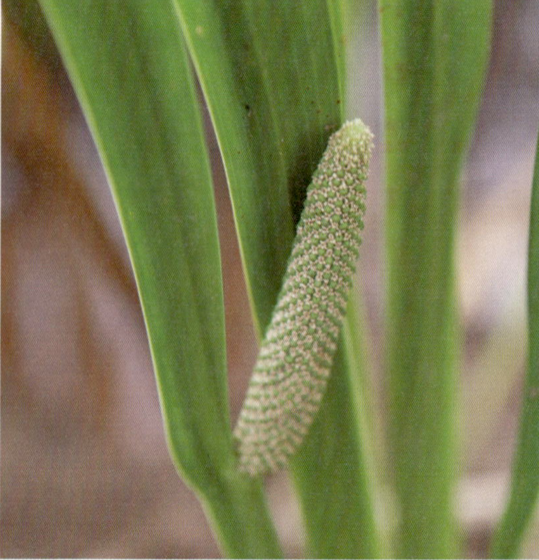

초두구(草豆蔻)
Alpinia katsumadai

학 명 | *Alpinia katsumadai* Hayata
과 명 | 생강과(Zingiberaceae)
약용부위 | 씨
한 약 명 | 초두구(草豆蔻)
효 능 | 소화불량, 위장 통증, 구토에 유효, 입냄새 없앰
참 고 | 우리나라 공정서(대한민국약전) 수재 약용식물

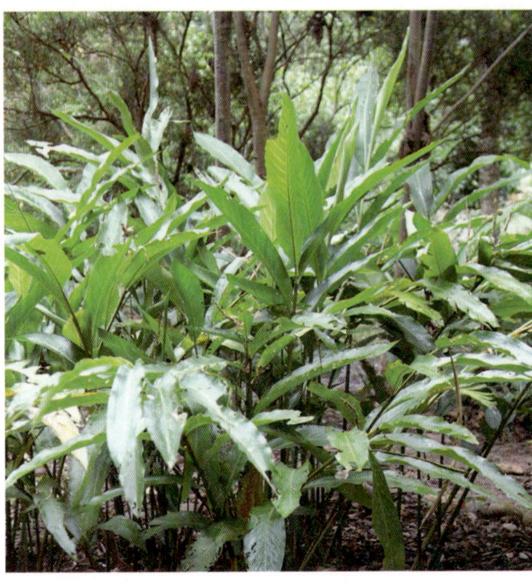
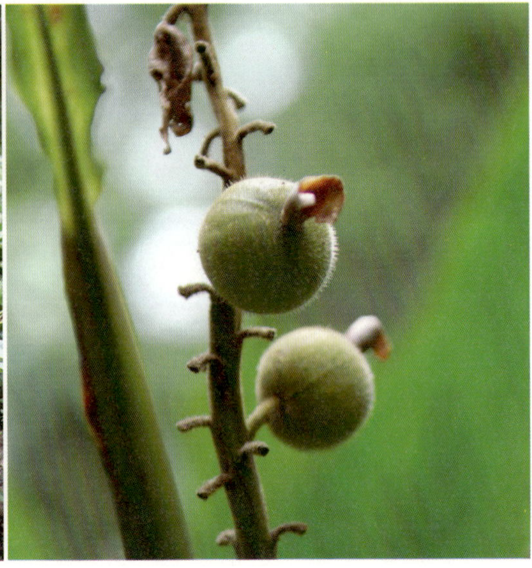

흑과산강(黑果山薑)
Alpinia nigra

학 명 | *Alpinia nigra* (Gaertn.) B. L. Burtt
과 명 | 생강과(Zingiberaceae)
약용부위 | 뿌리줄기
효 능 | 소화불량, 식욕부진에 유효
참 고 | 중국 남부지역 분포

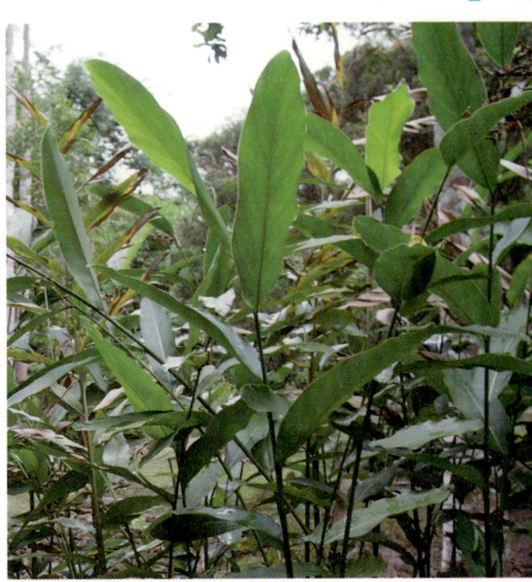
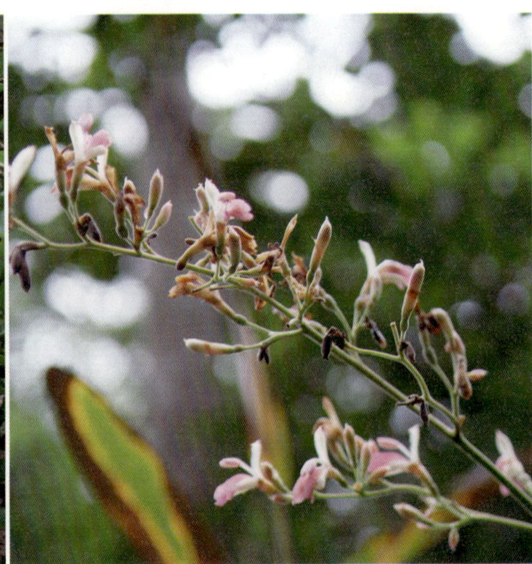

홍각사인 (紅殼砂仁)

Amomum aurantiacum

학 명		*Amomum aurantiacum* H. T. Tsai et S. W. Zhao
과 명		생강과(Zingiberaceae)
약용부위		열매
한 약 명		사인(砂仁)
참 고		중국 남부지역 분포

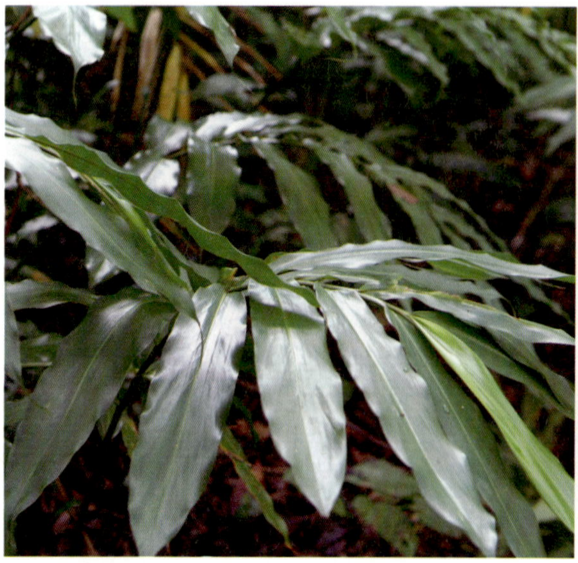

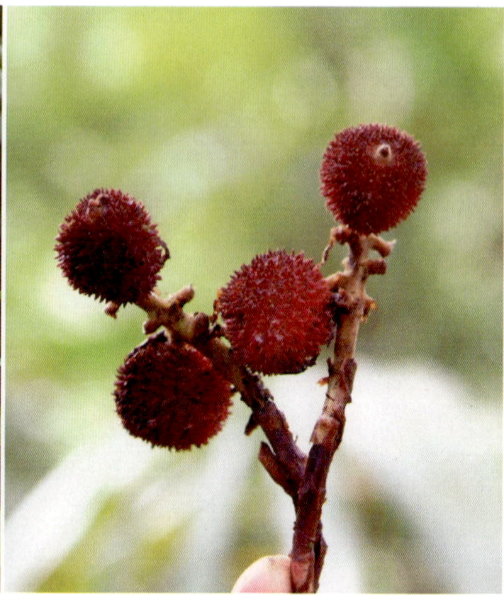

맹랍사인 (勐臘砂仁)

Amomum menglaense

학 명		*Amomum menglaense* S. Q. Tong
과 명		생강과(Zingiberaceae)
약용부위		열매
참 고		중국 남부지역 분포

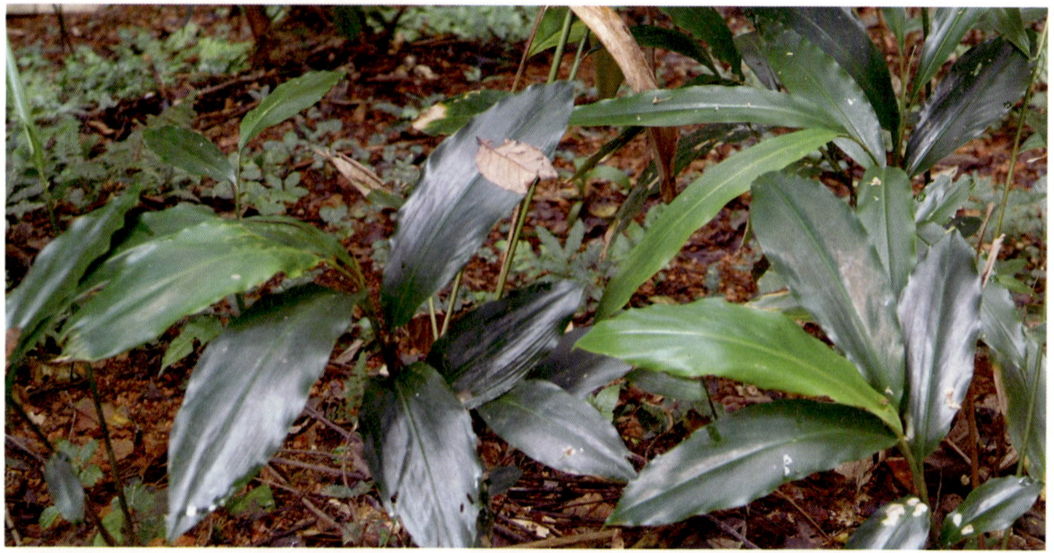

방편사인 (方片砂仁)

Amomum quadrato-laminare

학 명	|	*Amomum quadrato-laminare* S. Q. Tong
과 명	|	생강과(Zingiberaceae)
약용부위	|	열매
참 고	|	중국 남부지역 분포

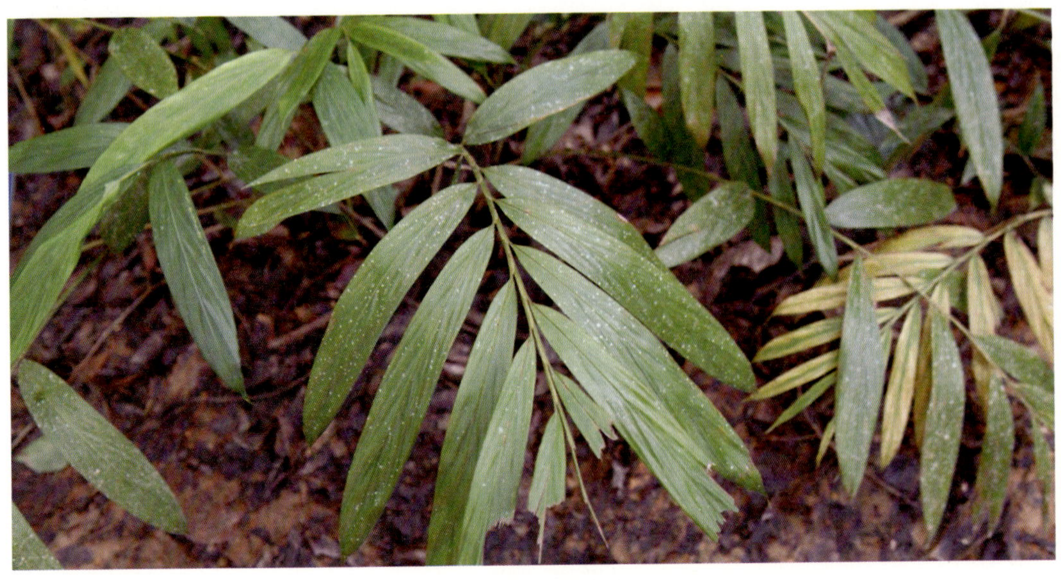

빈랑 (檳榔)

Areca catechu

학 명	|	*Areca catechu* L.
과 명	|	야자과(Palmae)
약용부위	|	잘 익은 씨로서 열매를 채취하여 물에 삶아 열매껍질을 벗긴 것
한 약 명	|	빈랑자(檳榔子)
효 능	|	소화, 구강청량, 중추신경 흥분작용
참 고	|	열대약용식물

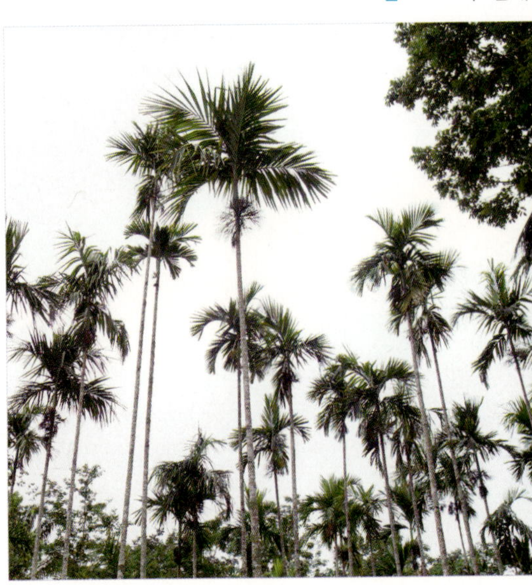

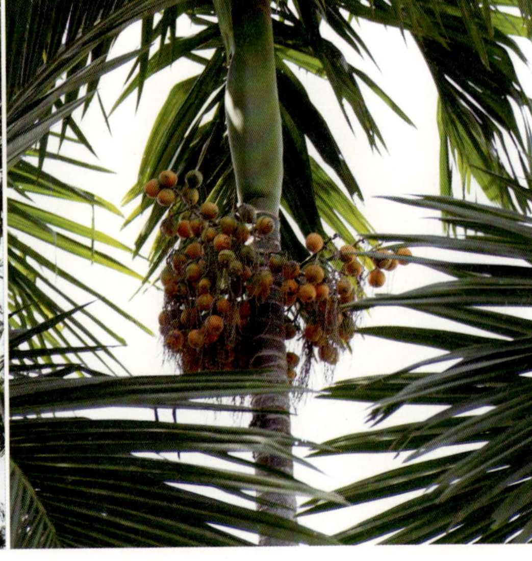

삼약빈랑 (三藥檳榔)

Areca triandra

학　명 | *Areca triandra* Roxb ex Buch.-Ham.
과　명 | 야자과(Palmae)
참　고 | 중국 남부지역 분포

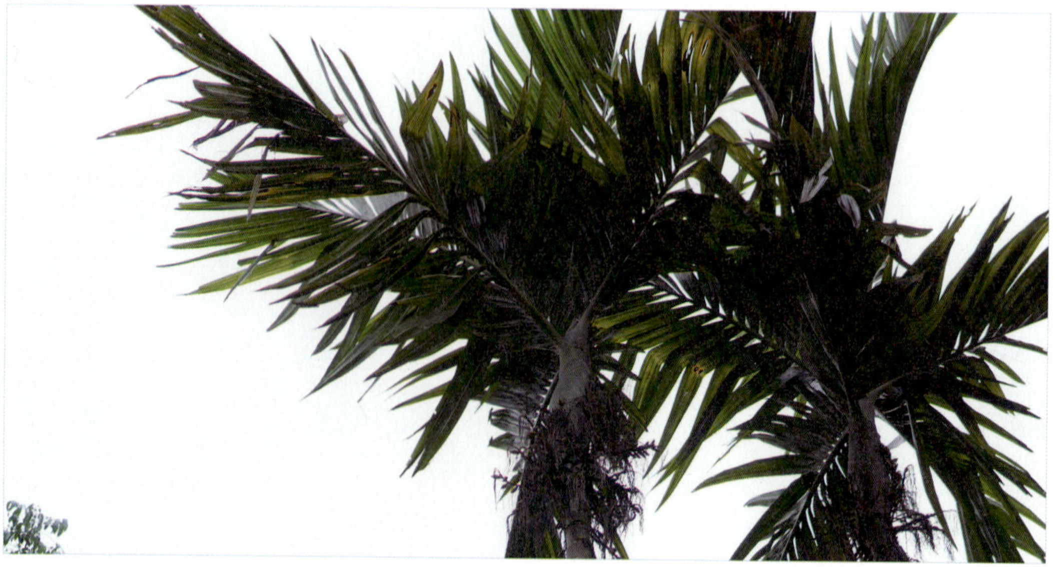

잭프루트, 목바라 (木菠蘿)

Artocarpus heterophyllus

학　명 | *Artocarpus heterophyllus* Lamarck
과　명 | 뽕나무과(Moraceae)
약용부위 | 열매
한 약 명 | 바라밀(菠蘿蜜)
효　능 | 갈증 제거, 초조, 불안증상 해소
참　고 | 열대약용식물

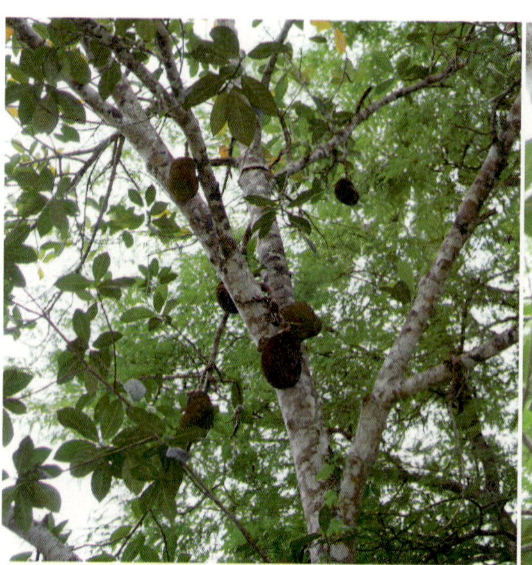

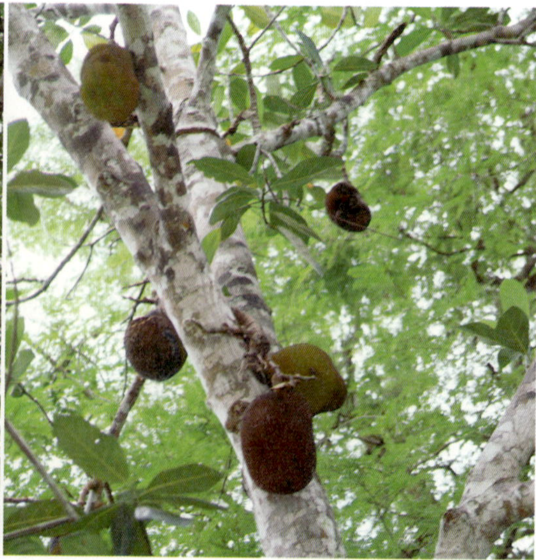

목내과_(木奶果)

Baccaurea ramiflora

학 명	|	*Baccaurea ramiflora* Lour.
과 명	|	대극과(Euphorbiaceae)
약용부위	|	열매
한 약 명	|	목내과(木奶果)
효 능	|	피부염에 유효, 거습해독(祛濕解毒)작용
참 고	|	중국 남부지역 분포

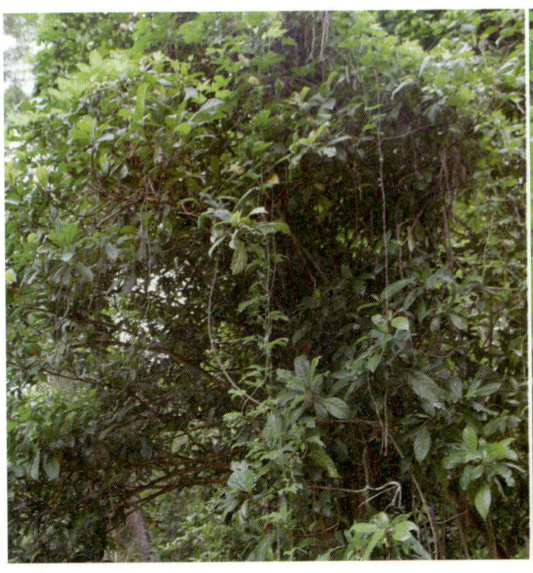
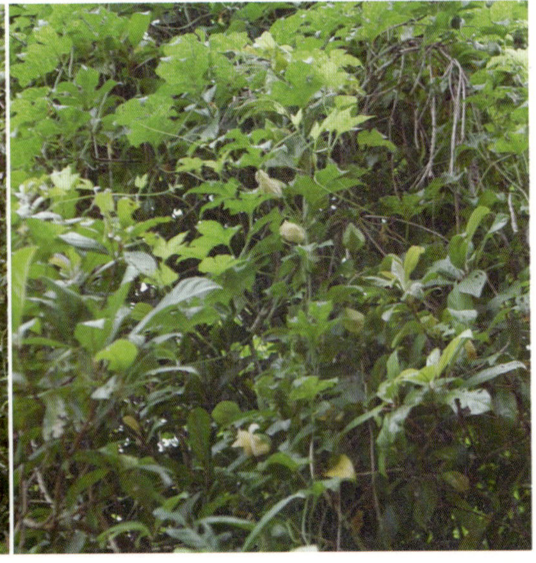

홍화양제갑_(紅花羊蹄甲)

Bauhinia blakeana

학 명	|	*Bauhinia blakeana* Dunn.
과 명	|	콩과(Fabaceae, Leguminosae)
참 고	|	중국 남부지역 분포

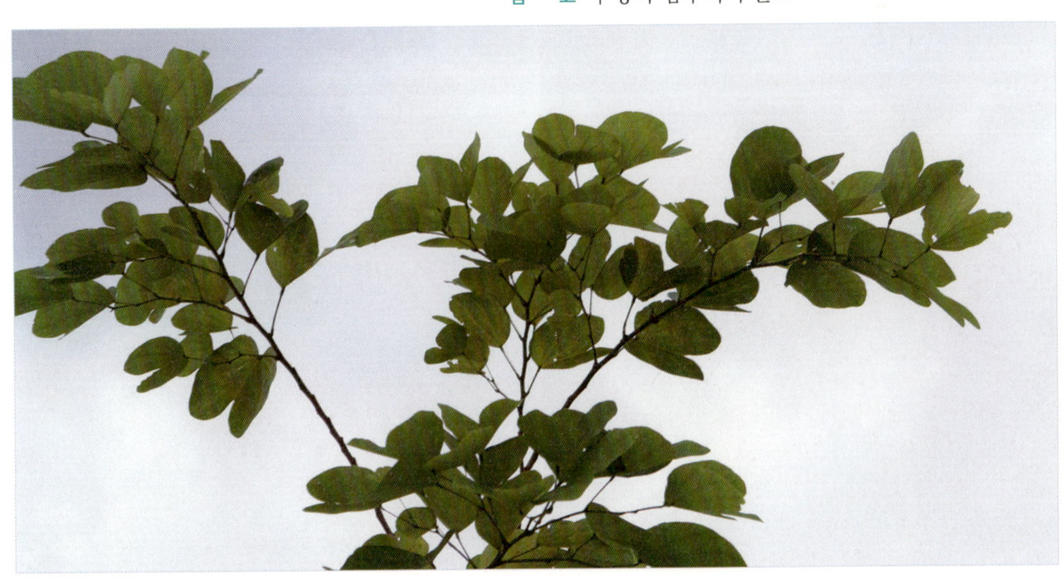

범부채
Belamcanda chinensis

학 명	*Belamcanda chinensis* Leman.
과 명	붓꽃과(Iridaceae)
약용부위	뿌리줄기
한 약 명	사간(射干)
효 능	목이 붓고 아픈 병증, 기침, 천식에 유효
참 고	우리나라 공정서[대한민국약전외한약(생약)규격집] 수재 약용식물

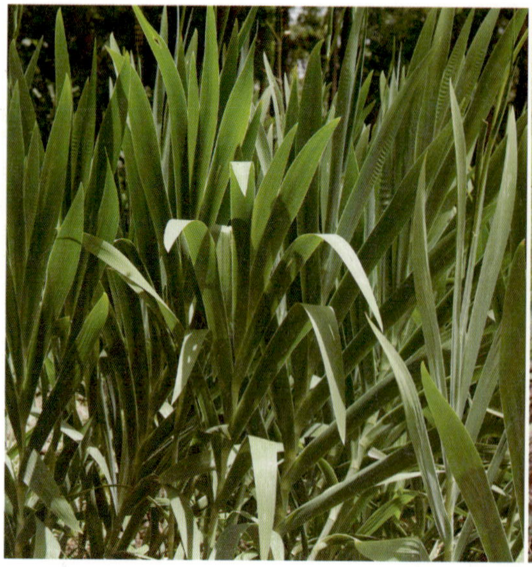
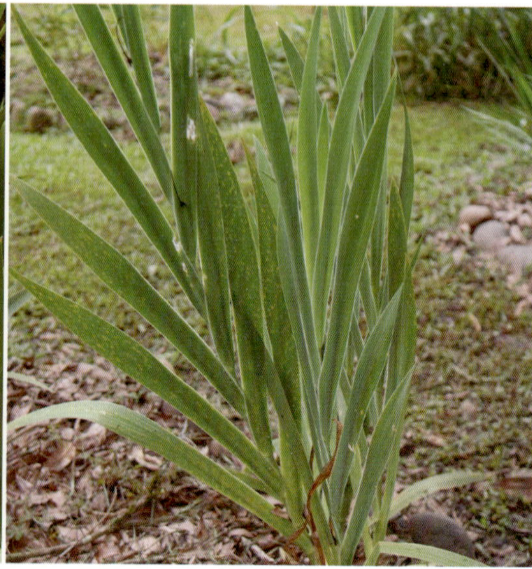

마빈랑 (馬檳榔)
Capparis masaikai

학 명	*Capparis masaikai* Levl.
과 명	백화채과(Capparaceae)
약용부위	씨
한 약 명	마빈랑(馬檳榔)
효 능	후두염, 여름철에 생기는 열증에 유효
참 고	중국 남부지역 분포

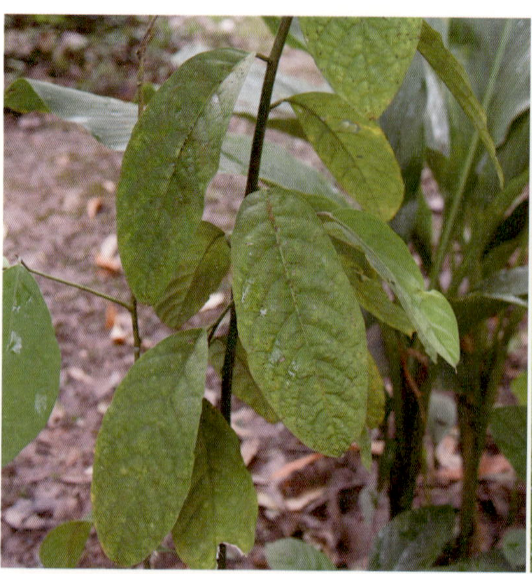
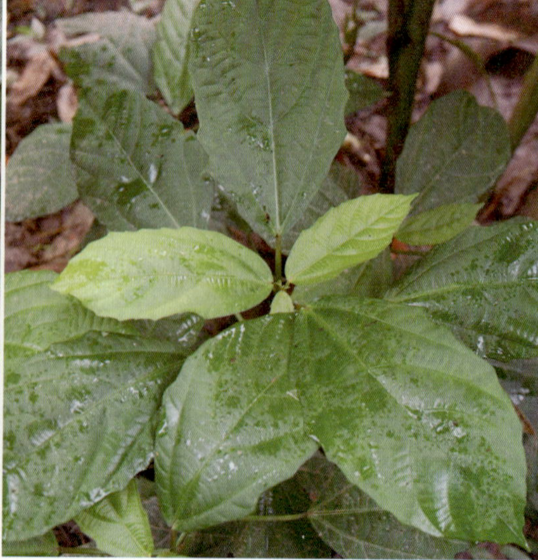

15_ 식물명

해망과 (海芒果)

Cerbera manghas

학 명	*Cerbera manghas* L.
과 명	협죽도과(Apocynaceae)
약용부위	수피, 잎, 씨
한약명	우심가자(牛·心茄子)
효 능	최유, 사하작용, 열매에 독성 있음
참 고	중국 남부지역 분포

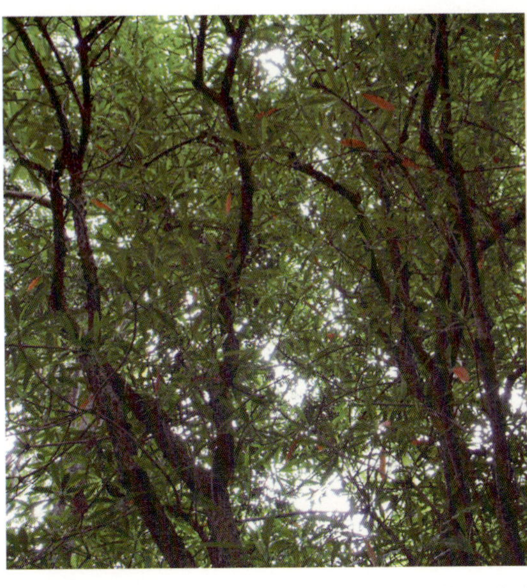

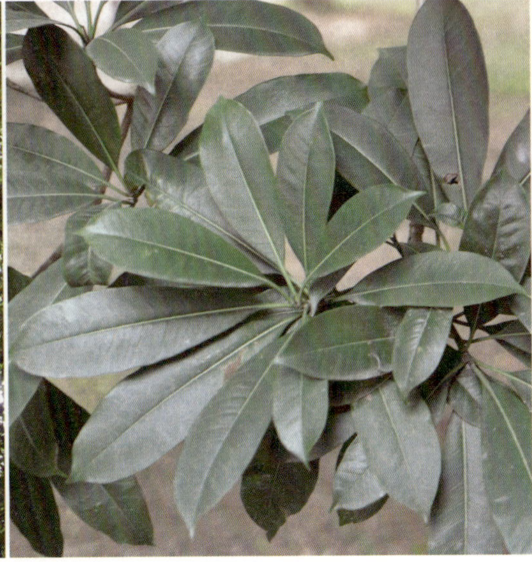

16_ 식물명

음향 (阴香)

Cinnamomum burmannii

학 명	*Cinnamomum burmannii* (C. G. et Th. Nees) Bl.
과 명	녹나무과(Lauraceae)
약용부위	나무껍질
한약명	음향피(阴香皮)
효 능	몸이 차고 배가 아픈 증상, 식욕이 떨어지는 증상에 유효
참 고	중국 남부지역 분포, 육계(계피)와 비교

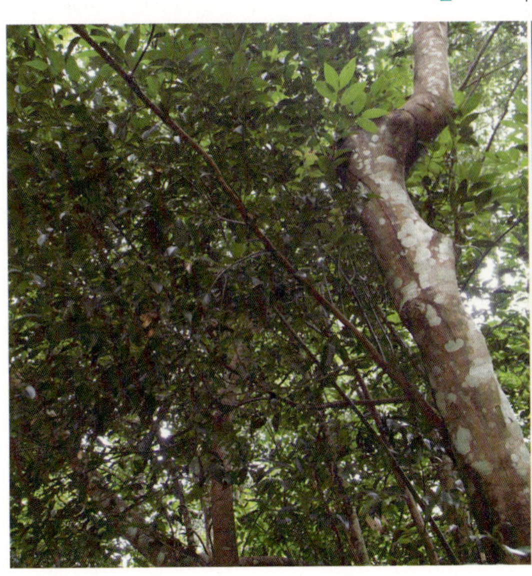

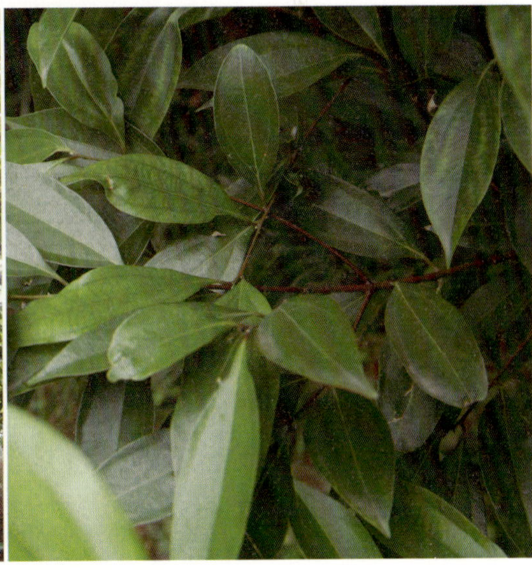

은엽파두(銀葉巴豆)

Croton argyratus

학　　명 | *Croton argyratus* Blume
과　　명 | 대극과(Euphorbiaceae)
참　　고 | 중국 남부지역 분포

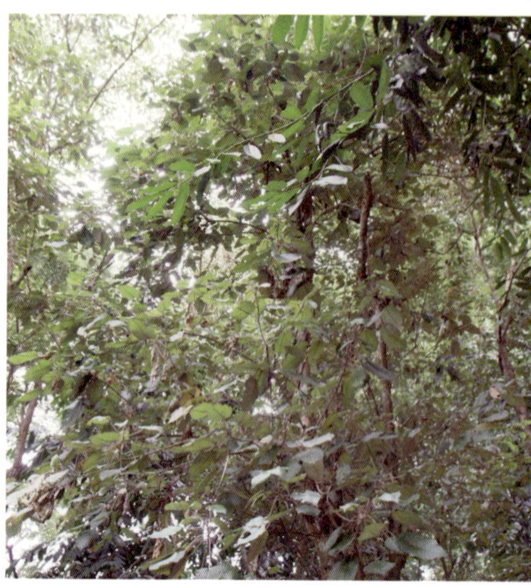

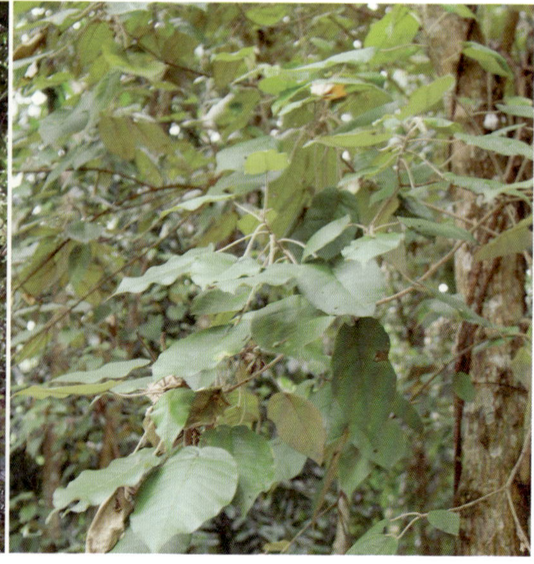

선모(仙茅)

Curculigo orchioides

학　　명 | *Curculigo orchioides* Gaertner
과　　명 | 수선화과(Amarylidaceae)
약용부위 | 뿌리줄기
한약명 | 선모(仙茅)
효　　능 | 양기 부족, 생리불순, 갱년기증상, 관절염에 유효
참　　고 | 우리나라 공정서[대한민국약전외한약(생약)규격집] 수재 약용식물

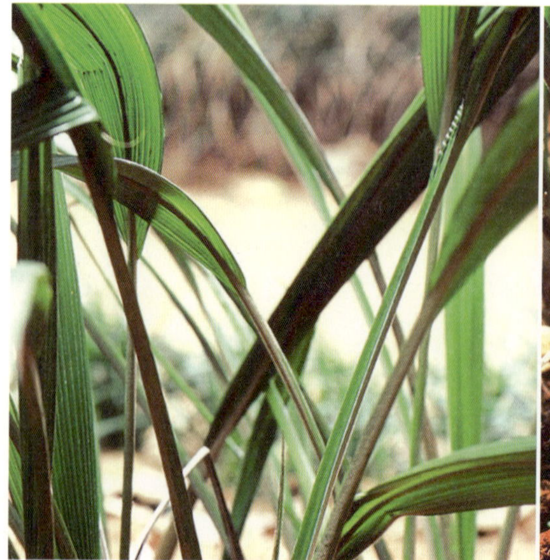

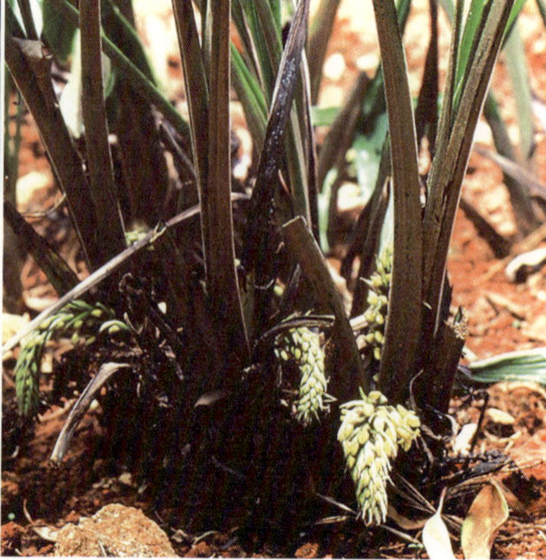

19_ 식물명

아출(莪朮)

Curcuma zedoaria

학　　명 | *Curcuma zedoaria* (Bergius) Roscoe.
과　　명 | 생강과(Zingiberaceae)
약용부위 | 뿌리줄기
한 약 명 | 아출(莪朮)
효　　능 | 소화불량, 헛배가 부르면서 아픈 증상에 유효
참　　고 | 우리나라 분포

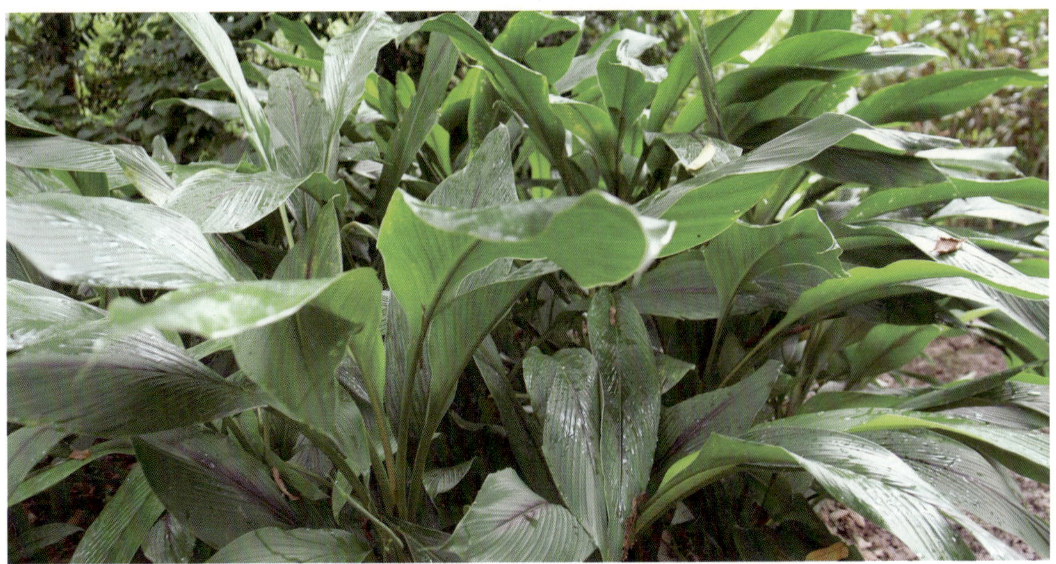

20_ 식물명

고추석곡(鼓錘石斛)

Dendrobium chrysotoxum

학　　명 | *Dendrobium chrysotoxum* Lindl.
과　　명 | 난초과(Orchidaceae)
참　　고 | 중국 남부지역 분포

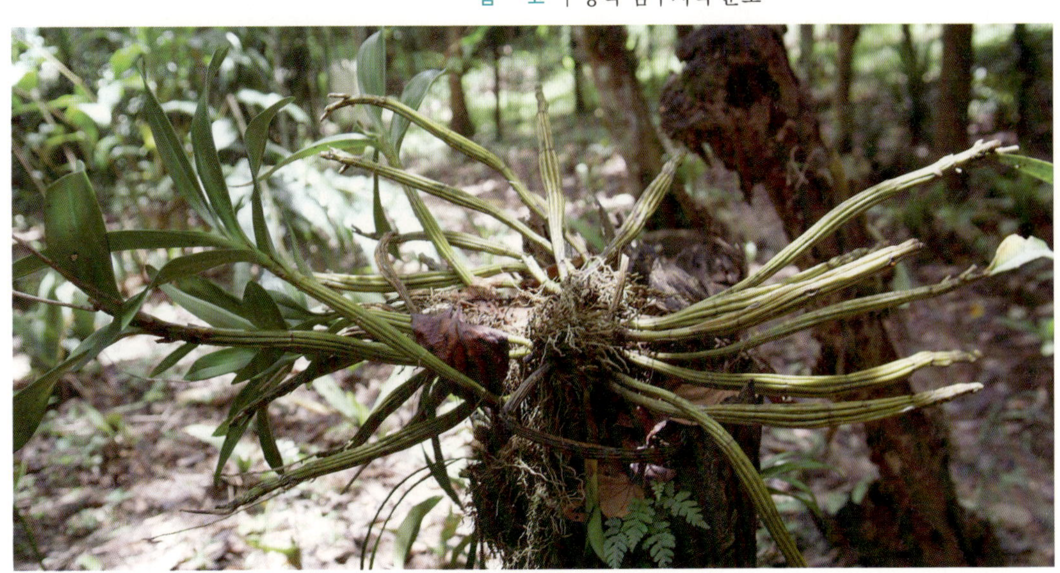

취석곡 (聚石斛)

Dendrobium jenkinsii

학 명		*Dendrobium jenkinsii* Wall. ex Lindl.
과 명		난초과(Orchidaceae)
약용부위		전초(全草)
한 약 명		목화공(木蝦公)
효 능		기침, 구강염, 위 통증에 유효
참 고		중국 남부지역 분포, 석곡과 유사

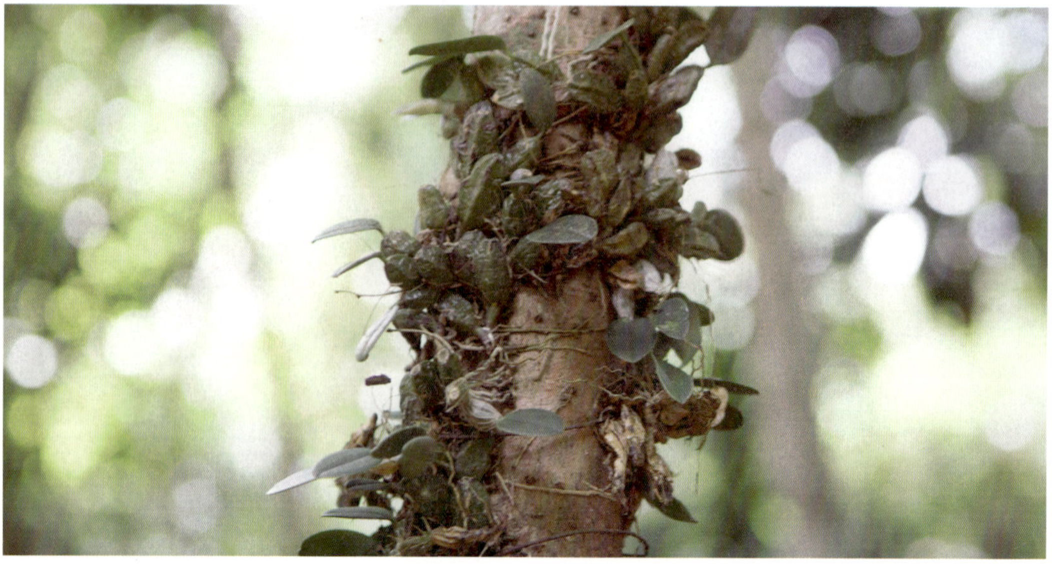

마죽 (麻竹)

Dendrocalamus latiflorus

학 명		*Dendrocalamus latiflorus* Munro
과 명		대나무아과(Bambusoideae)
약용부위		어린잎
한 약 명		첨죽(恬竹)
효 능		청열(淸熱), 지구(止嘔) 효능
참 고		중국 남부지역 분포

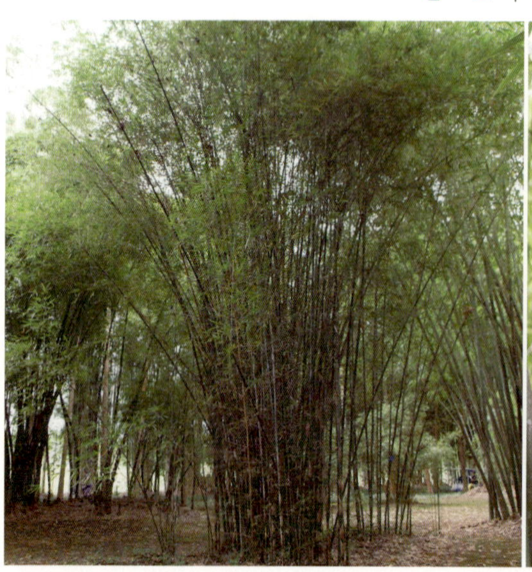

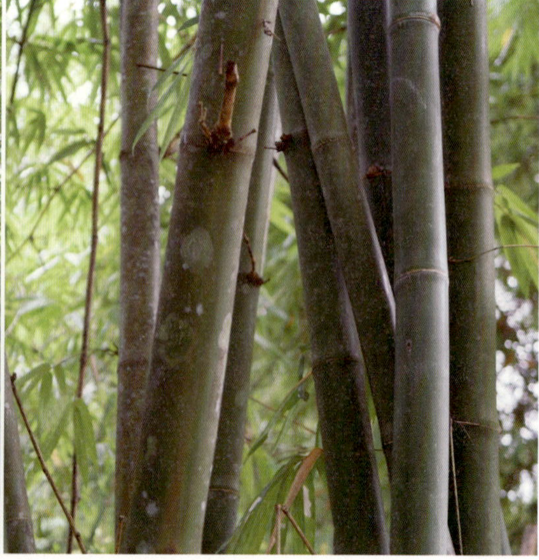

23_ 식물명

코카 (古柯)
Erythroxylon coca

학 명	|	*Erythroxylon coca* Lamarck
과 명	|	코카과(Erythroxylaceae)
약용부위	|	잎
생 약 명	|	코카엽
효 능	|	국소마취, 진통작용
참 고	|	열대지방 분포

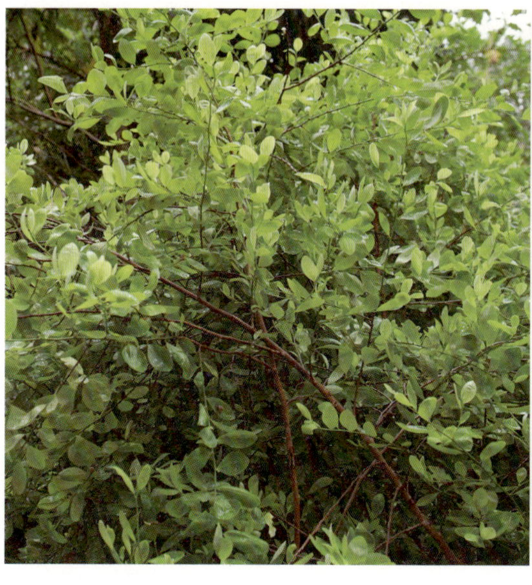
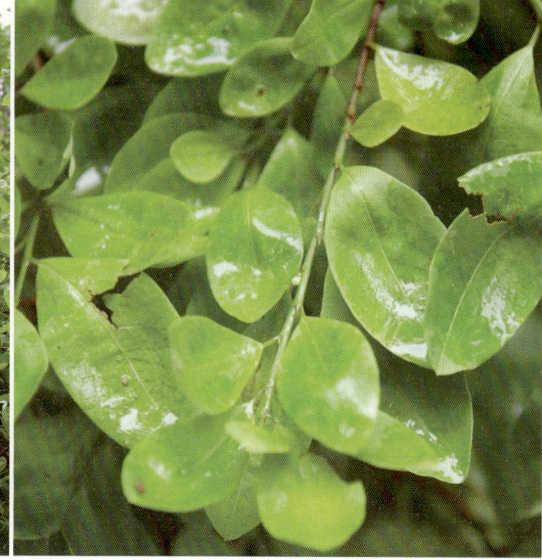

24_ 식물명

주근 (朱槿)
Hibiscus rosa-sinensis

학 명	|	*Hibiscus rosa-sinensis* L.
과 명	|	아욱과(Malvaceae)
약용부위	|	꽃, 잎, 뿌리
한 약 명	|	부상화(扶桑花)
효 능	|	유선염, 열증(熱證)으로 인한 기침, 이질에 유효
참 고	|	중국 남부지역 분포

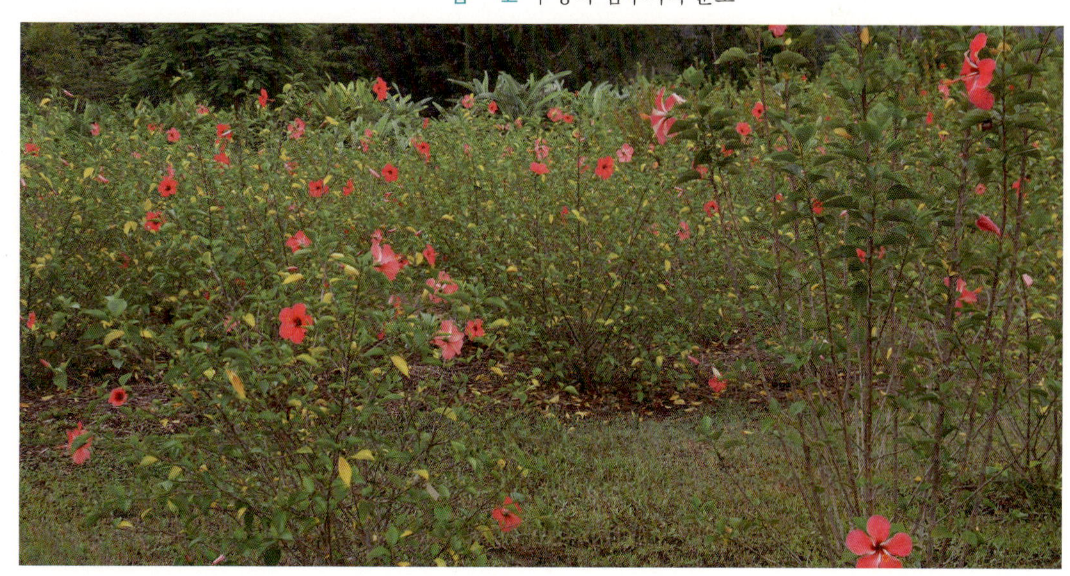

약모밀
Houttuynia cordata

학 명	|	*Houttuynia cordata* Thunberg
과 명	|	삼백초과(Saururaceae)
약용부위	|	지상부
한약명	|	어성초(魚腥草)
효 능	|	급만성기관지염, 장염에 유효, 배농(排膿), 청열해독(淸熱解毒)작용
참 고	|	우리나라 공정서[대한민국약전외한약(생약)규격집] 수재 약용식물

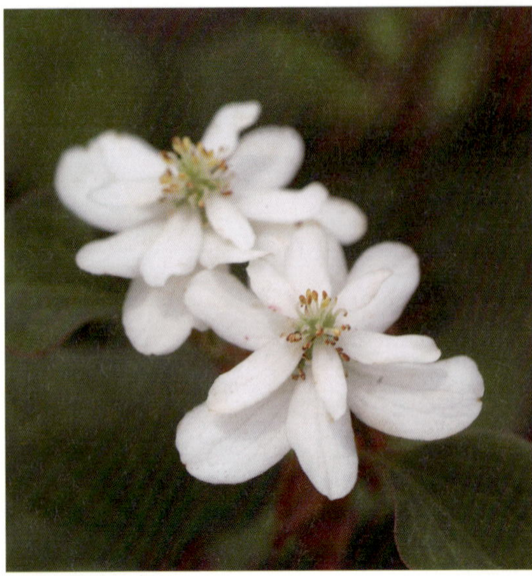
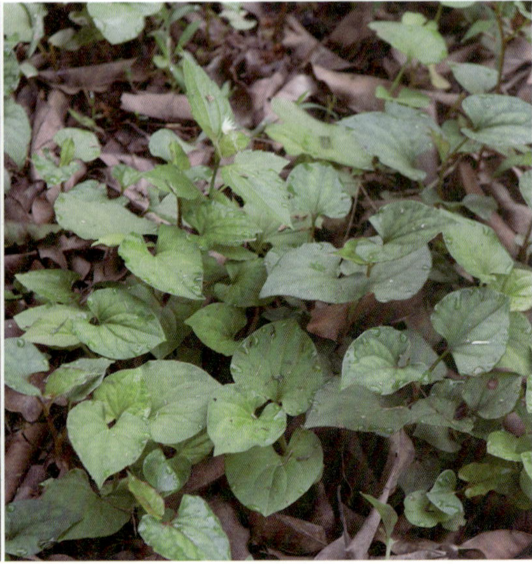

인도대풍자
Hydnocarpus alpina

학 명	|	*Hydnocarpus alpina* Wight
과 명	|	산유자나무과(Flacourtiaceae)
약용부위	|	씨
한약명	|	대풍자(大風子)
효 능	|	항진균, 구충작용, 한센병 치료, 독성 있음
참 고	|	열대약용식물

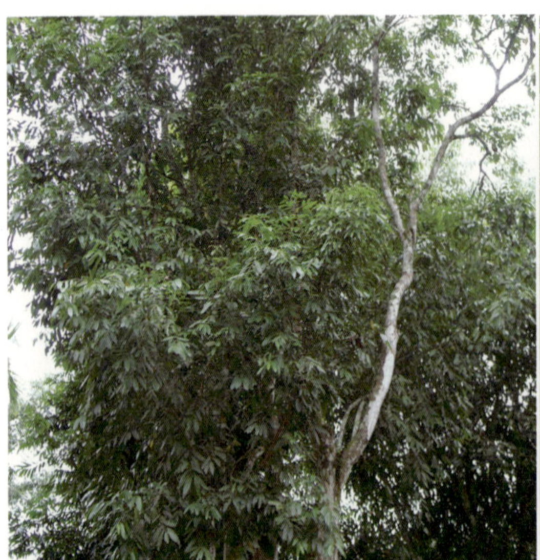
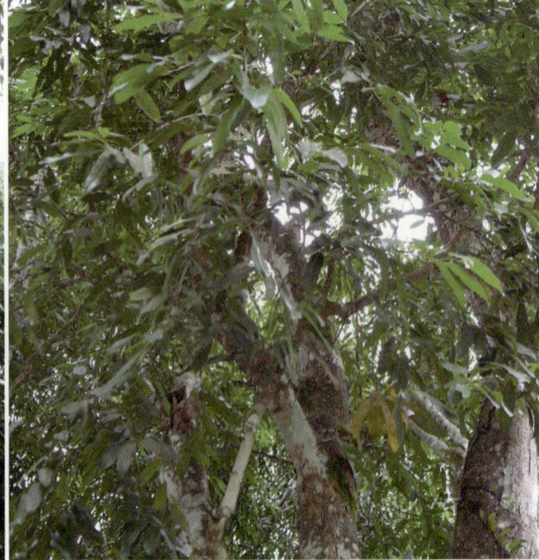

태국대풍자
Hydnocarpus anthelminticus

학 명	*Hydnocarpus anthelminticus* Pierre ex Laness.
과 명	산유자나무과(Flacourtiaceae)
약용부위	씨
한약명	대풍자(大風子)
효 능	항진균, 구충작용, 한센병 치료, 독성 있음
참 고	열대약용식물

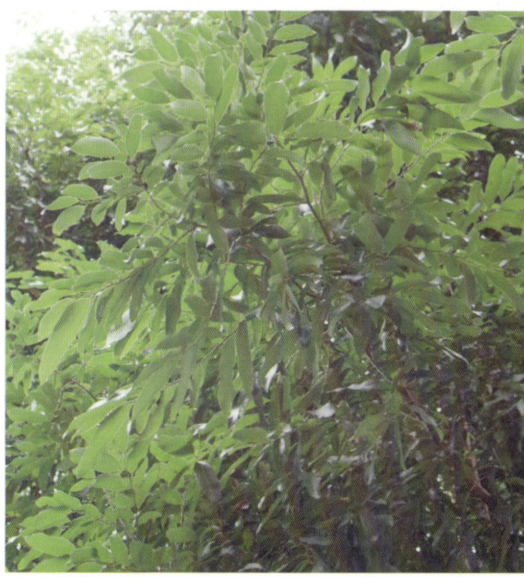

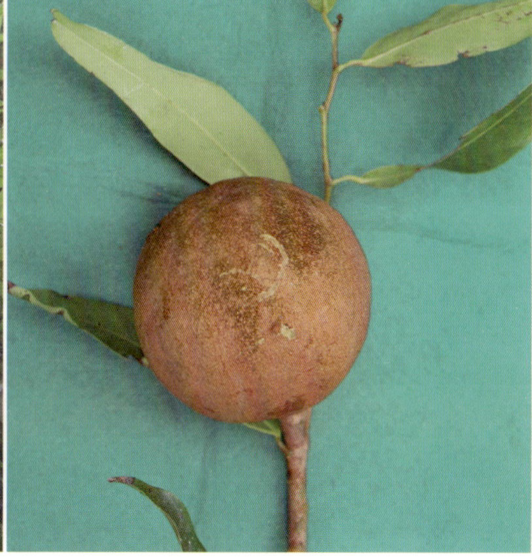

불두수(佛肚樹)
Jatropha podagrica

학 명	*Jatropha podagrica* Hook.
과 명	대극과(Euphorbiaceae)
약용부위	나무, 뿌리
한약명	불두수(佛肚樹)
효 능	혈뇨, 뇨통(尿痛)에 유효, 청열해독(淸熱解毒)작용
참 고	중국 남부지역 분포

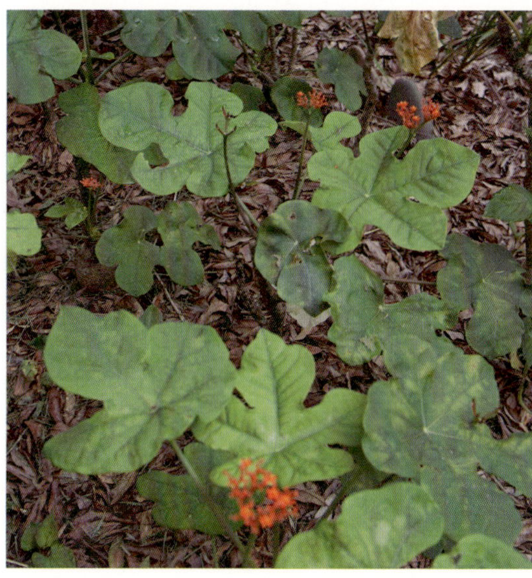

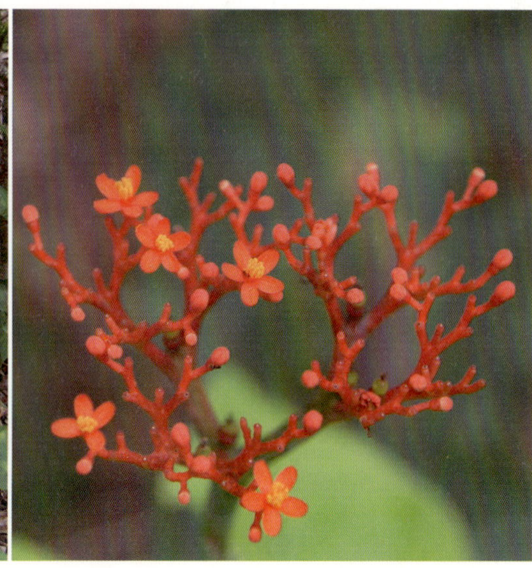

29_ 식물명

해남삼칠(海南三七)

Kaempferia rotunda

학 명		*Kaempferia rotunda* L.
과 명		생강과(Zingiberaceae)
약용부위		뿌리줄기
한 약 명		해남삼칠(海南三七)
효 능		타박상, 위 통증에 유효, 약간 독성 있음
참 고		중국 하이난성의 특산식물

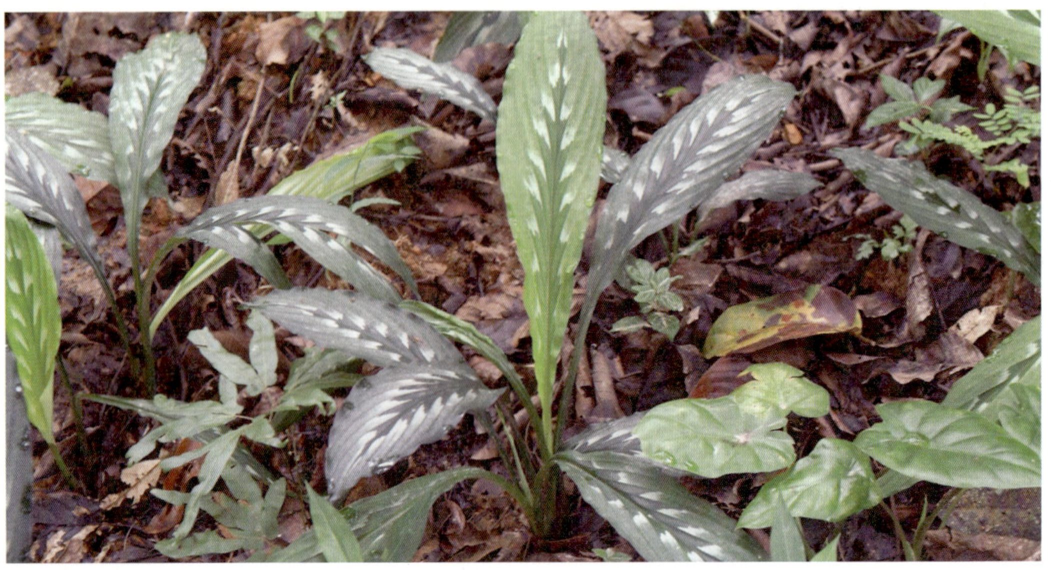

30_ 식물명

마영단(馬纓丹)

Lantana camara

학 명		*Lantana camara* L.
과 명		마편초과(Verbenaceae)
약용부위		꽃, 잎, 뿌리
한 약 명		오색매(五色梅)
효 능		습진, 피부염, 복통에 유효
참 고		중국 남부지역 분포

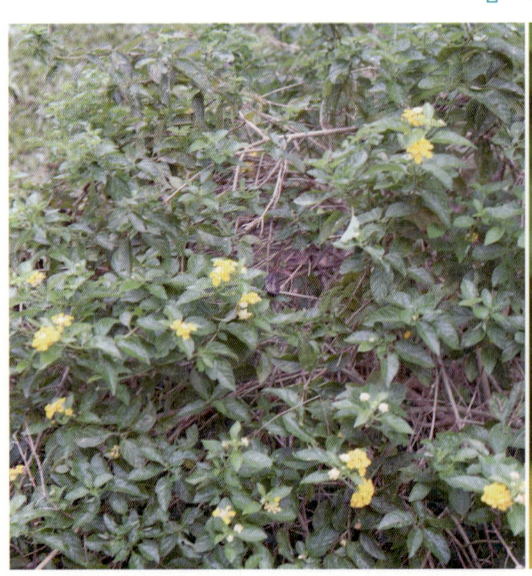

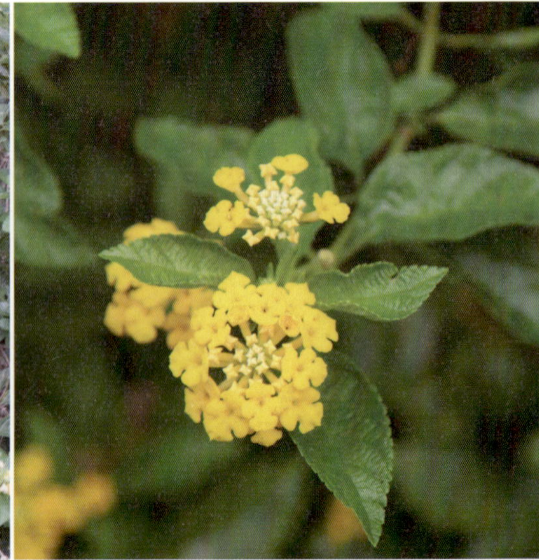

운남미등목 (雲南美登木)

Maytenus hookeri

학 명	|	*Maytenus hookeri* Loes.
과 명	|	노박덩굴과(Celastraceae)
약용부위	|	잎
한약명	|	운남미등목(雲南美登木)
효 능	|	어혈(瘀血), 초기 암 치료 효과
참 고	|	중국 윈난성의 특산식물

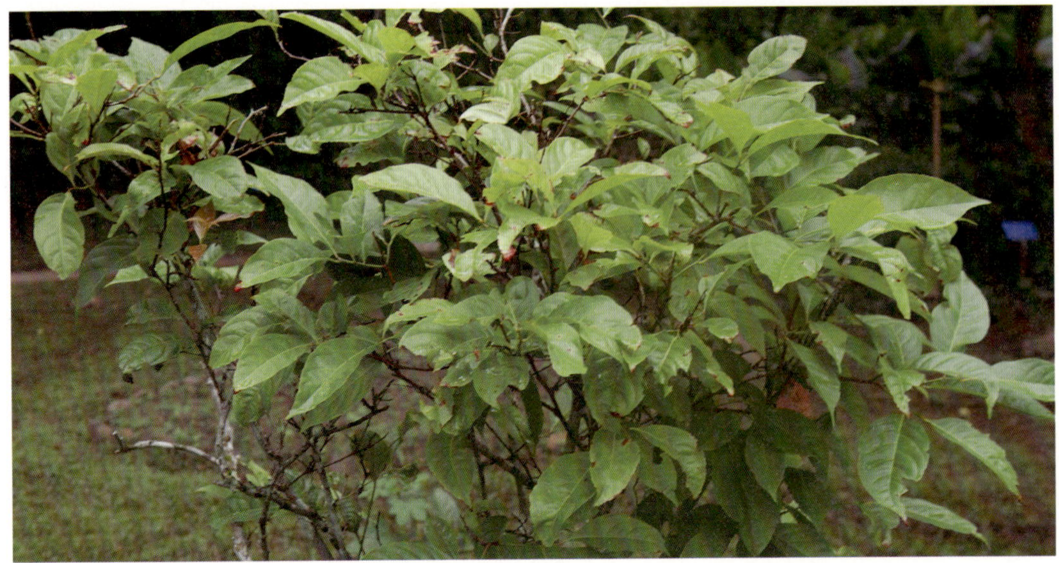

황옥엽금화 (黃玉葉金花)

Mussaenda flava

학 명	|	*Mussaenda flava* Bakh. f.
과 명	|	꼭두서니과(Rubiaceae)
참 고	|	중국 남부지역 분포

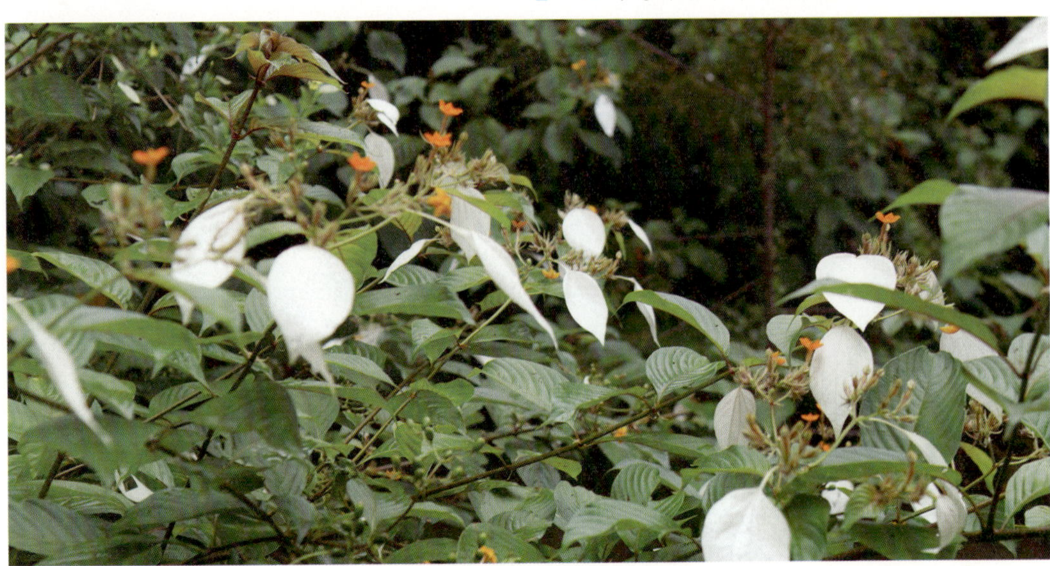

운남육두구(雲南肉豆蔻)

Myristica yunnanensis

학　　명	*Myristica yunnanensis* Y. H. Li
과　　명	육두구과(Myristicaceae)
약용부위	씨
한 약 명	육두구(肉豆蔻)
효　　능	식욕부진, 복부팽만에 유효
참　　고	중국 원난성의 특산식물

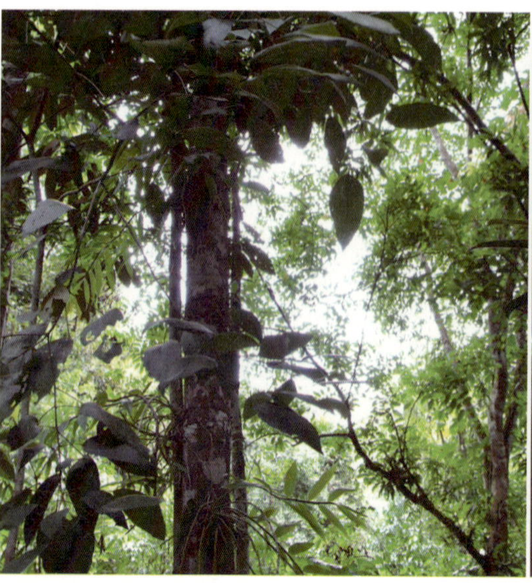

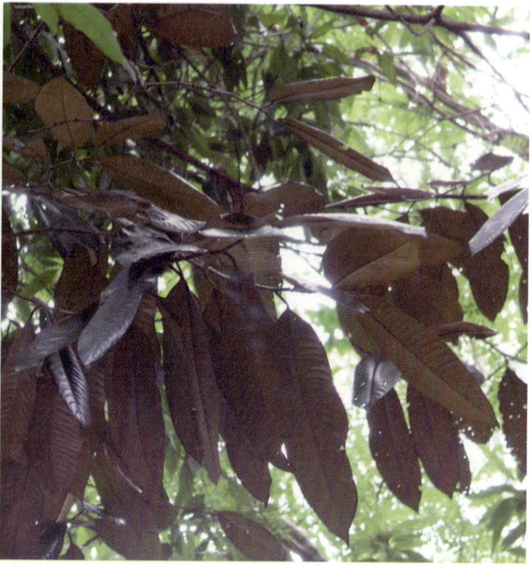

계단화(鷄蛋花)

Plumeria rubra

학　　명	*Plumeria rubra* L. cv Acutifolia
과　　명	협죽도과(Apocynaceae)
약용부위	꽃 또는 줄기껍질
한 약 명	계단화(鷄蛋花)
효　　능	감기, 요로결석에 유효
참　　고	중국 남부지역 분포

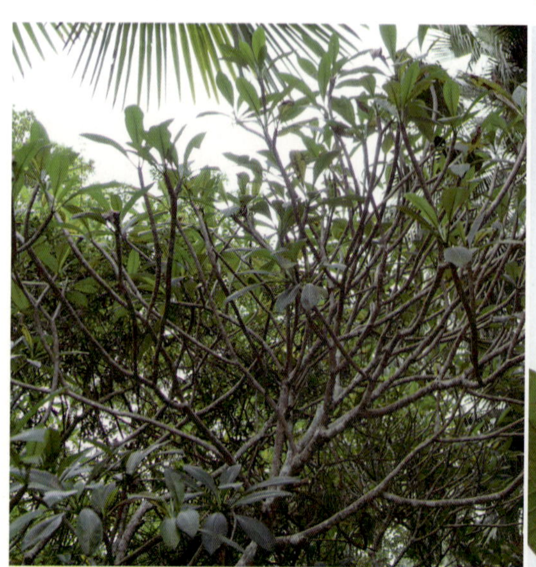

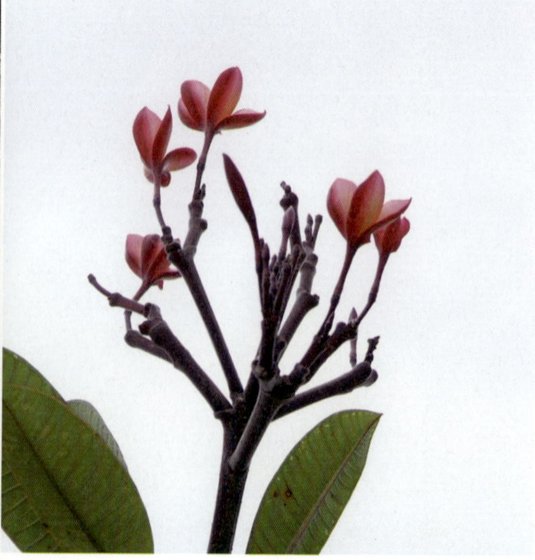

대과자단(大果紫檀)

Pterocarpus macrocarpus

학　명 | *Pterocarpus macrocarpus* Kurz
과　명 | 접형화과(Papilionaceae, 蝶形花科)
참　고 | 중국 남부지역 분포

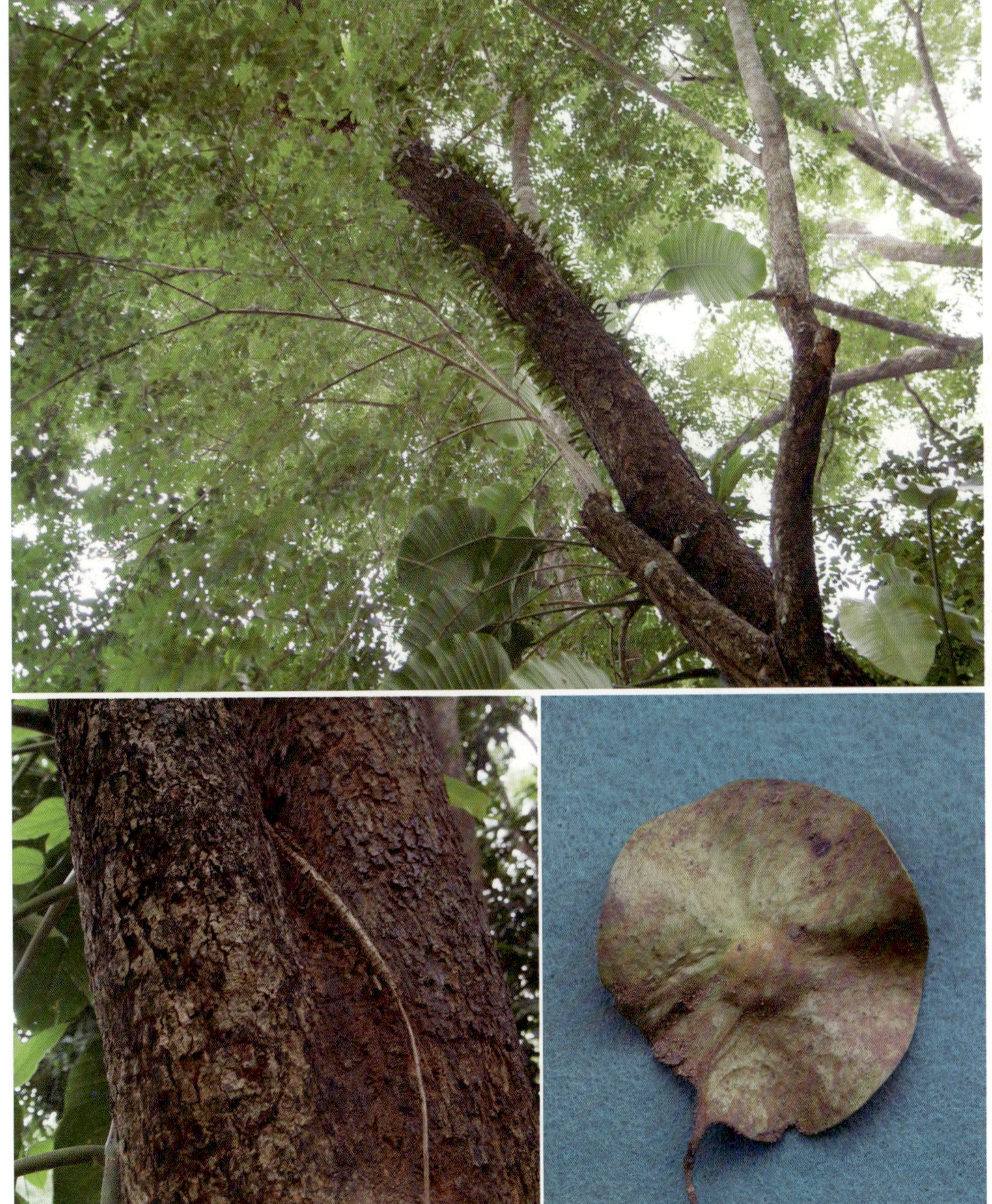

36_ 식물명

나부목(蘿芙木)
Rauvolfia verticillata

학 명	|	*Rauvolfia verticillata* (Lour.) Baill.
과 명	|	협죽도과(Apocynaceae)
약용부위	|	뿌리
한 약 명	|	나부목(蘿芙木)
효 능	|	진정작용, 고혈압, 현기증에 유효
참 고	|	중국 남부지역 분포

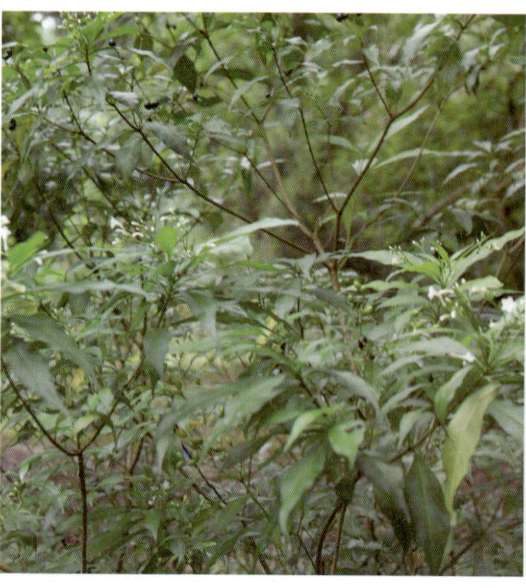

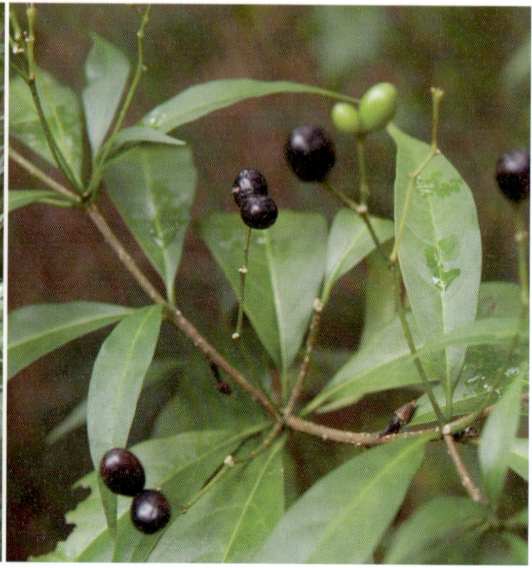

37_ 식물명

선화가(旋花茄)
Solanum spirale

학 명	|	*Solanum spirale* Roxb.
과 명	|	가지과(Solanaceae)
약용부위	|	전초(全草)
한 약 명	|	선병가(旋柄茄)
효 능	|	목 안이 붓고 아픈 증상, 감기 발열증상에 유효, 청열해독 (淸熱解毒)작용
참 고	|	중국 남부지역 분포

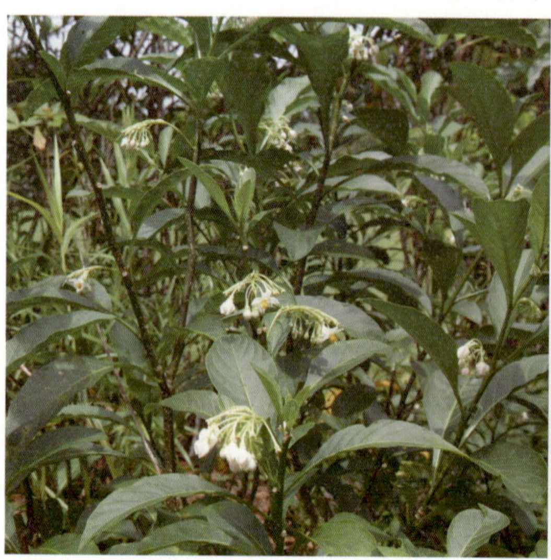

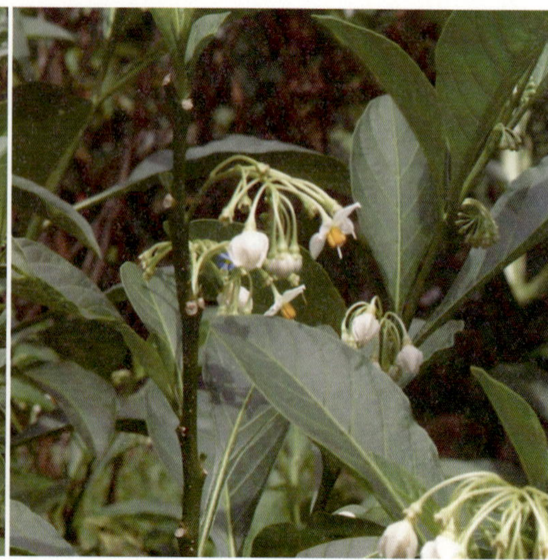

빈랑청(檳榔靑)

Spondias pinnata

학 명	*Spondias pinnata* (L.) Kurz
과 명	옻나무과(Anacardiaceae)
약용부위	줄기껍질
참 고	중국 남부지역 분포

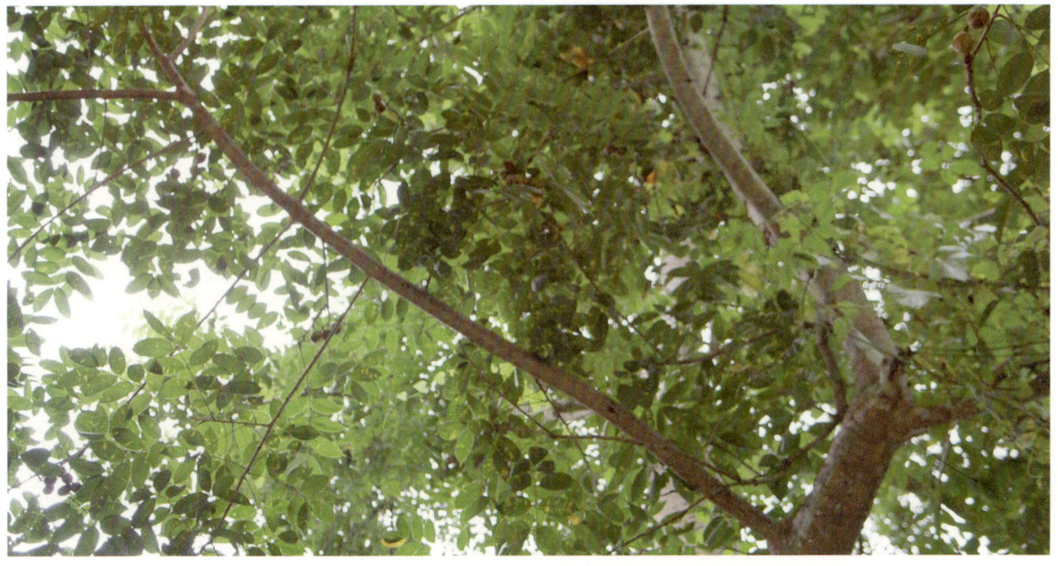

토전칠(土田七)

Stahlianthus involucratus

학 명	*Stahlianthus involucratus* (King ex Bak.) Craib
과 명	생강과(Zingiberaceae)
약용부위	뿌리 및 뿌리줄기
한약명	토전칠(土田七)
효 능	지혈, 어혈 제거에 효능
참 고	중국 남부지역 분포

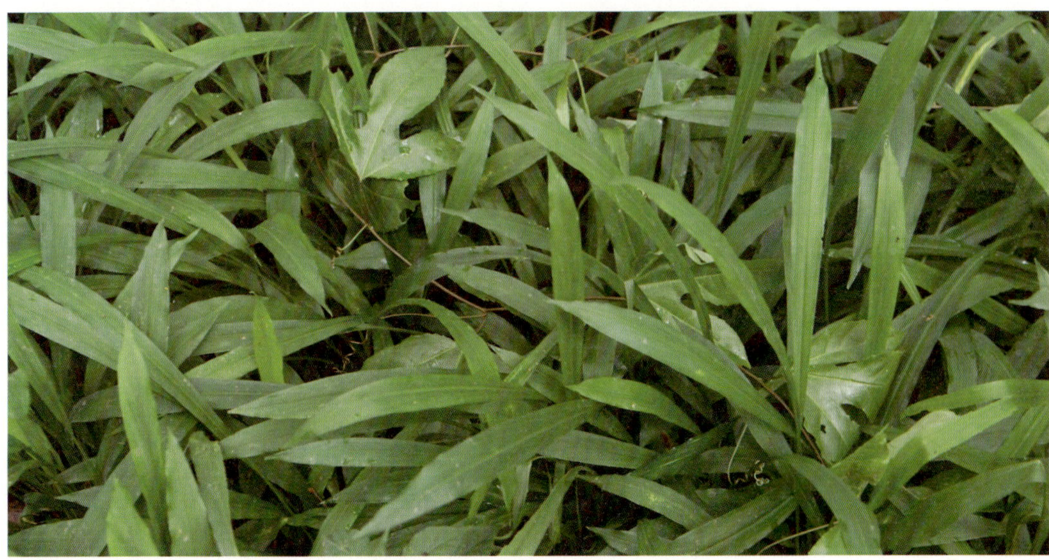

애기부들

Typha angustifolia

학　명	|	*Typha angustifolia* Bory et Chaubard
과　명	|	부들과(Typhaceae)
약용부위	|	꽃가루
한약명	|	포황(蒲黃)
효　능	|	지혈, 이뇨작용, 구내염 치료에 효과
참　고	|	우리나라 공정서[대한민국약전외한약(생약)규격집]의 포황 편에는 *Typha orientalis*(부들)가 수재

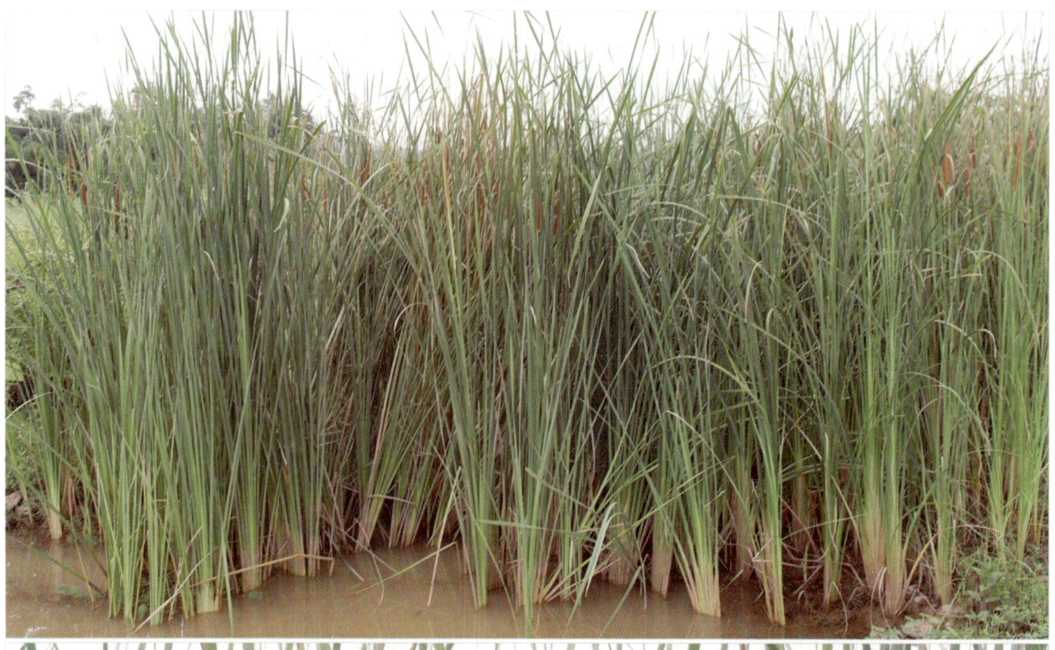

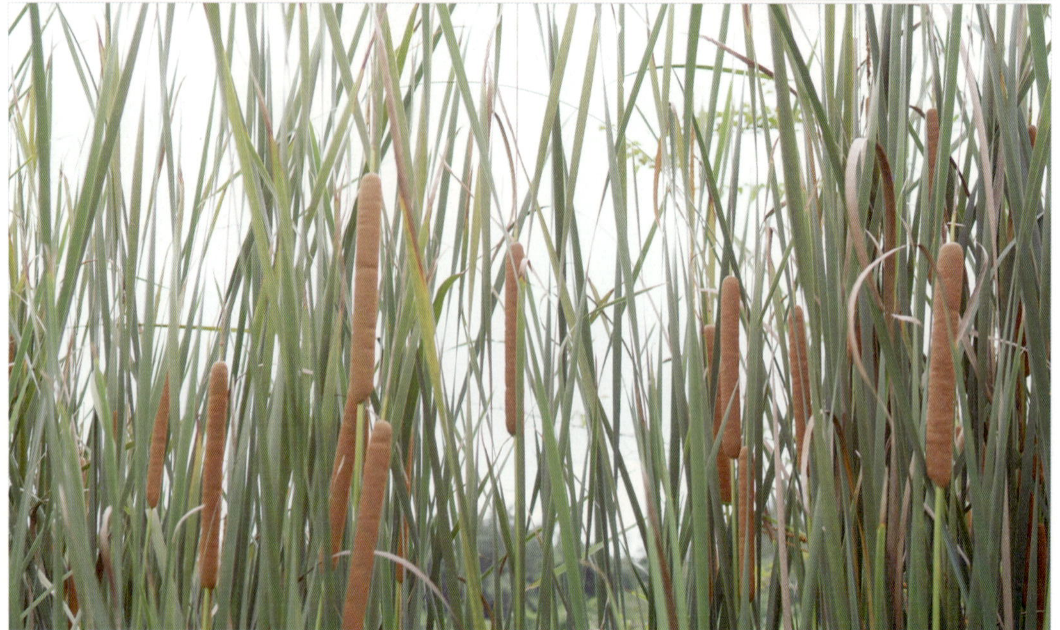

만형 (蔓荊)

Vitex trifolia

학 명	*Vitex trifolia* L.
과 명	마편초과(Verbenaceae)
약용부위	열매
한 약 명	만형자(蔓荊子)
효 능	어지러움, 눈이 침침한 증상, 두통에 유효
참 고	우리나라 공정서(대한민국약전) 수재 약용식물, 약전에는 *Vitex rotundifolia*(순비기나무)의 열매도 만형자로 사용

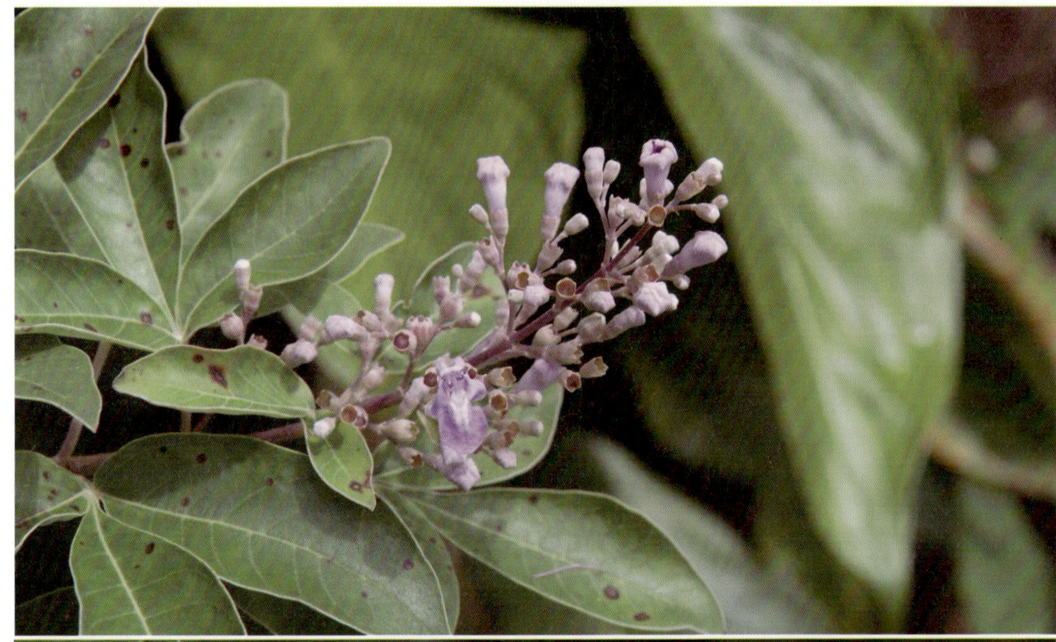

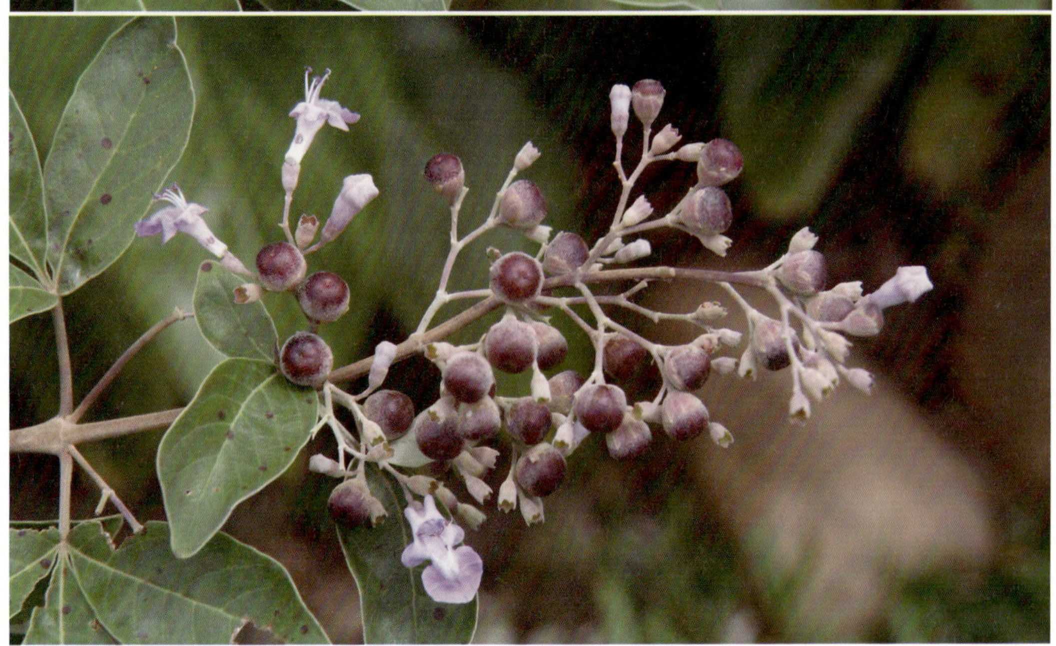

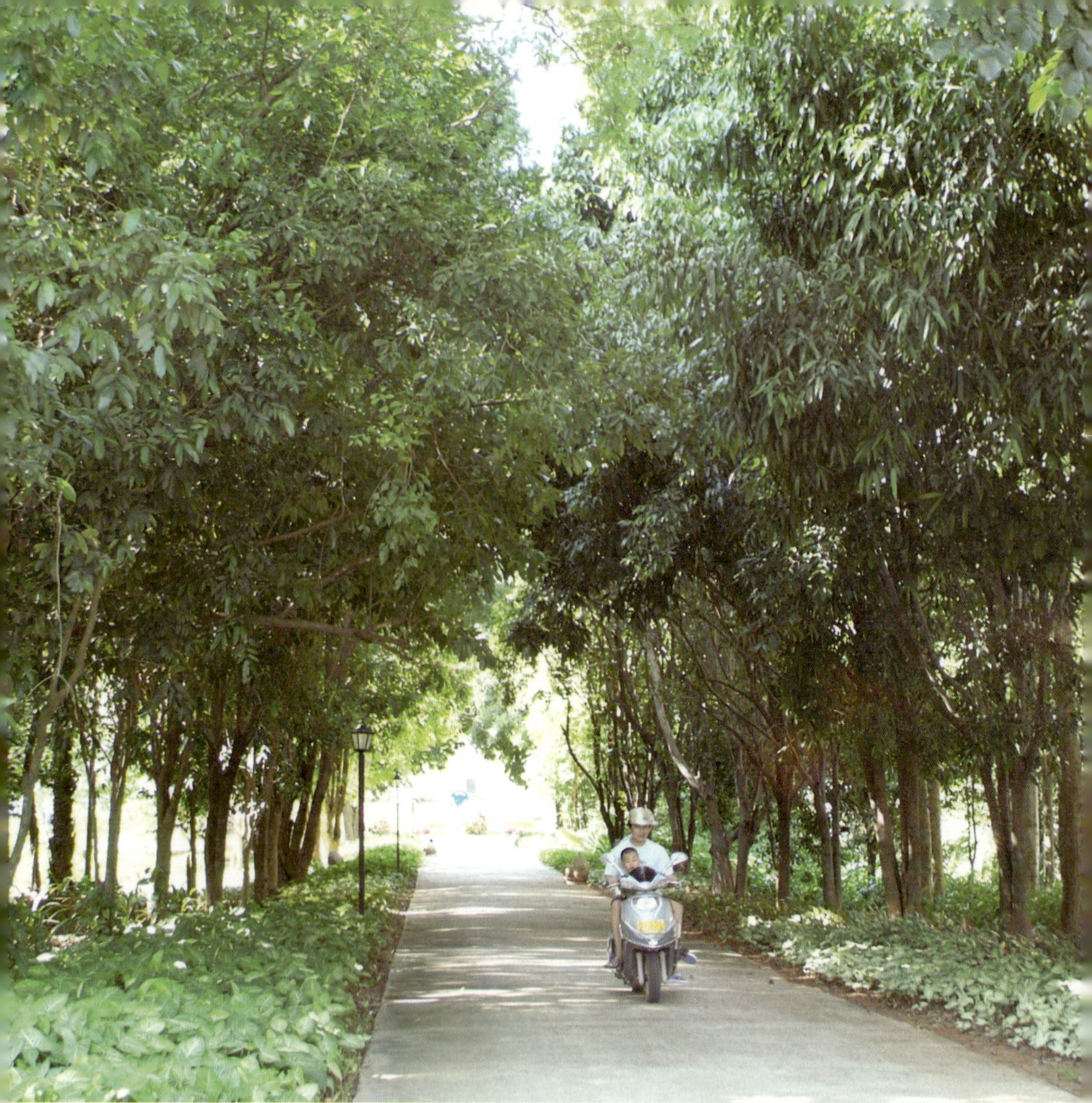

윈난성 시솽반나 남약원

雲南省 西雙版納 南藥園

새벽에 출발한 비행기

원난성 성도인 쿤밍에서 남쪽 방향으로 740㎞ 떨어진 시솽반나 타이족 자치주. 중국의 55개 소수민족 중 타이족들이 자치주를 이루고 있는 곳으로 중심지는 징훙(景洪) 시이다. 인구는 79만여 명 정도이며 타이족이 1/3, 한족이 1/3, 기타 민족이 1/3을 차지하고 있으며 라오스, 미얀마와 국경을 이루고 있다.

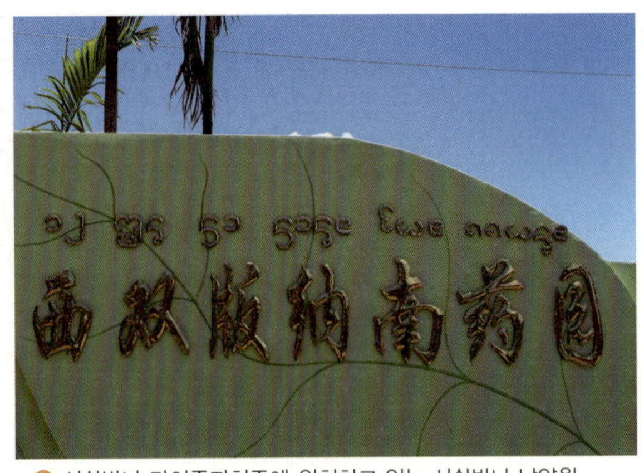

⬆ 시솽반나 타이족자치주에 위치하고 있는 시솽반나 남약원

우리 일행이 이곳을 찾아가는 날 쿤밍을 출발하는 비행기가 연착했다. 장맛비 때문인데 지방에서 지방으로 몇 개 도시를 연결하는 비행기가 계속 연착되는 모양이었다. 밤 10시 출발 예정이었지만 새벽 2시가 되어도 감감무소식이라 다들 출구 근처에서 불편한 잠을 청했다. 상습적인 연착에 익숙한 중국인 승객들이 가족끼리 화투놀이나 마작을 하면서 여유를 부리는 모습도 볼 수 있었다.

의자에 기대어 얕은 잠이 들었는데 누군가 급히 깨운다. 항공사 측에서 주는 야식인 죽통조림을 건네받았다. 30대에서 70대까지 다양한 연령으로 구성된 우리 일행이지만 같은 조건으로 체력을 시험하는 힘든 여정이 시작되었다. 이동하는 차 안에서 잠시 눈을 붙이고 목적지에 정차하면 모두들 사진을 찍고 필요한 정보를 기록하고 자료를 수집하는 데 바쁘다. 다음 행선지를 위해 급히 차에 오르고 내리기를 반복하다 보면 밤이 깊기 일쑤다.

드디어 새벽 4시 30분. 어렵사리 쿤밍을 출발하여 징훙 공항에는 아침 6시가 다 되어 도착했다. 우리 일행을 기다리던 징훙 공항의 안내원도 언제 올지 모르는 일행을 기다리느라 한숨도 자지 못했다고 하소연이다. 호텔에 도착하여 대충 눈을 붙이고 9시경 약용식물원으로 출발을 서둘렀다.

시솽반나는 식물의 왕국

이 지역은 다양한 종류의 동식물자원이 있어 동식물의 왕국으로 불리며, 시솽반나에만 있는 진귀하고 멸종 위기에 처한 동식물이나 천연자원 등이 연구자들은 물론 생태관광에 관심을 가진 국내외 여행객의 큰 흥미를 끌고 있다. 한약과 약용식물, 1700여 년 전의 고차수(古茶樹)와 많은 고무나무도 땅을 덮으며 자라는 천혜의 보고다. 이곳의 고무 생산은 전국 제일이라고 알려져 있다.

약용식물연구소도 함께

시솽반나에는 중국의학과학원 약용식물연구소 윈난 분소가 있다. 중심지 징훙 시내에 위치하고 있는 윈난 분소는 1959년 개설되어 중국의학과학원 약용식물연구소에 속한다. 약용식물연구소는 2002년에 설립한 시솽반나 약용식물원인 남약원(南藥園)도 함께 거느린다. 남약원은 800여 종의 열대, 아열대 약용식물을 재배하고 있으며 약용식물 표본도 1만여 종이나 보관하고 있다.

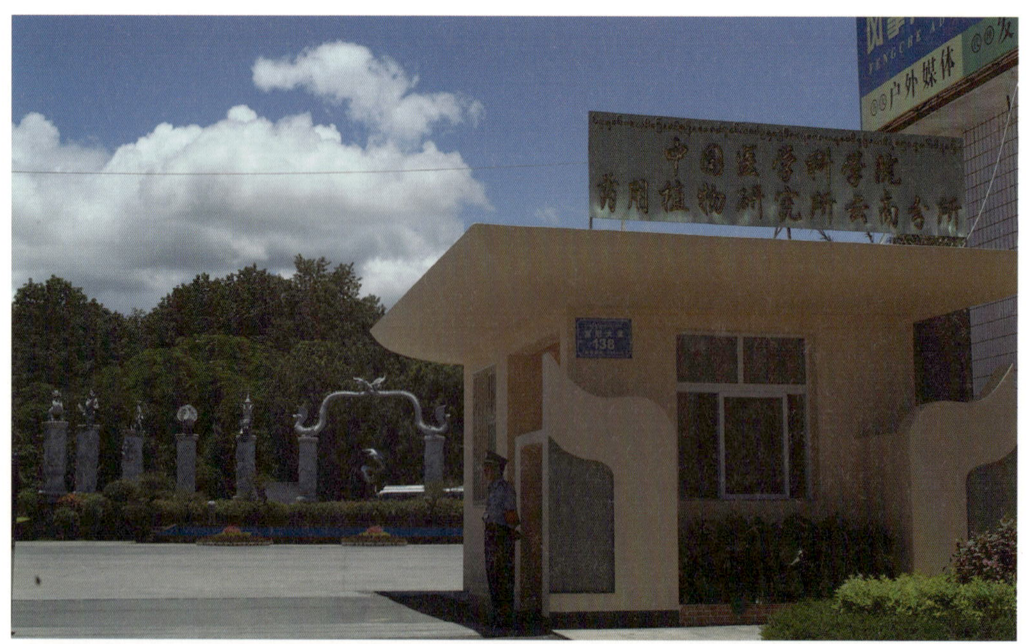

● 시솽반나에 있는 중국의학과학원 약용식물연구소 윈난 분소 전경

인도대풍자, 태국대풍자, 해남대풍자 재배

남약원은 약문화광장, 백초원, 난원, 빈랑원 등 12개의 지역으로 나뉜다. 백초원에는 다양하고 풍부한 남약(南藥)이 재배되고 있는데 강황, 백두구, 단향, 육계, 후추 등 중요 남약과 빈랑, 익지, 사인, 단향, 인도대풍자, 태국대풍자, 해남대풍자, 두충, 세신, 토전칠이 있다. 그 외에 숲 속에 숨어 있던 양춘사인의 꽃과 백단향의 열매도 발견할 수 있었다. 수지를 약용하며 활혈, 행기효능이 있는 캄보디아용혈수도 촬영한다. 과일과 수지, 잎을 두루 약용할 수 있으며 생진, 지갈 효능이 있고 외용하면 통증을 없애주는 과일인 잭 프루트(바라밀, 波羅蜜)도 보인다. 눈에 뜨이는 것은 인도가 원산인 유독식물 마전나무로, '주의안전'을 요하는 경고문을 붉은 글씨로 큼직하게 걸어놓고 있다. 마전나무 아래에는 노란 열매가 군데군데 떨어져 있다. 열매 속을 갈라보면 미끈거리는 과육 안에 회색의 납작한 씨인 마전자(馬錢子)가 들어 있는 것을 볼 수 있다.

마전나무 열매와 씨 ▶
마전나무 열매에 독이 있으니 주의하라는 붉은 글씨의 경고문 ▶

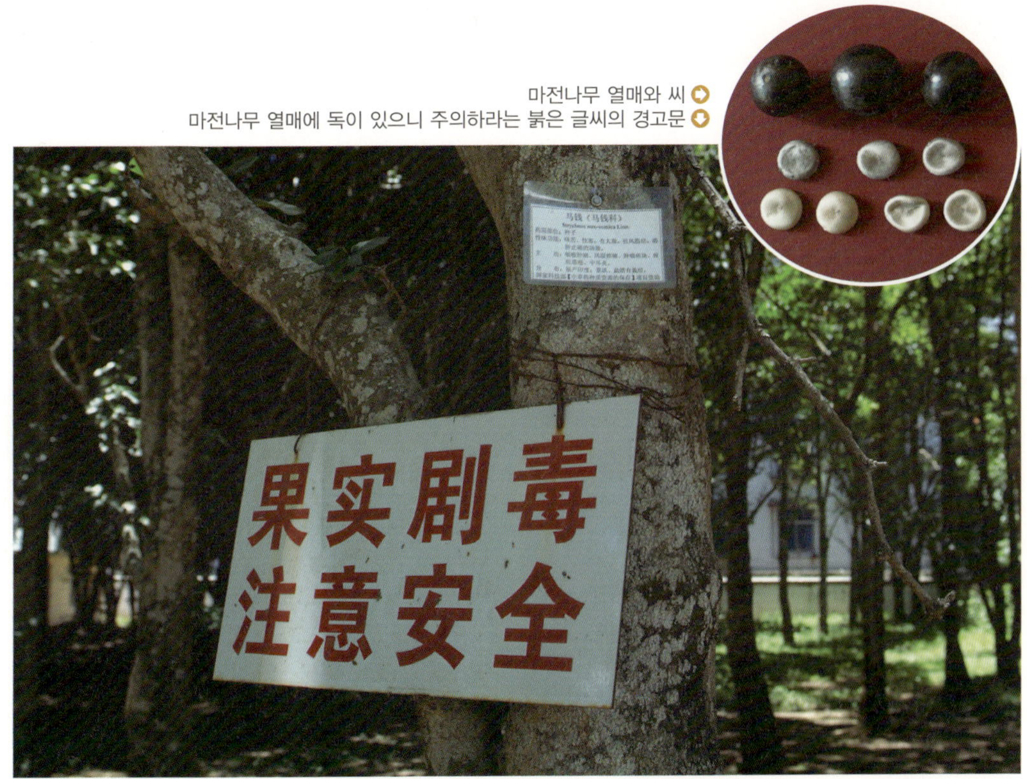

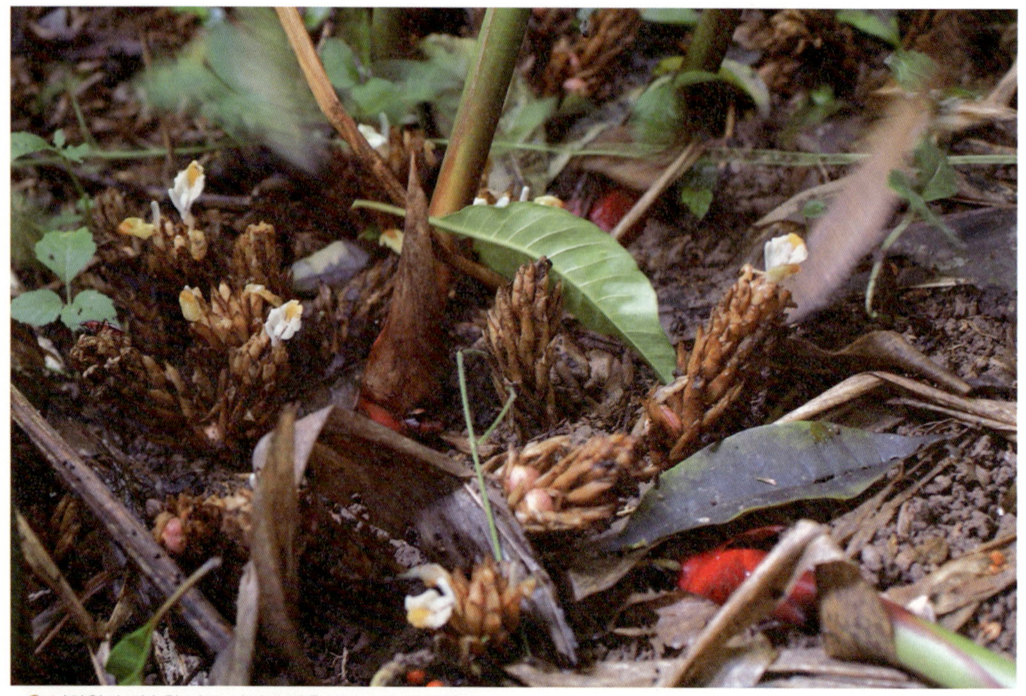

⬆ 남약원의 깊숙한 나무 사이에 양춘사인이 숨어 있었다.

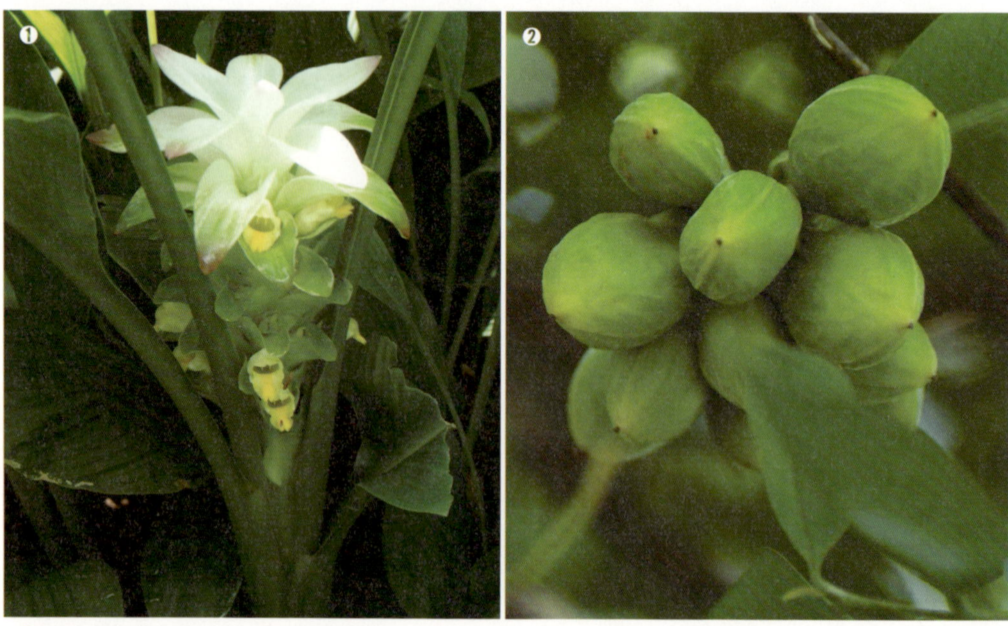

❶ 하얀 꽃이 피어 있는 강황 ❷ 백목향 열매

약용식물연구소의 입구인 약문화광장에는 좌우 양옆에 12개의 남약(南藥)을 상징하는 기둥이 세워져 있다. 하얀 돌기둥에는 파극천, 조구등, 용혈수, 파두, 호초, 사인, 빈랑, 단향, 육계, 노회, 석곡 등 특산 남약 24종의 한자 이름과 라틴어 학명, 그리고 그림들이 부조로 아로새겨져 방문객들을 맞이한다.

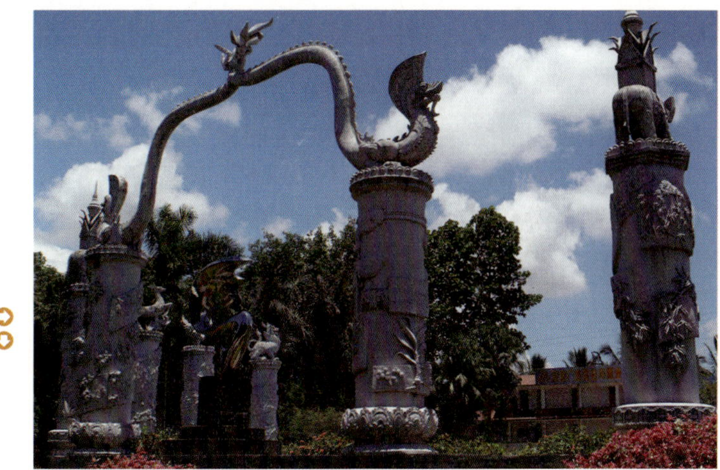

약용식물연구소 입구인
약문화광장에는 24종 남약의 이름과 그림이
하얀 돌기둥에 양각으로 조각되어 있다.

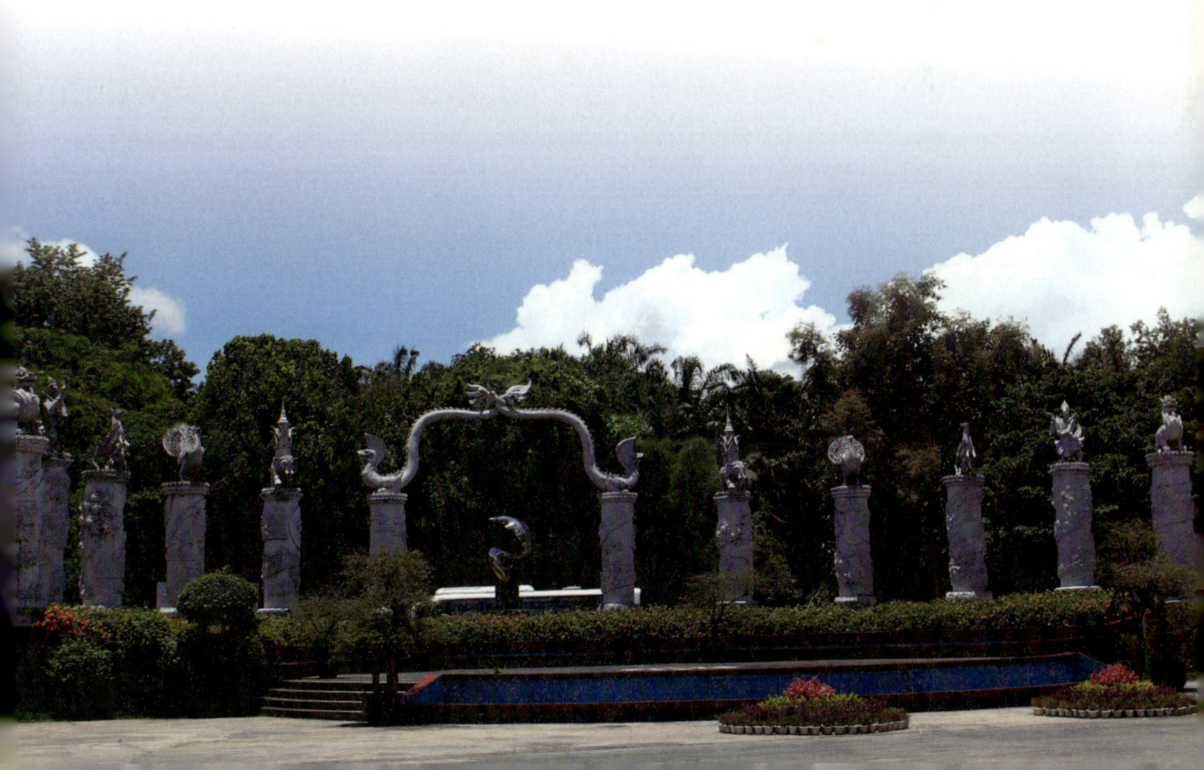

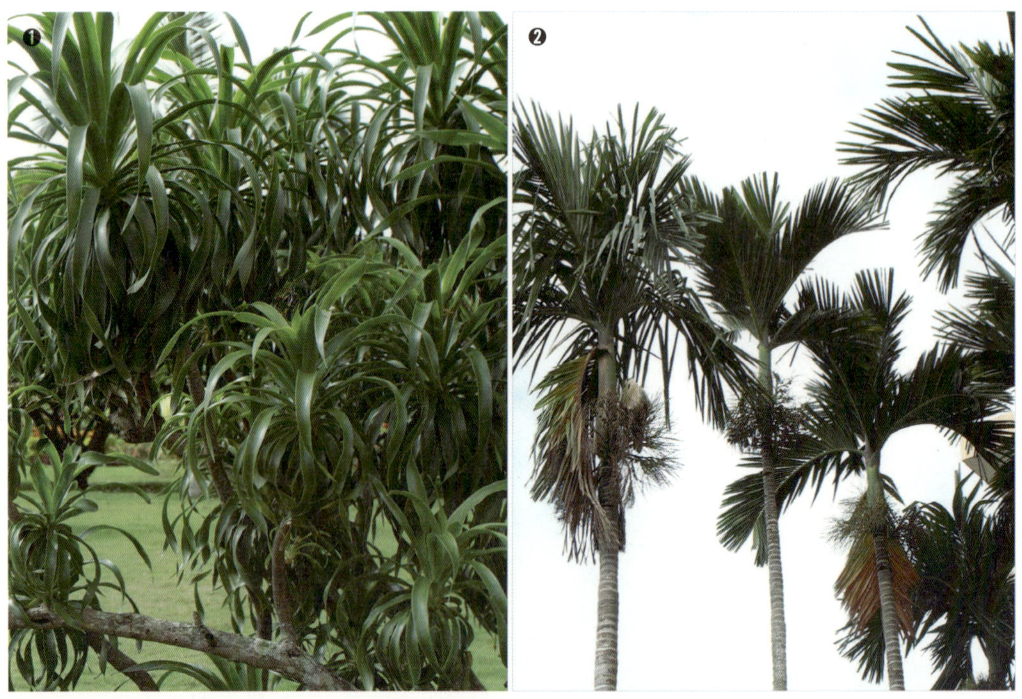

❶ 수지를 약용하며, 활혈, 행기 효능이 있는 캄보디아용혈수 ❷ 열매가 주렁주렁 달려 있는 빈랑

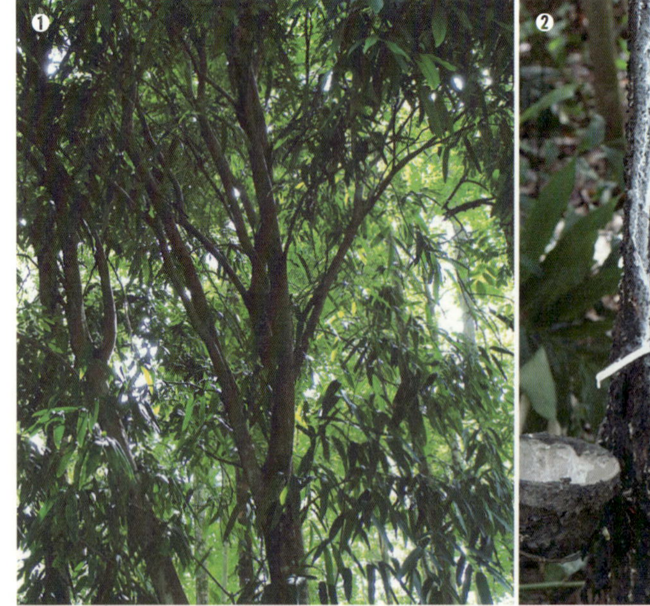

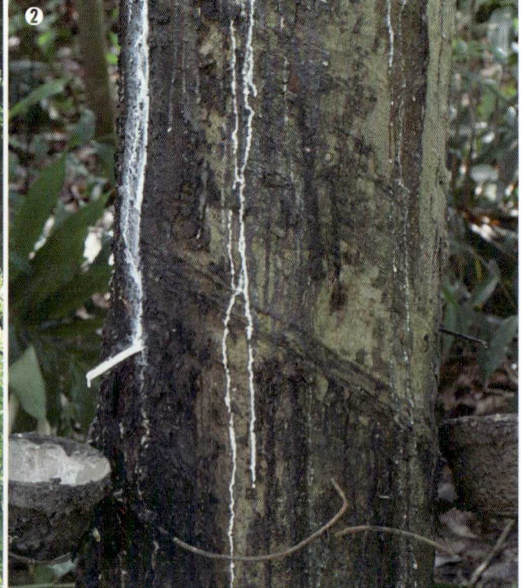

❶ 태국대풍자 ❷ 고무나무. 수액을 채취한 흔적이 보인다.

약문화광장 옆에는 윈난 보이차 전시관도 있어 많은 관광객들이 찾는다. 360kg이나 되는 세계 최대의 보이차도 흥밋거리로 전시하고 있는데 가격을 자그마치 우리 돈 2억 8,000만 원으로 적어놓아서 깜짝 놀랐다. 전시관 앞에는 전통 복장을 한 종사자들이 관람객들이 사용했던 대나무 찻잔을 끓는 물에 푹 담가 철저히 소독하고 있는 모습이 이례적이었다.

두 번에 걸쳐 방문했던 이곳 남약원은 열대 약용식물을 관찰할 수 있는 귀한 학습장이었다.

❶ 생진, 지갈 효능이 있는 바라밀 ❷ 후추
❸ 우리 돈으로 2억 8,000만 원이나 한다는 세계 최대의 보이차

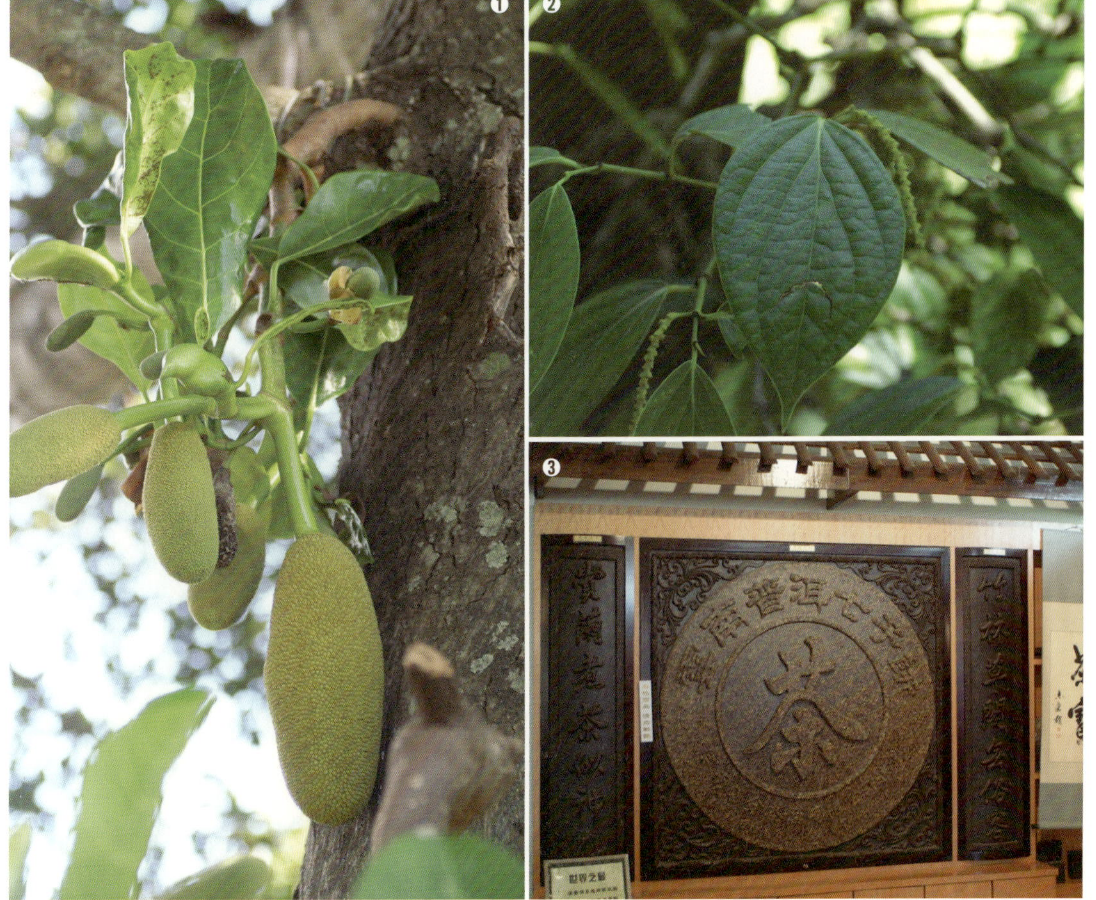

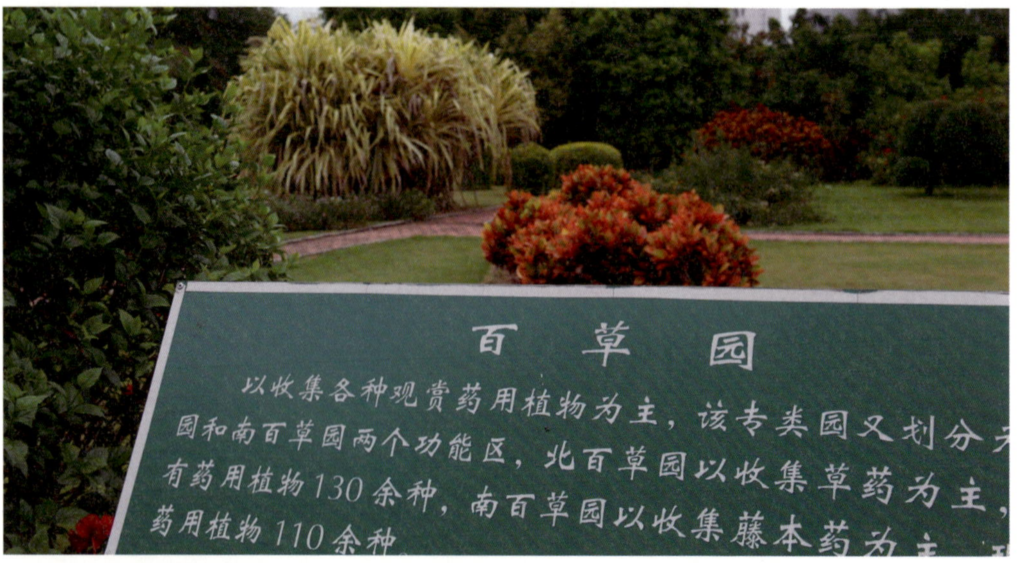

⬆ 남약원 내의 백초원 구역

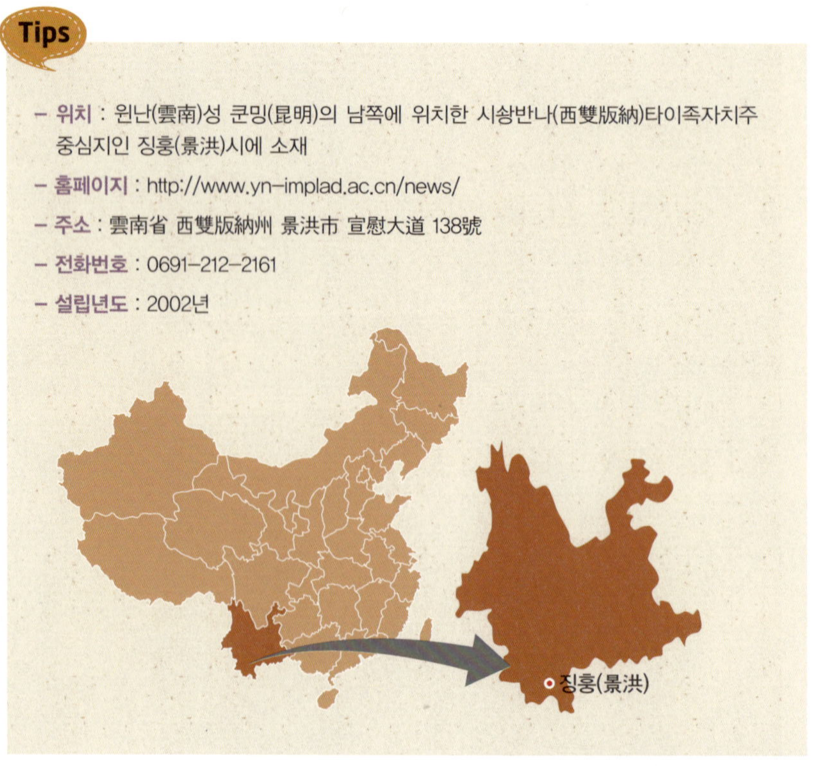

- **위치** : 윈난(雲南)성 쿤밍(昆明)의 남쪽에 위치한 시솽반나(西雙版納)타이족자치주 중심지인 징훙(景洪)시에 소재

- **홈페이지** : http://www.yn-implad.ac.cn/news/

- **주소** : 雲南省 西雙版納州 景洪市 宣慰大道 138號

- **전화번호** : 0691-212-2161

- **설립년도** : 2002년

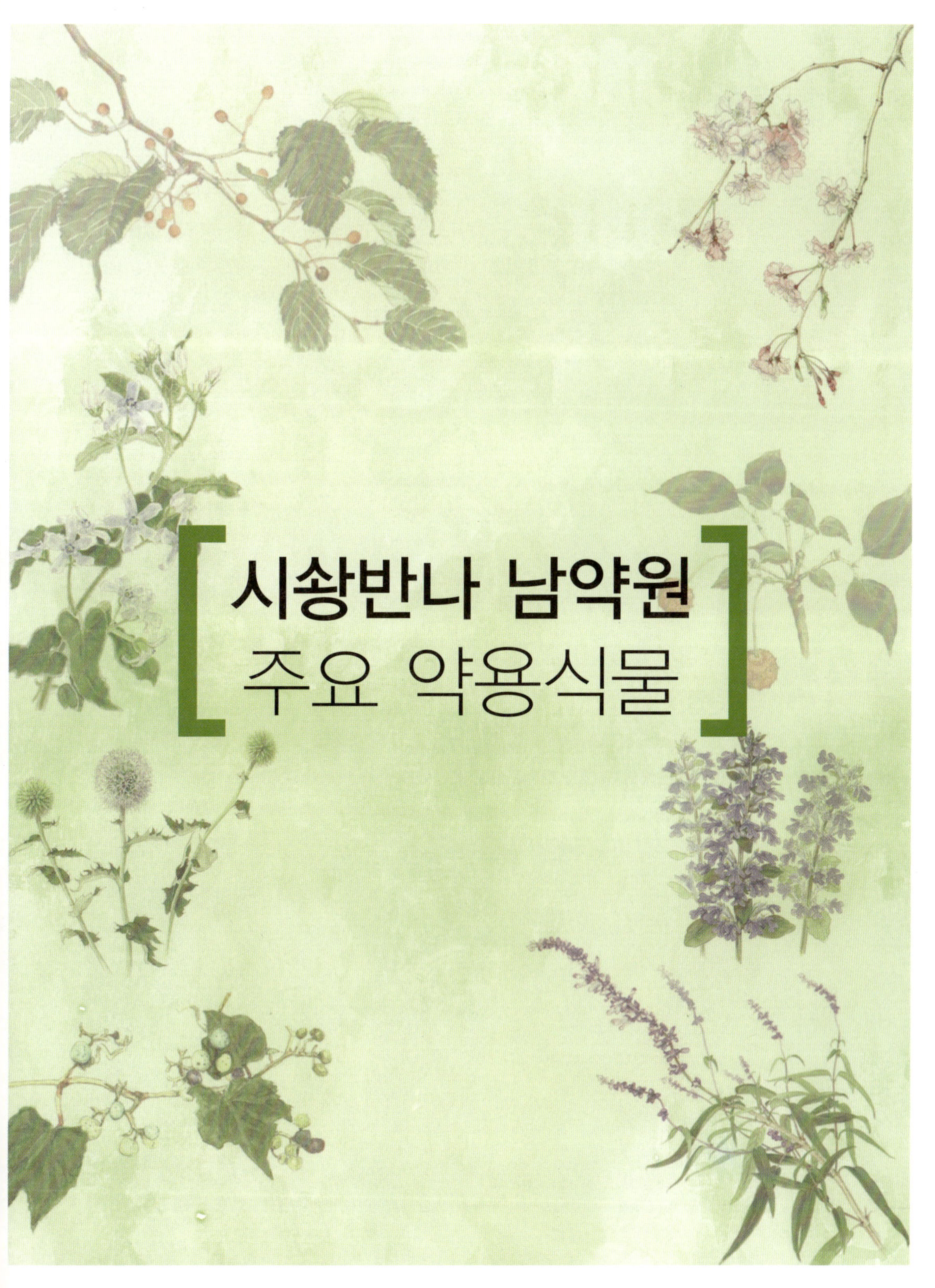

[시쏭반나 남약원
주요 약용식물]

양춘사 (陽春砂)
Amomum villosum

학 명	|	*Amomum villosum* Loureiro
과 명	|	생강과(Zingiberaceae)
약용부위	|	열매
한 약 명	|	사인(砂仁)
효 능	|	복부팽만, 복통, 신경성 소화불량, 음식에 체한 소화불량에 유효
참 고	|	우리나라 공정서(대한민국약전) 수재 약용식물

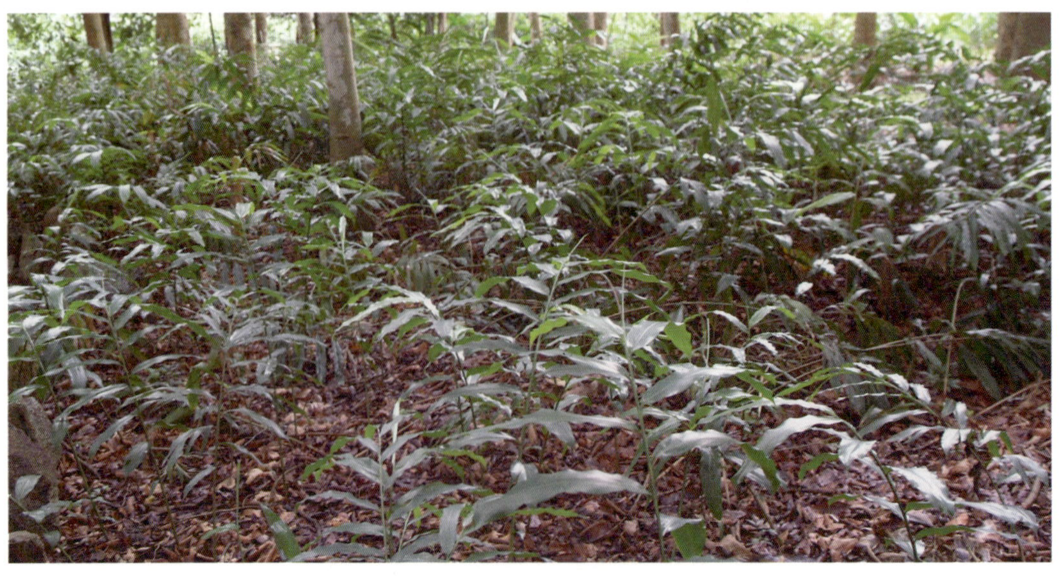

02_ 식물명

백목향 (白木香)
Aquilaria sinensis

학 명	|	*Aquilaria sinensis* (Lour.) Gilg
과 명	|	팥꽃나무과(Thymeleaceae)
약용부위	|	수지(樹脂, 나무에서 분비하는 점도가 높은 액체)를 함유한 목재
한 약 명	|	침향(沈香), 토침향(土沈香)
효 능	|	위장을 따뜻하게 함, 기(氣) 소통, 천식에 유효
참 고	|	열대약용식물, 중국에서는 백목향을 침향으로 사용

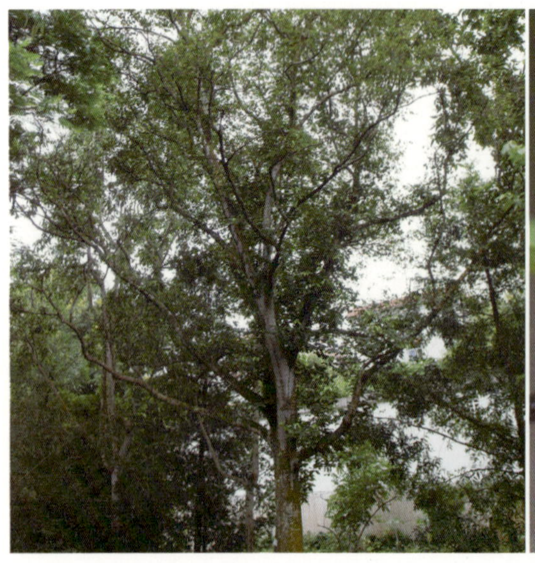

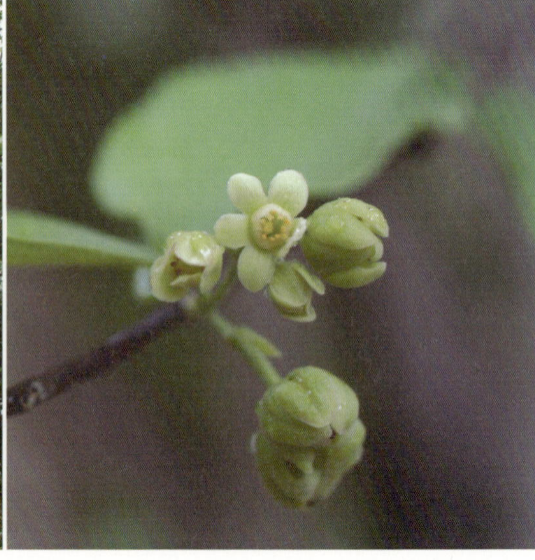

빈랑 (檳榔)

Areca catechu

학 명	|	*Areca catechu* L.
과 명	|	야자과(Palmae)
약용부위	|	잘 익은 씨로서 열매를 채취하여 물에 삶아 열매껍질을 벗긴 것
한 약 명	|	빈랑자(檳榔子)
효 능	|	소화, 구강청량, 중추신경 흥분작용
참 고	|	우리나라 공정서(대한민국약전) 수재 열대약용식물

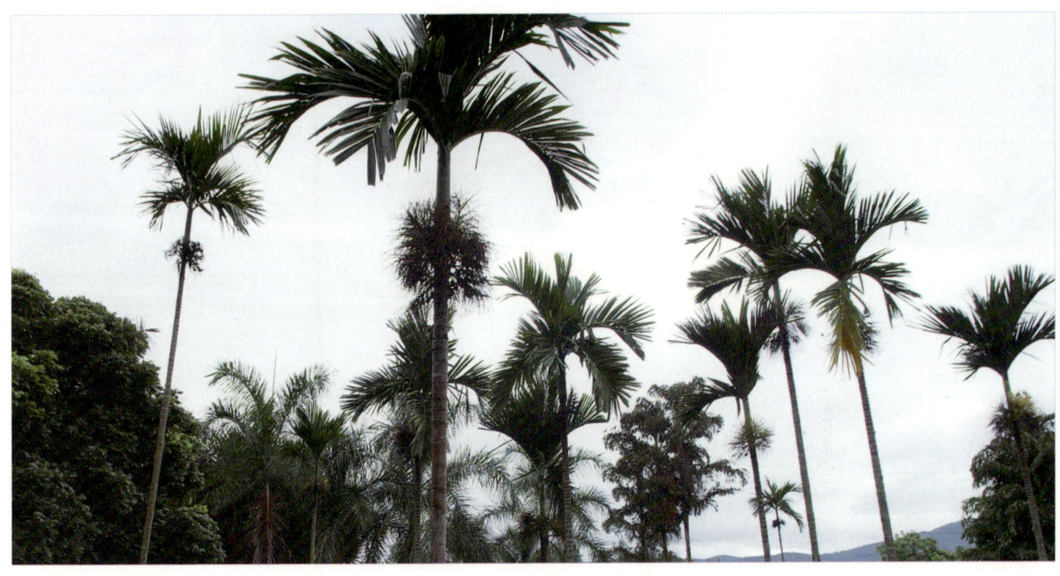

잭프루트, 목바라 (木菠蘿)

Artocarpus heterophyllus

학 명	|	*Artocarpus heterophyllus* Lamarck
과 명	|	뽕나무과(Moraceae)
약용부위	|	열매
한 약 명	|	바라밀(菠蘿蜜)
효 능	|	갈증 제거, 초조, 불안증상 해소
참 고	|	열대약용식물

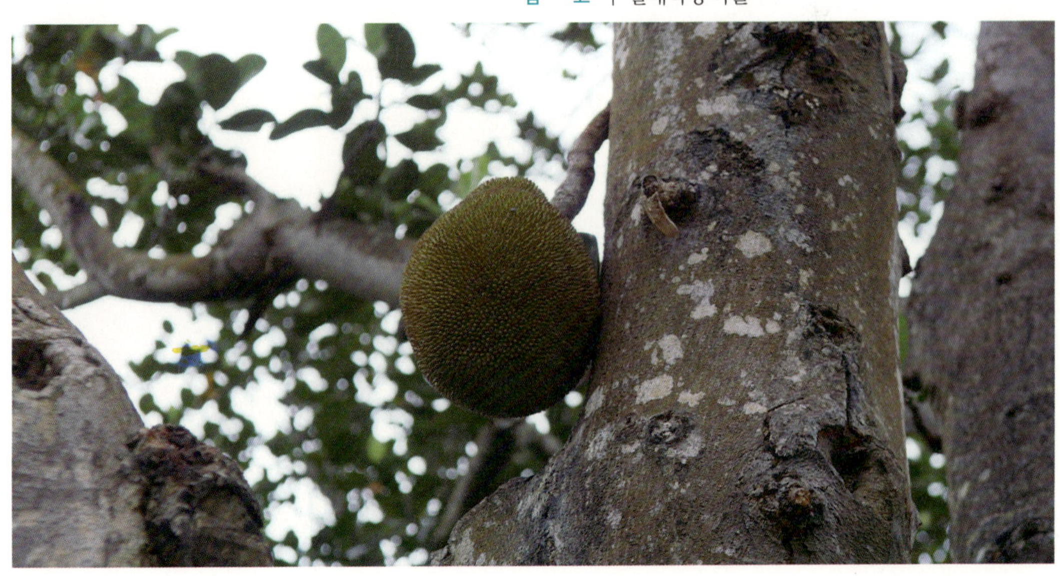

소목(蘇木)

Caesalpinia sappan

학 명	|	*Caesalpinia sappan* L.
과 명	|	콩과(Leguminosae)
약용부위	|	심재
한 약 명	|	소목(蘇木)
효 능	|	혈액순환 개선, 산후 복통에 유효
참 고	|	우리나라 공정서(대한민국약전) 수재 약용식물

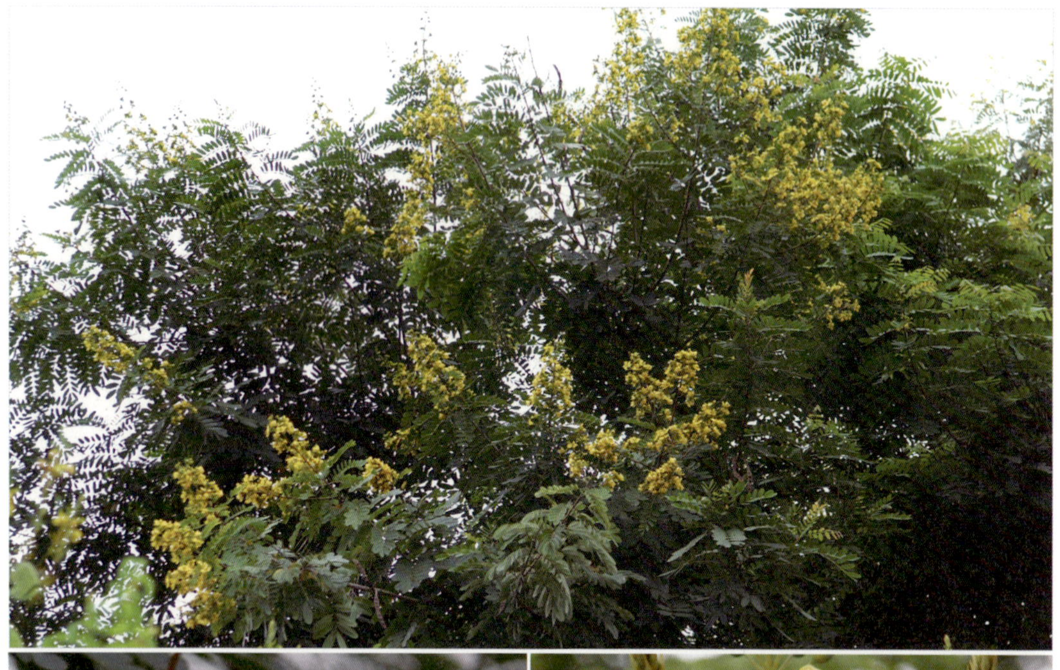

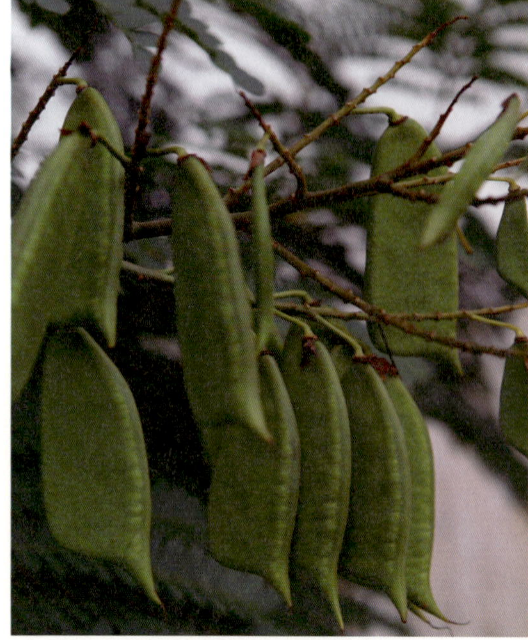

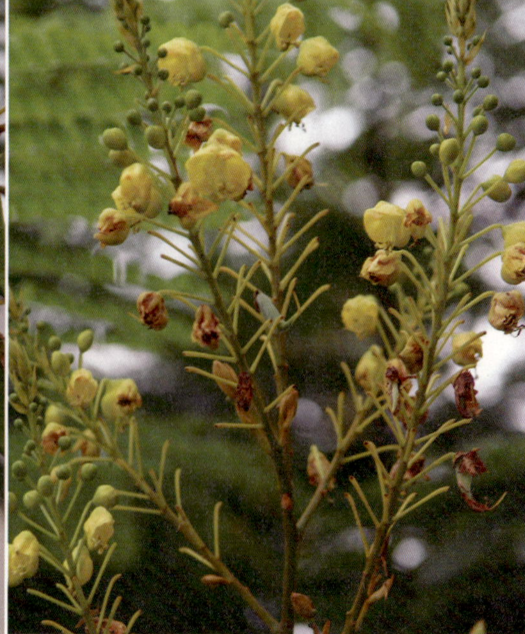

황장(黃樟)
Cinnamomum pathenoxylum

학 명	*Cinnamomum pathenoxylum* (Jack) Nees
과 명	녹나무과(Lauraceae)
약용부위	뿌리, 줄기, 잎, 열매
한약명	황장(黃樟)
효 능	위통, 소화불량, 백일해, 감기에 유효
참 고	중국 남부지역 분포, *Cinnamomum camphora*(녹나무)와 비교

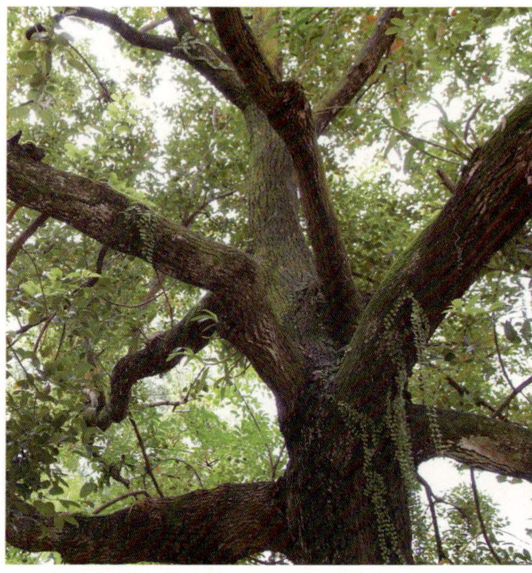

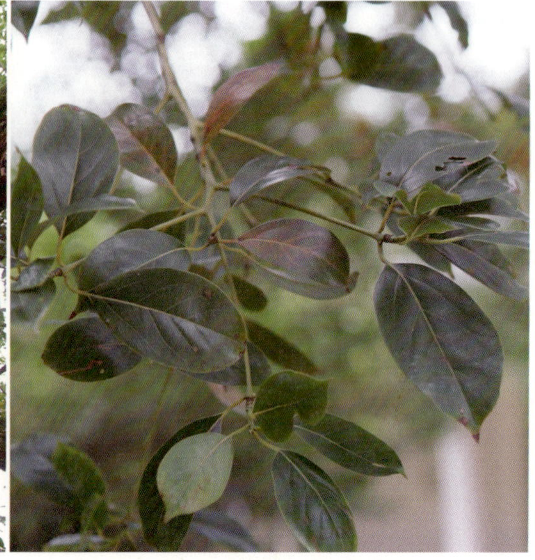

포멜로, 유(柚)
Citrus grandis

학 명	*Citrus grandis* (L.) Osbeck [=*Citrus maxima* (Burm.) Merr.]
과 명	운향과(Rutaceae)
약용부위	열매, 열매껍질의 외층
한약명	유(柚, 열매), 화귤홍(化橘紅, 열매껍질의 외층)
효 능	식욕부진, 숙취에 유효
참 고	열대약용식물

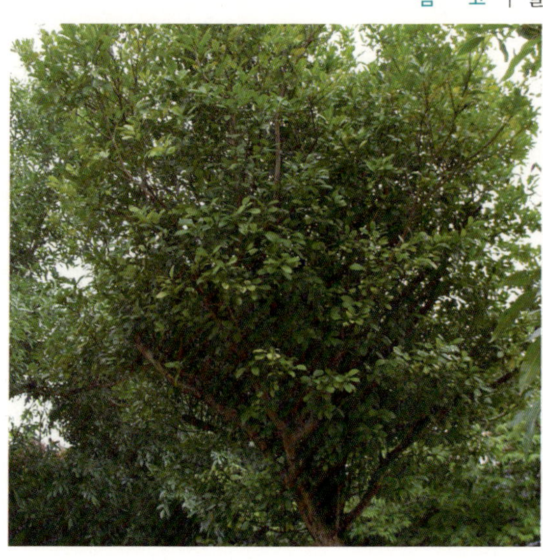

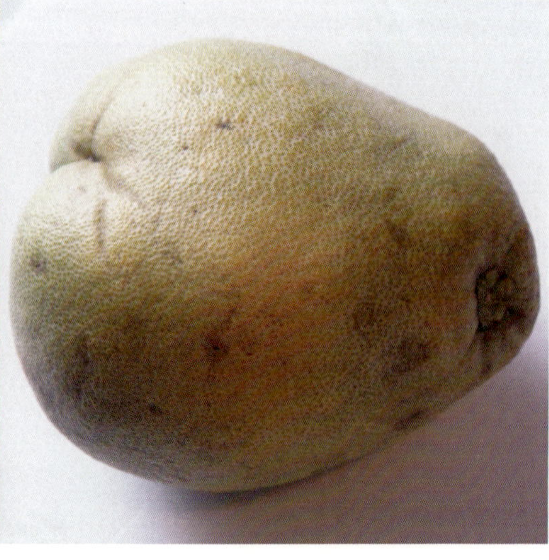

황우목(黃牛木)

Cratoxylum cochinchinense

학 명	*Cratoxylum cochinchinense* (Lour.) Bl.
과 명	등황과(Hypericaceae, 藤黃科)
약용부위	뿌리, 줄기껍질, 잎, 줄기
한 약 명	황우차(黃牛茶)
효 능	더위 먹은 증상, 황달에 유효
참 고	중국 남부지역 분포

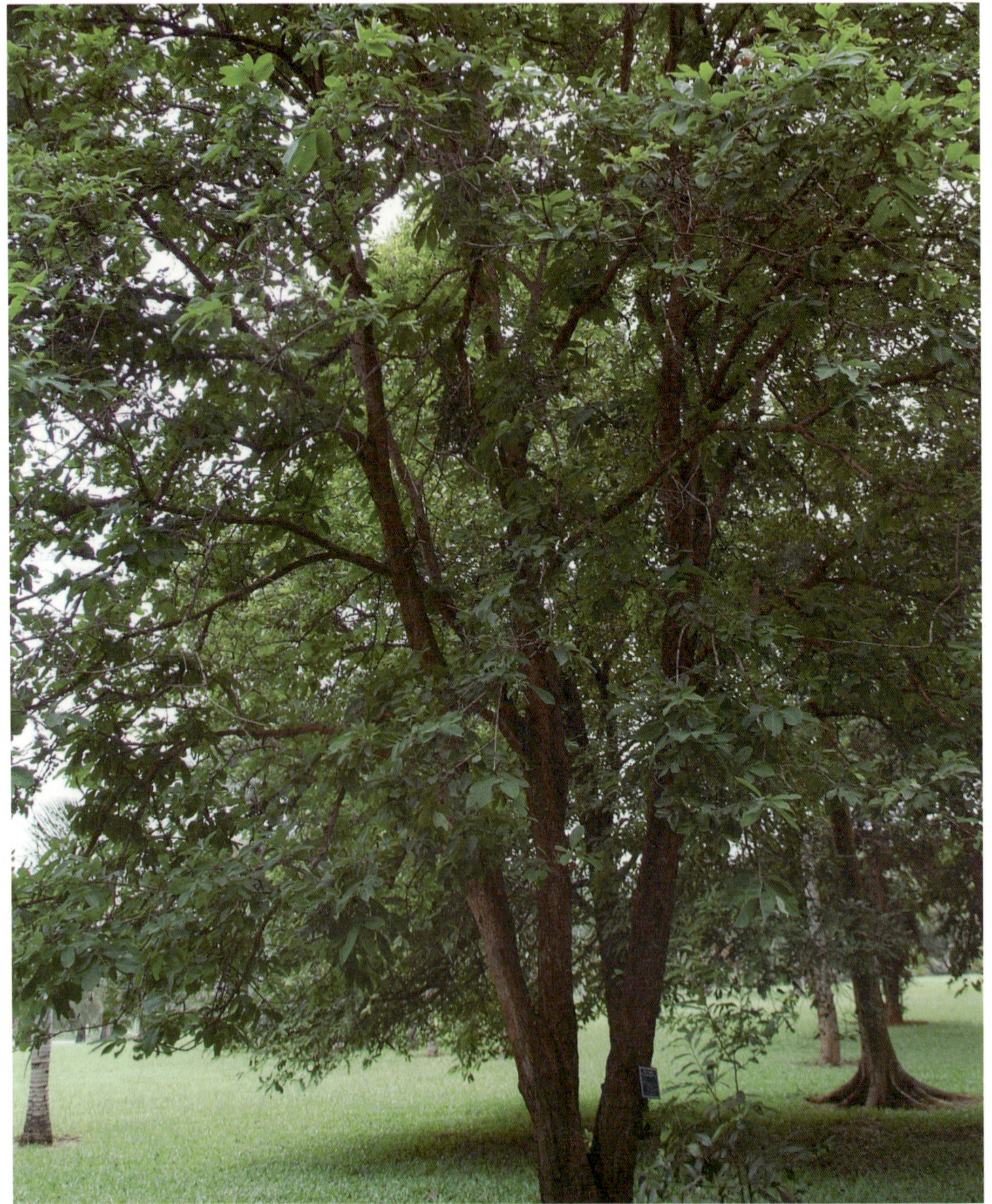

09_ 식물명

용안(龍眼)
Dimocarpus longan

학　　명	*Dimocarpus longan* Lour.
과　　명	무환자나무과(Sapindaceae)
약용부위	헛씨껍질, 씨
한 약 명	용안육(龍眼肉)
효　　능	정신 안정, 불면(不眠), 건망증에 유효, 식욕, 소화 촉진
참　　고	우리나라 공정서(대한민국약전) 수재 열대약용식물

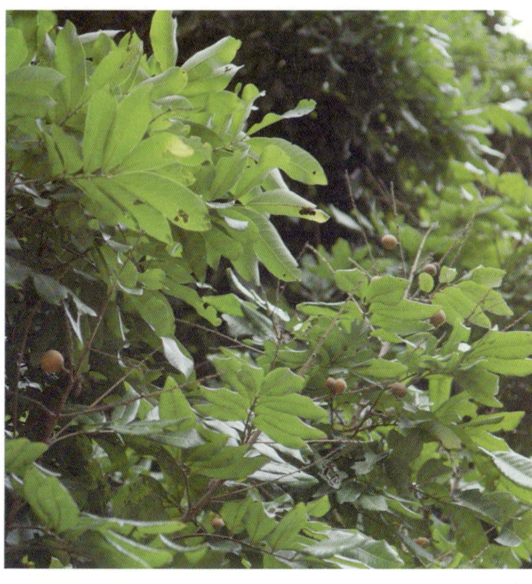
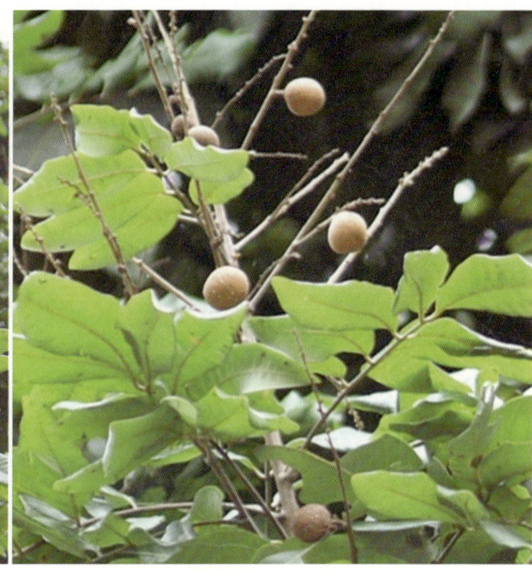

10_ 식물명

소화용혈수(小花龍血樹)
Dracaena cambodiana

학　　명	*Dracaena cambodiana* Pierre ex Gapnep.
과　　명	용설란과(Agavaceae)
약용부위	잎
한 약 명	산철수엽(山鐵樹葉)
효　　능	토혈, 대소변 출혈, 이질 치료
참　　고	중국 남부지역 분포, 별명은 캄보디아용혈수

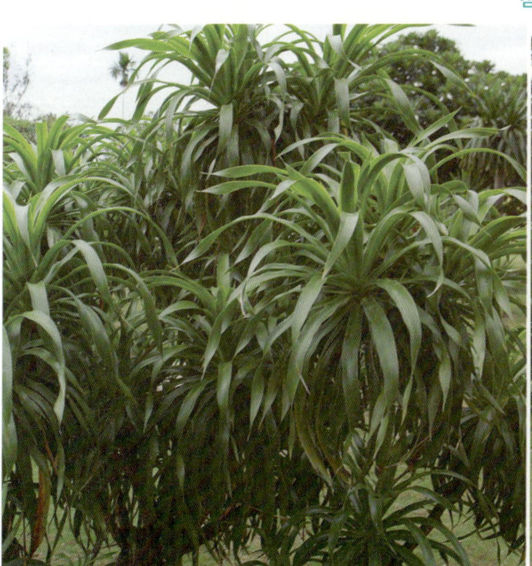
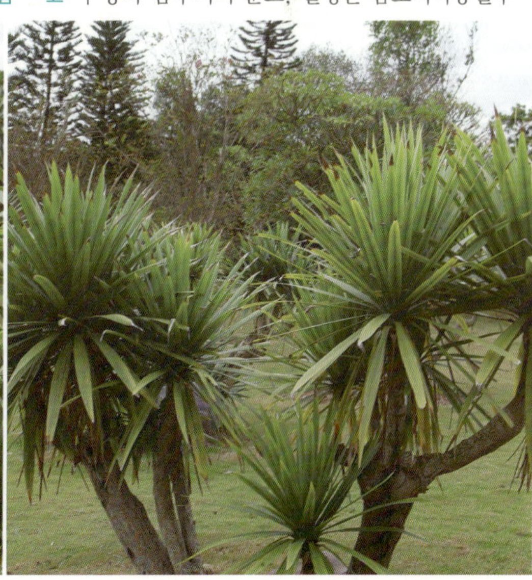

11_ 식물명

대엽용 (對葉鎔)
Ficus hispida

학 명	*Ficus hispida* L. f.
과 명	뽕나무과(Moraceae)
약용부위	뿌리, 줄기잎, 열매
한 약 명	우내수(牛奶树)
효 능	결막염, 기관지염, 소화불량에 유효
참 고	중국 남부지역 분포

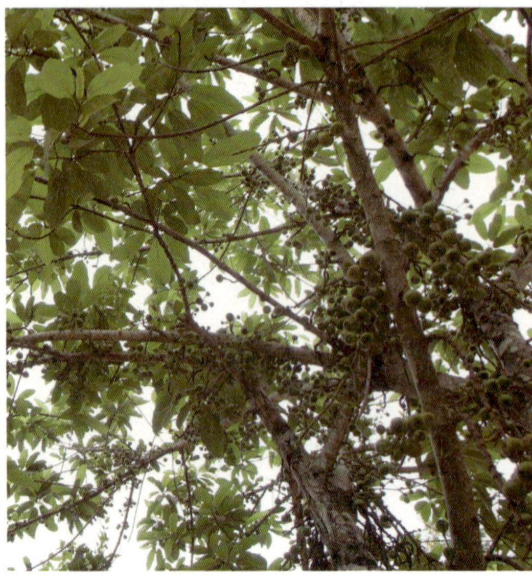
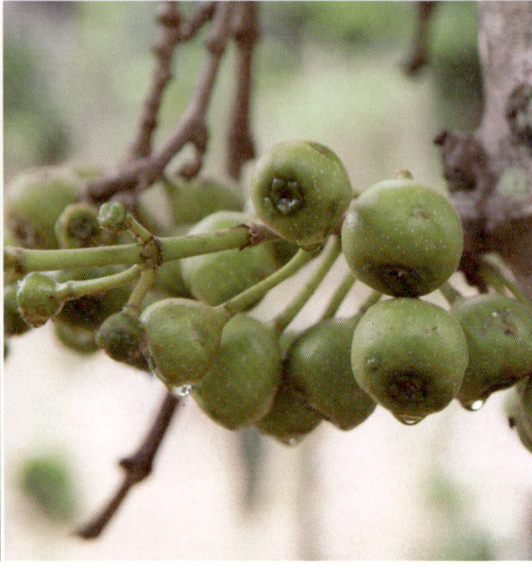

12_ 식물명

여지 (荔枝)
Litchi chinensis

학 명	*Litchi chinensis* Sonnerat
과 명	무환자나무과(Sapindaceae)
약용부위	씨
한 약 명	여지핵(荔枝核)
효 능	산후 복통, 고환염, 딸꾹질, 위통에 유효
참 고	우리나라 공정서[대한민국약전외한약(생약)규격집] 수재 열대약용식물

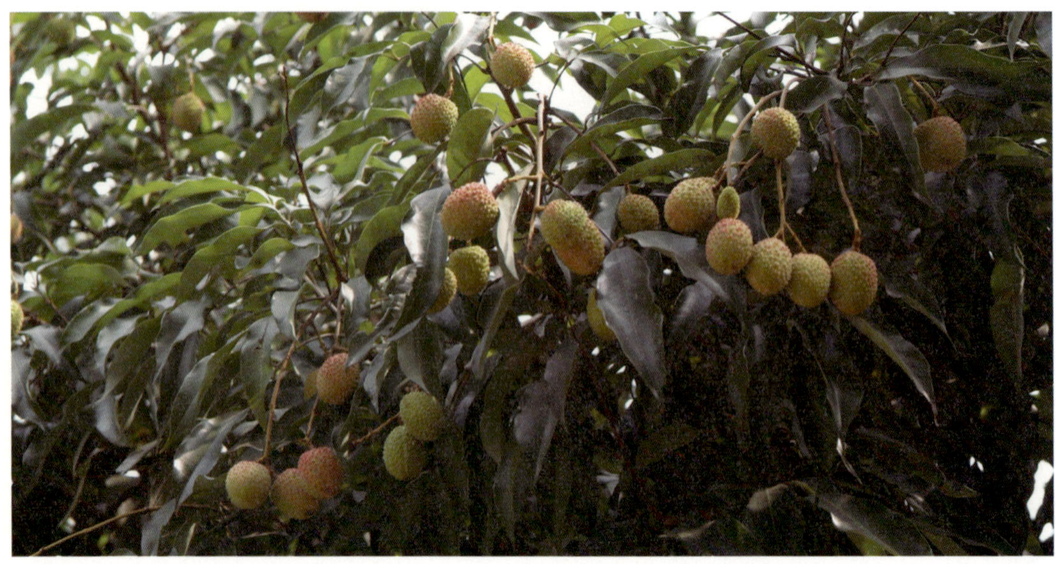

여감자(余甘子)
Phyllanthus emblica

학 명	Phyllanthus emblica L.
과 명	대극과(Euphorbiaceae)
약용부위	열매
한약명	여감자(余甘子)
효 능	소화불량, 고혈압, 기침에 유효
참 고	중국 남부지역 분포

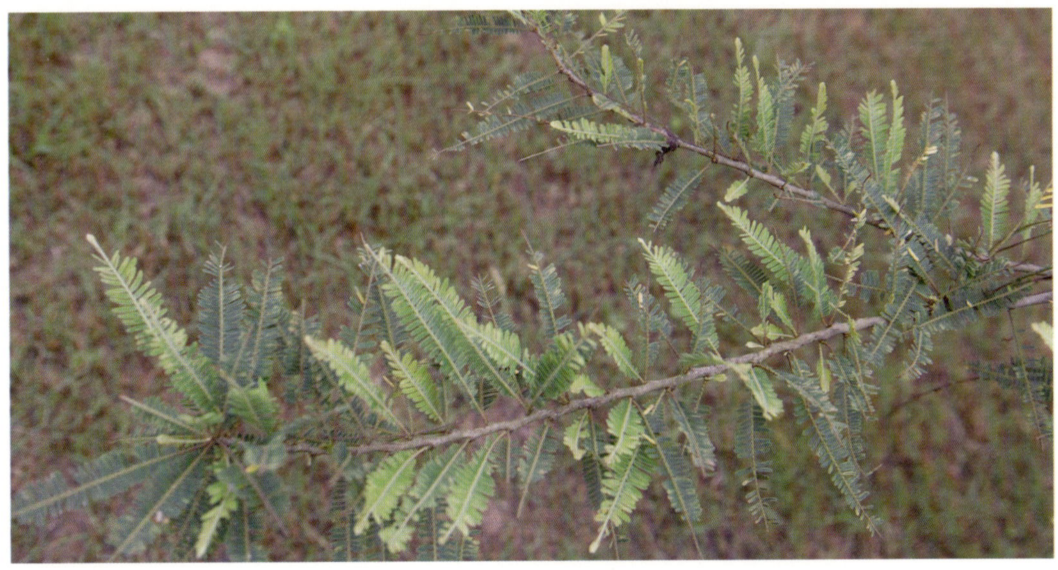

계단화(鷄蛋花)
Plumeria rubra

학 명	Plumeria rubra L. cv Acutifolia
과 명	협죽도과(Apocynaceae)
약용부위	꽃, 줄기껍질
한약명	계단화(鷄蛋花)
효 능	열이 나는 감기증상, 요로결석에 유효
참 고	중국 남부지역 분포

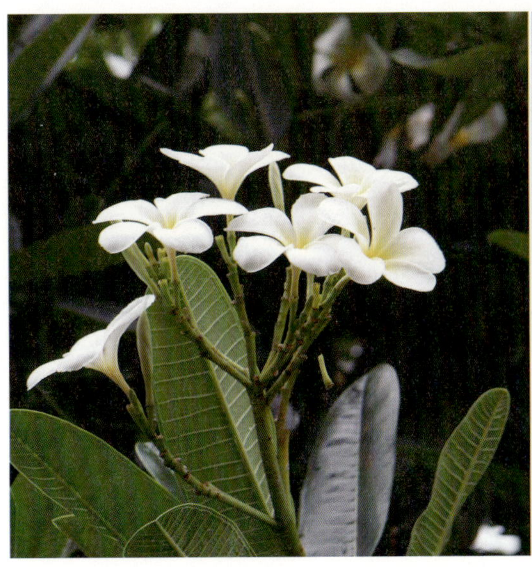

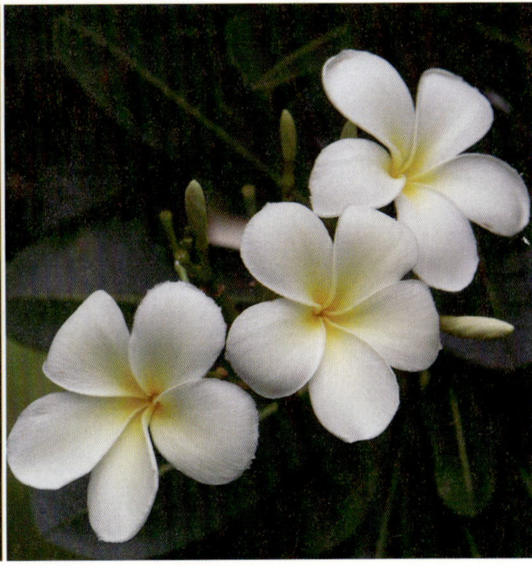

단향 (檀香)
Santalum album

학　　명	|	*Santalum album* Linné
과　　명	|	단향과(Santalaceae)
약용부위	|	나무줄기의 심재(목재 안쪽의 빛깔이 짙은 부분)
한 약 명	|	백단향(白檀香)
효　　능	|	흉복부 동통, 구토에 유효
참　　고	|	우리나라 공정서[대한민국약전외한약(생약)규격집] 수재 열대약용식물

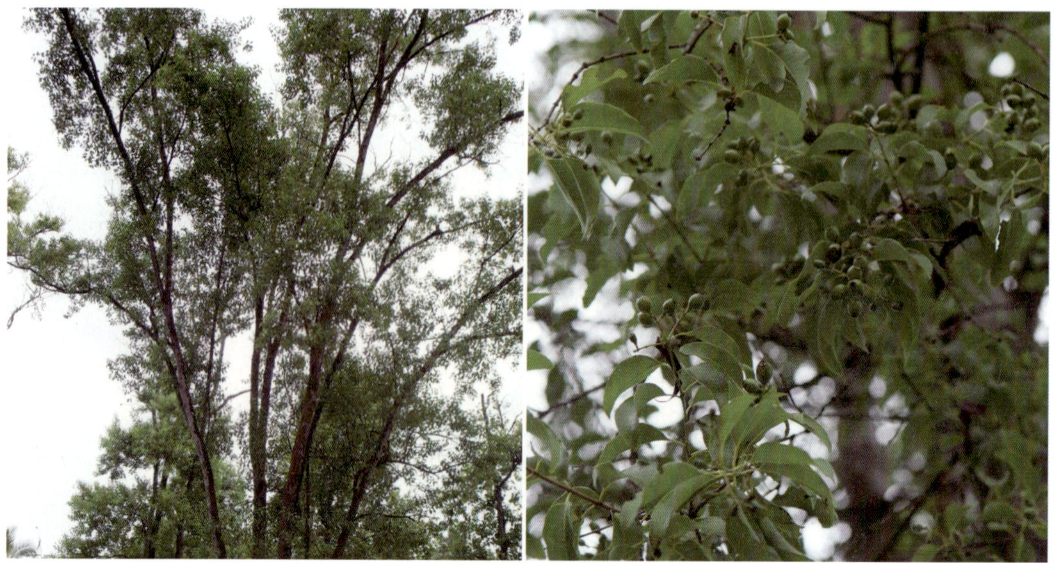

지불용 (地不容)
Stephania epigaea

학　　명	|	*Stephania epigaea* H. S. Lo
과　　명	|	새모래덩굴과(Menispermaceae)
약용부위	|	뿌리
한 약 명	|	지불용(地不容)
효　　능	|	위통, 피부병으로 인한 통증에 유효
참　　고	|	중국 남부지역 분포

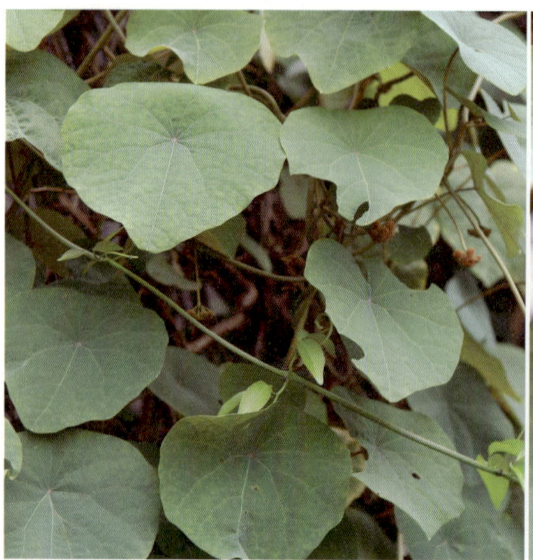
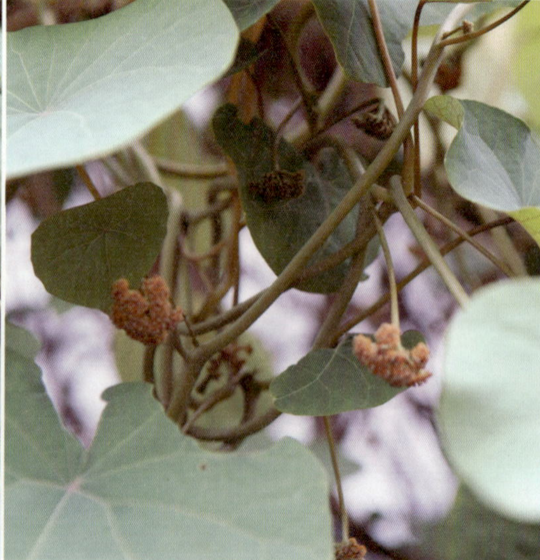

마전 (馬錢)

Strychnos nux-vomica

학 명	*Strychnos nux-vomica* L.
과 명	마전과(Loganiaceae)
약용부위	씨
한약명	호미카, 마전자(馬錢子)
효 능	소화불량, 반신불수, 난청에 유효, 독성 있음
참 고	우리나라 공정서(대한민국약전) 수재 열대약용식물

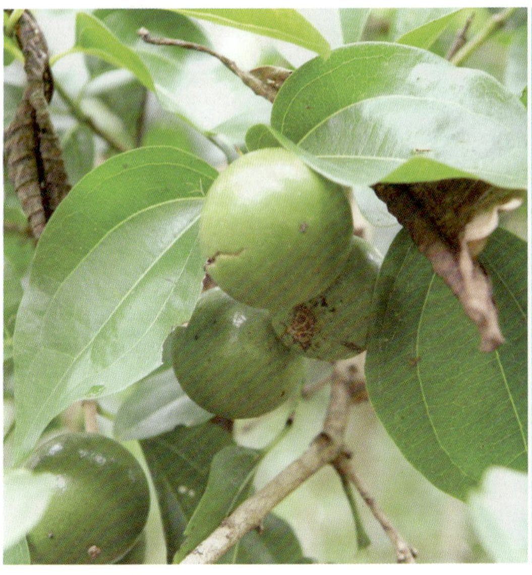

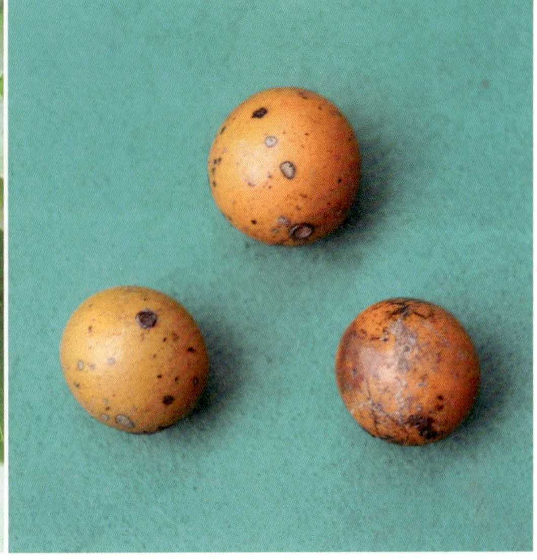

가자 (訶子)

Terminalia chebula

학 명	*Terminalia chebula* Retzins
과 명	사군자과(Combretaceae)
약용부위	잘 익은 열매
한약명	가자(訶子)
효 능	만성설사, 빈혈, 자궁출혈, 유정, 빈뇨증 치료
참 고	우리나라 공정서(대한민국약전) 수재 약용식물

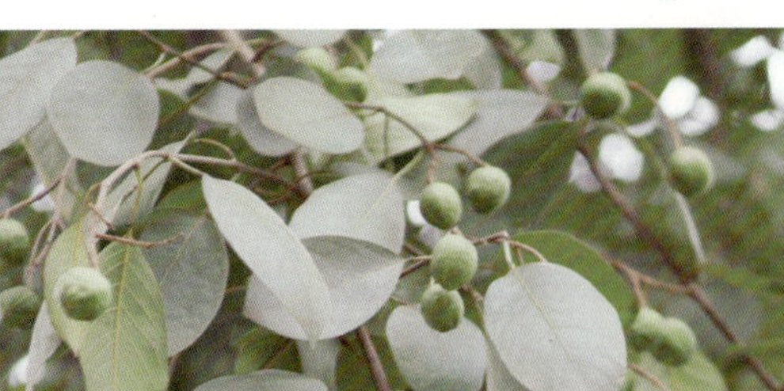

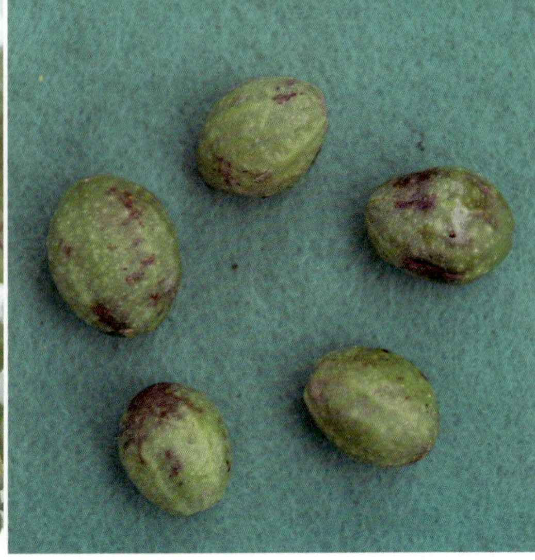

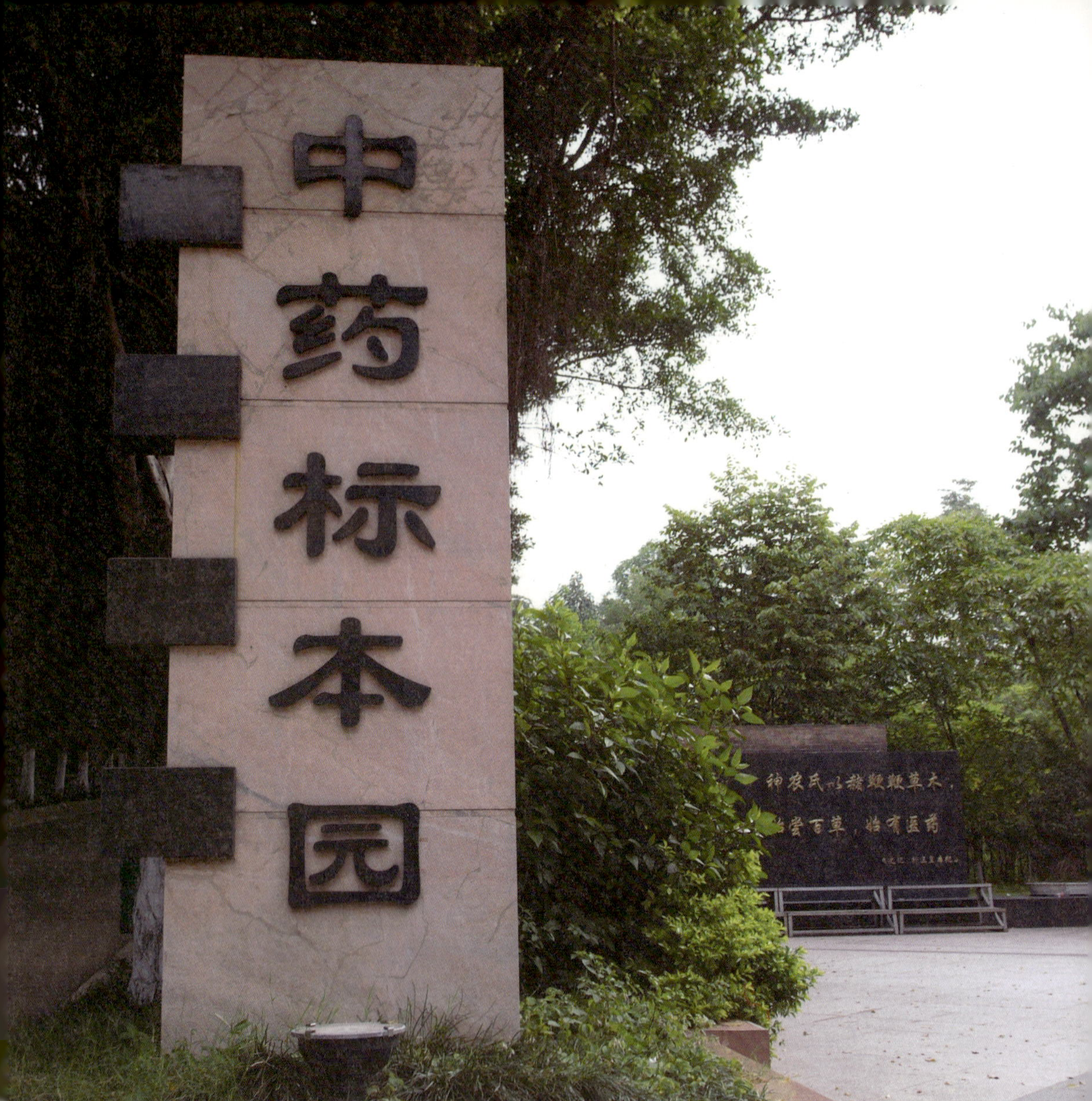

광둥성 중약연구소 중약표본원

廣東省 廣州 中藥研究所 中藥標本園

특산한약 광곽향, 광불수 갖춰

중국 광저우시에 있는 광둥(廣東)성 중약연구소 중약표본원을 찾았다. 이 표본원은 광둥 식품약품직업학원 내에 자리 잡고 있는데, 연구원들은 이 직업학원에서 강의도 병행하고 있다.

학원 안으로 깊숙이 들어가니 중약표본원 간판이 보인다. 표본원 옆에는 중약표본관이

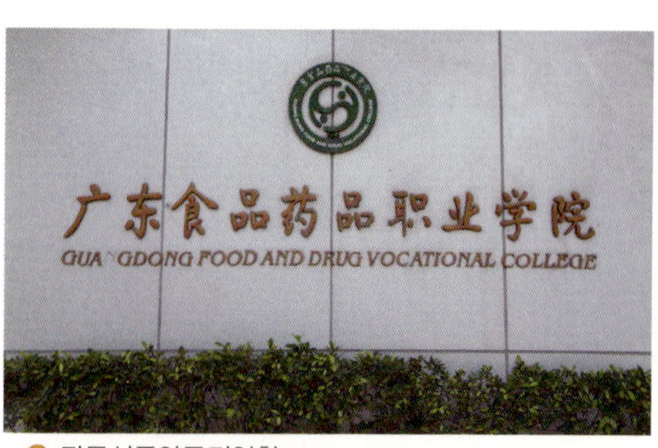

◆ 광둥식품약품직업학교

이층 건물로 자리 잡고 있다. 이 연구소 남약연구실의 차이웨원(蔡岳文) 주임중약사가 오전 내내 친절히 안내해주었다.

중약표본원은 1985년 건립하여 현재에 이르기까지 129과 281속, 총 600종의 약용식물을 재배 전시하고 있다. 특히 광곽향(廣藿香), 광불수(廣佛手), 화귤홍(化橘紅), 파극천(巴戟天), 백목향(白木香), 광방기(廣防己) 등 광둥지역의 대표적인 도지약재들을 갖추고 있는 것이 특징이다.

◆ 중약표본원 전경

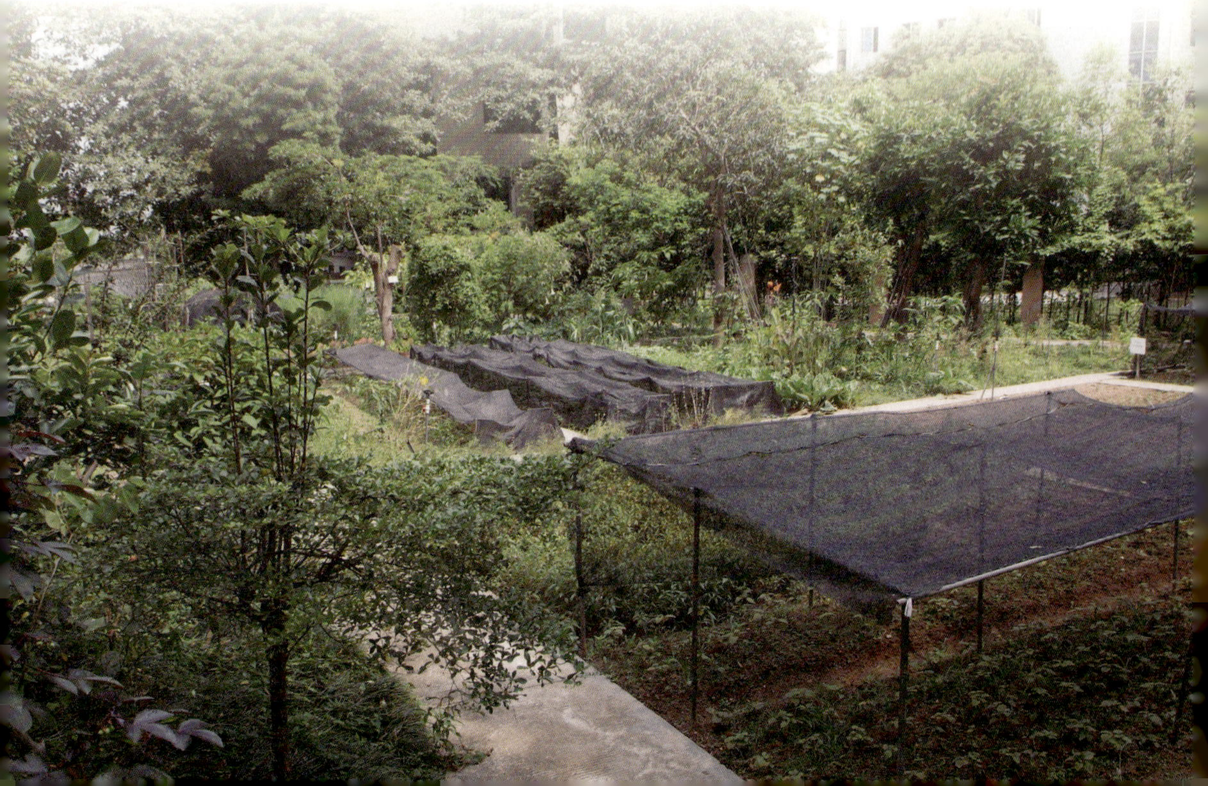

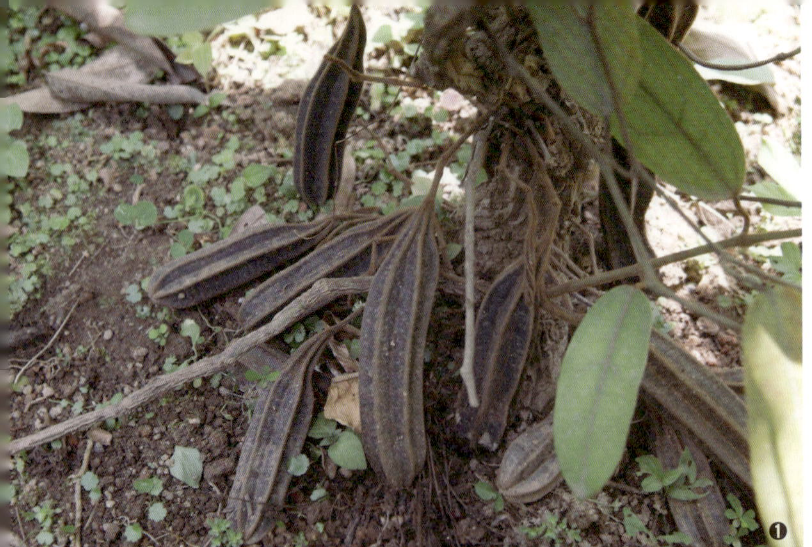

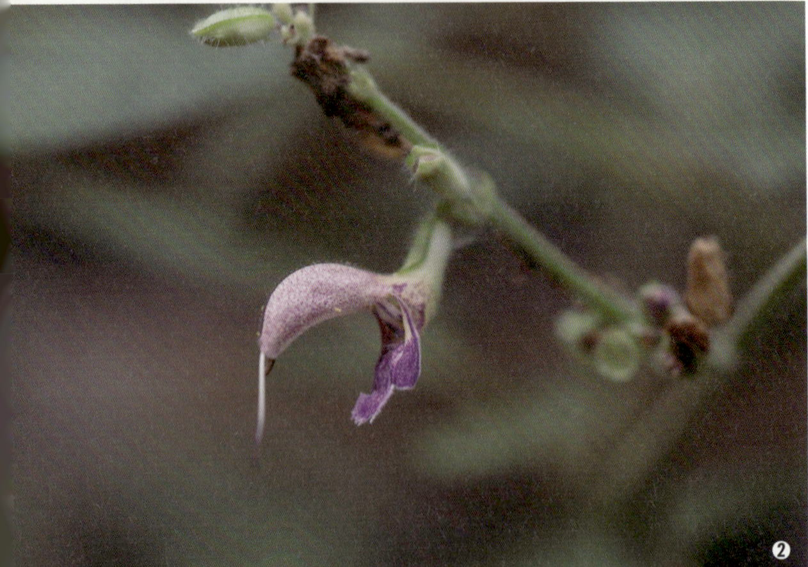

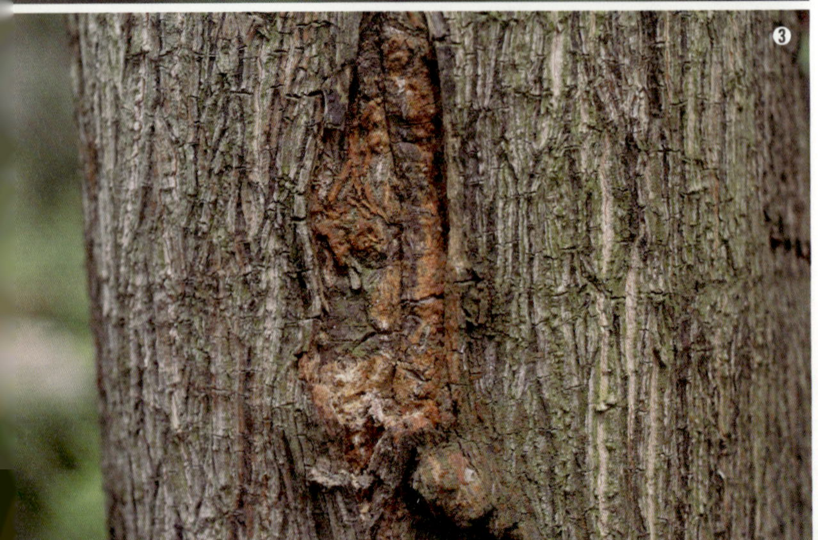

❶ 광방기
❷ 남단삼
❸ 안식향으로 사용하는 수지가
보이는 안식향나무

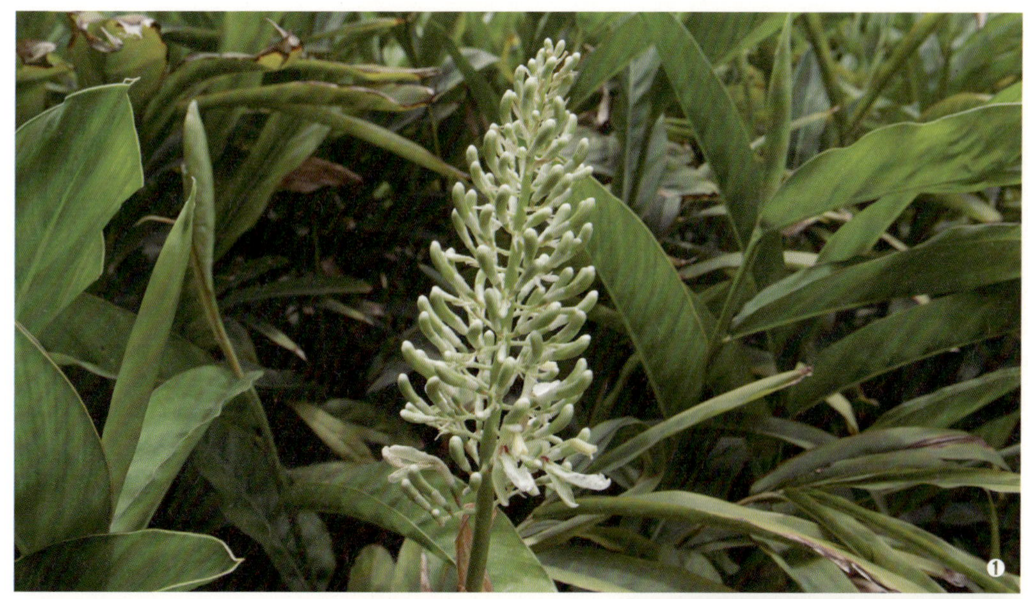

● 대고량강 ❷ 구시두구 꽃

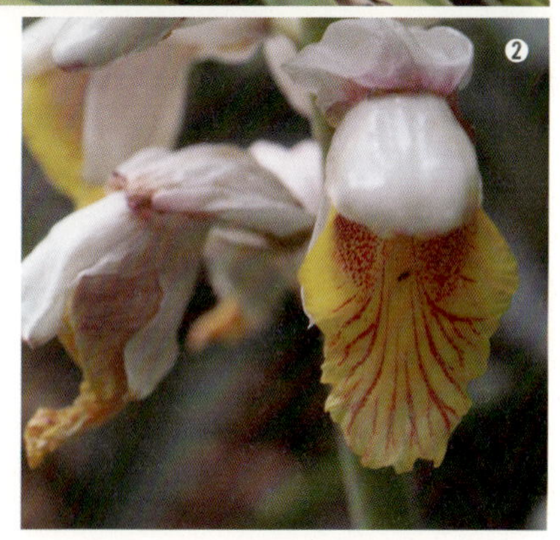

광방기에는 나무 아래쪽에서 자란 열매가 땅바닥에 거의 누워 있고 남단삼(南丹参, *Salvia bowleyana*)이지만 단삼과 비슷한 꽃이 달려 있다. 안식향나무(安息香, *Styrax benzoin*)에는 안식향으로 사용하는 수지가 보인다.

생강과 약용식물 많이 보여

입구에서 멀지 않은 곳에서는 생강과의 약용식물인 강화(姜花, *Hedychium coronarim*), 가익지(假益智, *Alpinia maclurei*), 익지(*Alpinia oxyphylla*), 대고량강(*Alpinia galanga*), 초두구(*Alpinia katsumadai*)가 재배되고 있는데, 열매가 소화작용이 있으며 식욕을 돋우어주는 구시두구(九翅荳蔻, *Amomum maximum*)에는 노란 꽃이 풍성하게 달려 있었다. 이중 대고량강은 동남아에서 갈랑갈(galangal)로 불리는데 열매를 홍두구(紅豆蔻), 뿌리줄기를 대고량강이라고 한다.

아래쪽 재배장에는 양춘사인과 해남사가 나란히 서 있는데 차이 주임중약사가 이 식물들을 구분하는 방법을 설명해준다.

태국대풍자, 강향단, 남육계, 반대해 재배 전시

가자와 강향단(降香檀), 팔각회향(Illcium cerum), 태국대풍자(泰國大風子)의 키 큰 나무는 산책길 옆
에 서 있다. 나무줄기의 심재를 백단향으로 사용하는 단향(檀香, Santalum album) 그리고 관광지 구
이린(桂林)의 가로수로 유명한 계화(桂花)와 비파(枇杷), 소괴화(小槐花, Desmodium caudatum), 소철, 목본
만타라(木本曼陀羅, Datura arborea)도 잘 자라고 있다.

산은화라고 팻말이 있는 화남인동(華南忍冬, Lonicera confusa)에는 노란 꽃이 피어 있고, 유독식물
호미카로 사용하는 마전(Strychnos mux-vomica), 자황련(刺黃連, Berberis virgetorum)도 보인다. 남육계(南肉桂),
파극천(巴戟天), 용아초(龍芽草), 반대해(胖大海), 사군자(使君子), 하수오(何首烏), 하늘타리, 현삼(玄參),
무화과, 방풍(防風), 세신(細辛), 사간(射干), 육계(肉桂)도 재배한다.

열매 맺힌 여지, 망고나무

차이 중약사가 표본원 옆 아파트로 점심식사를 하러 가면서 필자를 부른다. 따라 갔더니
숙소 옆 담벼락에 보이는 망고와 여지를 가리키며 사진을 찍으라고 한다. 사실 그동안 여지
와 용안육에 관심이 많아 이들 과일을 꾸준히 촬영해두었다. 그렇지만 나무에 달려 있는 여
지는 이날 처음 보았다. 아직 열매가 크지 않고 익지도 않았지만 귀한 장면이라 수십 장의
사진을 찍었다.

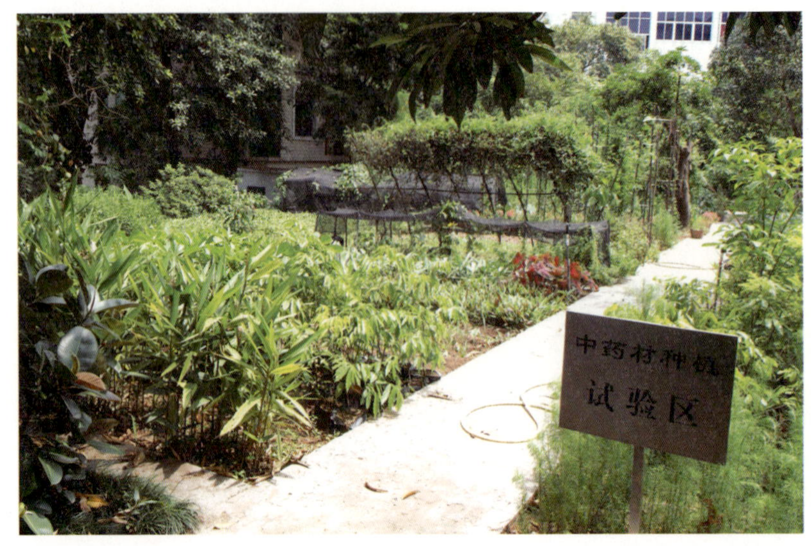

○ 중약표본원 내부 모습

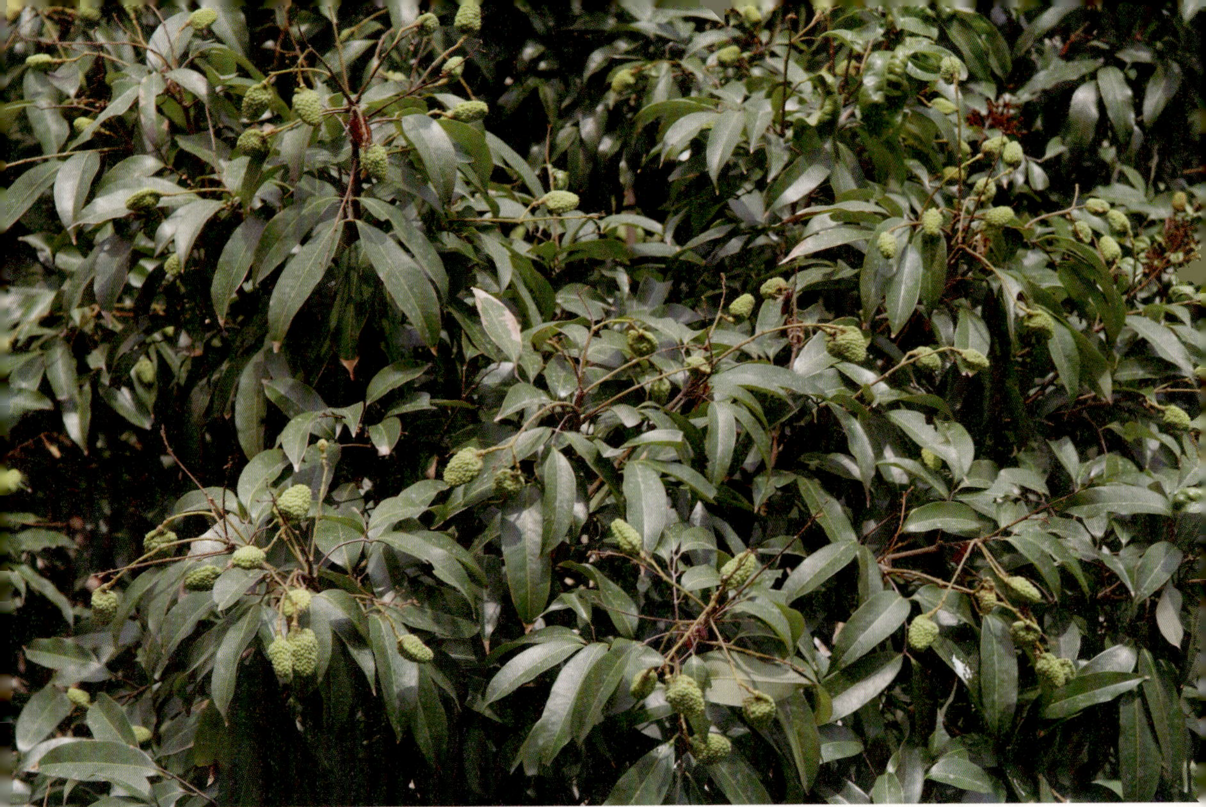

⬆ 여지

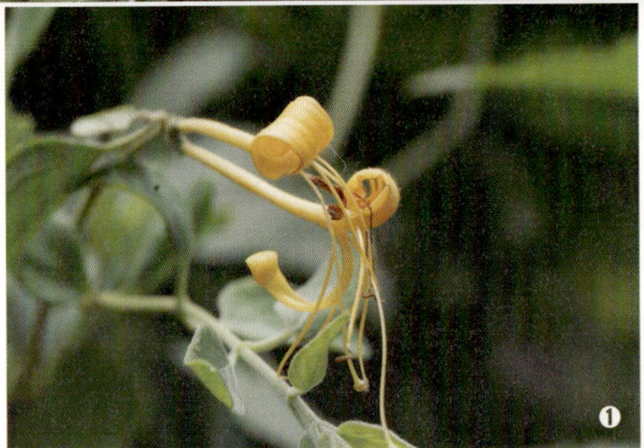

❶ 화남인동(산은화)
❷ 망고 열매
❸ 불수감

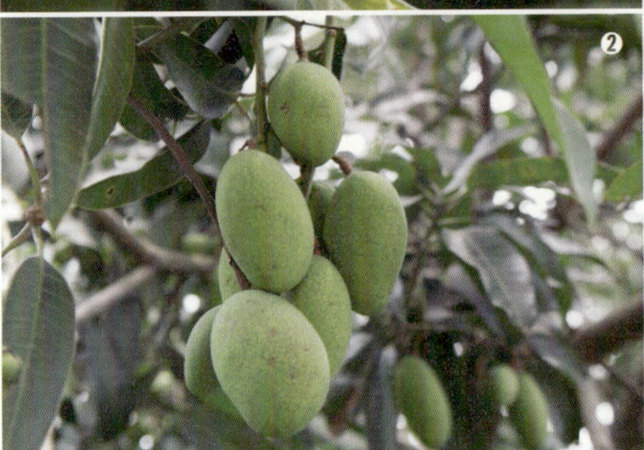

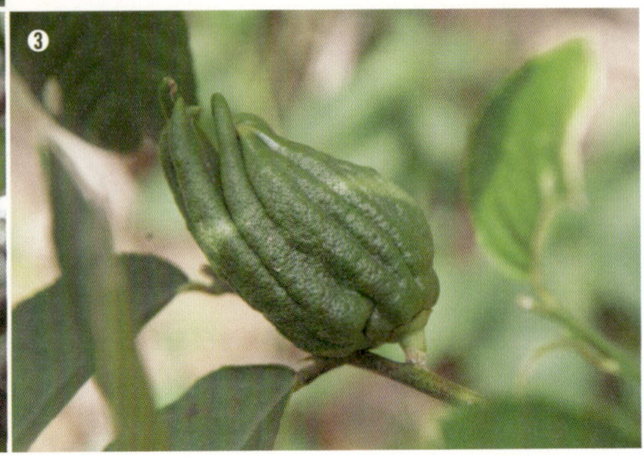

이곳은 그다지 넓은 약용식물원은 아니지만 귀한 도지한약과 남약, 그리고 다양한 약용식물을 한자리에 심어놓았으므로 광저우를 방문할 기회가 오면 꼭 이 식물원을 찾아보길 권한다.

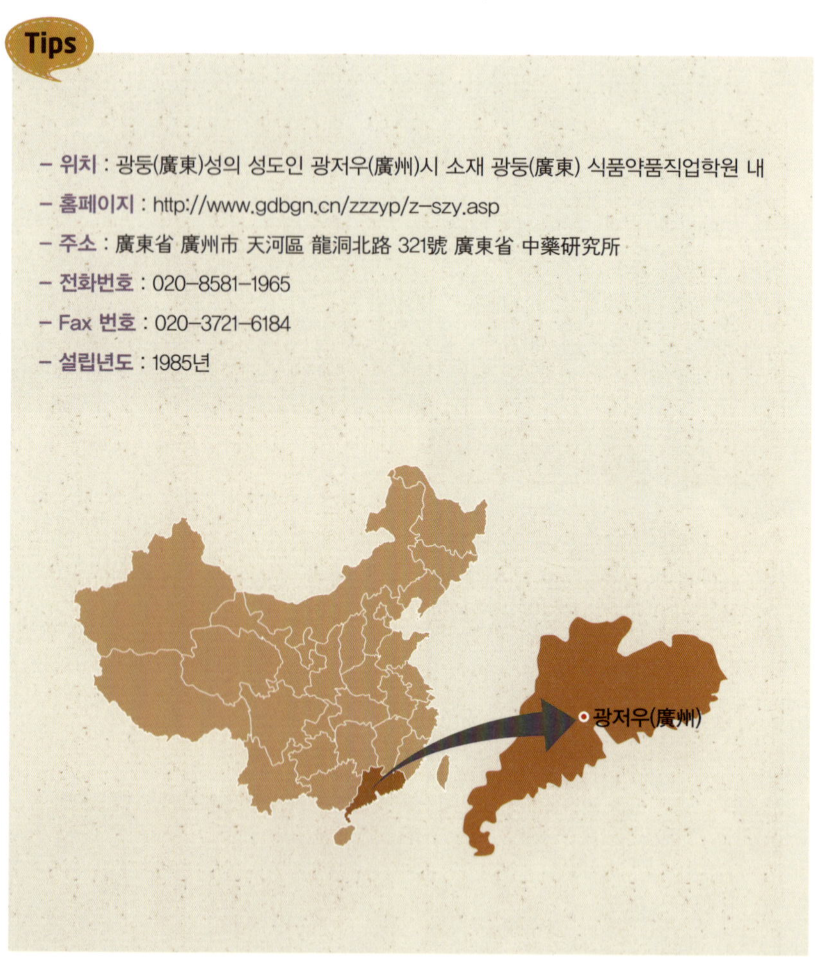

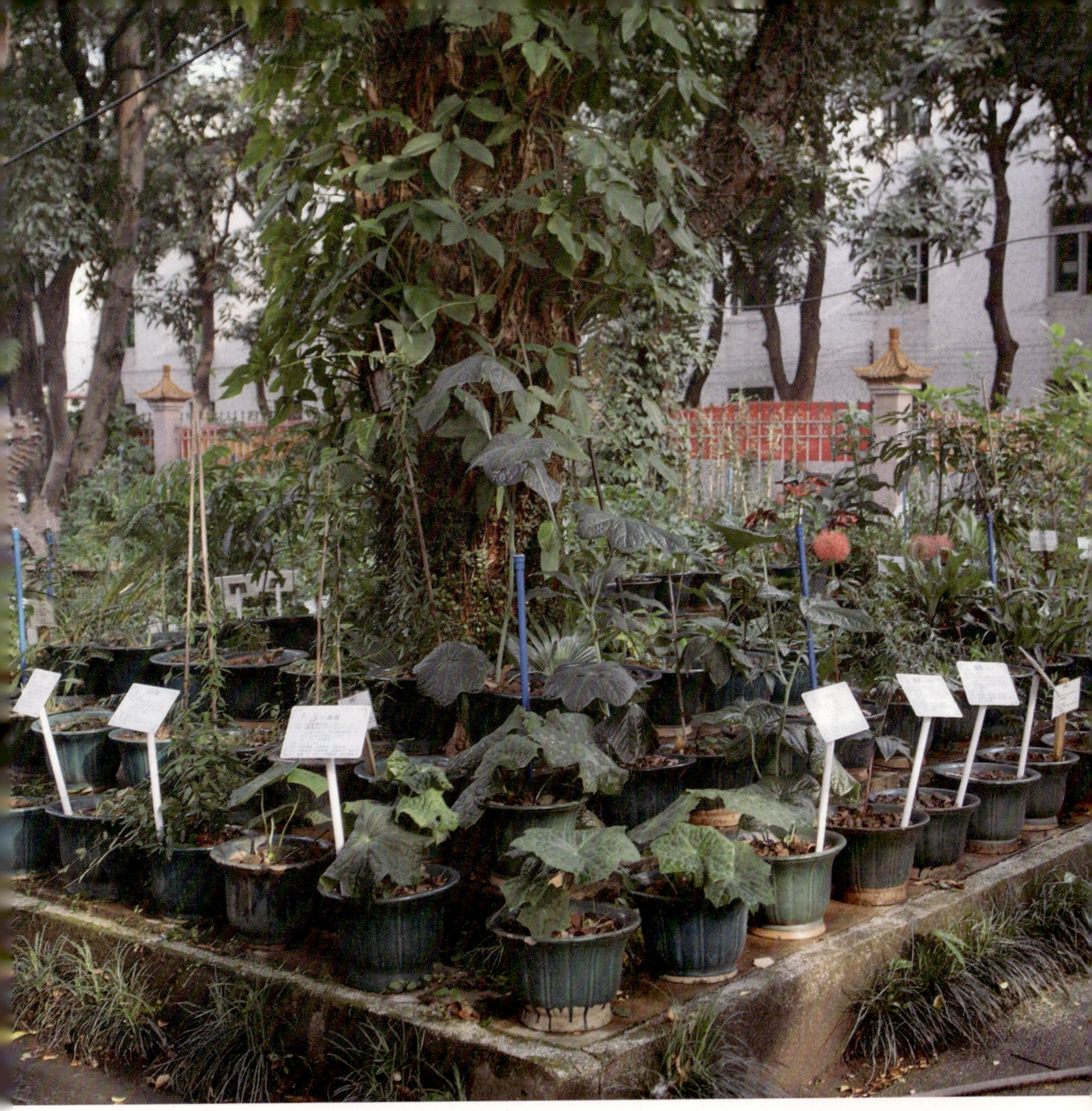

광둥성 광저우중의약대학 약포

廣東省 廣州中醫藥大學 藥圃

약용식물을 화분에 재배

광저우(廣州)중의약대학은 중국의 남동부 해안
가에 위치한다. 1924년 설립되어 1995년 현재의
광저우중의약대학으로 명칭을 변경했다. 덩샤오
핑의 개방개혁이 시작된 후 약 30여 년의 짧은
기간 동안에 이룩한 눈부신 성장으로 상업과 무
역의 전진기지에 오른 광둥(廣東)성의 성도(省都)인
광저우 시내에 있다.

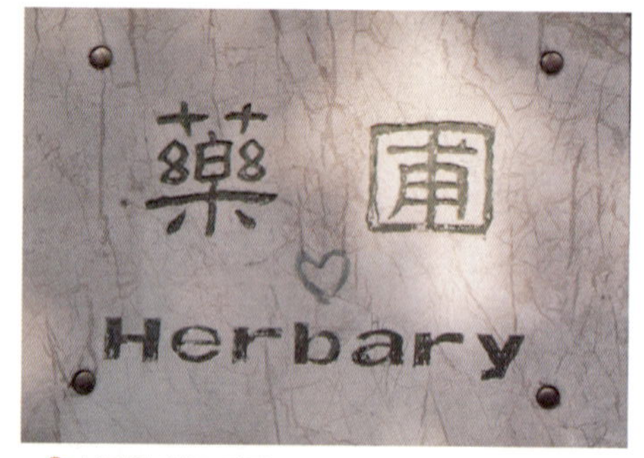

♤ 식물원 입구 간판

이 대학의 깊숙한 곳에 마치 숨기고 있는 화원처럼 약용식물원인 약포(藥圃)가 자리를 잡고
있다. 약포의 정문을 바라보니 이 약용식물원을 지키고 있는 『본초강목』의 필자인 이시진
선생의 흉상이 나타난다.

이곳에 도착했을 때는 이미 오후 4시가 넘어 약용식물원의 정문이 잠겨 있었다. 쉽게 돌
아서지 못하고 주위를 두리번거리다가 식물원 안에서 물을 주고 있는 관리인을 발견했다.
한국에서 일부러 찾아왔다며 견학을 간곡히 요청해보았다. 무뚝뚝한 관리인은 한참 동안
뜸을 들이고 나서 안돼 보였는지 뒷문을 가리키며 들어오라고 한다.

♤ 입구에 있는 이시진 선생의 흉상

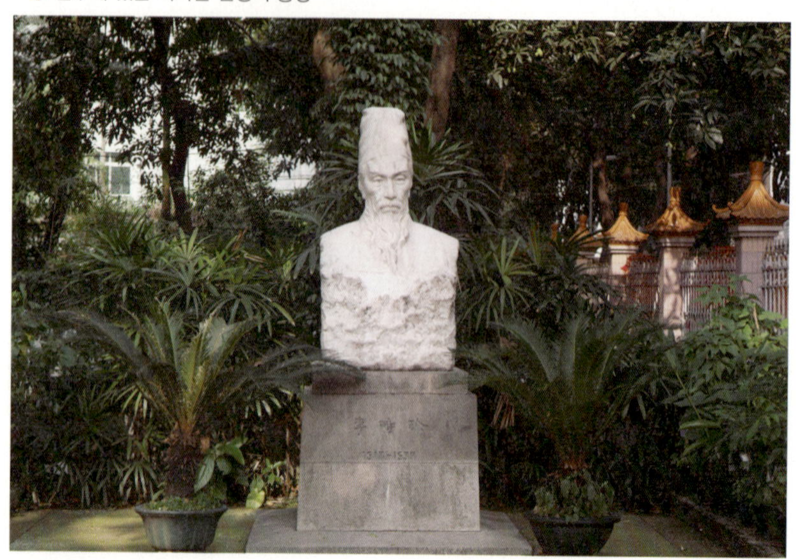

필자가 찾은 6월 말에는 꽃이 핀 식물이 그다지 많지 않았지만 모두 화분에 재배하고 있으므로 각각의 식물이 혼동되지 않아서 학생들이 실습하기에 아주 적절한 곳이라는 생각이 들었다.

도지식물인 광동해풍등, 광방기 등 재배, 전시

약용식물은 해표약, 청열약, 활혈거담약, 지혈약, 소식약(消食藥), 이수삼습약(利水滲濕藥), 개규약(開竅藥), 용토약(涌吐藥), 화습약(火濕藥), 수삽약(收澀藥) 등으로 구분하여 잘 배치해놓았다.

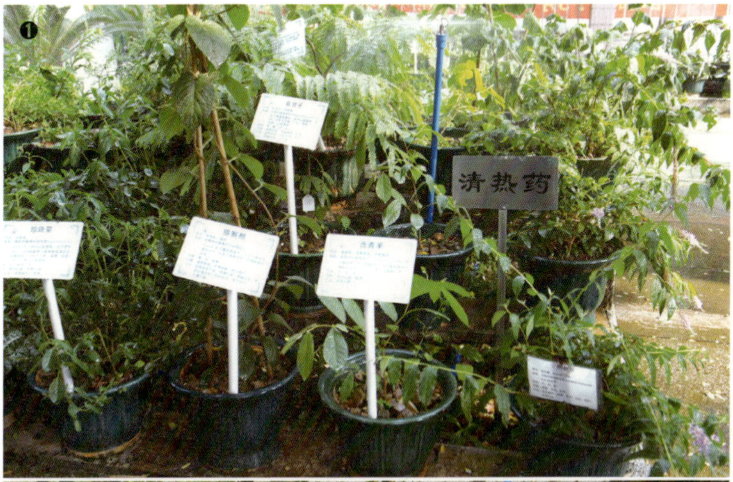

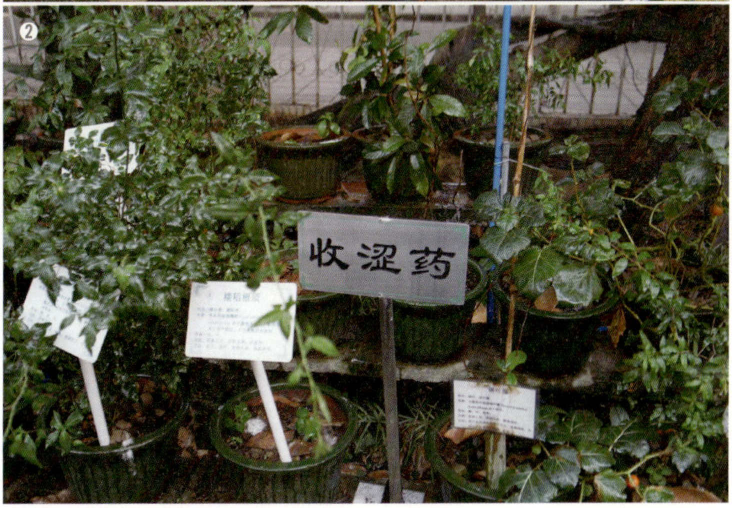

❶ 청열약 구역
❷ 수삽약 구역

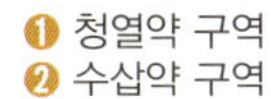

도지 약용식물로는 광동해풍등(廣東海風籐, *Kadsura heteroclita*), 해남지부용(海南地不容, *Stephania hainanensis*), 운남소철(云南蘇鐵, *Cycas siamensis*), 광산약(廣山藥, *Dioscorea persimilis*), 광동해풍등(廣東海風籐, *Kadsura heteroclita*), 월남엽하주(越南葉下珠, *Phyllanthus cochinchinensis*), 광방기(廣防己, *Aristolochia fangchi*)가 눈에 띈다.

『대한민국약전』에는 진피를 귤나무 *Citrus unshiu* 또는 *Citrus reticulata*의 잘 익은 열매껍질이라고 정의하고 있다. 이곳 약용식물원에서 재배 중인 *Citrus reticulata*는 광진피(廣陳皮)라고 기재해놓았다.

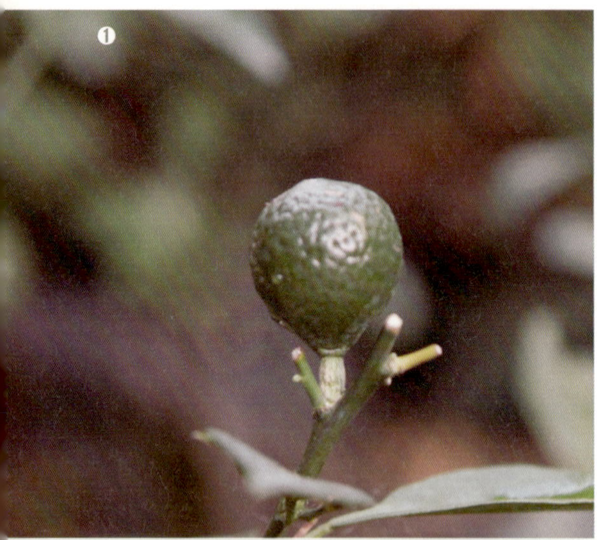

다투라 종류로는 모만타라(毛曼陀羅, *Datura innoxia*)가 있는데, 가시가 난 초록색 열매가 달려 있으며, 잘 익은 씨를 괄루인, 뿌리를 천화분이라 하여 사용하는 하늘타리도 전시 중이다. 또 만생백부라 불리는 *Stemona japonica*가 백부라는 이름으로 서 있고, 그 옆에는 토백부(土百部, *Asparagus filicinus*)가 전시되고 있었다.

홍목향, 상산, 학슬, 대엽선모 재배 중

전초를 근골초(筋骨草) 또는 백모하고초(白毛夏枯草)라 부르며 넘어지거나 부딪쳤을 때 외용하는 금란초(*Ajuga decumbens*)에는 꽃이 남아 있었다. 사인, 초두구와 같은 열대 생강과 약용식물도 보인다.

그 외에 다음과 같은 중국식 한약 이름을 가진 약용식물들도 재배하고 있다. 홍목향(紅木香), 청목향(青木香), 오약(烏藥), 연전

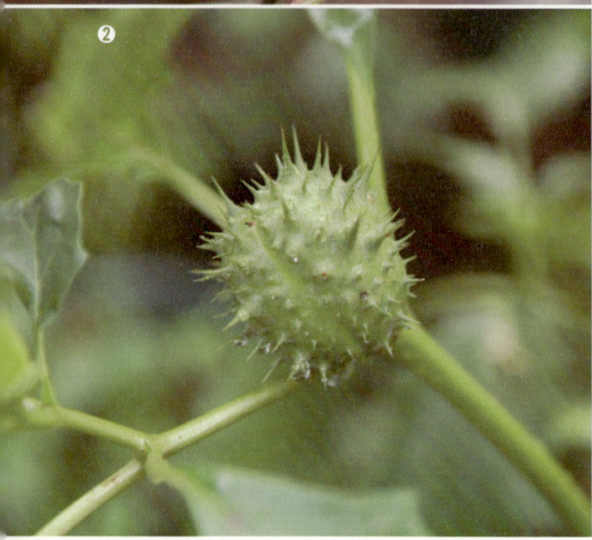

❶ 광진피
❷ 모만타라

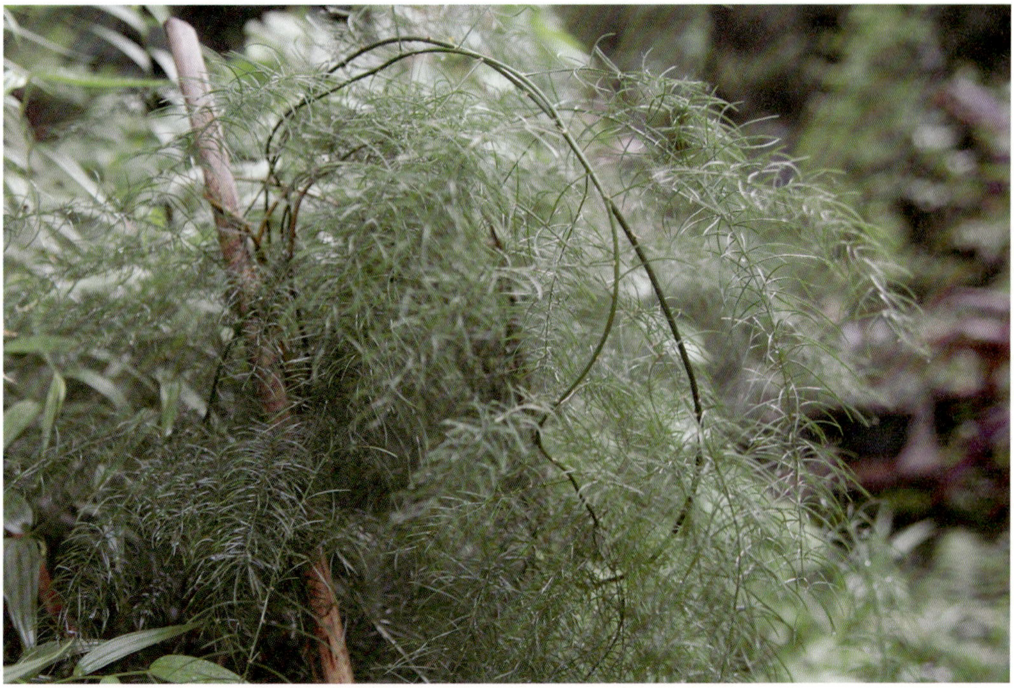

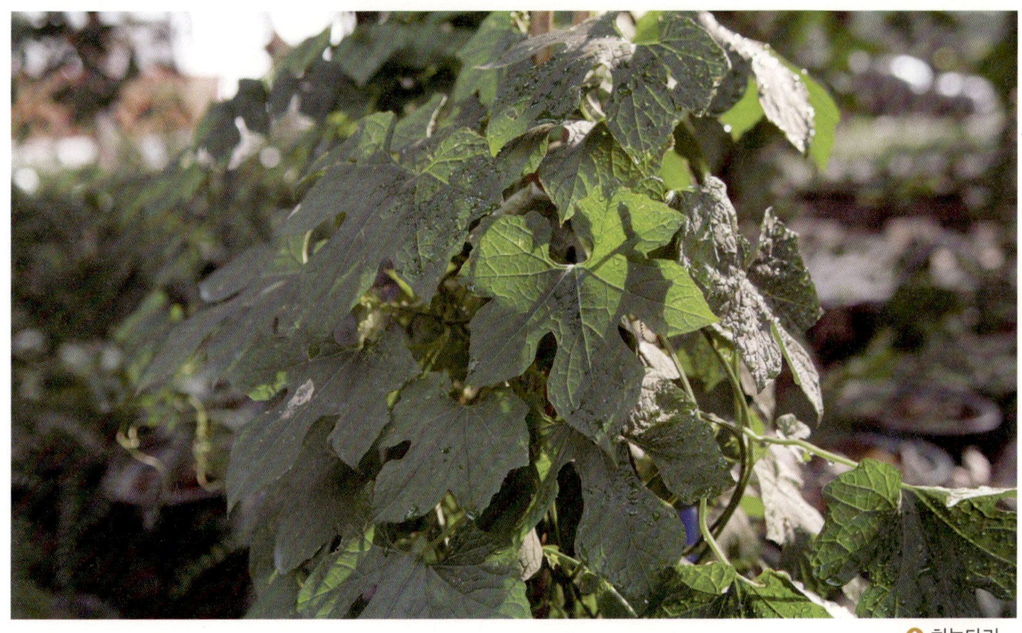

⬆ 토백부

⬆ 하늘타리

초(連錢草), 혈산저(血散薯), 해망과(海芒果), 상산(常山), 학슬(鶴虱), 사군자(使君子), 산등과(酸籐果), 대엽선모(大葉仙茅), 하수오(何首烏), 마두령(馬兜鈴), 산목통(山木通), 상춘등(常峹籐), 삼가피(三加皮), 오가피(五加皮), 모삼가(毛三加), 수반하(水半夏), 산대안(山大顏), 구아화(狗牙花), 산은화(山銀花), 천리광(千里光), 현삼(玄參), 청상자(靑葙子), 무화과(無花果), 방풍(防風), 세신(細辛), 사간(射干), 육계(肉桂) 등이다.

한편 식용으로 사용하는 식물도 많이 보인다. 부처님 손을 닮았다는 불수, 뿌리를 가근(茄根)으로 부르며 청열이습(淸熱利濕), 양혈거풍(凉血去風)에도 사용하는 가지(*Solanum melongena*), 씨를 개자로 사용하는 갓, 잎과 열매를 약용하는 차즈기, 그리고 대두황권으로 사용하는 콩을 재배하고 있었다.

대학 구내의 가로수로 망고나무가 줄지어 있고 열매가 탐스럽게 주렁주렁 달려 있다. 지나는 사람들이 맛있는 망고 열매를 따 먹지는 않는 모양이어서, 그대로 달려 있는 모습을 자꾸 쳐다보게 된다.

약용식물원의 면적은 그다지 크지 않으나 식물들을 전부 화분에 심어두어서 관찰하기에 좋았다. 시내에 터를 잡아 교통도 편리하므로 광저우에 들를 기회가 있다면 부담 없는 여정으로 이 약포를 선택해보길 권한다. 약용식물의 생태와 갈래의 기초를 읽을 수 있는 교재와 같은 장점을 가지고 있다.

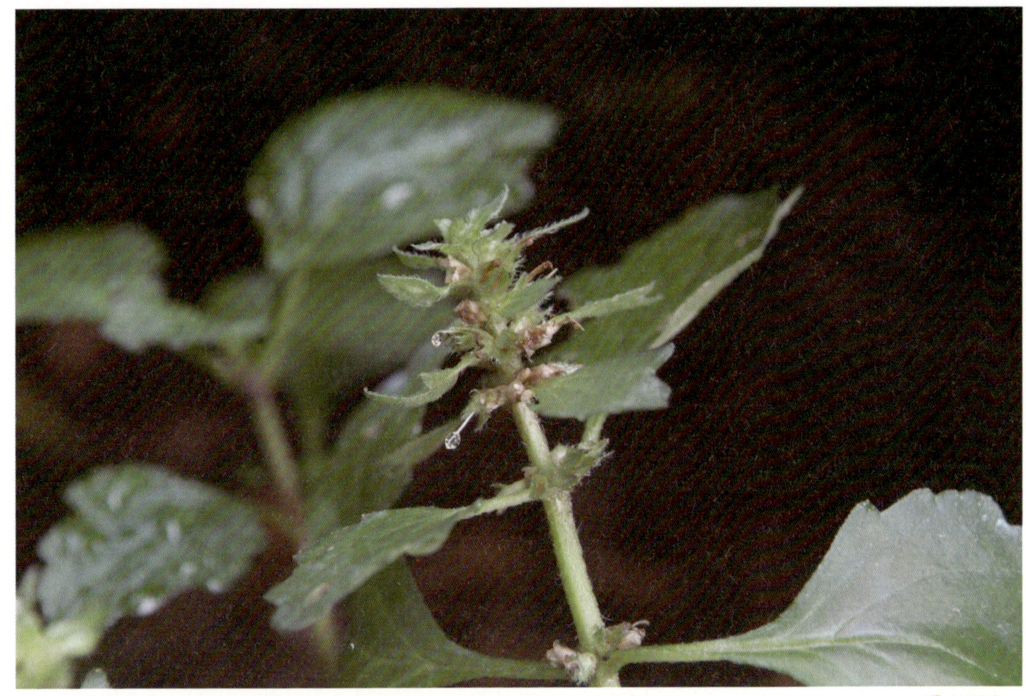

⬆ 금란초

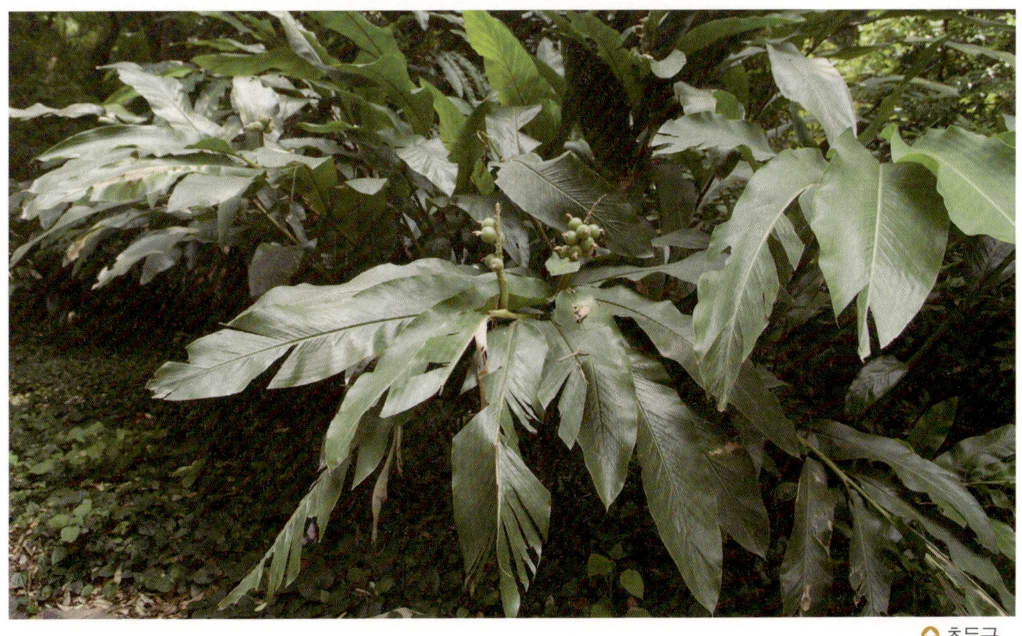

⬆ 초두구

이 식물원에 전시 중인 약용식물의 한약명을 소개하면 다음과 같다. 한약 이름이 우리와 약간 다를 수 있어 학명도 같이 소개한다.

- **오가피**(五加皮, *Acanthopanax gracilistylus*)
- **삼가피**(三加皮, *Acanthopanax trifoliatus*)
- **모삼가**(毛三加, *Acanthopanax trifoliatus* var. *setosus*)
- **마두령**(馬兜鈴, *Aristolochia contorta*)
- **청목향**(青木香, *Aristolochia debilis*)
- **세신**(細辛, *Asarum sieboldii*)
- **사간**(射干, *Belamcanda chinensis*)
- **학슬**(鶴虱, *Carpesium abrotonoides*)
- **청상자**(青葙子, *Celosia argentea*)
- **해망과**(海芒果, *Cerbera manghas*)
- **육계**(肉桂, *Cinnamomum casia*)
- **산목통**(山木通, *Clematis finetiana*)
- **대엽선모**(大葉仙茅, *Curculigo capitulata*)
- **상산**(常山, *Dichroa febrifuga*)
- **산등과**(酸籐果, *Embelia lacta*)
- **구아화**(狗牙花, *Erratamia divaricata*)
- **무화과**(無花果, *Ficus carica*)
- **연전초**(連錢草, *Glechoma longituba*)
- **상춘등**(常萅籐, *Hedera nepalensis* var. *sinensis*)
- **홍목향**(紅木香, *Kadsura longipedunculata*)
- **오약**(烏藥, *Lindera aggregate*)
- **산은화**(山銀花, *Lonicera hypoglauca, Lonicera macranthoides*)
- **하수오**(何首烏, *Polygonum multiflorum*)
- **산대안**(山大顔, *Psychptria asiatica*)
- **방풍**(防風, *Saposhnikovia divaricata*)
- **현삼**(玄參, *Scrophularia ningpoensis*)
- **천리광**(千里光, *Senecio scandens*)
- **혈산저**(血散薯, *Stephania dielsiana*)
- **수반하**(水半夏, *Typhonium flagelliforme*)
- **사군자**(使君子, *Quisqualis indica*)

- **위치** : 광둥(廣東)성의 성도인 광저우(廣州)시 소재
- **홈페이지** : http://www.gzhtcm.edu.cn
- **주소** : 廣東省 廣州市 三元里 機場路 12號
- **전화번호** : 020-3658-8233
- **설립년도** : 1956년

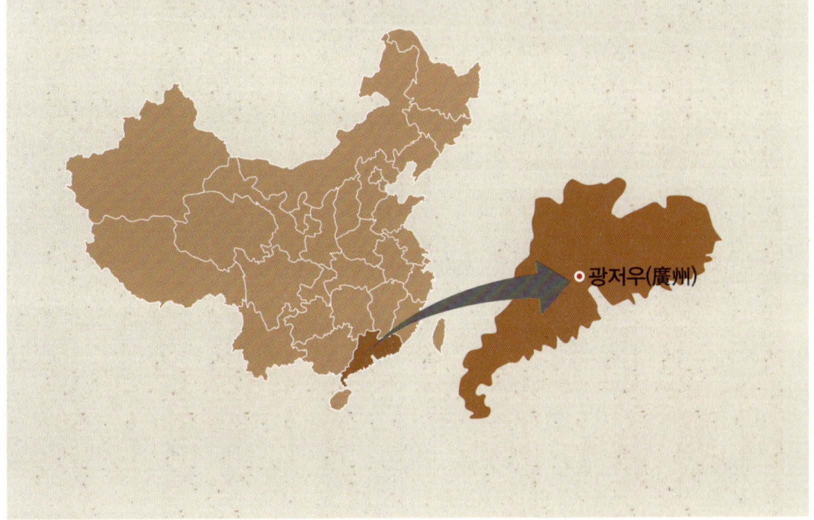

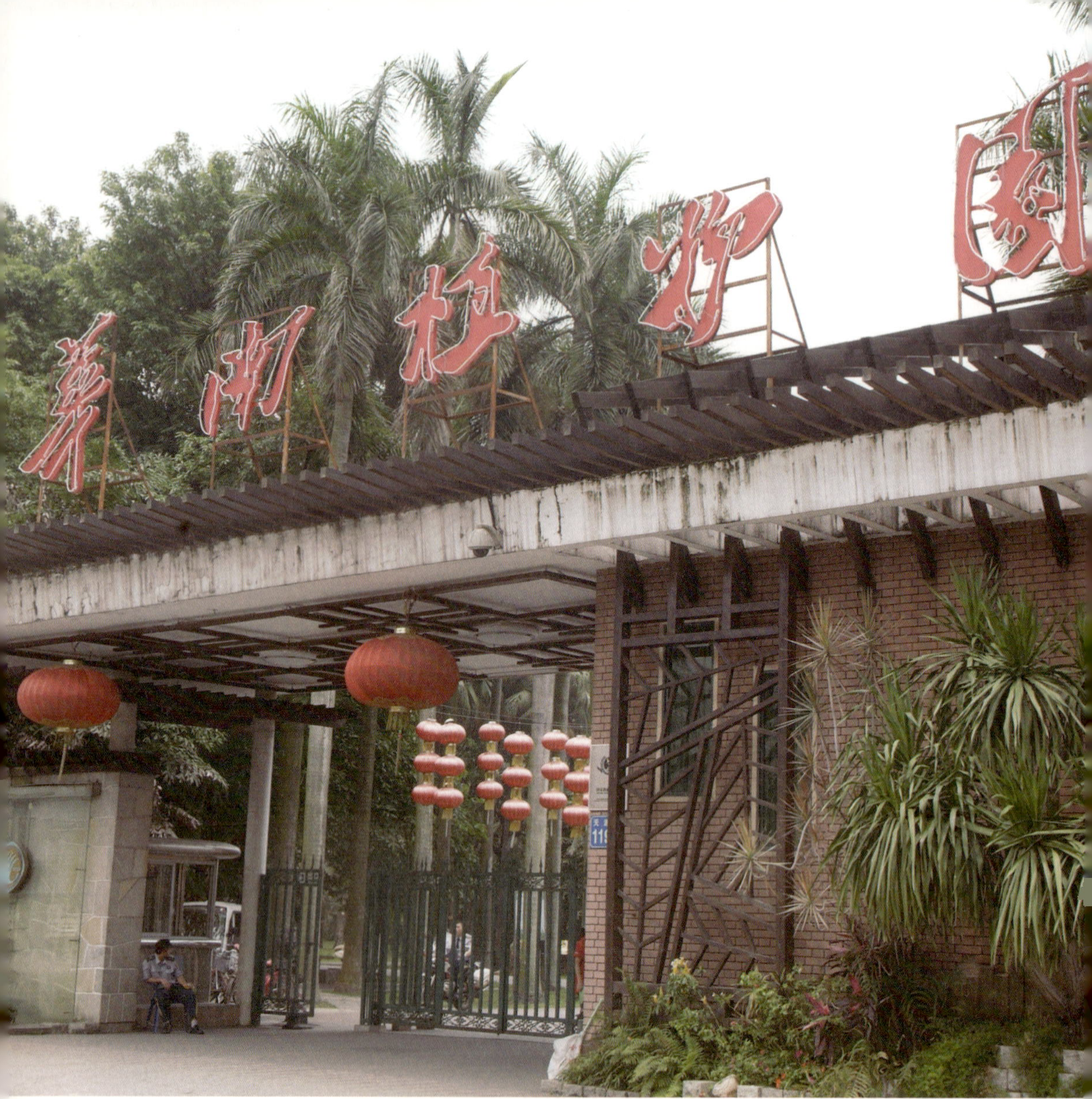

| 1.06 |

광둥성 화난식물원 약원

廣東省 廣州 華南植物園 藥園

1만 1,000여 종의 아열대식물 재배

중국의 남동부에 위치한 광둥성의 성도인 광저우(廣州)다. 전통적으로 뼈대 있는 상업의 요람으로 번성해왔지만 지리적 입지 탓에 근대화과정에는 혁명을 거치며 혼란과 내전의 상처도 피할 수 없었다. 하지만 현재는 중국의 관문항이자 무역의 거점으로 묵직하게 자리를 잡았다.

많은 한국인들은 관광이 목적이 아니라 무역을 위해 이곳을 찾는다. 특히 광저우에서 개최되는 다양한 국제전시회와 행사는 유명하다.

광저우 시내에서 동북쪽에 위치한 화난(華南)식물원은 1929년에 건립되었다. 인터넷의 식물원 소개란에는 이 식물원을 남아열대식물원으로 표기하고 있으며 아열대식물 1만 1,000여 종을 재배 중이라고 안내해준다. 화난식물원은 광저우 공항에서 택시로 우리 돈 약 2만 3,000원 정도가 나오는 거리에 있다.

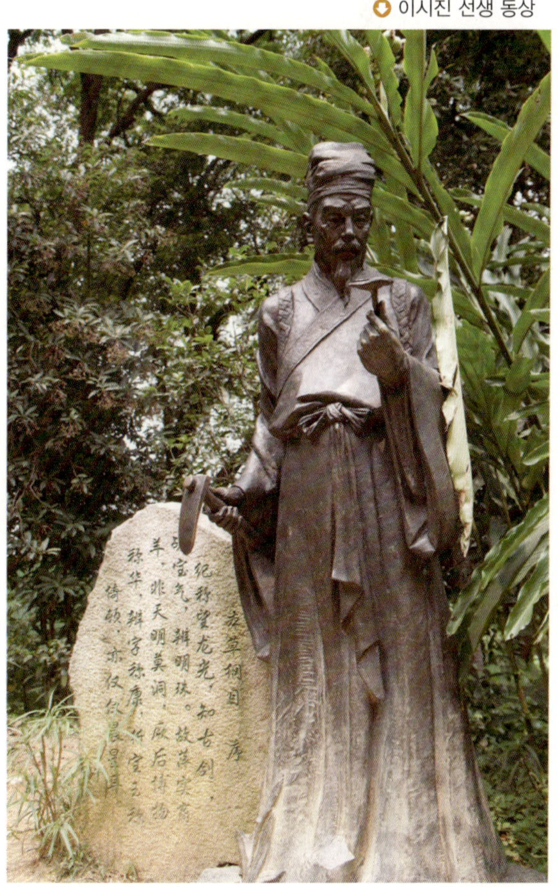

○ 이시진 선생 동상

식물원의 약원(藥園)에 들어서면 먼저 정면에 『본초강목』의 필자인 이시진 선생이 방문객을 반기고 있다. 중국 약용식물의 근간을 세운 그의 모습을 흙 묻은 왼손에는 곡괭이를, 오른손에는 식물을 들고 있는 모습으로 표현했다.

식물원에 들어서니 높이가 20~30m로 '대왕야자'라 부르는 식물들이 보행길 양옆으로 줄지어 서 있어 더위를 식혀준다. 길 이름도 '대왕야자로'이다.

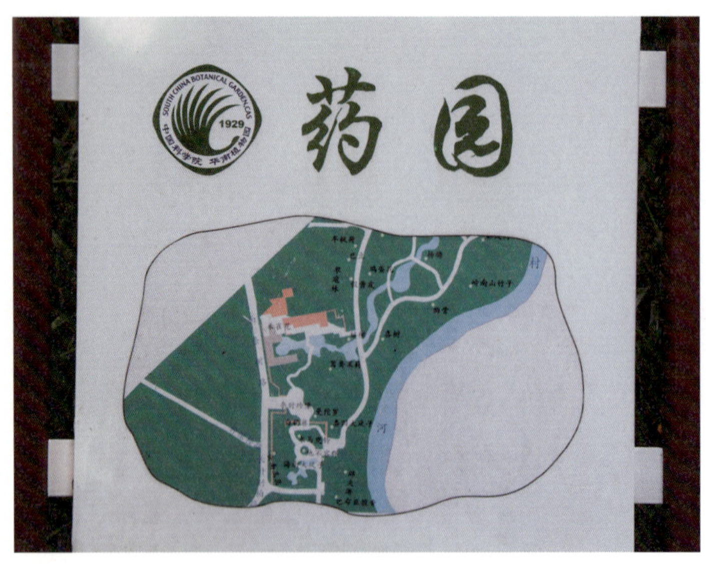

◐ 약원 지도

정자 옆에도 흰색 동상이 세워져 있다. 가까이 가서 보니 『종의 기원』으로 잘 알려진 영국의 생물학자 찰스 로버트 다윈의 동상이다. 이 식물원에서도 인간을 위해 약용식물의 종을 잘 보존하고 연구한다는 설립의의를 나타낸다.

1,000여 종의 약용식물 수집

넓은 지역에는 약용식물 구역, 소철 구역, 대나무 구역, 난 구역, 생강나무과 식물구역, 동백나무(山茶) 구역, 경제식물 구역, 수생식물 구역 등으로 나뉘어져 안내가 즐비하다. 그중에 호주식물 구역이 있는 것이 인상적이다. 약원 표지판에는 1,000여 종의 약용식물을 수집하여 재배하고 있다고 설명하고 있다.

이곳의 약용식물들은 청열해독(淸熱解毒), 거풍한습(祛風寒濕), 청열이습(淸熱利濕), 해표(解表), 보익강장(補益强壯), 산결화어(散結化瘀) 등의 효능을 기준으로 식물구역을 구분하여 재배하고 있는 점이 특징이다.

백량금, 광동만년청, 태국대풍자 재배

청열해독, 산어지통(散瘀止痛) 효능의 백량금(*Ardisia crenata*)에는 꽃과 꽃봉오리가 달려 있다. 잎의 가장자리가 물결 모양으로 쪼글쪼글한 백량금의 뿌리를 주사근(朱砂根)이라 한다. 청열, 소염 효능이 있는 이 지역의 특산식물인 광동만년청(*Aglaonema modestum*)은 만년청과 함께 나란히 자라고 있었다. 고혈압, 월경불순에 사용하는 나부목(蘿芙木, *Rauvolfia verticillata*)에 열매

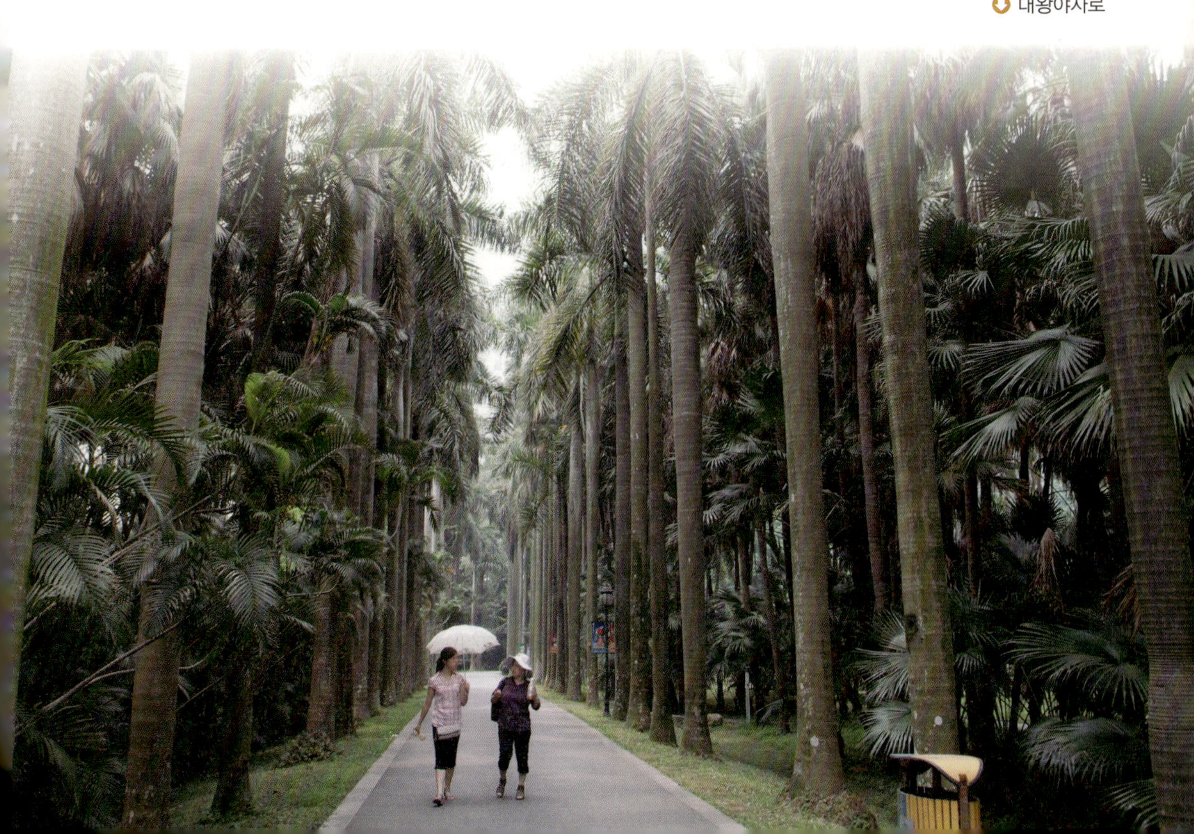

清热解毒的药用植物

本区种植的植物有清热解毒之功效适用各种炎症、中毒、菌疾、热性病、疮毒等。

⬆ 청열해독 약용식물 구역을 알리는 표지판

가 달려 있고, 뿌리를 청열제번(清熱除煩), 심장병에 사용하는 수국(綉球, *Hydrangea macrophylla*)에는 꽃이 피었다. 줄기껍질을 박수피(朴樹皮)라 하여 담마진, 폐농양 치료에 사용하는 팽나무도 보인다.

⬇ 대왕야자로

그 외에 『중국약전』에서 뿌리줄기와 뿌리를 남판람근(南板藍根)으로 부르는 마람(*Baphicacanthus cusia*), 봉미초(鳳尾草), 뽕나무, 남천, 산은화(山銀花), 맥문동, 비파, 정공등(丁公藤), 길상초(吉祥草), 미등목(美登木), 천문동, 석창포, 사군자, 대과(大果)안식향, 목서[桂花], 회화나무 등이 보인다.

4대 남약은 파극, 사인, 익지, 빈랑

특별히 남약지역에는 큼직한 표지판에 '남약이란 양쯔강[長江] 이남, 난링(南岭) 이북 지역에서 생산되는 도지한약으로서 파극, 사인, 익지, 빈랑이 4대 남약으로 잘 알려져 있다'라는 설명이 사진과 함께 씌어 있다. 표지판 옆에는 남약 익지가 잘 자라고 있다. 하이난(海南)성에서는 익지, 빈랑, 정향, 육두구를 '하이난의 4대 남약'이라고 부른다.

약원 주위 길가에는 주렁주렁 열매를 맺은 초두구(*Alpinia hainanensis*)가 가로수 역할을 하고 있다. 한국에서는 보기 힘든 매우 귀한 한약식물이지만 여기에서는 흔하게 볼 수 있는 열대의 한약식물이다. 표지판에 적혀 있는 태국대풍자와 안식향을 찾기 어려워 마침 식물에 물을

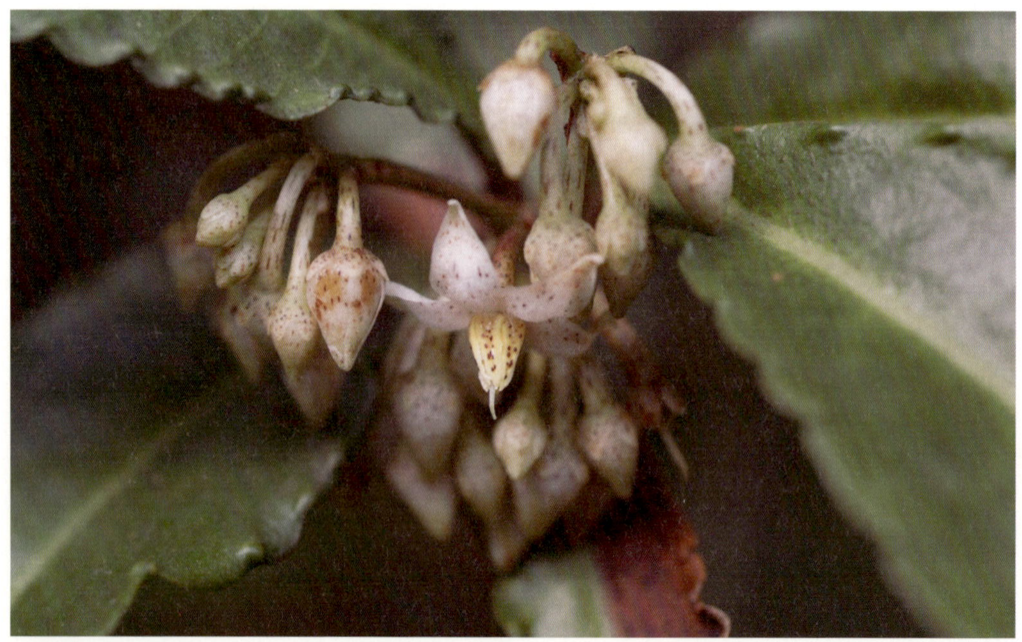

❂ 백량금(주사근)

168

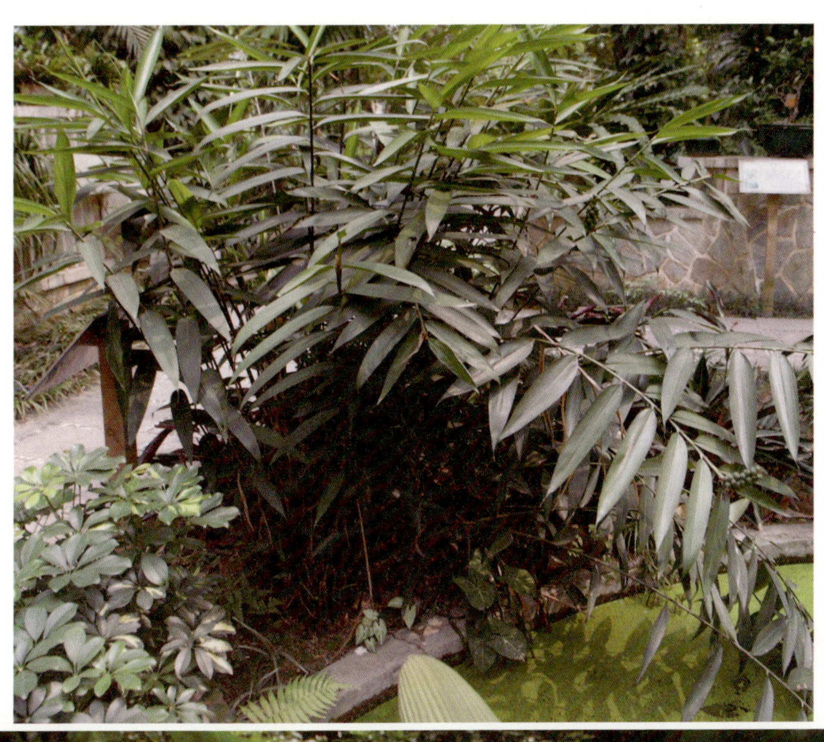

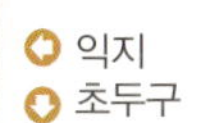

초두구

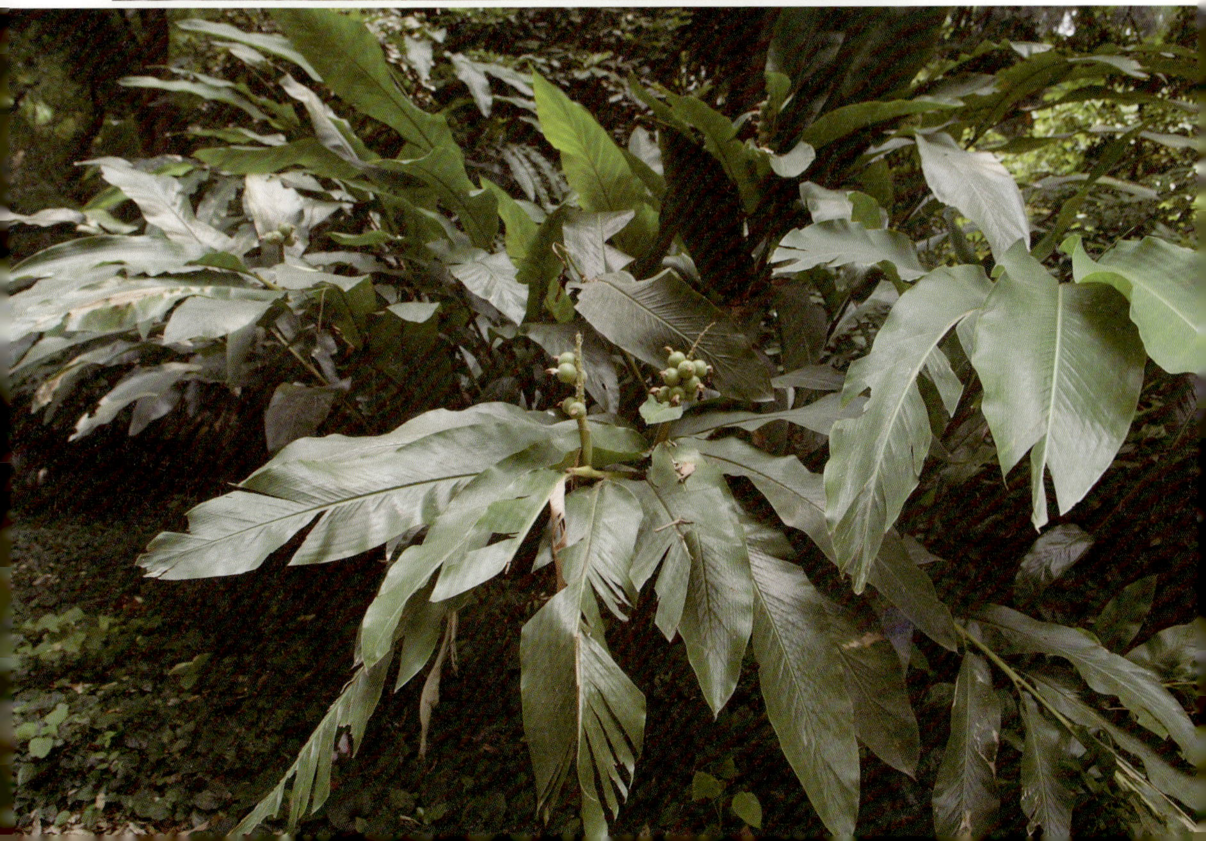

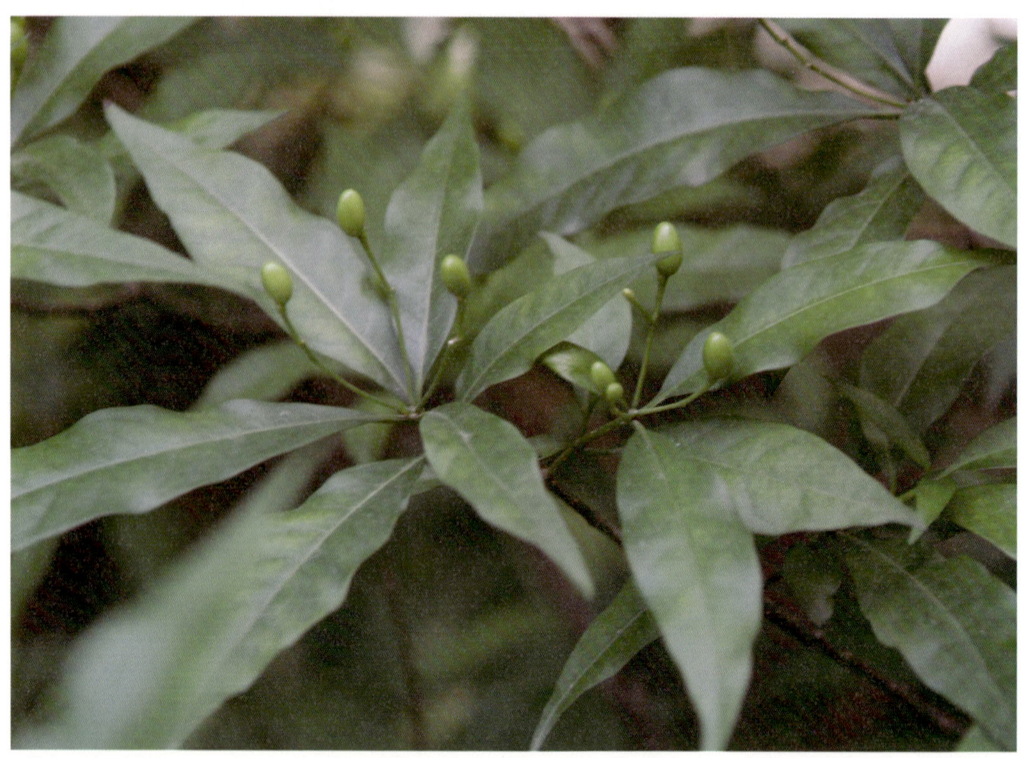

주고 있는 관리인에게 부탁하니 자기 일처럼 나서서 찾아주는 것이 고맙다. 때때로 학생 같아 보이는 사람들이 카메라를 들고 자세히 식물을 관찰하다가 식물에 관해 물어오기도 한다.

약원은 다른 곳에 비해 그다지 넓지는 않아 반나절이면 충분하게 식물들을 관찰할 수 있다. 경치가 좋아서 사진촬영차 이곳을 찾는 예비 신랑신부들도 있고 휴식공간으로서도 쾌적해, 거니는 시민들도 눈에 많이 들어온다. 식물원 내부를 돌아볼 수 있는 카트를 운행하고 있으며 우리 돈 1,800원만 지불하면 하루 종일 이용할 수 있어 편리하다. 촬영한 사진을 고르다 보니 다시 한 번 그곳에 가 있는 느낌이다.

입장료는 우리 돈 3,600원 정도이며 입장시간은 오전 7시 30분에서 오후 5시 30분까지다.

- **위치** : 광둥(廣東)성의 성도인 광저우(廣州) 시내에서 동북쪽에 소재
- **홈페이지** : http://www.scib.ac.cn
- **주소** : 廣東省 廣州市 天河區 興科路 723號
- **전화번호** : 020-3725-2711
- **설립년도** : 1929년

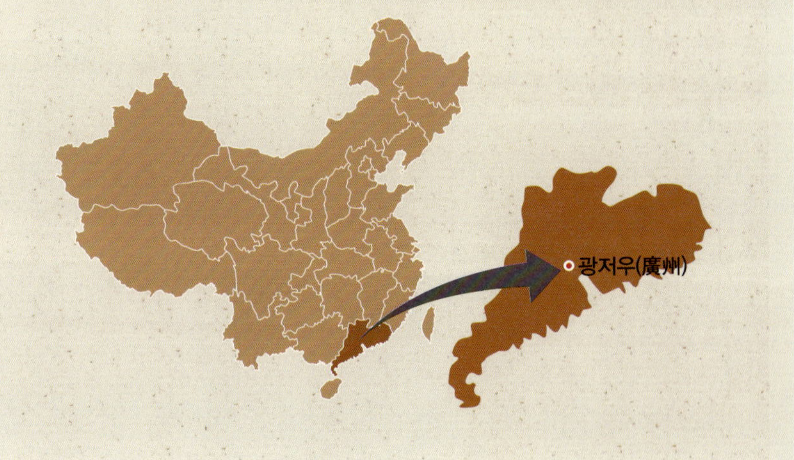

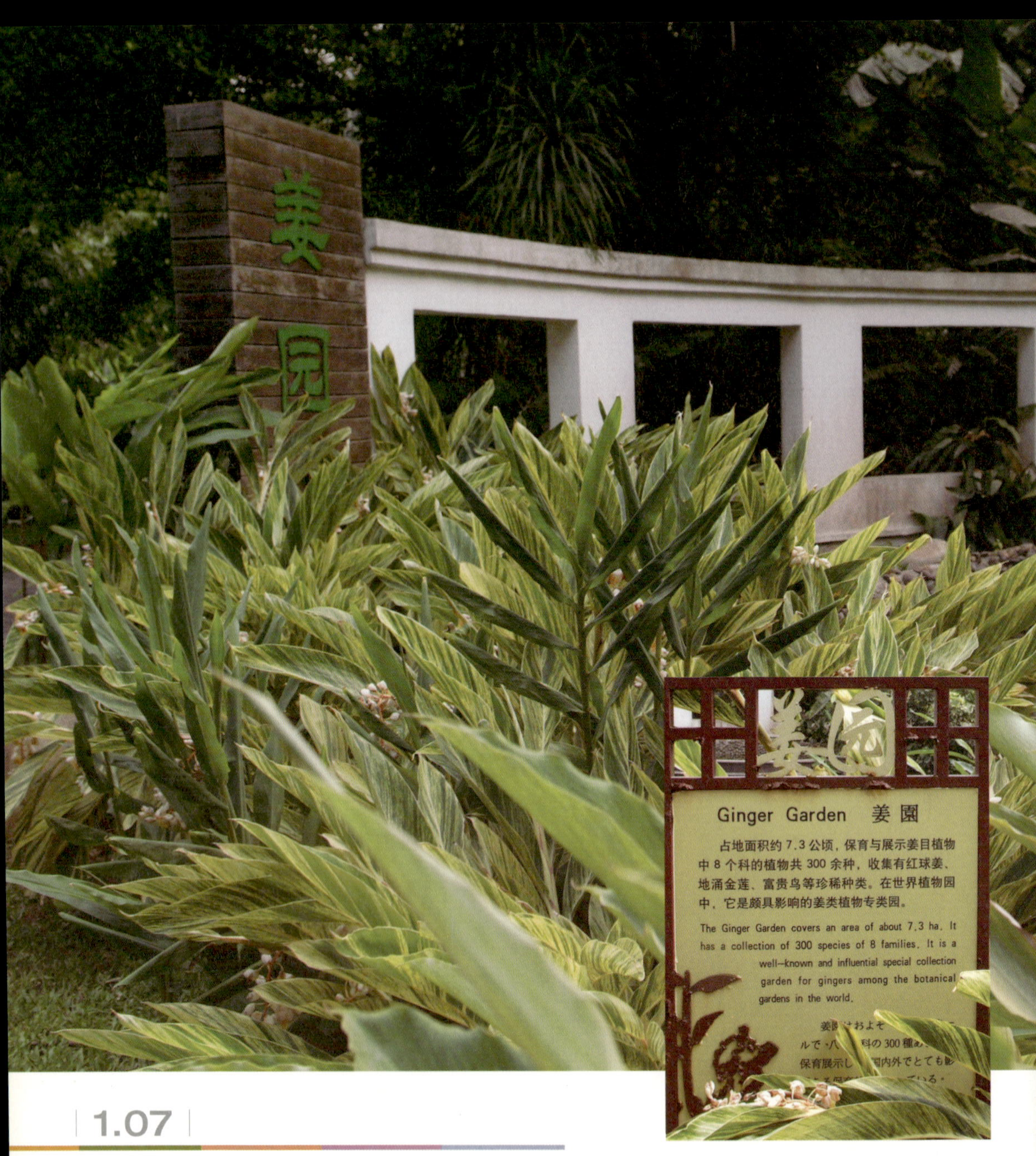

광둥성 화난식물원–생강과(科) 약용식물원

廣東省 廣州 華南植物園 姜園

생강과 식물들이 한자리에

광둥성 광저우(廣州) 시내에 자리 잡은 화난식물원의 다양한 식물 구역에서 새로운 것, 눈길을 끌어당기는 것을 찾아 부지런히 돌아다니다가 제일 깊숙한 곳에 다다르니 강원(姜園), 즉 생강과 약용식물 구역이 나왔다. 7.3ha의 면적에 300여 종의 생강과 식물이 재배되고 있다.

이곳에는 한약으로 사용하는 초두구(草豆蔻), 춘사인(春砂仁), 익지(益智)를 비롯하여 계초구(桂草蔻), 소초구(小草蔻), 염산강(艶山薑), 화엽염산강(花葉艶山薑), 홍두구(紅豆蔻), 승진산강(升振山薑), 강화(薑花), 폐초강(閉鞘薑), 우화산강(雨花山薑) 등의 생강과 식물들이 한자리에 모여 방문객을 반기고 있었다.

약용식물원 입구에는 계초구(*Alpinia guilinensis*)의 녹색 열매와 소초구(*Alpinia henryi*)의 연분홍 꽃들이 식물 위에 가득 붙어 있고 이들은 약용식물원의 담벼락이 되어 일렁거린다.

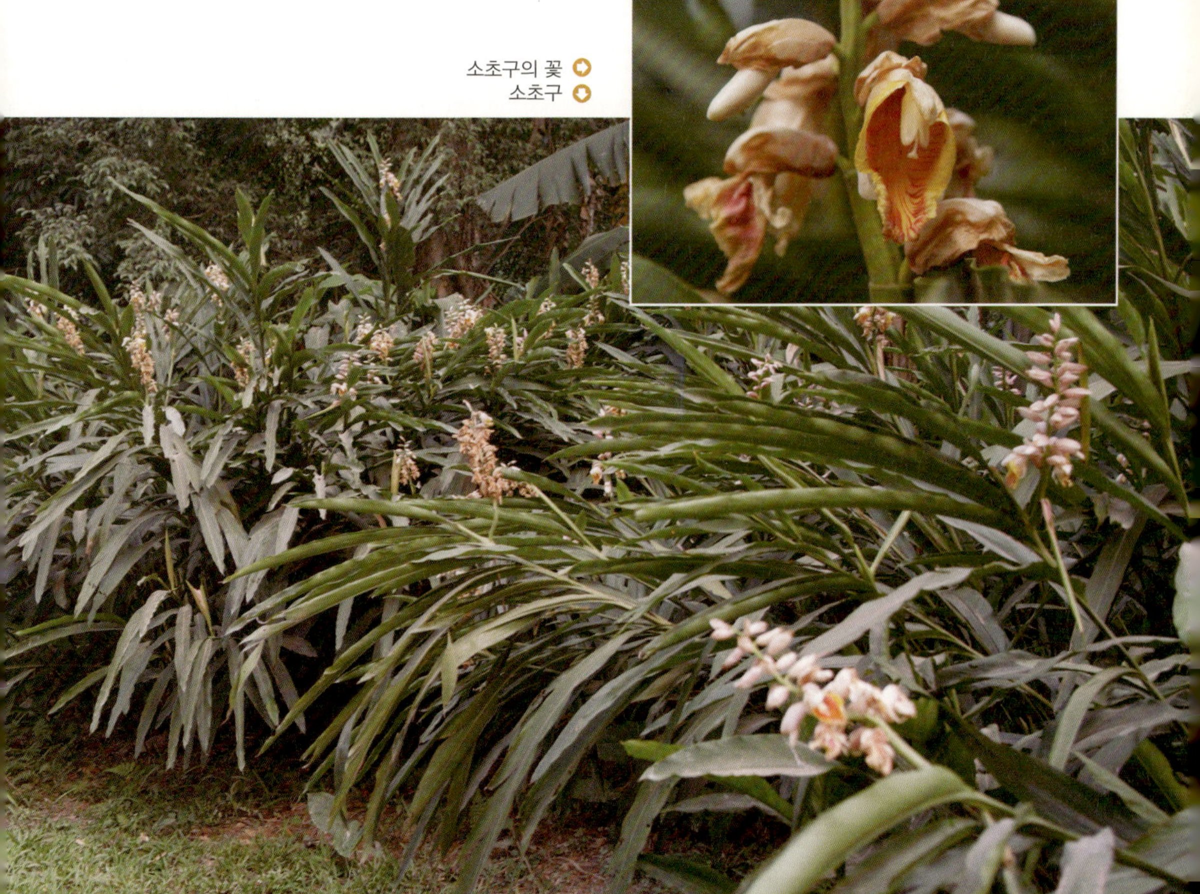

소초구의 꽃 ➡
소초구 ⬇

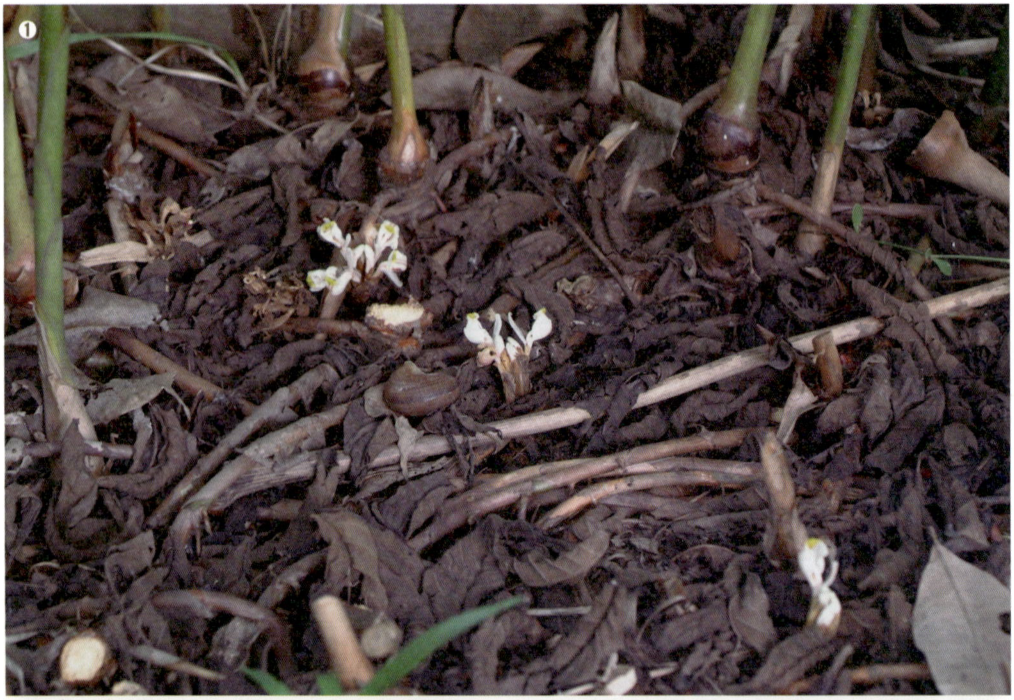

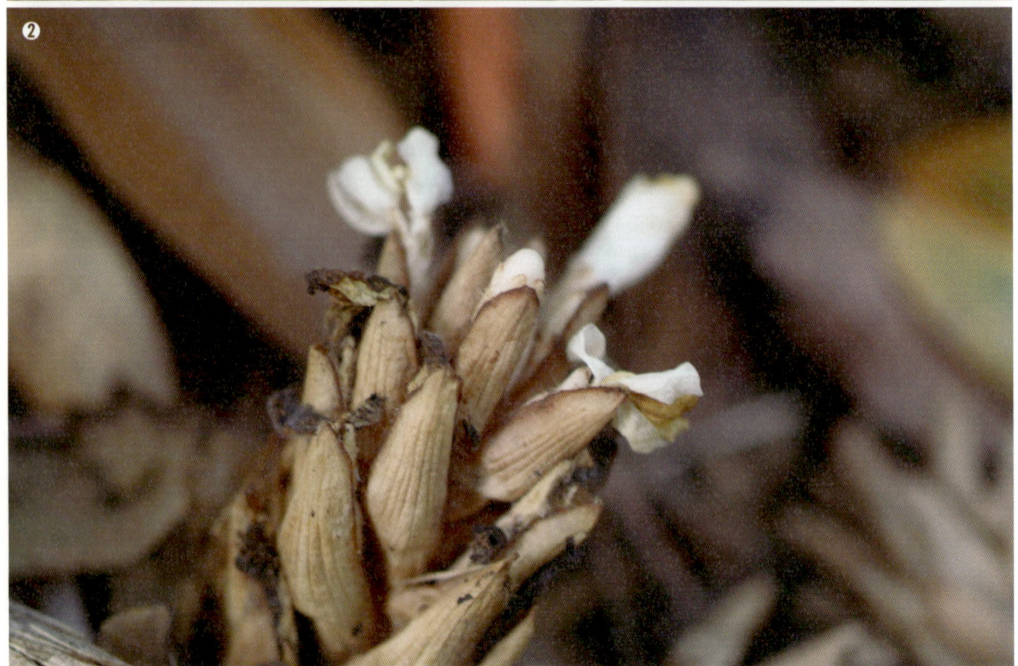

174

많은 열매가 맺혀 있는 초두구

안으로 들어가니 식물 위에 열매가 넘치도록 맺혀 있는 초두구(*Alpinia hainanensis*)가 나타난다. 고(故) 강병수 동국대 한의대 교수는 "여러 종류의 두구(豆蔲) 중에서 이 식물의 열매가 오직 초본 풀 위에 열매(豆蔲)가 맺어진다는 뜻에서 초두구라고 하였다"고 설명한다.

초두구의 약효는 "비위(脾胃)에 한습(寒濕)이 쌓여서 복부가 차고 아픈 증상, 가벼운 구토 및 음식 생각이 없고 대변을 무르게 보는 증상에 효력이 있으며 또한 담음(痰飮)을 치료하는데, 특히 냉담이 축적되어 가슴이 아프고 구역질을 할 때 활용된다"고 안덕균 명예교수(경희대 한의대)는 말한다.

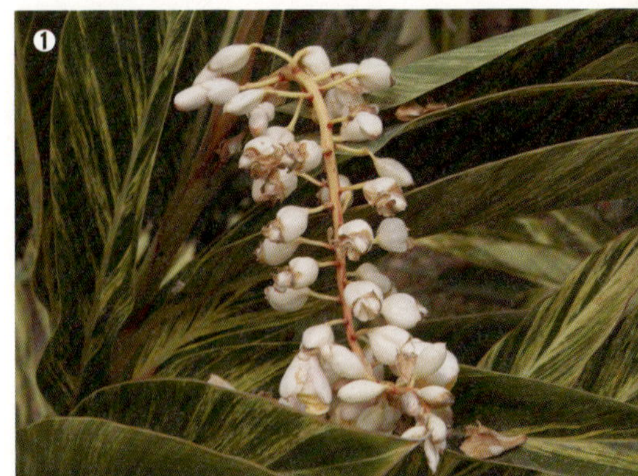

하얀 꽃이 땅바닥에 흐드러지게 핀 사인

필자가 찾은 6월 초에는 양춘사인(*Amomum villosum*)의 하얀 꽃이 땅바닥에 흐드러지게 피어 있었다. 이곳의 양춘사인들은 간격을 두고 재배하고 있어서 속으로 들어가 사진 찍기가 편했다. 양춘사인은 광저우의 서쪽에 위치한 양춘(陽春) 지역에서 처음에 발견되었으나 이제는 토양 등 환경이 사인 재배에 우수한 윈난성 지역에서 더 많이 재배하고 있다.

같은 생강과 식물인 백두구도 사인처럼 바닥에서 꽃을 찾을 수 있다. 백두구는 이 식물원에서 볼 수 없어 윈난성 남약원에서 이전에 촬영했던

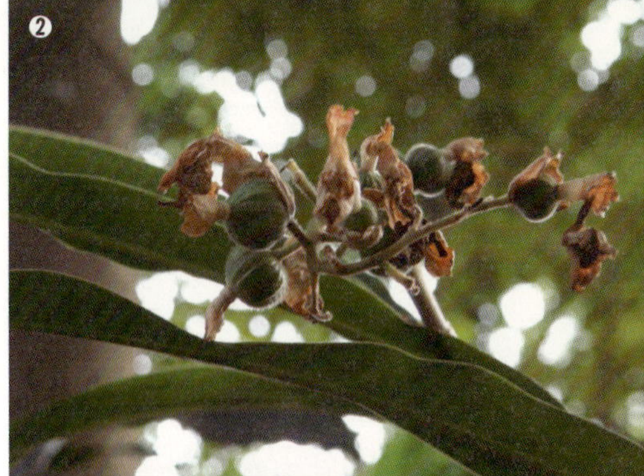

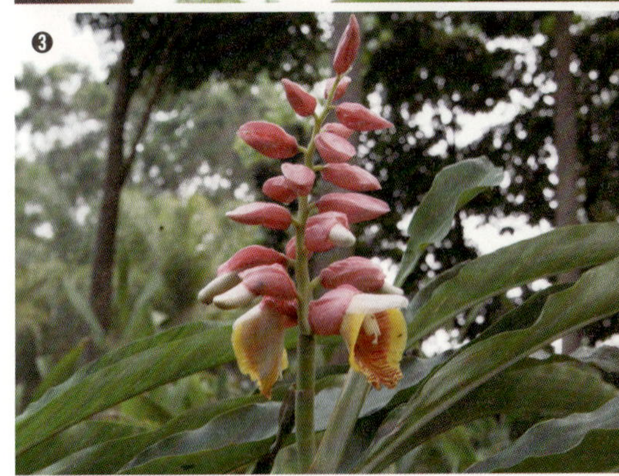

❶ 화엽염산강 ❷ 염산강 ❸ 승진산강

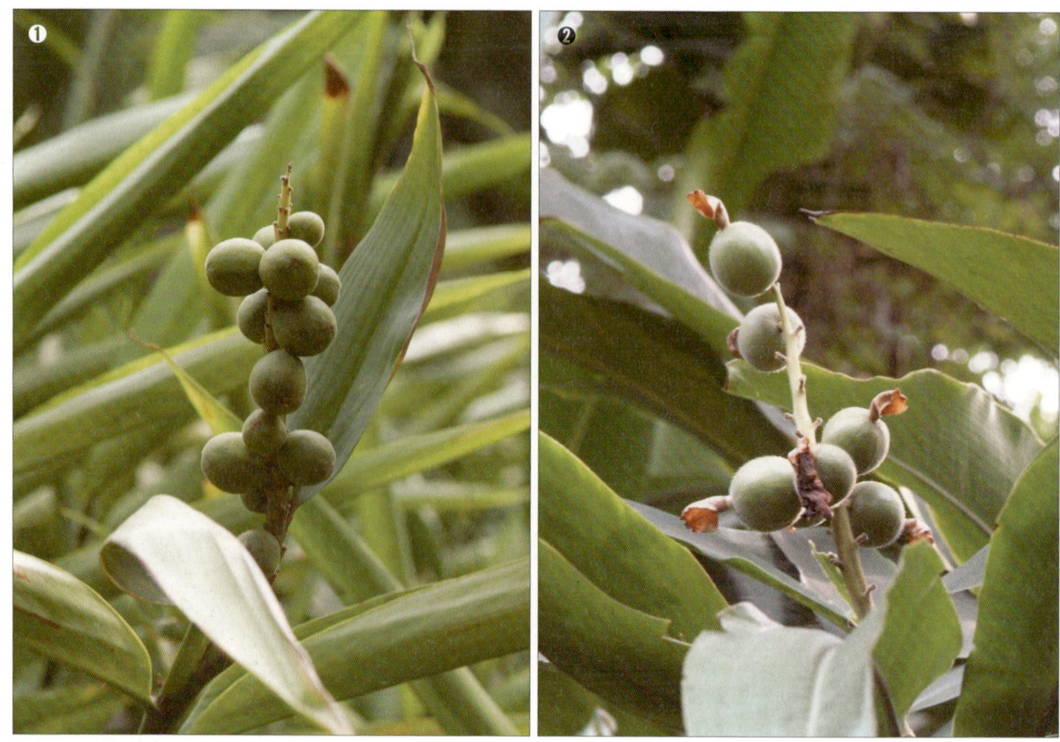

❶ 익지 ❷ 폐초강

사진으로 대신한다.

그 외에도 염산강[*Alpinia zerumbet* (Personn) B. L. Burtt & R. M. Smith], 화엽염산강[*Alpinia zerumbet* (Personn) B. L. Burtt & R. M. Smith 'Variegata'], 익지(*Alpinia oxyphylla*), 홍두구(*Alpinia galanga*), 승진산강(*Alpinia* 'Shengzhen'), 강화(*Hedychium coronarium*), 폐초강(*Costus speciosus*), 우화산강(*Alpinia zerumbet* 'Sprinkle')이 재배, 전시되고 있다. 귀중한 생강과 식물의 기록을 위해 본문에 각각 학명을 기재해둔다.

이렇게 많은 종류의 생강과 식물들을 한자리에서 비교하면서 관찰할 수 있어, 이곳은 좋은 소회를 남겨주었다. 마침 방문한 시기가 꽃 피는 때라 사진촬영을 할 좋은 기회가 되었기 때문이기도 하다.

176

- **위치** : 광둥(廣東)성의 성도인 광저우(廣州) 시내에서 동북쪽에 소재
- **홈페이지** : http://www.scib.ac.cn
- **주소** : 廣東省 廣州市 天河區 興科路 723號
- **전화번호** : 020-3725-2711
- **설립년도** : 1929년

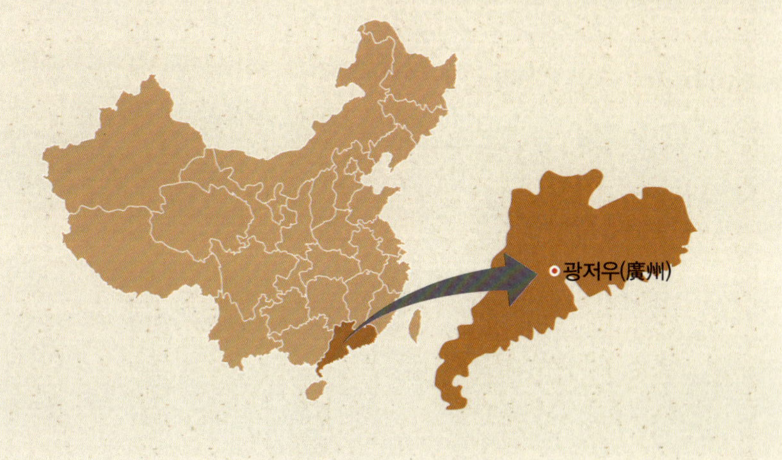

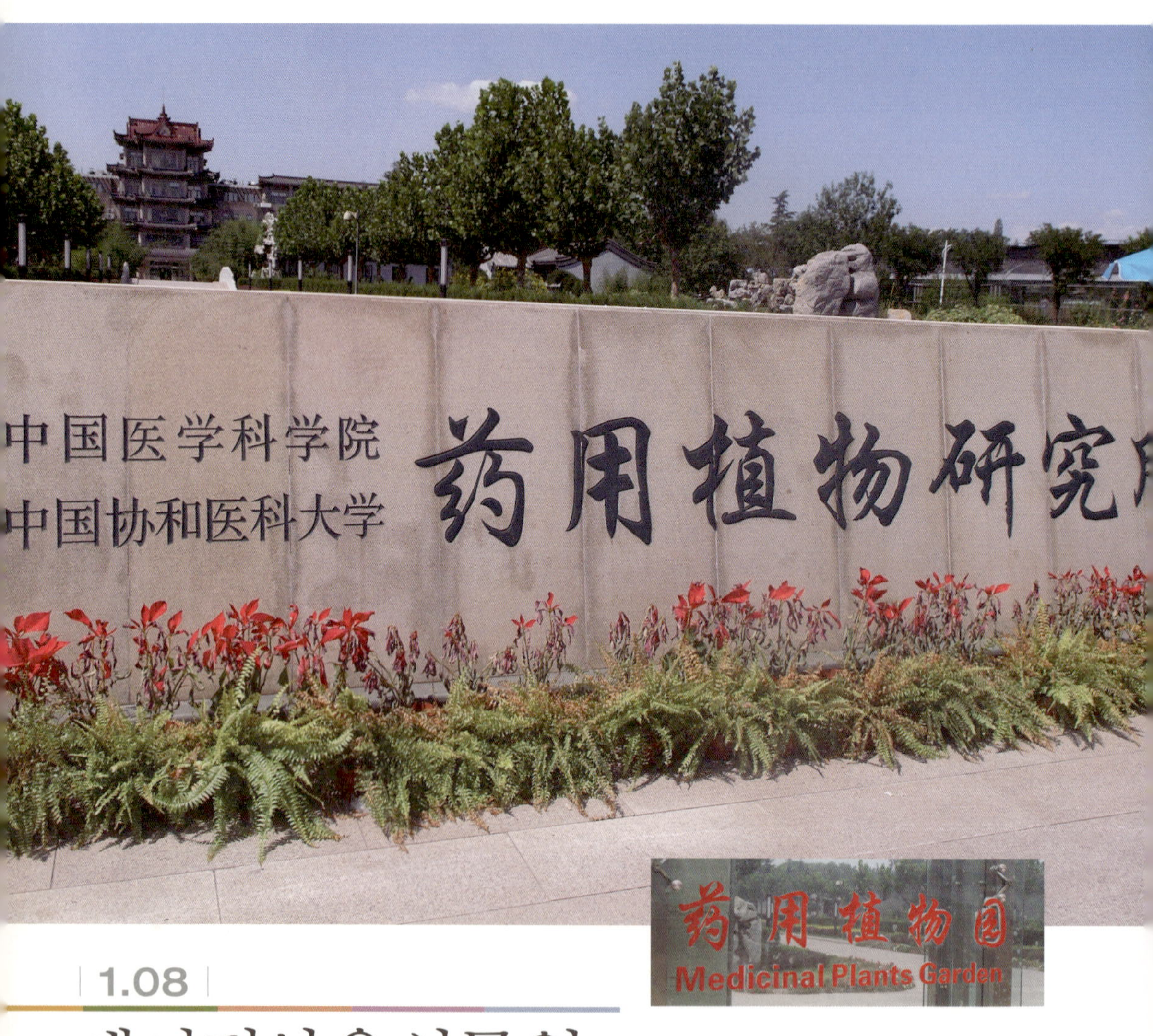

베이징약용식물원

北京藥用植物園

패모, 하수오, 창출에 좋은 연구성과 거둬

베이징약용식물원은 중국의학과학원 약용식물연구소의 산하기관이다. 1984년 설립되어 1,300여 종의 약용식물을 보유하고, 900종의 종자를 보관하는 대형 저온저장고 및 각종 전문실험실을 구비하고 있다.

약용식물원이 속해 있는 중국의학과학원 약용식물연구소는 1983년 8월에 설립되어 북경 시내에서 서북지역, 즉 중국농업대학 부근에 자리 잡고 있다. 약용식물연구소는 이 약용식물원 외에 윈난(雲南), 하이난(海南), 광시(廣西)성의 세 곳 분소를 포함한다. 이들의 총면적은 모두 5,500무(1무는 666.67㎡)이고, 약용식물은 약 5,000여 종을 보존하고 있다고 홈페이지에서 설명하고 있다. 또 위생부와 의학과학원의 유일한 전문 약용식물원으로 패모, 하수오, 노회, 번홍화(番紅花), 창출, 소만장춘화(小蔓長春花) 등을 연구하여 좋은 성과를 얻었다고 홍보하고 있다.

필자는 이 약용식물원을 두 번 다녀왔는데 꽃 피는 시기가 달라 유익한 방문이 되었다.

약을 알면 건강하고 장수한다

식물원 정문에는 '중국의학과학원 약용식물연구소'라는 돌 간판이 보이고 유리창에 붉은 글씨로 약용식물원이라고 써놓았다. '약물을 알면 건강하게 되고 장수를 한다'라는 표지판과 '식물을 소중히 여기고, 꺾는 것을 금지한다. 위반 시에는 (우리 돈으로 환산하여) 1만 5,000원에서 15만원을 배상한다'라는 식물 보호를 위한 홍보물도 보인다.

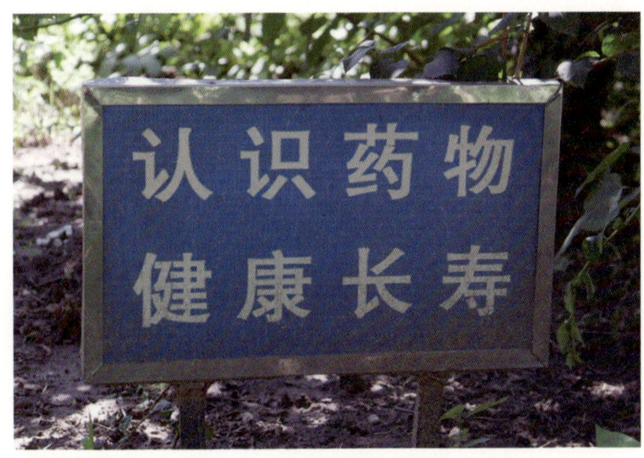

⬆ '약물을 알면 건강하게 되고 장수를 한다'라는 표지판

베이징약용식물원 입구에는 옥잠화가 흰 꽃을 피우며 줄지어 있고 회화나무도 위로 뻗은 키를 뽐내며 서 있으며 두충나무도 더불어 산다. 더 깊숙이 들어가야 한약구역을 만날 수 있는데, 『중국약전』에 수재된 전통적 한약을 위주로 많은 식물들이 고루고루 보이고 약용 부위에 따라 분류하여 전초, 잎, 꽃, 뿌리, 뿌리줄기, 종자와 열매 식물로 구획을 지어 성장 과 약효를 연구하며 재배 중이다.

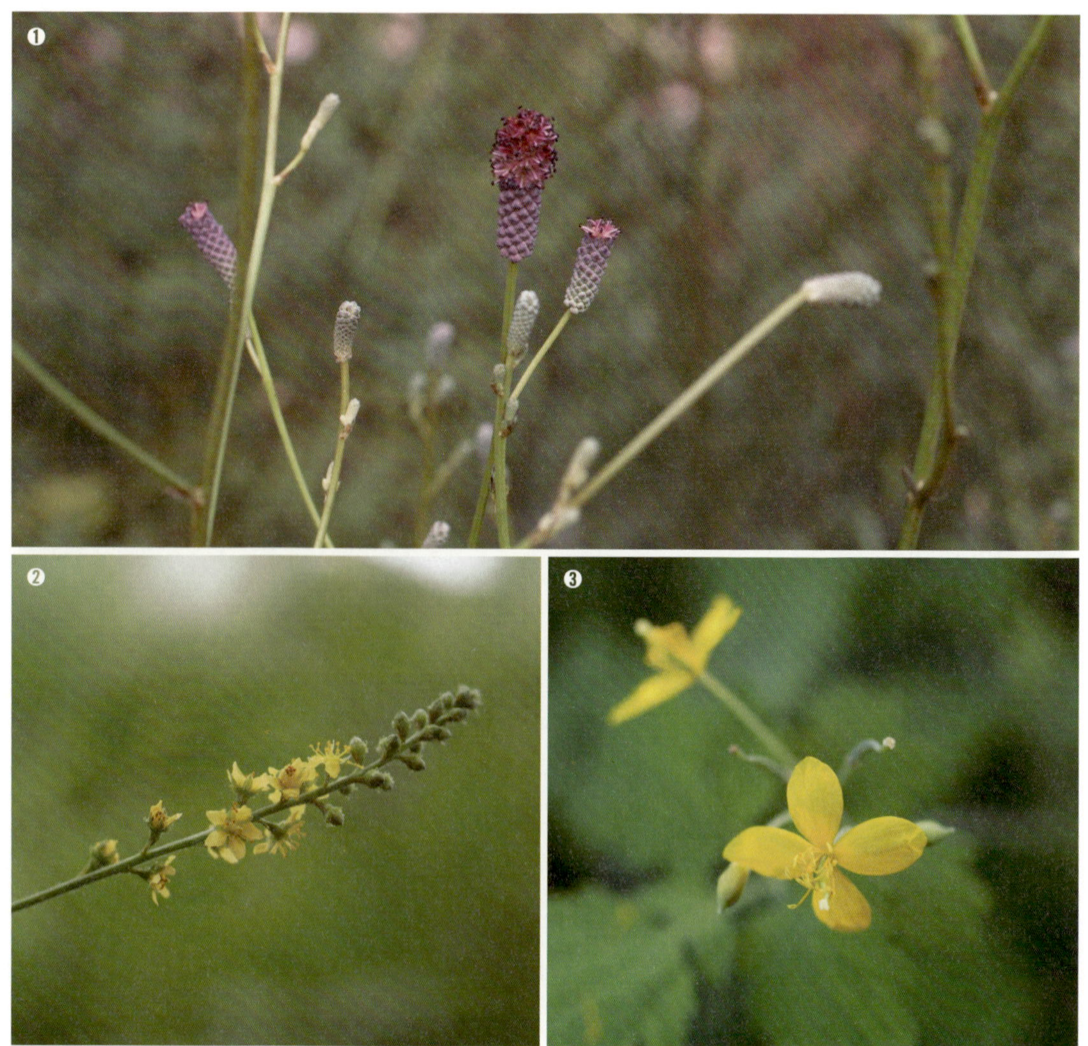

❶ 오이풀(지유) ❷ 짚신나물(용아초) ❸ 애기똥풀(백굴채)

샛노란 꽃을 피운 선학초라 불리는 용아초, 흰 꽃 속에 보라색 줄무늬가 있는 노학초, 진한 분홍색 월계화, 노란꽃의 당개(糖芥, *Erysismum cheiranthoides*), 보라색 꽃의 제니, 지유, 중화구기(*Lycium chinense*)와 길경, 노란색 꽃 백굴채, 하얀 천문동의 천진한 꽃들을 감상하면서 관상용으로도 관심을 받고 있는 약용식물 연구개발의 지평을 멀리까지 가늠해본다.

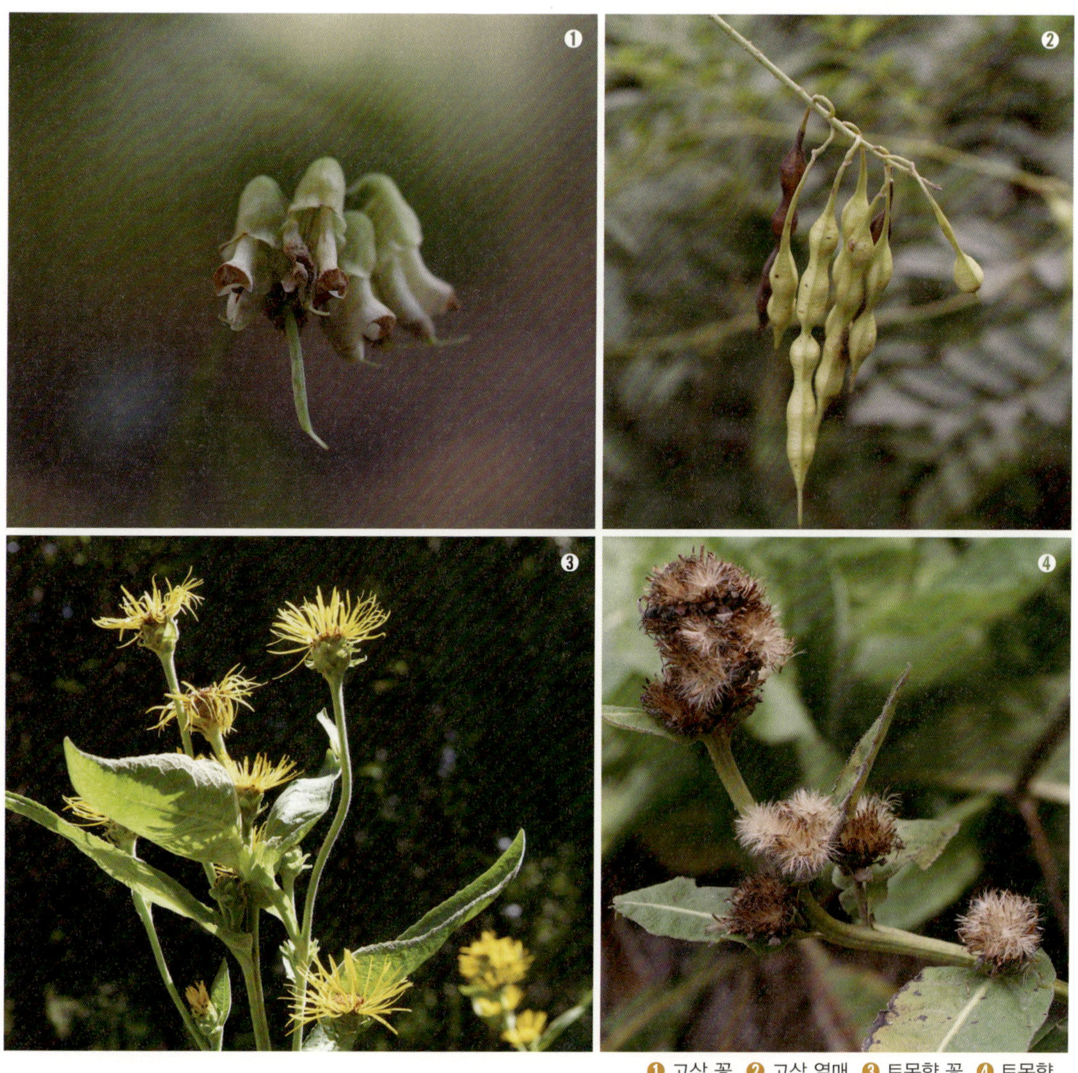

❶ 고삼 꽃 ❷ 고삼 열매 ❸ 토목향 꽃 ❹ 토목향

토목향, 장엽반하, 목적 재배 중

시기가 다른 이 약용식물원의 두 번째 방문에서 하얀꽃과 열매를 맺고 있는 고삼 그리고 노란꽃과 큼직한 열매에서 흰털을 휘날리고 있는 토목향(*Inula helenium*)을 각각 관찰할 수 있다. 꽃이 져서 큰 열매를 가지고 있는 장(藏)목향(*Inula racemosa*)도 보이고, 요고본(*Ligusticum jeholense*)은 약용식물원 직원의 도움을 받아 뿌리를 캐본다. 꽃을 만개시킨 익모초에는 달팽이 한 마리가 힘겹게 올라가 붙어 있다. 모두가 흙을 믿고 사는 생명들이다.

장엽반하(*Pinellia pedatisecta*)도 보이고 일부러 심어놓은 듯한 커다란 목적마황(*Ephedra equisetina*)도 발견했다. 이렇게 밀집하여 재배하고 있는 목적마황은 보기 힘들기 때문에 목적마황 앞에서는 답사단 모두가 충분한 시간을 할애해서 사진촬영을 했다. 그 외 곽향, 초마황(마황), 백부, 참소리쟁이(*Rumex japonicus*, 양제근), 익모초, 창출, 목단, 모창출(*Atractylodes lancea*), 야(野)결명(*Thermopsis lupinoides*), 황정, 적작약, 우슬, 길경, 천문동, 제니(*Adenophora trachelioides*), 윤엽사삼(輪葉沙蔘, *Adenophora tetraphylla*), 방우아묘(犓牛兒苗, *Erodium stephanianum*), 서양톱풀(*Achillea millefolium*)도 재배하고 있다. 이중 제니는 우리나라에서는 모시대(*Adenophora remotiflorus*)를 쓰고, 윤엽사삼의 뿌리는 중국에서 남사삼(南沙蔘)으로 부른다.

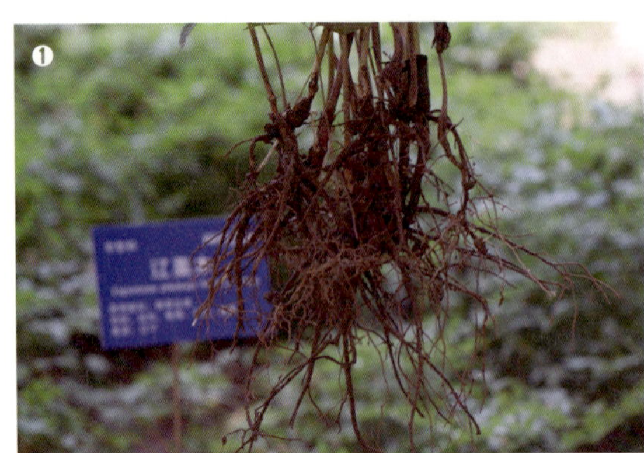

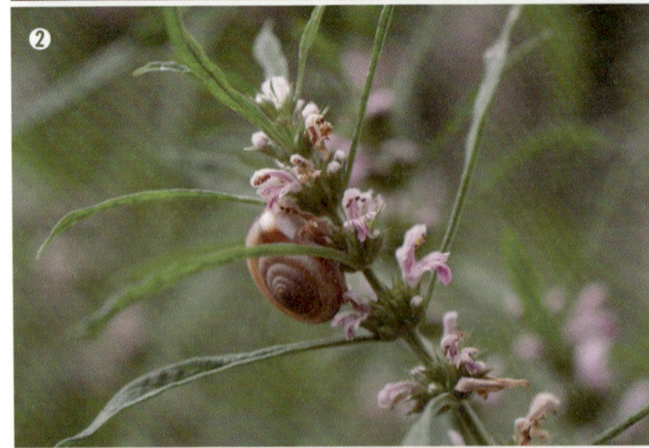

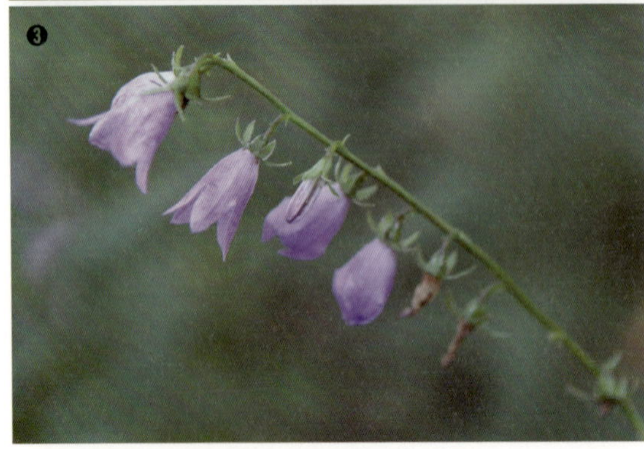

❶ 요고본 뿌리 ❷ 익모초 ❸ 윤엽사삼

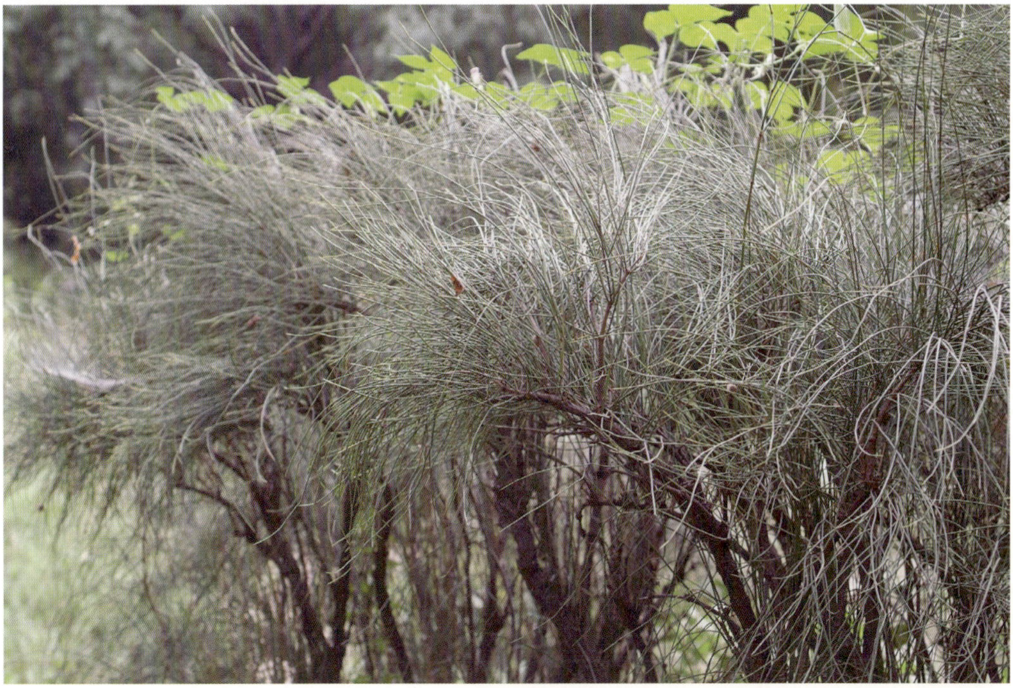

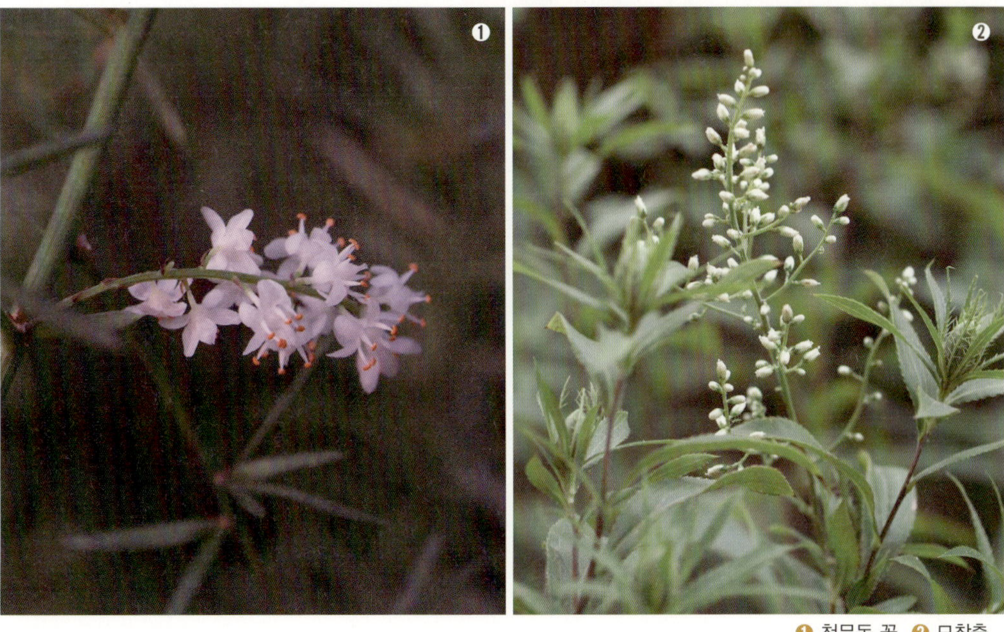

⬆ 목적마황
❶ 천문동 꽃 ❷ 모창출

그리고 방우아묘의 지상부는 노관초(老觀草)라고 하며 『중국약전』에는 현초 대신 노관초가 기재되어 있다. 우리나라에서 잎을 식용하는 서양톱풀은 야로(yarrow)라고도 불리며 전초를 양시초(洋蓍草)라고 하여 거풍(祛風), 활혈(活血), 해독작용이 있다.

식물원 내의 온실은 2006년 5월에 문을 열었으며 면적은 약 3,000㎡에 이른다. 열대, 아열대약용식물 157과, 323속의 800여 종을 수집해놓았다. 특이하고 기이한 약용식물들을 추려 재배 중이며, 주로 윈난, 광시, 하이난, 쓰촨(四川)성 등지에서 수집한 것이다. 그래서인지 이곳은 따로 입장료를 받는 구역이다.

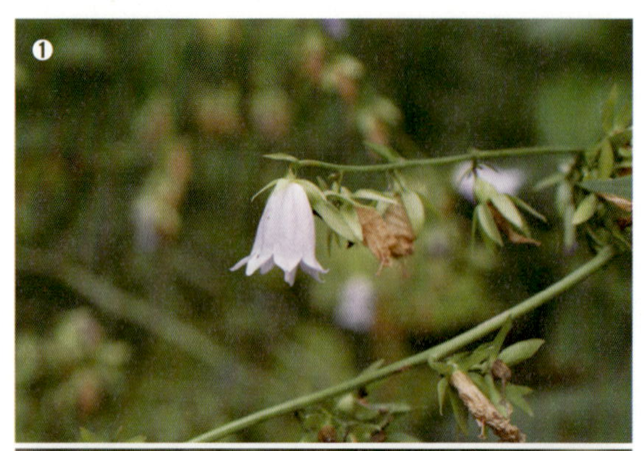

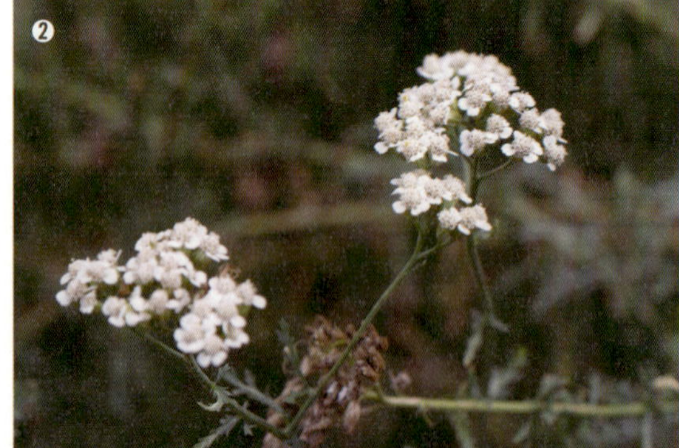

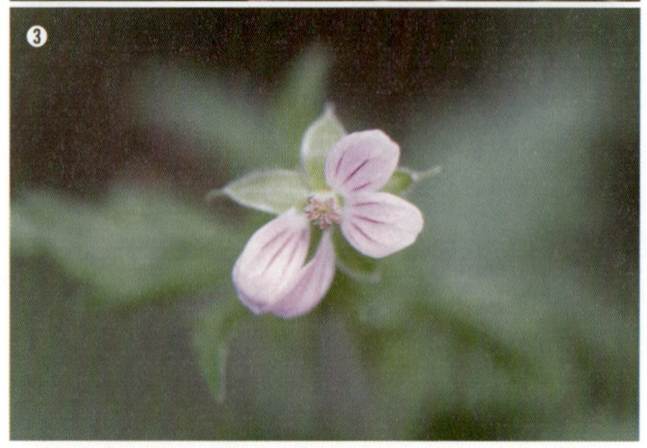

❶ 제니 꽃 ❷ 서양톱풀 ❸ 방우아묘

이시진 동상

식물원 입구 쪽의 선물코너 근처에는 이시진 선생의 동상이 있다. '이시진(1518-1593) 선생은 명대의 유명한 의약학자로 27년에 걸쳐 『본초강목』을 편찬하였다. 이 책은 모두 52권으로 약물 1,892종을 수록하였고, 전반적으로 명대 이전의 약물학 업적을 총괄하여 매듭지었다'고 설명한다.

그동안 전시장에서 동상으로 보아왔지만 이번에는 한약을 조사하다 선생과 마주친 것이다. 선생은 인자한 모습으로 후학들을 내려다보며 격려하는 듯했다.

　　동상 옆에는 월계화가 진한 분홍색 꽃을 피우고 그 위로 오후의 태양이 복사열을 달군다. 여로에 지친 우리 일행은 이시진 선생의 학문적 업적을 부지런히 이어가고자 하는 의욕에 다시 힘을 얻었다.

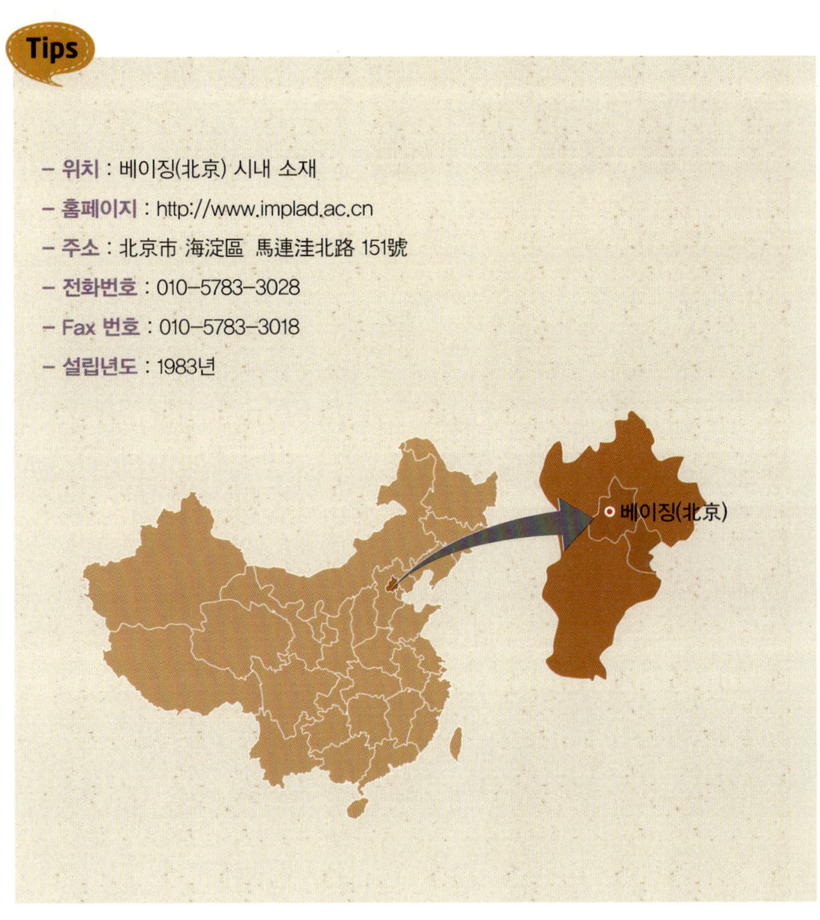

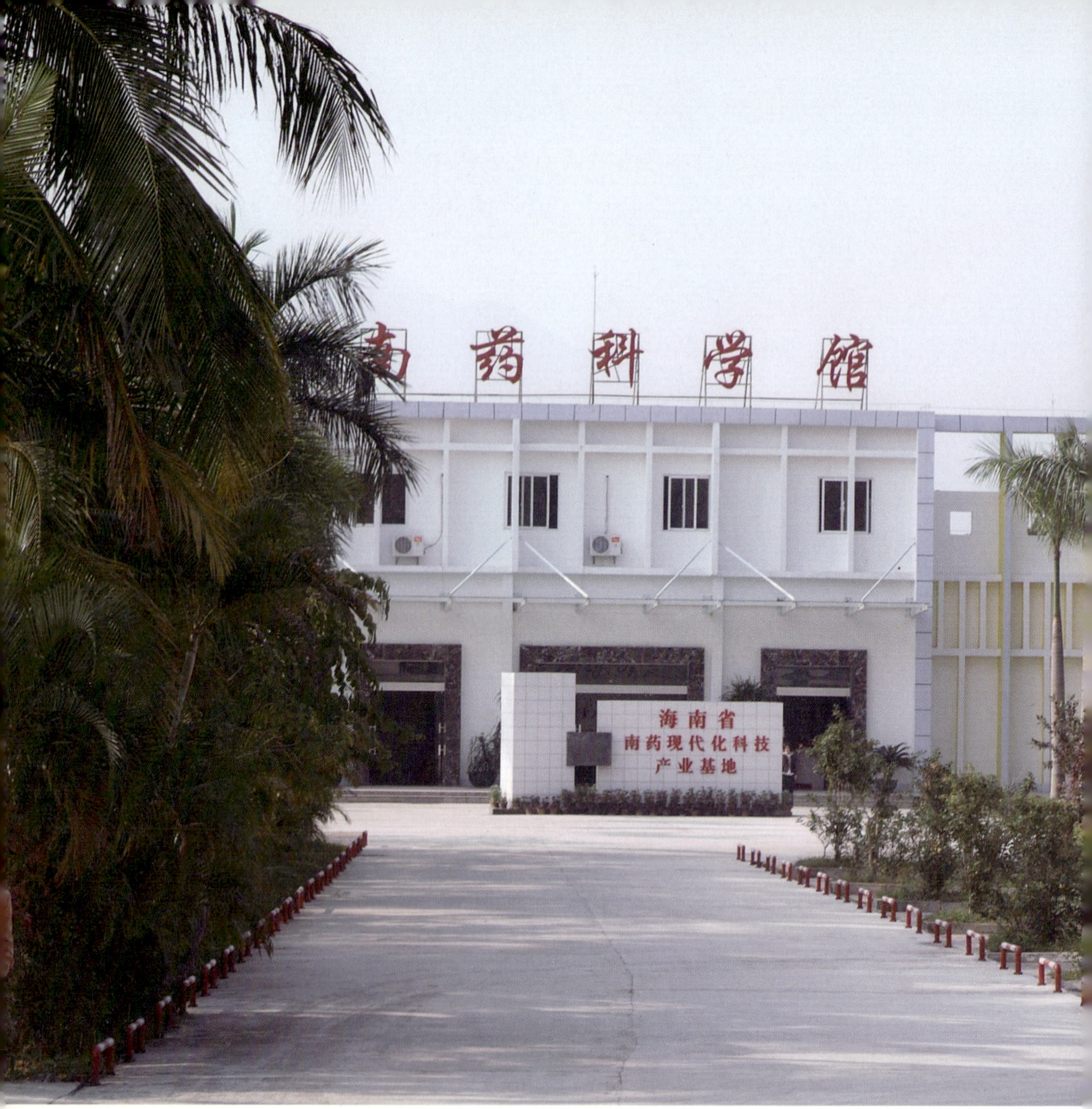

하이난성 약용식물원

中國醫學科學院 藥用植物研究所 海南分所

1960년 설립

중국 남쪽에 있는 하이난(海南) 섬에서 연구의 중심지로 한약뿐만 아니라 다양한 약용식물들을 재배하고 있는 '중국의학과학원 약용식물연구소 하이난분소'를 찾아갔다.

하이난 섬은 1988년 광둥(廣東)성에서 분리되어 하이난성이 되었다. 연중 따뜻한 기후를 유지하므로 겨울에 해당하는 11월~3월까지 우리나라 골프 여행객의 선호도가 높은 지역이다. 하이난의 북부는 아열대기후이고, 남부는 열대기후이다. 그래서 열대작물의 재배가 발달되어 있으며 '중국의 하와이'라는 별명을 가지고 있다. 북쪽으로는 하이커우(海口)시, 남쪽으로는 싼야(三亞)시가 있다.

이 연구소는 중국 위생부에 소속된 중국의학과학원 약용식물연구소 소속이며 하이난성 완닝(萬寧)시 싱룽(興隆)에 위치하고 있다. 이 지역은 열대계절풍의 해양성 기후에 속해 있어 중국에서 최고의 열대 분위기를 갖춘 지방이다. 사계절이 항상 푸르며 강수량이 충분하고 기후자원이 다양하여 중국의 열대, 아열대 약용식물을 재배하기에 이상적인 장소이다.

○ 약용식물연구소 하이난분소 입구

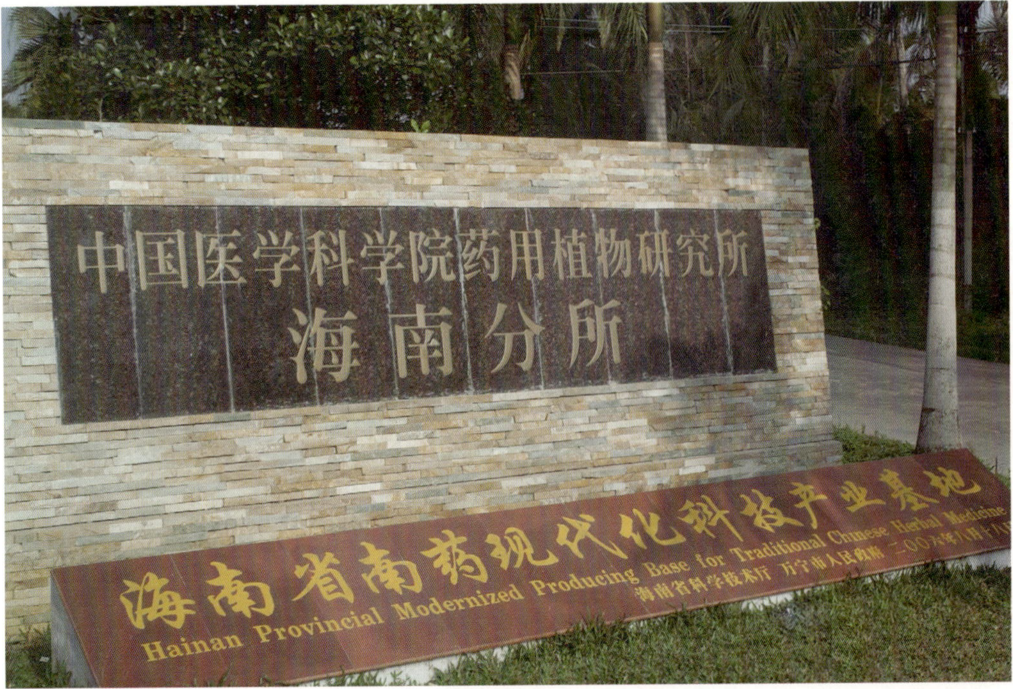

백두구, 빈랑, 사인, 강향 집중 연구

1960년에 창립한 이 연구소의 예전 이름은 중국의학과학원 약물연구소 하이난 실험소, 중국의학과학원 약용식물자원개발연구소 하이난 분소이다. 하이난성에서 유일하게 전문 약초자원을 보호, 배양, 개발 이용할 수 있는 연구소이다. 이곳에는 '중국 하이난성 남약 현대화기술산업기지'도 함께 있다.

이 연구소에서는 그동안 하이난의 소수민족인 려족(黎族)의 민족식물학 연구는 물론 백두구와 정향의 종자배양 연구, 빈랑의 충해 방지, 그리고 사인, 강향(降香), 청호(靑蒿)에 대해 집중적으로 연구해왔다.

현재 하이난 분소의 식물은 변종을 포함하여 202과 1,606종을 재배하고 있는데, 그중 양치식물은 19과 34종, 나자식물 9과 23종, 피자식물 174과 1,549종이다. 외국에서 도입한 수입 남약식물 22종, 하이난 섬 밖의 약용식물 436종, 하이난 섬 안의 약용식물이 958종, 기타 민간약이나 또는 진귀한 하이난 특유종 식물이 94종이다. '약용식물 중 국가 1급으로 지정한 멸종위기의 보호식물 6종, 국가 2급 보호식물이 26종, 국가 3급 보호식물이 10종 있다'고 직원은 설명한다.

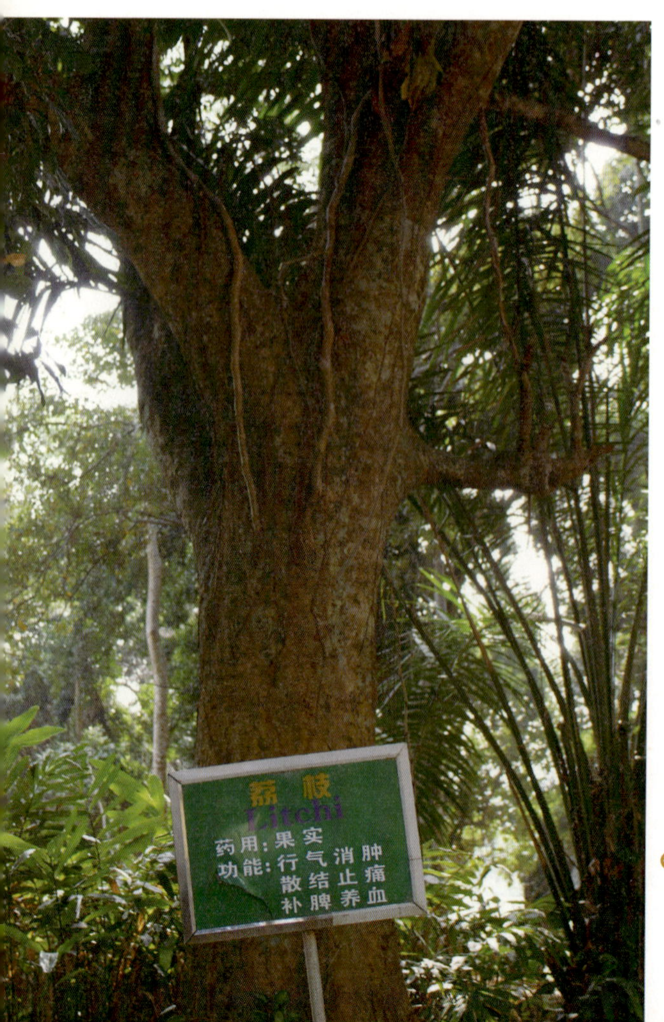

○ 수령 600여 년에 달하는 여지나무

바위에 새겨놓은 침향, 인도마전

　연구소에서 입구에 들어서면 50~60년 수령의 침향나무가 우뚝 서 있어 눈에 띈다. 나무 앞에는 바위에 붉은 글씨로 '침향왕(沈香王)'이라는 칭호가 붙어 있다. 근처에는 인도에서 들여왔다는 마전나무 앞에도 '인도마전'이란 큼직한 붉은 글씨가 바위에 새겨져 있다. 마전나무 아래에는 열매들이 떨어져 있는데 미끈거리는 과육 안에는 납작한 회색 씨 '마전자' 가 있다. 강력한 효능의 알칼로이드가 함유되어 있어 유독식물로 분류되는 약용식물이다. 또한 연구소 안쪽으로 더욱 깊숙이 들어가면 수령이 600여 년 되었다는 커다란 여지나무가 서 있다.

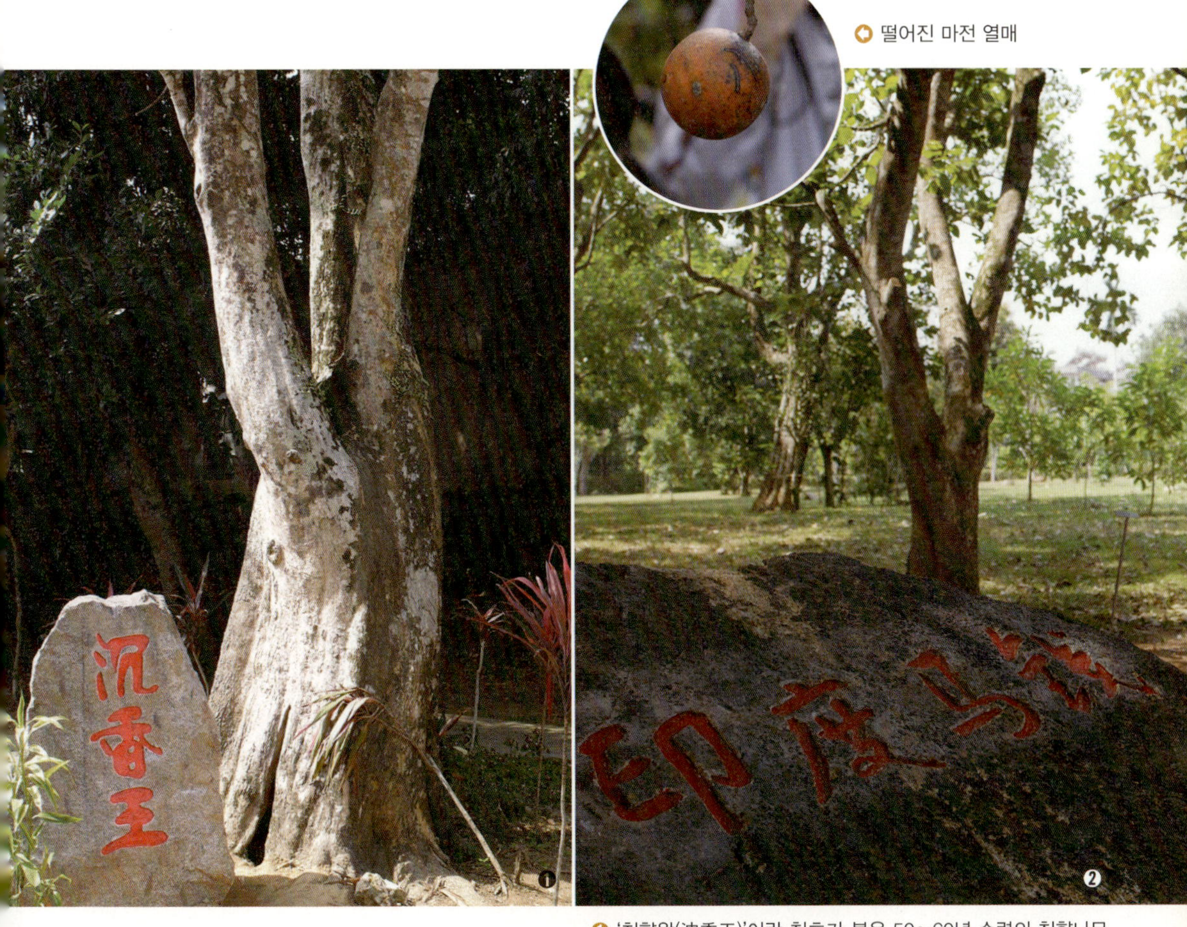

◑ 떨어진 마전 열매

❶ '침향왕(沈香王)'이란 칭호가 붙은 50~60년 수령의 침향나무
❷ 인도마전나무가 큼직한 붉은 글씨로 바위에 새겨져 있다.

연구소 경내를 둘러보면 인도네시아와 말레이시아에서 들어온 육두구, 베트남에서 번식하는 월남계피나무, 인도네시아의 대엽정향과 소엽정향, 그리고 태국에서 온 태국백두구(*Amomum kravanh*), 태국빈랑, 태국대풍도 보인다.

2층 건물의 남약과학관에서는 한약에 대한 다양한 전시가 관광객의 시선을 사로잡는다. 1층에는 깔끔하게 정리된 한약 포스터 60매 정도를 붙여놓았다. 여기에는 한약식물의 꽃 사진과 한약재 사진, 그리고 재배지의 지도와 개화기, 수확기 달력도 함께 표시해두어 이곳을 찾는 관광객들이 한약을 잘 이해하도록 제작하였다. 한쪽에는 방문객들을 위한 한약 판매장도 있는데 육종용, 홍경천, 해당화를 팔고 있다.

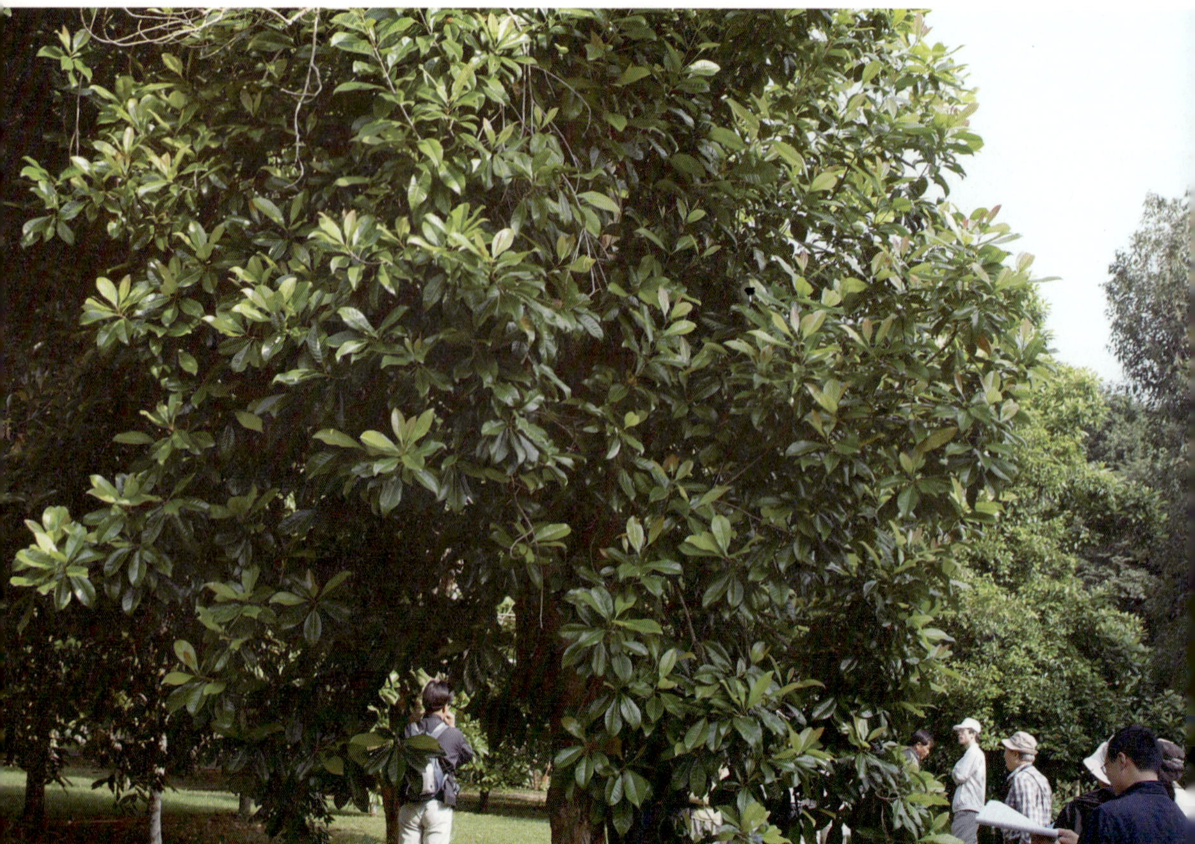

● 정향나무

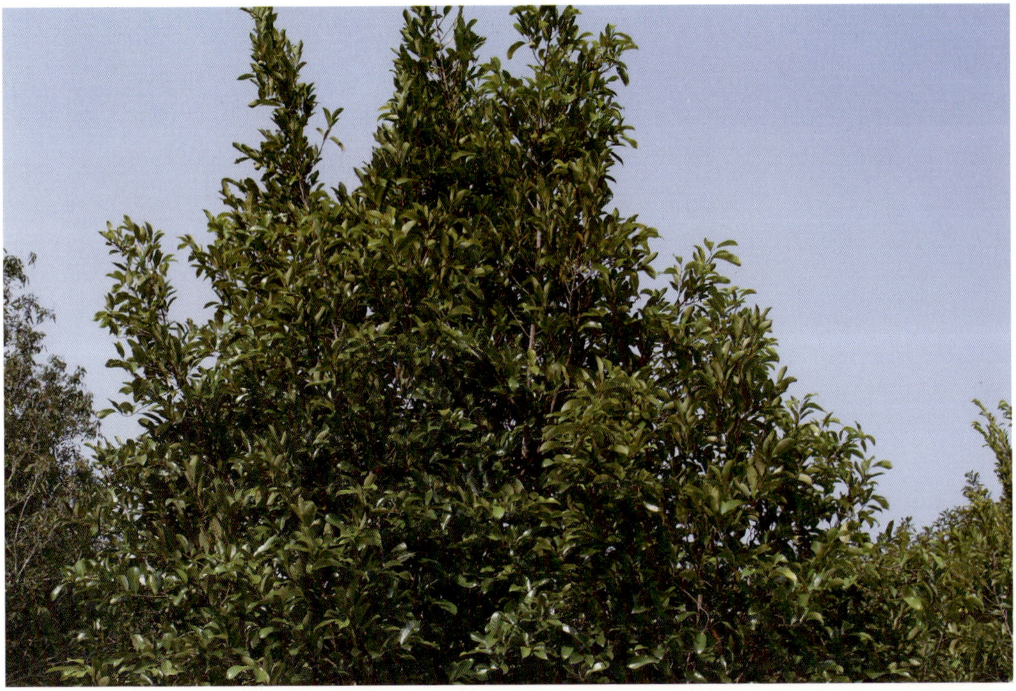

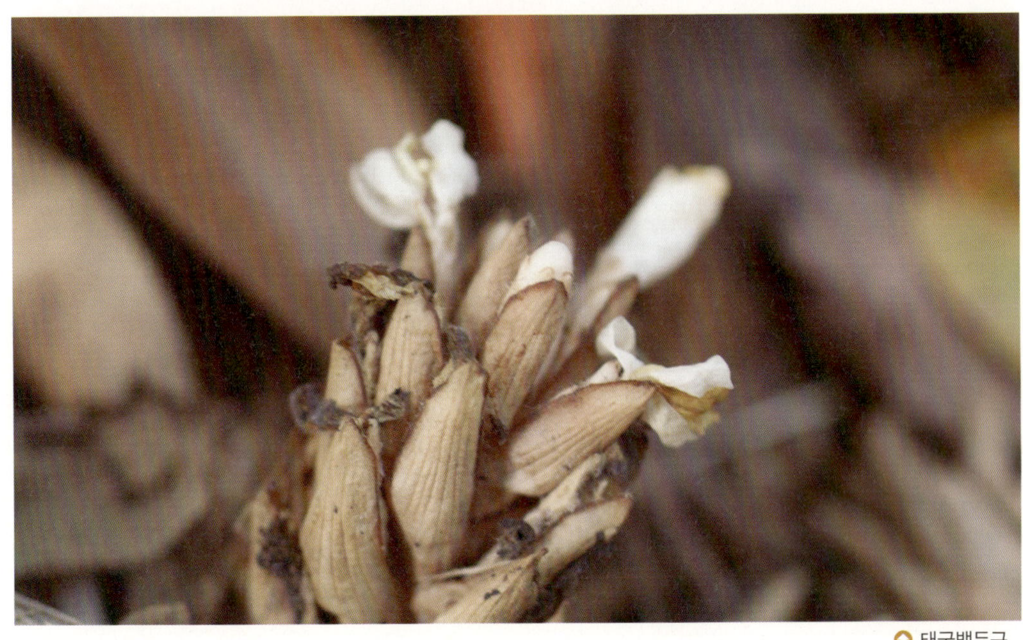

육두구

태국백두구

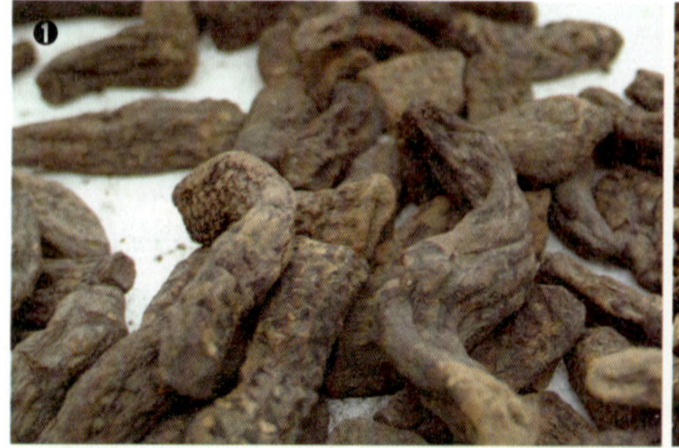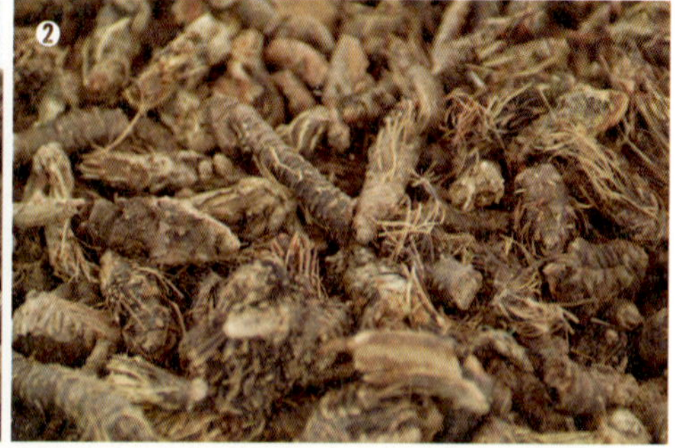

❶ 남약과학관에서 판매하고 있는 육종용 ❷ 홍경천

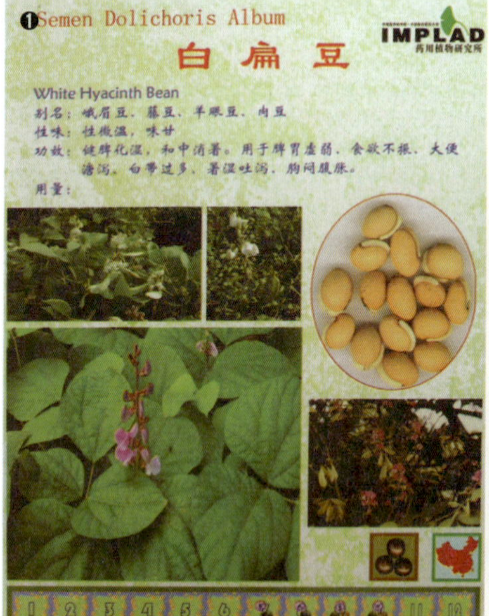

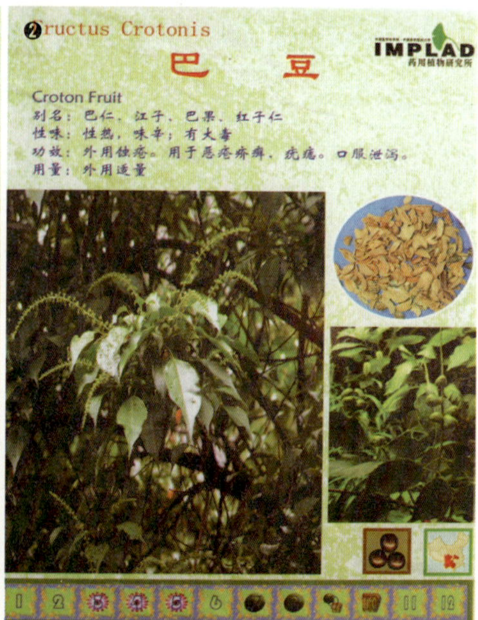

❶ ❷ 남약과학관에서 전시 중인 백편두와 파두 홍보물

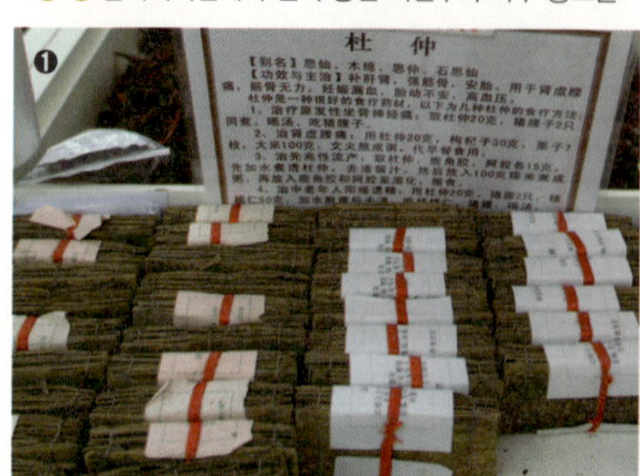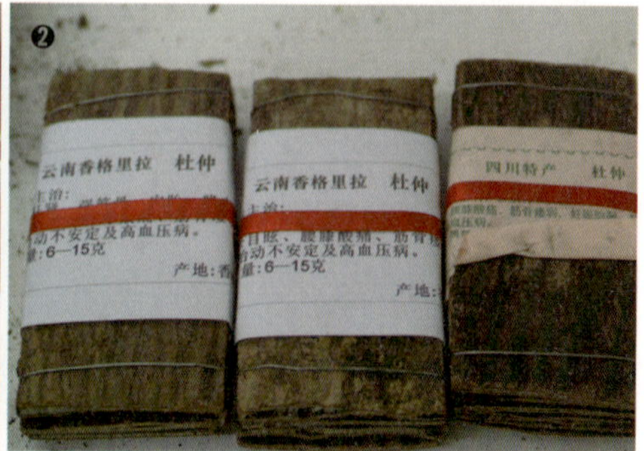

❶ ❷ 두충을 철사로 묶어서 판매하고 있다.

- 위치 : 하이난(海南)성 완닝(萬寧)시 싱룽(興隆)에 소재
- 홈페이지 : http://www.implad.ac.cn/cn/fzjg/hnfs.asp
- 설립년도 : 1960년

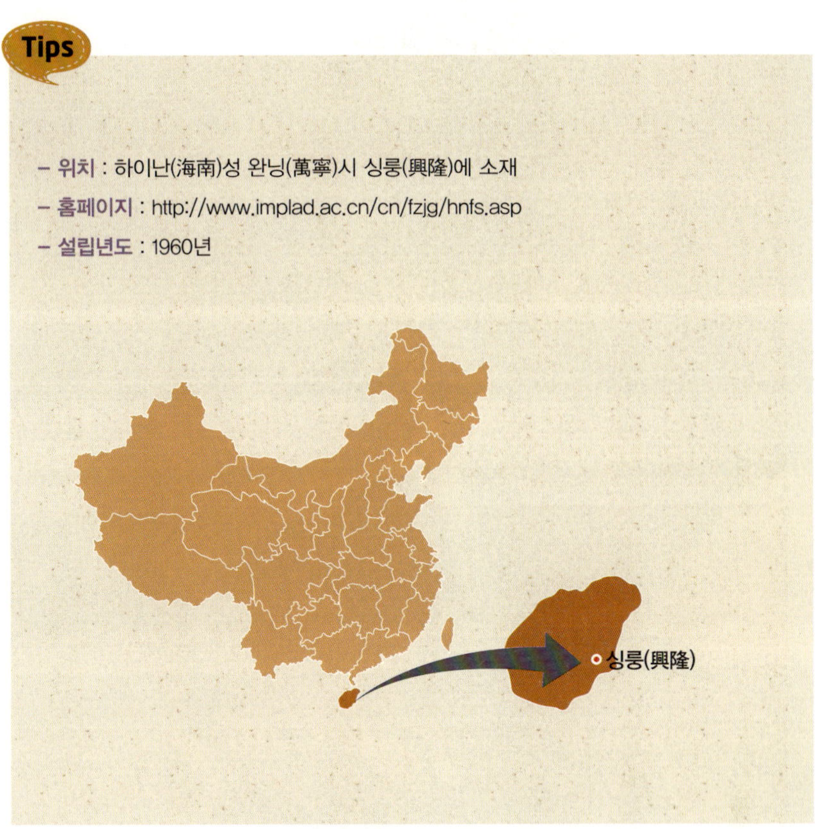

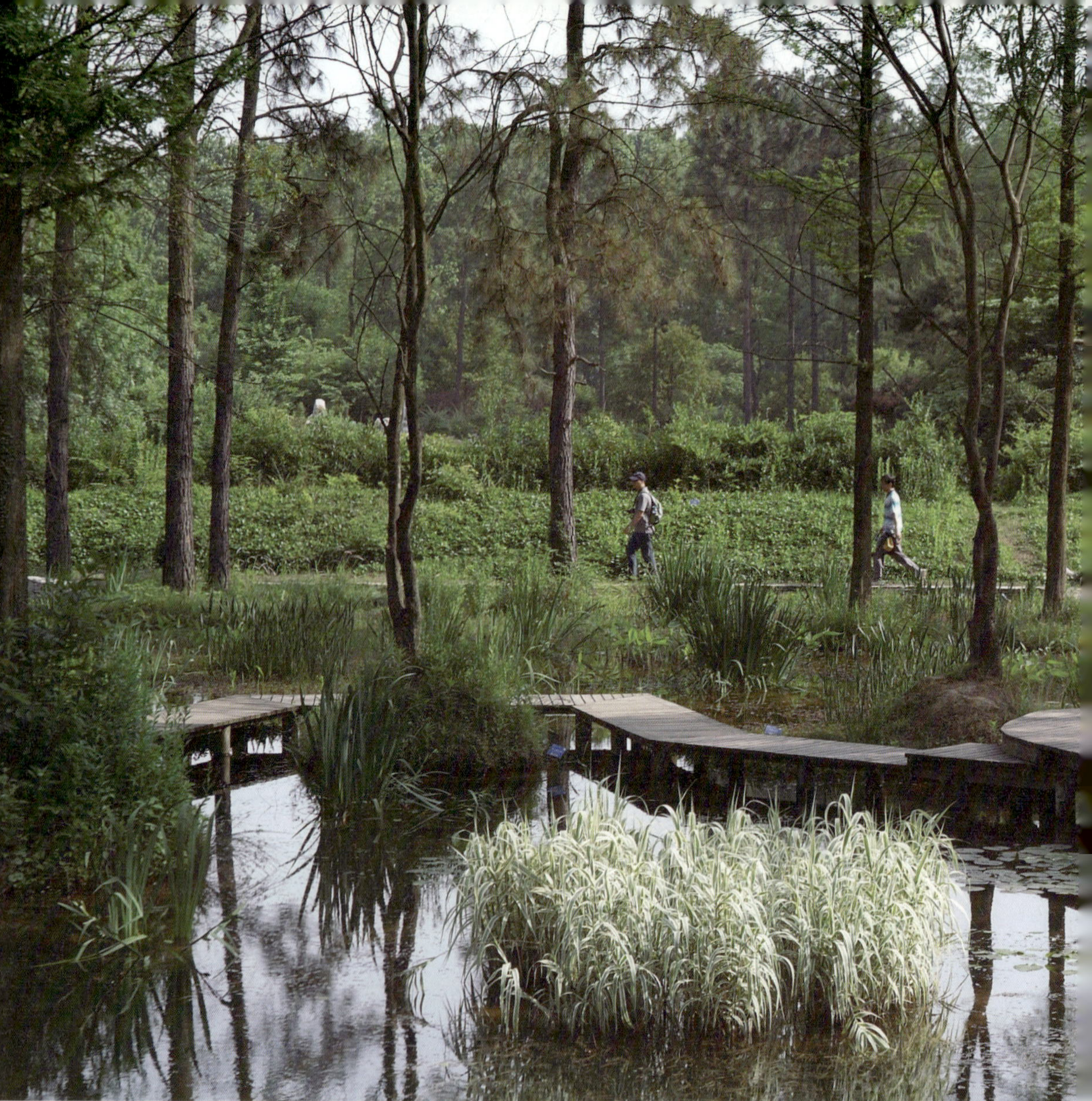

후베이성 우한식물원 본초원

湖北省 武漢植物園 本草園

이시진 선생 동상 서 있어

우한(武漢)시는 중국에서 다섯 번째로 꼽는 도시로 후베이(湖北)성의 성도이다. 우한 시내에 소재하는 우한식물원은 중국과학원 소속으로 화중(華中)식물자원연구소도 함께 있다. 1956년에 설립한 이래 과학적인 연구와 식물의 생태 보호, 관광여행 소재 개발과 과학적 보급의 역할을 두루 담당하는 국가 3대 핵심 식물원의 하나로 발돋움하며 약원, 매원(梅園), 죽원(竹園) 등 10개 이상의 구역으로 나누어져 있다.

넓은 식물원에서 우리의 관심을 끄는 부분은 당연히 본초원이다. 본초원이란 흰 글씨가 쓰인 회색의 돌문 입구를 지나면 이시진 선생의 동상이 우뚝 서 있다. 중국의 약용식물원에서 자주 뵙게 되는 이시진 선생은 이곳에서는 왼손에 약주머니 같은 것을 든 모습으로 방문객을 맞이한다.

입구의 안내판에는 '화중지구명귀(華中地區名貴) 중초약식물(中草藥植物)'이란 제목으로 두충, 황련, 천속단의 한약을 사진으로 설명해준다. 그 옆에는 독품식물(毒品植物)이란 제목으로 앵속에 관한 자료도 설치해놓았다. 이 식물원에서 다량으로 재배하고 있는 앵속을 채취하는 사진도 함께 볼 수 있다.

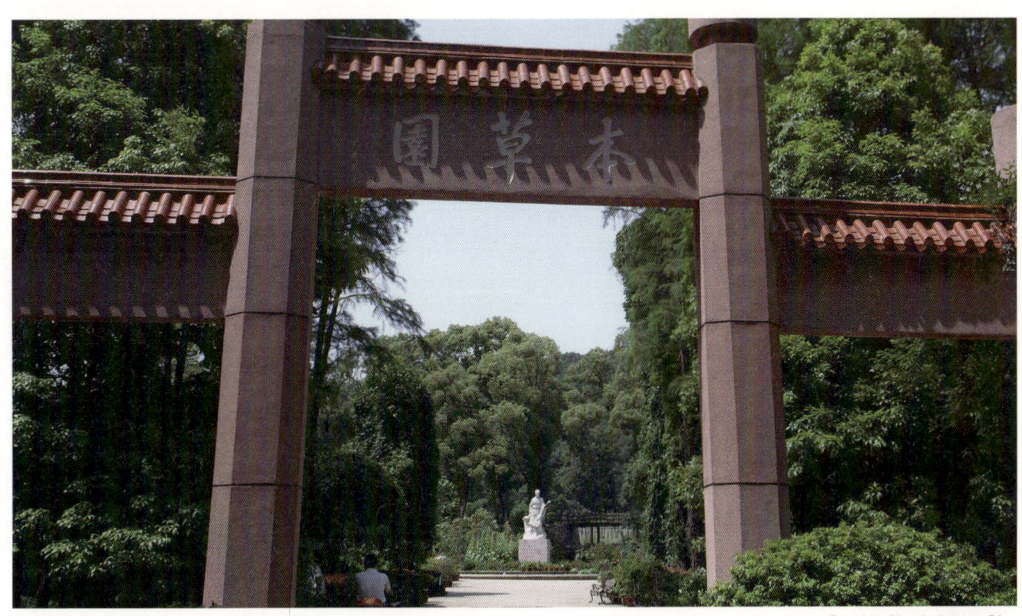

⬆ 식물원 내의 본초원

본초원으로 들어가면 오른편의 온실에 익지, 망고, 곽향이 줄줄이 방문객을 맞는다. 중앙 화단에는 비뇨기 계통의 약용식물, 호흡기 계통의 약용식물과 혈액순환계에 작용하는 약용 식물 구역 등으로 분류하여 재배 전시해 세심한 인상을 준다.

아프리카천문동, 홍회향, 흥산오미자 재배

쉽게 볼수 있는 두충나무, 후박나무, 대추나무, 은행나무, 녹나무(樟樹, *Cinnamomum camphora*)는 물론 행기활혈(行氣活血), 요로결석(尿路結石) 치료 효능이 있는 긴병꽃풀[*Glechoma longituba*, 지상부를 우리 나라는 연전초(連錢草), 중국은 활혈단(活血丹)으로 부름], 안신(安身), 청폐(淸肺), 활혈(活血) 효능의 원보초(元寶草, *Hypericum sampsonii*), 백포호(白苞蒿, *Artemisia lactiflora*) 등의 생소한 식물도 보인다.

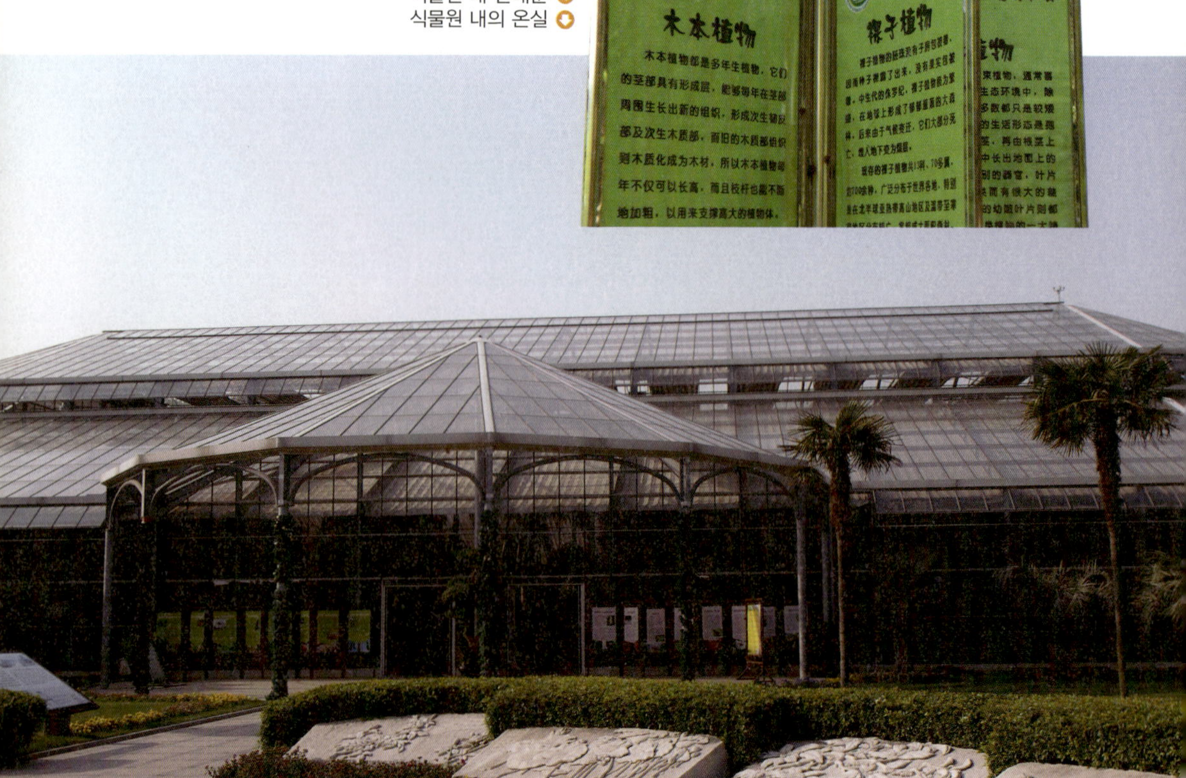

식물원 내 안내문 ◑
식물원 내의 온실 ◑

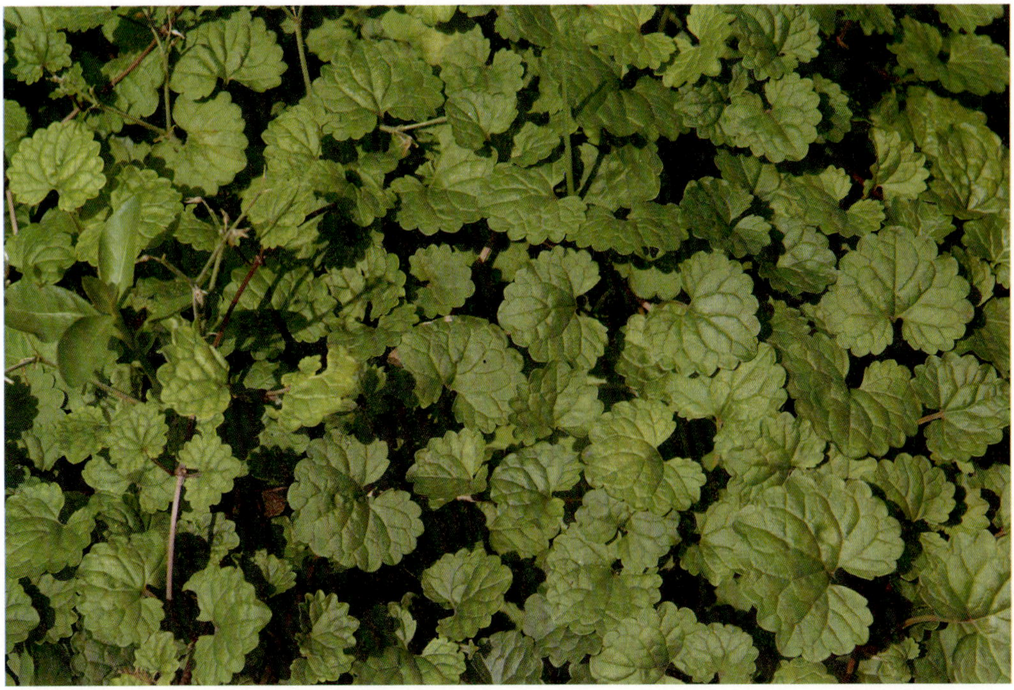

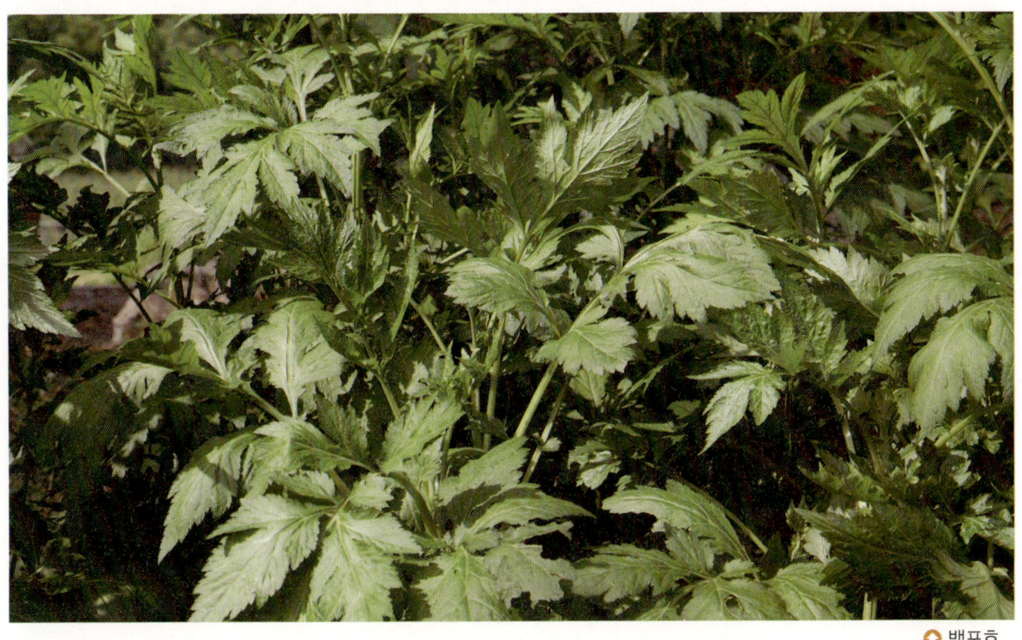

⬆ 긴병꽃풀(연전초)

⬆ 백포호

백급(百芨, *Bletilla striata*), 백지, 신이, 마리아엉겅퀴(흰무늬엉겅퀴, *Silybum marianum*)가 있다. 마리아엉겅퀴는 간 보호 약물인 실리마린의 원료가 되며 밀크씨슬이라고도 불린다. 천계(川桂), 회향, 백부, 회엽안식향(灰葉安息香, *Styrax calvescens*), 금전창포(金錢菖蒲, *Acorus gramineus*), 아프리카(非洲)천문동(*Asparagus densiflorus*), 세신도 전시해두었다.

해당화(*Rosa rugosa*), 월계화(*Rosa chinensis*), 장춘화(*Catharanthus roseus*) 들도 울긋불긋한 꽃을 피우고 있다. 유명한 관광지인 구이린(桂林)의 대표적인 가로수로 계수나무라 불리는 계화(*Osmanthus fragrans*)도 있고 흔한 부추까지도 팻말을 붙여 약용식물로서 간수하고 있다. 본초원을 벗어난 보도길 옆에는 홍회향(紅茴香, *Illicium henryi*), 흥산오미자(興山五味子, *Schisandra incarnata*) 들을 심어놓았다.

❶ 장춘화 ❷ 회향 ❸ 원보초 꽃 ❹ 흥산오미자 꽃 ❺ 마리아엉겅퀴 꽃

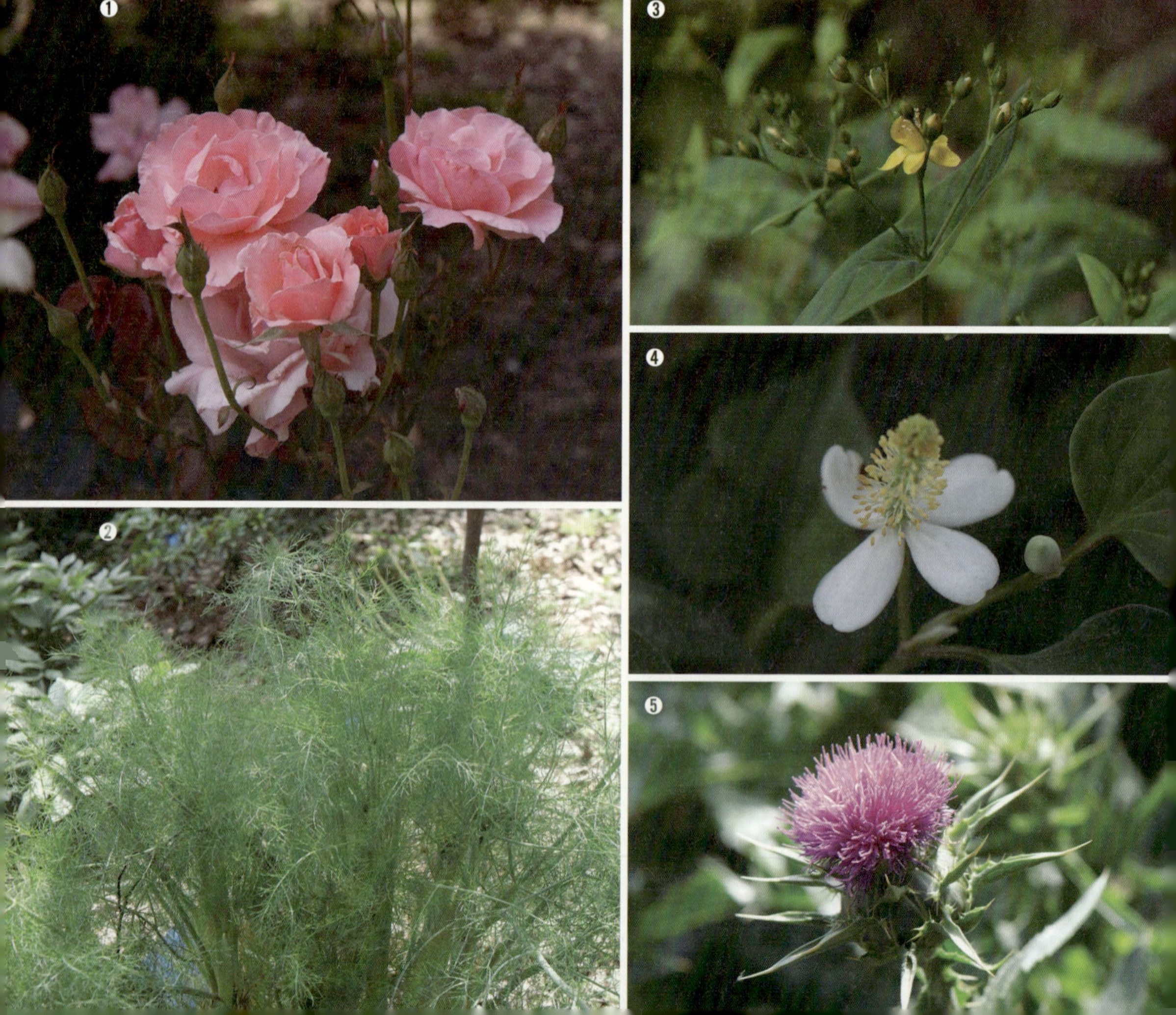

만개한 양귀비 꽃

식물원 깊숙한 곳까지 갔더니 철조망 안에서 유난히 붉은 꽃들이 우리를 강렬히 유혹하고 있다. 가까이 가보니 양귀비*(Papaver somniferum)* 꽃이다. 허술한 철조망 속에 갇혀 만개한 빨간 양귀비 꽃도 대단하지만 함께 달려 있는 열매가 더욱 장관이다. 철조망 틈새가 넓은 곳으로 손을 넣으니 양귀비가 잡힐 듯하다. 많은 시간을 투자해 양귀비 꽃과 열매, 뜨거운 여름 하늘을 카메라에 담는다. 이렇게 넓은 면적에서 만개한 양귀비는 처음 본다.

일본의 도쿄약용식물원의 양귀비 재배장이 이중 철조망에 CCTV까지 설치하여 외부인을 엄격하게 관리하고 있는 것과 대조적으로 이곳은 통제가 좀 느슨한 느낌이다.

철조망 밖에는 마약성분이 없는 관상용 양귀비도 예쁜 꽃을 피우며 자라고 있다. 그중 개양귀비, 꽃양귀비라 부르는 우미인초(虞美人草, *Papaver rhoeas*)가 흐드러지게 펴 있다. 가는 줄기를 열띤 바람이 일렁이며 이리저리 흔들어댄다. 개양귀비는 부러질 듯 고혹적인 허리와 중독성의 미소를 머금은 꽃으로 유혹한다.

🔸 양귀비

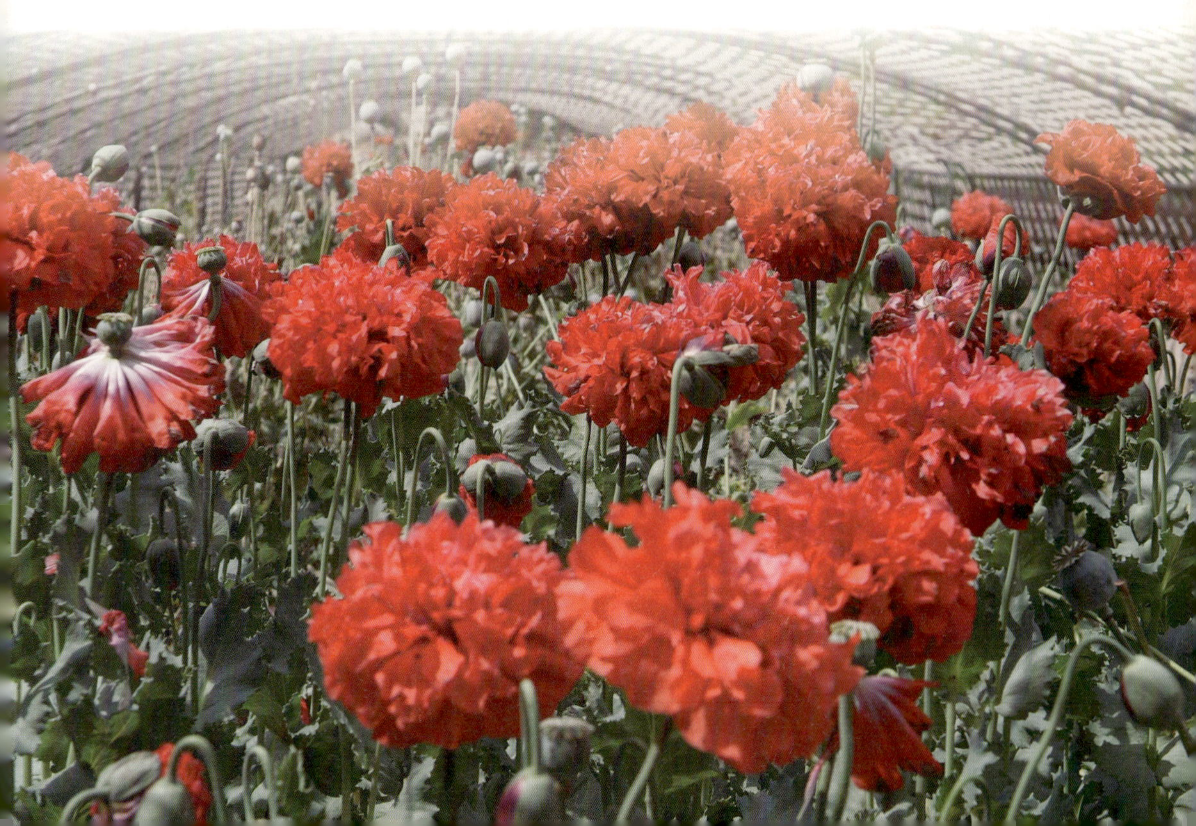

식물원에 붙여놓은 개양귀비의 전설을 소개해본다. 개양귀비는 한해살이 또는 두해살이 풀로 유럽과 아시아에 분포한다. 처음에는 '우미인'이라 불리지 않고 '여춘화'라고 불렸으며, 양귀비와 같은 속 식물이다. 그럼 어떻게 '미인'과 연결되었을까?

여기에는 두 가지 설화가 있다. 민간에는 초나라 항우의 애첩 우희(虞姬)가 패왕(항우를 가리킴)이 죽고난 뒤 자살할 때 피가 떨어져 붉게 물든 자리에 아름다운 꽃이 자라나게 되었는데 이를 '우미인'이라 불렀다고 전한다.

또 다른 설화는 춤으로 인해 만들어졌다. 원인은 청나라 사람 '진자오'가 '여춘화'를 '무초(사람이 노래를 부르면 잎이 흔들려 마치 춤추는 것처럼 보인다)'라 하였다. 항우에게는 '우희'라는 미인이 있었다. 항우가 해하에 붙잡혀 번민의 술을 마시며 말을 잃고 있을 때 우희가 항우를 위로하기 위해 춤을 추기 시작했다. 이 모습이 여춘화가 춤추는 것과 너무나 흡사하였고, 무초는 또한 우희에서 왔기 때문에 '우미인'이라는 말이 탄생하였다.

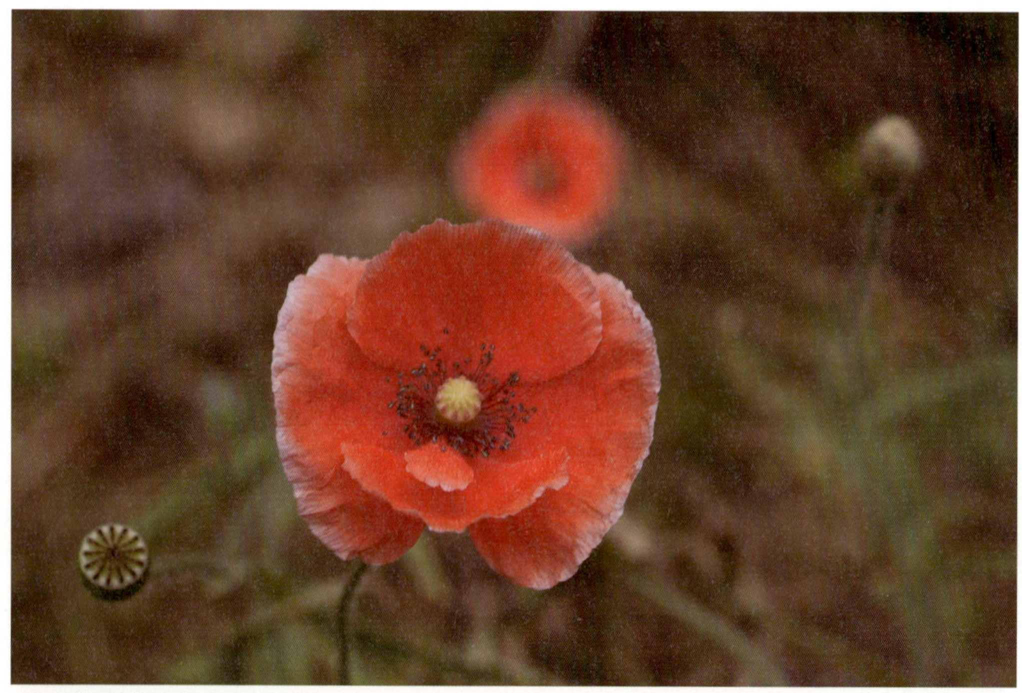
● 꽃양귀비라 부르는 우미인초의 꽃

그러나 위의 두 가지 설화는 단지 전설일 뿐이고 오해의 여지가 있다. '우미인'은 사실 원산지가 유럽이며 중국의 전통재배식물이 아닌 귀화식물이다. 하지만 민간에서는 '우미인'의 전설을 굳게 믿고 있으며, 이는 우희의 아름다움이 원인이리라 생각된다.

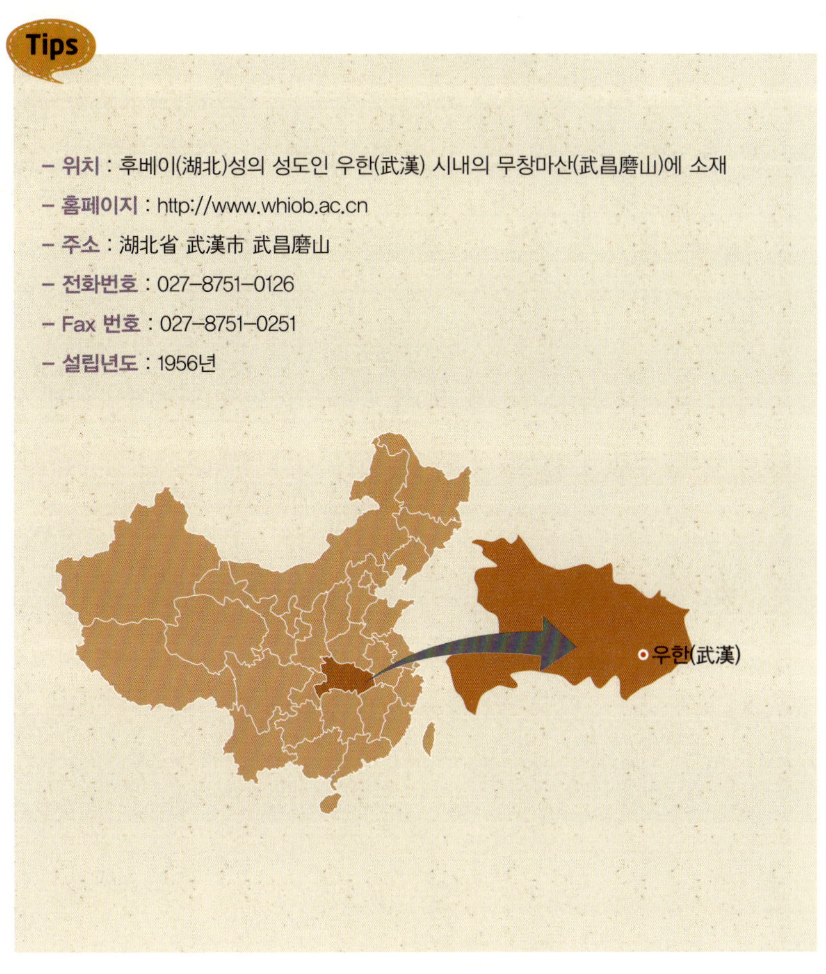

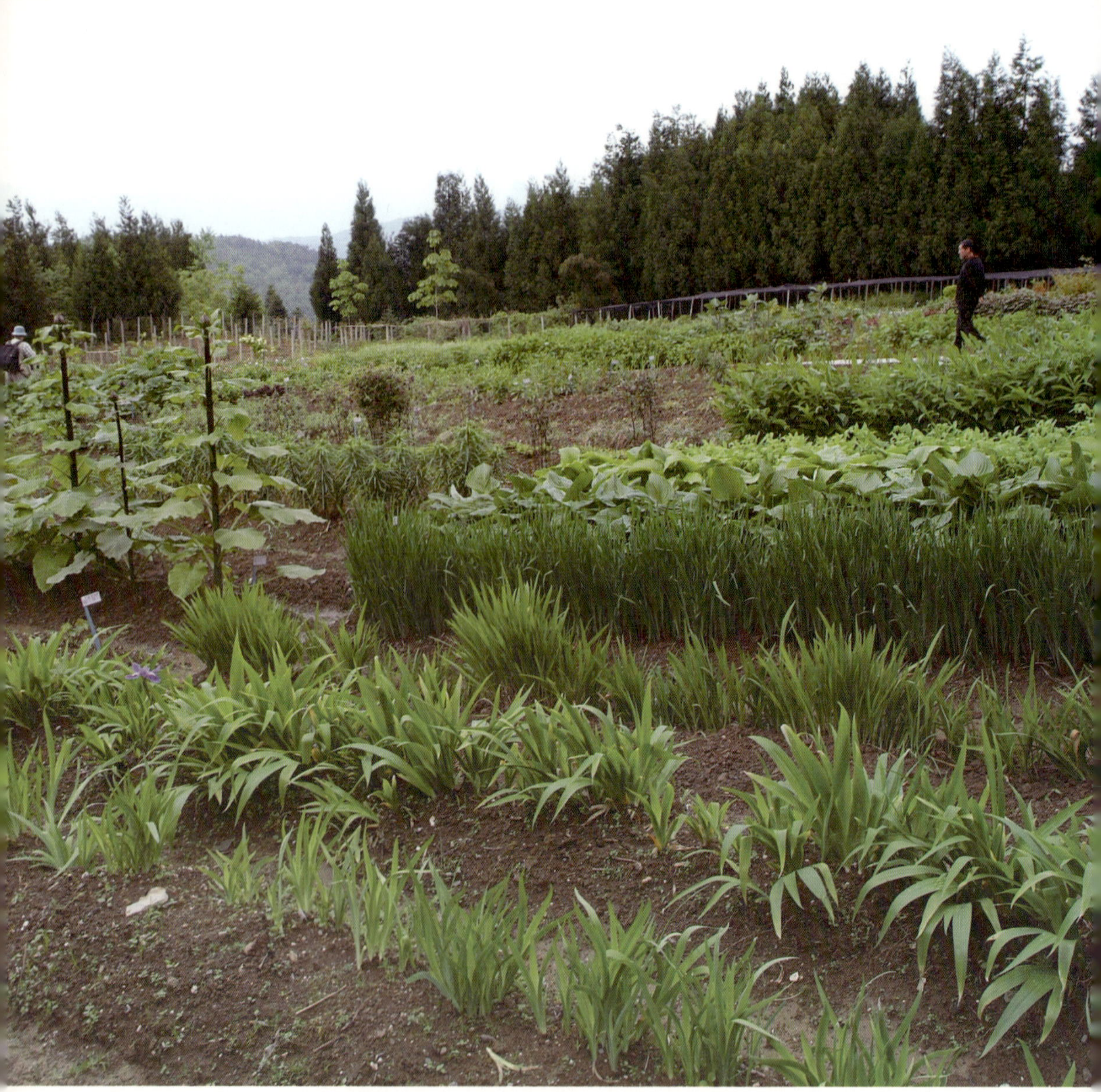

후베이성 장령강약용식물원

湖北省 恩施州 長嶺崗藥用植物園

토가족, 묘족 중심의 자치주

중국의 후베이(湖北)성 언스(恩施) 토가족묘족자치주를 찾아간다. 후베이성의 성도인 우한에서 비행기로 한 시간 정도 가면 이 성의 왼편 제일 끝자락이 언스 자치주이다. 중칭(重慶)시와 인접하고 아직 한국 사람들의 발걸음이 거의 없는 곳이라 조선족 안내원이 우한에서부터 동행했다.

비행기 트랩에서 내린 우리 일행을 반기는 것은 산중턱에 걸려 있는 운무였다. 필자는 여행지나 기내에서 구름을 감상하면서 여로의 막간을 즐기는 습관이 있는데 이날도 금방 비가 그쳤는지 산 위의 구름과 산 중턱의 구름이 조화를 이루며 산 할아버지가 구름모자를 쓴 것 같은 전원풍의 그림을 그려놓고 있었다.

이곳은 토가족(土家族)과 묘족(苗族)이 중심을 이루는 자치주이다. 토가족은 인구가 모두 570여 명으로 주 거주지는 후베이성과 후난(湖南)성에 펼쳐진다. 그들은 문자가 없는 독특한 언어를 가지며 무술을 즐긴다. 묘족 인구는 700여 명이라고 알려졌는데 구이저우(貴州)성과 후난성에 거주한다. 묘족은 특이하게 일부다처제를 가지고 있어 사람들의 호기심을 자아내는데, 사실상 부유층에 한정된 풍습이라고 한다.

언스 토가족묘족자치주 중심은 언스시이다. 이곳의 동남쪽에 있는 조그만 마을인 쐉허(双河)지역에는 해발 1,620m의 고지대에 후베이성 농업과학원 중약재연구소의 장령강(長嶺崗)약용식물원이 있다.

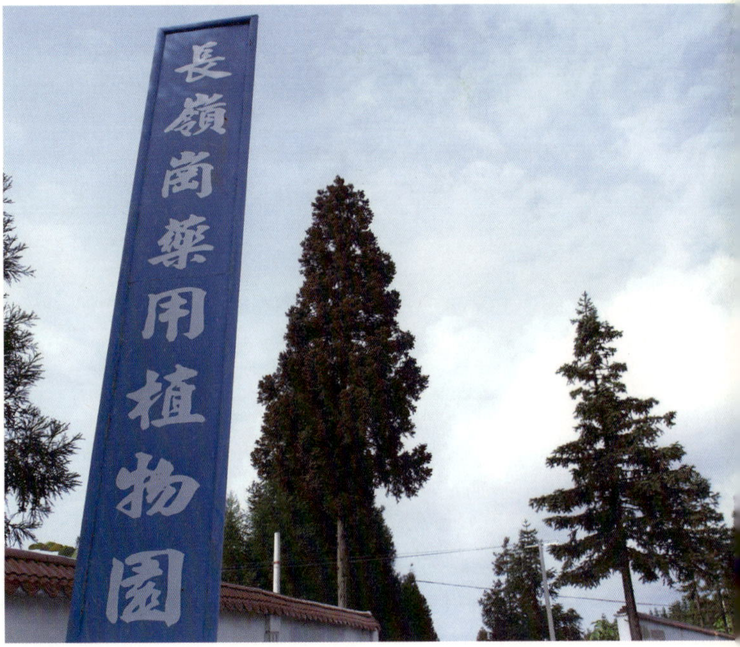

장령강약용식물원 입구 ◐

5시간 걸려 도착한 약용식물원

한약답사팀은 중약재연구소의 랴오차오린(廖朝林) 소장의 안내로 이 약용식물원과 후박자원기지(双河紫油厚朴種質字源基地)를 견학할 수 있었다.

언스시를 출발하여 고지대에 자리 잡은 약용식물원까지 가는 데 꼬박 5시간여가 걸렸다. 언스시에서 바로 가는 길이 있었지만 사정이 있어 언스의 아래쪽 쉬안언(宣恩)현으로 빙 둘러서 2,014m의 높은 산을 오르는 위험한 경로를 택할 수밖에 없었다. 당일 산자락에는 구름이 끼어 가시거리가 5m 정도에 불과했고, 길 아래는 끝이 없는 낭떠러지로 위험천만한 산악길의 한약탐사 여정이었다.

장령강약용식물원에 들어서서 담당직원의 안내를 받으며 10여 명의 답사팀이 열성적으로 사진촬영을 하니 그들이 당황하여 식물의 근접 사진촬영을 제지한다. 사전허가를 얻었고 소장과 TV 카메라 기자까지 동행한 견학이었는데, 멀리 한국에서 온 전문가들에게 자국의 식물을 보호한다는 명목으로 지나친 근무 자세를 보인 것이다. 곡절 끝에 대화를 시도하여 결국은 근접 사진촬영이 가능했다.

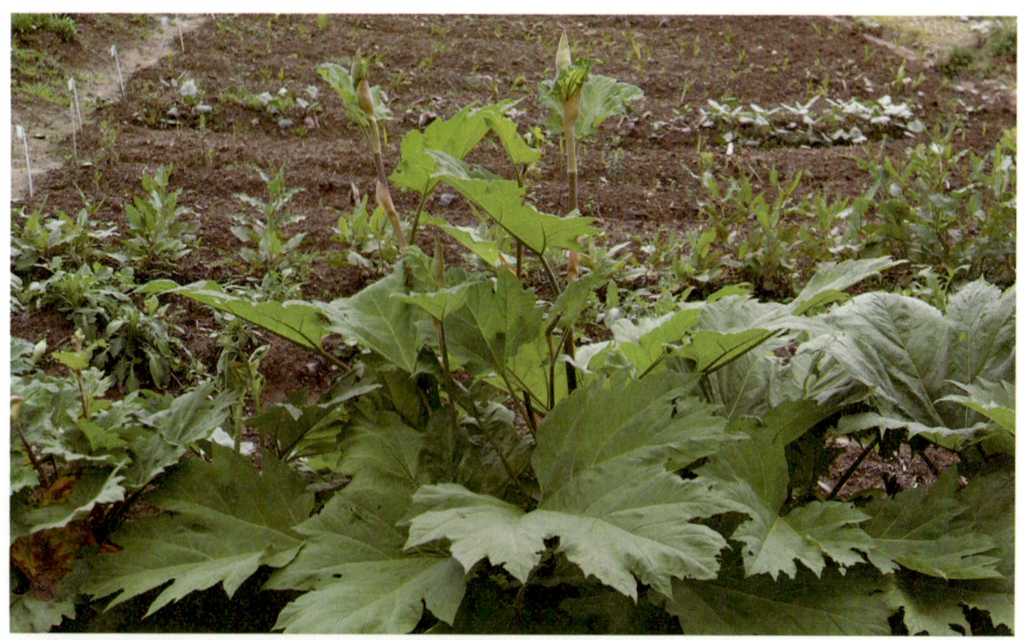

❂ 식물원 한가운데는 넓적한 잎사귀를 가진 장엽대황이 우뚝 서 있다.

죽절삼 대량 재배

이 약용식물원은 중약재연구소 장령강 약재기지에 있다. 자연조건이 우수하고 환경과 토양조건이 약용식물 생장에 적합한 지역이다. 원내에 약용식물 800여 품종이 수집되어 있고 언스주의 주요한 생태여행지로 추천되고 있었다.

식물원 내에서는 햇빛 가리개용 망사덮개 아래 죽절삼을 재배하고 있다. 파란 표지판도 두드러진다. 사실 중국의 한약시장에서 시판품을 못 보았기 때문에 죽절삼을 대량재배하고 연구하는 모습이 의아했다. 하지만 여기서 재배에 열을 올리는 모습을 접하니 외국 수출이나 가공품 개발에 주력하는 모양이다. 큰 표지판 아래 당귀 재배지역이 대규모다. 장엽대황, 호북패모, 목적, 천문동, 운목향, 작약류도 자라고 있다.

당귀 재배지역에 철판 표지판을 세워놓고 있다. ⬇
죽절삼 포장 ⬇

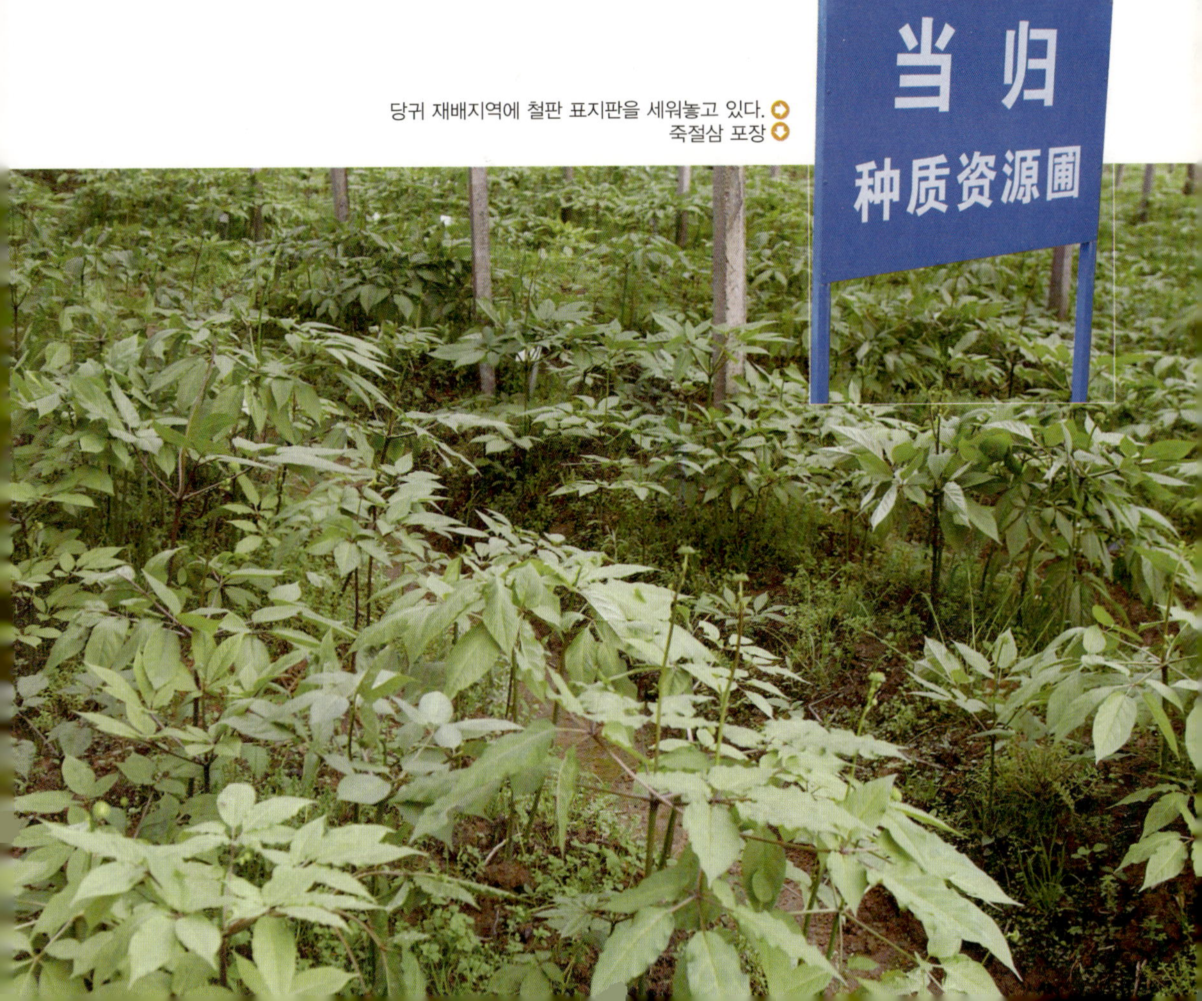

그리고 언스에 있는 후베이성 농업과학원 중약재연구소의 한약 시범기지에는 독활, 호북패모, 황련, 속단, 함풍백출 등이 재배되고 있고, 이곳의 도지한약으로는 황련, 당삼, 천마, 백출, 목단피, 산약, 길경, 현삼, 오배자, 자유후박, 반하, 금은화, 패모, 대황, 두충, 당귀, 독활, 속단, 작약, 청호, 죽절삼 등을 꼽고 있다.

식물원으로 가는 길에 발견한 황련 재배지에서는 다른 재미를 맛볼 수 있었다. 도지한약으로 분류되어 있는 황련을 촬영하다가 주인에게 부탁하여 몇 뿌리 캔 것이다. 이곳은 아득한 고지대로, 황련 재배밭 언덕 건너편으로 산꼭대기가 보인다.

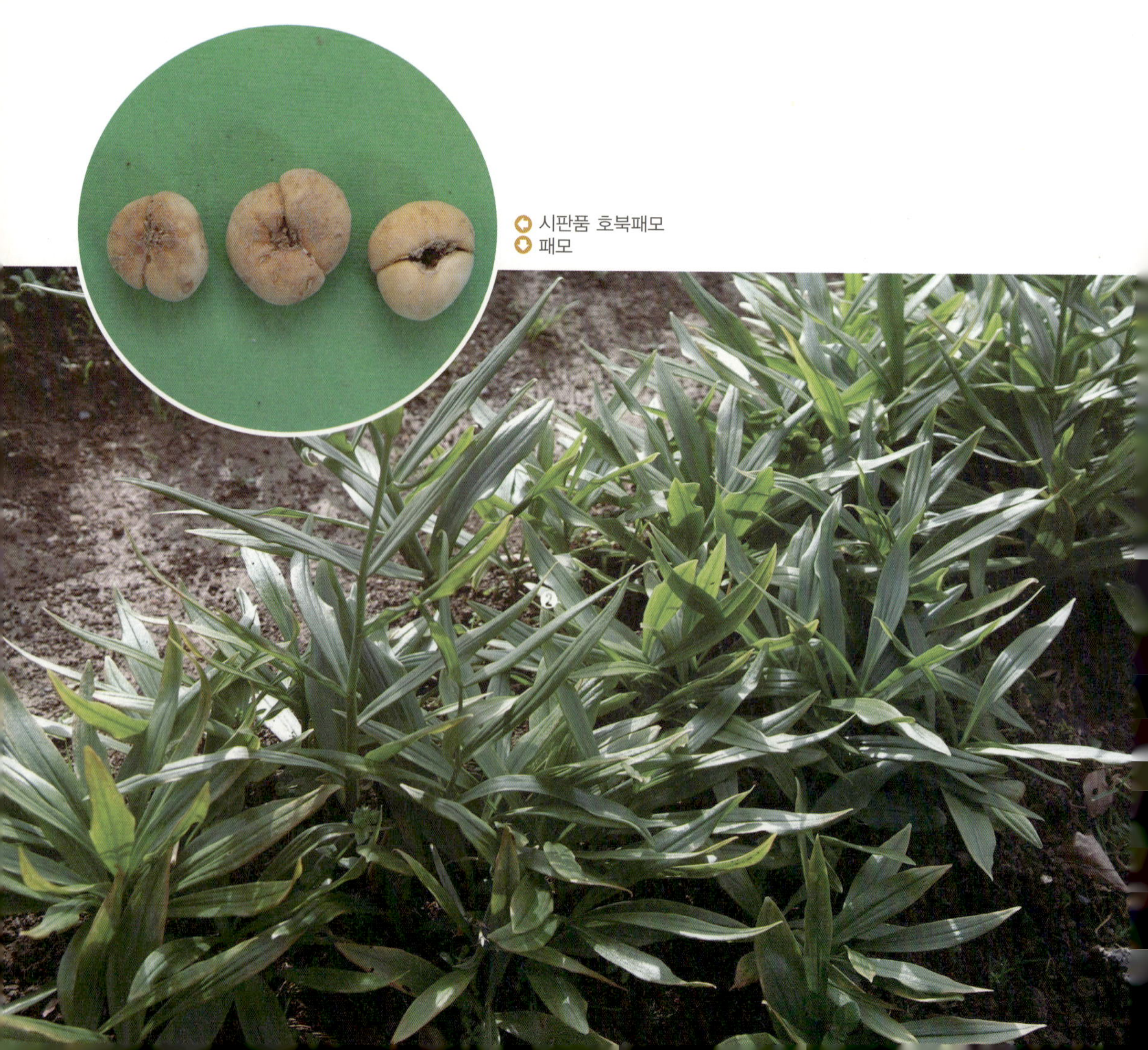

시판품 호북패모
패모

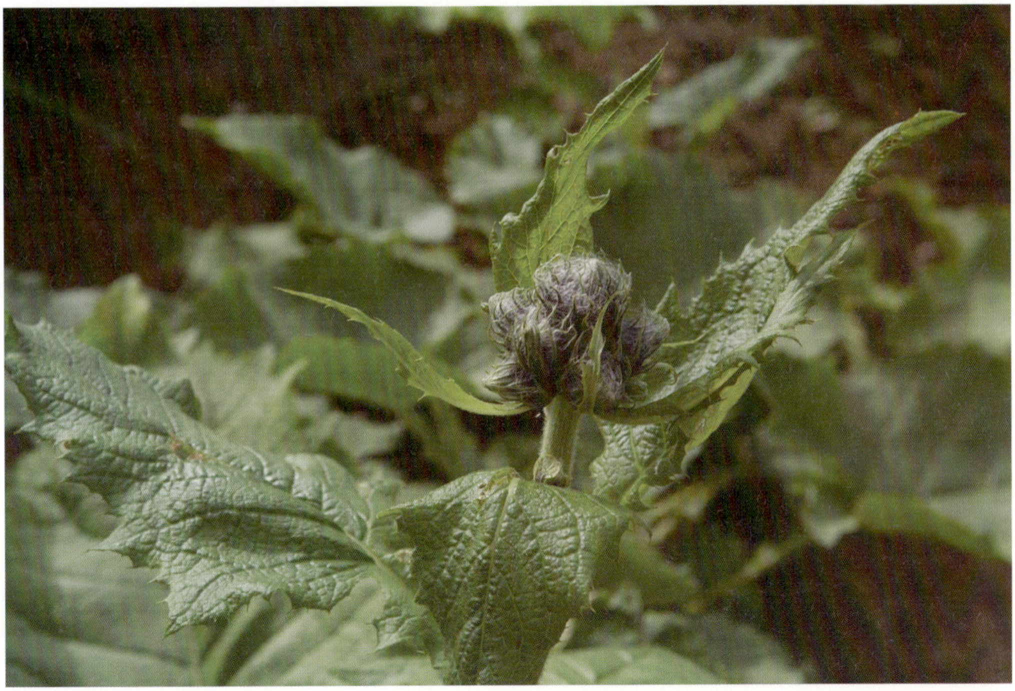

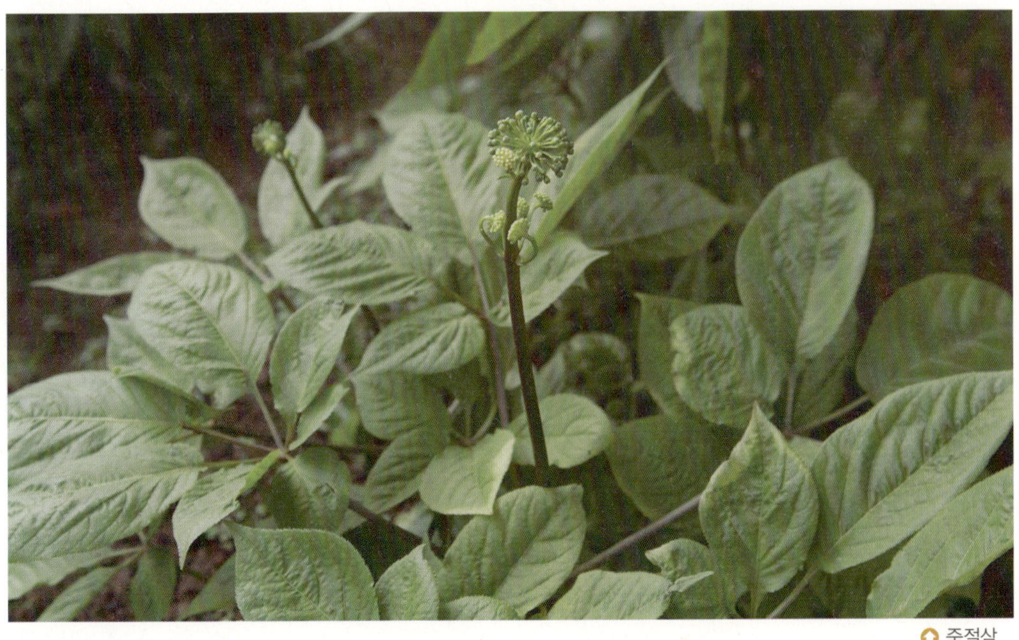

운목향

죽절삼

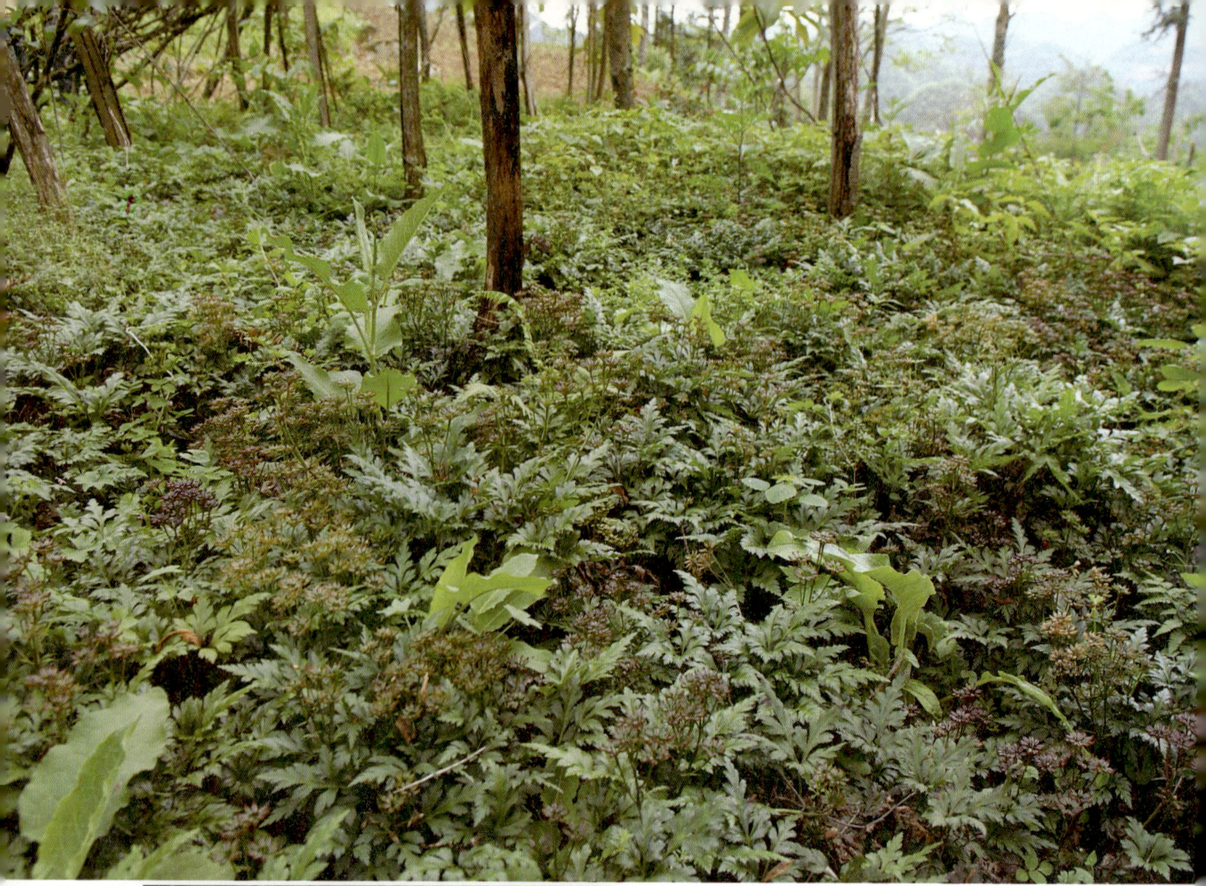

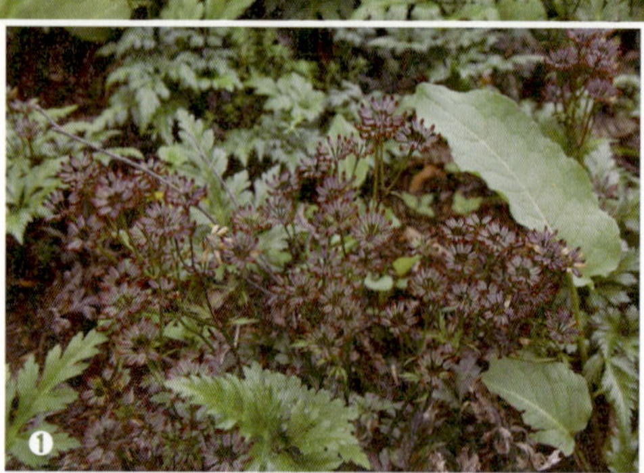

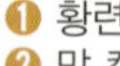

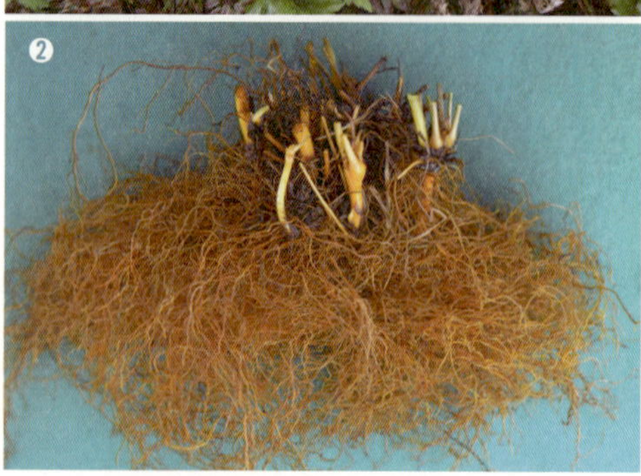

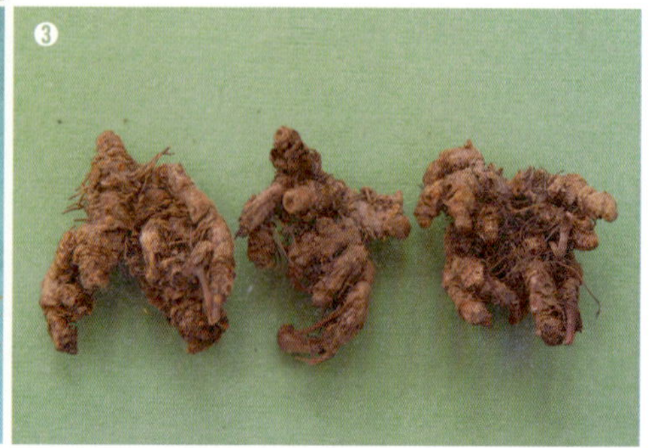

⬆ 장령강약용식물원 가는 길에서 만난 황련 재배지

❶ 황련
❷ 막 캔 황련 뿌리
❸ 언스에서 판매되는 황련 시판품

　답사팀은 백출, 현삼, 후박, 대황, 속단, 죽절삼 등의 대량 포장을 관찰할 수 있었는데 중국대륙 안의 실로 드넓은 재배지였다. 우리 일행의 답사 소식은 후베이성 중약재연구소의 홈페이지 소식란에 실려 있다.

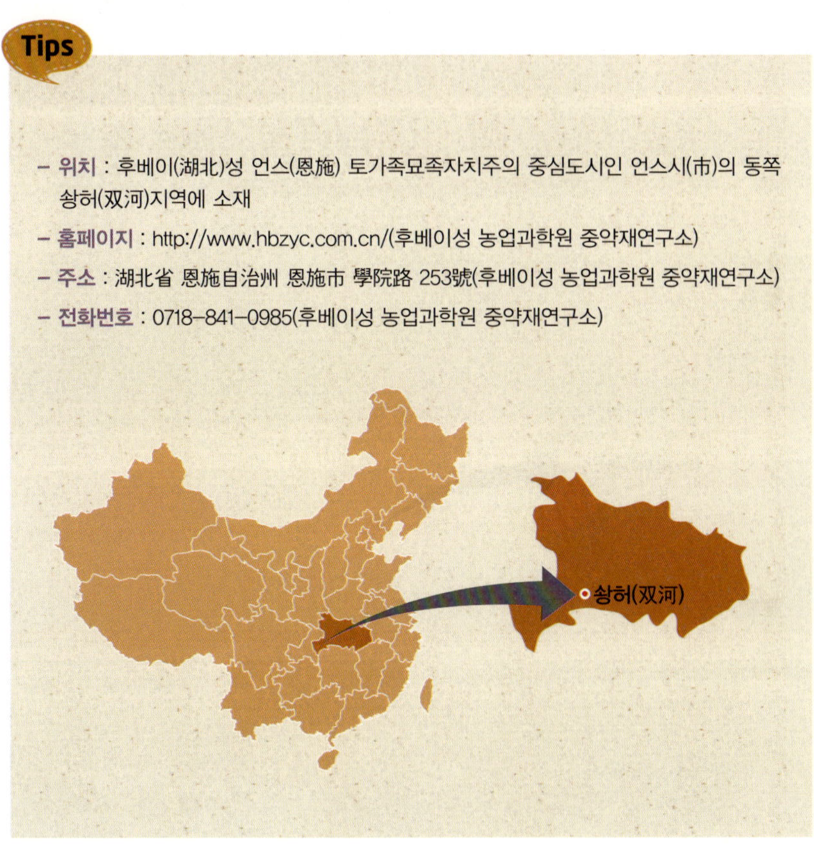

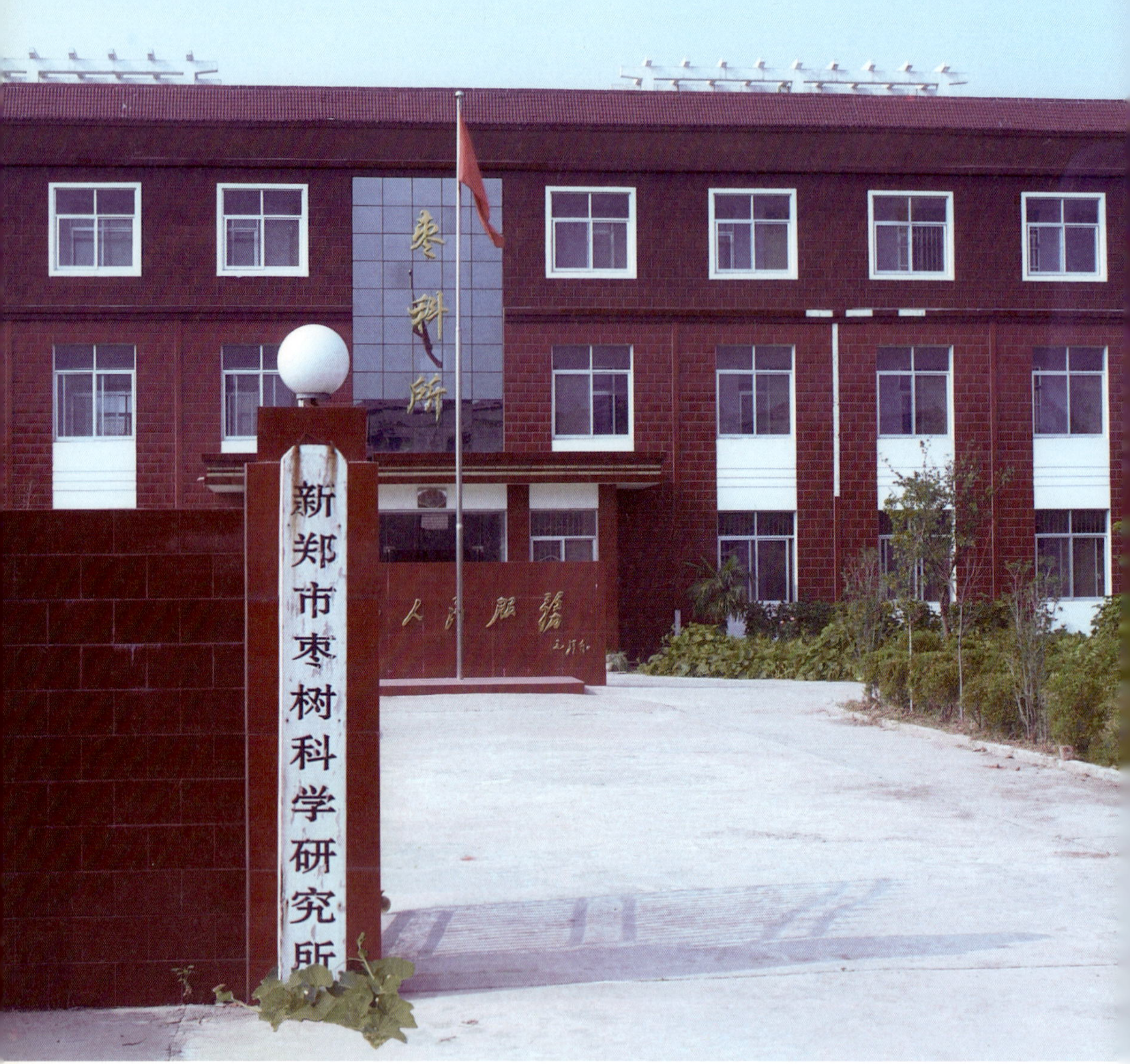

허난성 신정시 대추연구소 식물원

河南省 新鄭市 棗樹科學研究所 植物園

우연히 만난 대추연구소

대추는 우리와 오래전부터 친한 과일로, 전통 혼례에 반드시 초대받아왔다. 폐백을 받을 때 부모는 자손이 번영하기를 바라는 소망을 담아 새색시의 치마폭에 대추를 던져준다. 방 바닥으로 떨어질까 모두들 잠깐 긴장하지만 시댁 어른들을 처음 만나는 어려움은 일순간 풀어지고 폐백장의 분위기가 달콤한 대추의 속살만큼이나 부드러워진다. 전통적인 관혼상제에 대추가 빠진 적이 있던가. 붉은색은 액을 막고, 유익한 약효로 건강을 지키는 데도 일조하는 대추. 주렁주렁 열린 모습만큼이나 약효 또한 풍성한 가을 과일이 바로 대추이다.

중국 중원에도 대추와 친근한 마을이 있다. 허난성 정저우(鄭州)시에서 남쪽으로 약간 떨어진 신정(新鄭)시에 '신정시 대추과학연구소(棗樹科學研究所)'가 있다. 정저우시 인근의 한약 조사를 위해 이곳을 지나가다가 우연히 길가의 대추연구소 현판을 발견하고서 버스를 돌려 찾아갔다.

사실 정저우시 외곽의 고속도로 주변은 대추나무로 가득 차 있었다. 사방을 둘러보니 온통 대추나무로 밀림을 이루었다고 해도 무리가 아닐 정도로 정저우 지역의 대추는 장년기의 성장을 이루고 있다. 도로변에 심어진 대추나무만 해도 미루어 알 수 있듯 이 지방의 대추 생산량은 상상을 초월한다.

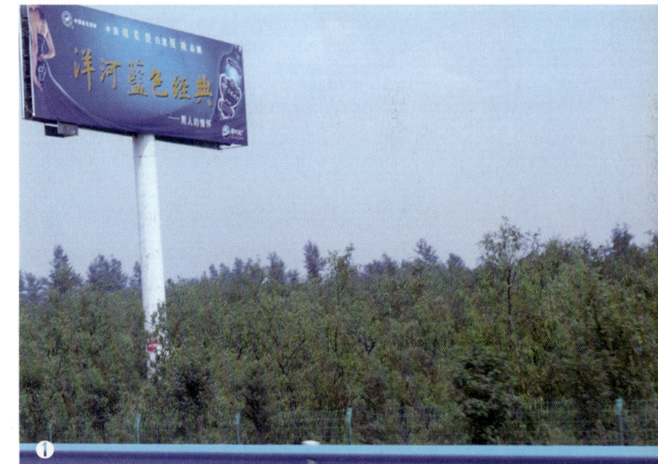
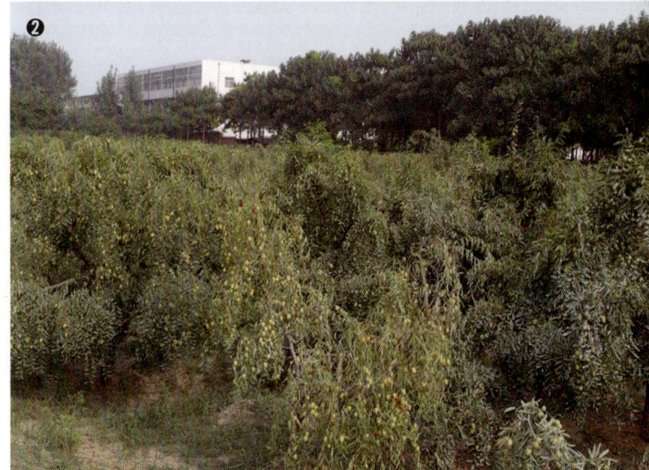

❶ 정저우시 외곽 고속도로변은 대추나무로 가득 차 있다.
❷ 신정시 대추연구소 대추재배지의 전경

대추, 산조인이 나란히

대추연구소 직원의 소개를 받아 답사한 대추재배지는 장관이었다. 아득히 드넓은 밭은 온통 대추나무로만 가득 차 있다. 품종도 다양한 대추나무들은 우리 일행을 실망시키지 않았다. 재배지에서 첫 번째로 찾은 나무는 묏대추나무다. 필자도 묏대추나무는 한약재인 산조인(酸棗仁)으로만 봤지 나무로는 처음 보는 터였다. 더욱이 일행 중에 산조인으로 사용하는 묏대추나무를 꼭 찾아봐야겠다는 사람이 있었는데, 이곳 대추연구소에서 찾게 되어 그 희망이 이루어지게 되었다. 광대한 중국 땅이라 구석구석까지 미치는 정보도 부족하고 교통도 미비하여 마음먹고 찾아가도 찾기 힘든 곳을 우연하게 발견하니, 한약 답사객들이 모두 기뻐하였다.

잎과 열매는 크기에서 대추나무와 확연하게 차이가 난다. 옆에 서 있는 열매 크기가 약간 큰 나무와 한 화면에 들어오도록 하여 카메라에 담기도 한다. 수업교재와 연구용 자료로 활용하기 위해 셔터를 수없이 누른다. 한 장의 사진을 모아 귀한 자료로 축적하리라는 의욕으로 열대의 더위가 더욱 뜨겁게 달구어졌던 것 같다.

직원의 양해로 묏대추나무 열매를 몇 개 채취하였다. 숙소에서 차분하게 다시 배열하여 세밀하게 다시 촬영하기 위해서이다. 묏대추나무 열매를 씻고 과육을 제거하여 핵을 꺼내 보고 또 핵을 깨어 산조인으로 사용하는 핵 안의 종자를 확인한다.

◐ 대추연구소의 대추재배지 입구

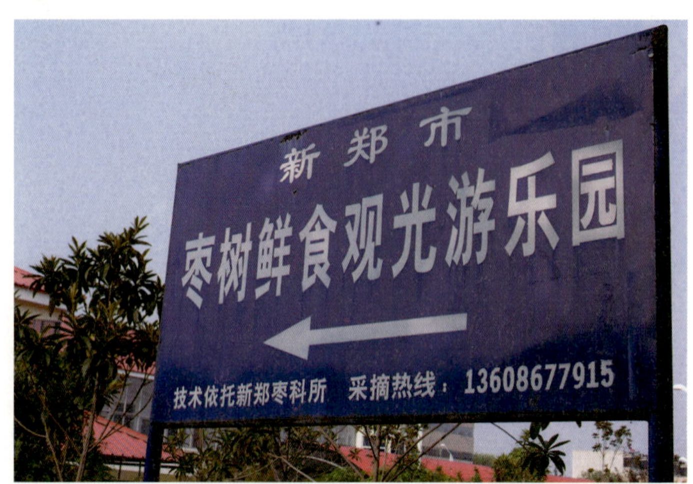

산조인 성분은 우리 학자가 명명

산조인의 약효성분인 산조이닌(sanjoinine)은 우리말 '산조인'에서 따와서 명명하였고, 세계인이 함께 사용하고 있다. 그래서 강의실에서의 산조인의 의미는 특별함 그 자체이며, 산조인 실물을 직접 본다는 것은 큰 의미를 가진다.

외래어 일색인 식물 학명 중에 이처럼 우리말로 명명된 것도 있다는 사실을 학생들에게 알려주면 강의실이 훈훈해지곤 한다. 그래서 달리는 버스 안에서 일행들을 대상으로 산조인 연구에 관한 내용을 간단하게 소개하기도 했다.

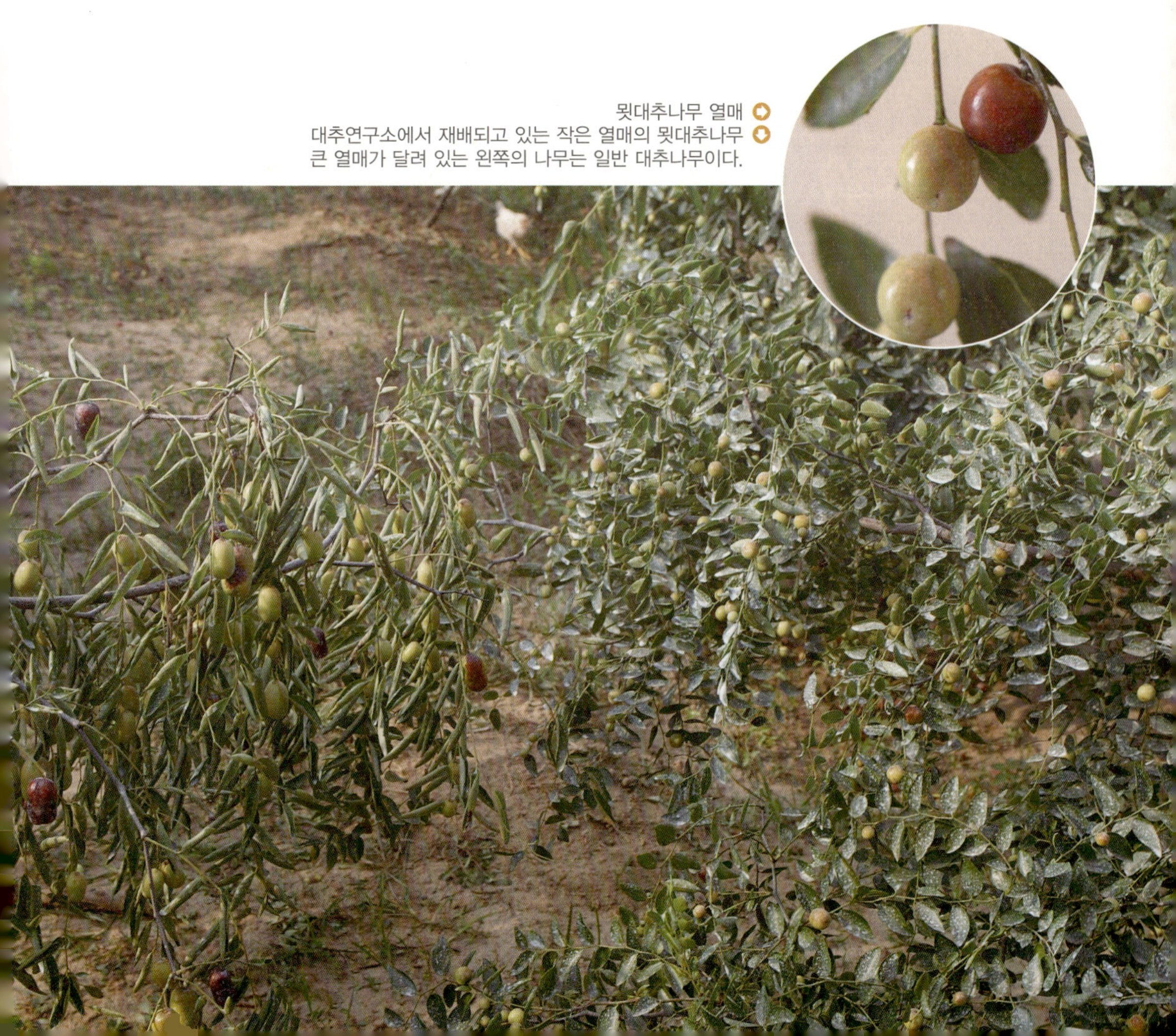

묏대추나무 열매 ◑
대추연구소에서 재배되고 있는 작은 열매의 묏대추나무 ◑
큰 열매가 달려 있는 왼쪽의 나무는 일반 대추나무이다.

다양한 대추품종

대추나무들은 품종도 다양했다. 모양도 제각각에 크기도 여러 가지인 열매가 주렁주렁, 무섭도록 많이 달려 있다. 관상용 대추나무를 비롯하여 마치조(馬齒棗), 계심조, 중화거조(棗), 태리홍 등 이름도 새로운 대추나무 품종들이 많이 있다고 연구소 직원은 설명한다. 그동안에도 관심을 가지고 있던 터라 간간이 대추나무를 보긴 했으나 대추나무 연구소 소속의 밭이나 고속도로를 따라 이렇게 엄청난 규모의 재배지가 이어진 것은 처음이다. 우연이 찾아준 아주 뜻있고 의미가 가득한 멋진 대추밭 여행이었다.

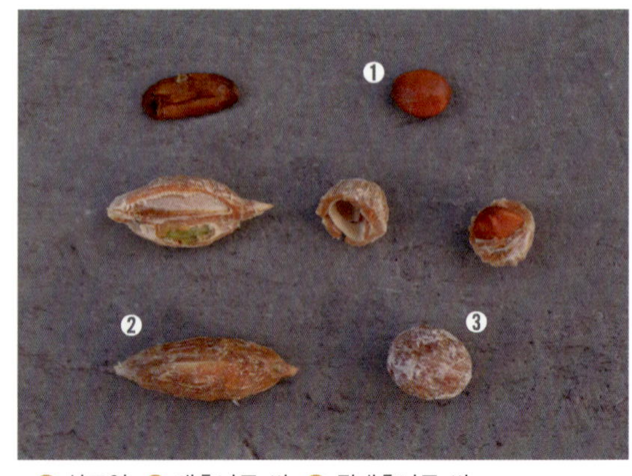

❶ 산조인 ❷ 대추나무 씨 ❸ 묏대추나무 씨

⬇ 대추나무의 품종은 다양했다. 모양도 다르고 크기도 여러 가지인 대추 열매가 주렁주렁 나무에 달려 있다.

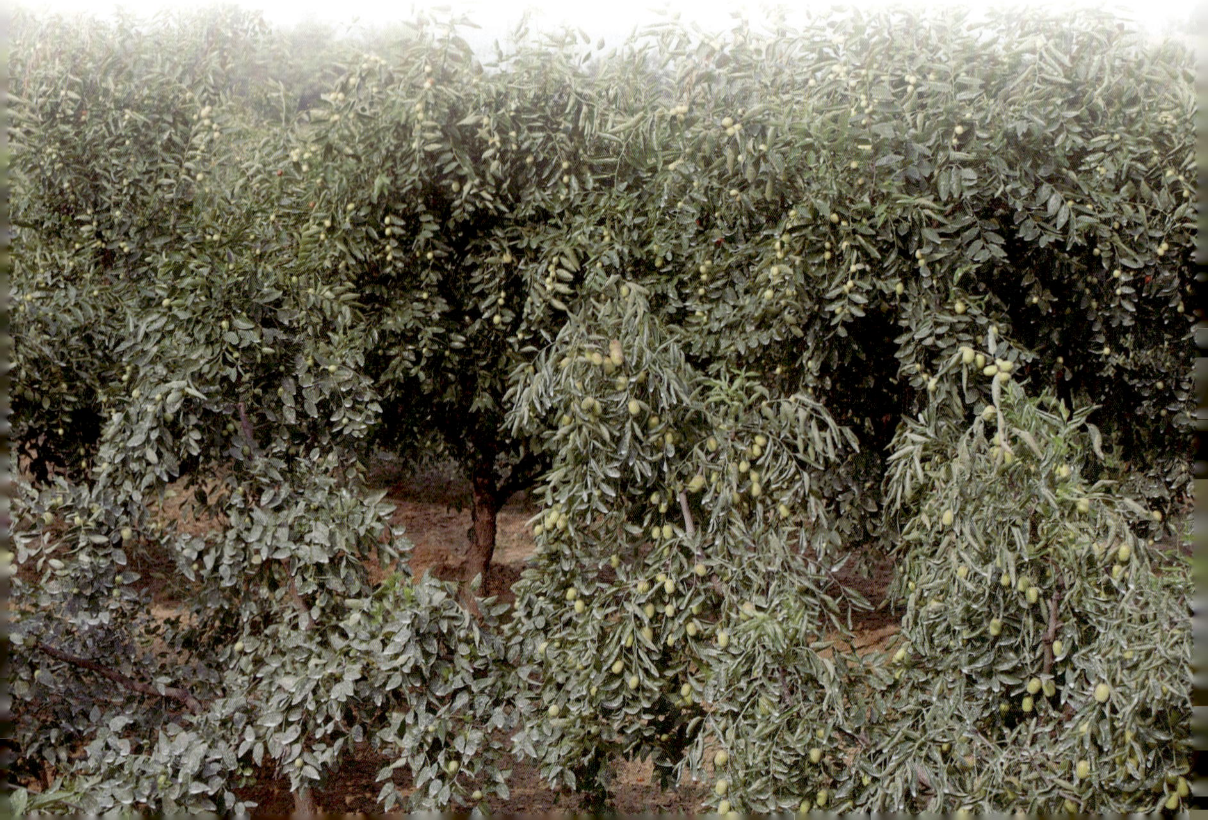

- **위치** : 허난(河南)성의 성도인 정저우(鄭州)시에서 남쪽 방향의 신정(新鄭)시에 소재
- **홈페이지** : http://baike.baidu.com/view/6131691.htm
- **주소** : 河南省 鄭州市 新鄭市 孟庄
- **설립년도** : 1963년

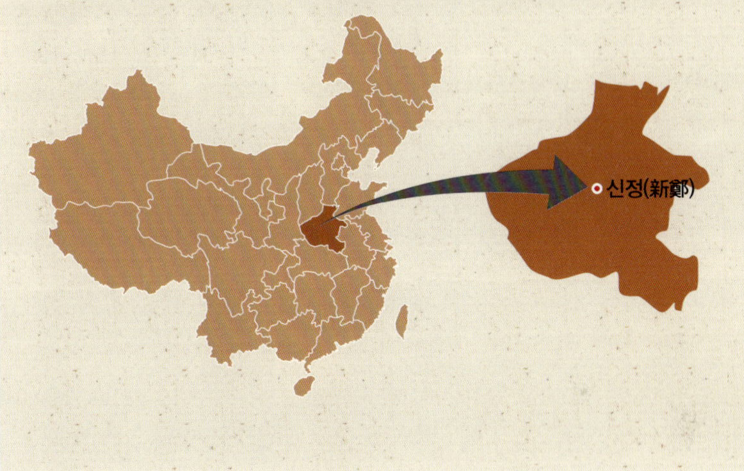

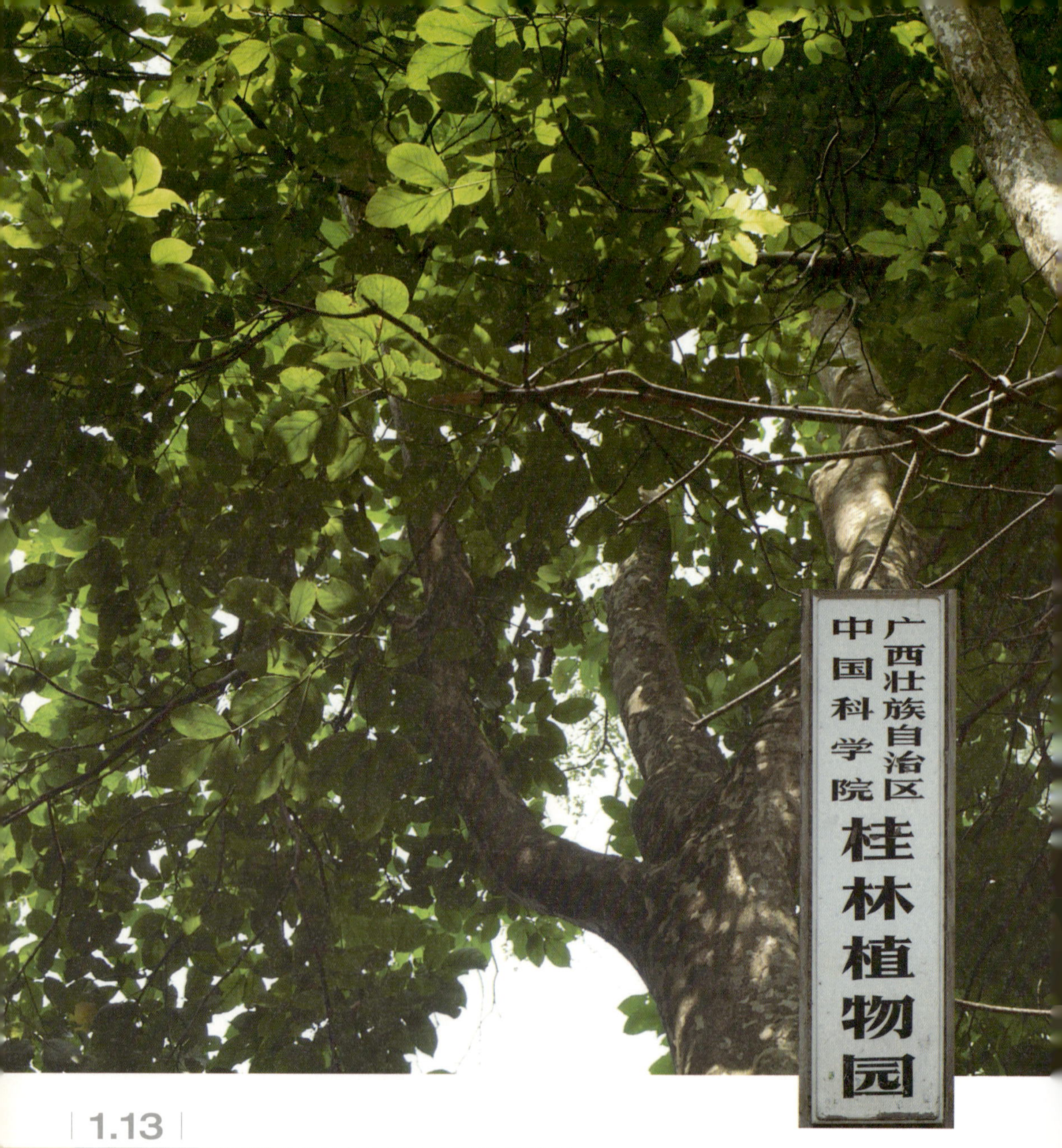

광시좡족자치구 구이린식물원

廣西壯族自治區 桂林植物園

광시좡족자치구의 성도는 난닝(南寧)이지만 관광지로서 더 유명세를 타는 곳은 구이린(桂林)이다. 구이린 인근에는 물고기를 잡는 가마우지 새를 볼 수 있는 리지앙(丽江)이 유명한 관광명소이다.

리지앙으로 가는 길목에 중국과학원 광시좡족자치구 구이린식물원이 있다. 일반식물원이다 보니 약용식물이나 한약식물에 관한 것은 많지 않지만, 관심 있는 식물들을 이곳에서도 볼 수 있다. 이곳에는 중국과학원 광시식물연구소도 함께 있다.

식물원 입구에는 이 지방의 특산식물인 계화나무(*Osamanthus fragrans*)가 줄지어 서 있고, 해동피로 약용하는 음나무(*Kalopanax pictus*)와 검엽(劍葉)용혈수, 녹나무가 보이며 구이린 특산식물인 계림백사수(*Fraxinus guilinensis*)도 찾을 수 있었다. 또 느릅나무 종류와 후박나무 종류는 물론 나무줄기의 가시를 조각자로 약용하는 조협(*Gleditsia sinensis*)도 재배하고 있다.

한편 산 중간에는 빨간 꽃잎이 피어 있는 바나나 꽃이 보이고 식물원 아래쪽에는 다양한 종류의 토란이 심어져 있다. 그중에서 줄기대의 색상이 남색인 토란이 눈에 띄었다. 백분우(白粉芋) 토란도 보인다.

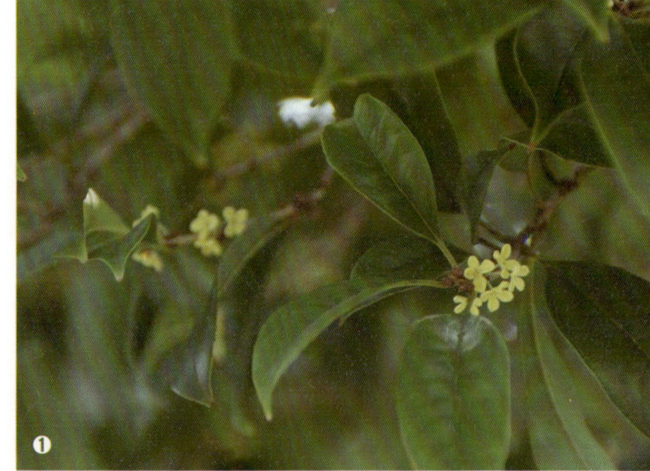

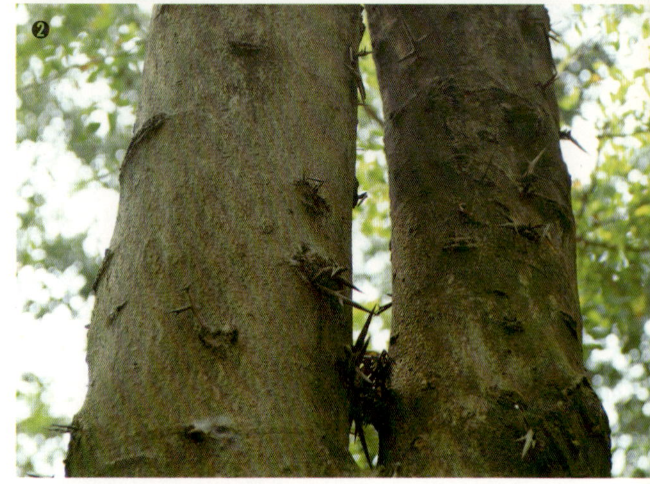

❶ 구이린의 특산식물, 계화나무 ❷ 조협

귀한 표본들을 전시하는 식물표본원

산에서 내려오다 보니 기이한 나무가 있다. 가지에서 뻗은 줄기가 휘감겨 고통스런 삶에서 벗어나지 못하고 몸부림치는 모습처럼 뒤엉켜버렸다. 나무 중간과 땅바닥까지 줄기가 자라나 실타래 모양으로 복잡하게 엉겨 있다. 마치 여러 나무에서 나온 줄기 같은 형상이다. 하지만 줄기는 포기하지 못할 삶처럼 강인하여, 사람이 올라타도 그네처럼 끄떡없다.

1954년에 건립된 식물표본원에는 드물고 가치 있는 귀한 식물 표본들이 전시되어 있다. 그리고 금화차원(金花茶園)에는 원산지가 중국인 금화차 차나무들이 재배되고 있으며, 60여 종의 차나무도 수집되어 있었다. 원내에서는 이를 재료로 한 제품도 함께 소개하고 있다.

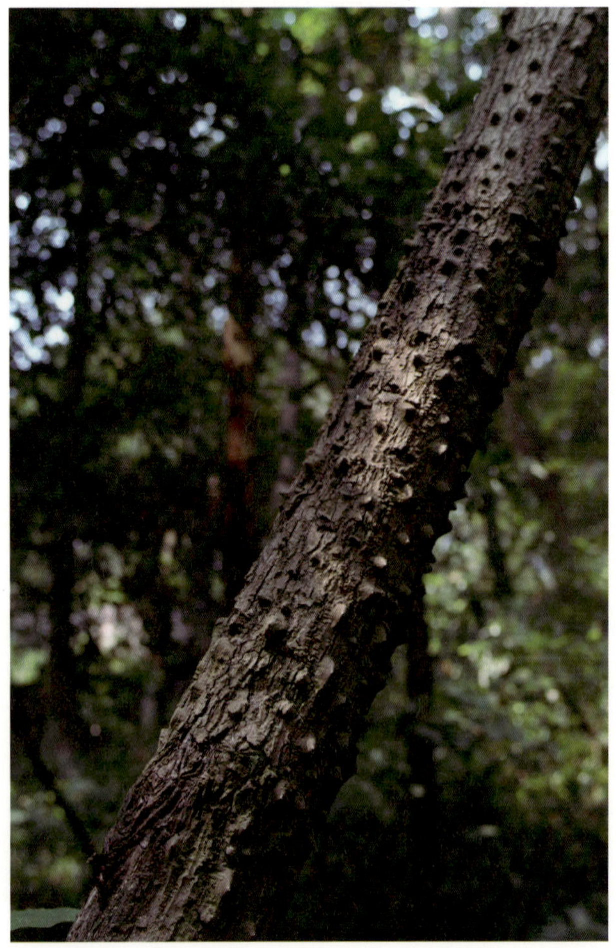

○ 음나무

- **위치** : 광시좡(廣西壯)족자치구의 구이린(桂林)에서 리지앙(麗江) 가는 길에 위치
- **홈페이지** : http://www.gxib.cn/zwy_index.asp
- **주소** : 廣西壯族自治區 桂林市 雁山區
- **전화번호** : 0773-355-0103
- **설립년도** : 1935년

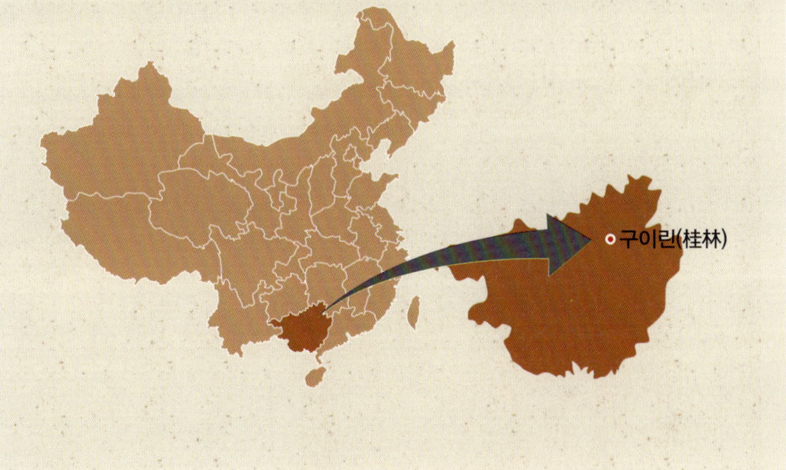

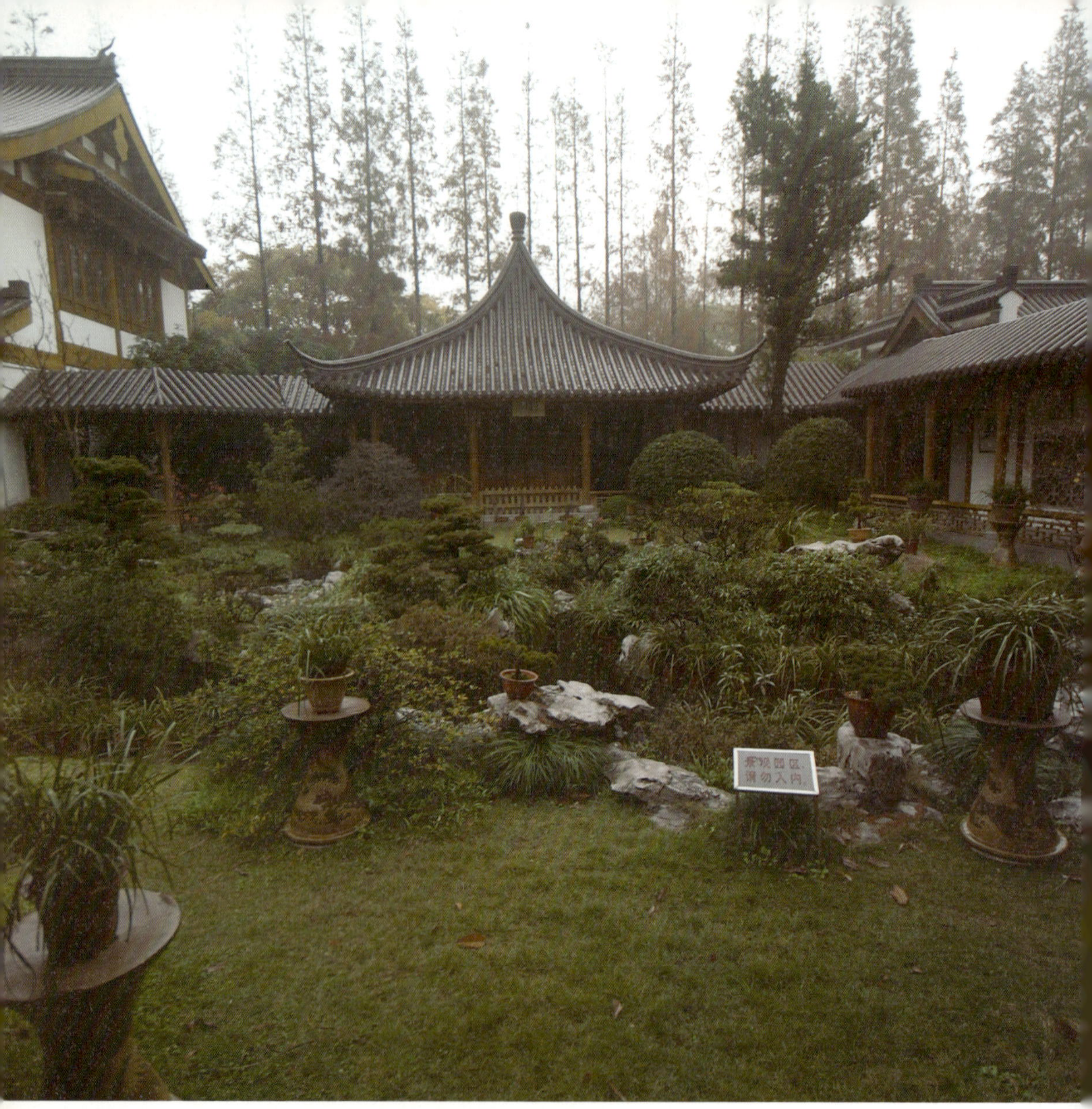

상하이식물원

上海植物園

계수나무로 불리는 계화나무

상하이식물원은 상하이시 남쪽에 위치한 식물원으로 약 80만m^{2}의 부지에 5,000종의 식물을 재배하고 있는 상하이시의 자랑거리 중 하나이다. 먼저 구성을 살펴보면 열대식물온실, 대나무온실, 목련정원, 난초정원, 계수나무정원 등 14개 구역으로 나뉘어져 있고 시민들에게 개방하여 휴식처로서의 역할로도 잘 활용되고 있다. 드넓은 부지에 정갈하게 펼쳐진 녹지는 상하이 식물원의 백미이다.

1978년에 완공한 이 식물원에서 특별히 많은 사람들이 흥미를 가지는 곳은 각종 분재를 모아놓은 분경원이다. 이곳에는 2,000여 개 이상의 분경이 전시되어 있으며 분경 역사 전람실도 있다. 관광지 구이린(桂林)에는 물푸레나무과의 계화(桂花)나무가 유명하다. 현지에서 계수나무라고 하기도 하고 계피나무라고 하기도 해서 식물의 학명이 궁금해졌는데, 이곳에서 이 나무의 학명이 *Osmanthus fragrans* 인 '목서'임을 처음으로 알게 되는 소득이 있었다.

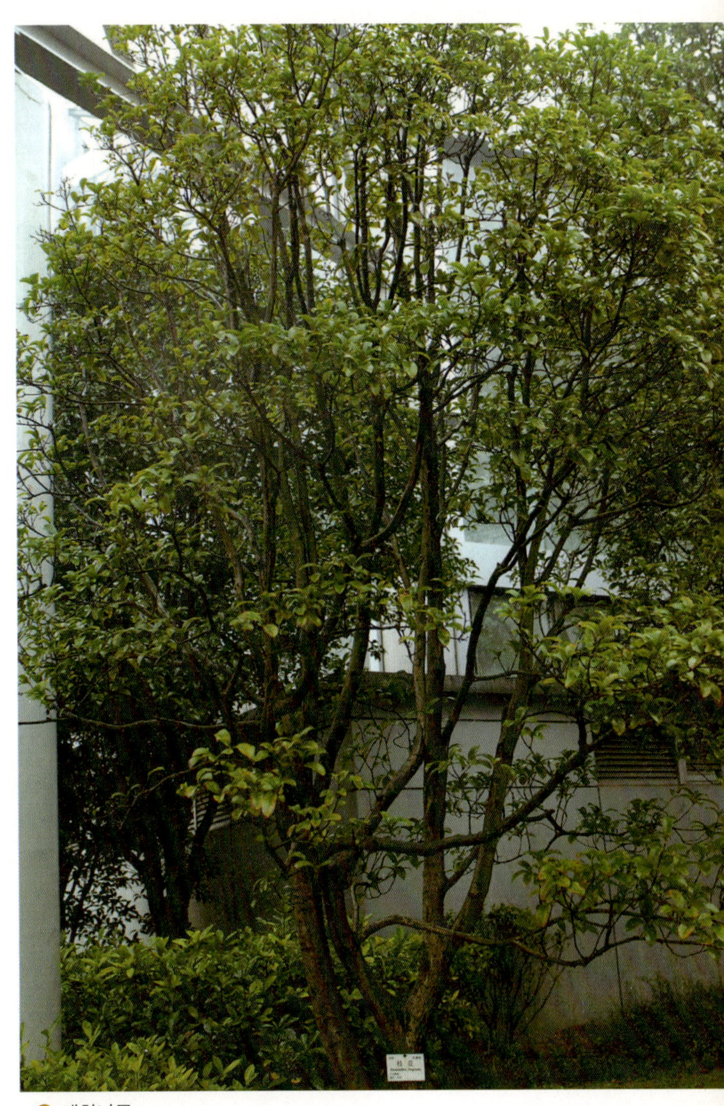

🔼 계화나무

또 이곳에서는 양귀비가 좋아했다는 여지나무도 재배하고 있으며 결명자, 연꽃, 꽃개오동나무, 시계초, 부용 들도 잘 배치해놓았다.

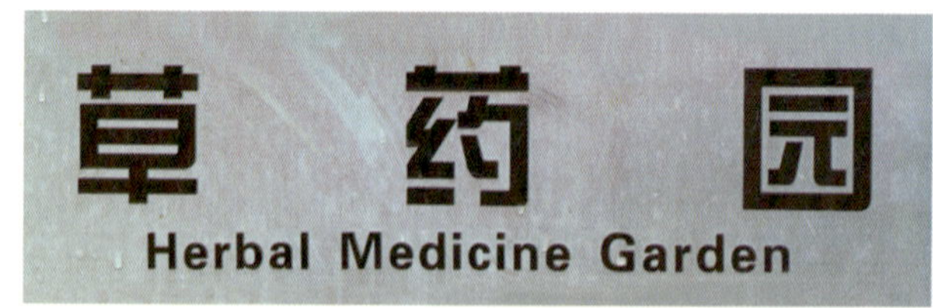

상하이식물원 초약원 입구의 표지판

초약원에는 약용식물 재배

약용식물을 전시형태로 재배하는 초약원(草藥園)도 있었는데 방문 당시 초약원이 폐쇄되었다는 안내문이 있어 무척 아쉬웠다. 온실에 들어서니 바나나 열매, 용혈수가 방문객을 반긴다. 온실 천장까지 올라가는 엘리베이터가 설치되어 있어 아찔한 꼭대기에서 온실을 조망할 수 있다.

상하이식물원 온실

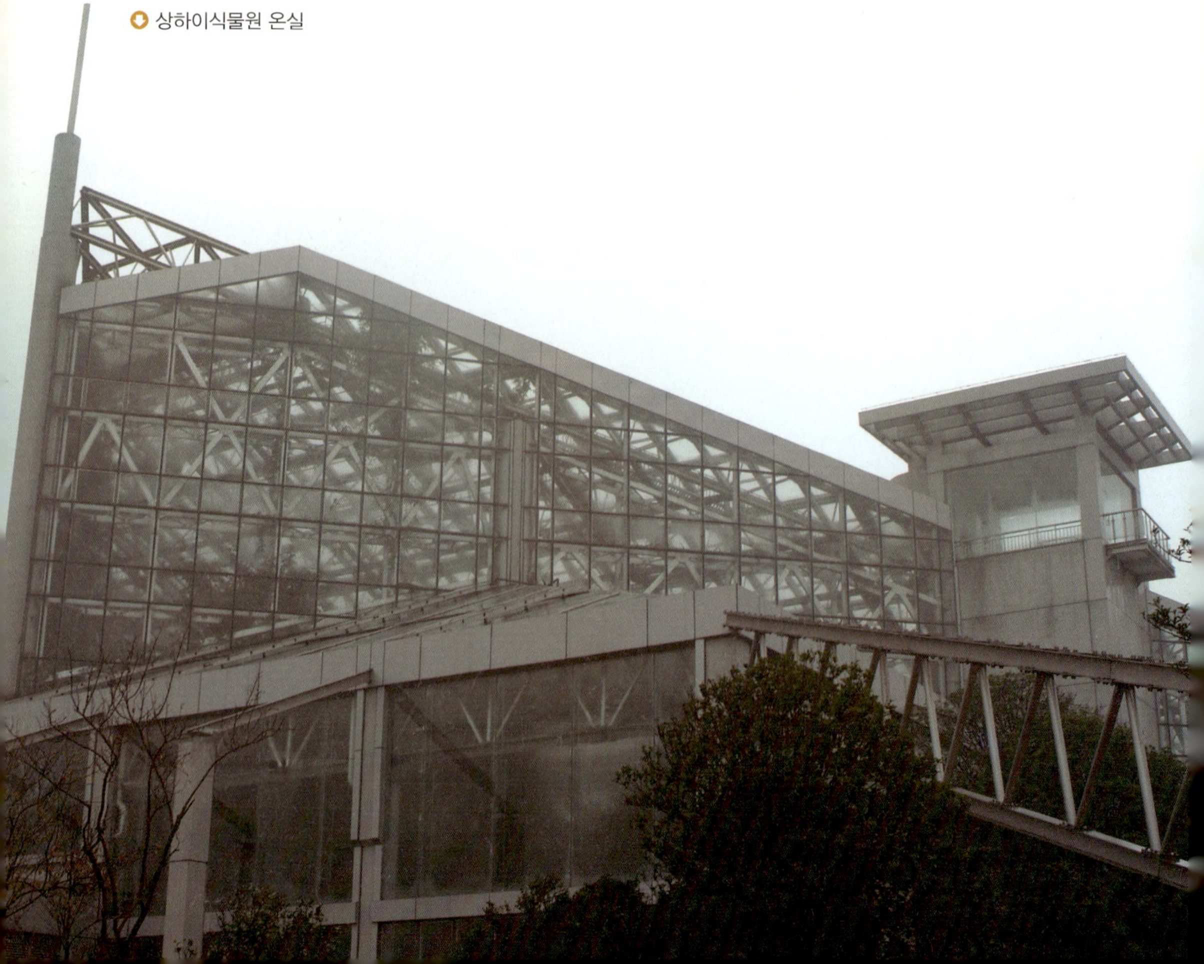

　출구로 나오는 길 양옆에는 오래된 메타세콰이어가 길게 줄지어 서 있어서 피로를 풀어주는 운치 있는 길이 되어주었다. 비오는 날 어렵게 찾아간 식물원에서 몇 가지 약용식물들을 접할 수 있어 다행이었다.

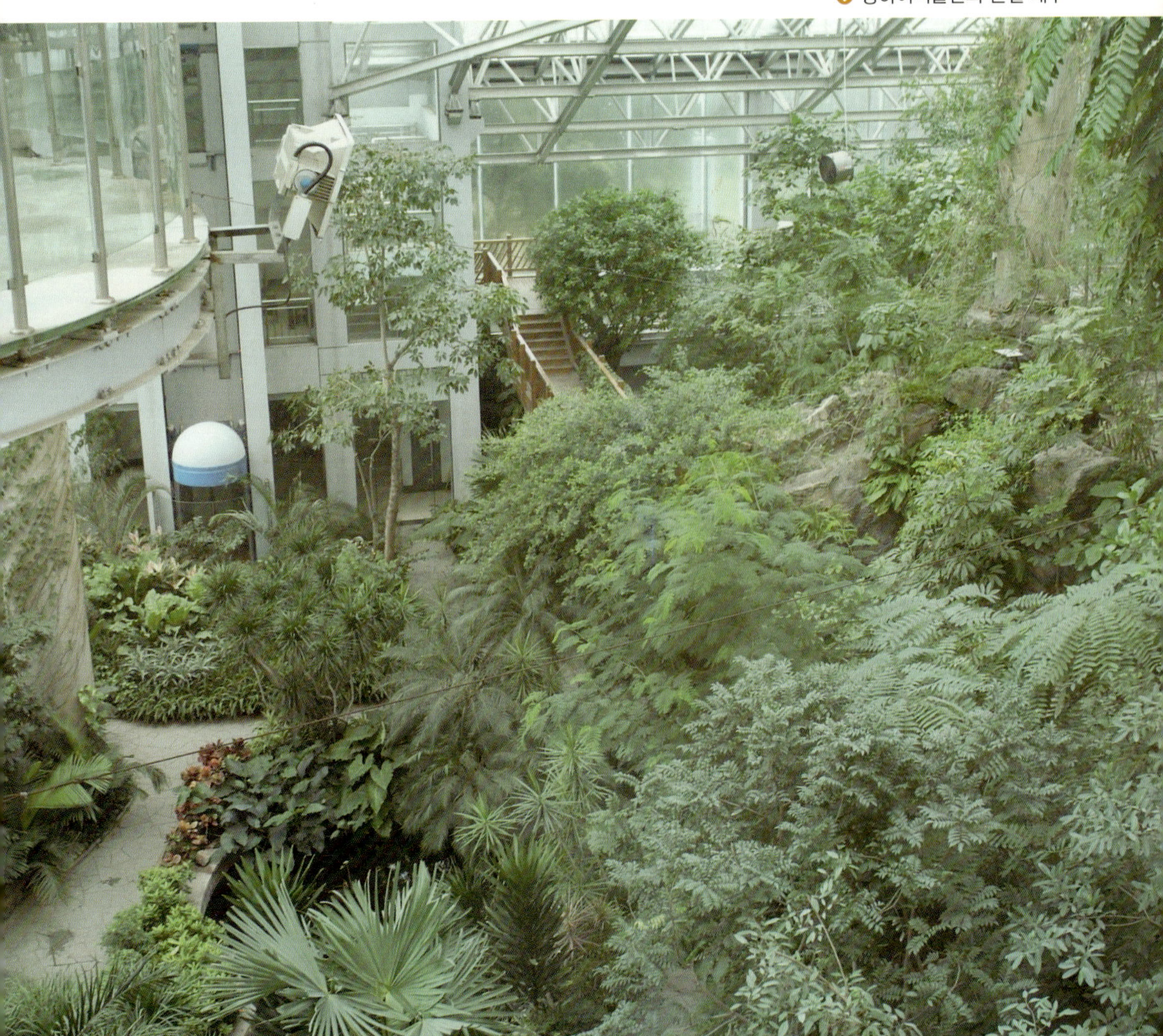

상하이식물원의 온실 내부

- **위치** : 상하이(上海)시 남쪽에 소재
- **홈페이지** : www.shbg.org
- **주소** : 上海市 龍吳路 1111號
- **전화번호** : 021-5436-3369
- **설립년도** : 1974년

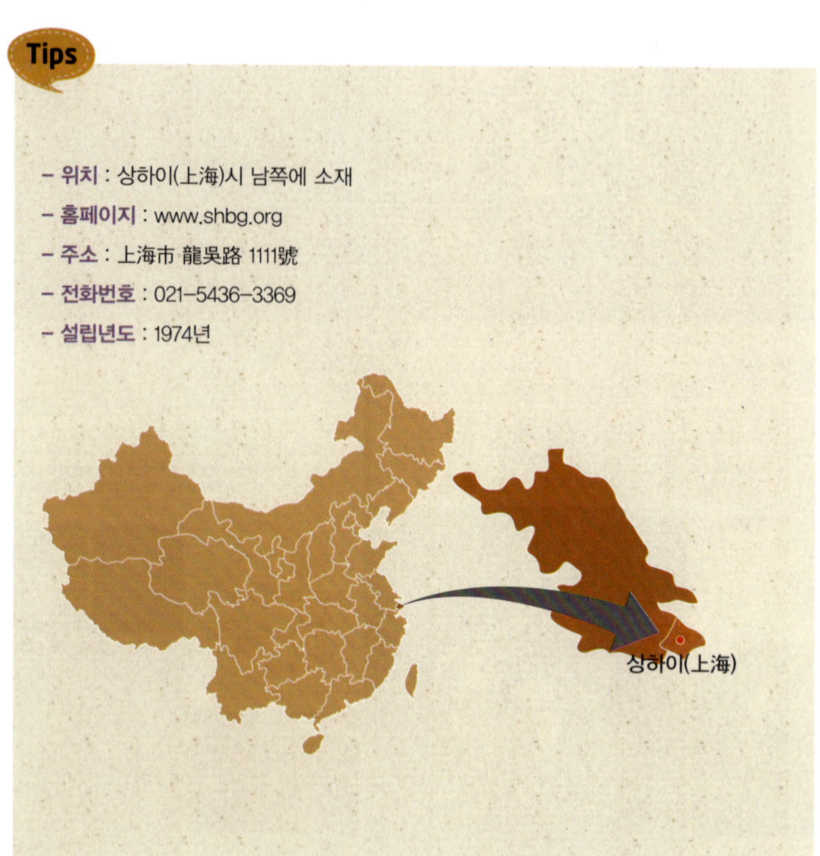

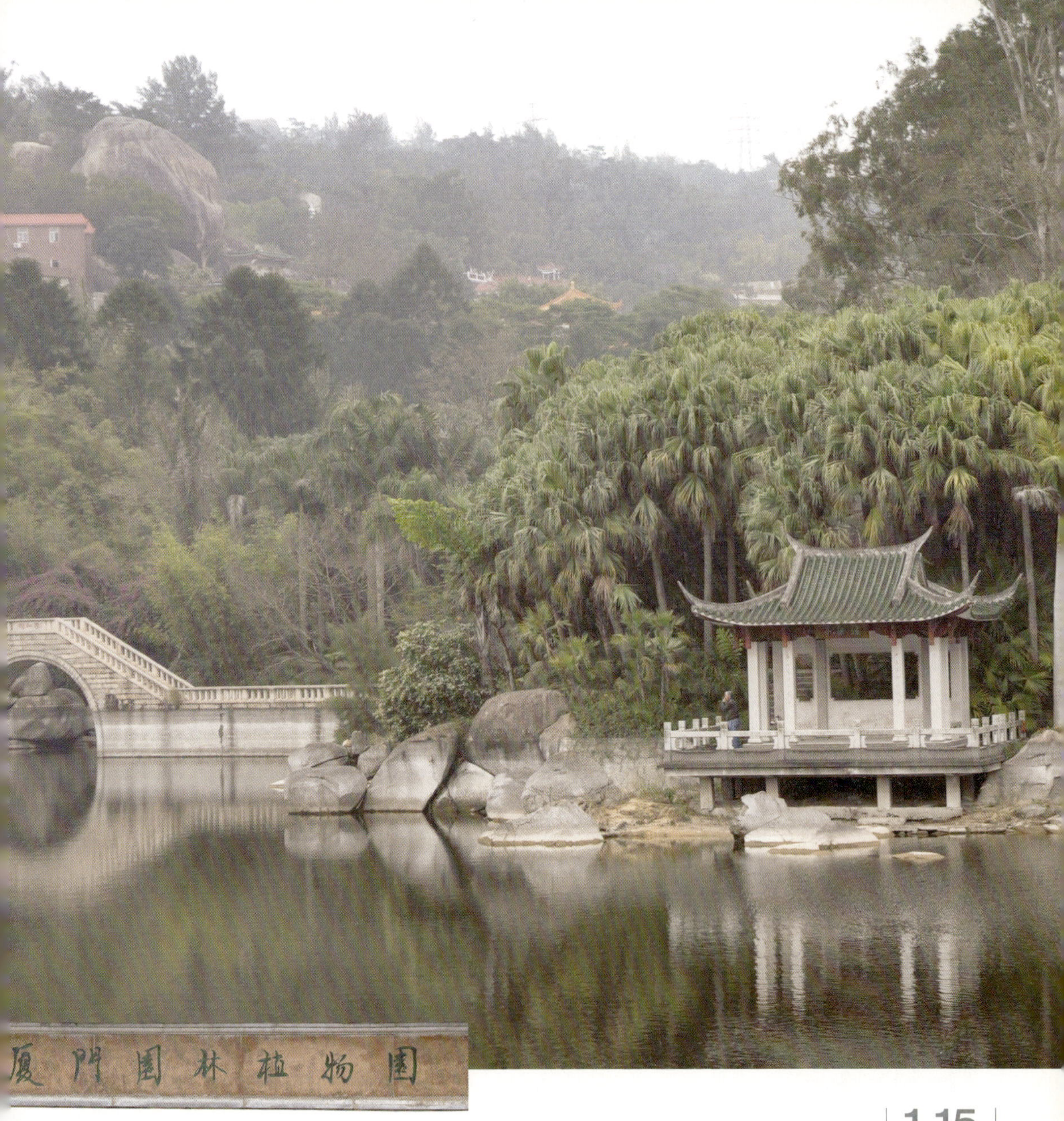

푸젠성 샤먼식물원

福建省 夏門園林植物園

타이완 건너편의 샤먼

중국 남동해안의 푸젠성 샤먼(廈門)시는 타이완의 건너편이다. 샤먼시의 유명한 관광지는 구랑유(鼓浪嶼, 고량서) 섬이다. 선착장에서 5분가량 유람선을 타고 들어가면 섬이 나오는데, 해변의 암초 구멍에 파도가 부딪히면 마치 북을 치는 소리같이 울리는 자연의 연주를 들려준다고 해서 붙여졌다. 구랑유 섬은 아편전쟁 때 영국, 독일, 프랑스, 네덜란드, 미국 등에서 건립한 영사관과 오래된 별장을 잘 보존하고 있는 유럽풍의 아름다운 섬으로, 여행객이 떠날 때 다시 한 번 돌아보게 되는 곳이다.

아열대 식물 전시 중

샤먼시에는 샤먼원림식물원(夏門園林植物園)이 있다. 1960년에 세워졌으며 저수지 주변에 1만여 개의 바위를 배치하여 설계한 식물원이다. 장미원, 종려원, 대형선인장원을 비롯하여 약용식물원도 갖춰놓고 있다. 중국 남쪽지역이다 보니 열대·아열대 식물이 많이 자란다.

◆ 돌계단으로 만들어진 약용식물원

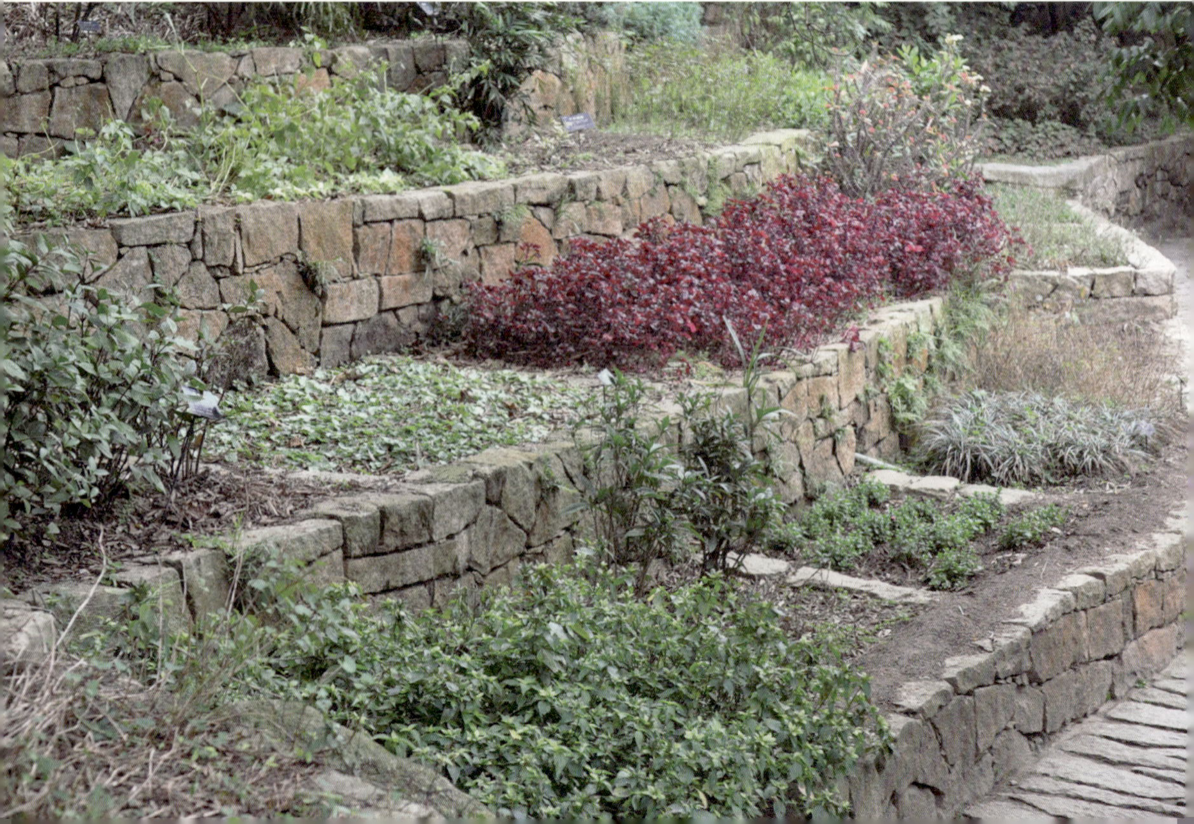

식물원 입구 근처에는 등소평이 심은 나무 한 그루가 서 있는데 이곳을 찾은 할머니들의 사진촬영지가 되고 있었다.

조금 더 올라가면 '식물원전시관' 건물이 나온다. 진귀한 아열대 식물의 사진이 전시되어 있어 이곳 식물들을 이해하는 데 도움을 준다.

깊숙이 들어가면 우림지역과 함께 약용식물원이 나온다. 돌계단으로 제작한 이 포장에서는 350여 종에 달하는 약용식물을 재배하고 있다.

입구에는 마람(馬籃, *Baphicacanthus cusia*)이 있다. 이 잎을 발효시켜 얻은 가루를 청대라고 부른다. 호이초의 기원식물인 바위취(*Saxifraga stolonifera*), 학명이 *Asasarum heterotropoides*인 북세신(세신), 그리고 백영, 야국(野菊, *Dendranthema indicum*) 등의 중국 식물이 있다.

범부채(사간), 맥문동, 짚신나물(용아초), 질경이(차전자), 박하, 호장근, 삼백초, 비파나무, 녹나무(장뇌), 당광나무(여정실)도 잘 자라고 있다. 중국에서 번석류(番石榴)로 불리는 구아바나무도 열매는 보이지 않지만 관리실 옆에서 재배되고 있다.

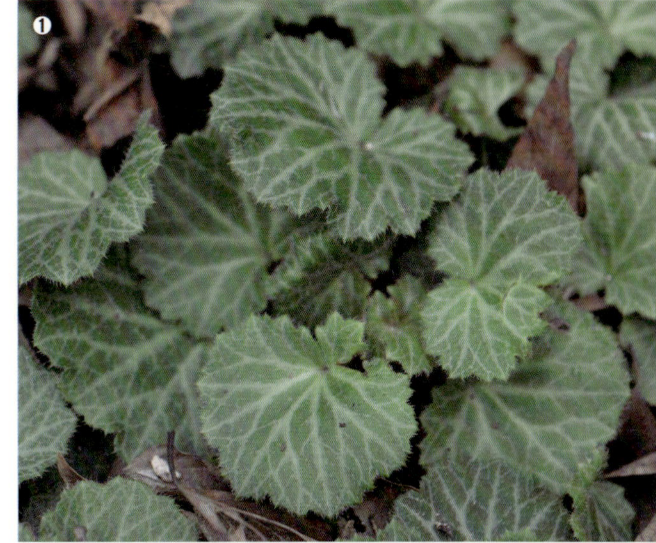

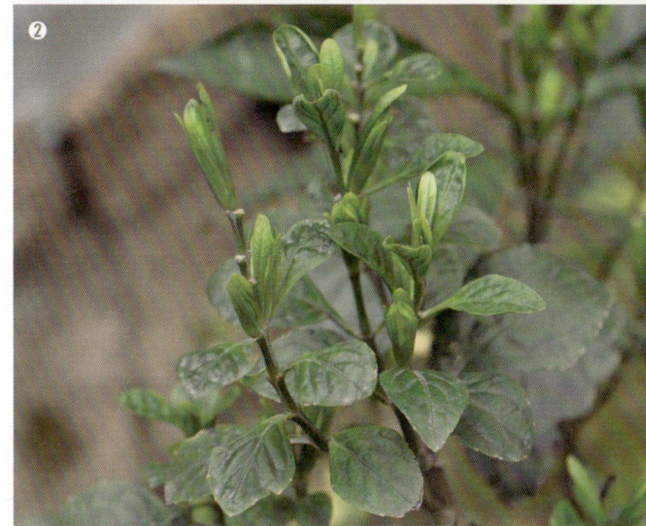

❶ 바위취. 이 식물의 전초를 호이초로서 약용한다. ❷ 마람

한참을 위로 올라가면 사막 정원이 나온다. 다양한 선인장류 식물들이 야외와 온실에서
전시되어 사막에 직접 갈 기회가 드문 관람객들의 훌륭한 사진 배경이 되어준다.

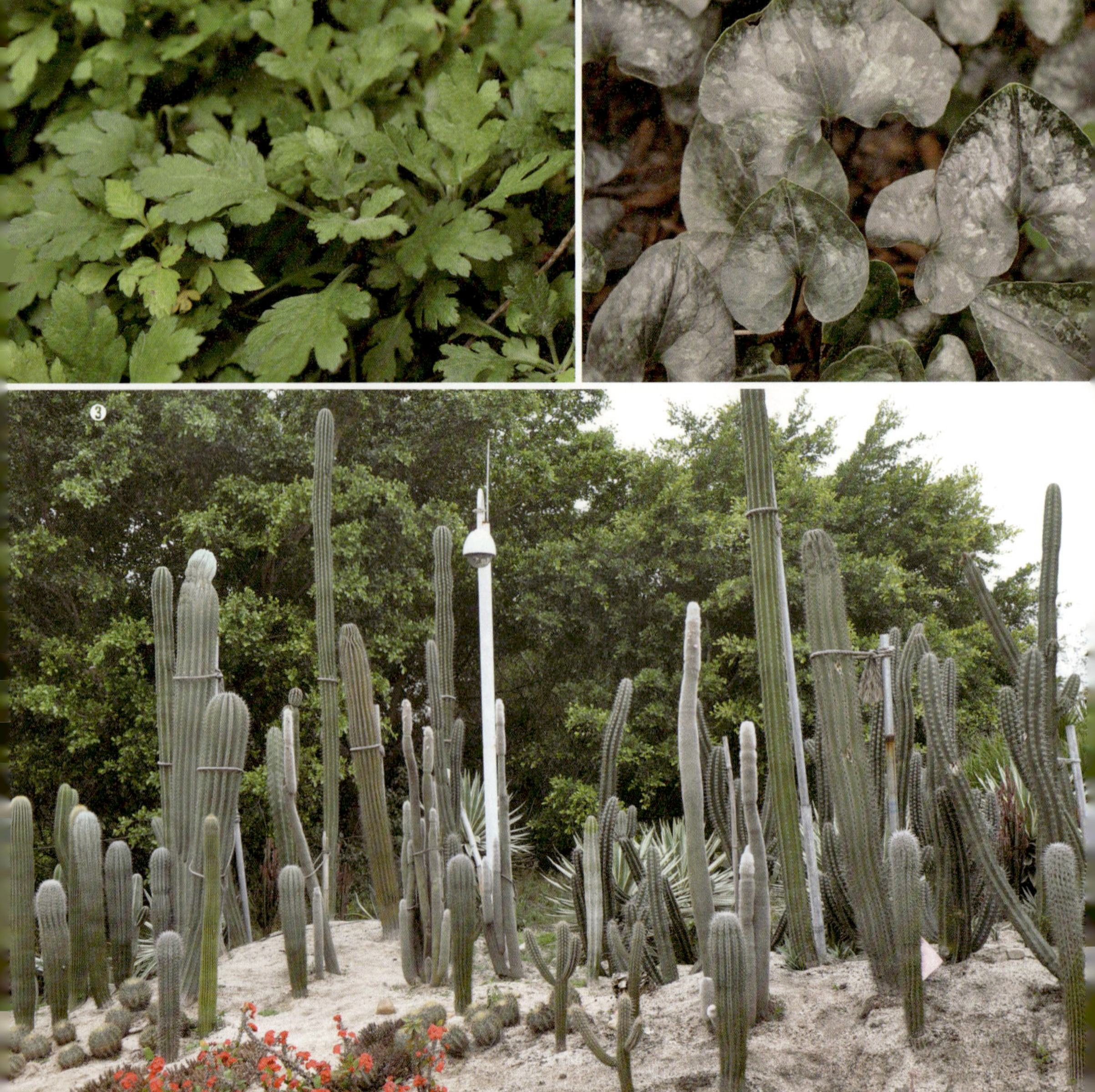

- 위치 : 푸젠(福建)성 샤먼(廈門) 시내 동남지역
- 홈페이지 : http://www.xiamenbg.com/
- 주소 : 福建省 廈門市 思明區 虎園路 25號
- 전화번호 : 0592-202-4785
- Fax 번호 : 0592-202-9402
- 설립년도 : 1960년

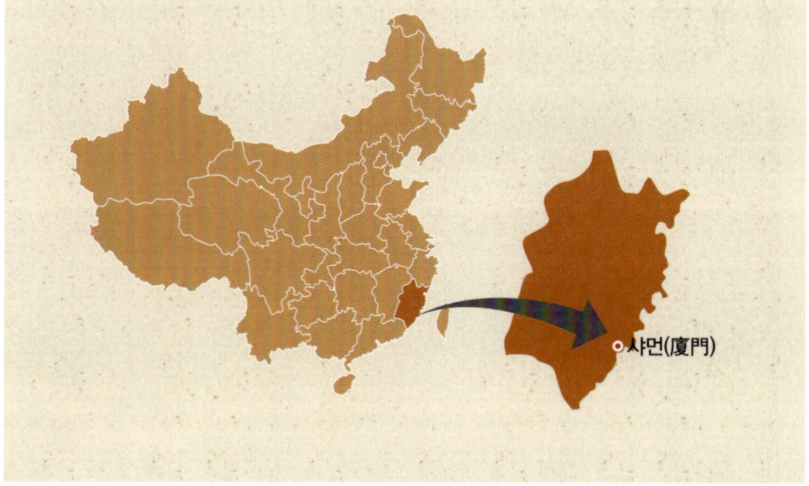

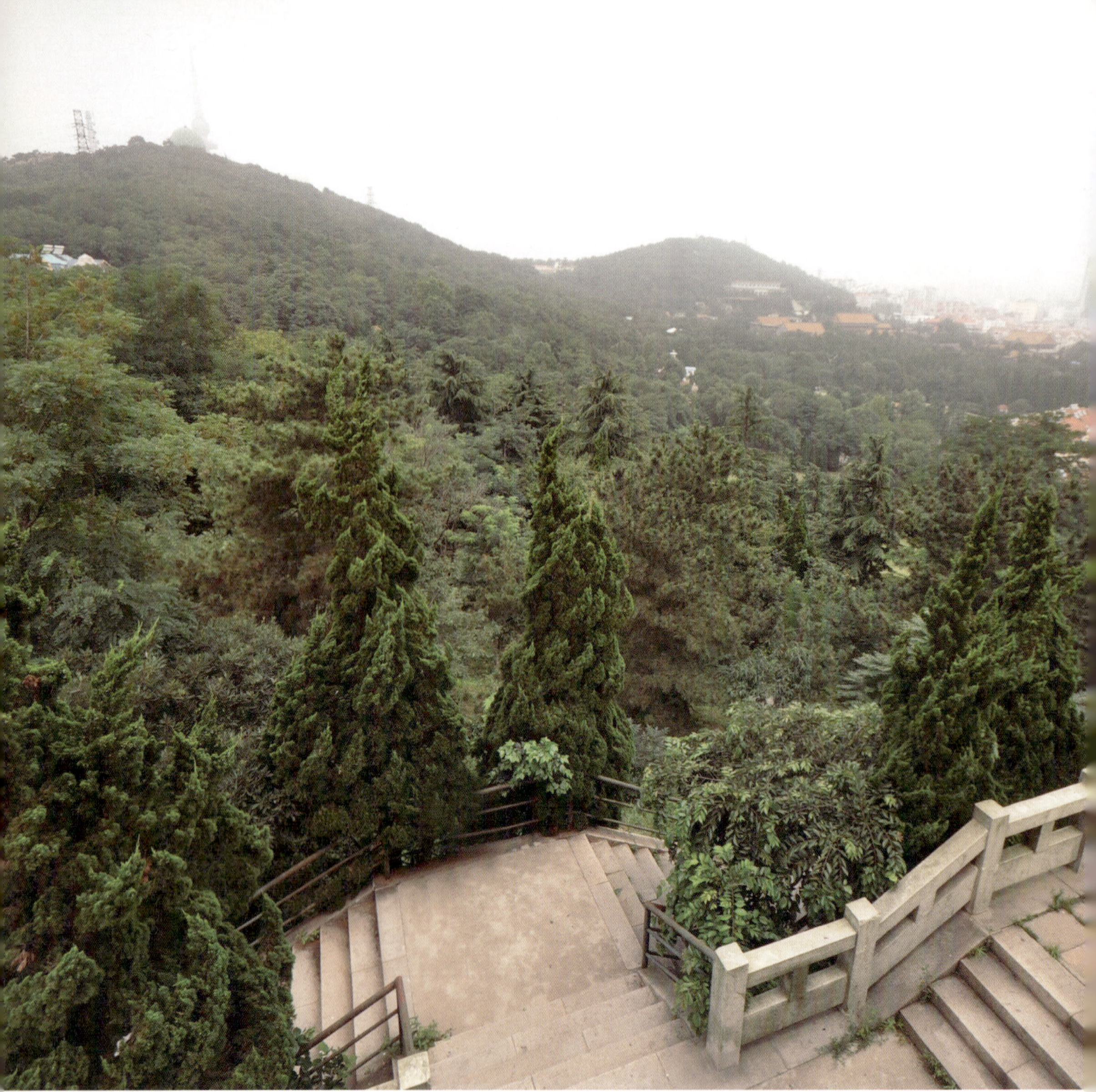

산둥성 칭다오식물원

山東省 靑島植物園

산둥성 칭다오(靑島)시의 남쪽에 위치한 칭다오식물원은 산과 협곡이 함께 있어 관광지로 인기가 높다. 2001년에 국가관광국으로부터 AA급 관광구로 지정된 이 식물원은 1994년에 개방되었다. 관광지다 보니 식물원 입구에는 대형관광버스들이 많이 주차해 있다.

씨를 오동자, 잎은 오동엽, 뿌리를 오동근으로 부르며 약용하는 벽오동(*Firmiana simplex*), 당광나무(여정실), 뽕나무(상백피), 산당화(*Chaenomeles speciosa*), 조경초(調經草)라는 한약 이름을 가지고 있는 사철나무(*Euonymus japonicus*)가 있다. 그리고 열매에 청열(淸熱), 이뇨작용이 있는 수소(溲疏, *Deutzia scabra*)도 보인다. 그렇지만 약용식물은 그다지 많지 않다.

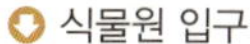
식물원 입구

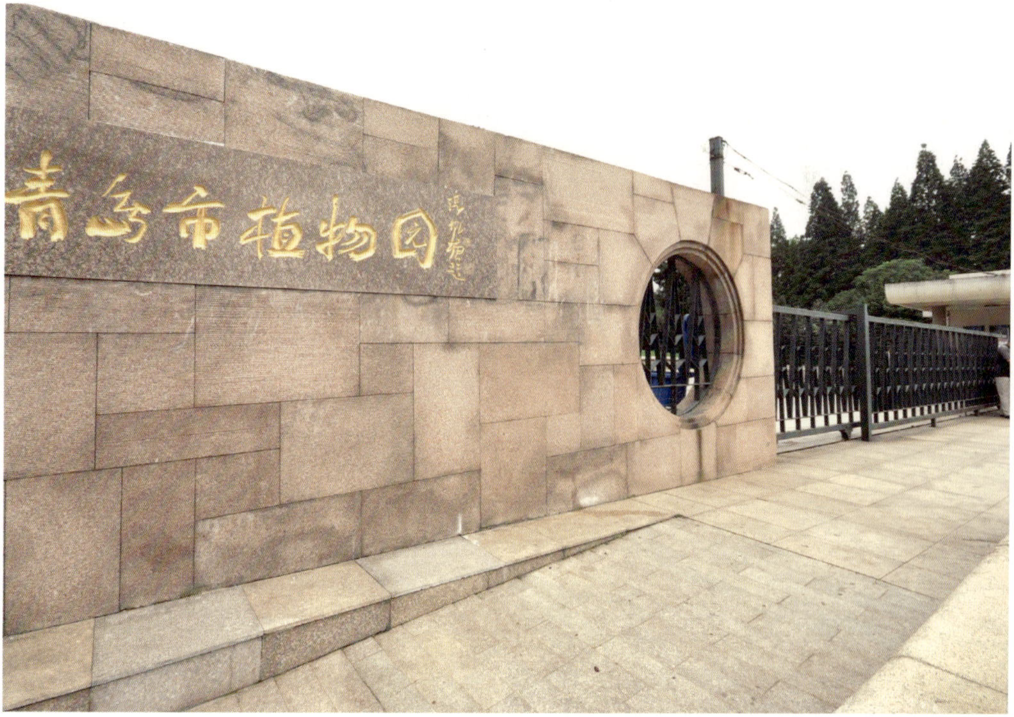

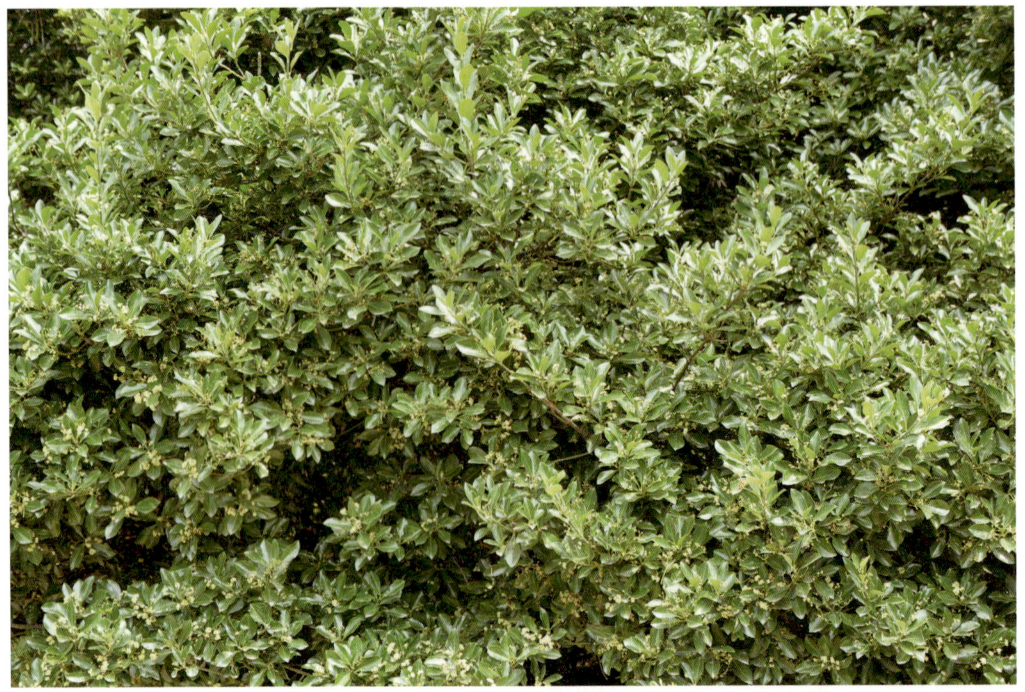

⬆ 사철나무

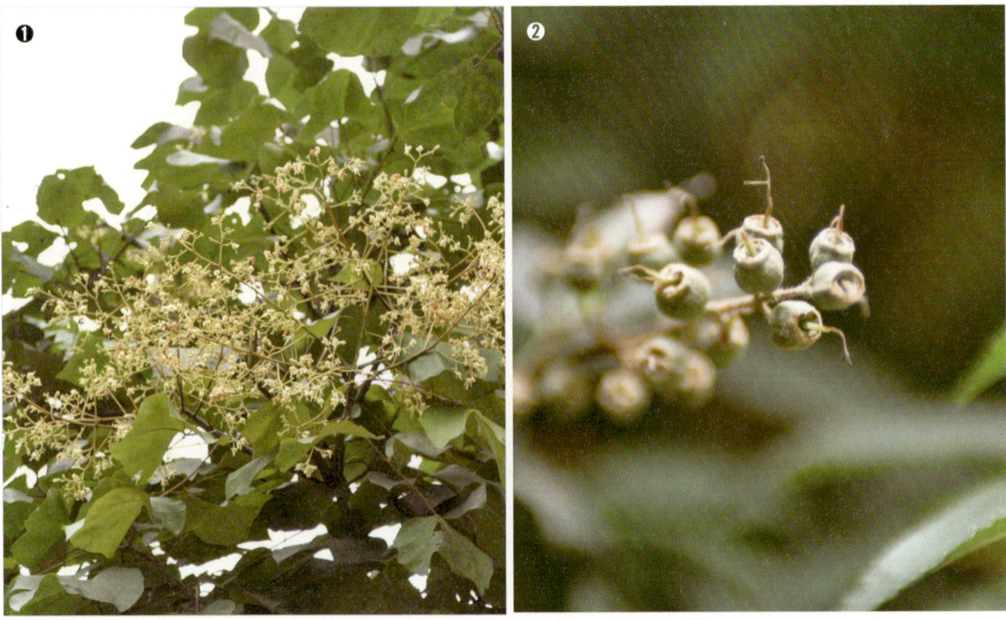

❶ 벽오동 ❷ 수소

Tips

- 위치 : 칭다오(靑島)시 남쪽에 위치
- 홈페이지 : http://www.qdzwy.com/
- 주소 : 靑島市 市南區 郎陽路 33號
- 전화번호 : 0532-8387-9607
- Fax 번호 : 0532-8389-7907
- 설립년도 : 1976년

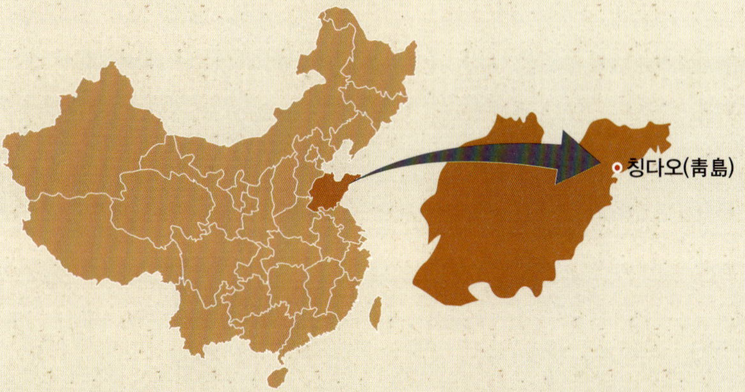

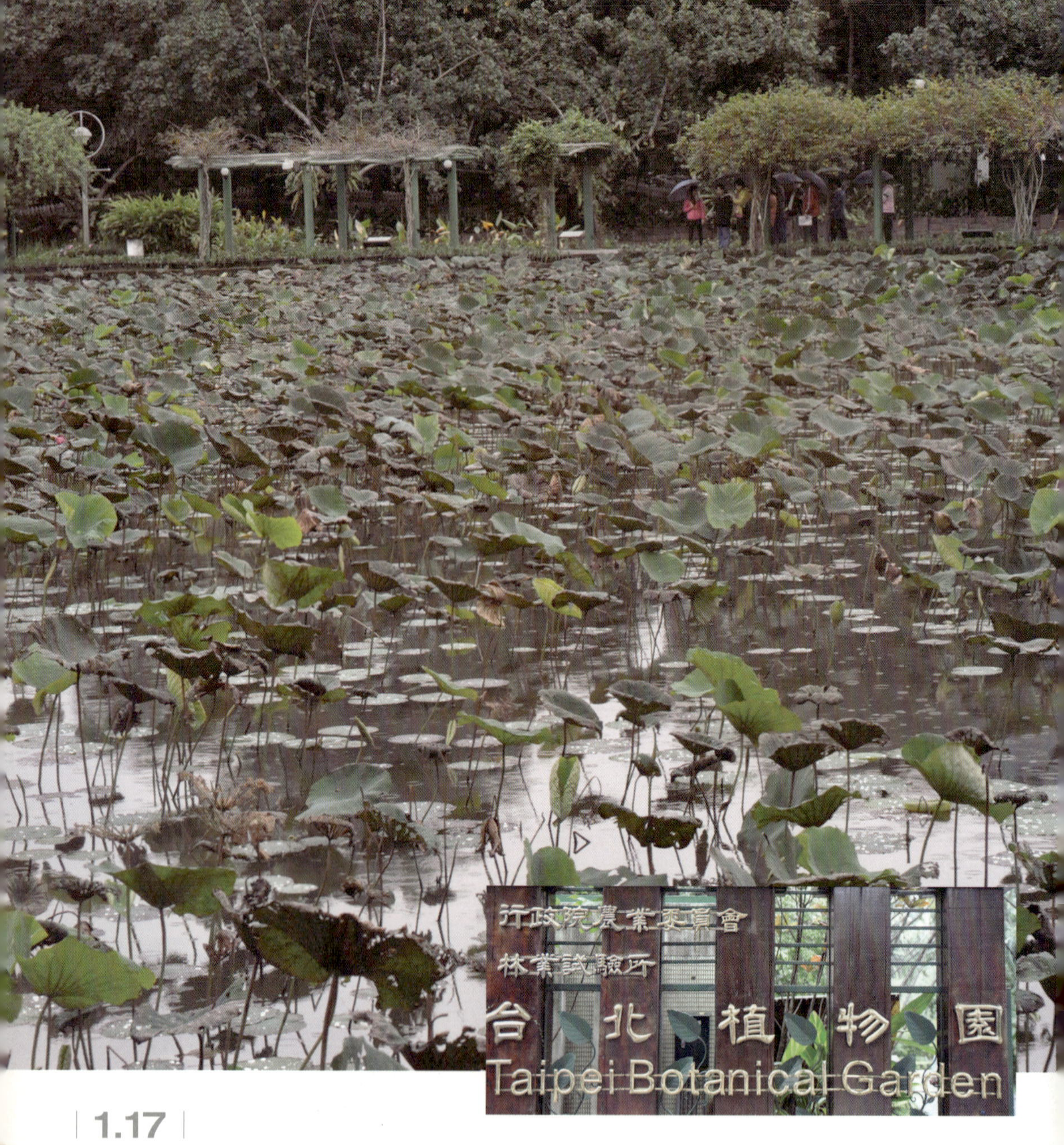

타이완 타이페이식물원

臺灣 臺北植物園

불교식물구역, 십이지식물구역

타이완(臺灣)의 남쪽에 위치한 타이페이(臺北)식물원은 1896년 타이페이 묘포(苗圃)설치를 시작으로 1921년에 공식적 명칭인 타이페이식물원으로 명명되었다. 최근의 홈페이지 자료를 보면 2,000종에 달하는 식물이 재배되고 있다.

식물원은 다양한 식물구역으로 나뉘어져 있다. 다육(多肉)식물구역, 민생(民生)식물구역, 시경(詩經)식물구역, 나자(裸子)식물구역, 고사리(蕨)류식물구역, 수생식물구역, 쌍자엽식물구역, 대나무구역, 민족식물구역, 생강과식물구역, 종려나무구역 등으로 구분되어 있다.

주요 목본식물구역에는 장미과, 느릅나무과, 오가과, 뽕나무과, 콩과 그리고 아노나과(Annonaceae)의 식물들이 과별로 잘 재배되어 있다. 그 중에서 불교식물구역과 십이지(十二生肖)식물구역, 다육식물구역에 관심을 많이 가졌다. 불교식물구역에는 바라밀(*Artocarpus heterophyllus*)과 보제수(*Ficus religiosa*) 그리고 십이지식물구역 중 토끼구역에는 토미초(兎尾草), 토자채(兎仔菜) 등 토끼와 연관된 재미있는 이름을 가진 식물이 있다.

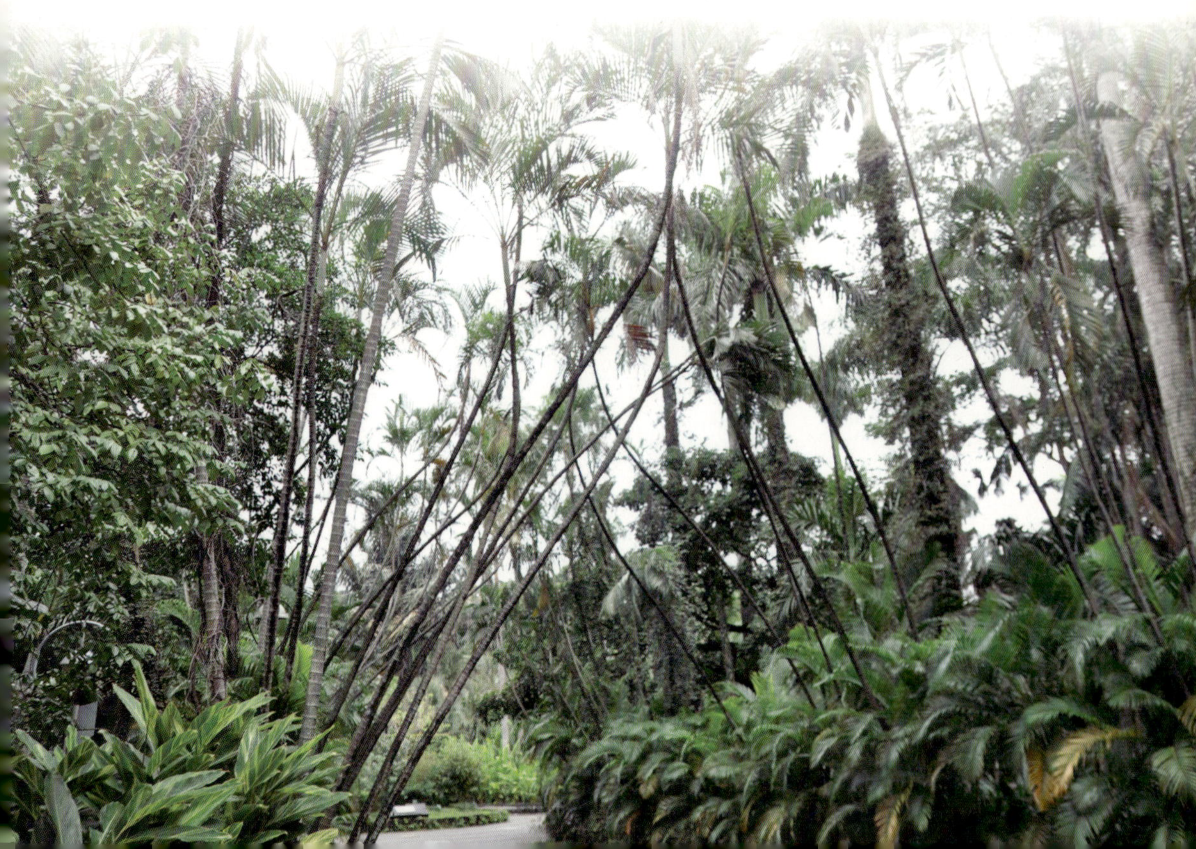

⬇ 타이페이식물원 전경

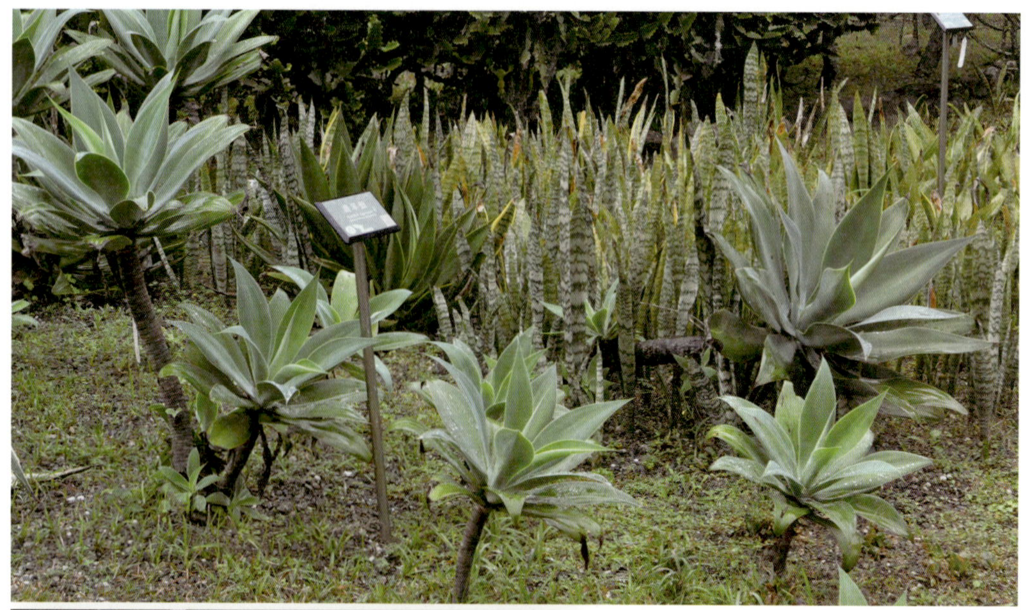

⬆ 다육식물구역

❶ 불교식물구역
❷ 십이지식물구역

236

대만 특산식물도 보인다. 즉 대만평봉초(臺灣萍蓬草, *Nuphar shimadai*), 대만백합(臺灣百合, *Lilium formosanum*), 대만서목(臺灣瑞木, *Corylopsis stenopetala*)이다. 난서육두구(蘭嶼肉荳蔲, *Myristica ceylanica*), 주엽나무, 홍화월도(紅花月桃, *Alpinia purpurata*), 대풍자, 양제갑(羊蹄甲, *Bauhinia variegata*), 소엽양제갑(小葉羊蹄甲, *Bauhinia rufescens*), 녹나무, 계화(*Osmanthus fragrans*), 인도사목, 장수철현(長穗鐵莧, *Acalypha hispida*)도 재배되고 있고 바라밀과 주근(朱根, *Hibiscus rosa-sinensi*)에는 꽃이 피어 있다.

고사리식물구역

고사리식물구역에는 실고사리(해금사, *Lygodium japonicum*), 석위(石葦, *Pyrrosia lingua*)가 잘 자라고 있다.

그 외 모고삼(毛苦蔘, *Sophora tomentosa*), 남강(南薑, *Languas galanga*), 나한송(羅漢松, *Podocarpus macrophyllus*), 여지(荔枝, *Litchi chinensis*), 원활번여지(圓滑番荔枝, *Annona glabra*), 산자번여지(山刺番荔枝, *Annona montana*), 접골목(接骨木, *Sambucus williamsii*), 지용금련(地湧金蓮, *Musella lasiocarpa*), 암대극(岩大戟, *Euphorbia jolkini*), 번석류(番石榴, *Psidium guajava*), 채문죽초(彩紋竹蕉, *Dracaena marginata*), 비률빈자단(菲律賓紫檀, *Pterocarpus vidalianus*)도 재배되고 있다.

이들 식물은 줄기에 조그만 플라스틱 표시물을 붙여놓아 식물 분류에 도움이 되게 해두었다. 식물이 자라 무성해지

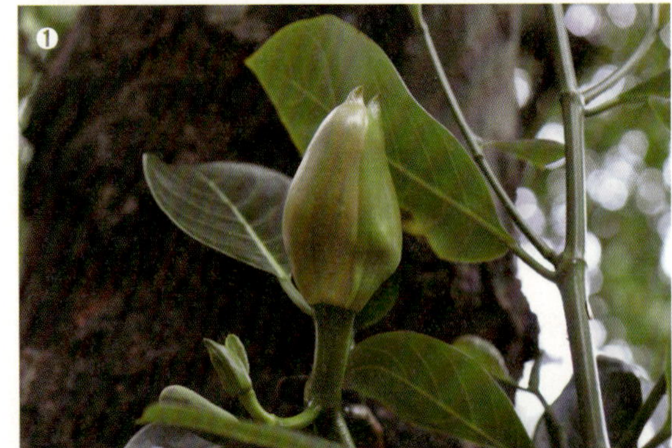

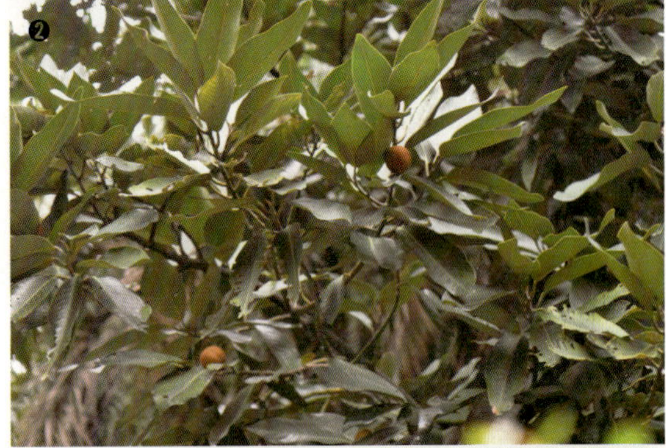

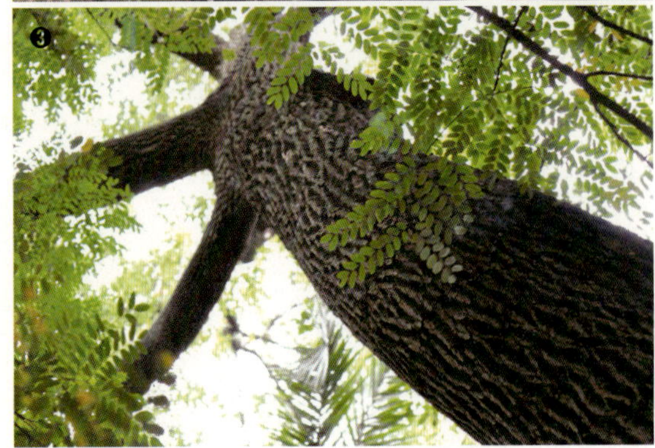

❶ 바라밀의 꽃봉우리 ❷ 난서육두구 ❸ 녹나무

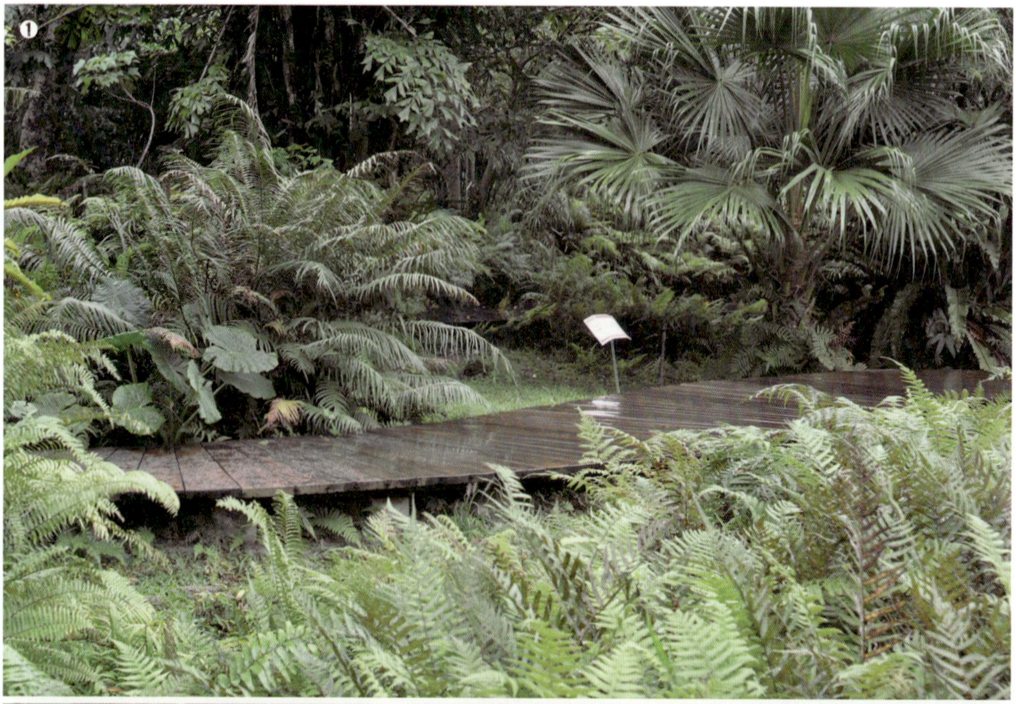

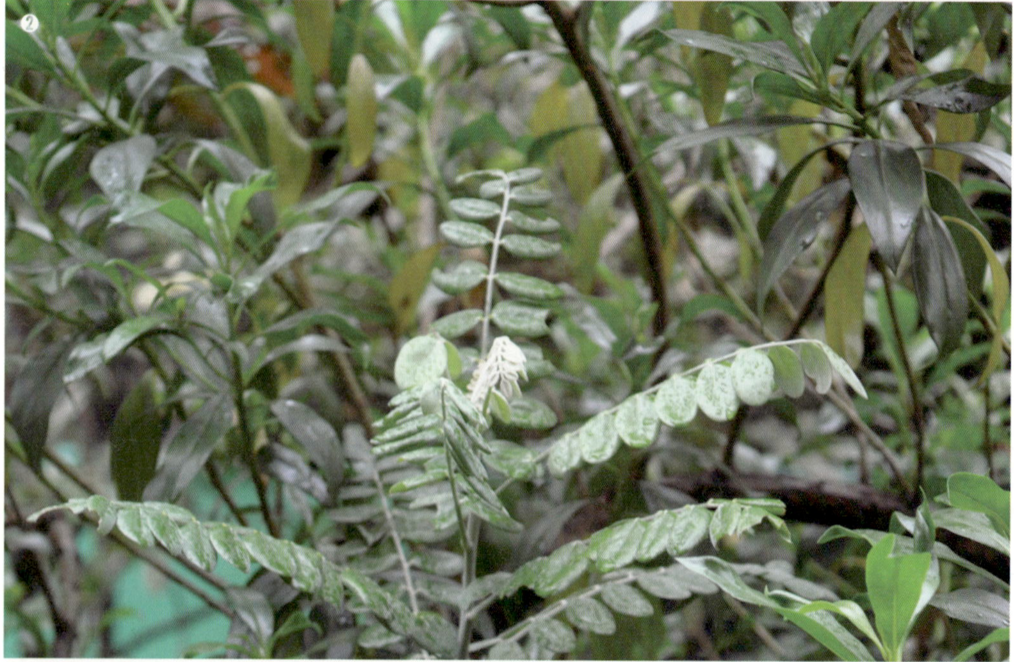

❶ 고사리식물구역 ❷ 모고삼

면 기존 팻말로는 옆 식물과 식별이 곤란할 때가 있는 것이 다반사인데 줄기에다 미니 플라스틱 이름표를 매달아놓으니 편리하다.

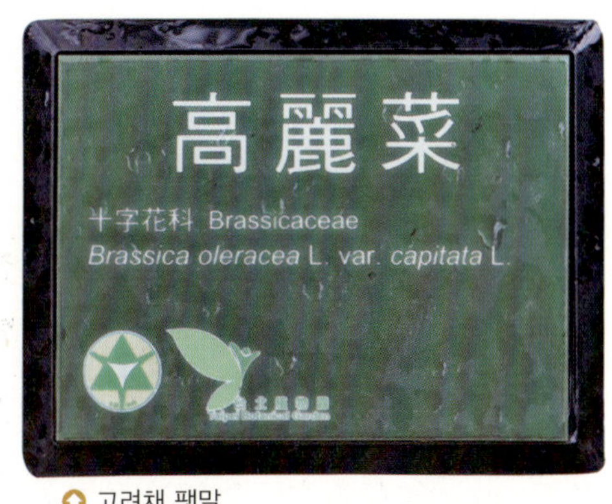

↓ 고려채 팻말

고려채 재배 중

온실 옆에는 우리들이 잘 아는 식용식물들도 학명과 함께 잘 배치되어 있다. 온실 내부는 들어갈 수 없었지만 다양한 식물들이 화분에서 자라고 있다. 온실 옆에는 일상생활에서 자주 접하는 식용식물들도 학명을 알려주며 잘 자라고 있어 시민들의 유익한 학습장이다. 율무(의이인), 메밀(교맥), 밀(소맥), 대맥(맥아), 갓(개채), 소미(小米), 백채(白菜), 대두채(大頭菜), 인디언시금치(皇宮菜), 상추(와거), 근채(芹菜), 영향풀(香菜), 무, 부추(구채), 차즈기(자소), 생강이 재배되고 있다.

↓ 타이페이식물원의 온실

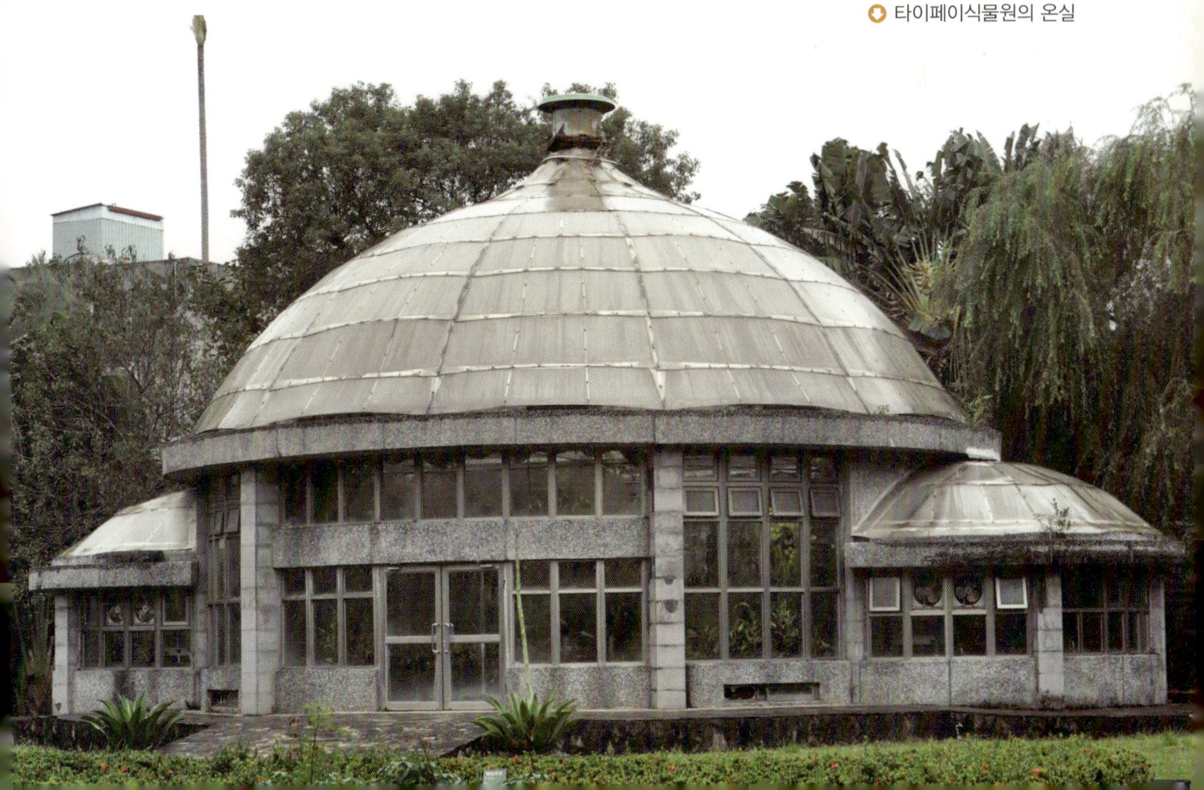

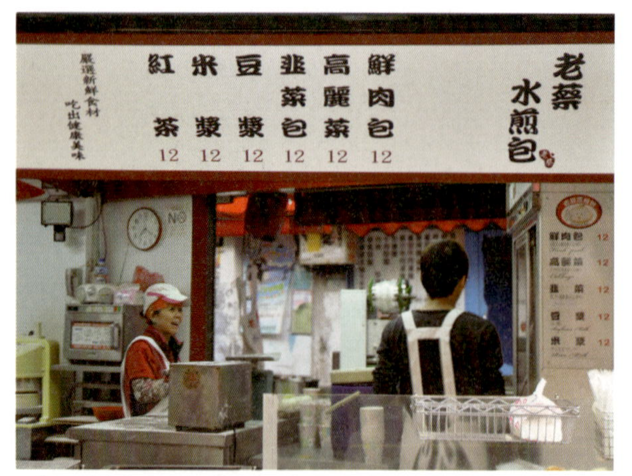

⬆ 고려채가 들어간 만두 메뉴판

필자는 그곳에서 고려채(高麗菜)를 발견하고 발길을 멈췄다. 시내에서 고려채를 넣은 만두를 많이 파는 것을 보고 나서부터 왜 이름이 우리의 고려를 연상케 하는 고려채인지에 대해 관심과 호기심을 가져오던 중이었기 때문이다.

궁금증을 풀지 않고 귀국하면 원인을 찾기가 더 어려워질 텐데 간친회장에서 만난 국립타이완대학의 린찬핀(林長平) 교수는 이 채소가 한국과 관련 있다고 잘못 알려져 붙여진 이름이라고 간단히 설명을 해주었다. 인터넷에서 유래를 찾아보았다. 일본이 타이완을 지배할 때 양배추를 도입했는데 타이완 사람에게 인기가 없었다. 그래서 일본인들은 키가 큰 한국 사람을 불러서 그들의 몸이 튼튼한 이유가 이 채소를 자주 먹기 때문이라고 홍보했다. 또 양배추는 고려인삼의 효능도 있다고 해서 타이완 사람들이 고려채라고 부르기 시작했다는 것이다. 고려채는 양배추이다. 학명이 *Brassica oleracea* var. *capitata*로서 원래 명칭은 권심채(卷心菜)이다. 그렇지만 타이완에서는 고려채로 널리 불리고 있다.

필자를 안내하던 학생이 국립타이완대학 인근의 식당에서 고려채로 만든 야채볶음을 주문해줘서 맛있게 먹었다.

연중무휴, 무료 개방

식물원 내부는 나무보도가 잘 되어 있어 시민들의 산책코스로도 훌륭하고, 오전 5시 30분부터 오후 10시까지 입장이 가능하다. 시내 빨간색 전철의 중정기념당역(中紀念堂站)에서 내려 조금 걸으면 식물원이 나온다. 전철 내부에서는 음식 섭취가 금지되어 있다. 안내원은 필자가 씹고 있던 껌까지 미리 뱉으라고 권한다. 식물원 입장료는 무료이며 연중무휴, 아침 일찍부터 밤 늦게까지 개방하는 것이 특징이다.

- **위치** : 타이페이 시내의 남쪽지역에 소재
- **홈페이지** : http://tpbg.tfri.gov.tw
- **주소** : 臺灣 臺北市 中正區 南海路 53號
- **전화번호** : 02-2303-9978
- **설립년도** : 1896년

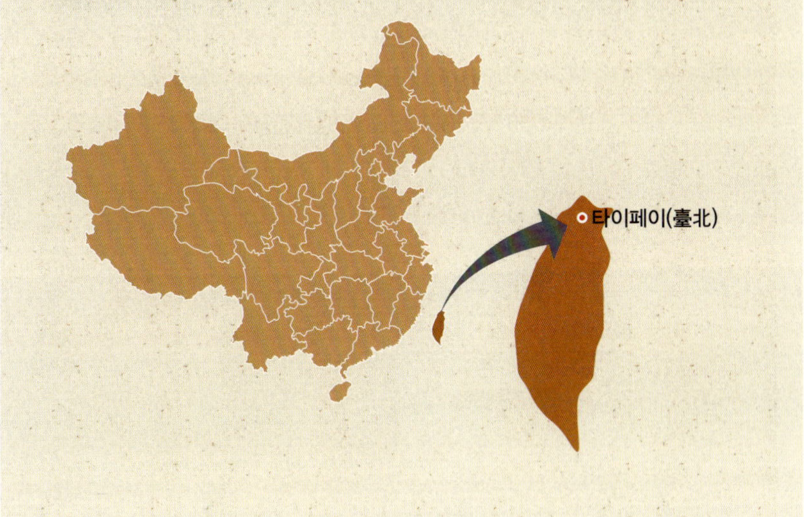

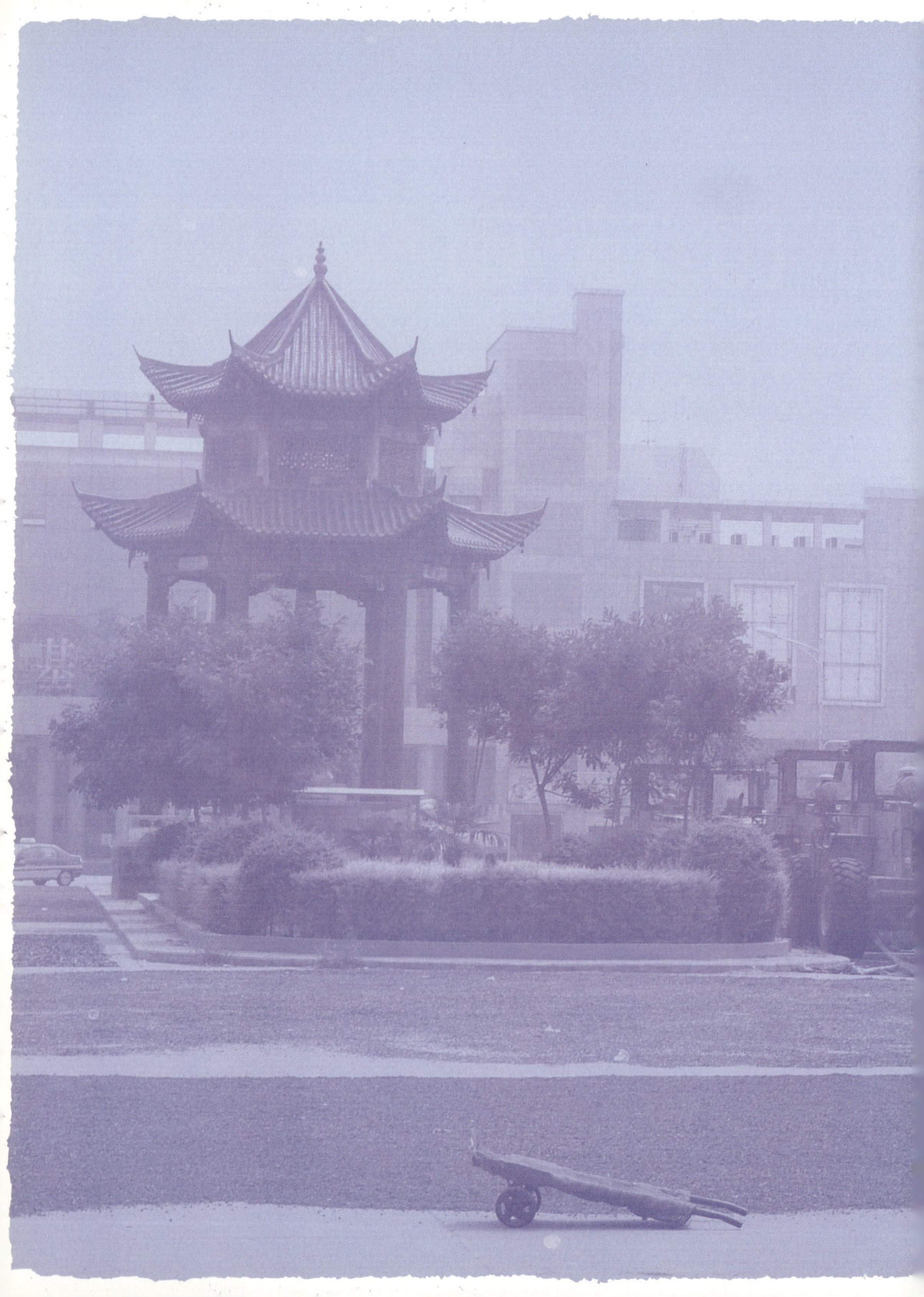

| 제 2 부 |

중국의
한약시장

허베이성 안궈 한약시장

河北省 安國 中藥材市場

천하제일의 한약시장

허베이성 안궈는 예전에 치저우(祁州, 기주)라 불렸던 기록이 있다. 베이징(北京), 톈진(天津), 스좌장(石家庄)을 꼭지점으로 그린 트라이앵글의 중심에 자리한다. 북으로는 베이징과 250㎞, 남쪽으로는 스좌장과 113㎞가량 떨어져 있다. 인구 40만 명의 도시에 소재한 안궈 한약전문시장은 한약 교역 외에 한약의 재배, 가공과 중계판매 산업의 클러스터를 형성한 거대 한약 종합센터이다.

○ 안궈시장의 중심지 한약시장 빌딩. 건물 옥상에는 '중심교역대청' 이란 커다란 흰 간판이 붙어 있다.

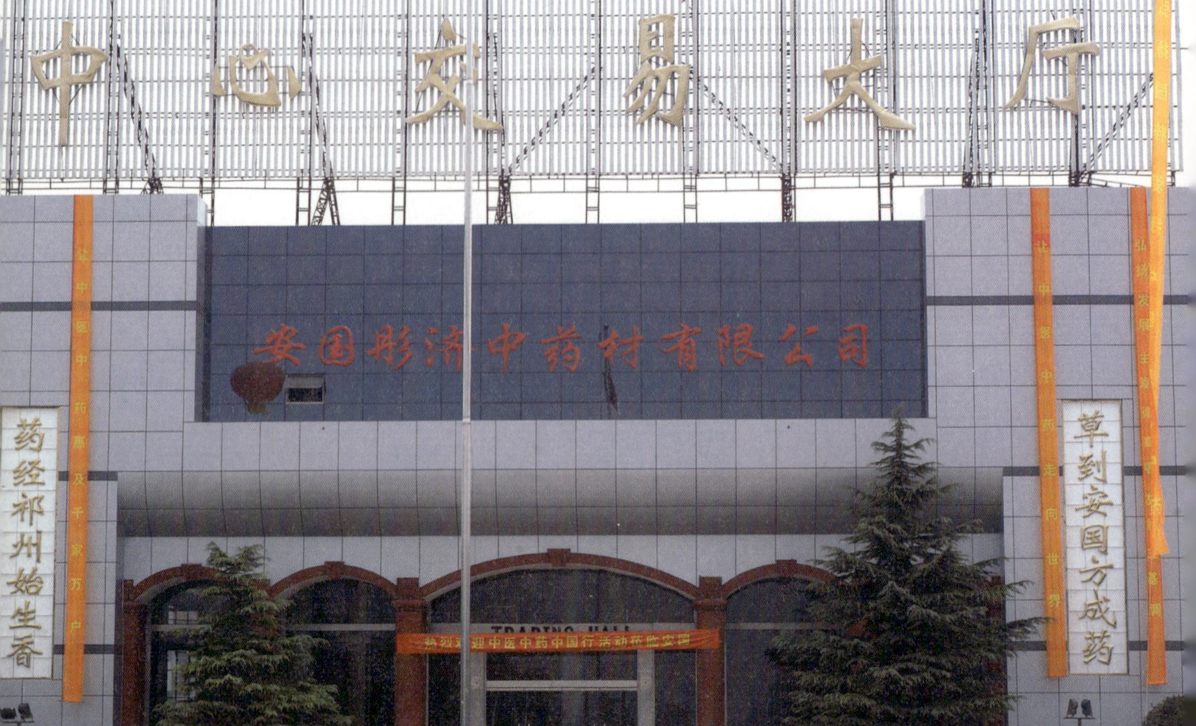

안궈의 한약산업을 거슬러 올라가 보니 북송대에 시작되어 명대에 발전하였으며 청대에 최고조에 이르러 오늘날까지 이어진다고 한다. 안궈는 '약도(藥都)'라거나 '천하제일약시(天下第一藥市)'로 이미 외국에까지도 널리 홍보되었다. 전국 각지의 약재상들이 안궈로 와서 한약을 거래한다는 의미로 '바퀴살이 중심으로 향해 모이듯, 치저우로 몰려든다'라는 옛말도 안궈에서 회자된다. 그만큼 안궈 한약이 유명하다는 얘기다.

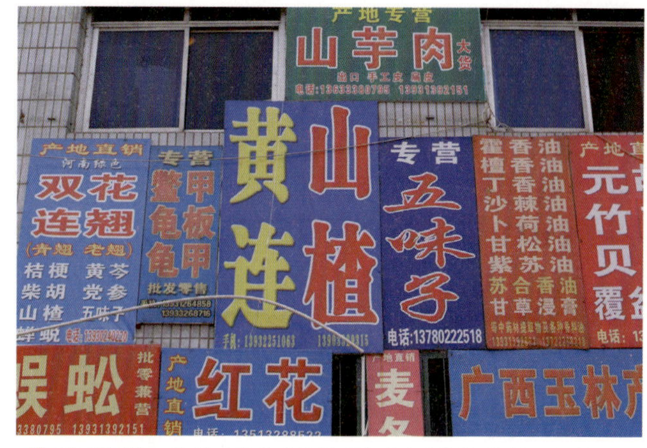

◆ 약도(藥都)로 잘 알려진 안궈 한약시장 거리의 한약 상점들. 수많은 간판들이 건물 외벽에 빼곡히 붙여져 있다.

이 지방을 거치면 잡초가 약초로 된다

안궈의 한약시장은 규모가 크고 한약 가공기술도 정교하여 다음과 같이 칭송받는 영예를 얻었다. '잡초도 안궈에서는 비로소 약초가 되고, 약초가 치저우를 거치면 효능을 발휘한다.'

안궈의 한약재 가공은 상당한 규모를 갖추고 있으며 기술도 정교하다. 그래서 백도빈랑(百刀檳榔), 선익청하(蟬翼淸夏), 방제서각(錺制犀角), 운편녹용(云片鹿茸) 등 가공 생산되는 4개 품종은 '기주의 4대 한약명품(祁州四絶)'이라 불리며 명성이 높다.

'백도빈랑'은 한 개의 빈랑을 칼로 잘라 100여 편으로 자를 수 있고 그 조각도 균등하다는 의미이며, '선익청하'는 반하를 자르는데 그 절편이 마치 잠자리의 날개와 같이 얇아서 반짝반짝 빛을 내며, 신문지에 놓으면 얇은 절편을 통과하여 문자를 분명하게 볼 수 있을 정도라는 뜻이다. 그리고 '방제서각'은 특별히 제조한 강철 칼로 코뿔소 뿔을 아주 얇게 저미는데 그 형상이 대패밥 같다는 뜻이며 '운편녹용'은 절편이 비단 천같이 얇아 그 형상이 마치 구름조각 같아서 입에 넣으면 바로 사라져버린다는 의미이다.

8대 기약 기개수, 기의미, 기사삼, 기국화, 기백지, 기자원, 기산약, 기화분

안궈의 한약 재배 역사는 오래되었고, 명나라 초기에 시작해서 곧 '기(祁)'자의 "팔대기약"이라는 이름을 얻었다. 안궈 한약은 옛 지명인 치저우(祁州, 기주)에서 유래한 '기(祁)'자를 잘 이용하고 있다. 2000년에 기개수(祁芥穗), 기의미(祁薏米), 기사삼(祁沙參), 기국화(祁菊花), 기백지(祁白芷), 기자원(祁紫苑), 기산약(祁山藥), 기화분(祁花粉)을 '신 8대 기약(新八大祁藥)'으로 부르고, 이들 한약은 허베이성의 우수 한약이 되었다.

안궈의 한약 교역은 주로 시장 내에 있는 '동방약성(東方藥城)'을 통해 진행된다. 동방약성은 국가에서 인정한 17개 한약전문시장의 하나이다. 안궈시 자료에 의하면 시장의 면적은 2층에 60만㎡, 2,000여 종의 한약재를 취급하며 1년 거래금액은 50억 위엔이 넘고, 1년 약재 물동량은 10만 톤, 하루 행상은 1만 명을 넘는다. 주요 판매지역은 중국 전역과 한국, 일본, 대만 등 20여 개 국가와 지역에 분포한다. 동방약성의 상점 중 개인업체는 비교적 규모가 작은 가정식 상점으로, 개인이 약재를 진열하고 판매한다. 일반적으로 1~2㎡의 작은 진열장을 세내는데, 위치가 좋은 곳은 연 비용이 ㎡당 인민폐 3,000~6,000위엔이고, 구석진 곳은 연 비용이 300~500위엔 정도에 불과하다고 한다.

◆ 한약 교역은 주로 '동방약성'을 통해 진행된다.

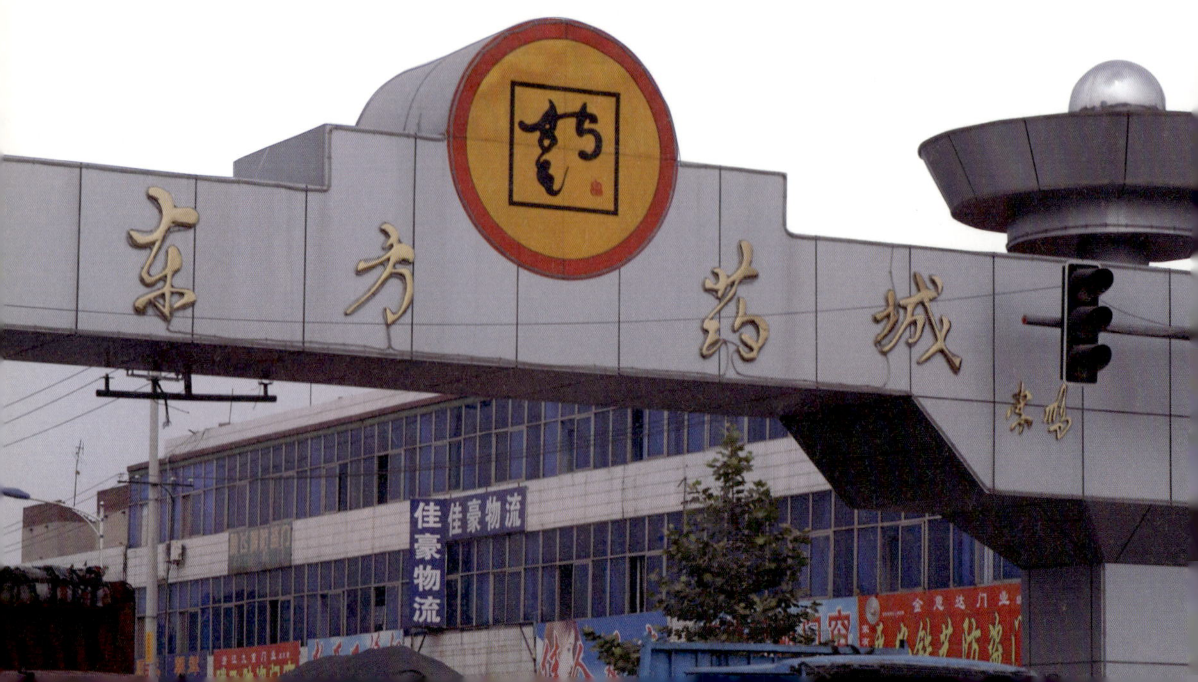

규모는 작지만 내몽고, 닝샤(寧夏) 등의 원산지에서 낮은 가격으로 소량씩 구입한 질 좋은 약재가 동방약성을 통해 전국에 보급된다. 대개 구매할 단골과 판매경로를 확보하고 있다.

중국의 약재 시장이라면 어디나 시장의 번영을 위하여 약왕묘(藥王廟)가 있게 마련인데, 안궈 한약시장의 광장 중앙에도 다름없이 허베이성 출신의 약왕으로 알려진 피통(邳彤, 비동)의 동상이 서 있다.

도인, 행인을 많이 진열

안궈 시장 내의 한약 상점거리를 돌아보면서 첫 번째로 만난 한약이 도인(桃仁)과 행인(杏仁)이다. 가루와 기름까지 취급하는 도인, 행인의 전문상점이다. 순정품만 중개하고 판매한다고 적혀 있다. 대로변에 있는 한 빌딩 꼭대기에도 '약식양용(藥食兩用)'이란 홍보물에다 행인과 도인을 표시한 대형 간판을 세워놓았다. 멀리서도 눈에 잘 띄도록 큼직하게 적어놓은 행인, 도인의 홍보물을 보면 이 약들을 많이 찾는 모양이다.

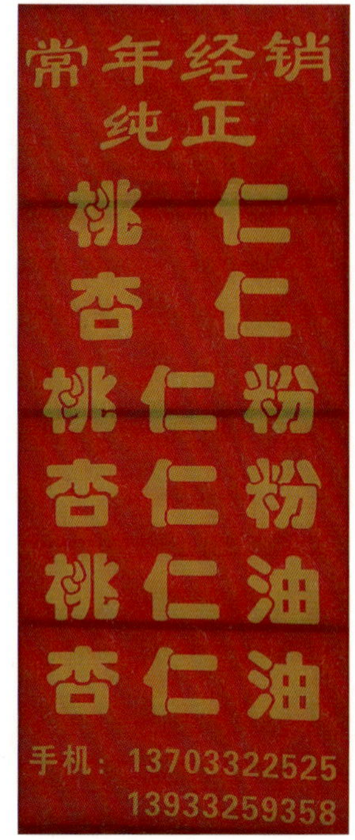

⬆ 도인과 행인, 이들의 가루와 기름도 취급하는 전문상점

한편 연잎, 연수, 석련자(石蓮子, 오래 묵은 연꽃의 열매)와 부평초가 '산지 직접판매'란 간판으로 고객을 부르고 있다. '위린(玉林) 산지 직접판매'라고 쓴 홍보물에는 광향부자, 광곽향, 천심련(穿心蓮), 갈근 가루도 있다. 위린은 이곳에서 2,000~3,000㎞가량 멀리 떨어진 중국 남부지방의 대표적인 한약집산지이다.

다양한 인삼 종류 판매

동북지방에서 나는 인삼, 녹용도 어김없이 많이 진열했다. 시장 내 한 구역에는 인삼, 녹용을 전문적으로 팔면서 입구에는 인삼 녹용 시장이란 의미의 '삼이시(參茸市)' 표지판을 내걸었다. 듣기에도 참 좋은 이름이다. 다른 한약이 없고 '고려삼'만을 표시해놓은 것을 보면 고려인삼이 잘 팔리는 모양이다. 삼이시에는 인삼을 표시한 전문간판들이 많이 보인다. 한 인삼전문점의 간판에는 고려삼, 서양삼, 활성삼(活性參), 예품삼(礼品參), 보선삼(保鮮參) 등 다양한 인삼 종류가 쓰여 있다.

안궈 시장의 중심지에는 넓은 광장이 있고 그 안에는 넓은 빌딩이 서 있다. 건물 옥상에는 '중심교역대청' 이란 커다란 흰 간판이 붙어 있고 이곳에 한약상점들이 가장 많이 모여 있다.

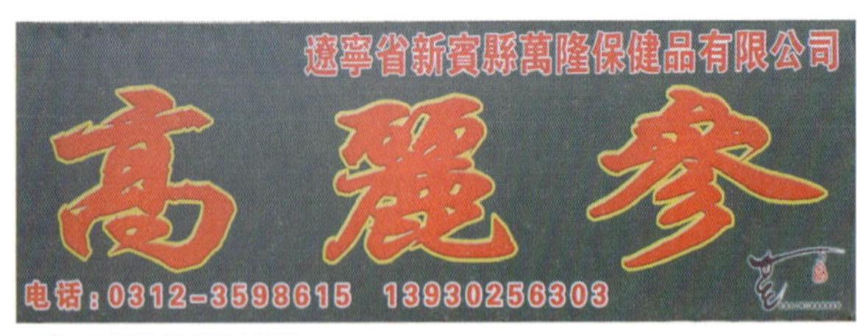

⬆ 고려인삼 전문상점

용골, 용치, 송향, 안식향 판매

빌딩 내 시장은 1, 2층으로 나뉘어 있다. 1층의 확 트인 광장에 가면 규격화된 사각형 나무상자 안에 가득 담겨 있는 것이 모두 한약이다. 포대에 한약을 담아놓고 파는 다른 재래 한약시장과는 다른 현대적인 느낌이 다가온다.

⬇ 시장 내 한 구역에는 '삼이시(參茸市)'라는 표지판이 있다.

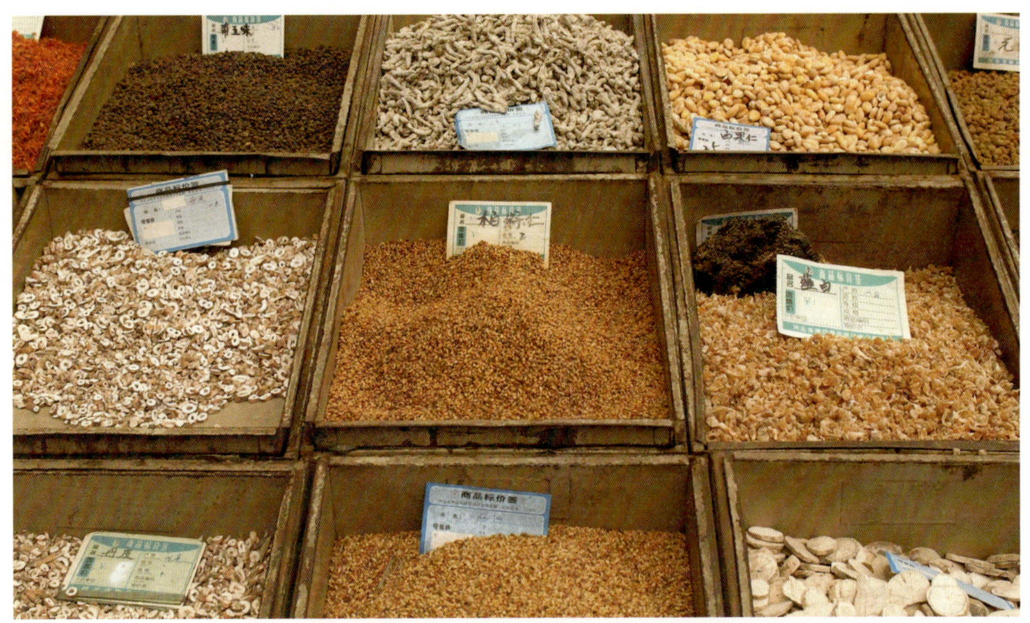

시장 빌딩 1층에는 규격화된 사각형 나무상자 안에 한약이 가득 담겨 있다.

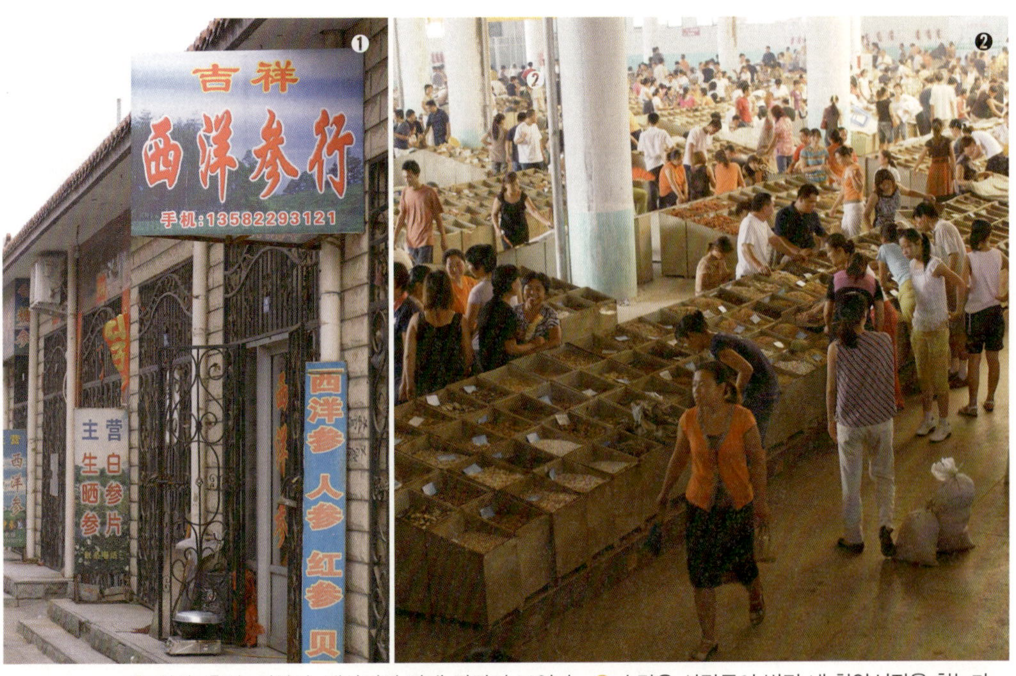

❶ 인삼, 홍삼, 서양삼, 백삼편의 판매 간판이 보인다.　❷ 수많은 사람들이 빌딩 내 한약시장을 찾는다.

경사진 한약 진열대 뒤에는 주인들이 나지막한 소형 플라스틱 의자에 앉아 손님을 기다리는데, 지루한 기색 없이 목소리를 높여 호객을 하고 옆자리의 상인들과 열띤 대화를 쏟아낸다. 안궈 한약시장의 포근한 오후가 사성의 음계를 오르내리며 생기 가득하게 달아오르고 있다.

진열대에는 랴오닝(遼寧)성의 북오미자, 남오미자, 노란 가루가 가득 담겨져 있는 포황 가루, 허난(河南)성의 생지황, 그리고 동그란 모양으로 정확히 잘 잘라진 쓰촨(四川)성 택사와 조각자(皂角刺)도 담겨 있다.

또 용골(龍骨)과 용치(龍齒)도 보인다. 가격은 산시성의 용치는 40위엔, 용골은 8위엔인데 가격 차이가 크다. 용골은 고대 포유동물 코끼리류 등의 골화석(骨化石), 용치는 코끼리 등의 치아 화석을 말한다. 용치는 파내어 흙을 제거한 후 두드려서 잇몸을 제거하고 사용한다. 청회색을 띠고 있는 것을 청용치, 황백색을 띠는 것을 황용치라고 하는데 관습상 청용치가 품질이 좋다고 한다.

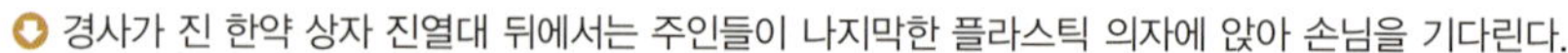

경사가 진 한약 상자 진열대 뒤에서는 주인들이 나지막한 플라스틱 의자에 앉아 손님을 기다린다.

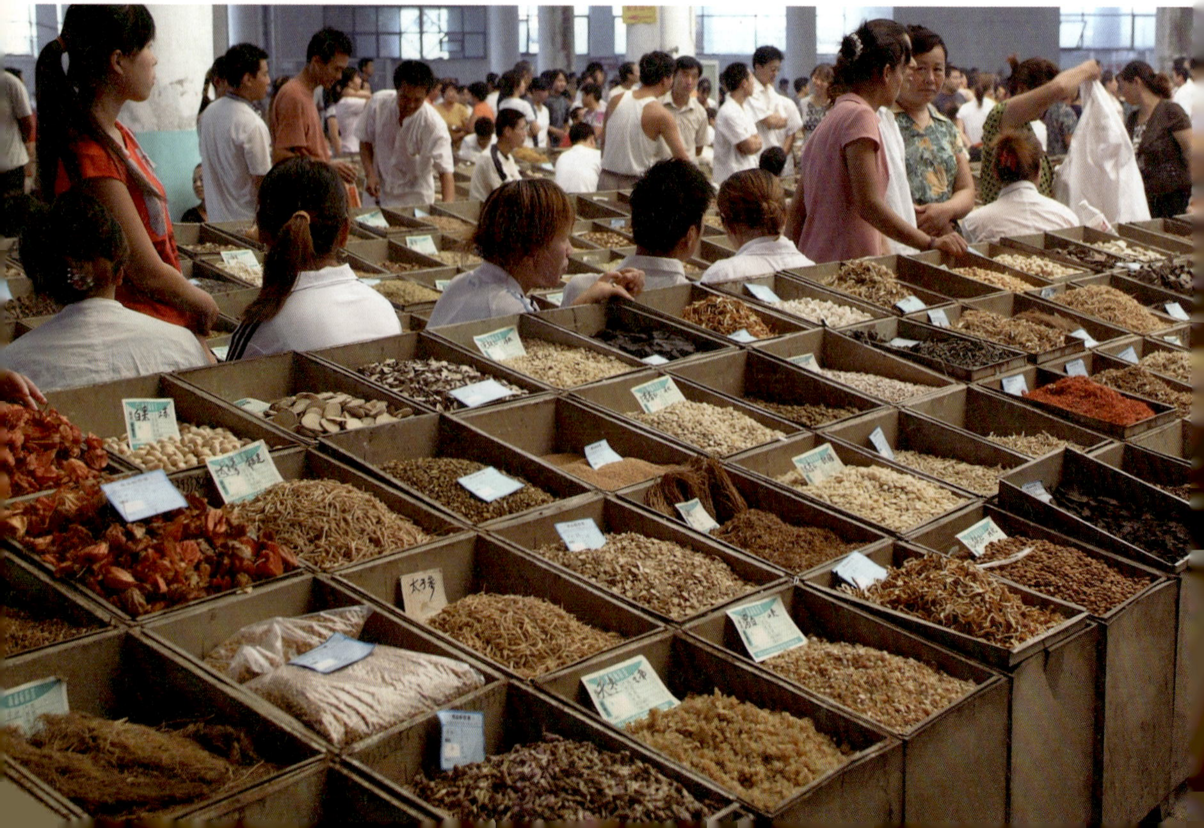

송향[松香, 소나무의 줄기를 칼로 V자가 되게 오리거나 나선상으로 홈을 파서 변재 부분의 수지가 파열구로부터 흘러나오는 것을 수집하는데 나무진에 물을 넣고 증류하여 송절유(松節油)가 흘러나오게 할 수 있으며 남은 찌꺼기를 냉각 응고시킨 것]도 있고, 호박(琥珀), 안식향(安息香)도 있다. 안식향나무의 나무껍질에서 나는 진액인 안식향은 훈향료(薰香料), 방부제로도 쓰인다. 향기가 높고 모든 사악한 기운을 쫓아낸다고 하여 이름이 붙여진 안식향은 베트남, 태국 등이 산지이다. 산시(陝西)성의 적석지[赤石脂, 중국의 지난(濟南, 제남) 등에서 나는, 풍화한 돌의 한 가지로 선홍색으로 아름다우며 성질이 온하여 강장제·수렴제로 사용]도 진열되어 있다.

간쑤(甘肅)성의 해당화 꽃, 허난성의 월계화(月季花), 허베이성 산조인, 저장(浙江)성 복분자가 진열되어 있다. 백두구, 홍경천, 오령지(五靈脂, 날쥐의 분변)도 있다. 그 외 적작약, 천궁, 초결명(草決明), 산사자, 백작약, 고본, 천궁, 창이자, 천마, 사인, 패모, 영지도 보인다.

시장 건물 2층으로 올라가본다. 1층보다 붐비지는 않았지만 한약의 물동량은 대단하다. 상점을 지키는 사람들은 삼삼오오 모여 담소하거나 마작을 즐기고 있다.

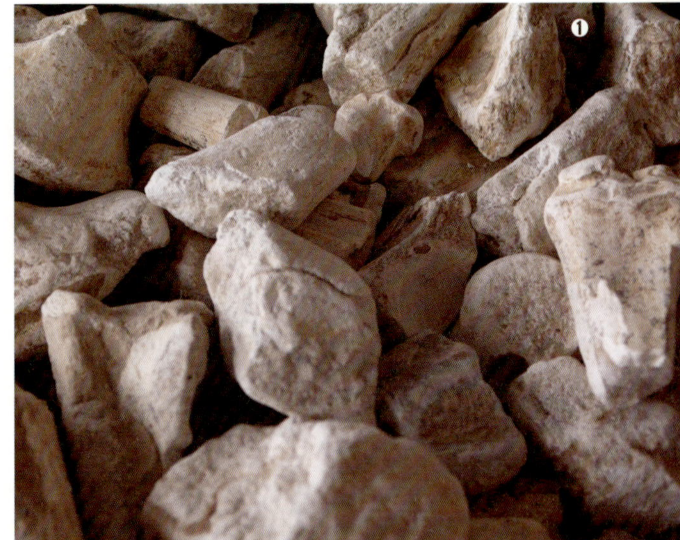
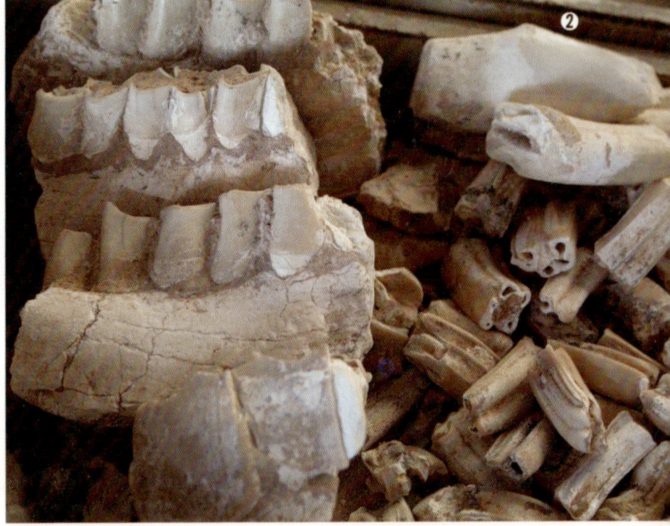

❶ 용골 ❷ 용치

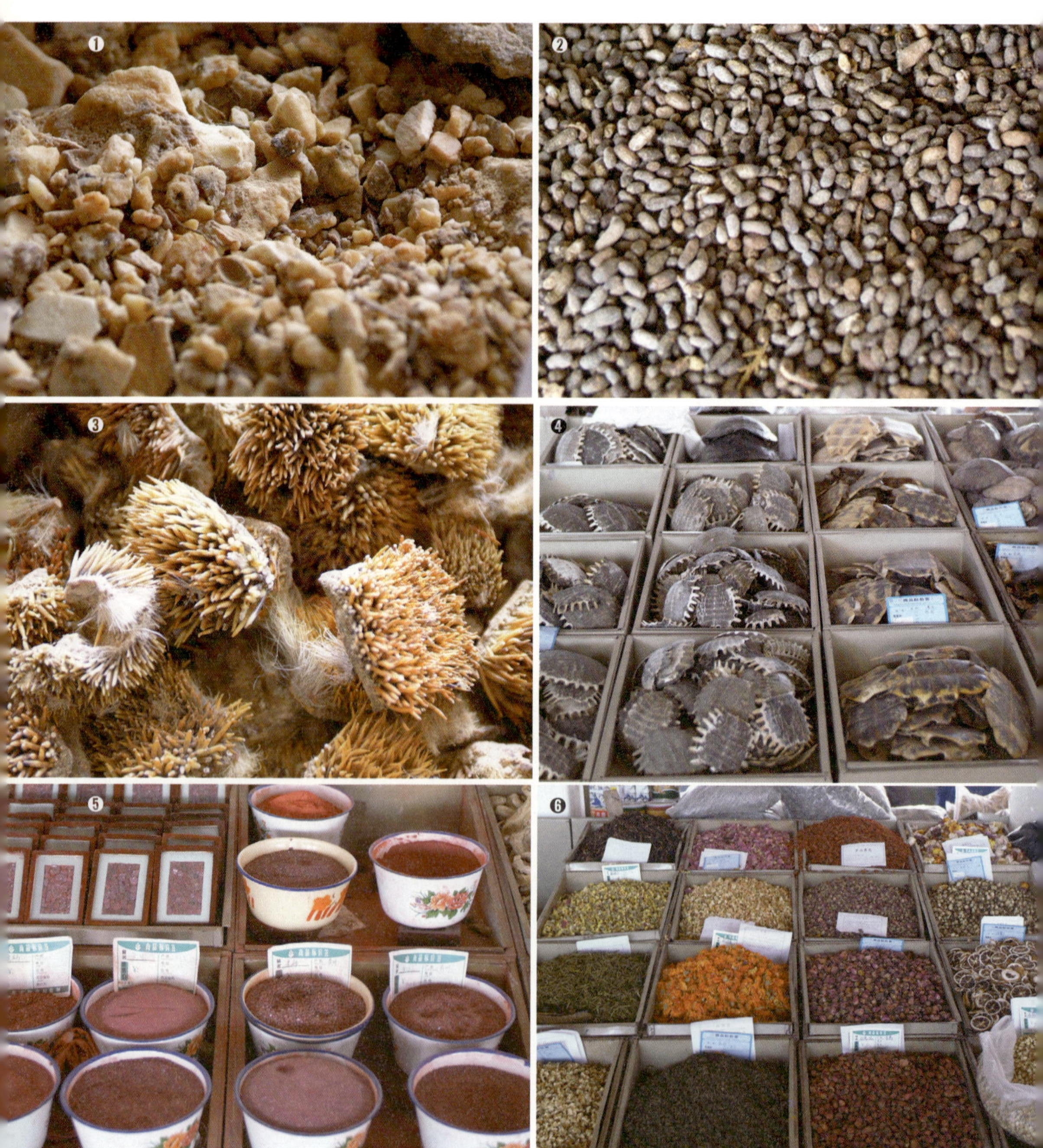

❶ 안식향(안식향나무에서 얻은 수지) ❷ 오령지(날쥐의 분변) ❸ 고슴도치의 껍질인 자위피
❹ 귀판(남생이의 배딱지), 별갑(자라 등딱지)을 상자에 담아놓고 있다.
❺ 다양한 용기에 담겨 있는 주사 ❻ 해당화, 국화, 월계화, 나한과 꽃 등의 꽃 한약이 모여 있는 상점

고슴도치 껍질, 주사도 보여

필자의 눈을 확 사로잡는 한약이 보인다. 바로 고슴도치의 껍질이었다. 자위피(刺猬皮)라고 적어놓고 등 피부의 가시가 그대로 붙어 있는 채로 껍질을 팔고 있었다. 필자도 처음 보는 한약이다. 한켠에는 여러 가지 거북이 있다. 귀판(龜板, 거북이 등판), 귀각(龜殼, 거북이 껍질), 별갑((鱉甲, 자라 등딱지)을 나무상자에 넘치도록 담아놓고 손님을 기다린다.

또 다른 상점에는 주사(朱砂)가 다양한 용기에 담겨 있어 상점 전체를 빨갛게 물들여놓았다. 사진기의 뷰파인더로 보이는 진열장 전체가 붉다. 주사는 경련·발작을 진정시키는 데 쓰는 독특한 광물질로서, 수은광물의 천연 진사(辰砂) 광석인 주사의 분말을 수비(水飛, 광물성 한약을 몹시 부드러운 가루로 만들기 위해 물에서 가는 방법)하여 사용한다. 주사는 그 색이 홍적색을 띠고 있다 해서 붙여진 이름이다.

꽃 한약이 모여 있는 상점도 있다. 해당화, 국화, 월계화, 나한과 꽃 등 꽃을 약용하는 한약들이다. 필자가 관심 있는 해당화와 월계화를 구입하려고 주인을 찾으니 주위에서 다들 모여든다. 열심히 사진 찍던 외국인이 한약을 사려고 하니 궁금했던 모양이다. 주인은 친절하게도 사진촬영을 위해 깨끗한 한약 표시판으로 교체해주더니 잘 찍으라고 호의적인 몸짓을 보여준다.

약장에 온통 홍삼이 가득한 상점도 만난다. 인삼 전문집으로, 물론 옆에는 서양삼도 있지만 역시 홍삼이 판매대를 가득 채우고 있다. 이처럼 안궈 시장은 중국 최대의 한약시장답게 수많은 종류의 한약들이 갖춰져 있다.

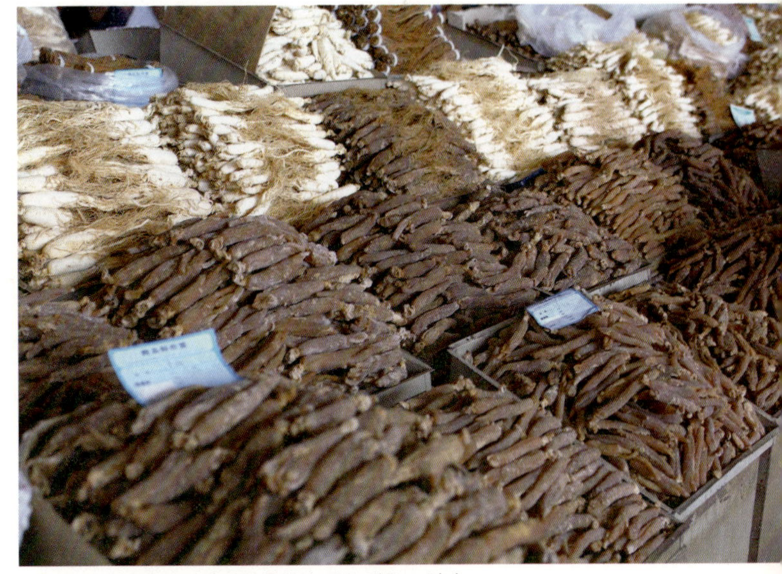

○ 인삼 전문집의 판매대를 홍삼이 가득 채우고 있다.

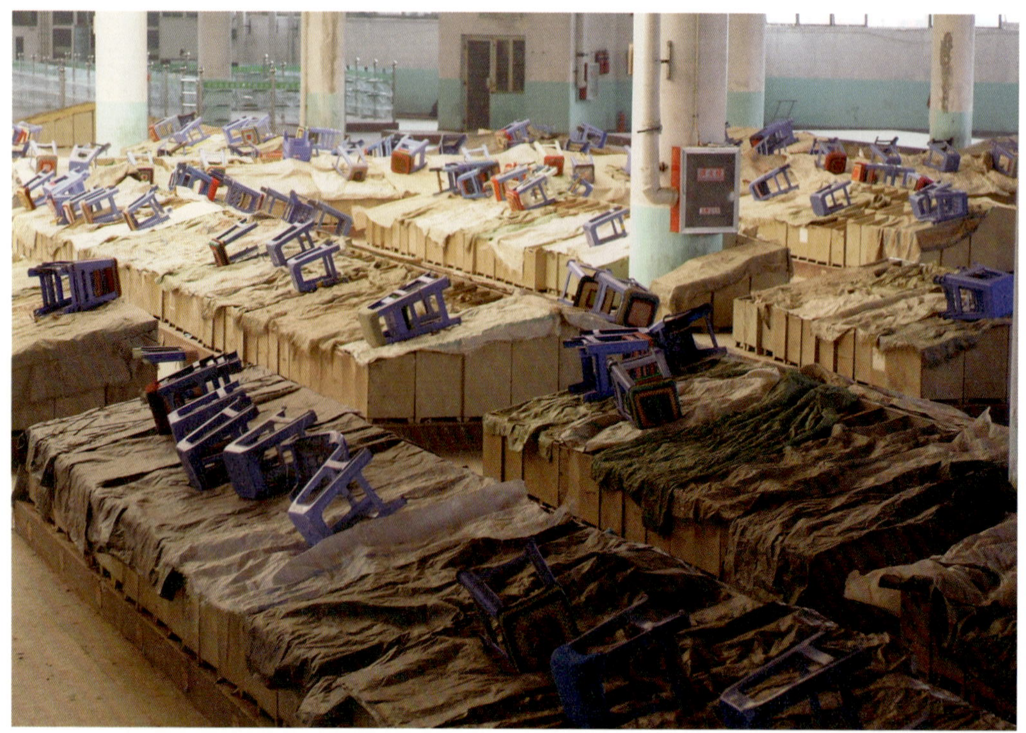

오후 5시에 마친 시장의 판매장. 썰물처럼 사람들이 빠져나가버린 시장 내부

　오후 4시가 되니 주섬주섬 다들 진열대 위를 정리하더니 5시에는 모두 장사를 마친다. 다들 진열대 위에 포대를 덮고 그 위로 주인이 앉았던 플라스틱 의자를 엎어놓고서 사라져버린다. 2층에서 내려오면서 1층 판매장을 바라보니 사람들이 썰물처럼 빠져나간 시장 내부를 남은 저녁의 햇살이 어룽거리며 아름다운 파장을 연출하고 있다.

　이 시간부터는 한약을 구입하려면 파장한 시장 빌딩을 나서서 바깥에 빙 둘러 자리한 상점 거리로 나가야 한다. 우리나라 사람들도 많이 찾는 안궈 시장에는 한국인이 경영하는 한약 상점도 바깥 시장에서 찾을 수 있다.

- **위치** : 허베이(河北)성 안궈(安國)시에 소재
- **주소** : 河北省 安國市

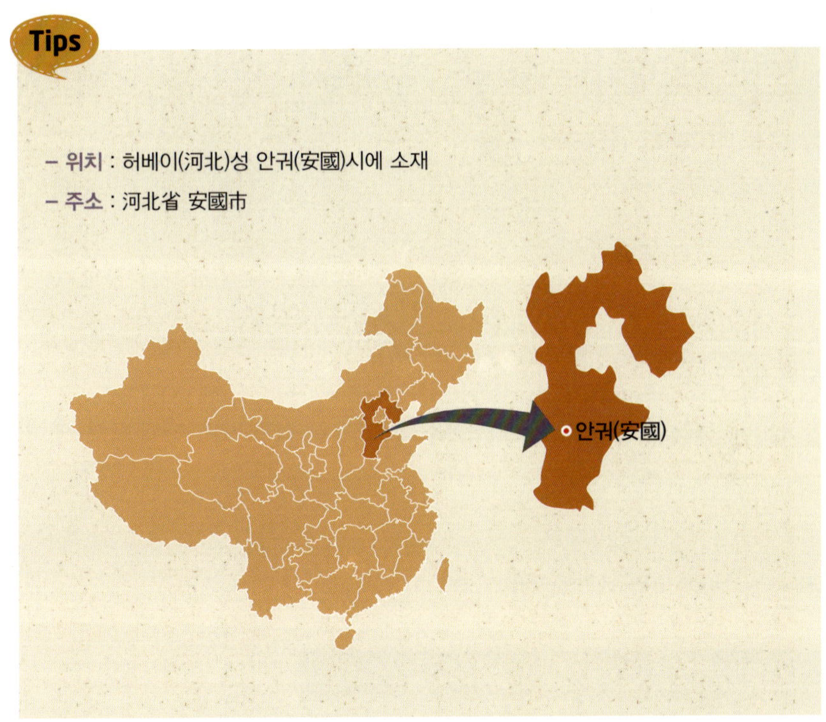

광시쫭족자치구 위린 한약시장

廣西壯族自治區 玉林 中藥材市場

오후 5시면 문 닫아

광시쫭족자치구 성도인 구이린(桂林)에서 버스로 7시간 정도 동남방향으로 내려가면 작은 도시인 위린(玉林)에 도착하게 된다. 시골 도시의 한약시장이지만 그 규모는 남쪽지방에서 최대이다. 국가위생부, 국가중의약부, 국가의약국, 국가공상국의 비준을 얻어 중국에서 첫 번째로 개업하였고, 광시지방 유일의 한약 전문시장이다.

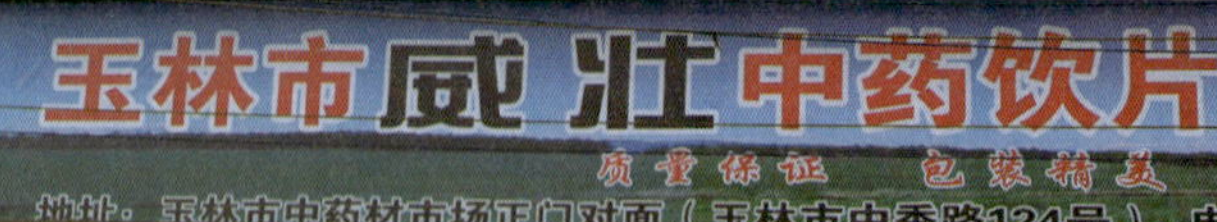

◐ 위린 한약시장 입구 간판
◐ 위린 한약시장에는 이 같은 한약점들이 건물 1, 2층에 800여 개나 된다.

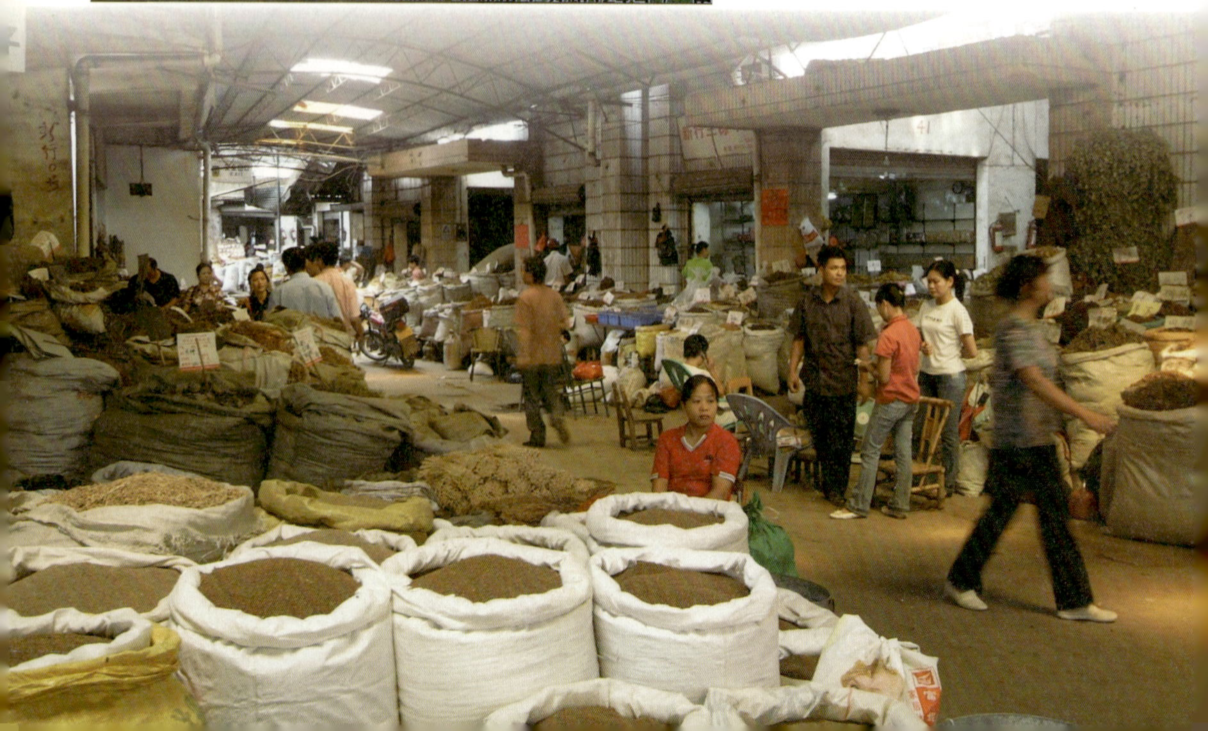

오후 늦게 '위린 한약전업시장(漢藥專業市場)'에 도착했는데 오후 5시가 되니 벌써 슬슬 문을 닫는다. 우리의 재래시장 같은 이곳에서 상인들이 5시 정각부터 퇴근하는 모습을 보니 좀 의아했다.

우연히 만난 한약 상점의 주인인 팡웨이홍(龐偉紅) 씨가 필자를 친절히 도와주어 급한 사진 촬영이 가능했다. 다음 날에도 내내 그녀는 동행하면서 여러 가지 편리를 봐주었다. "상점 일로 바쁠텐데……"하며 사양해도 그녀는 괜찮다면서 웃으며 손사래를 친다. 표본을 위해 한약 몇 종을 사려 하자 상점 주인에게 양해를 구하고 그냥 얻어 건네주기도 하고, 함께 다니면서 지퍼백에 한약을 넣어주고 그 이름도 적어주는 등 무척이나 친절했다. 그 친절함은 지금도 잊을 수 없다.

한 개 층만 둘러보는 데 하루 종일 걸려

1층만 1982년에 개장하여 1988년 현재의 건물로 입주한 이 한약시장에는 812개 상점이 1, 2층으로 나누어 영업하고 있다. 중국 내의 각 성으로 한약을 판매하며 25% 정도는 베트남으로 수출하고, 하루에 거래하는 돈은 2,000만 위엔 정도라고 한다.

2층 건물이지만 규모가 하도 커서 하루 종일 둘러보는데도 1층을 다 보지 못했다. 시장 종업원은 3,000여 명, 유통되는 한약 종류는 900여 종에 이르며, 연 교역액은 5억 위엔, 그리고 연 1,000만 위엔 정도의 세금을 낸다고 소개되어 있다.

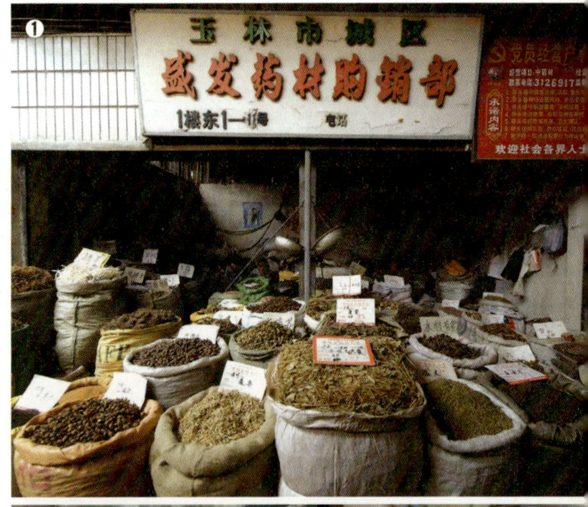

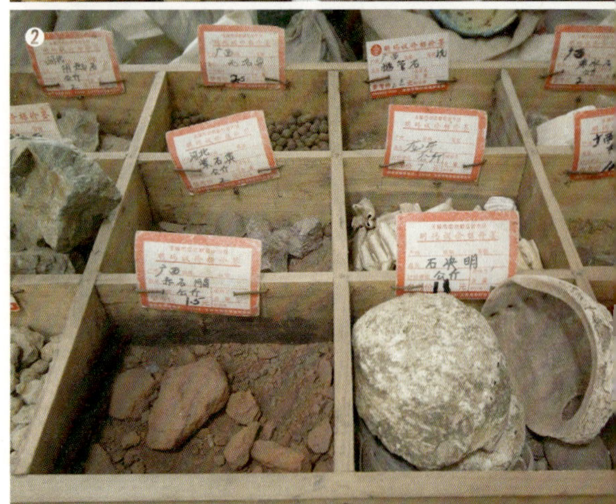

❶ 위린 한약시장 입구 내 ❷ 석결명, 자석영도 진열

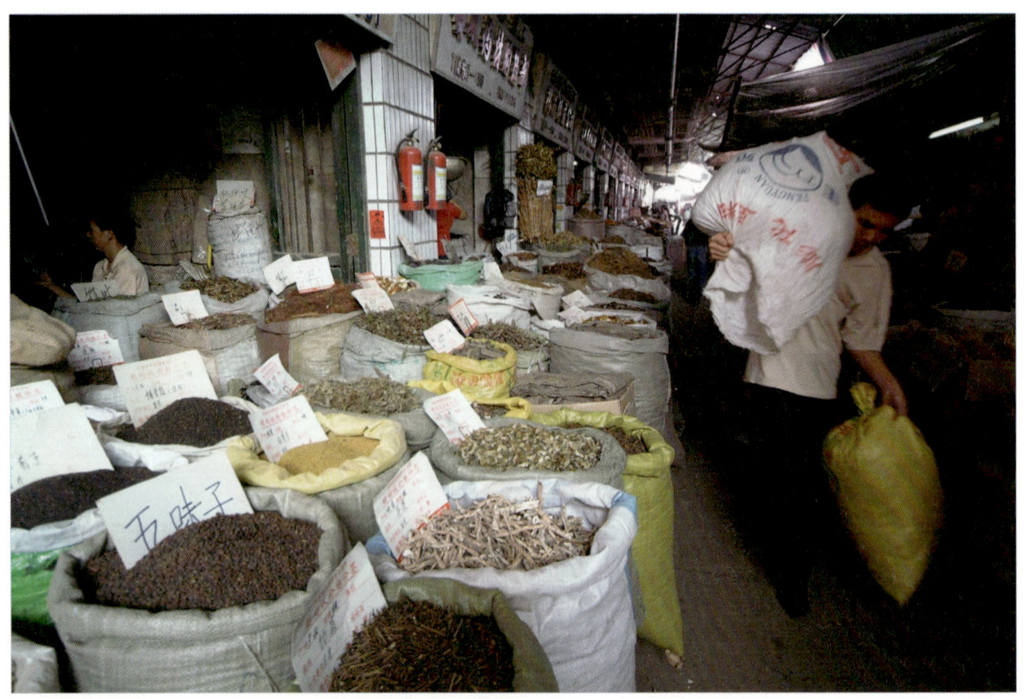

구입한 한약을 메고 또 들고서 좁은 골목 사이로 나르는 이들이 이 시장의 활력소 같다.

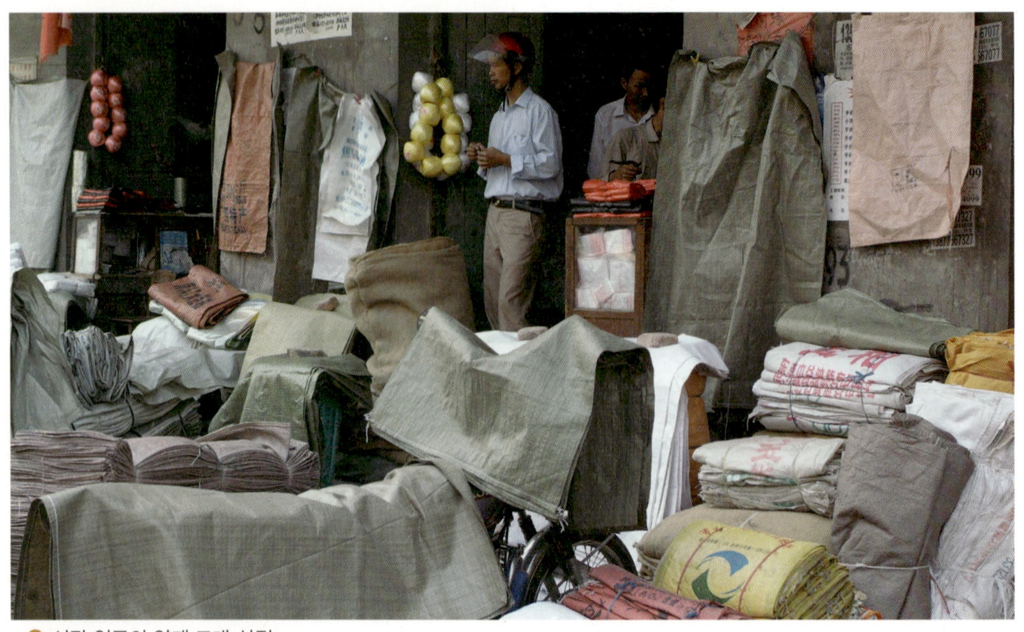

시장 입구의 약재 포대 상점

시장에는 은행, 운수회사, 우체국은 물론 한약 건조장, 하역장, 창고, 약재감독 검사장도 설치되어 있다.

시장에는 지린(吉林)성에서 온 홍삼, 윈난(雲南)성의 삼칠, 서양삼 화기삼 등 인삼류는 물론 몰약, 안식향, 유향도 진열하고 있다. 어디서나 흔하게 보이는 야생 영지, 석곡, 택사, 강황, 천마, 택사는 물론 위령산, 황금, 백선피, 백출, 연교도 앞줄에 배치되어 있다.

좁은 골목 사이로 한약 포대를 바삐 옮기는 짐꾼이 바로 이 시장의 활력소 같다. 시장 입구에는 한약 담는 포대 상점이 줄지어 있는데, 이 포대의 물량만 보더라도 시장의 규모를 가늠할 수 있었다.

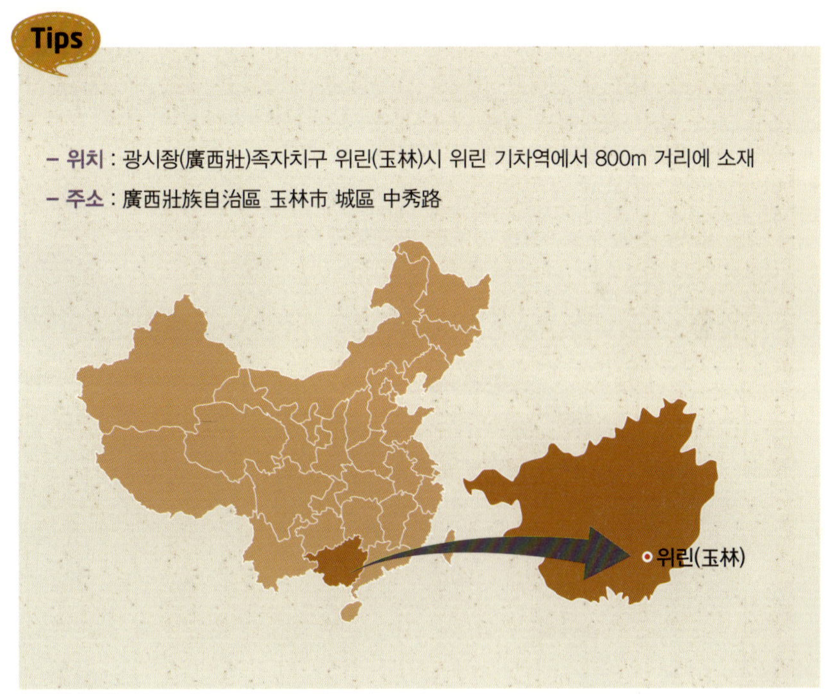

광둥성 광저우 한약시장

廣東省 廣州 淸平中藥材市場

중국 한약의 25% 유통

중국 남동부에 있는 광둥(廣東)성 성도인 광저우(廣州)의 청평(淸平)한약시장은 광저우시 청평로(淸平路)와 육이삼로(六二三路)에 걸쳐 위치해 있다. 중국의 17개 한약전문시장 중 하나이며, 설립 후 20여 년 동안 괄목할 만큼 발전하여 중국 내 한약재 교역의 25%까지 점유하는 거대 시장으로 자리매김하였다.

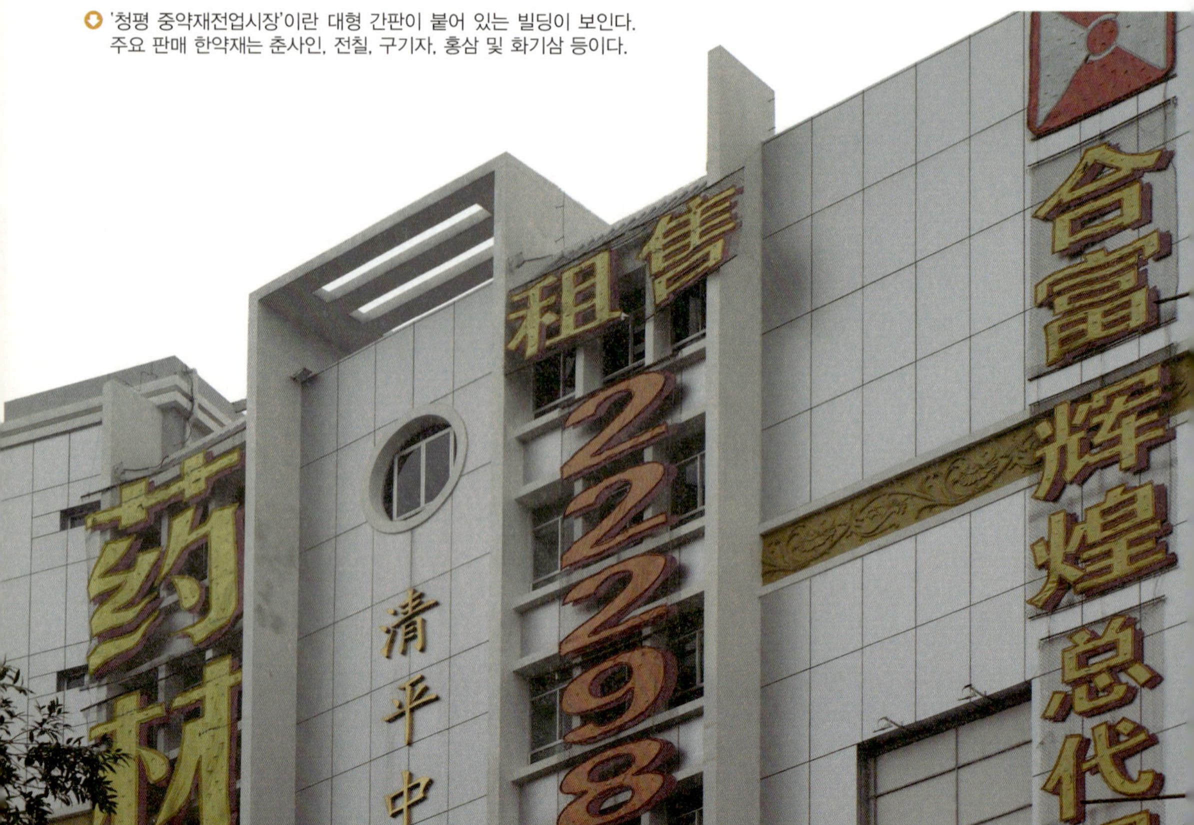

○ '청평 중약재전업시장'이란 대형 간판이 붙어 있는 빌딩이 보인다.
주요 판매 한약재는 춘사인, 전칠, 구기자, 홍삼 및 화기삼 등이다.

이 시장에서 전국 각지로 직판하는 주요 한약재는 춘사인(春砂仁), 전칠(田七), 허난 회산(河南懷怀山), 구기자(枸杞子), 천마(天麻), 길림산 홍삼 및 미국의 화기삼(花旗參), 고려인삼 등으로 광둥성 내외의 상인들이 유명하고 질 좋은 한약을 선점하기 위해 각축을 벌인다고 인터넷의 시장 자료에 소개되어 있다.

이전 자료에 의하면 이 청평한약시장의 모기업인 청평그룹은 약 11억 위엔을 투입하여 약재 교역판매, 전자업무, 정보조사, 약품검사와 검증 및 국가약박람회 등의 기능이 하나로 되도록 통합 조절하였다고 한다. 고유 브랜드와 상표를 일원화하고 관리의 현대화를 조율하여 경영의 국제화가 이루어지도록 하는 등 명실공히 선진화를 추구하는 중약재 전문시장을 만들어가기 위한 미래의 청사진을 펼치는 작업에 박차를 가하고 있다.

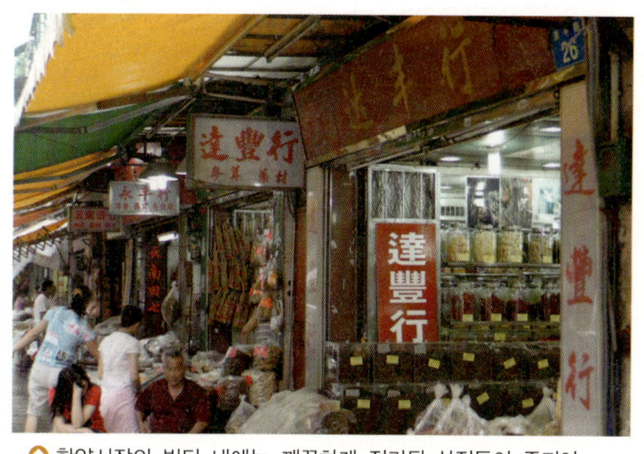

◆ 한약시장의 빌딩 내에는 깨끗하게 정리된 상점들이 줄지어 있고 복도에는 큰 기둥마다 중국 특유의 붉은색 홍보물이 적혀 있다.

전칠은 일반 인삼 종류보다 매우 단단한데 얇은 절편으로 잘라서 취급하는 상점도 있다. 전칠이 앵글에 많이 잡힌다. 남부지방 어디서나 전칠을 만날 수 있다.

미국삼, 중국삼 많이 보여

한약조사단 일행들이 버스에서 내리니 '청평중약재전업시장'이란 대형 간판이 붙어 있는 빌딩이 보인다. 눈에 많이 띄는 한약은 역시 미국삼인 '화기삼'이다. 한약 화기삼뿐 아니라 화기삼 티백차, 화기삼 캡슐 등 실용성을 추구한 가공제품도 많이 보인다. 엄청난 물량의 화기삼을 거의 모든 상점에서 파는 것을 보니 판매순위로 치면 거의 1위일 것 같다. 그만큼 중국 사람들의 미국삼에 대한 소비수요가 높은 모양이다.

'전칠' 또는 '삼칠'으로 불리는 중국삼도 앵글에 많이 잡힌다. 남쪽지방인 윈난성이 바로 전칠의 대량 재배지이다 보니 남부지방 어디서나 전칠을 볼 수 있고, 야생 전칠도 심심치 않게 만날 수 있다. 전칠을 만져보면 매우 단단하다. 일반 인삼 종류보다 경도가 현저히 높은 전칠을 얇은 절편으로 잘라서 취급하는 상점도 있다. 일반 칼로는 자르기에 어림도 없을 것 같은데 어떤 방법으로 그 단단한 전칠을 절단하는지, 그들만의 노하우가 궁금하다.

백두산 인삼도 사람이 춤을 추듯이 너울너울 붉은 바탕천 위에 펼쳐져 있다. 길림성 제품으로 소개된 고려인삼과 홍삼도 있지만 아쉽게도 그 양은 미국삼이나 중국삼에 비해 많지 않다.

동충하초, 영지 대량 판매

인삼류 못지않게 곳곳에 진열해놓은 한약이 바로 동충하초와 영지다. '특대(特大) 동충하초', '정선(精選) 동충하초'라고 강조한 제품도 보이고 '동충하초 초(草)'도 전시되어 있다. 동충하초의 황(皇) 제품은 20g에 2,480위엔이지만 재배한 동충하초 초(草) 제품은 한 근에 550위엔에 팔리고 있어 가격 차이가 어마어마하다.

큼직한 야생 영지도 보이고, 커다란 비닐봉지에 담겨 있는 영지 가루의 진열모습도 본다.

이 시장은 전체적으로 서양삼, 고려삼, 동충하초, 연와, 녹용, 영지의 판매 간판이 주가 되어 파노라마를 이루고 있다. 윈난산의 다양한 석곡도 진열 중이다.

행인(杏仁)은 '특대용황행인(特大龍皇杏仁)'으로 적어놓았다. 용 중에서도 황제란 이름은 역시 관심을 끌기 위한 거창한 방책 중의 하나다. 굵은 야생 황기는 하얀 노끈에 묶어서 세워놓았고, 티베트 홍경천도 구비되어 있다.

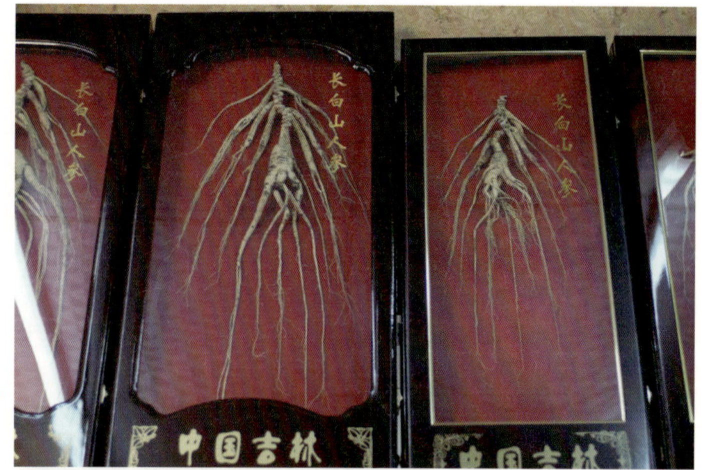

백두산 인삼이 붉은 바탕천 위에 ▶
펼쳐져 있다.

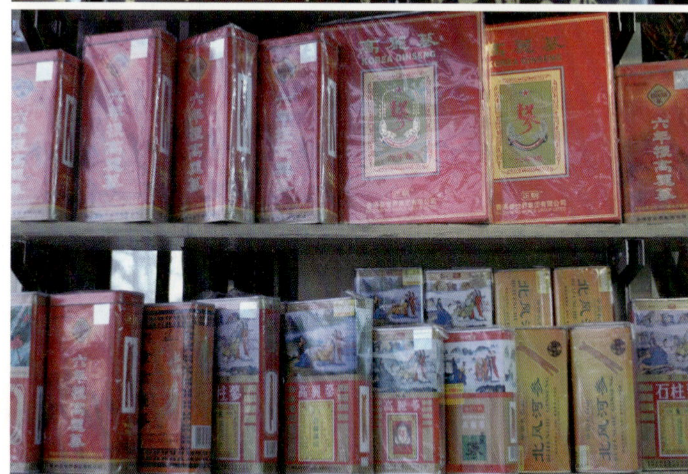

고려인삼과 홍삼 제품도 있지만 ▶
미국인삼이나 중국인삼에 비해
양은 많지 않다.

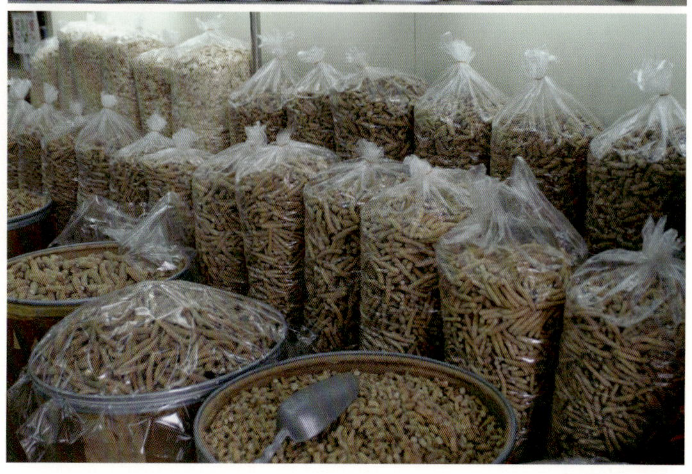

화기삼이 눈에 많이 띈다. ▶

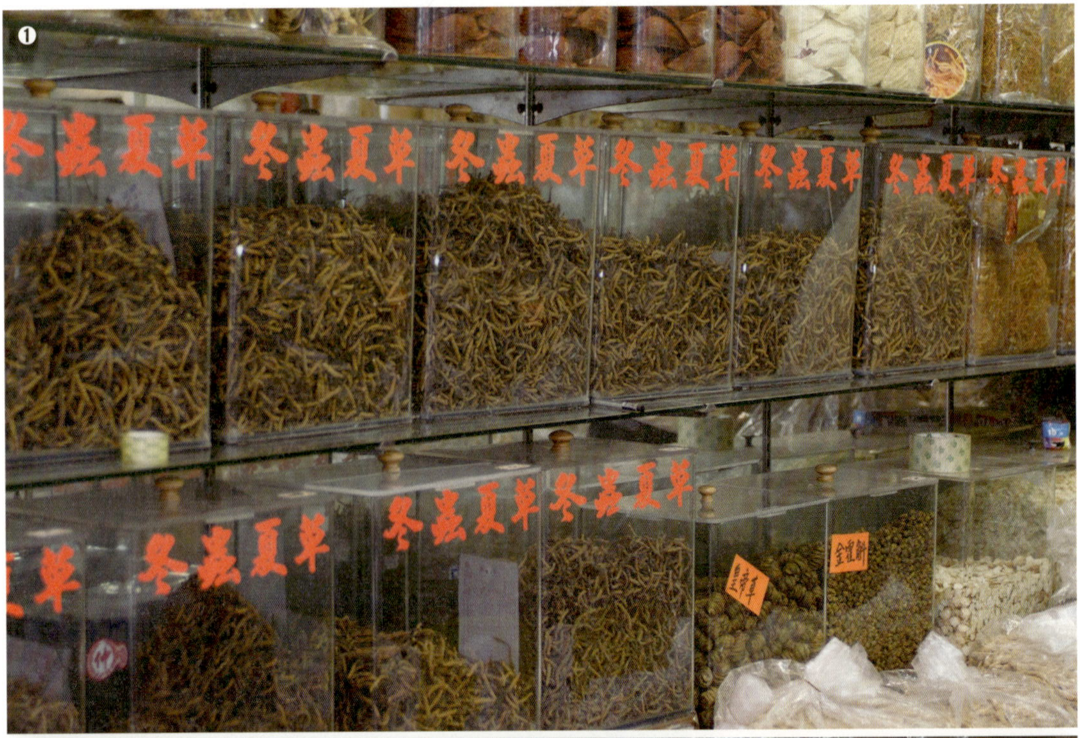

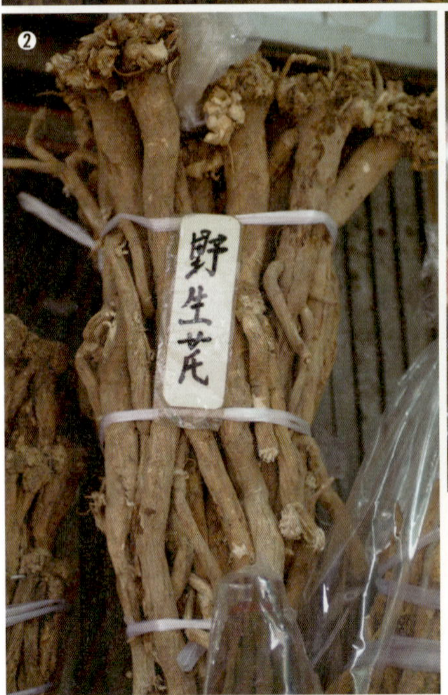

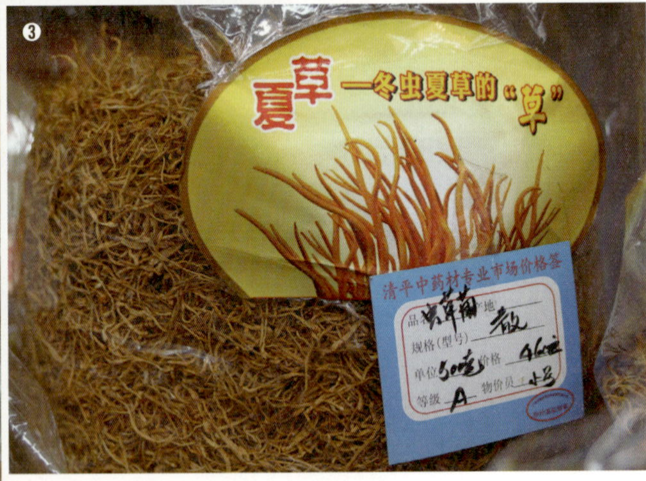

❶ 인삼류 못지않게 동충하초도 곳곳에 진열해놓고 있다.
❷ 굵은 야생 황기는 하얀 노끈에 묶어서 세워놓았다.
❸ 동충하초의 '초(草)'도 전시되어 있다.

구기자 상품에는 '특대 구기자'라고 표시하였다. 상표에는 복잡한 숫자가 12자나 되고 영문도 함께 적혀 있는데 길게 나열한 숫자를 보니 더 중요하고 귀한 상품처럼 보인다. 상인들은 뭔가 자기들만의 복잡한 규정을 숫자화하여 판매관리를 하는 모양이라고 추측한다.

너무 길어 카메라 뷰 파인더에 다 들어오지 않는 육계

한 상점 안에는 넓게 펼쳐진 육계(계피)가 선반 위에 얹혀 있다. 안남(安南, 베트남) 육계다. 너무 길다 보니 준비한 필자의 카메라 뷰 파인더에 다 들어오지 않는다. 일전에 베트남의 대규모 육계 재배지를 방문한 적이 있다. 7년 된 육계나무라고 해봤자 껍질 면적은 얼마 되지 않았는데, 이 상점에 진열된 육계의 넓이라면 그 재배 년수가 상당할 것이라 추정한다. 귀한 자료로 쓰기 위해 이리 찍고 저리 찍어본다.

한쪽에는 국화를 둥글게 해서 원판으로 만들어 진열해놓고 있다. 압력을 가해 눌러놓았으니 실제 양은 대단할 것이다. 공국(貢菊), 황금국(黃金菊), 야국화(野菊花)란 이름으로 손님을 기다리고 있다.

'백출을 고르시오'란 의미의 '선(選)백출'이라고 써놓은 표지판도 보이고, 옆으로는 파극, 녹용도 널려 있고 계피, 금은화도 보인다.

광저우는 바다가 근처이고 먹거리 천국이다 보니 식품류도 많다. 이곳은 중국의 4대 요리 중 하나인 광둥요리로 전 세계 식객들의 사랑을 받는 맛의 고향이다. 지역의 산물과 요리사

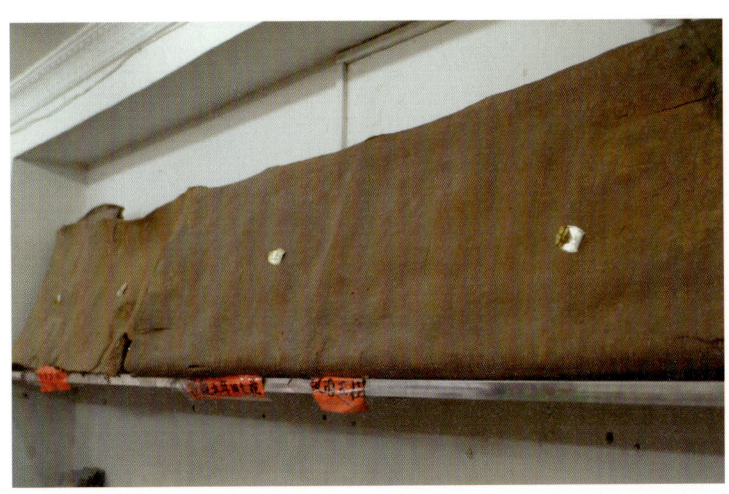

○ 넓게 펼쳐진 육계가 선반 위에 얹혀 있다.

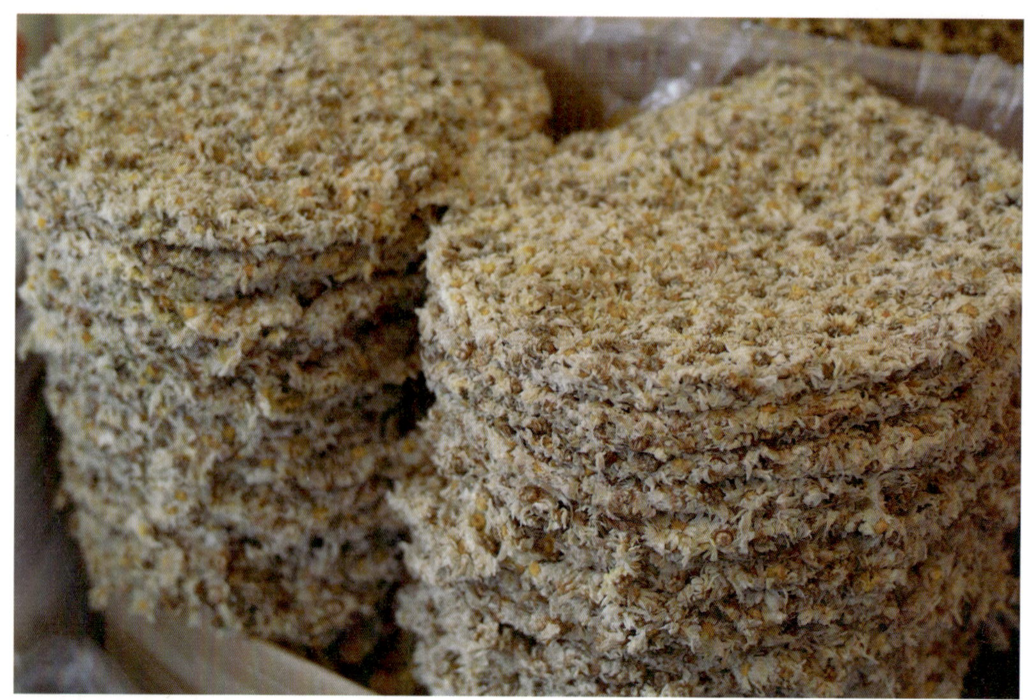

의 영감이 결합하여 만들어지는 요리. 이곳에서는 그중 으뜸이 연와이다. 베트남 인근의 바닷가인 광시쫭족자치구 베이하이(北海)산과 태국산 연와가 많이 보인다. 연와란 우리들이 흔히 제비집 수프라고 알고 있는 것으로, 이들도 연와를 고급식품재료로 즐겨 먹는다. 그렇지만 그 가격은 녹록하지 않다.

시장 옆 골목도 한약거래 활발

골목의 상점을 거쳐 한약시장 빌딩으로 들어선다. 새 건물 안에는 깨끗하게 정리된 상점들이 줄지어 있고 복도에는 중국인 특유의 붉은색 광고 글씨가 큰 기둥마다 쓰여 있다. 한약을 정리하던 일을 젖혀두고 아가씨들이 삼삼오오 웃고 잡담하며 시간을 보낸다. 산적한 일을 두고 여유를 가지고 임하는 중국 사람들의 낙천적인 성격이 인상적이다.

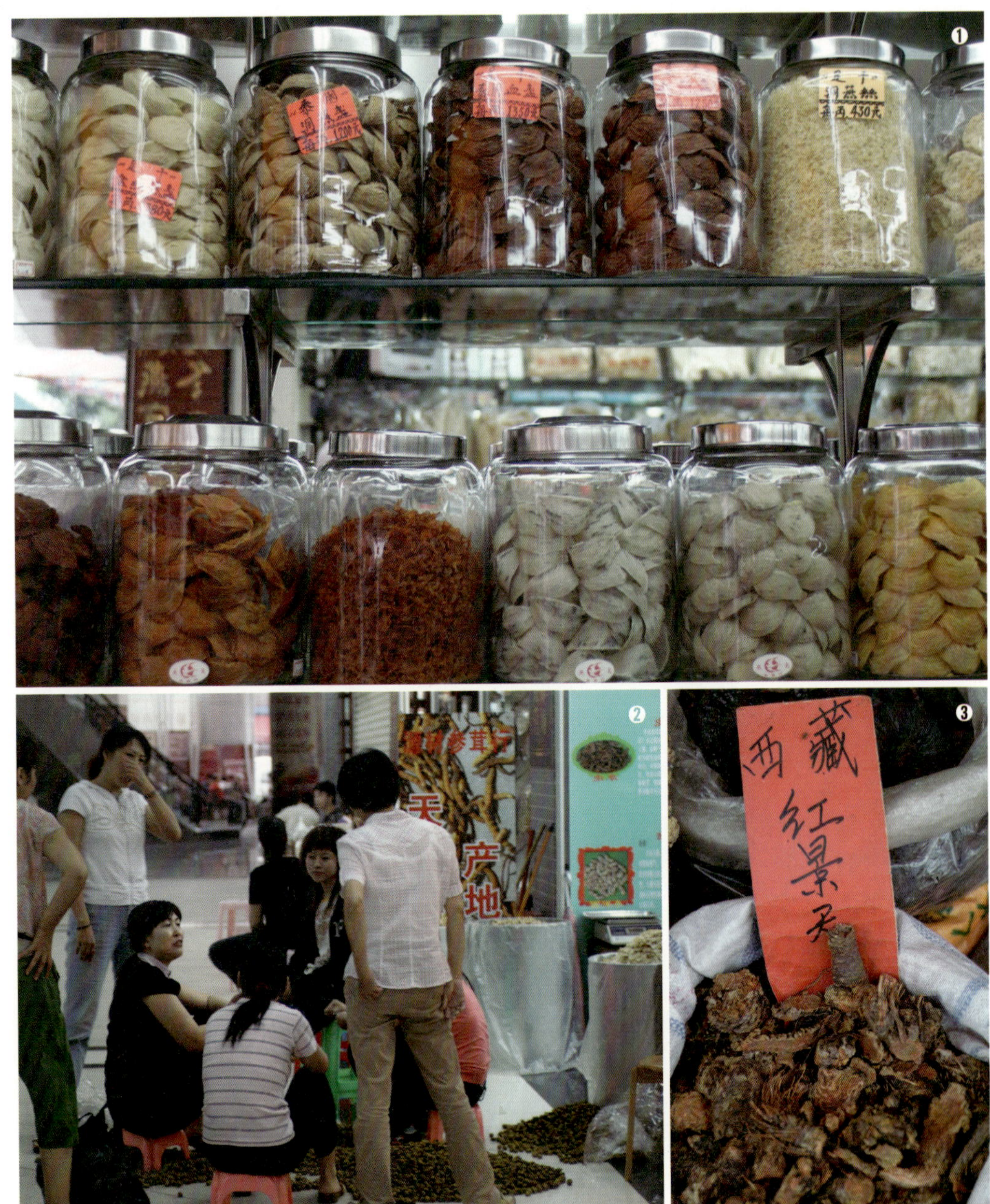

❶ 다양한 종류의 연와. 흔히 제비집 수프라고 알고 있는 것으로서 고급 식품재료로 즐겨 먹는다.
❷ 시장 빌딩의 복도에서 한약을 정리하다 휴식을 취하고 있는 사람들
❸ 티베트 홍경천

　새로 지은 시장 건물이지만 건물 안보다는 골목 주위에 옹기종기 자리한 예전의 한약상
점에서 거래가 더 활발히 이루어지는 듯하다. 아직은 대부분의 관광객이나 물건을 구입하
려는 사람들이 값도 쌀 것 같고 친근하게 다가오는 인근의 허술한 골목 상점을 찾아 몰리고
있다는 느낌이다.

　원래 필자의 경험으로는 한약시장에서 사진촬영하기가 쉽지 않다. 서둘러 촬영해야 하고
때로는 숨어서 찍기도 한다. 하지만 이곳 청평한약시장은 한약을 구입하는 소비자들이 워
낙 많이 찾아오고 각 지역에서 온 관광객들까지 몰리는 북새통이라 다른 시장과 달리 카메
라에 그다지 관심을 두지 않았다. 그만큼 규모가 큰 한약전문도매시장이라는 뜻도 되겠다.

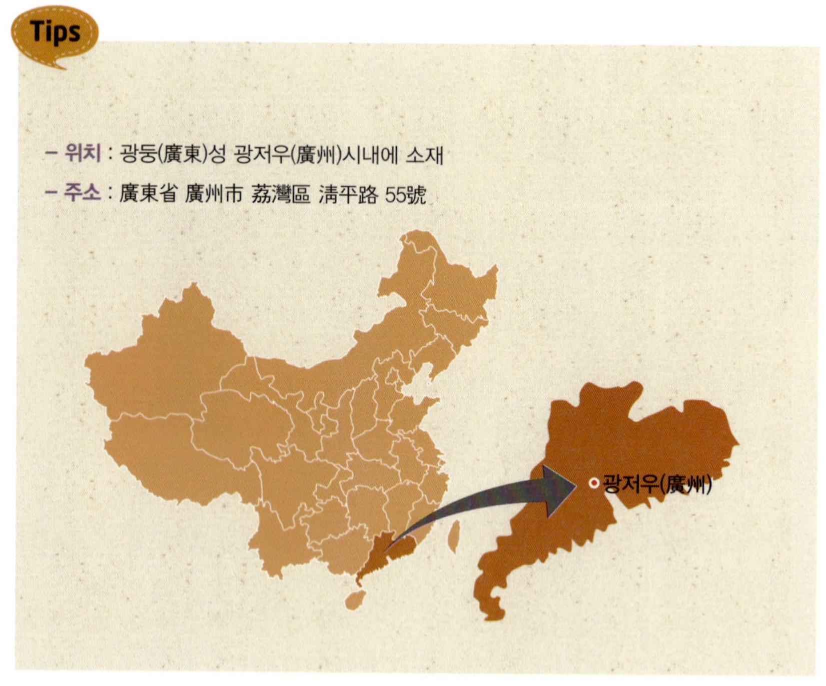

허난성 위저우 한약시장

河南省 禹州 中藥材市場

위저우 한약이 아니면 향이 없다

허난(河南)성 정저우(鄭州)는 중국 남북교통의 대동맥인 베이징과 홍콩, 마카오를 잇는 G4 고속도로와 대륙을 동서로 가로지르는 G30 고속도로의 교차지점이 되는 교통의 요지로 중국의 중원이다.

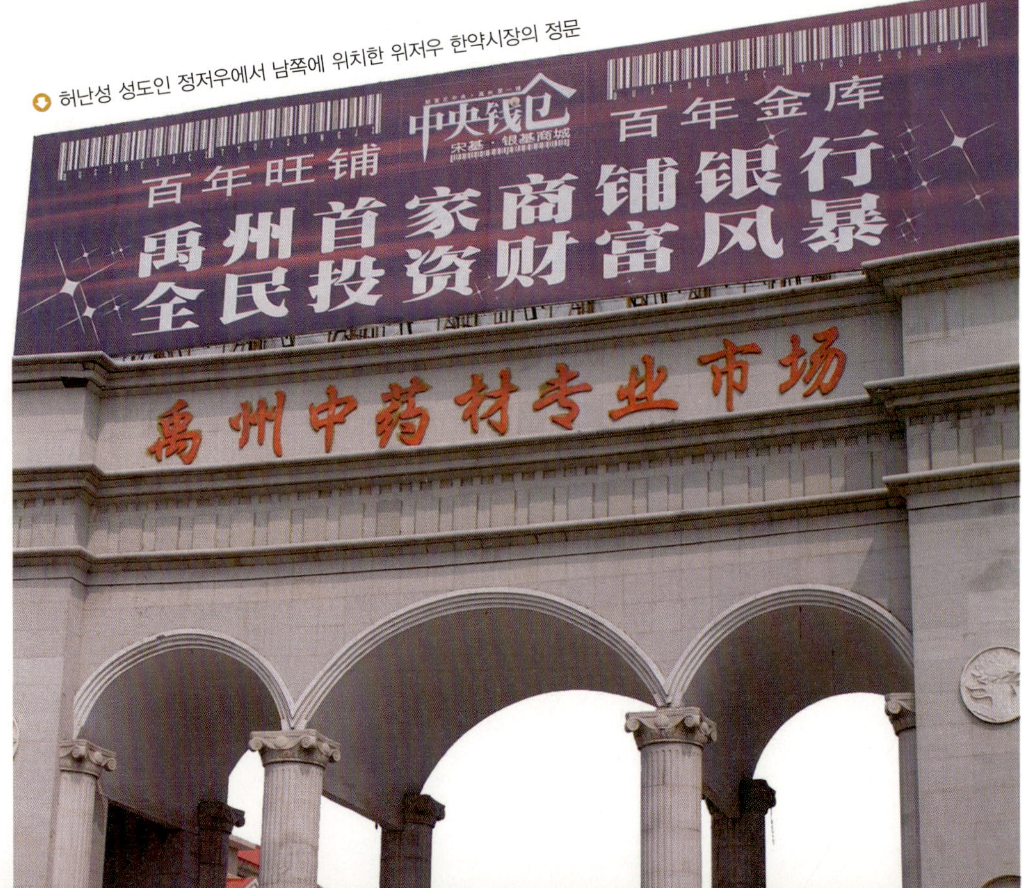

○ 허난성 성도인 정저우에서 남쪽에 위치한 위저우 한약시장의 정문

정저우에서 95㎞가량 떨어진 곳에는 소림사가 있다. 소림사는 중국 제1의 선종 사찰이자 소림파 무술의 발원지다. 또 정저우에서 동쪽으로 70㎞가량 떨어진 허난성 북동부에는 카이펑(開封)시가 있다. 한때 통일왕조 송(宋)의 수도로서 인구 100만 이상의 세계적 대도시로까지 발전했던 국제적인 전통도시로서 시안(西安), 뤄양(洛陽), 베이징(北京), 난징(南京), 항저우(杭州)와 함께 중국 6대 고도의 하나로 손꼽는 곳이기도 하다.

정저우에서 남쪽으로 70여 ㎞ 떨어진 곳에 위저우(禹州)가 있다. 위저우는 정저우, 카이펑, 뤄양, 핑딩산(平頂山) 중심에 위치해 있다. 위저우 시내를 들어서니 약성로(藥成路)란 도로 이름도 보인다. 처음 찾아가본다는 기사가 한두 번 버스를 돌리더니 전방에 위저우 한약시장이 나타난다. 입구를 알리는 거대한 돌기둥 문에는 '위저우(禹州) 중약재전업시장'이란 큼직한 붉은색 간판이 붙어 있다. 금은화와 국화 그림을 양각으로 돌기둥에 수를 놓았다.

위저우 한약시장은 중국의 한약 발상지 중의 하나로 신의(神醫) 편작(扁鵲), 의성(醫聖) 장중경(張仲景), 약왕(藥王) 손사막(孫思邈) 등은 모두 일찍이 위저우에서 의술을 행하고 한약을 채집하였으며, '약은 위저우의 것이 아니면 향이 없고, 의술은 약왕을 만나지 않으면 오묘함을 알수 없다(藥不到禹州不香, 医不見藥王不妙)'는 전설이 오늘날까지 전해온다.

◑ 여름 햇빛 아래 지황을 펼쳐놓은 채 말리고 있다.

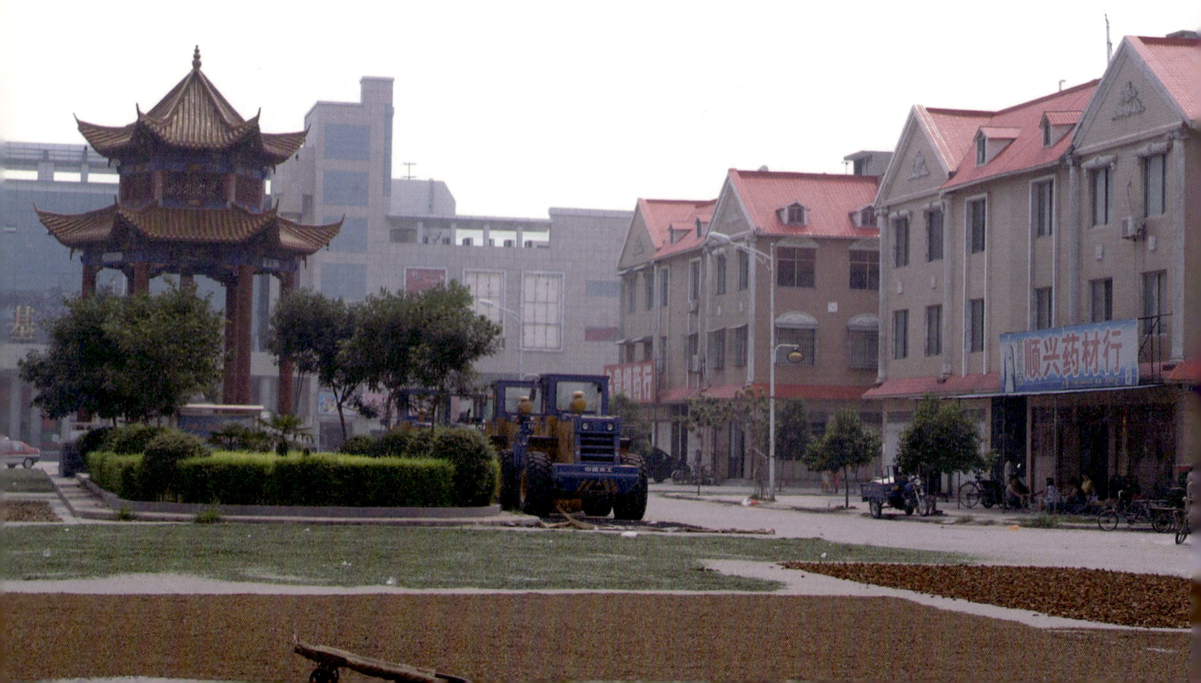

건조 중인 한약들이 아름다운 풍경 연출

이 한약시장은 당(唐)대에서 비롯되어 명·청 시기에 전국 4대 약재 집산지의 하나가 되었다. 1996년 중국의 17개 한약 전문시장의 하나로 우뚝 섰고, 허난성에서 유일한 국가 정점(定点) 약재전문시장이다. 2003년에는 중국의 10개 우수한약전문도매시장이 되었다. 면적은 400여 무(1무는 666.67㎡), 3층짜리 건물에 입주한 상점이 2,000여 개, 그리고 취급 한약은 2,600여 종, 종사자는 1만 명 이상, 그리고 연 교역액은 10억 위엔이라고 시장 입구의 홍보 간판에서 설명하고 있다.

시장으로 들어서니 푹푹 찌는 여름 햇빛 아래 시멘트 바닥에 한약을 말리느라 늘어놓은 모습이 장관이다. 입구에 널려 있는 첫 번째 한약이 지황. 아무렇게나 던지듯이 펼쳐놓은 채로 말리고 있는 중이다. 한쪽에서는 지황에 붙은 불순물을 제거하기 위해 삽으로 지황을 떠서 바람에 날리고 있다. 상점 벽에는 익모초를 역시 말리기 위해 세워놓았다. 다음에 익모초 전초를 절단하는 기계가 자리 잡고 있다. 시장 광장 전체를 덮고 있을 만큼 가장 양이 많은 한약이 익모초였다.

시호, 맥문동의 노란색과 익모초의 초록색이 어우러지고, 대기 중으로 발산하는 약재들의 향이 밴 이곳 한약시장은 아름다운 풍경을 연출하고 있었다.

10여 명이 넘는 한약답사단 일행들이 줌 렌즈가 달린 기다란 카메라를 들이대며 촬영하고 한약을 구입하느라 돌아다니다 보니 주위의 시선들이 집중된다. 우리들이 법석을 하는 모습도 이곳 상인들에게는 아마 보기 힘든 광경일 것이다.

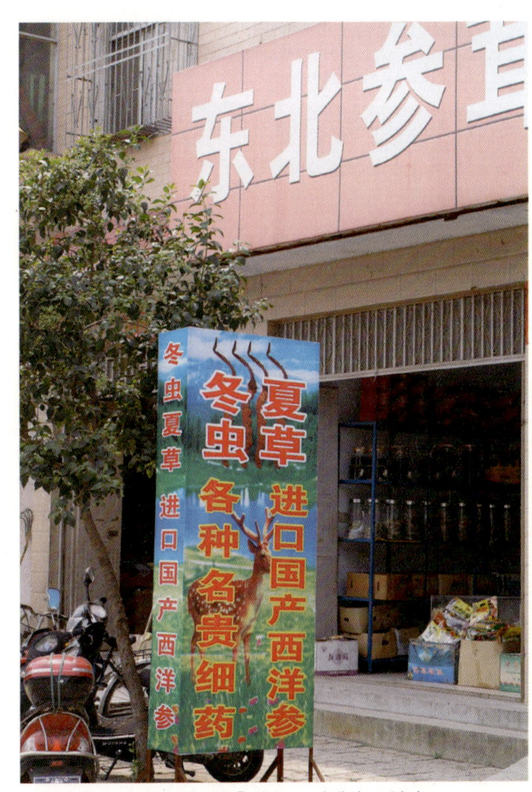

● 인삼은 물론 녹용, 동충하초도 판매하고 있다.

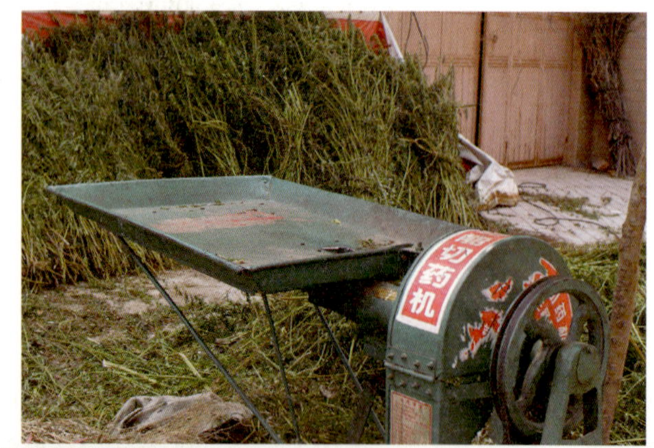

상점 벽에는 익모초를 건조시키려 세워놓고
익모초를 자르는 기계도 자리 잡고 있다.

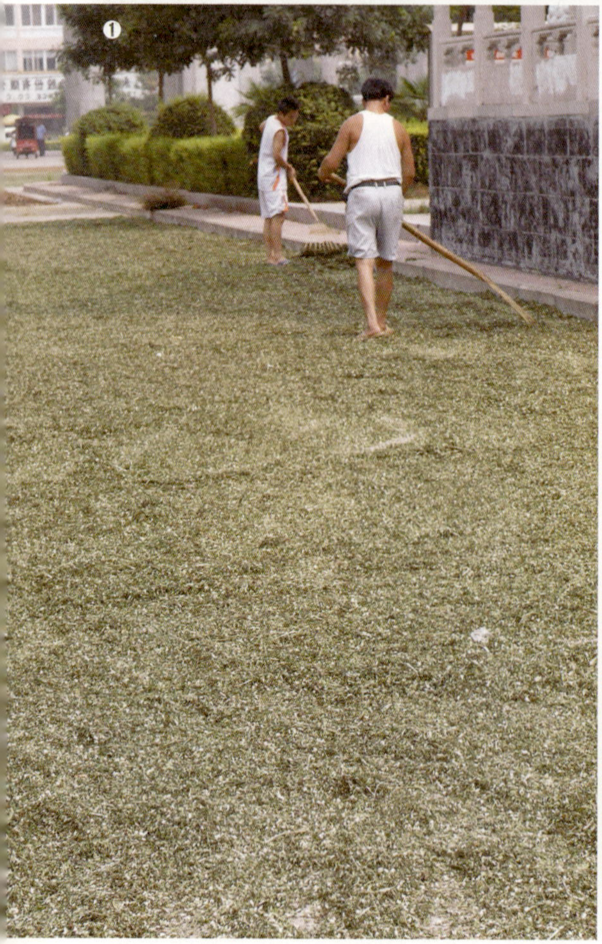

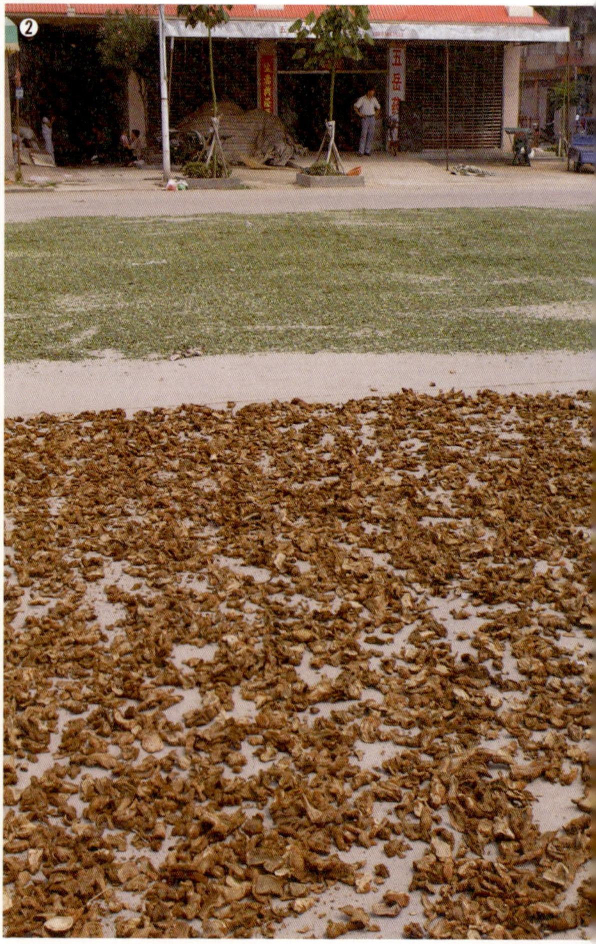

❶ 넓은 광장에서 익모초를 말리고 있는 풍경
❷ 한약시장의 광장에 갈색, 초록색의 한약들이 어우러져 아름다운 풍경을 연출하고 있었다.

시장 내 한 상점은 플라스틱 통에 물을 넣고 천궁을 불리고 씻더니 말린다. 대량의 천궁을 깨끗한 상품으로 변모시키기 위해 화장을 시켜두는 셈이다. 깨끗하게 세척하는 모습이 중국 한약의 발전상을 보는 것 같다.

중국적이며 멋진 한약 홍보물

큰길 뒤로 돌아갔다. 골목 안 상점에 산뜻하게 제작해둔 한약 간판들이 즐비하다. 중국인들이 좋아하는 정열적인 빨간 바탕의 나무판에 흰 분필로 당삼, 진피, 백두옹, 태자삼이라 쓴 알림판이 보인다. 그리고 분홍색의 대문에다 빨간 붓글씨로 홍화, 청과, 도인, 사인, 산조인 등의 한약 이름을 적어놓고 선전하는 모습도 보인다.

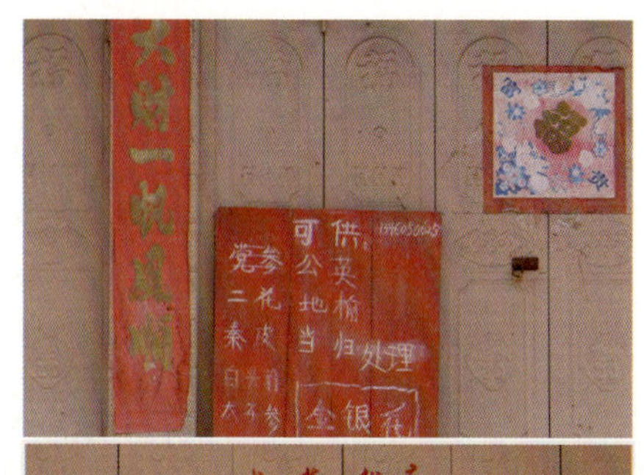

빨간 바탕의 나무판에 흰 분필로 ⬆
당삼, 진피, 백두옹, 태자삼이라 쓴 알림판

분홍색의 대문에다 빨간 붓글씨로 홍화, 청과, ➡
도인, 사인, 산조인등 한약 이름을 적어놓았다.

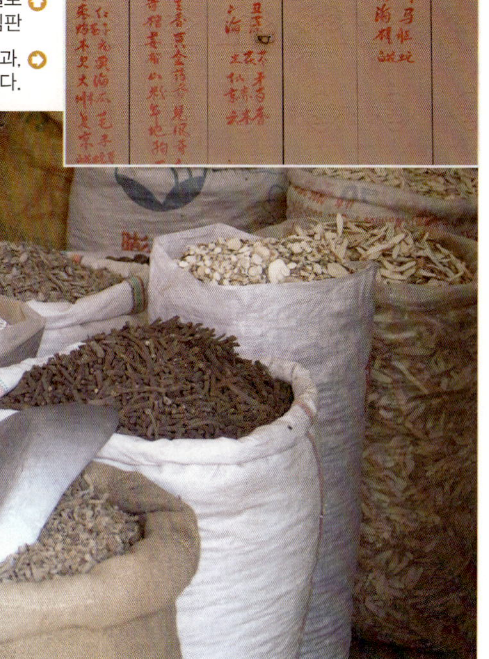

⬆ 다양한 한약을 팔고 있는 위저우 한약시장의 한 상점

모두 다 중국적이며 활기차고 멋진 홍보물들이다. 빛의 속도로 자본주의를 따라잡고 있는 이 나라 중국이다. 지금으로부터 몇 년만 더 흘러도 그때는 이렇게 자연으로부터 얻은 산물과 사람의 수고로 엮어내는 순수한 장면을 쉽게 만나기 힘들 것이다. 붓과 먹과 분필로 손글씨를 이용해 적어놓은 한약 이름들로 가득찬 이 시장은 플라스틱과 금속이 아직은 침범하지 못한 미답의 지역처럼 보인다. 그 광경에 매료되어 풍부한 분위기를 정지시켜보고자 적지 않은 시간을 할애했다.

약왕 손사막 동상

당나라의 의학자인 약왕(藥王) 손사막(孫思邈)은 장중경, 이시진과 함께 중국의 3대 명의로 당당히 이름을 올린 사람이다. 위저우 한약시장 중심지에는 손사막의 하얀 동상이 서 있다. 『천금방(千金方)』과 『천금익방(千金翼方)』을 저술한 손사막은 100세 이상 장수한 것으로 알려져 있다. 고향은 시안(西安) 교외로 이곳에 무덤이 있고 '손사막, 도교의학과 국제의학사학술회의'가 그를 기리며 고향에서 열리기도 했다.

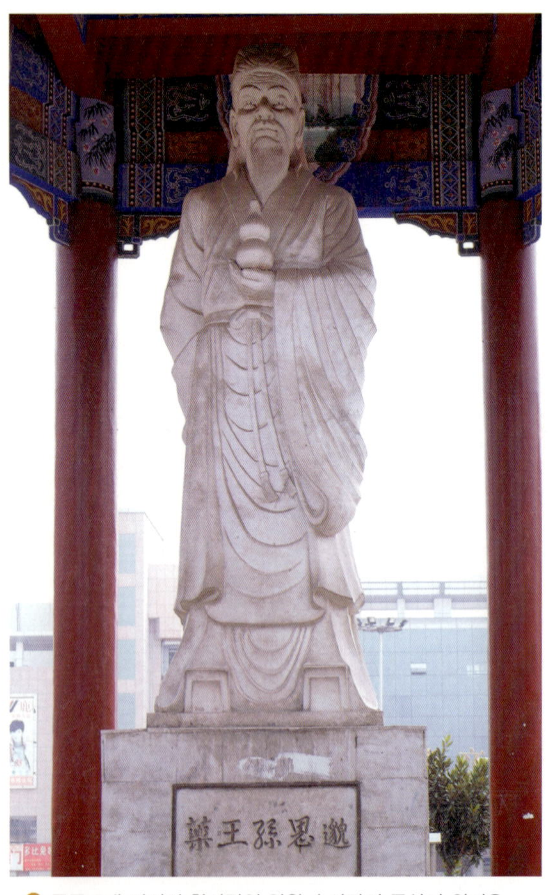

⬆ 중국 3대 명의의 한사람인 약왕 손사막의 동상이 위저우 한약시장 중심지에 서 있다.

- **위치** : 허난(河南)성 정저우(鄭州)시에서 남쪽에 있는 쉬창(許昌)시의 작은 도시인 위저우(禹州) 시내에 소재
- **주소** : 河南省 許昌市 禹州市 藥城路

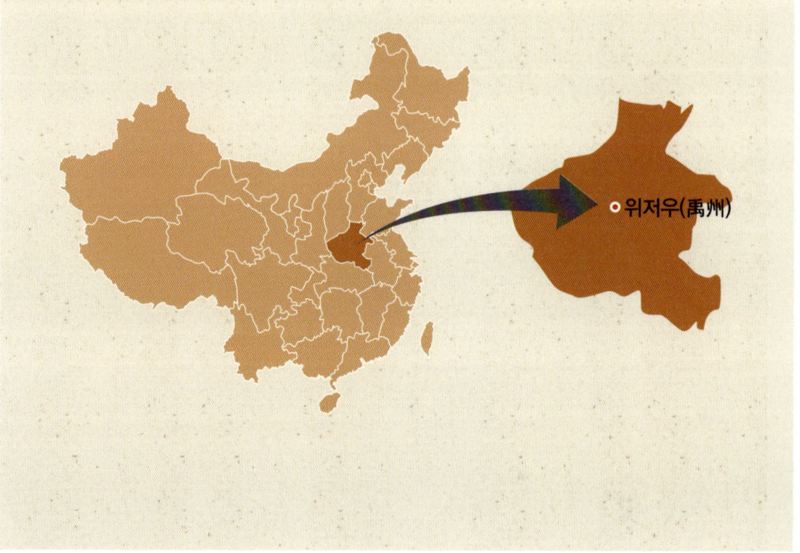

쓰촨성 청두 한약시장

四川省 成都 荷花池 中藥材市場

중국 서부지역의 최대 한약시장

쓰촨성 성도인 청두의 하화지(荷花池) 한약시장은 중국 서부지역의 최대 한약시장으로 2007년에 건립되어 현재에 이른다. 청두 시내에서 북쪽으로 차로 30분 이상 가야 하니 개인적으로 찾아가기엔 대단히 먼 거리다.

◉ 하화지 한약시장 전경

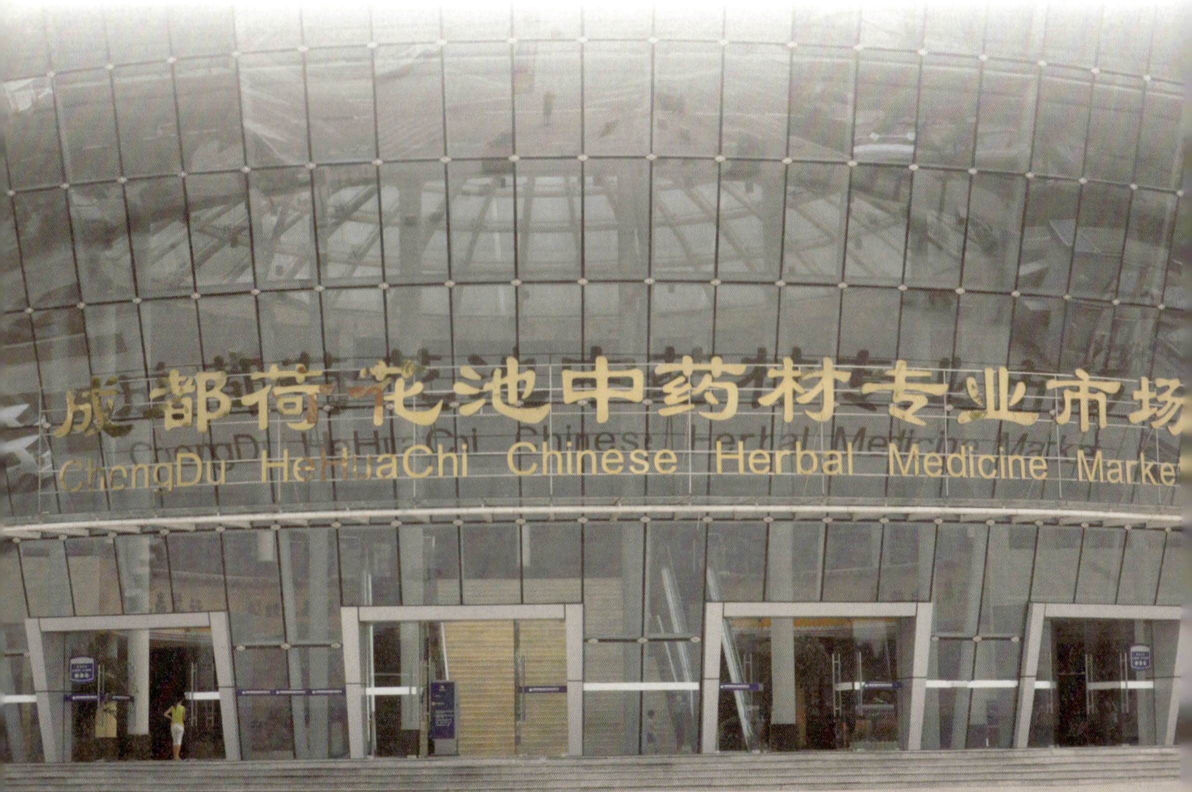

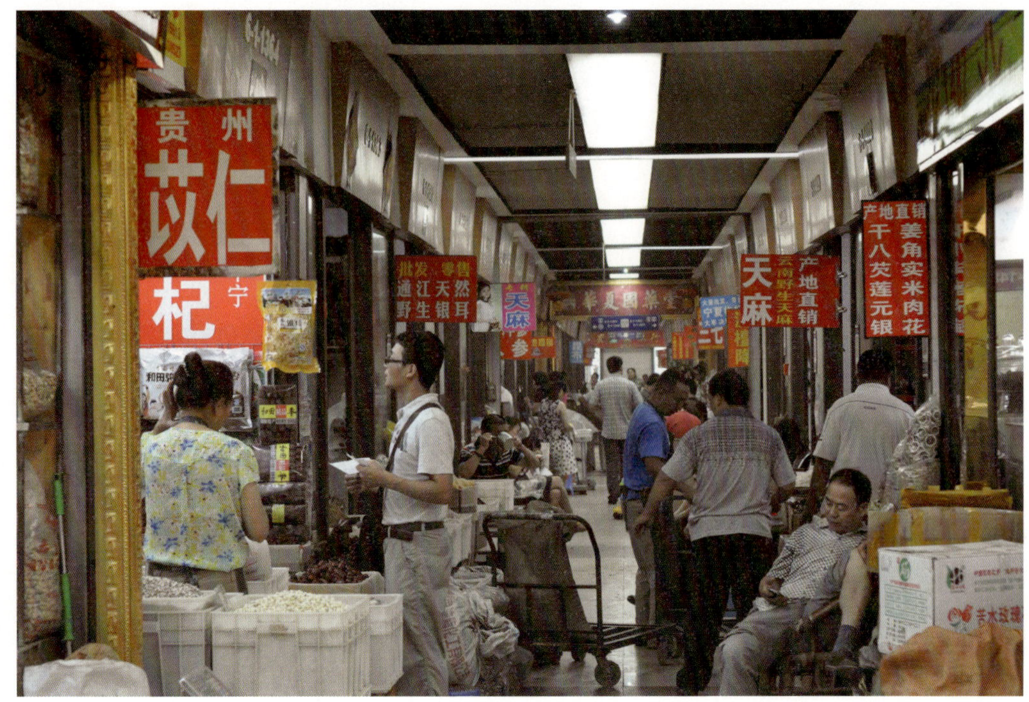

⬆ 하화지 한약시장의 내부 모습

　우선 2층의 현대식 건물이 압도하였다. 입구를 들어서니 깔끔하게 정리된 티베트의 장약 상점이 필자를 맞이한다. 고가인 장홍화가 여러 가지 용기에 담겨 있다. 너무 고가라서 구입하지 못하고 주인에게 부탁해 유리 용기의 뚜껑을 열고 사진촬영을 했다. 동충하초, 천마, 패모는 흔하게 보이는 약재들이지만 티베트가 가깝다 보니 장약도 많이 보인다. 한자와 동시에 티베트 언어로 약재명을 표기하였다.

　안식향, 몰약, 유향 같은 수지 한약도 보이고, 금은화를 전문적으로 파는 상점도 있다. 용안육을 말린 계원육, 가시가 달린 조구등, 사각형으로 잘라둔 복령, 하늘타리의 뿌리인 괄루근(천화분), 귤류의 열매 껍질 안쪽의 섬유질인 귤락(橘絡), 구기자나무의 뿌리껍질인 지골피가 손님을 기다리고 있다. 육계(계피), 저령, 해금사, 판람근, 오매, 후박, 포황, 두충, 대황, 빈랑자, 초과, 사인, 옥죽, 산조인, 방풍 등 수많은 한약들이 진열되어 있는 이곳은 종류뿐 아니라 물동량으로 봐서도 과연 서부지역의 최대 한약시장이라 할 만하다.

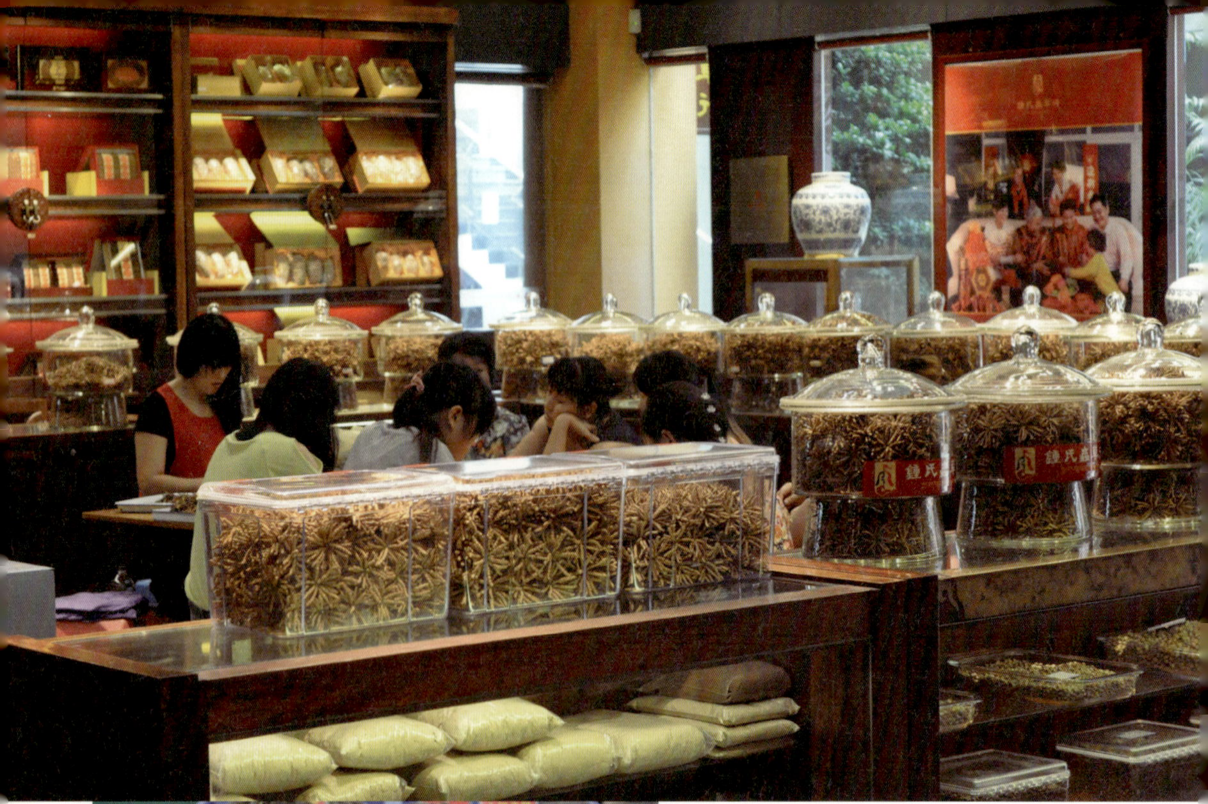

⬆ 동충하초 전문 판매점

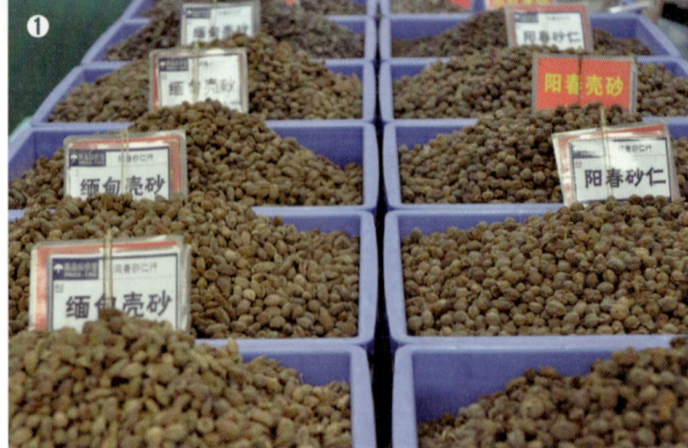

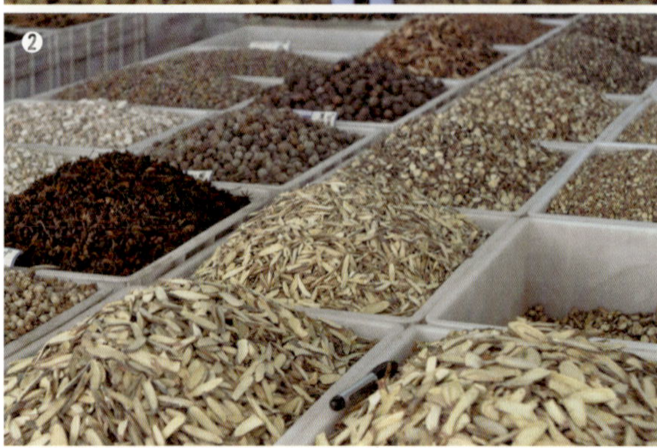

❶ 다양한 사인들이 진열되어 있다.
❷ 시장 내 한약들이 깔끔하게 진열되어 있다.

시장을 돌고 있는데 한 상점 주인이 부르더니 서툰 한국말로 음식을 같이 들자고 권한다. 시간에 쫓기는지라 감사와 더불어 죄송하다는 말씀으로 사양했지만 중국 사람들의 친절함에 피로가 모두 씻겨나가는 듯했다.

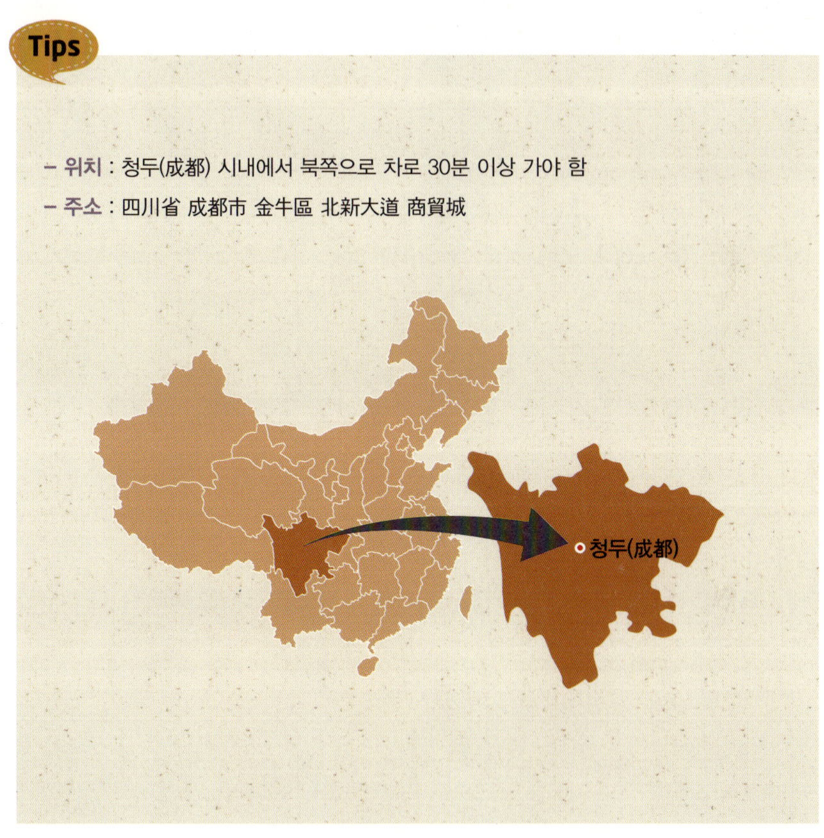

골쇄보 _곡궐의 뿌리 줄기

효 능 | 이명, 만성설사, 시력감퇴에 유효

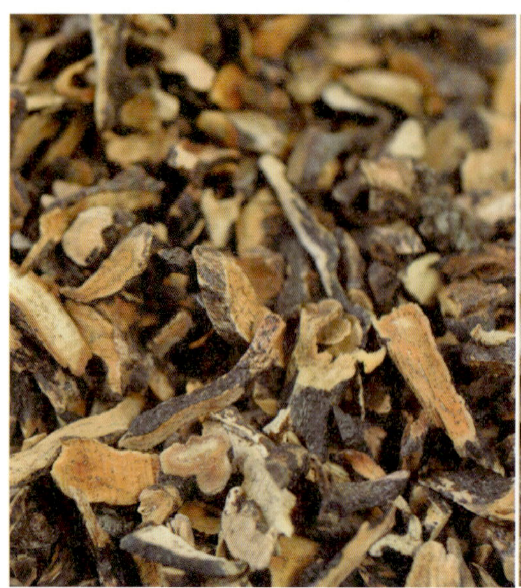

괄루근 _하늘타리의 뿌리

효 능 | 해열, 지갈, 소종작용

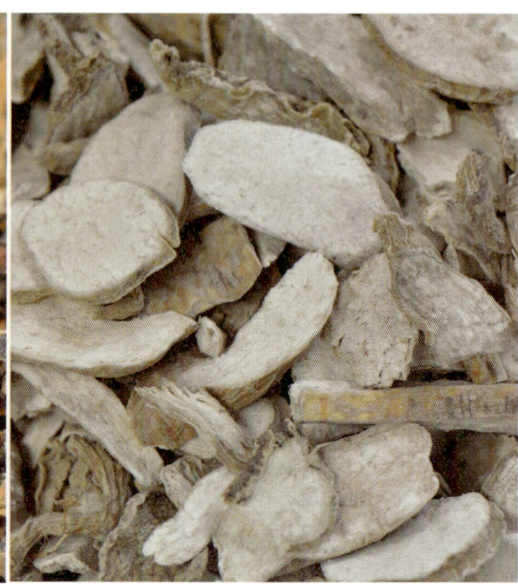

귤락 _귤류의 열매 껍질 안쪽의 섬유질

효 능 | 기침으로 인해 가슴이 아픈 증상, 가래에 피가 섞여 나오는 병에 유효

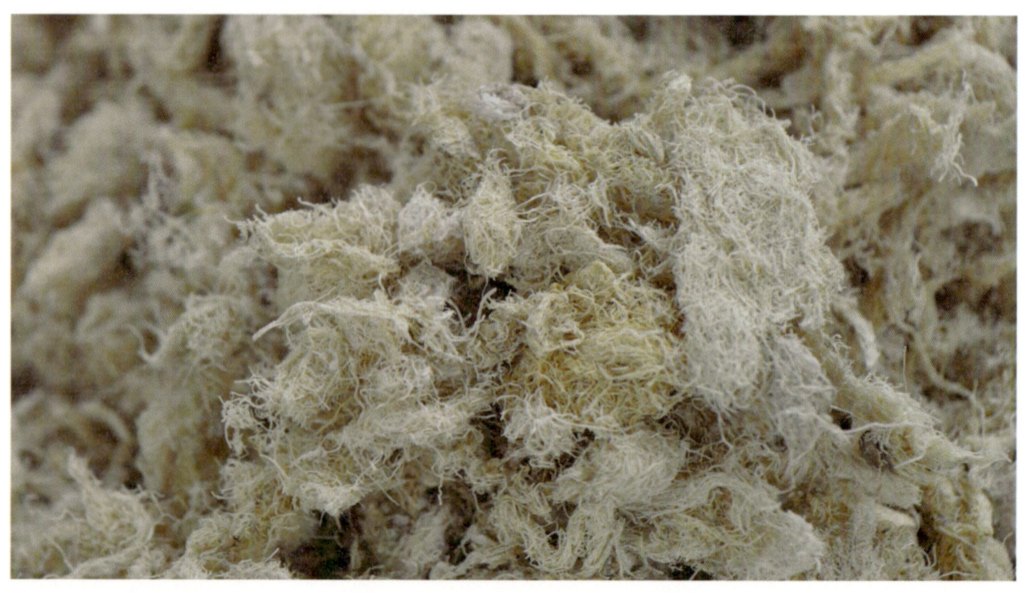

금은화
효 능 | 청열해독작용, 감기 초기의 발열에 유효

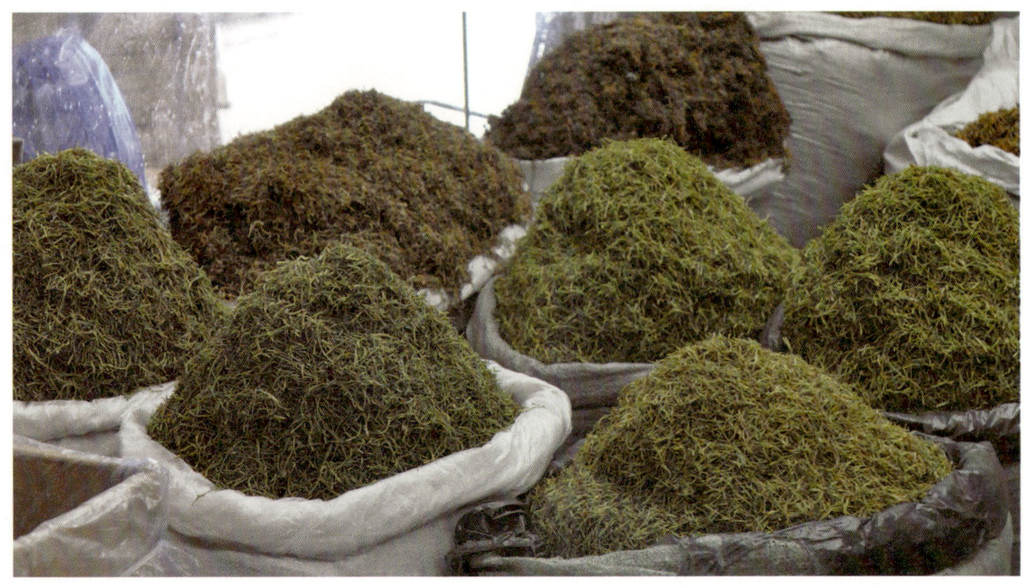

단삼
효 능 | 혈액순환, 어혈 제거에 효과, 마음을
편안하게 함

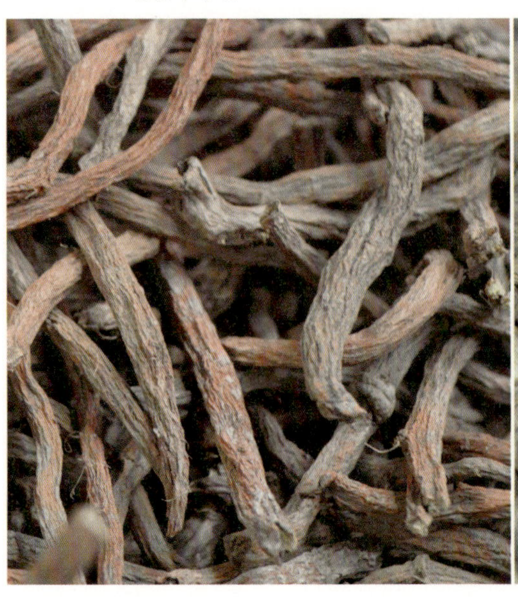

대복피 _빈랑의 열매껍질
효 능 | 건위, 이뇨작용, 장염에 효과

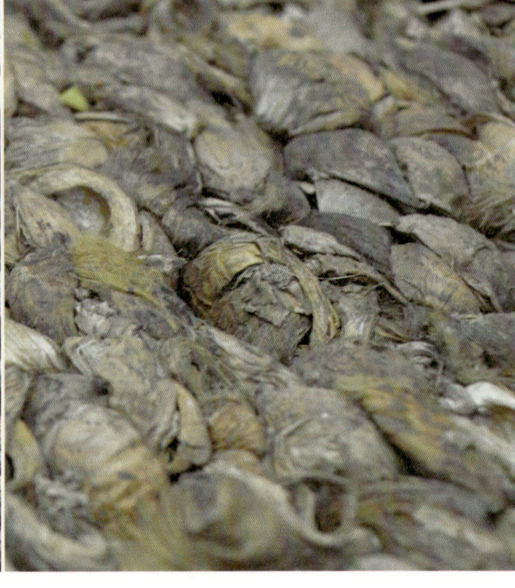

대황

효　능　| 사하, 청열해독작용, 혈액순환 개선, 어혈 제거작용

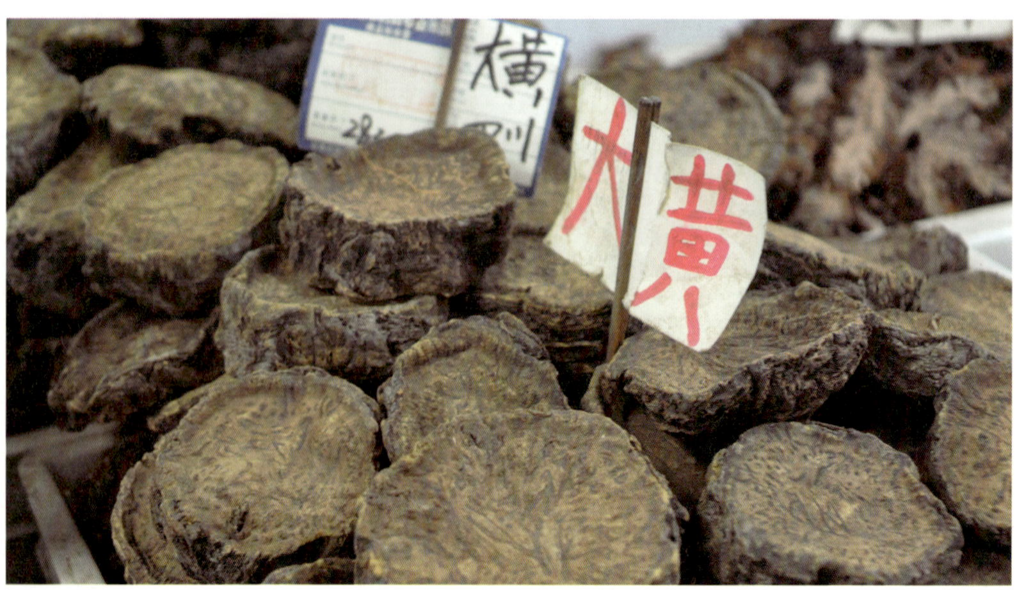

두충

효　능　| 간, 신장의 기능 강화, 요통과 근육의 탄력을 강화

목통(천목통)

효　능　| 신우염, 방광염으로 복수가 차는 증상에 유효, 유즙분비 촉진

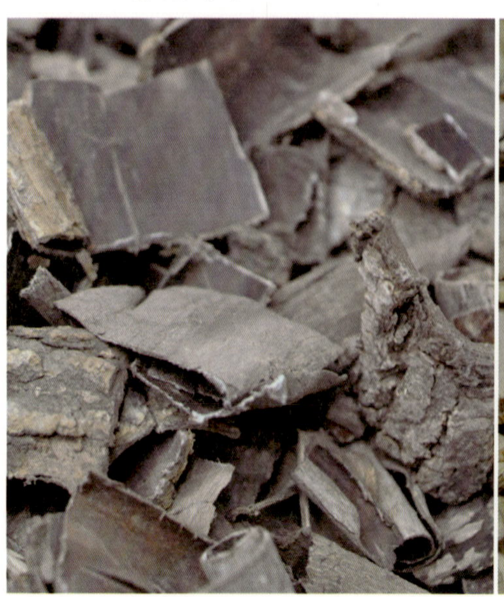

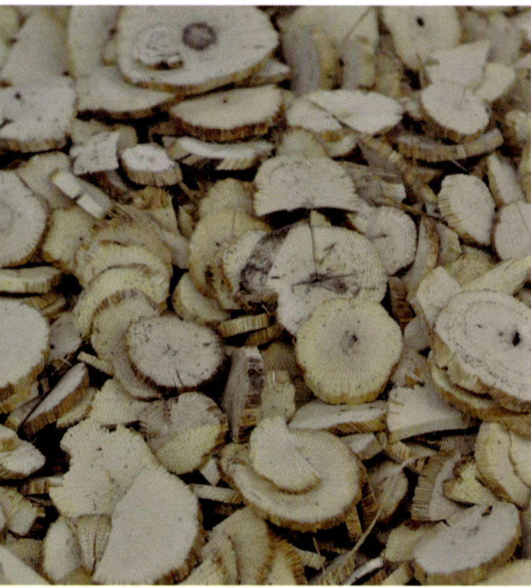

몰약 _몰약수에서 얻은 고무수지

방풍

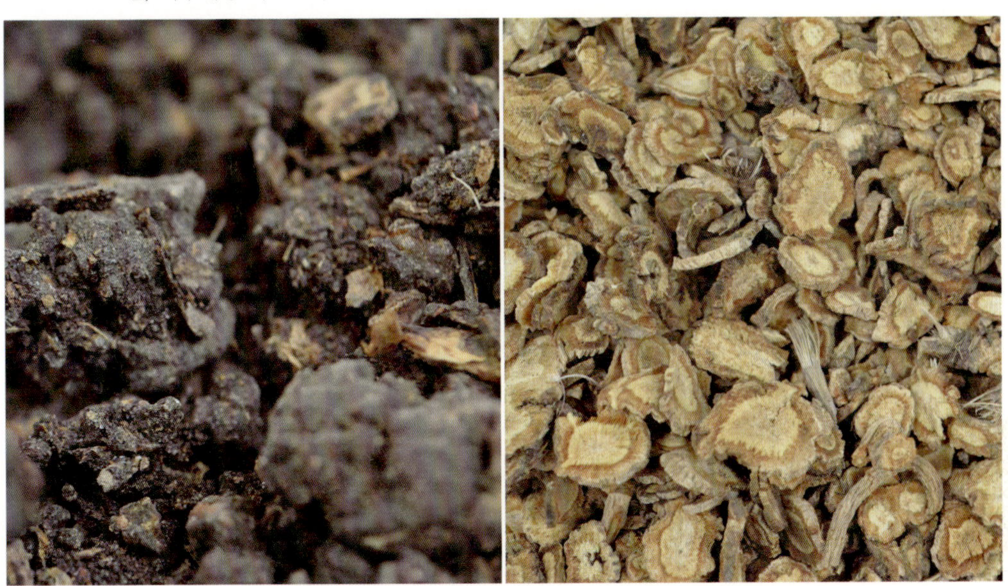

복령 _복령버섯의 균핵

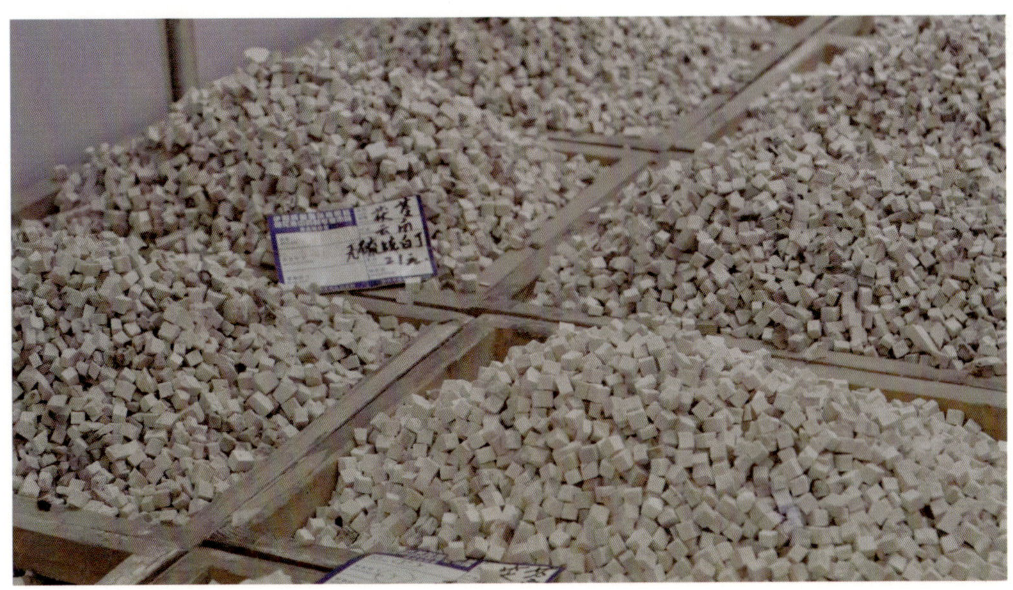

불수

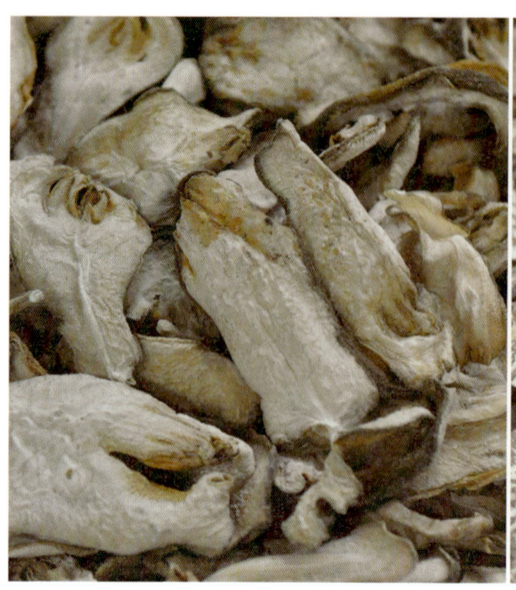

빈랑자

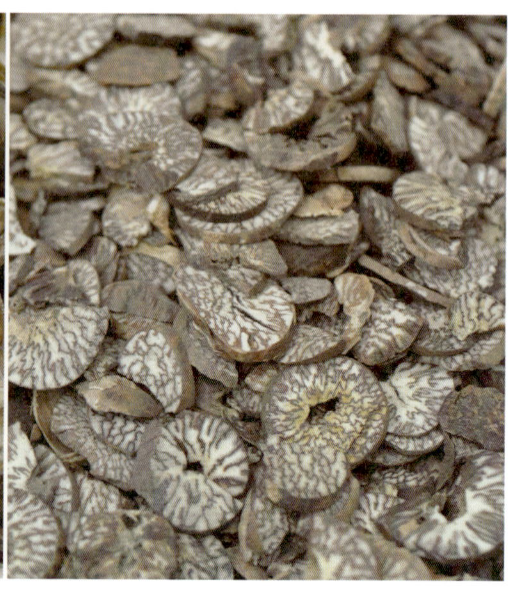

사군자

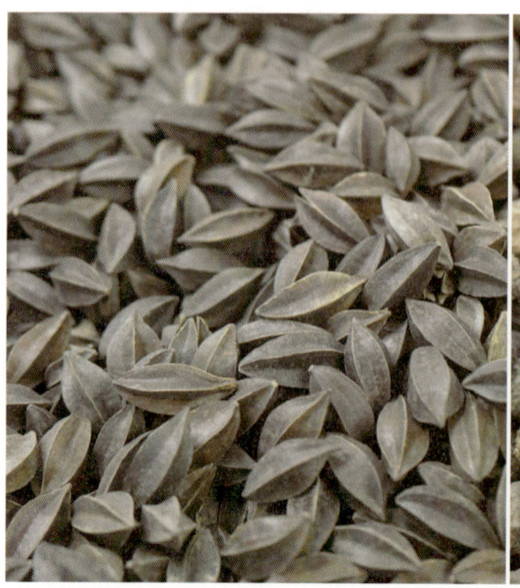

사인 _양춘사의 잘 익은 열매

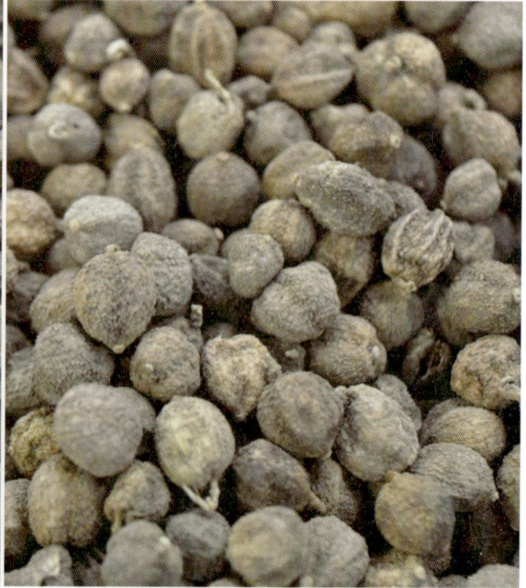

세신(요세신)

효 능 | 사지마비 동통, 복통, 축농증에 유효

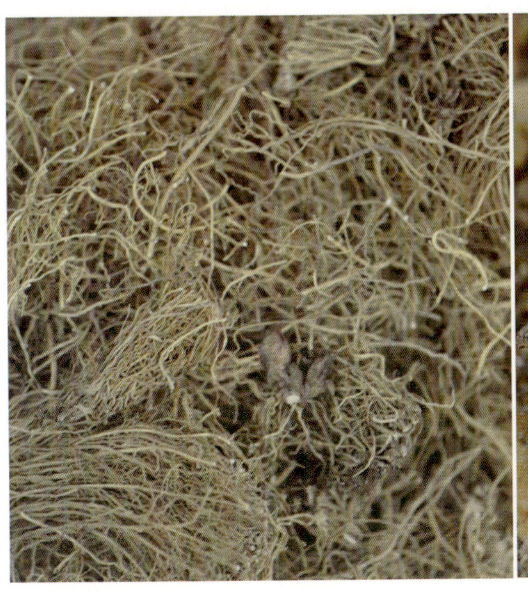

안식향 _안식향나무의 수지

효 능 | 기혈순환 촉진작용, 인사불성, 어혈에 효과

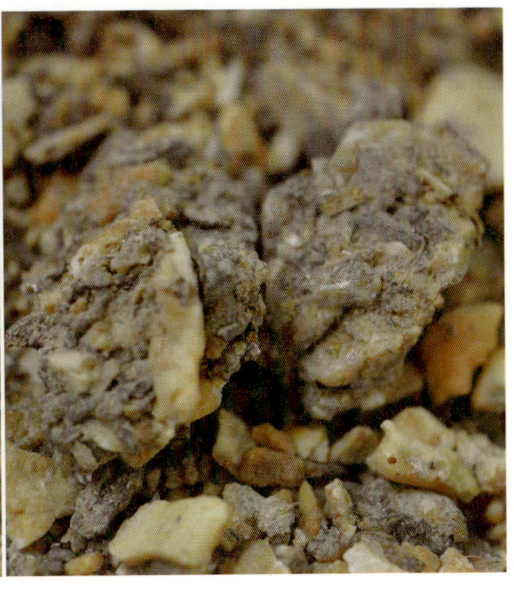

연교

효 능 | 청열해독작용, 이뇨, 소염작용

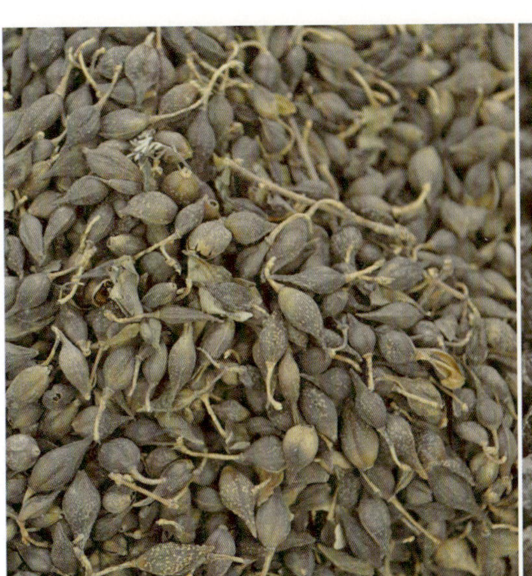

오매 _연기를 쪼인 덜 익은 매실나무 열매

효 능 | 기침을 없애고 설사를 멈추게 하는 효능, 복통, 갈증에 유효

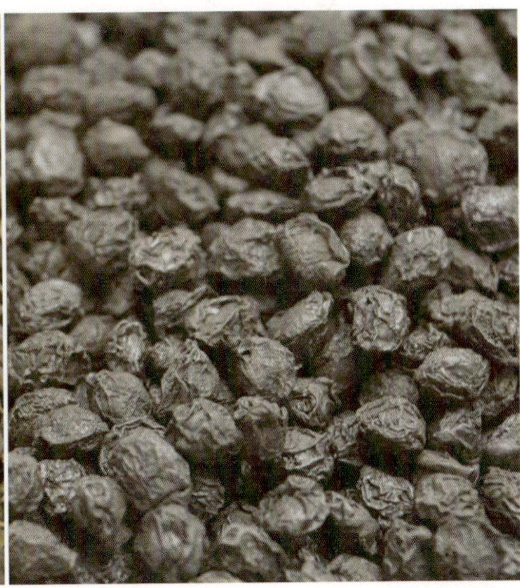

유향 _유향나무의 수지

효 능 | 혈액순환 개선작용, 피부궤양에 효과

육계(계피)

효 능 | 허리와 무릎의 연약증, 양기 부족에 효과, 비위를 따뜻하게 함

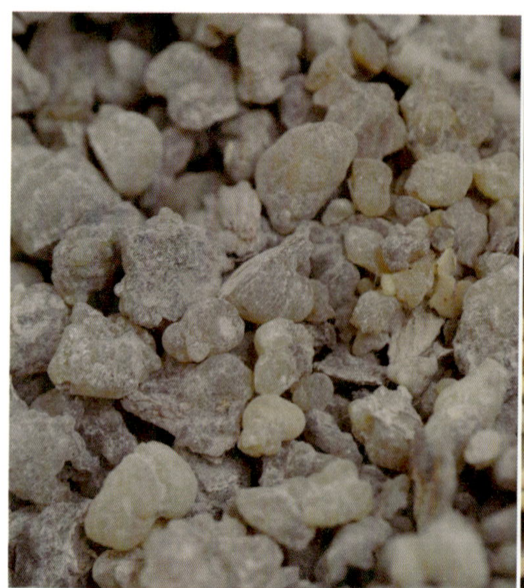

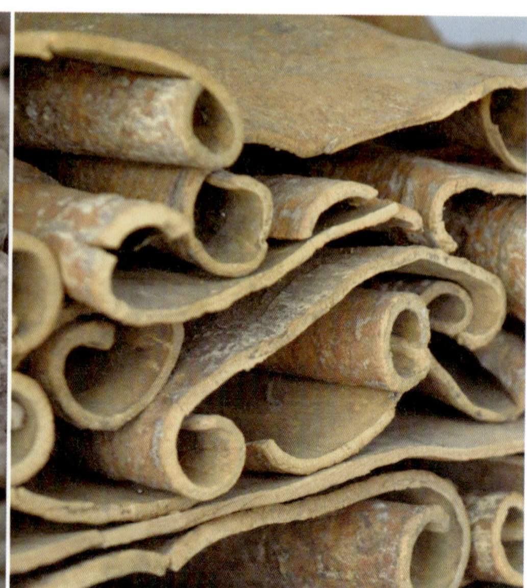

장홍화 _티베트 홍화

효 능 | 산후 어혈, 복통에 유효

저령 _저령버섯의 균핵
효 능 | 이뇨작용, 비위가 찬 증상에 효과

조구등 _화구등의 가시가 달린 어린 가지
효 능 | 사지경련에 효과, 피부발진 제거

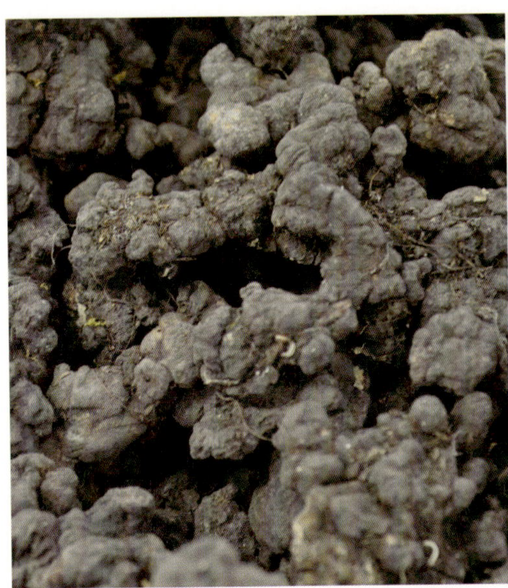

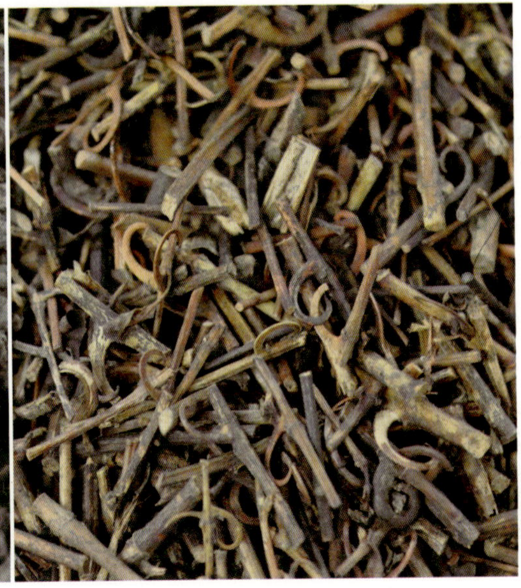

지골피 _구기자나무의 뿌리껍질
효 능 | 강장, 해열작용, 고혈압에 유효

지황(생지황)
효 능 | 열을 내리고 혈을 식히며 진액을 생성하는 효능

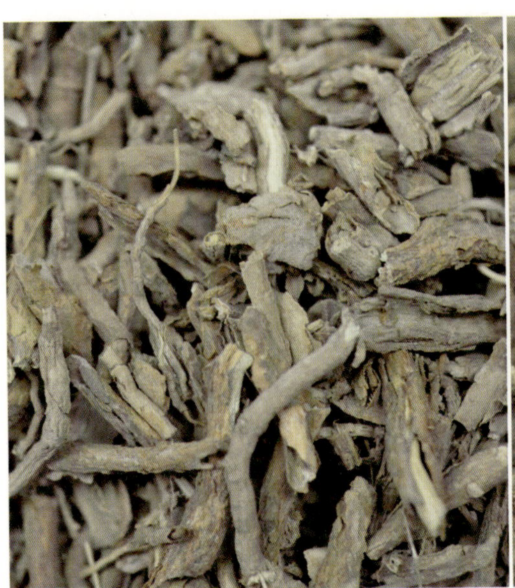

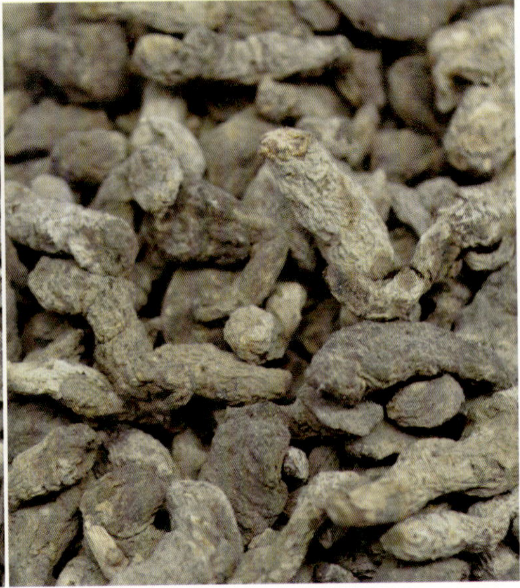

지황(숙지황)

효 능 | 음을 자양하고 혈을 보양하는 효능

진주

효 능 | 진정, 진경, 해독작용, 불면증에 효과

商品标价签
PRICE-TAG
智诚中藏药行
品名
NAME
珍　珠

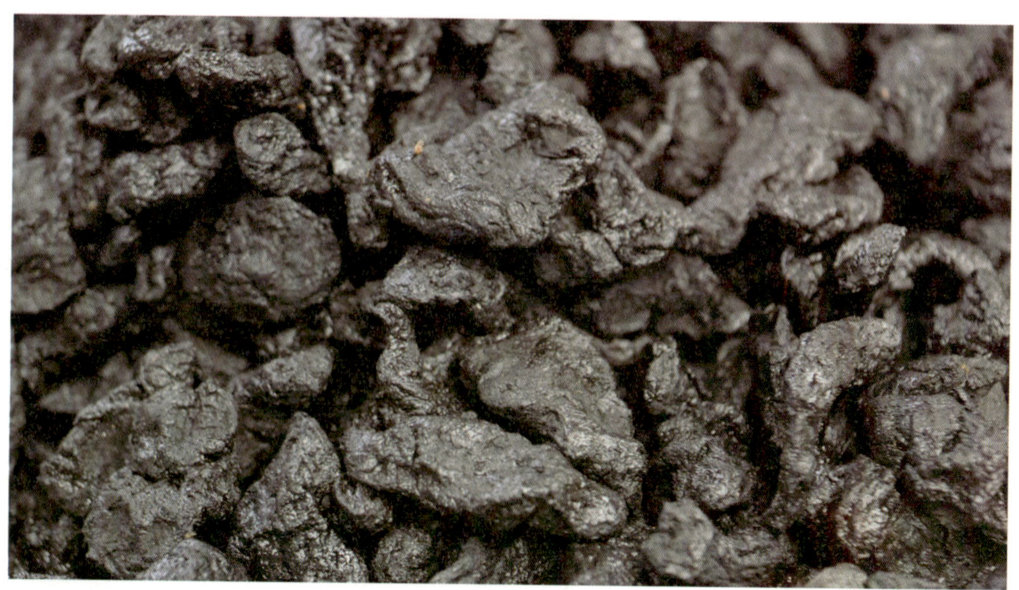

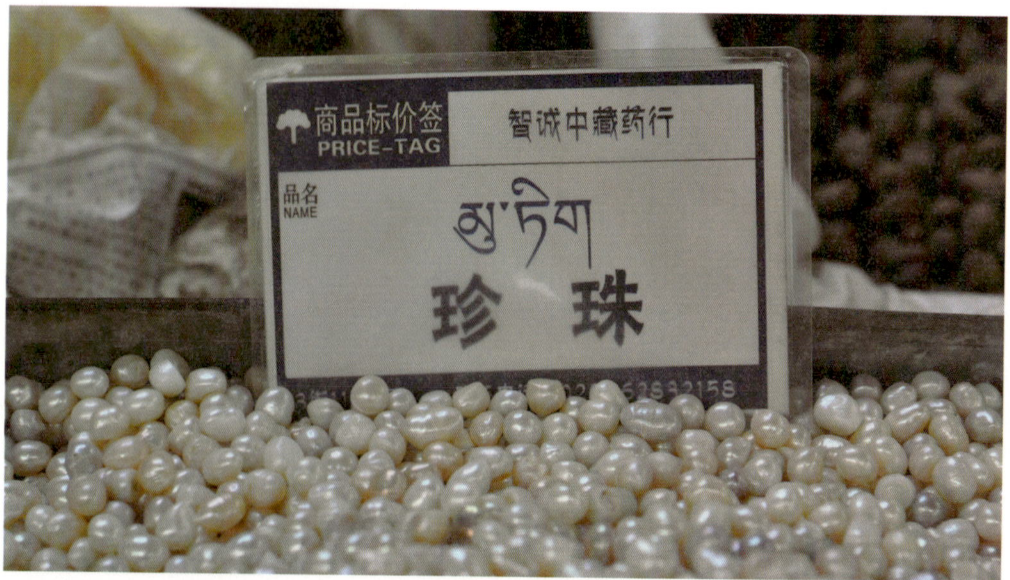

천마

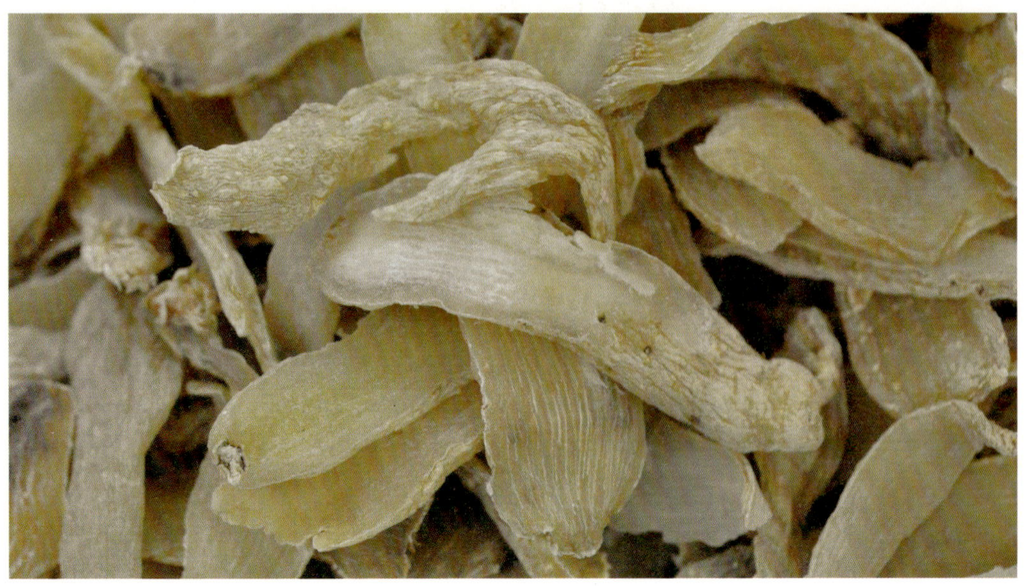

초과

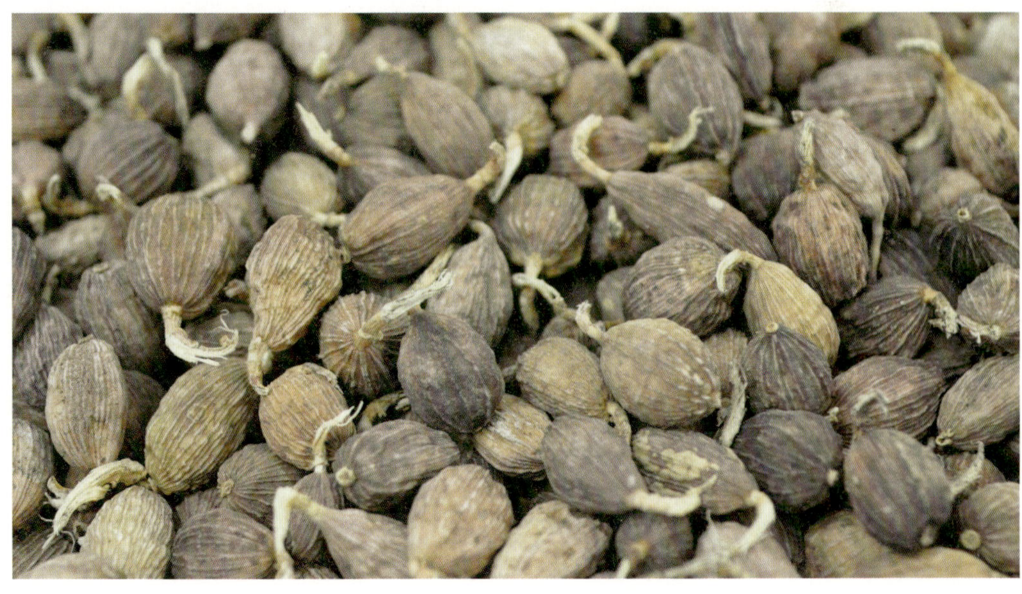

판람근

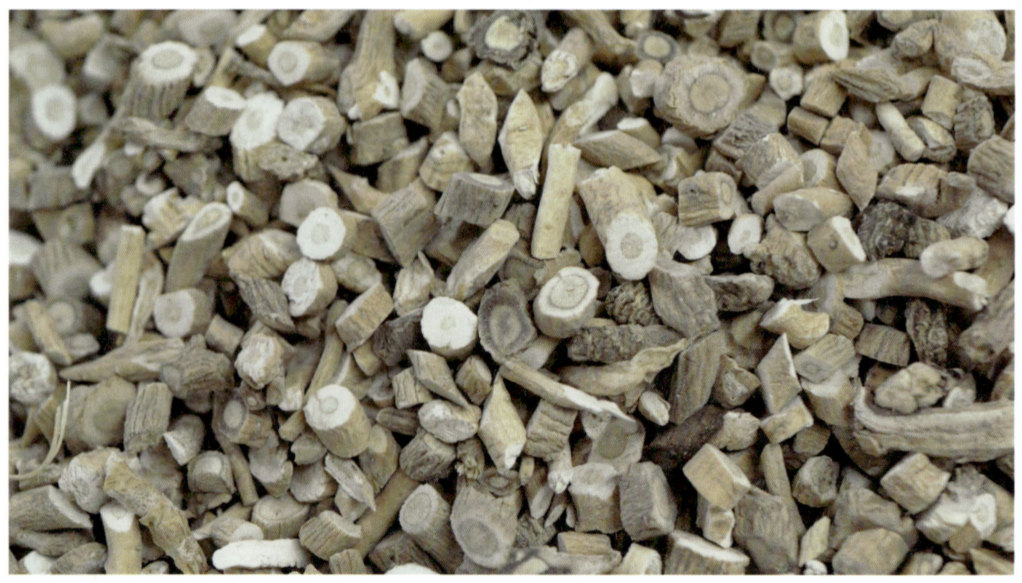

포황

해금사 _실고사리의 포자

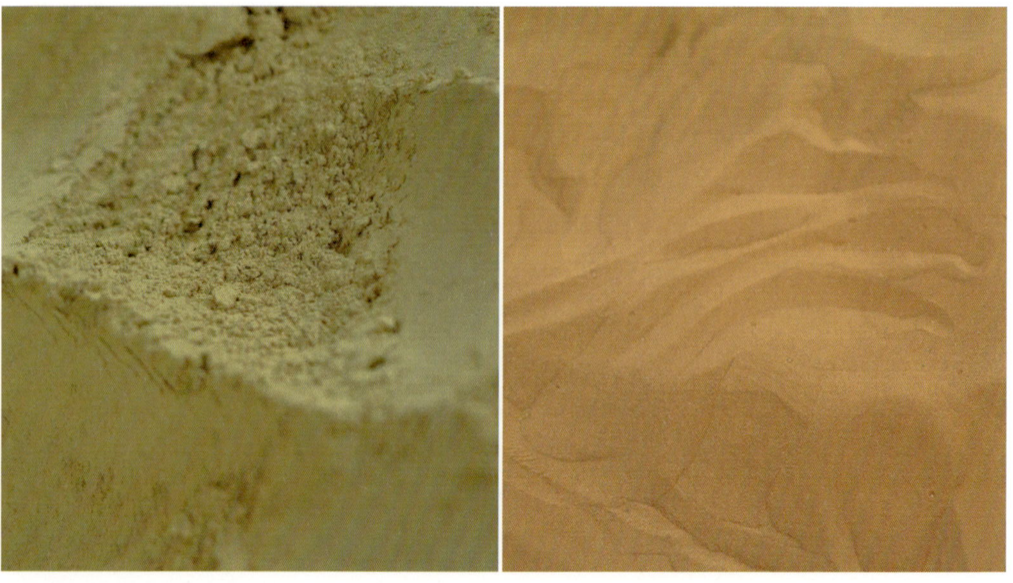

황기

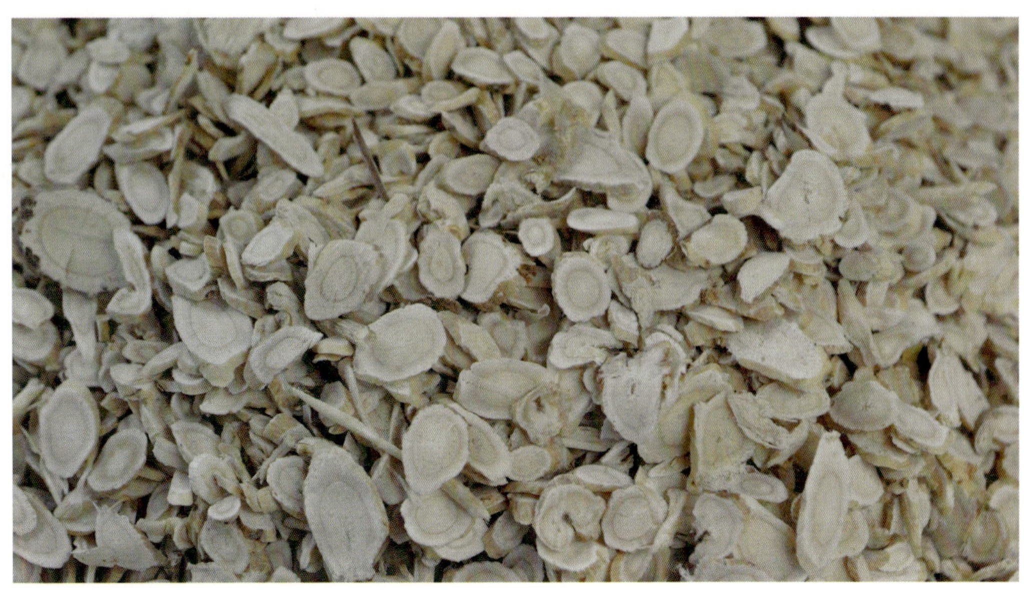

후박

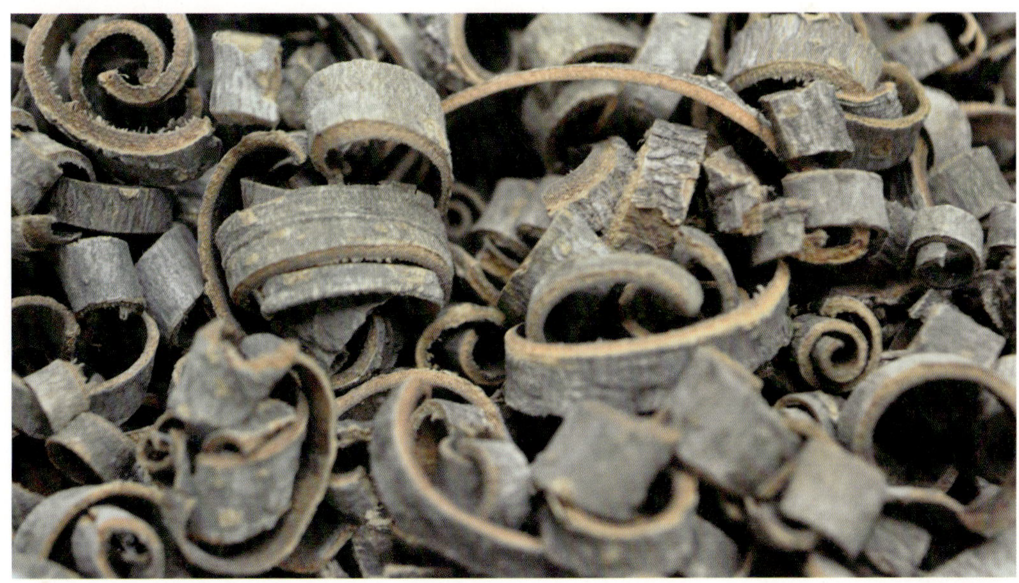

저장성 판안현 한약시장

浙江省 磐安縣 藥材市場

중국 약재의 고향

저장성 원저우(溫州)시에서 북쪽으로 200여 ㎞를 올라가면 판안현이 나온다. 이곳에 대한 사람들의 애착은 수많은 이름에도 나타난다. '모든 산의 시조이며, 모든 물의 근원', '중국 약재의 고향', '중국 향고의 고향', '중국 반안 생태 용정차의 고향'으로 판안을 부른다. 조그만 한약시장인 판안 특산성(特産成)시장과 제법 규모가 큰 한약도매시장인 강남약진(江南藥鎭)을 찾아간다.

◆ 판안현의 한약재래시장인 판안 특산성 한약시장 전경

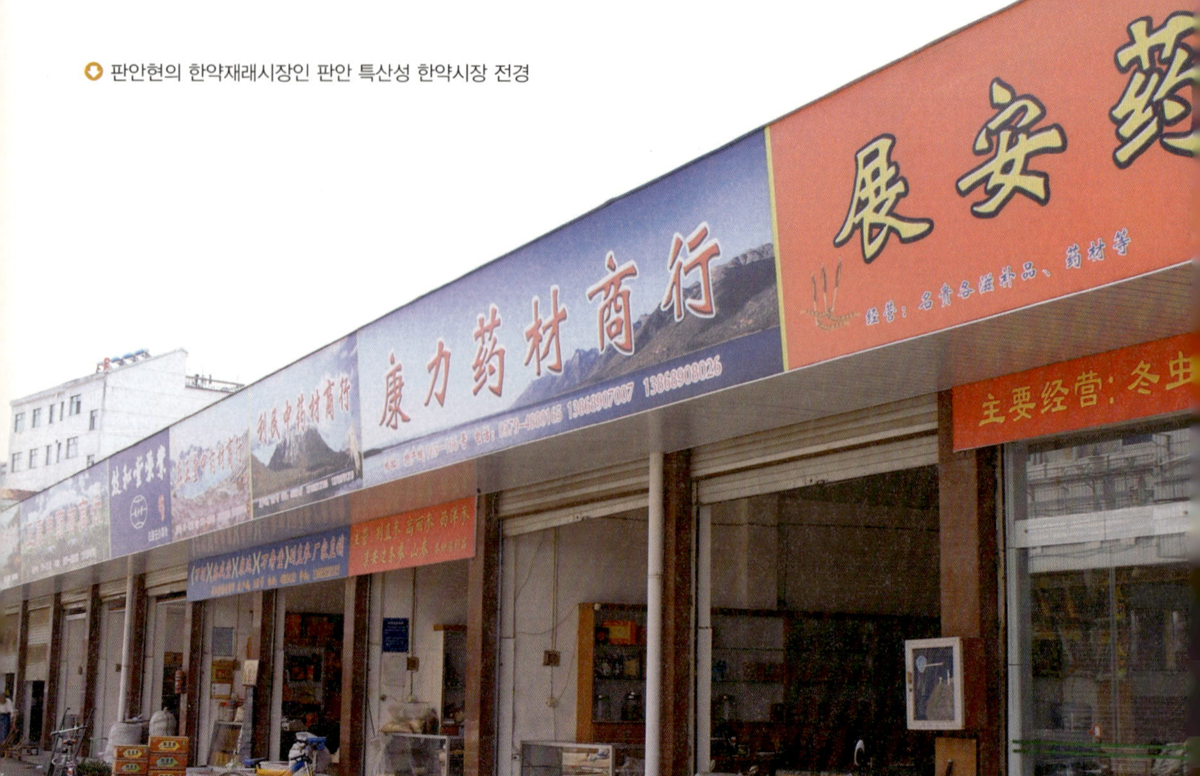

　　역시 지역의 사람 냄새를 느낄 수 있는 곳은 시장이라, 판안 특산성시장에서 희한하고 재미있는 광경을 발견한다. 귤껍질의 내피를 제거하기 위해 조그만 기계로 수작업을 하고 있는 할아버지를 만난 것이다. 귤 속살에 붙어 있는 하얀 내피를 제거하고자 기계안을 넣어 신중에 또 신중을 기하는 한약상점의 할아버지. 동행한 한의대 교수도 이런 장면은 처음 본다며 신기해하는 시선을 거두지 못하고 사진촬영을 한다.

흰색, 오렌지색 한약으로 멋진 시장 연출

　　또 다른 시장인 한약도매시장에는 8월의 뙤약볕 아래에서 엄청난 양의 한약을 말리고 있다. 시장 광장 주위에 빙 둘러 지어진 2층짜리 사무실에는 모두들 중국 특유의 붉은 종이를

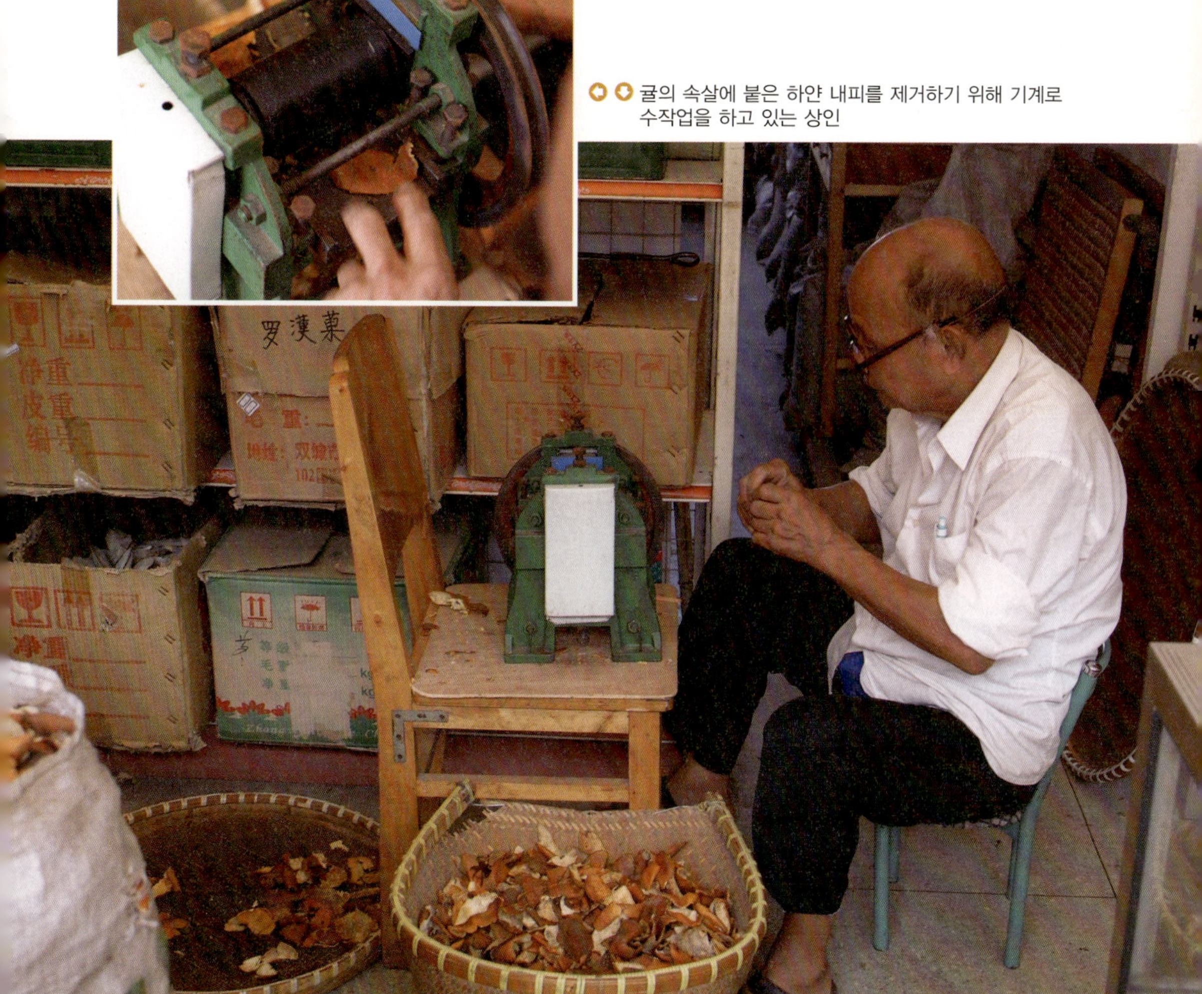

◑ ◐ 귤의 속살에 붙은 하얀 내피를 제거하기 위해 기계로
　　　수작업을 하고 있는 상인

붙여놓고 있다. 사람들의 마음밭에 널려 있는 한약재와 그것들이 가져다줄 재화를 꿈꾸며 붉은 깃발에 소망을 매달아둔 사람들. 광장을 가득 메운 한약과 사무실의 붉은 종이는 멋진 사진 소재가 되어주었다.

광장 한가운데 마련된 작업대에서 더운 열기 속에서 주민들이 절팔미의 하나인 패모, 현호색을 하나씩 작두로 자르고 있다. 많은 시간과 노동력이 요구되지만 그들은 묵묵히 의자에 앉아 피곤한 기색도 없이 자르는 일에 열중하여 도지한약의 전통의 맥을 이어가고 있었다.

잘려나간 한약이 쌓여간다. 이곳의 한약은 넓은 광장에 널려 흰색, 오렌지색을 내뿜으며 멋진 한약 도시의 정경을 연출하고 있다.

판안 한약시장 부근의 길가 밭에는 절백출(浙白朮)이 재배되고 있다. 잘못 길을 들어선 버스를 돌리기 위해 잠깐 정차했는데 일행 모두가 이 백출을 촬영하느라 정신이 없다.

◐ 판안에서 재배되고 있는 절팔미의 하나인 절백출

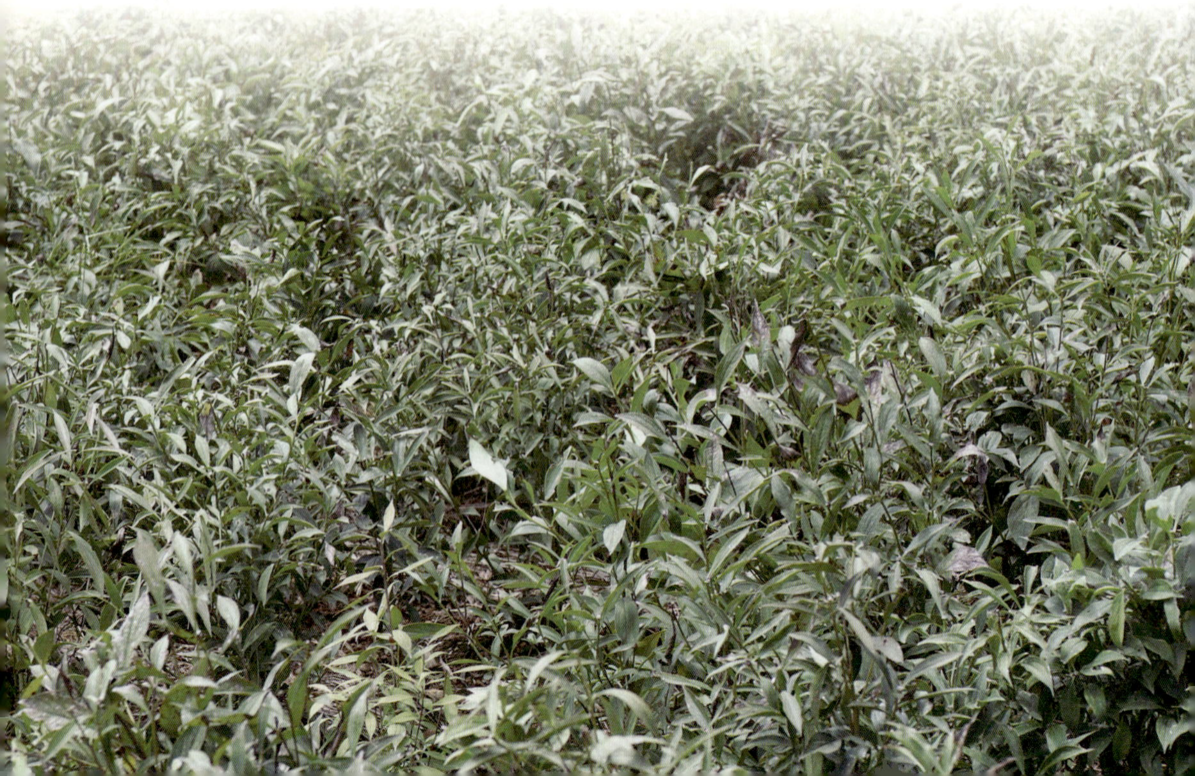

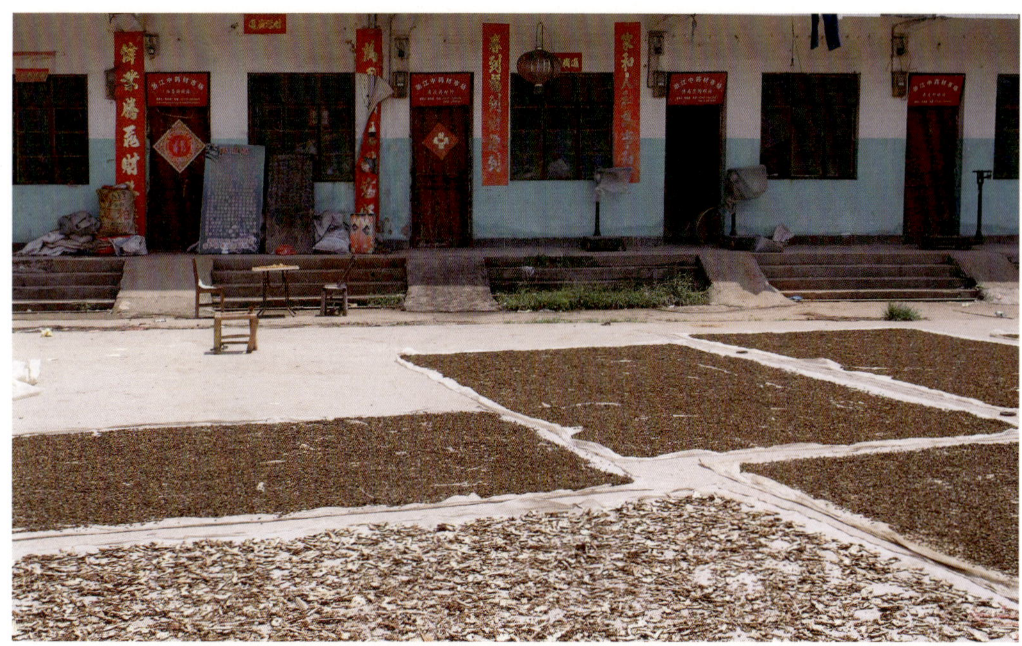

○ 강남약진 한약시장의 넓은 광장에는 패모와 현호색이 흰색, 오렌지색을 내뿜으며 멋진 정경을 연출하고 있다.

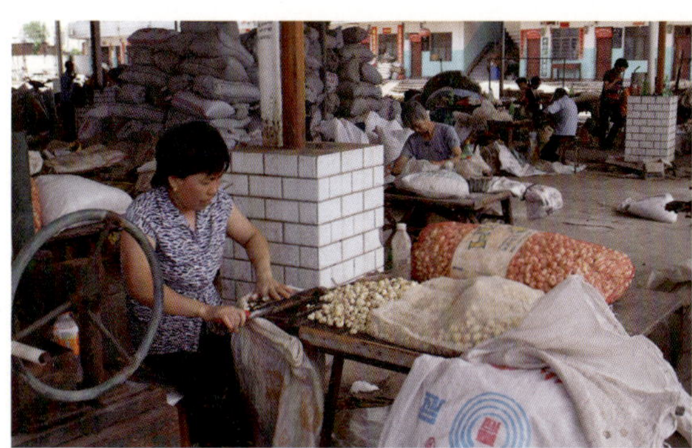

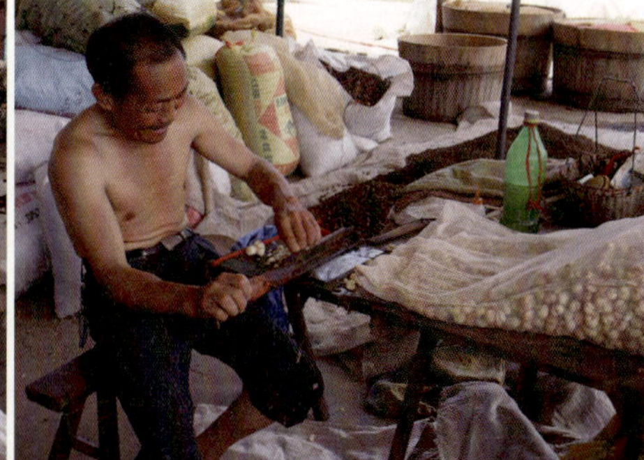

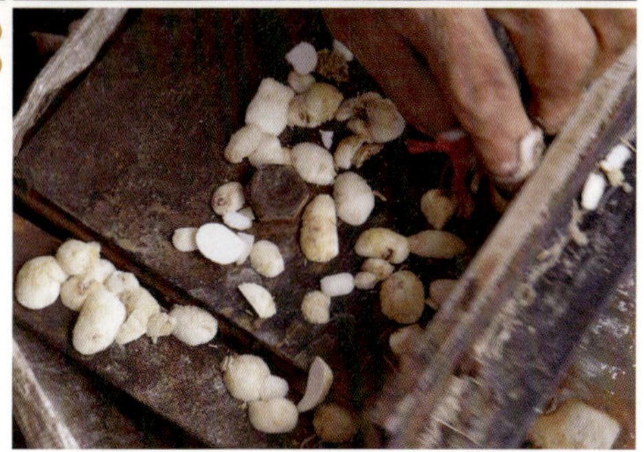

한약시장의 광장 한가운데 마련된 작업대에서 ○
패모를 하나씩 작두로 자르고 있다. ○

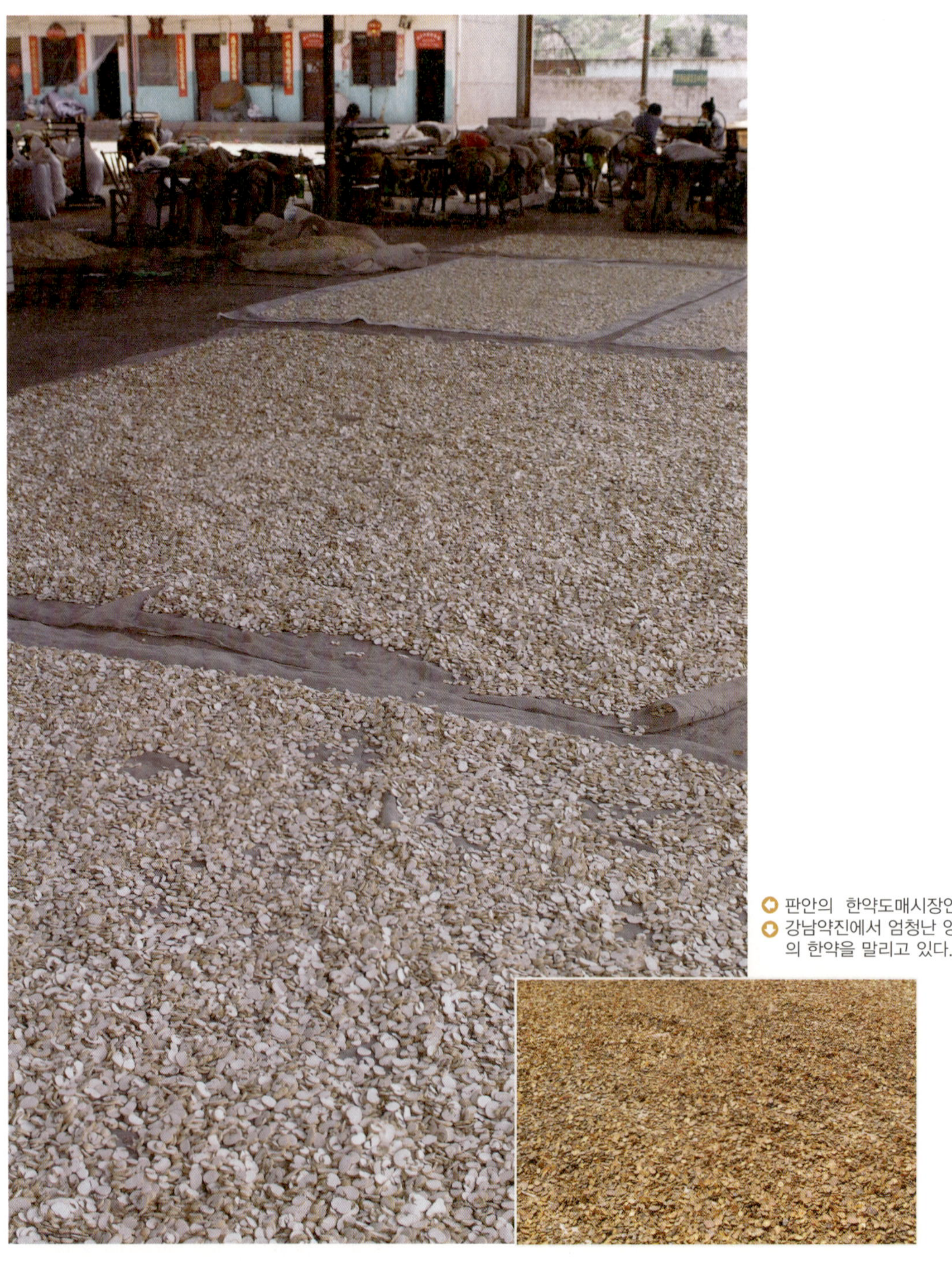

◐ 판안의 한약도매시장인
◑ 강남약진에서 엄청난 양
   의 한약을 말리고 있다.

- **위치** : 저장(浙江)성 원저우(溫州)시에서 북쪽에 위치한 판안(磐安)현에 소재
- **주소** : 浙江省 磐安縣

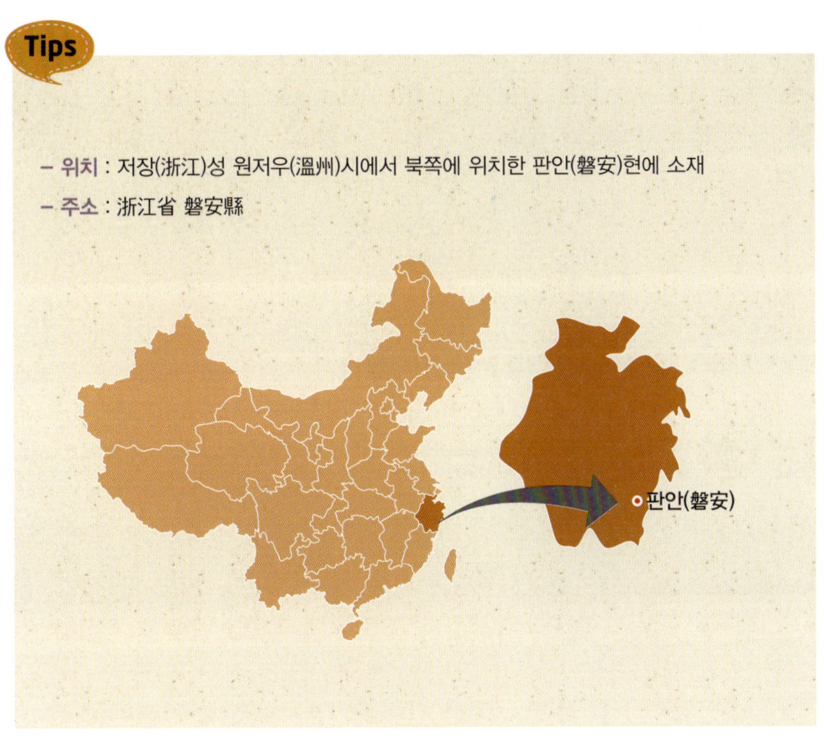

윈난성 쿤밍 한약시장

雲南省 昆明 菊花園中藥材市場

'한 산이 4계절로 나뉘고 십리마다 하늘이 다르다'

  윈난성은 지형이 복잡하여 지상, 지하자원을 포괄하여 자원이 매우 풍부한 지역이다. 윈난성의 높이는 한 지역에서 서로 큰 차이가 있다. 즉 가장 높은 곳과 낮은 지역의 고저 차이가 6,000여 m나 된다는 것이다. 그래서 성도인 쿤밍의 날씨는 여름에도 에어컨 없이 지낼 정도로 시원하지만 같은 성의 아래에 위치한 징훙(景洪)은 폭염을 피할 수 없다. 그리고 동남계절풍과 서남계절풍 영향 아래에 놓여 있어 기후도 다양하다. '한 산이 사계절로 나뉘고,

🔶 쿤밍 국화원 한약재 전문시장은 중국 17개 한약재 전문시장의 하나이다.

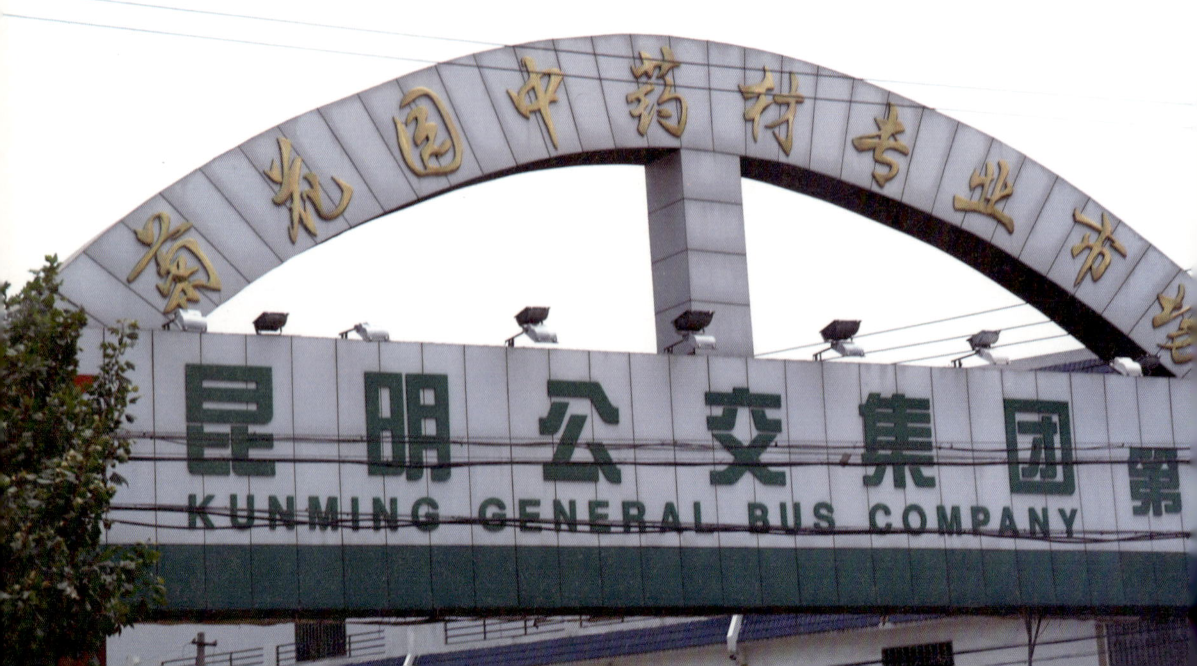

십 리마다 하늘이 다르다(一山分四季, 十里不同天)'라는 좀 과장된 얘기도 전하는데, 이는 윈난성의 다양한 기후를 묘사한 말이다.

이와 같이 다양한 자연조건이 있어 윈난성은 전국에서 식물 종류가 가장 많이 있는 성(省)이 되었다. 열대·아열대에서 온대에 이르는 식물품종들도 가세한다. 중국 전역의 3만여 종 고등식물 중 윈난성이 1만 7천여 종을 가지고 있어 총 62.9%로 명실상부한 '식물왕국'이자 흔들리지 않는 '약재의 고향' 자리를 굳혔다. 한약자원조사에 따르면 성(省)에는 6,559종이 있고 품종과 수량은 전국 최고에 속하며 특히 독보적인 품종이 많다. 그중 식물 의약자원은 315과 1,841속 6,157종이고, 동물 의약자원이 148과 266속 372종에 달한다. 74개 품종은 『중국약전』에 수록되었고 149개 품종은 윈난성 『중약표준책』에 기재되었다. 주요한 동식물 약재의 생산량은 놀랍게도 10억kg에 육박한다고 한다.

운목향, 운당귀, 운황련, 운복령, 운산사의 도지한약 생산

윈난성 약재의 우수한 품질은 잘 알려져 있다. '운귀고원(윈난성과 구이저우[貴州]성에 걸쳐 있는 고원지대)은 넓어서 산지약재가 많다(云貴州廣, 道地葯材)'는 얘기가 전해온다. 당연히 유명한 삼칠, 운(雲)목향, 운(雲)당귀, 운(雲)황련, 천마, 운(雲)복령 등의 산지 약재를 생산하고 있고, 소목, 사인, 백두구, 빈랑, 육계 등의 남약이 줄을 잇는다. 생산량이 100만kg인 한약으로 의이인, 계혈등, 방풍, 오매, 천문동, 운(雲)산사 등이 유명하고, 사향, 웅담, 동충하초, 우황, 녹용 등의 귀한 한약도 나온다.

답사 일행이 찾은 윈난성 성도인 쿤밍의 국화원(菊花園) 한약재 전문시장은 중국 17개 한약재 전문시장의 하나이다. 1991년에 설립한 이 한약전문시장은 1996년에 국가위생부, 국가의약관리국, 국가공상행정관리국의 심사를 거쳐 17개 한약재 전문시장에 포함되었으며 현재 윈난성의 독보적인 한약 전문시장이다.

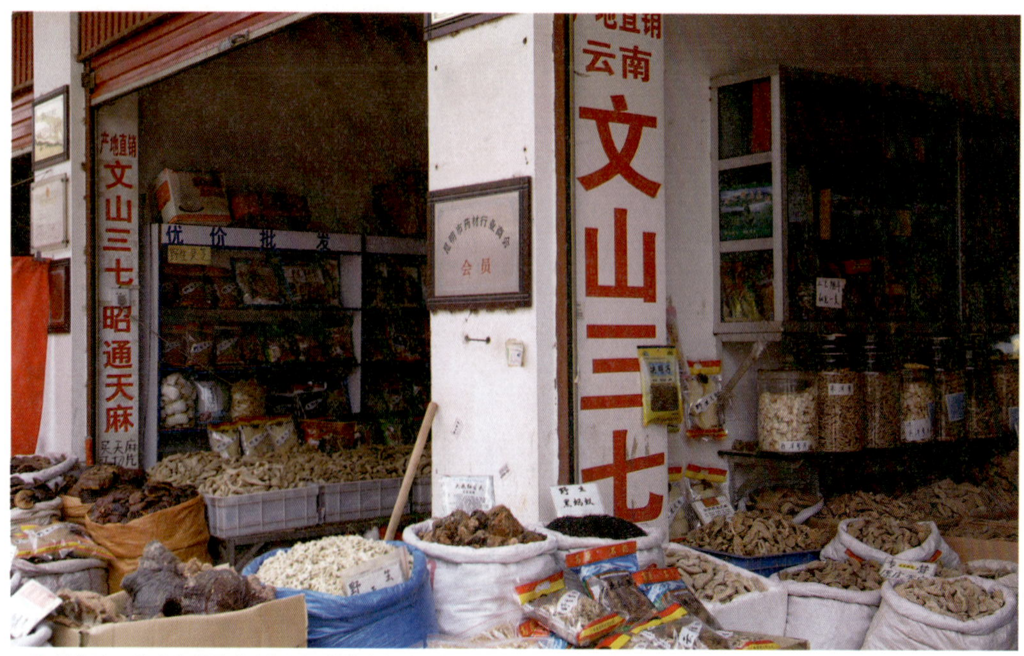

❂ 삼칠의 고향답게 상점마다 '문산 삼칠'이란 간판을 붙여놓고 삼칠을 가득 쌓아두고 있다.

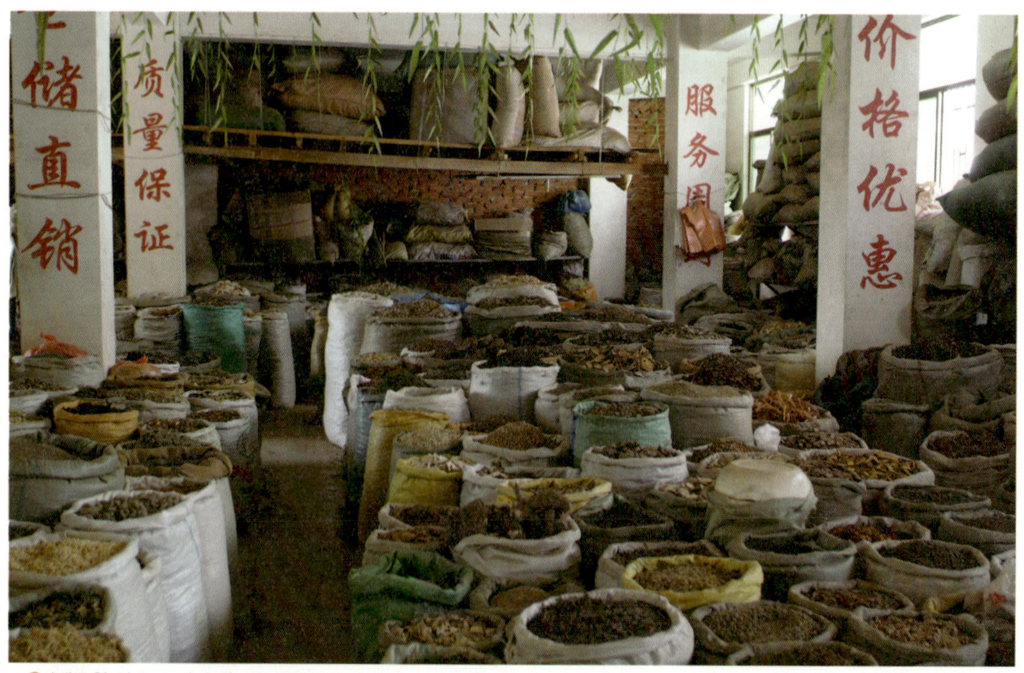

❂ '백초원 약초 슈퍼마켓'. 이 시장에서 가장 규모가 크다.

시장은 주로 2층 건물이 주를 이루고 300여 개 상점이 입주해 있다. 한약 4,000여 종을 거래하며 윈난성 한약의 80% 이상을 수매하여 보관하고 전국 각지로 대량 판매하는 역할을 하며, 연 교역액이 인민폐 10억 위엔에 이른다고 시장 홈페이지에서 알리고 있다. 교통이 편리한 시내에 위치하며, 시장의 면적은 140여 무(1무는 666.67㎡)에 달한다.

버스에서 내리니 시장 입구의 한 상점에 삼칠을 가득 쌓아두고 있다. 중국삼 삼칠의 고향답게 상점마다 '문산(文山) 삼칠'이란 간판을 붙여놓았다.

250종의 한약 구입이 가능한 한약상점

화장실을 찾다 2층에서 우연히 이 시장에서 가장 규모가 큰 한약상점을 찾았다. 상호는 '백초원 약초 슈퍼마켓' 인데 250종의 한약 구입이 가능하다는 간판이 보인다. 2층이고 도매상이라서 그런지 사람들의 발걸음은 뜸하지만 한약 종류는 잘 구비하여 다양성을 맛볼 수 있다. 일행과 떨어져 발견한 곳이라 혼자서 이곳저곳을 사진 찍고 있으니 상인들이 수근거린다. 손짓발짓으로 몇 마디 말을 거니 금세 친하고 편안해져 나중에는 함께 기념촬영까지 한 추억을 가지게 되었다. 이 시장을 두 번 찾았는데 백초원 사장인 장허민(張何民) 씨도 다시 만나 반갑게 악수를 나누었다.

다시 시장을 둘러보면 한약배달전문상점이란 표시 옆에 '연생약업(緣生藥業)'이란 간판을 붙인 어느 상점도 규모가 크다. '약'자를 '葯'이 아닌 '藥'으로 써두었다. 아마 간자체를 쓰지 않던 예전의 글씨인 모양이다. 한 점원이 필자를 안내하면서 성실히 설명해주고 적은 양의 한약을 주문해도 친절히 계산해준다. 얼핏 보기에 종류가 다른 것 같은 두 종류의 해당화 꽃봉오리와 당귀, 천마, 황기를 세로로 얇게 자른 절편이 보인다. 심지어 건조한 귤의 절편도 팔고 있었다. 시장 한 구역에선 단단한 천마를 물에 불려서 절편으로 잘라 말리고 있는 모습도 발견했다. 이처럼 중국 시장에는 한약을 얇은 절편으로 만들어 판매하는 모습이 많이 보인다. 천마, 국화가 진열되어 있고 하수오도 있다.

⬆ 한 상점에 붙여놓은 '연생약업(緣生藥業)'이란 간판.

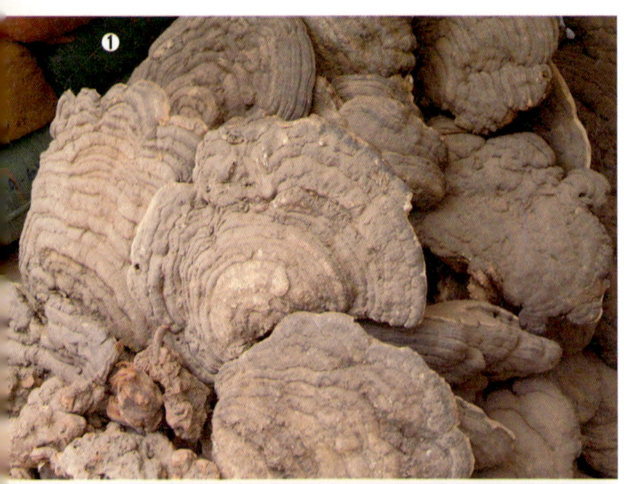

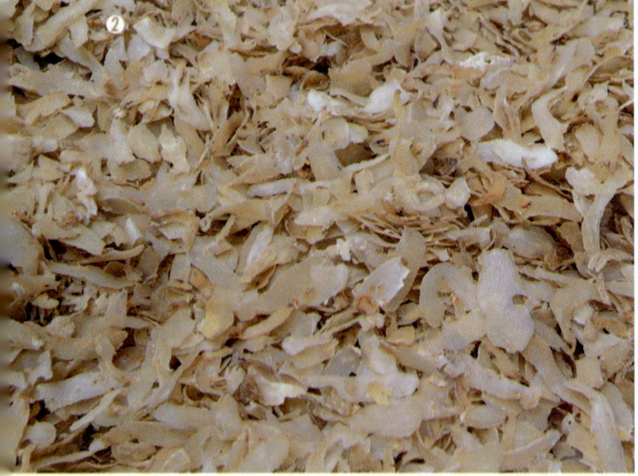

① 거대한 야생 영지를 10여개 진열해두었다.
② 단단한 천마를 물에 불려서 절편으로 잘라 말린 것

한 상점에는 거대한 야생 영지 10여 개를 진열하고 있다. 야생 영지라지만 너무 커서 놀란다. 작은 영지 20여 개를 아무렇게나 쌓아놓고, 저렇게 큰 영지도 방치해놓은 걸 보면 이 지역에는 영지가 흔한 모양이다.

중국 대표 한약 지도

시장 안으로 깊숙이 들어가니 '동순약행(東巡藥行)'이란 제목의 지도를 걸어놓은 상점이 보인다. 이는 중국 내 각 성의 대표 한약을 그림으로 그린 것이다. 티베트의 홍경천, 칭하이(靑海)성의 동충하초, 쓰촨(四川)성의 두충과 패모, 네이멍구(內蒙古)자치구의 육종용, 허난(河南)성의 산약, 후베이(湖北)성의 맥문동, 산시(陝西)성의 당삼, 신장(新疆)자치구와 닝샤(寧夏)자치구의 구기자 등이 들어가 있다. 깔끔하게 제작한 이 지도가 수업이나 세미나 등 다양하게 활용할 수 있는 유익한 자료가 될 것 같아 주인의 허락을 받아 여러 장 촬영해두었다.

무더운 날씨 속에서 열심히 사진만 찍고 있던 이방인을 보고 한 상인이 자기 집도 촬영해달라고 부탁한다. 현장에서 내키는 대로 카메라를 들이대기가 어려워 현지인에게 사정하여 촬영하기도 하는데 먼저 제안을 해주니 고맙다. 그를 모델 삼아 상점 내부를 카메라로 담아보니 인정이 구수한 이곳 시장의 분위기가 잡혔다.

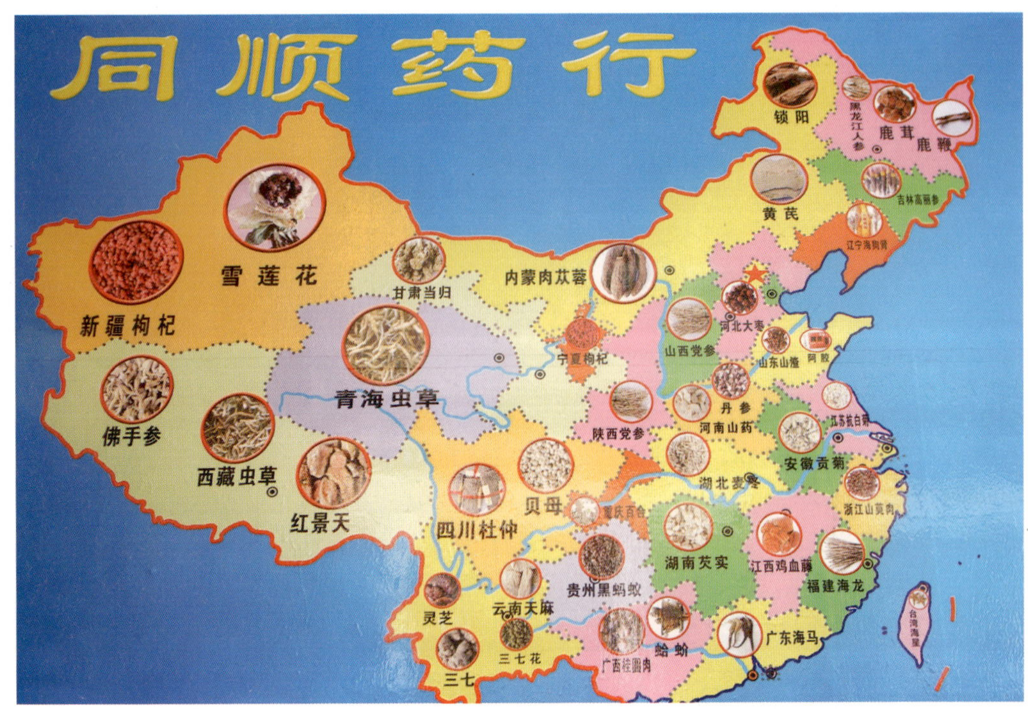

◐ '동순약행(東巡葯行)'이란 제목의 지도. 중국 내 각 성의 대표 한약을 그림으로 그려놓았다.

쿤밍은 무더운 지방이라서 열대식물이 잘 자란다. 특히 초두구, 사인, 익지인, 초과 등 열대지방의 한약도 많다. 그래서 쿤밍 한약시장에는 한국에서 보기 어려운 한약들이 많이 유통되고 있다.

이 시장의 규모는 안궈(安國) 시장이나 광시좡족자치구 위린(玉林) 시장, 광저우(廣州)의 청평(淸平) 시장보다 크지 않았고 진열해놓은 한약 가짓수도 그다지 다양하지 못했지만 삼칠의 고향답게 많은 양의 삼칠을 판매하고 야생 영지, 천마가 풍부한 것이 특징이었다. 이 시장은 반나절 정도 답사하면 충분할 것 같다.

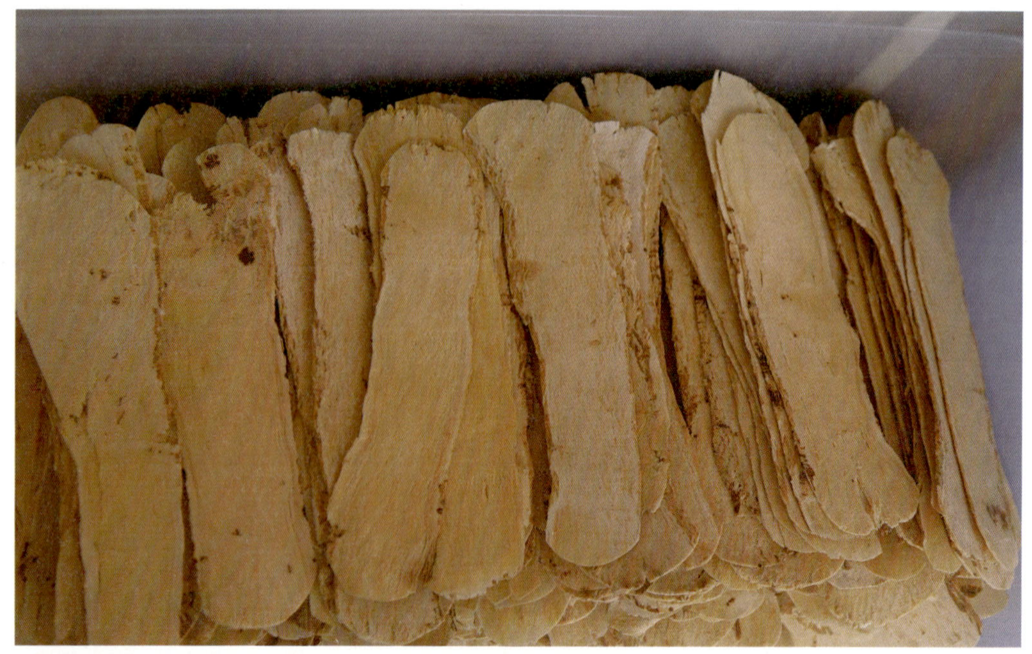

⬆ 황기 절편

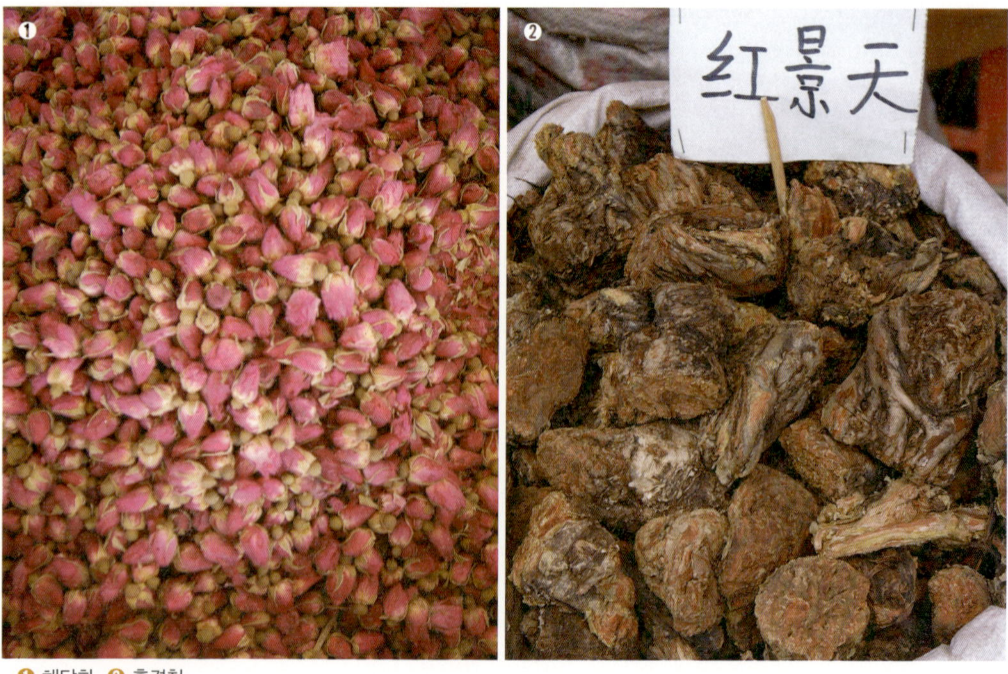

❶ 해당화 ❷ 홍경천

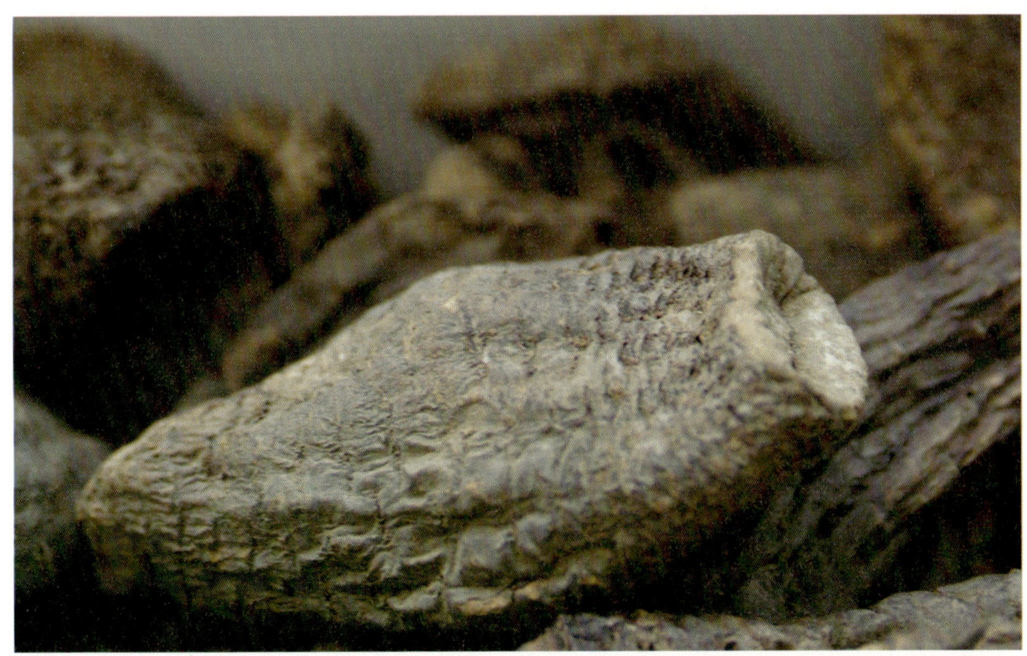

⬆ 육종용

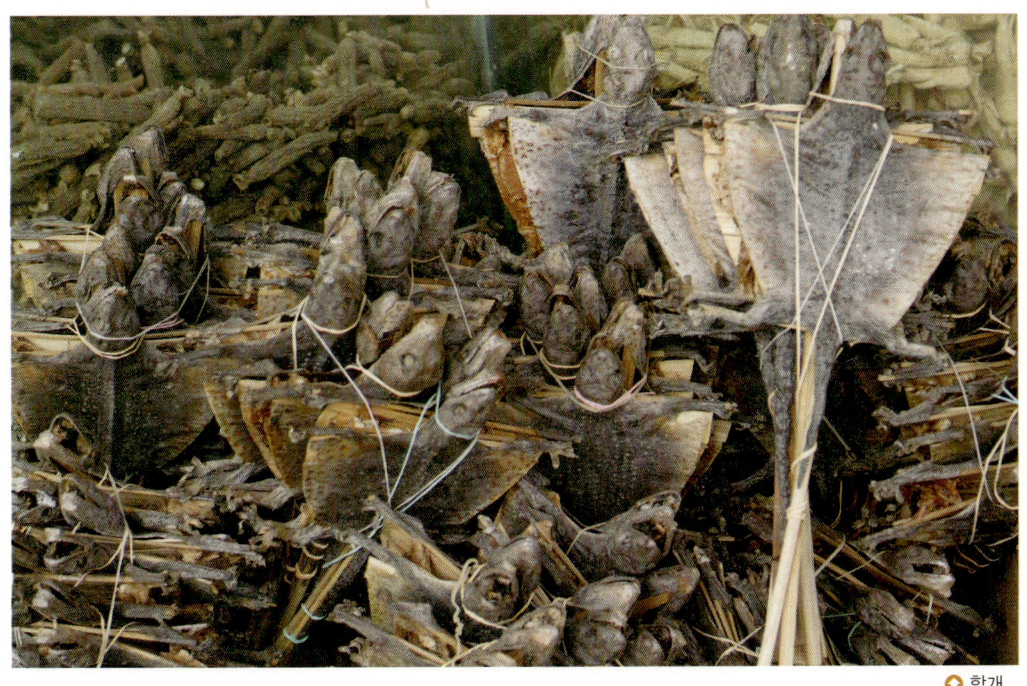

⬆ 합개

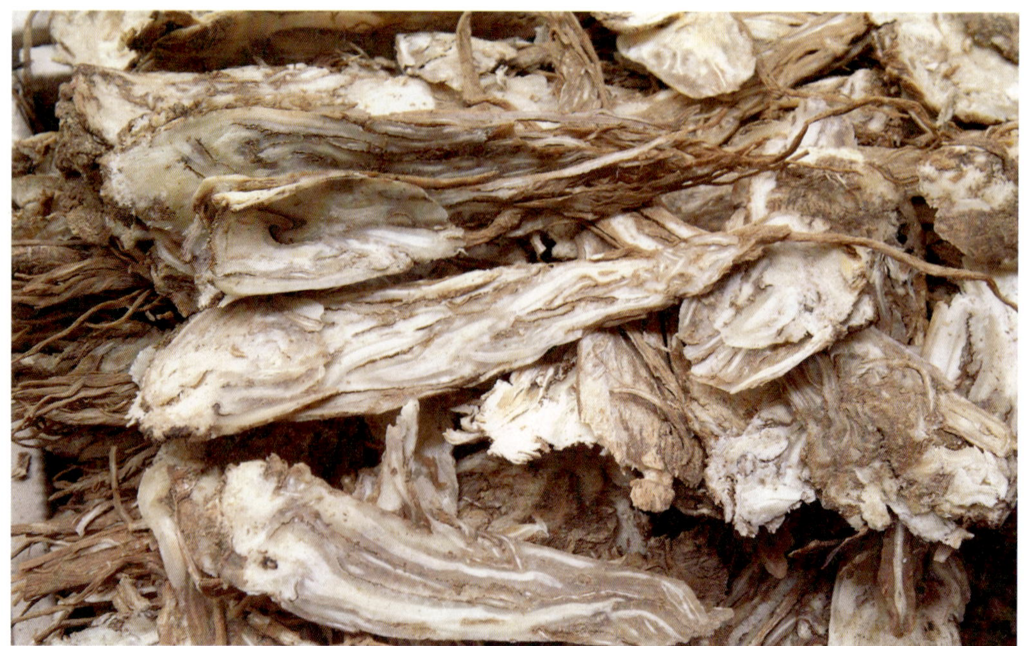

⬆ 당귀 절편

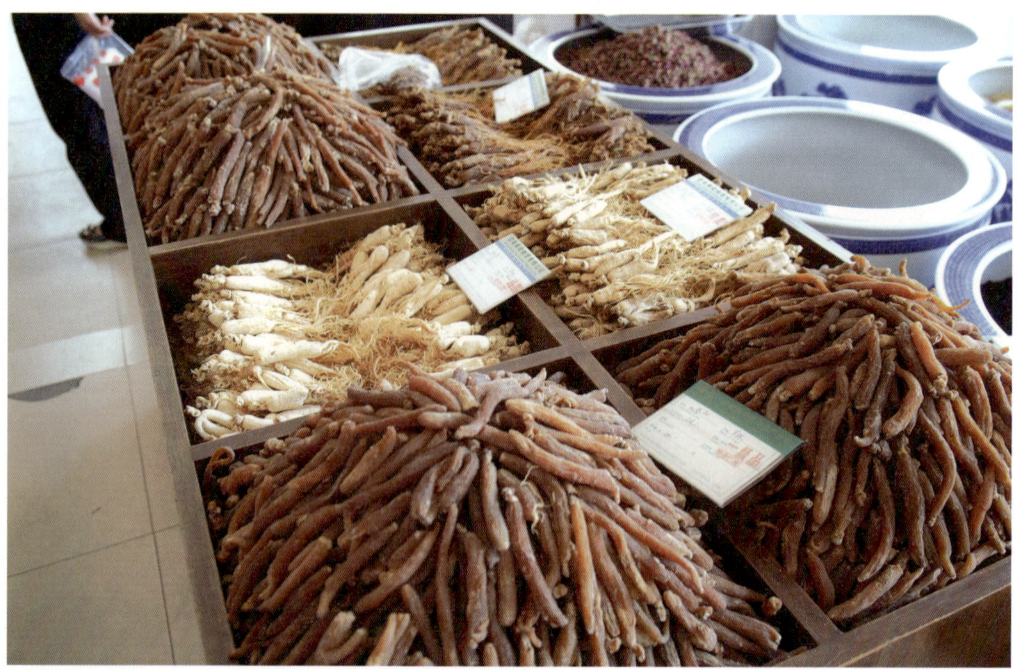

⬆ 홍삼과 백삼

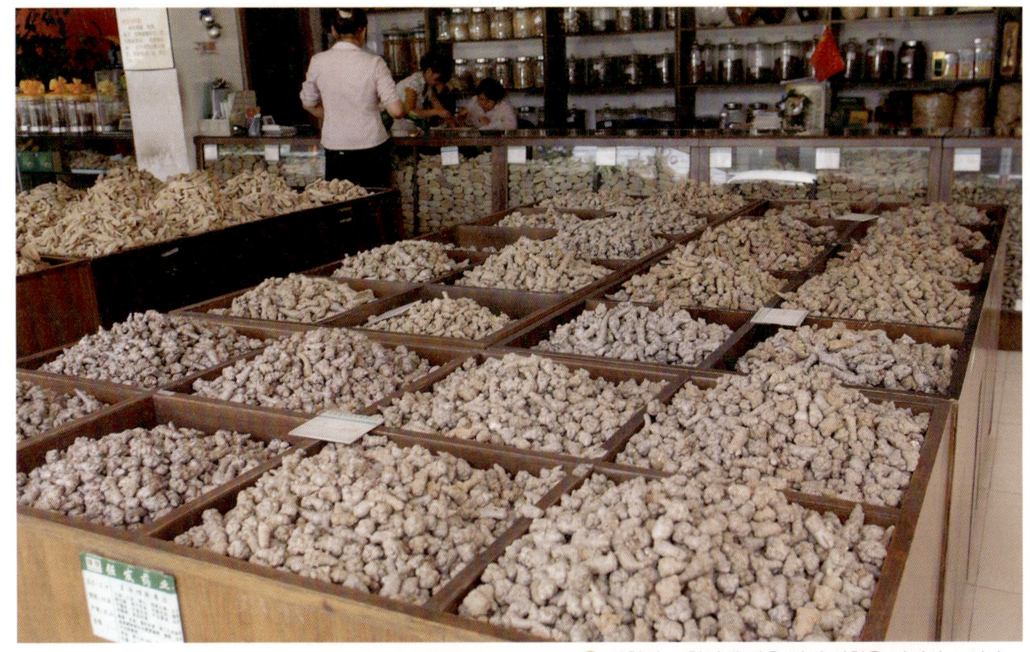

삼칠의 고향답게 많은 양의 삼칠을 판매하고 있다.

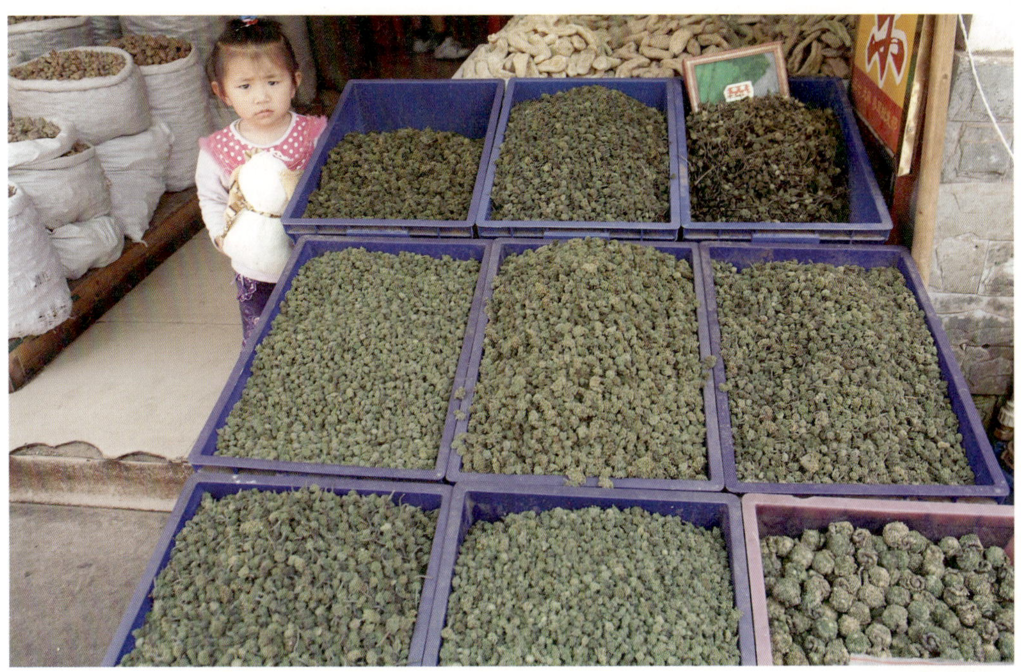

삼칠 꽃

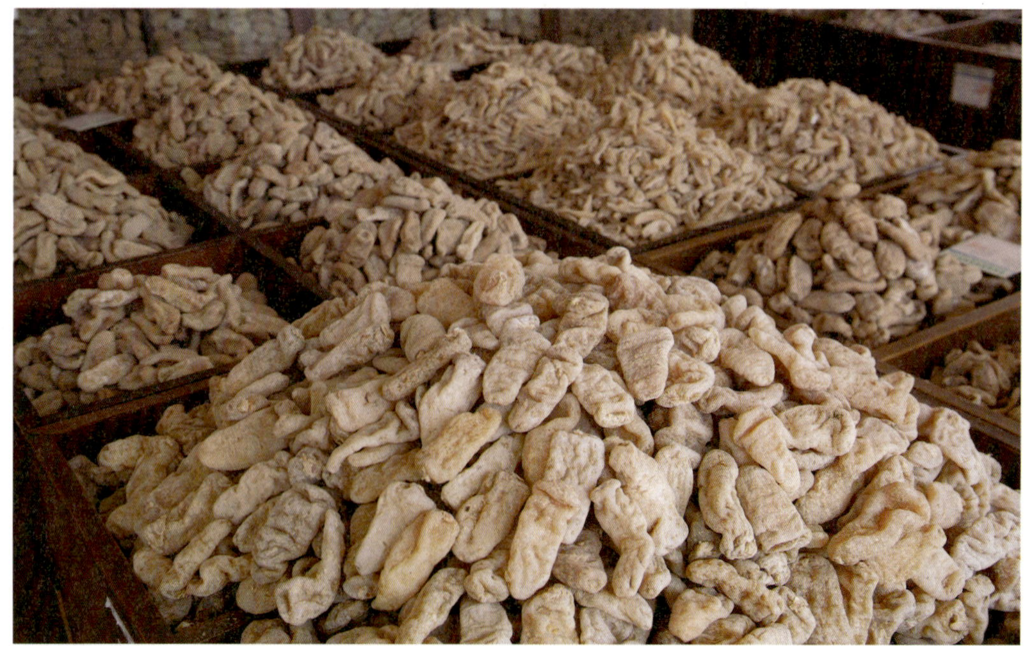

⬆ 천마

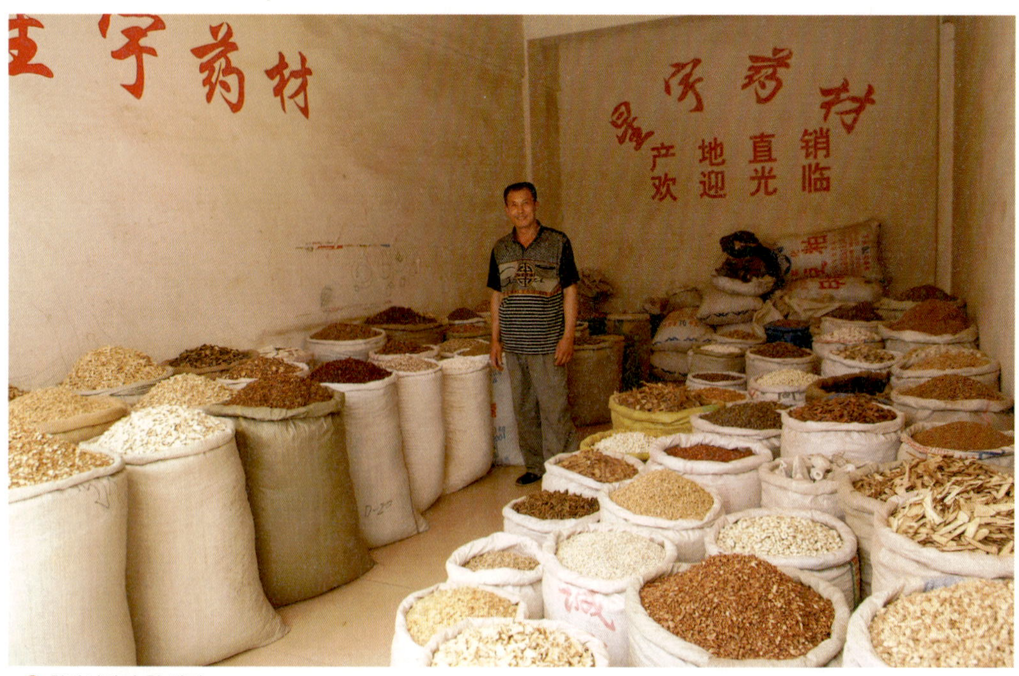

⬆ 한약시장의 한 상점

- **위치** : 윈난(雲南)성 성도인 쿤밍(昆明)시의 관두(官渡)구에 소재

- **주소** : 雲南省 昆明市 官渡區 彩雲北路 新螺螄湾國際商貿城

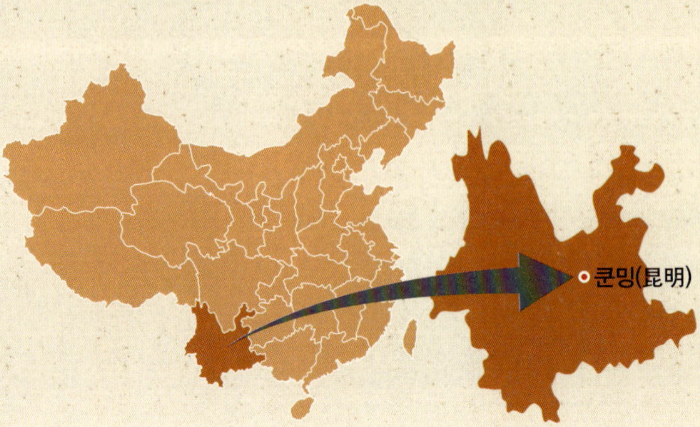

타이완 타이페이 한약시장

臺灣 臺北 藥材市場

한약거리 청초항

   타이페이의 유명한 사찰 용산사 인근에 위치한 청초항(靑草港)은 청나라 시대부터 이어져 온 거리로서 한약상점이 모여 있는 곳이다. 상점은 천정에 알로에를 매달아 놓았다. 다녀봐도 알로에가 많이 보인다. 막 채집한 것 같은 파란 약초들이 진열되어 있는데 그중에는 향신료로 우리나라에서도 많이 사용하는 바질도 보인다.

🔽 한약거리인 청초항(靑草港) 입구

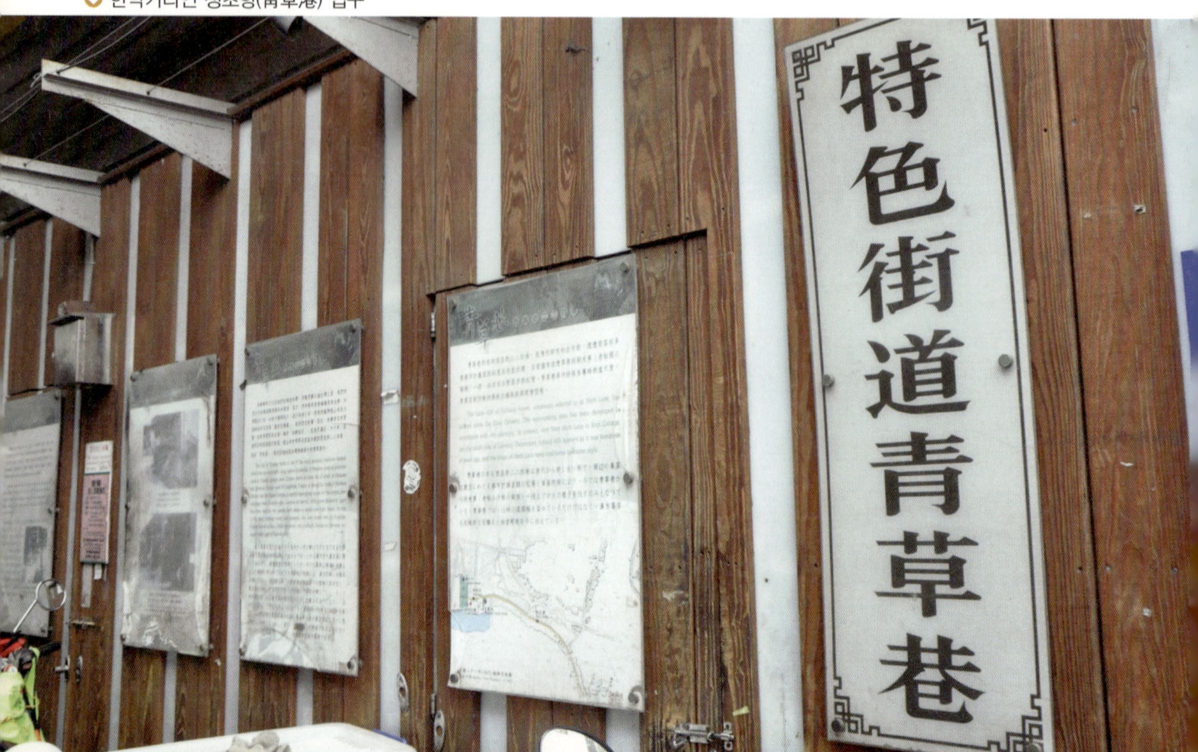

안내하던 국립타이완대학의 홍즈원(洪子蠶) 학생은 이 약초들로 차를 끓여 즐겨 마신다고 전해준다.

우리 것과는 좀 모양이 다른 대만하수오[臺灣何首烏, *Polygonum multiflorum* Thunb. ex Murray var. *hypoleucum* (Ohwi) Liu, Ying & Lai]가 보인다. 우리는 은조롱의 덩이뿌리인 박주가리과의 백수오 그리고 여뀌과의 하수오를 사용한다.

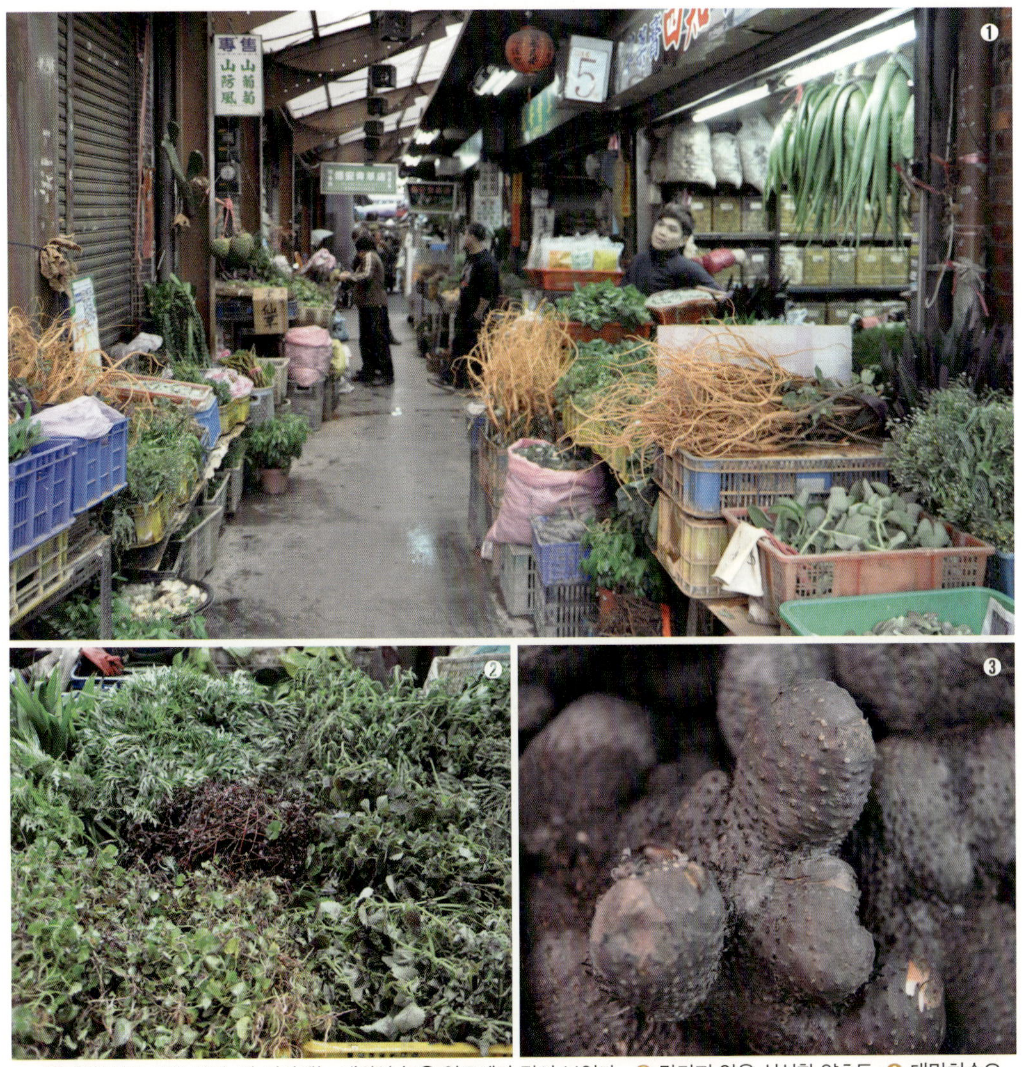

❶ 한약시장 내의 상점. 이 시장에는 매달아 놓은 알로에가 많이 보인다. ❷ 말리지 않은 싱싱한 약초들 ❸ 대만하수오

즐겨 마시는 즉석 한방차

　시장 앞에서는 차를 팔고 있는데 알로에차, 동과차, 낙신화(洛神花)차가 보인다. 낙신화는 민괴가(玫瑰茄, *Hibiscus sabdariffa*)로 열대지역에서 재배되며, 혈압을 내리고 숙취에 좋은 효능이 있어 차로 즐겨 마신다. 안내하던 학생이 한잔 사더니 마셔보라고 권한다. 타이완 사람들은 한방차 종류를 즐기는 것 같다.

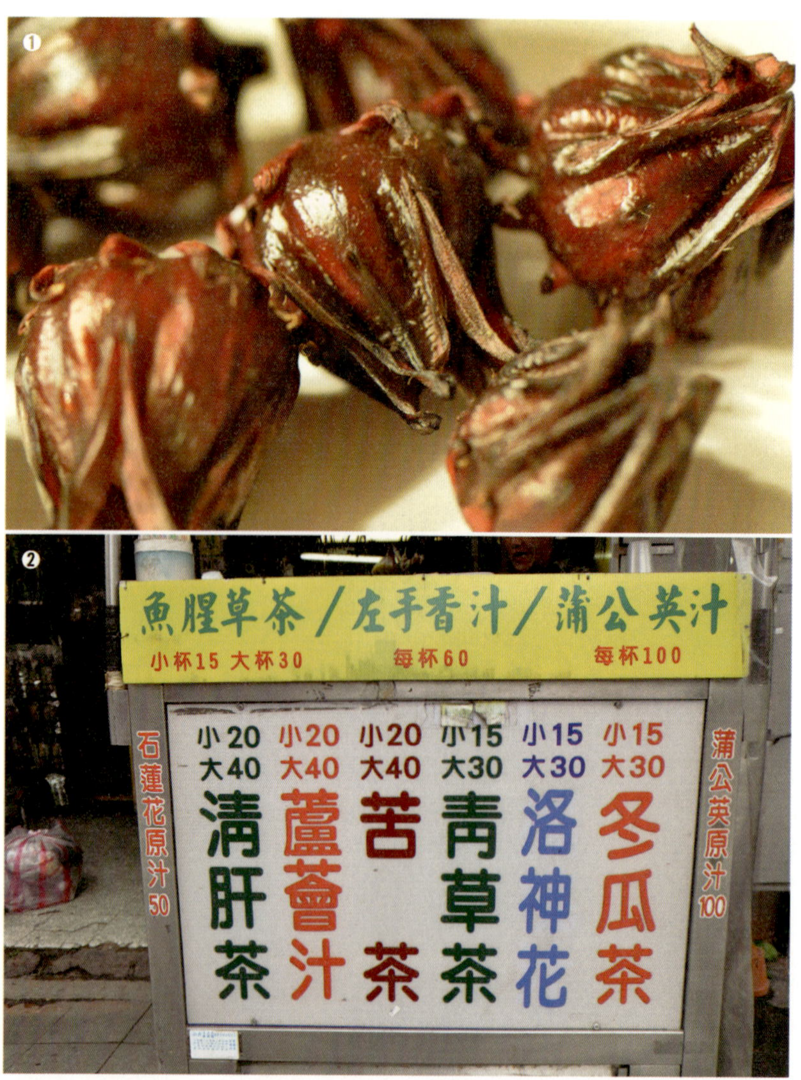

❶ 차로 즐겨 마시는 낙신화　❷ 한약시장 내의 차 판매점. 알로에차, 동과차, 낙신차가 있다.

– 위치 : 타이완(臺灣) 타이페이(臺北) 시내의 용산사(龍山寺) 인근에 위치
– 주소 : 臺灣 臺北市 廣州街 209港

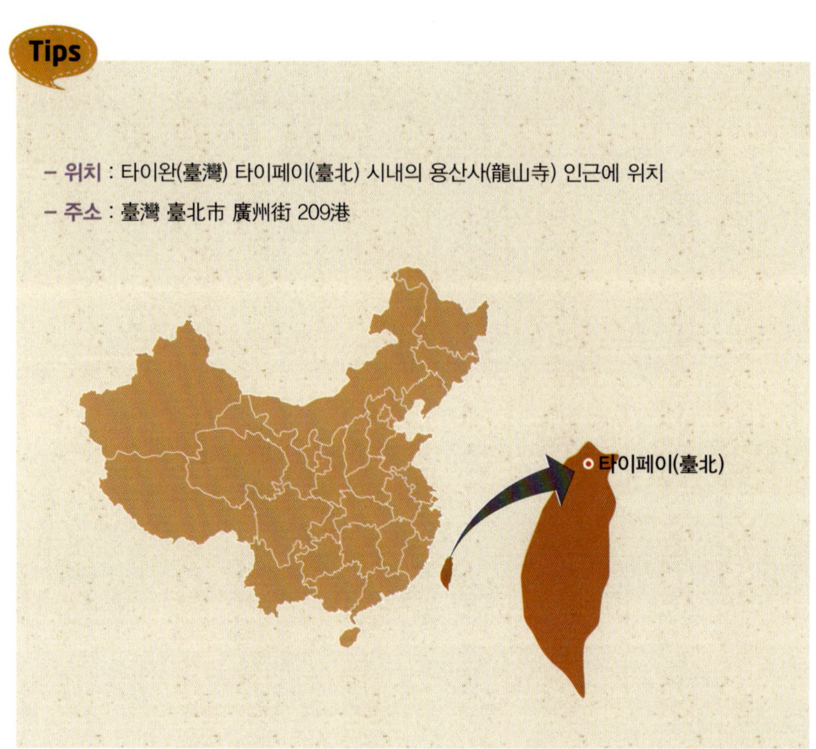

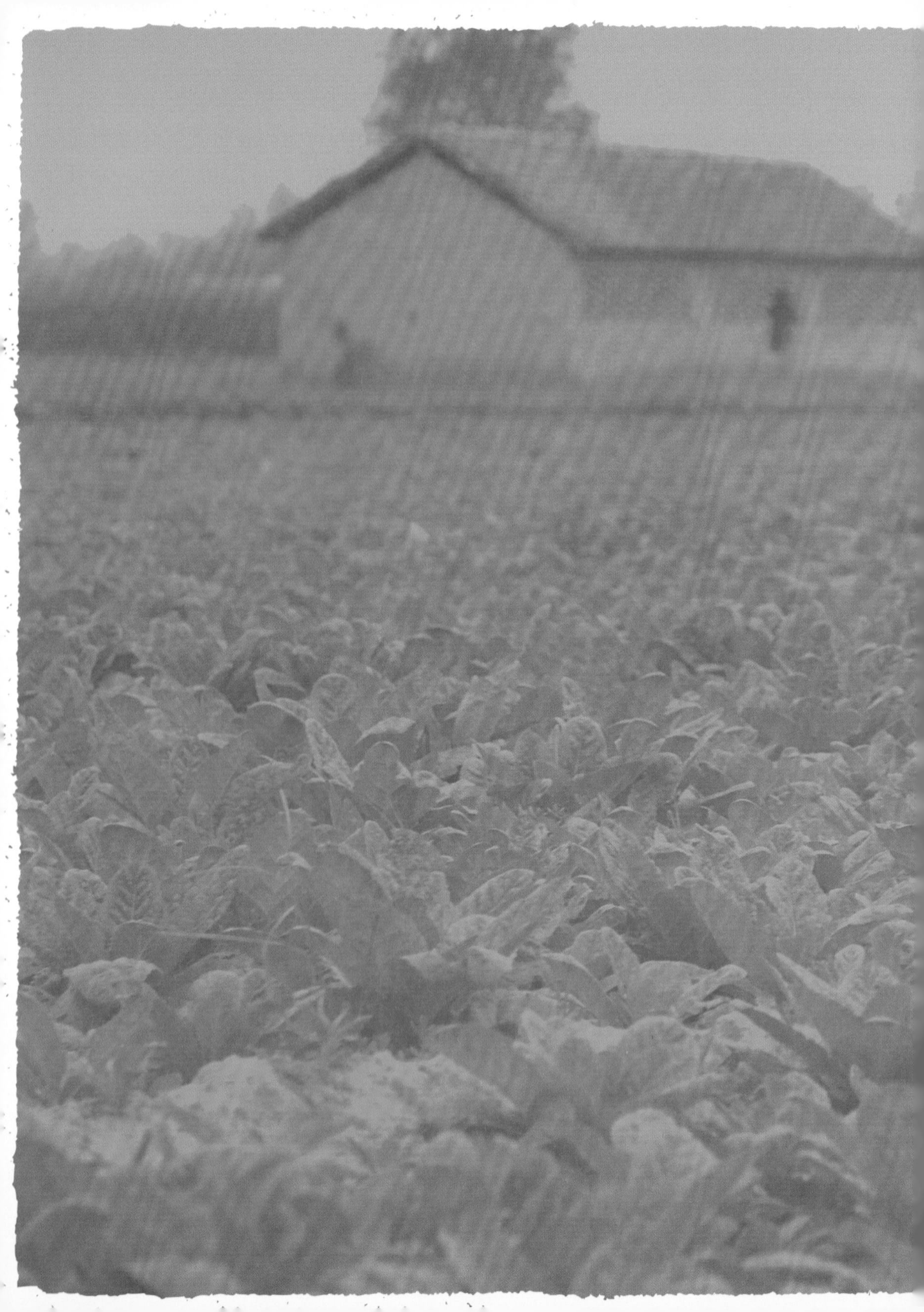

저장성의 온울금 재배지

浙江省 溫鬱金 栽培地

성 이름은 저장강에서 유래

저장성의 명칭은 성도인 항저우(杭州)를 지나 항저우만으로 흘러드는 첸탕(錢塘)강의 옛 이름인 저장강에서 유래했다. 첸탄강 유역에서는 황허강 유역과는 독립적으로 별도의 신석기 문명이 발달했고 주(周)나라 초기까지 황허강 유역의 문화권과는 동떨어진 지역이었다.

⬇ 원저우 내 작은 도시인 쓰더우의 온울금 재배밭. 눈 앞에 펼쳐진 녹색의 온울금 잎이 장관이다.

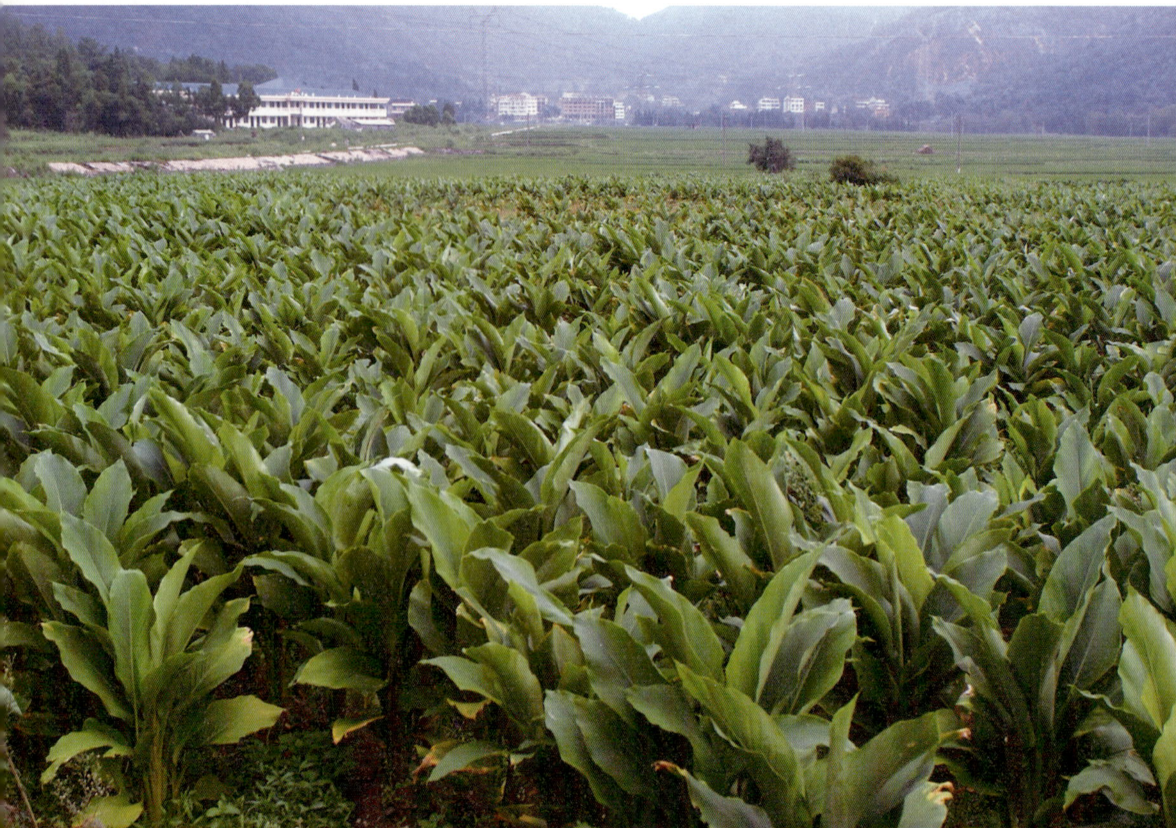

춘추시대에 이 지역에 살던 민족은 오늘날의 샤오싱(紹興)을 중심으로 월(越)나라를 세워 주나라로부터 책봉을 받았다. 이어 구천(勾踐)왕 시대에 와서 경쟁관계에 있던 오(吳)나라를 멸망시켰다(기원전 473년). 전국시대에 남방지역의 강자로 부상한 초(楚)나라에 복속되었으며(기원전 333년), 기원전 221년 진(秦)나라가 중국을 통일함에 따라 제국의 판도에 편입되기에 이른다.

삼국시대에는 손(孫)씨의 오나라가 이 지역에 성립해 촉(蜀), 위(魏)와 경쟁했다. 이어진 남북조시대에는 남조 왕조들의 강역에 포함되었다. 이 시기에 북방지역으로부터 대규모 이민이 이루어지면서 문화적으로도 중국화가 본격적으로 진행되었다. 당(唐)과 송(宋)나라 사이의 오대십국(五代十國)시대에 이 지역에는 오월(吳越)국이 세워졌다.

절팔미는 백출, 항백작, 절패모, 항백국, 현호색, 현삼, 맥문동, 온울금

저장성은 중국의 주요 차(茶) 산지 가운데 하나로 항저우의 룽징(龍井) 차는 세계적으로 유명하다. 저장성 산지의 약재는 매우 많으나 그중 절팔미(浙八味)가 유명하다. 절팔미는 백출, 항백작(杭白芍), 절패모(浙貝母), 항백국(杭白菊), 현호색(元胡), 현삼, 맥문동, 온울금의 8가지 약재를 가리키는데, 그 질이 좋아 광범위하게 사용되고 치료 효과도 현저하므로 역대 의술가들이 숭상해왔다.

일찍이 한대(漢代)에 저명한 의학가인 장중경의 『상한잡병론(傷寒雜病論)』에는 절팔미를 58곳에 응용하였고, 명대의 이시진은 『본초강목』에서 이를 언급하고 있다. 송대의 『도경본초(圖經本草)』에 따르면 '백출은 항(杭)과 월(越)에서 자란다(白術生杭, 越)"고 하여 절팔미가 일찍부터 명성을 떨쳤음을 알 수 있다.

베이징의 동인당(同仁堂), 상하이 뇌윤상(雷允上), 항저우의 호경여당(胡慶余堂) 등 중국에서 명성이 오래된 한약국들은 모두 이 절팔미 한약을 선별 구입하여 사용한다고 한다. 이처럼 저장성에서 재배한 절팔미는 오래된 역사와 전통을 가지는 한약임이 증명된다.

눈앞에 펼쳐진 녹색의 온울금 재배지

절팔미의 하나인 온울금은 원저우(溫州)시 중심지에서 남쪽인 루이안(瑞安, 서안)시에서 주로 생산된다. 그렇지만 우리 일행은 방문이 쉽도록 사전 약속을 하고 원저우시 동북부 방향에 있는 작은 도시인 러칭(樂淸)시 인근의 쓰더우(四都)를 방문했다. 시골 마을인 이곳에는 온울금 재배밭이 펼쳐져 있다. 눈앞에 펼쳐진 녹색의 온울금 잎이 장관이다. 안내를 맡은 저장성 농업과학연구원 소속이자 저장성 아열대작물연구소의 타오정밍(陶正明) 연구원과 저장성 러칭시 중약회사의 쉬지에(徐杰) 사장이 자세히 설명과 더불어 온울금을 뿌리째 뽑아서 사진촬영도 도와주었다.

온울금 재배지 인근에는 산약도 재배하고 있다. 쉬지에 사장의 가공공장을 견학하며 산처럼 쌓여 장관을 이룬, 말려서 가공한 엄청난 산약 더미에 감탄하였다. 이후 세미나실로 자리하여 밤늦게까지 온울금과 저장성 한약에 대해 서로 깊이 있게 토의를 이어갔다.

온울금 재배지는 원저우시 아래에 있는 루이안시 인근의 페이윈(飛云)강변의 셴장(仙降), 마위(馬嶼), 타오산(陶山), 비산(碧山), 징구(荊谷) 일대의 향진(鄕鎭)에 집중되어 있다. 이 지역은 전국에서 가장 규모가 큰 온울금 생산지역으로 명성이 나 있다. 원저우의 재배 총 면적은 4,500무(1무는 666.67㎡)에 달하는데 일반적으로 묘당 생산량을 200kg 정도로 보면 대략 총 생산은 9,000t이 되는 것으로 어림한다.

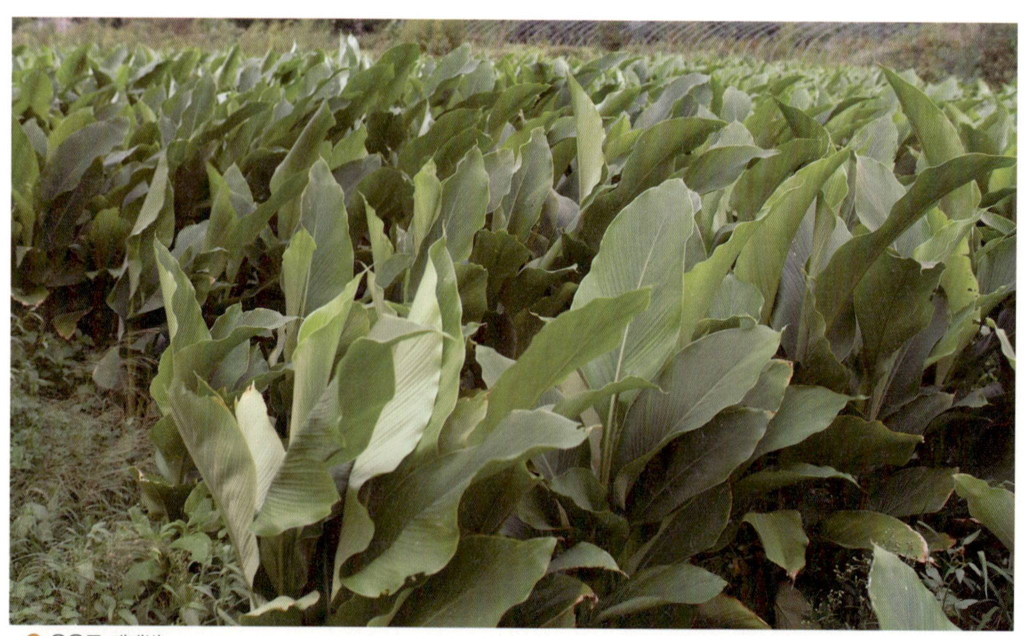

○ 온울금 재배밭

318

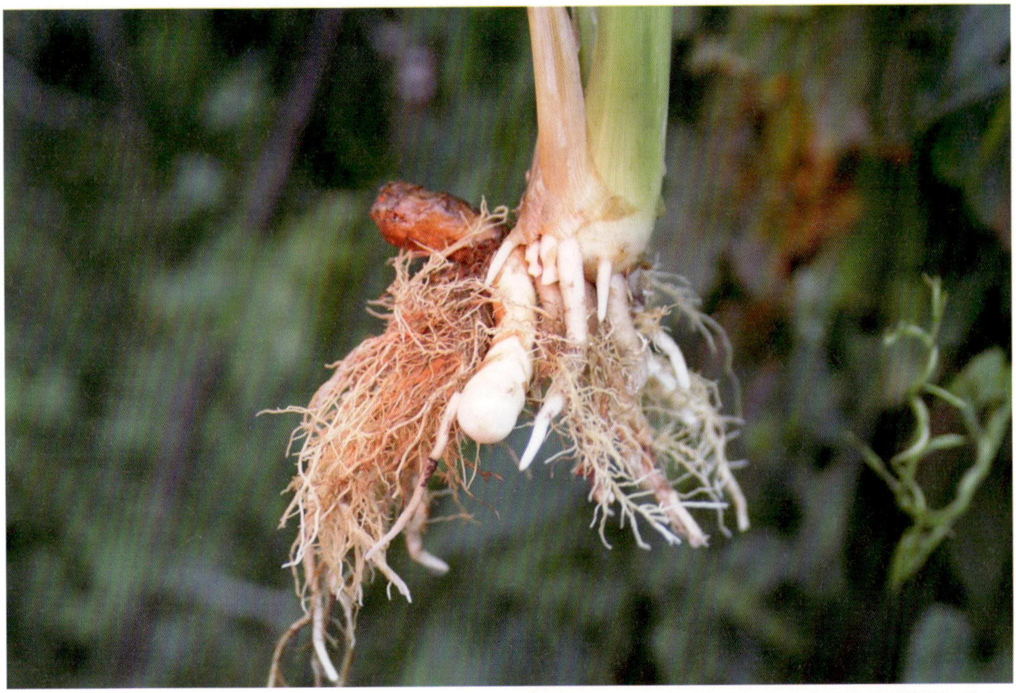

절팔미의 하나인 온울금을 뿌리째 뽑아 사진촬영을 했다.

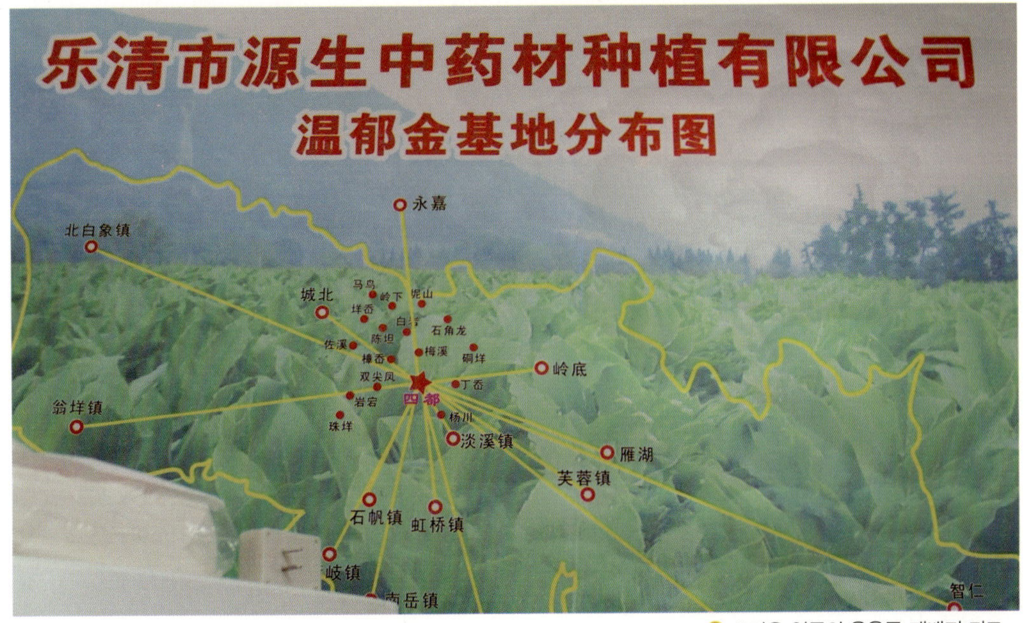

쓰더우 인근의 온울금 재배지 지도

- **위치** : 저장(浙江)성 원저우(溫州)시 동북부 방향에 있는 러칭(樂淸)시 인근의 쓰더우 (四都)에 온율금 재배지
- **주소** : 浙江省 溫州市 景山(저장성 아열대작물연구소)

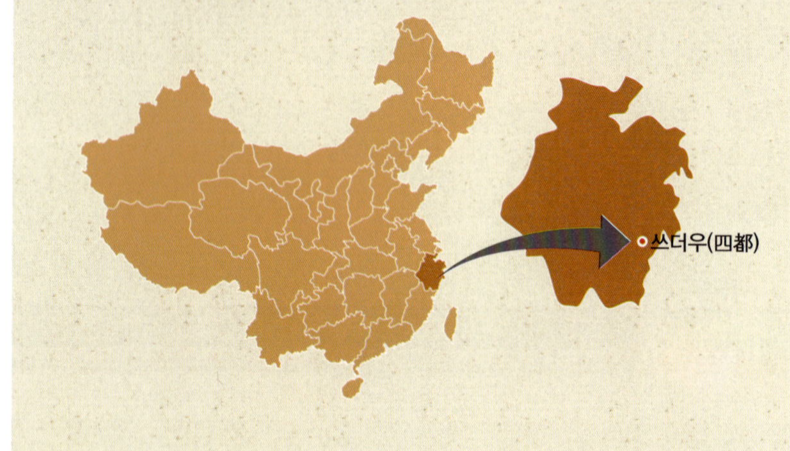

허난성의 회산약, 회지황, 회우슬, 회국화 재배지

河南省 懷山藥, 懷地黃, 懷牛膝, 懷菊花 栽培地

중국 중원인 정저우

중국의 허난(河南)성은 동아시아에서 유일한 세계 4대 문명 중 하나인 황허문명의 발상지로 인류문명의 모태가 된 곳이다. 황허의 젖줄을 따라 중국의 갑골문자가 시작된 곳이고 이후로도 고대 왕조가 흥망성쇠를 이어간 지역이다.

⬇ 허난성 자오쭤시 외곽에 있는 산약 재배지

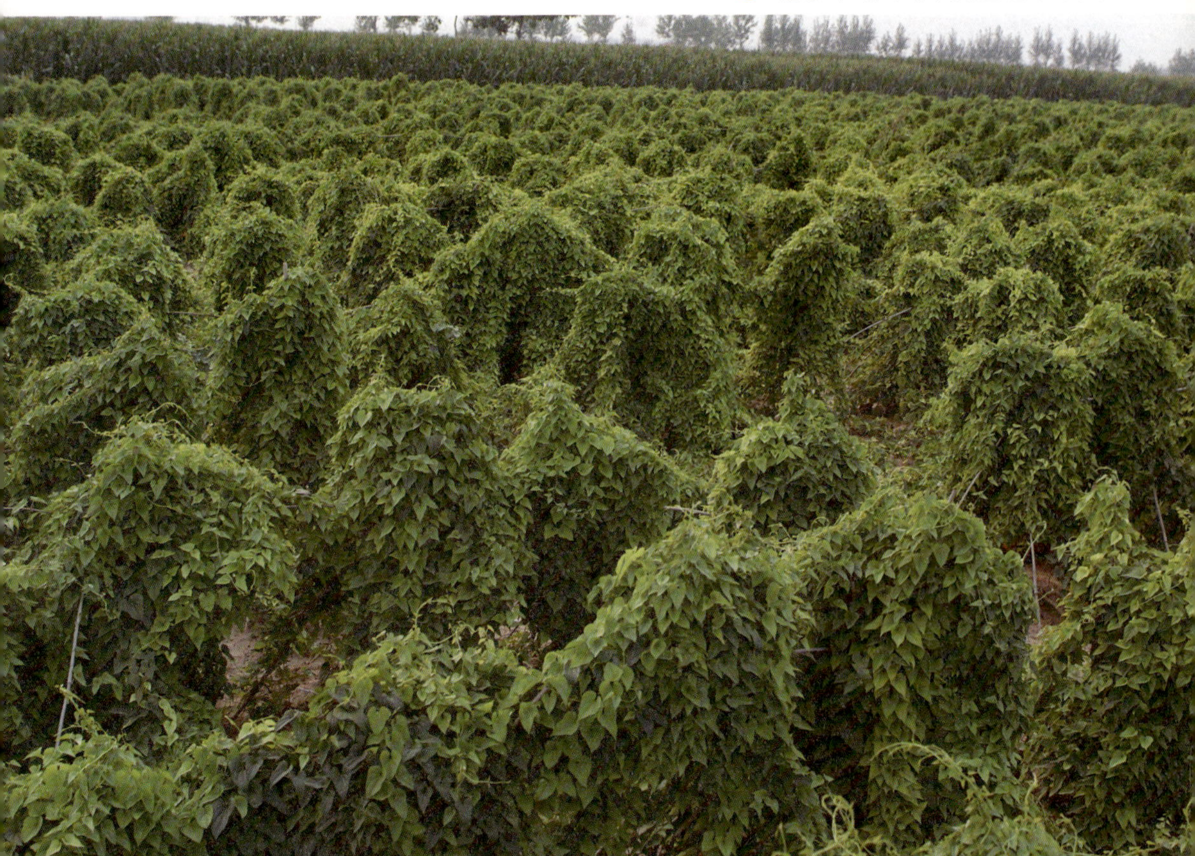

허난성에서도 그 중심권에 성도인 정저우(鄭州)시가 있다. 정저우는 오랜 세월 중원문화권에서 넉넉한 어머니 품이 되었던 도시로, 중국의 주요 교통의 요지이기도 하다. 즉 중국 남북교통의 대동맥인 베이징과 홍콩, 마카오를 잇는 G4 고속도로와 대륙을 동서로 가로지르는 G30 고속도로의 교차지점이다. 정저우에서 95km가량 떨어진 곳에는 중국 제1의 선종 사찰이자 소림파 무술의 발원지로, 우리도 잘 아는 소림사가 있다.

또 정저우에서 동쪽으로 72km가량 떨어진 허난성 북동부에는 카이펑(開封)시가 있다. 한때 송나라의 수도로 인구 100만 명 이상의 세계적 대도시로까지 발전했던 중국의 대표적이고 국제적인 전통 도시로서 시안(西安), 뤄양(洛陽), 베이징, 난징(南京), 항저우(杭州)와 함께 중국역사에 광휘를 더하는 6대 고도(古都)의 하나이다.

4대 회약은 산약, 지황, 우슬, 국화

중원지역인 허난성의 4대 회약(懷藥)을 찾아가본다. 4대 회약이라 함은 정저우에서 90km 떨어진 자오쭤(焦作)시 주위에서 생산되는 산약, 지황, 우슬, 국화 4종류의 한약을 말한다. 즉 회산약, 회지황, 회우슬, 회국화가 이에 해당한다. 여기에서 '회(懷)'자는 고유의 지명에서 유래했다.

북위시대 이후에는 회주(懷州)로 부르다가 원·명·청 삼대에는 회맹로(懷孟路), 회경부(懷慶府)로 바꾸어 불러온 것으로, 지금의 허난성 자오쭤(焦作)시 부근의 원셴(溫縣), 우즈(武陟), 보아이(博愛), 멍저우(孟州), 친양(沁陽) 일대를 아우른 이름이다.

우리 일행이 찾은 자오쭤시 주위는 기온이 년 평균 12~15℃이고 사계절이 분명한 기후와 비옥한 토양을 가지고 있어 '4대 회약'을 재배하는 데 좋은 조건을 갖추고 있다.

병에 걸린 군사들을 치료한 회약

기원전 1066년, 주 무왕(周武王)은 군사들을 이끌고 후셴(戶縣)을 출발해 지금의 자오쭤시인 회부(懷府)에 이르렀다. 6월에 이르러서 더위가 너무 심하여 군사들이 견디기가 어려웠고 더구나 먼 여정을 행군하여 80~90%는 병이나 피로로 쓰러졌다.

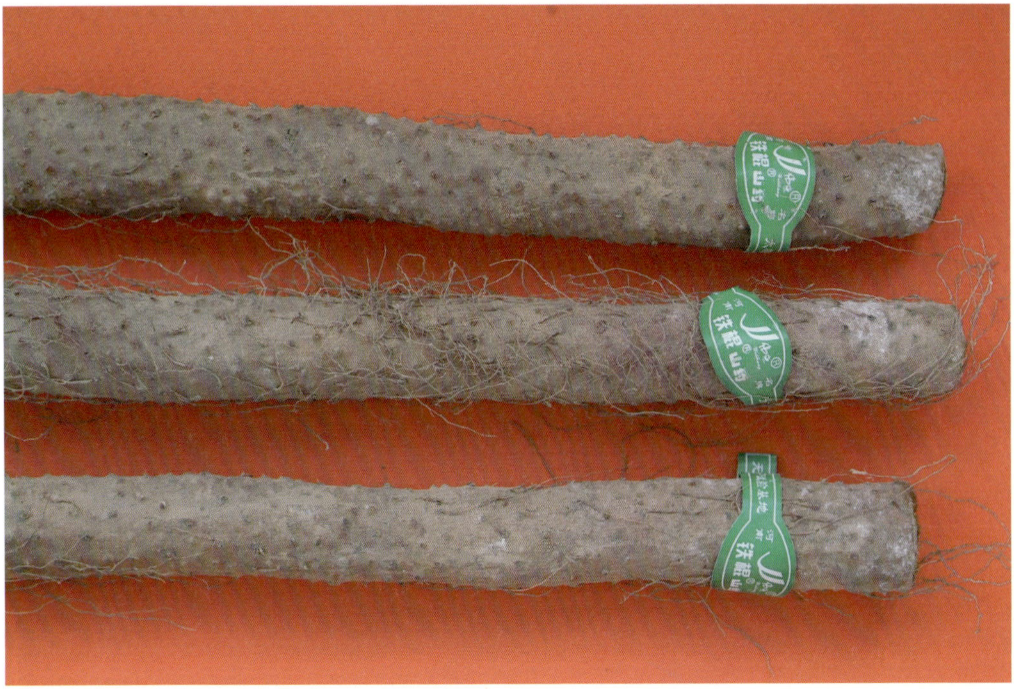

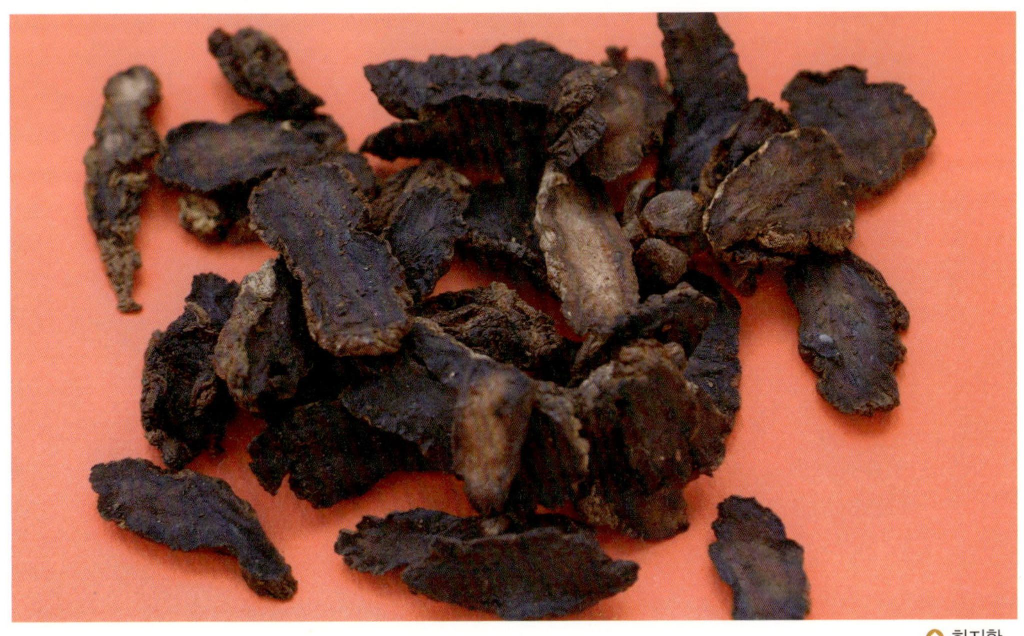

⬆ 회산약

⬆ 회지황

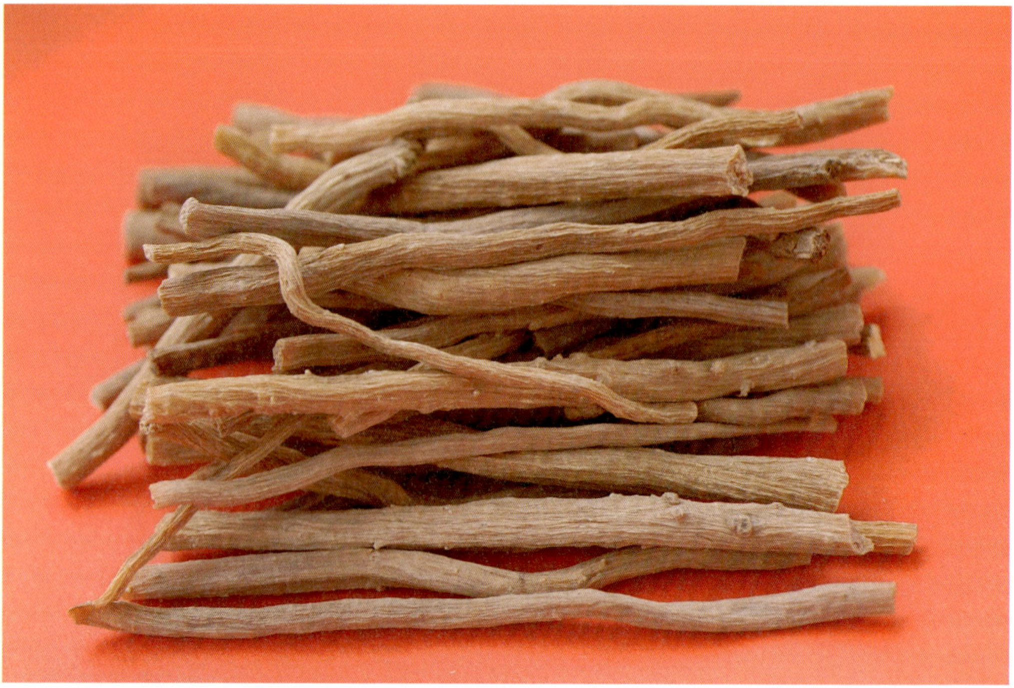

회우슬

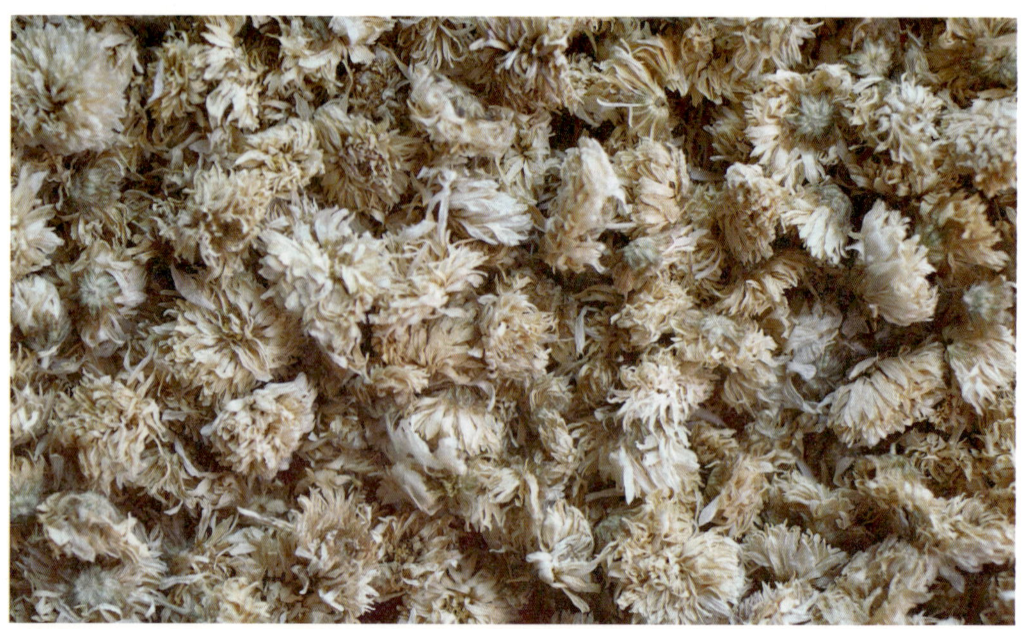

회국화

회부 백성들은 병사들의 질병 소식을 듣고 집에서 심은 국화, 지황을 병사들에게 볶아 먹여 더위를 해결하게 하였으며, 우슬을 끓여서 근골을 조절하게 하고, 산약을 주어서 체력을 보충하게 했다. 그러자 며칠 후 군사들의 원기가 크게 진작되어, 무리를 이끌고 북상해서 무예(牧野)의 전투에서 결정적인 승리를 얻었다.

무왕은 즉위한 후에 회부 백성의 온정에 보답하기 위해서 백관들을 이끌고 친히 회부에 가서 상을 주는 성대한 의식을 거행하였으며, 그때 받았던 신기한 한약으로 '4대 회약'이라는 명칭을 하사했다. 이로 인해 4대 회약의 명성은 멀리 전해지게 되었고, 역대 황실의 조공목록에서 빠지지 않았다.

또 다른 사료에 따르면 기원전 734년 봉건 제후인 위환공(衛桓公)이 회산약을 주 왕실에 들여온 후로 계속해서 청조 말년에 이르기까지 4대 회약은 공품물의 자격을 갖추게 되었다고도 한다. 현재는 '화약(華藥)'이라는 이름으로 일본, 동남아, 미국 등 20개 국가에 수출한다.

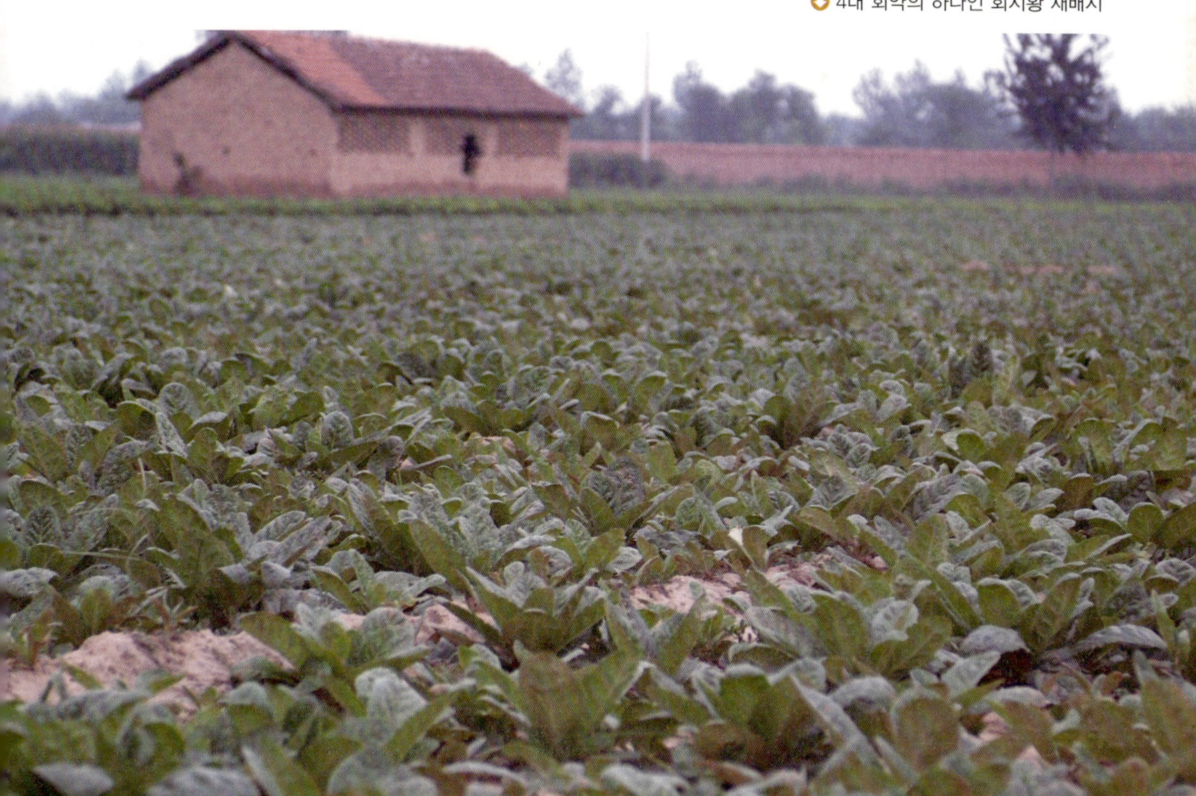
4대 회약의 하나인 회지황 재배지

넓은 밭에 온통 산약, 지황 재배

자오쭤(焦作)시 외곽 지역에 있는 산약 재배지를 둘러보았다. 면적은 한국 평수로 3,300 평 정도이다. 드넓은 밭은 온통 산약을 재배 중이다. 입구에는 '4대 회약 농업표준화시범기지'라고 쓴 돌로 제작된 표지판이 보인다. 대형 입간판에는 '생산량이 풍부하고 질이 좋으며 저항력이 강한 본고장의 품종을 선택하고 씨 뿌리는 밀도' 등에 관한 무공해 산약의 생산기술과 표준화 관리 규정이 적혀 있다.

계속되는 한약 조사 강행군에 지칠 법도 하지만 일행 모두는 연구와 강의에 확실한 자료가 된다는 생각에 연신 카메라 셔터를 눌러댄다. 밤늦게 찾아간 지황 재배지도 역시 면적이 어마어마하다. 길 옆에 위치한 지황밭에는 황토 먼지를 쓴 지황들이 기운차게 자라고 있었다. 이 회약들은 오랜 역사 속에서 그 약효를 공인받았고 현재도 지역을 상징하는 약용작물로 중원 땅 아득한 들판 저 너머까지 지경(地境)을 넓혀가고 있다.

회약 가공회사도 산지 근처에 있었다. GMP(우수농산물관리제도) 시설이 되어 있는 이 회사의 입구에 '화남과기대학 산학연 기지'란 현판이 보인다.

◉ 자오쭤시에 있는 4대 회약의 가공회사 전경

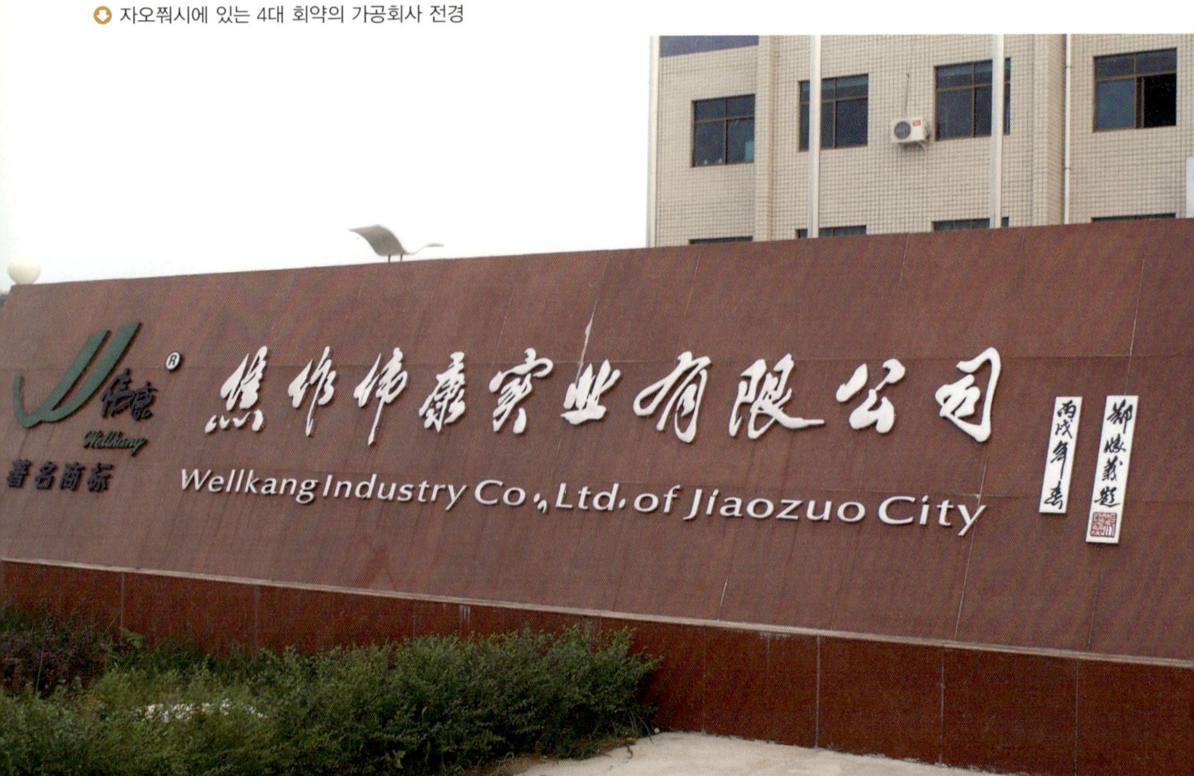

재배에서부터 가공까지 맞춤 위생시설로 운영하고 있는 회사로 보였다. 이곳에선 4대 회약을 응용한 다양한 가공제품을 생산하고 있을 뿐 아니라 금은화와 차 제품도 함께 생산하는 설비를 갖추고 있다.

한의약서적인『본초강목』에는 4대 회약의 효능을 다음과 같이 기재하고 있다. 즉 산약은 맛이 달고 성질이 차다. 비장에 들어가 피를 윤택하게 해서 폐로 들어가게 하고 위를 보해 비장을 건강하게 하고, 피를 멈추게 하여 원기를 굳건히 해준다. 음기를 증가하게 하고 양기를 강하게 하며 한기, 열기, 악한 기를 고루 없애주고, 심장과 피의 부족을 보하는 기능을 가지고 있어 비교적 좋은 보양약으로 본다. 두 번째, 지황은 병을 치료하고 보양하는 데 좋은 약이다. 셋째, 우슬은 마디가 있는데 소 무릎을 닮았다 하여 지어진 재미난 명칭을 갖고 있다. 이뇨, 강정, 통정의 기능을 나타낸다. 넷째, 국화는 줄기, 뿌리, 꽃을 모두 약으로 쓰며, 독을 제거하고 해열, 해갈작용이 있으며 간을 진정시키고 눈을 밝게 하는 다양한 기능을 가지고 있다. 맛은 진하며, 볶거나 끓이면 부패하지 않는 특성도 가지고 있다.

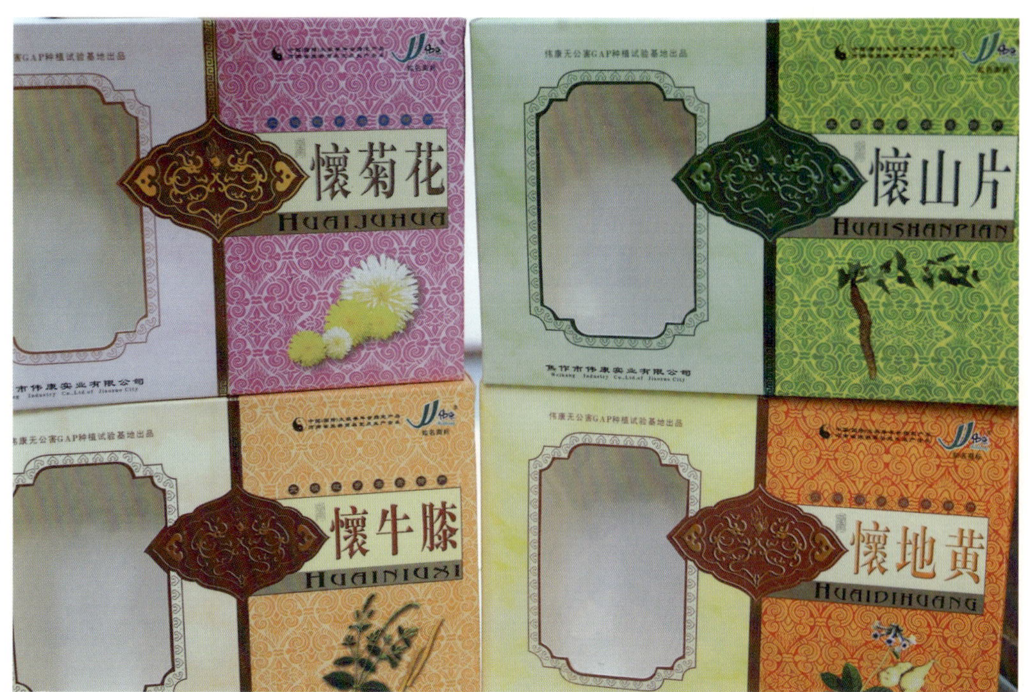

❂ 자오쭤시의 한 가공회사에서 만든 4대 회약 상품

이 한약조사 방문에서 자오쭤 지역의 4대 회약은 재배지를 넘어 중국 전역과 외국에까지
'회'라는 글자 한 자가 널리 알려진 브랜드로 격상되어, 앞으로도 이 지역의 경제 발전에 충
실히 한몫을 하리라는 확신을 가지게 되었다.

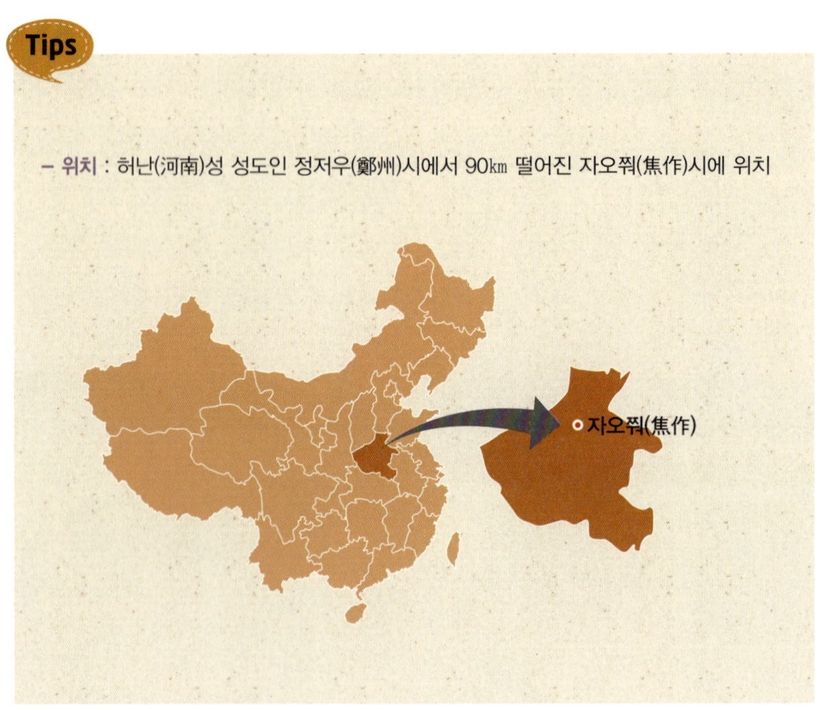

하이난성 고량강, 익지, 후추, 빈랑, 육두구, 정향 재배지

海南省 高良薑, 益智, 胡椒, 檳榔, 肉豆蔻, 丁香 栽培地

중국의 하와이, 하이난 섬

하이난(海南)성, 즉 하이난 섬은 '천연 약창고'로 불릴 만큼 약용식물이 풍부한 곳이다. 그 중에서 고량강(高良薑), 익지(益智), 후추(胡椒), 빈랑(檳榔), 육두구(肉豆蔻), 정향(丁香)의 6가지 한약은 중국 '하이난의 6대 남약(南藥)'으로 부른다. 이 중에서 익지, 빈랑, 정향, 육두구를 따로 분류하여 '하이난의 4대 남약'이라고도 한다.

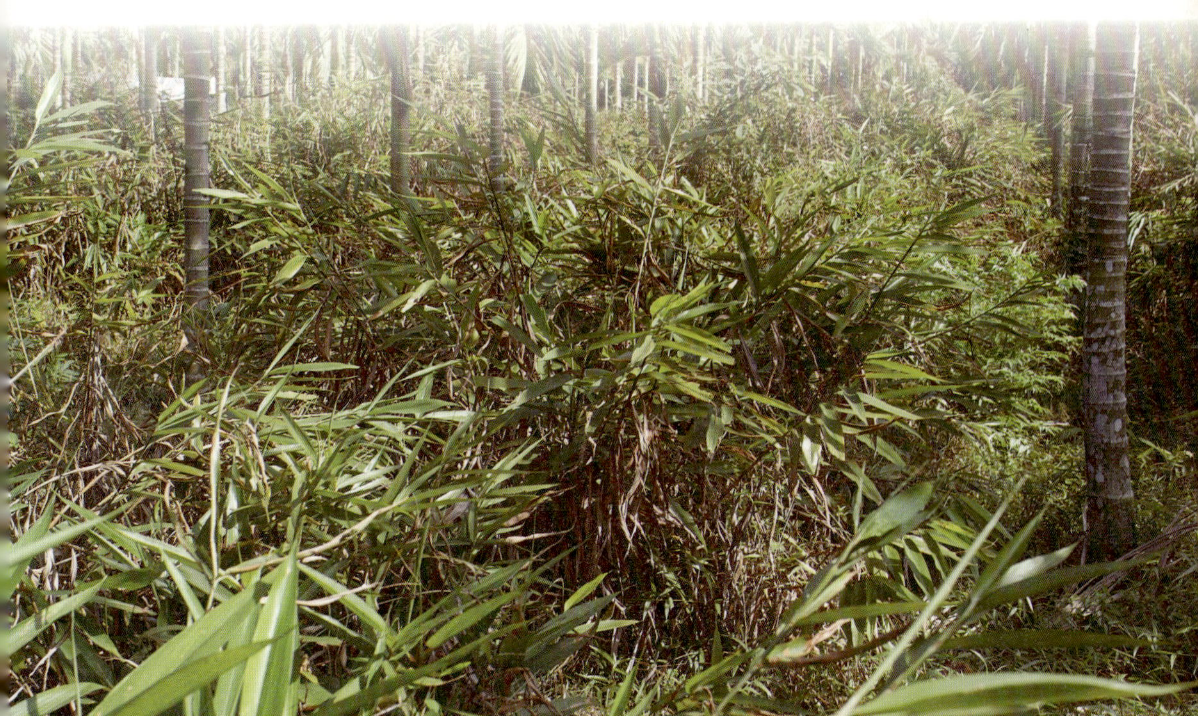

○ 빈랑나무 아래에서 익지가 자라고 있다.

남약 재배지로 가기 위해 북쪽의 하이커우에 도착한 일행은 버스로 2시간가량 걸리는 싱룽(興隆)으로 이동했다. 싱룽열대식물원이 나타나고 더 안쪽으로 향하면 '국가남약규범화종식시범기지'라는 긴 이름의 재배장이 보인다. '익지(6대 남약) GAP 종식과 산업화개발 시범기지' 간판도 함께 세워져 있다. GAP는 우수농산물관리제도라는 의미이다.

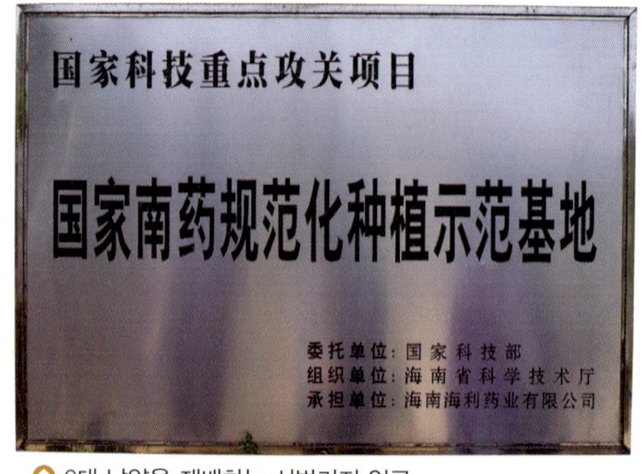

⬆ 6대 남약을 재배하는 시범기지 입구

육두구 열매, 고량강 꽃 관찰

재배지 한가운데의 드넓은 밭에는 전부 육두구가 심어져 있다. 물론 육두구는 식물 *Myristica fragrans*의 씨를 말한다. 원산지는 인도네시아의 몰루카 섬인데, 톡 쏘는 독특한 향과 약한 단맛으로 향신료나 방향성 건위제로 많이 이용한다. 열매가 완전히 성숙하면 둘로 갈라지면서 심홍색의 씨껍질이 드러난다.

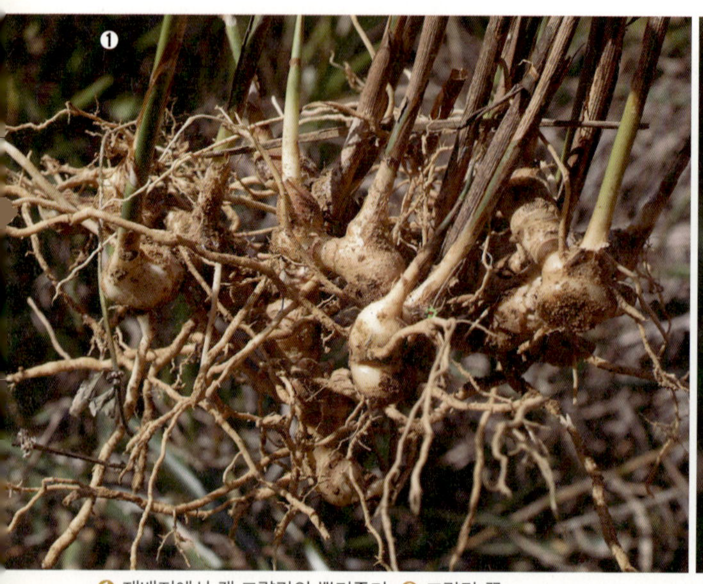

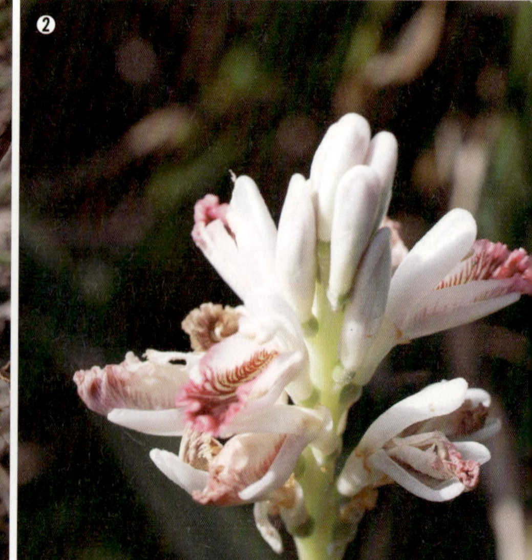

❶ 재배지에서 캔 고량강의 뿌리줄기 ❷ 고량강 꽃

한방에서는 중초(中焦, 위 부근의 부위)를 고르게 하고 기를 내리며 설사와 이질을 멈추고 음식 맛을 내게 하며 소화시키는 약으로 쓰인다. 『동의보감』에 따르면 육두구는 살에 기름기가 있으며 잘 여물고 단단한 것이 좋고, 마르고 희면서 살이 적은 것은 좋지 못하다.

육두구 근처 재배지에는 고량강이 함께 자라고 있다. 흰 꽃을 피우고 있는 고량강은 조그만 녹색의 열매도 함께 달려 있다. 직원에게 부탁하여 한 그루 캐서 뿌리줄기까지 관찰해보았다.

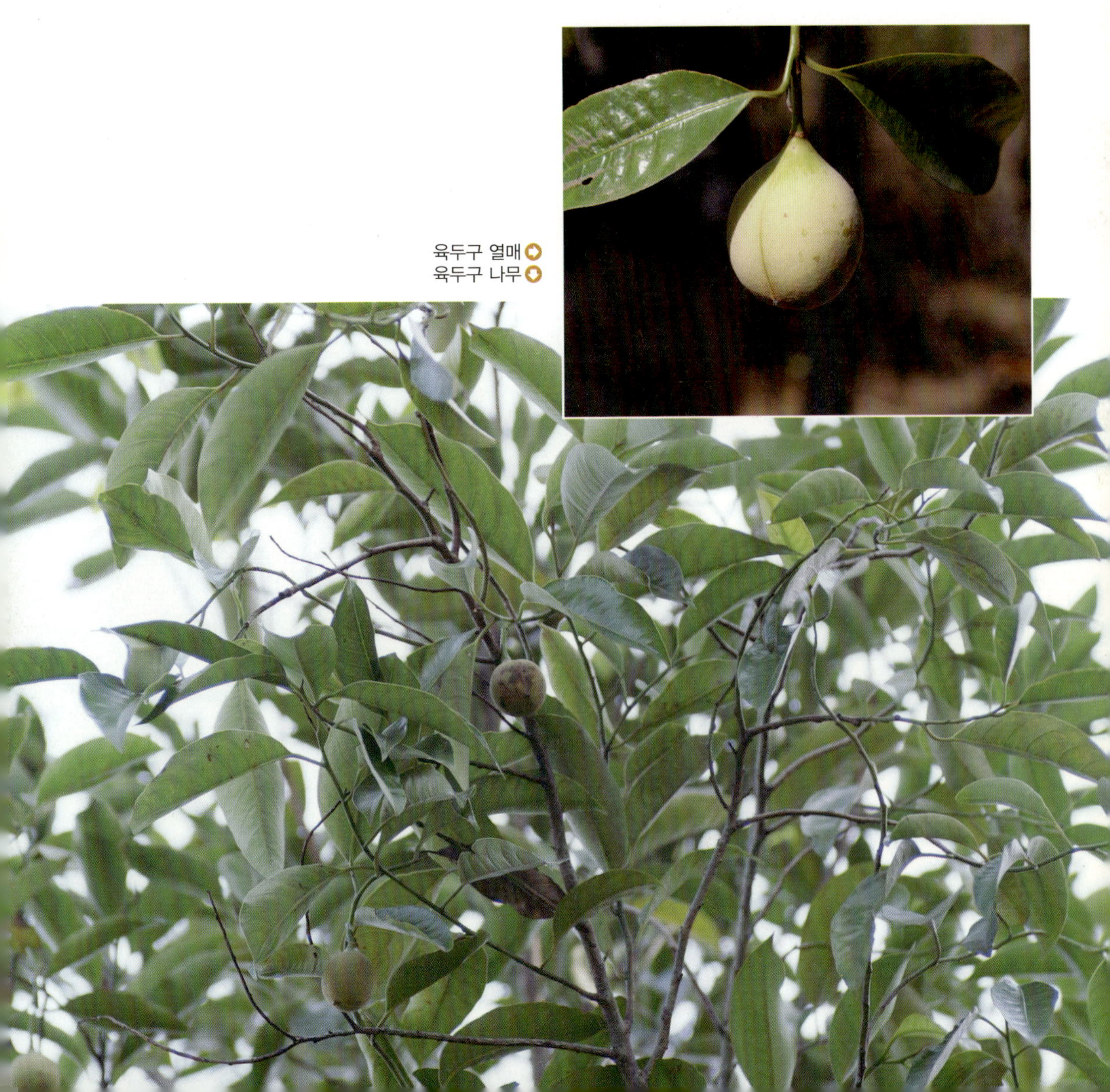

육두구 열매 ▶
육두구 나무 ▶

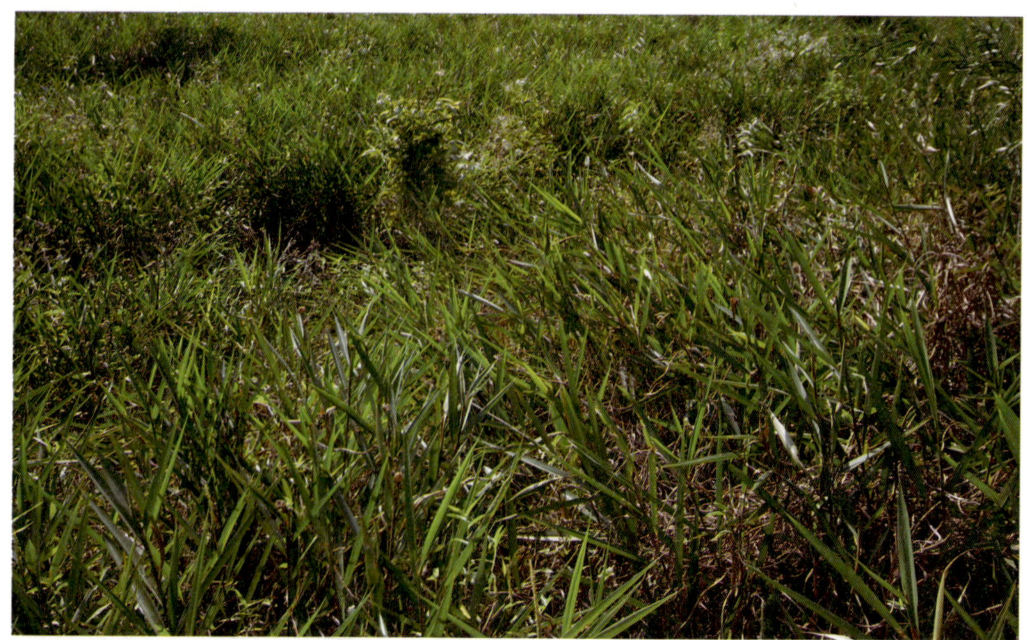

◉ 고량강 재배밭

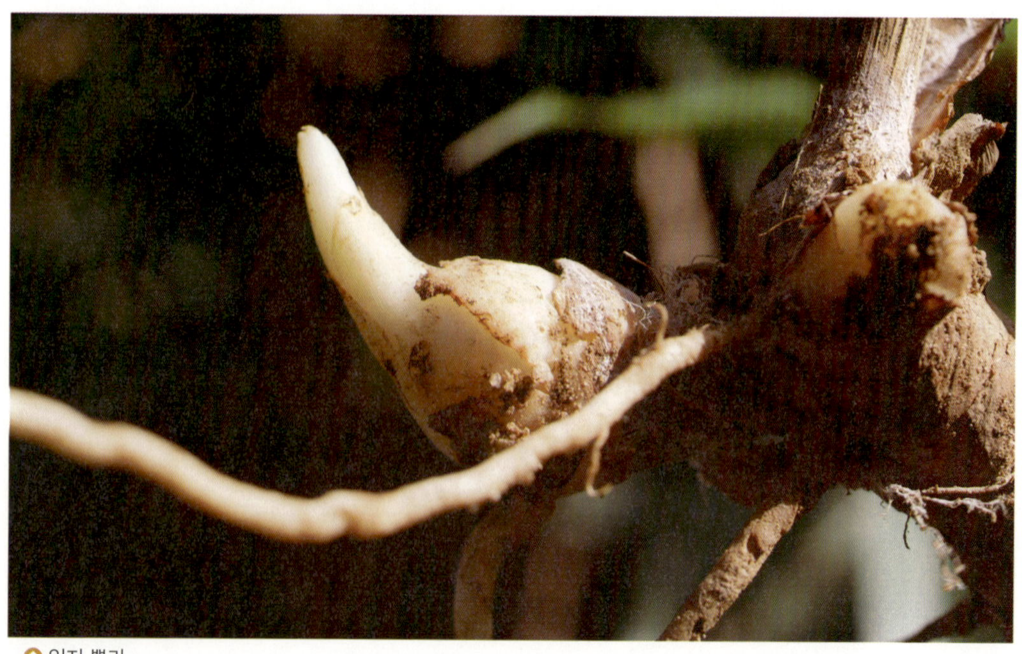

◉ 익지 뿌리

빈랑나무 숲 속의 익지

열매 익지인을 사용하는 익지도 자라고 있다. 지혜를 더한다는 의미의 익지나무는 빈랑나무 숲 아래의 넓은 지역에 심어져 있다. 중국 남부지역은 아열대 지방이라 익지 외에도 사인, 초두구, 초과, 백두구 등의 생강과(科) 한약식물들을 쉽게 볼 수 있다.

재배지의 제일 안쪽에는 후추나무가 대량 재배되고 있고 나무마다 열매들이 포도알처럼 주렁주렁 달려 있다. 향신료의 왕이라 불리는 호초 또는 후추 제품을 하이난 섬의 곳곳에서 판매하고 있으니 이곳의 특산물이 맞는 모양이다. 호초는 후추나무 열매이다.

입구에서 재배지 안쪽까지는 빈랑나무가 큰 형님처럼 서 있다. 야자나무와 비슷하지만 상단의 잎 아랫부분에 마당비로 사용하는 싸리비 같은 형상의 꽃대가 걸려 있어 구별이 가능하다. 빈랑나무의 씨와 열매 껍질은 약재로 쓰이는데, 씨를 빈랑자라 하고 열매의 껍질은 대복피라 한다. 잘고 맛이 단 것을 산(山)빈랑, 크고 맛이 떫은 것은 저(猪)빈랑이라고 『동의보감』에서 설명하고 있다.

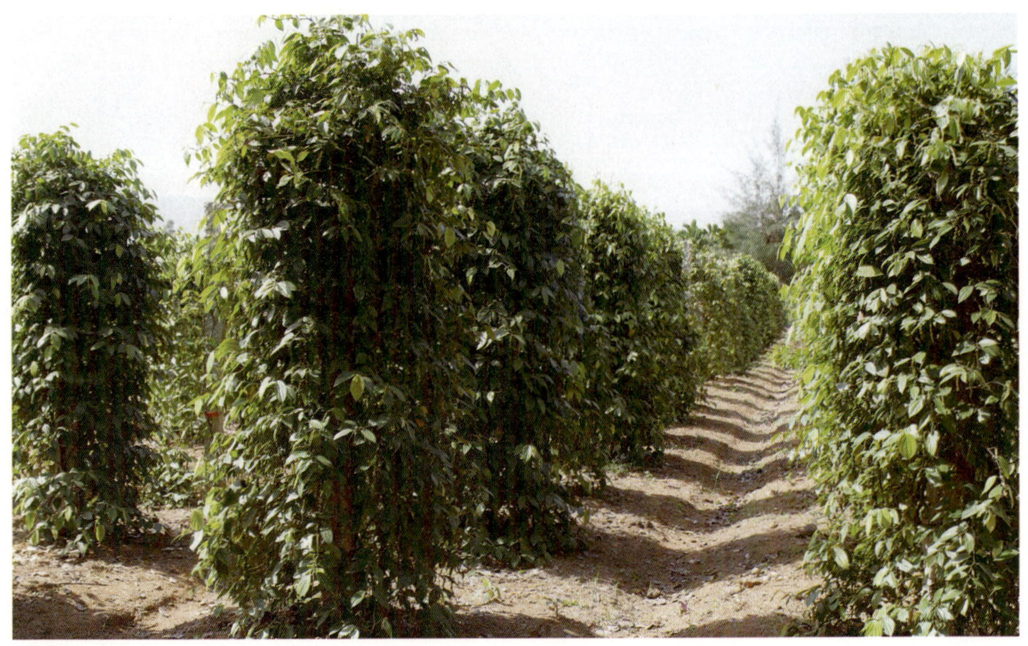

● 후추나무

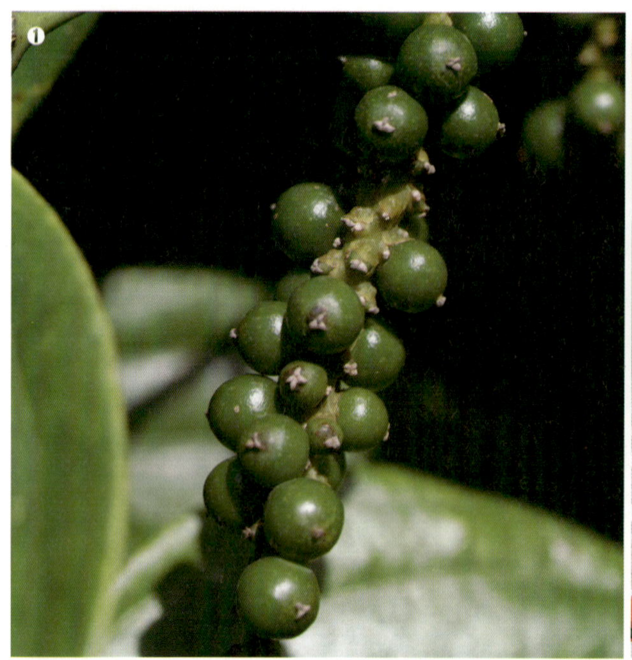
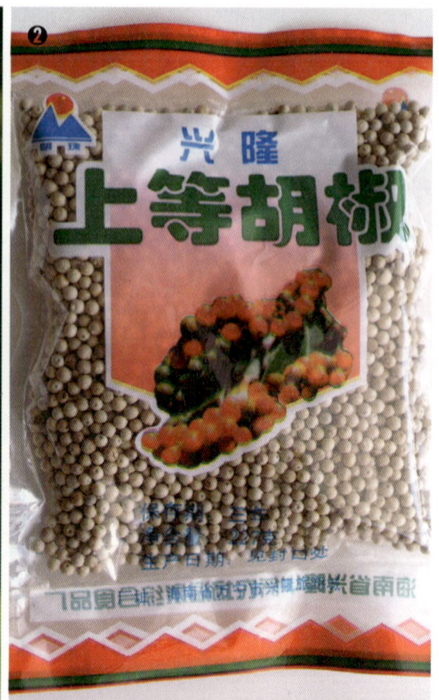

❶ 후추나무의 열매 ❷ 하이난에서 판매되는 후추 제품

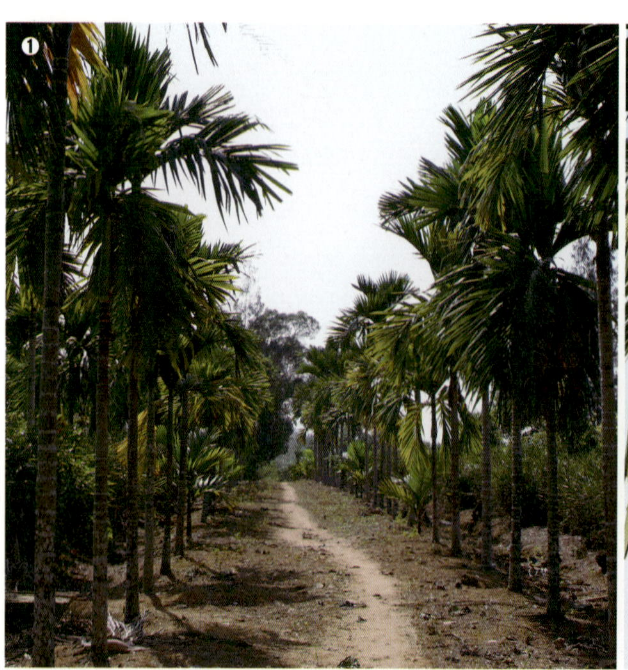
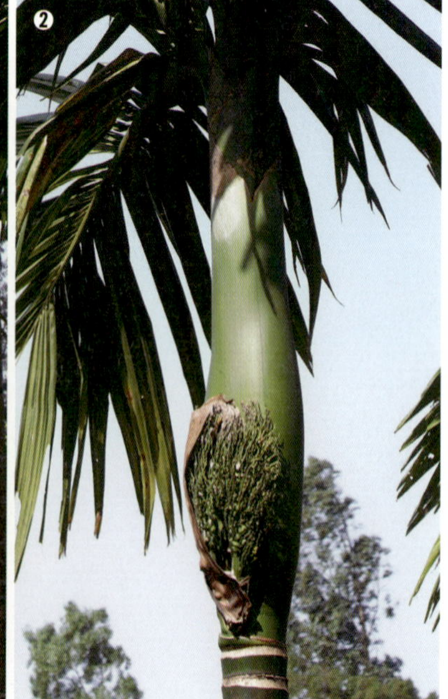

❶ 빈랑나무 숲 ❷ 빈랑나무 잎 아래 꽃대가 달려 있는 모습

- **위치** : 하이난(海南)성의 북쪽, 하이커우(海口)시에서 2시간 거리에 있는 싱룽(興隆)의
싱룽 열대식물원 안쪽에 재배지 소재

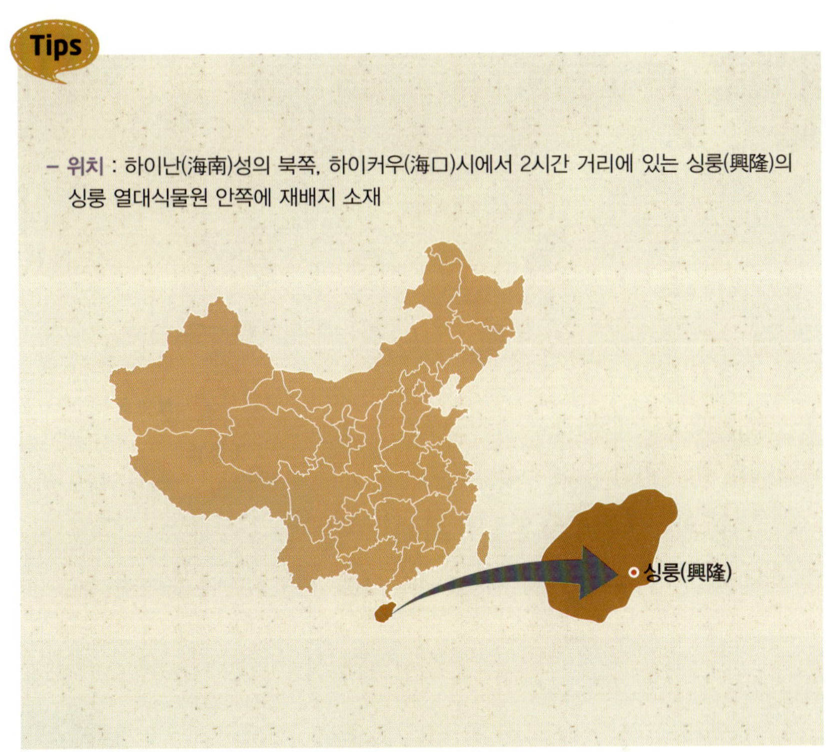

하이난성 빈랑

海南省 檳榔

야자나무와 비슷한 빈랑나무

빈랑나무는 중국의 남단에 위치한 하이난(海南) 섬에서 대량 재배되는 식물이다. 하이난 곳곳에서 빈랑나무를 재배하고 있다. 이곳뿐 아니라 중국의 남부지방과 타이완, 베트남, 태국 등 동남아 지역에도 빈랑나무가 쉽게 눈에 띈다. 그래서 많은 여행객들은 이국의 정서를 전해주는 빈랑을 향해 셔터를 누르거나 빈랑을 배경으로 기념사진을 촬영한다.

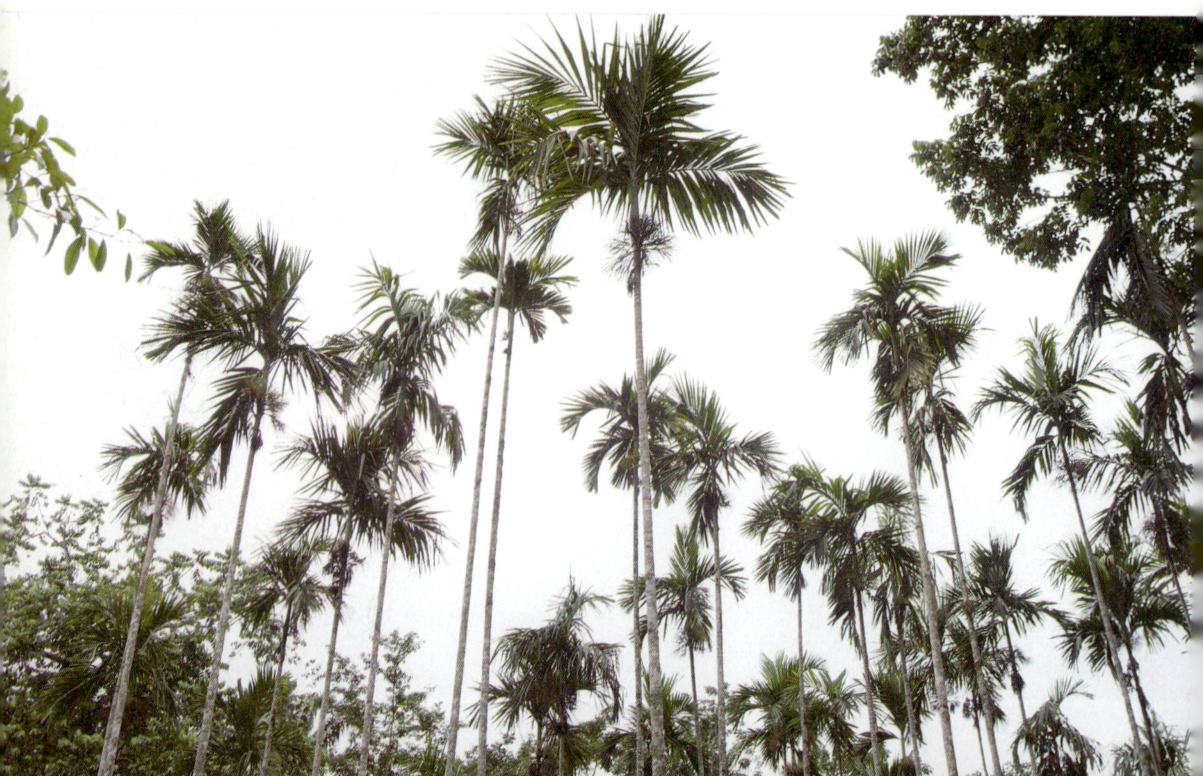
❂ 빈랑나무(중국 시솽반나 열대식물원)

빈랑나무는 야자나무와 비슷하다. 빈랑나무 상단의 잎 아랫부분에 마당비로 사용하는 싸리비 같은 형상의 꽃대가 있는 것으로 구별이 가능하다. 여기에서 열매가 맺히고 노랗게 익어간다. 키가 워낙 큰 나무다 보니 나무 위쪽 기둥 몸체에 달라붙은 빈랑 열매를 올려다보기가 힘들다. 중국 여러 곳에서 빈랑을 봤지만 하이난 섬에 와서야 노랗게 농익은 빈랑 열매를 가장 가까이 살필 수 있었다.

씨는 빈랑자, 열매껍질은 대복피

빈랑나무의 씨는 빈랑자이고 열매껍질은 대복피라 부른다. 한방에서 대복피의 성질은 약간 따뜻하고 독이 없다. 효능은 모든 기를 내려가게 하고 곽란을 멎게 하며 대소장을 원활하게 한다. 담이 막혀 있는 것, 시큼한 물이 올라오는 것을 낮게 하고 비장을 든든하게 하며 입맛을 돋우고 부종과 창만(脹滿, 배가 불룩해짐. 복강 안에 액체가 괴어 배가 몹시 팽창하는 증상)을 내리게 한다.

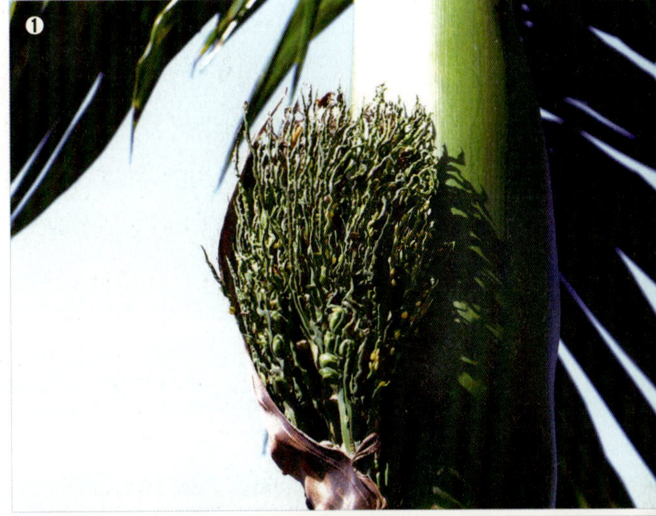

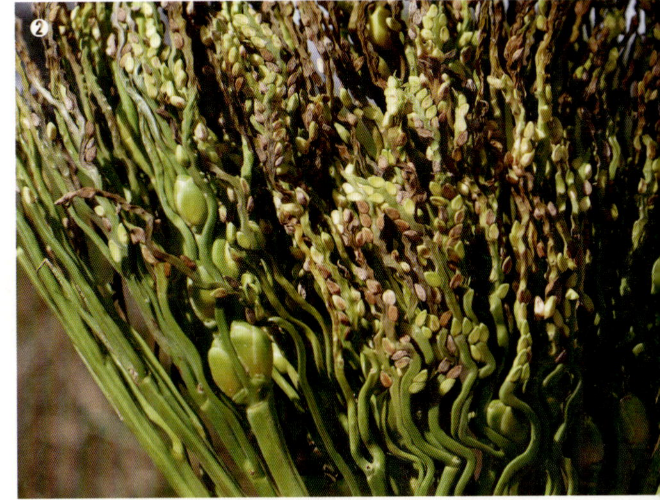

❶ 빈랑나무 잎 아래의 꽃대(중국 하이난성)
❷ 가까이서 촬영한 꽃대 모습(중국 하이난성)

빈랑자의 성질은 따뜻하며 맛은 맵다. 모든 풍을 없애며 기를 내려가게 한다. 뼈마디와 구규(九竅)를 순조롭게 하며 먹은 것을 잘 삭이고 물을 잘 몰아낸다. 오장육부에 막혀 있는 기를 부드럽게 퍼지게 하고 돌게 한다.

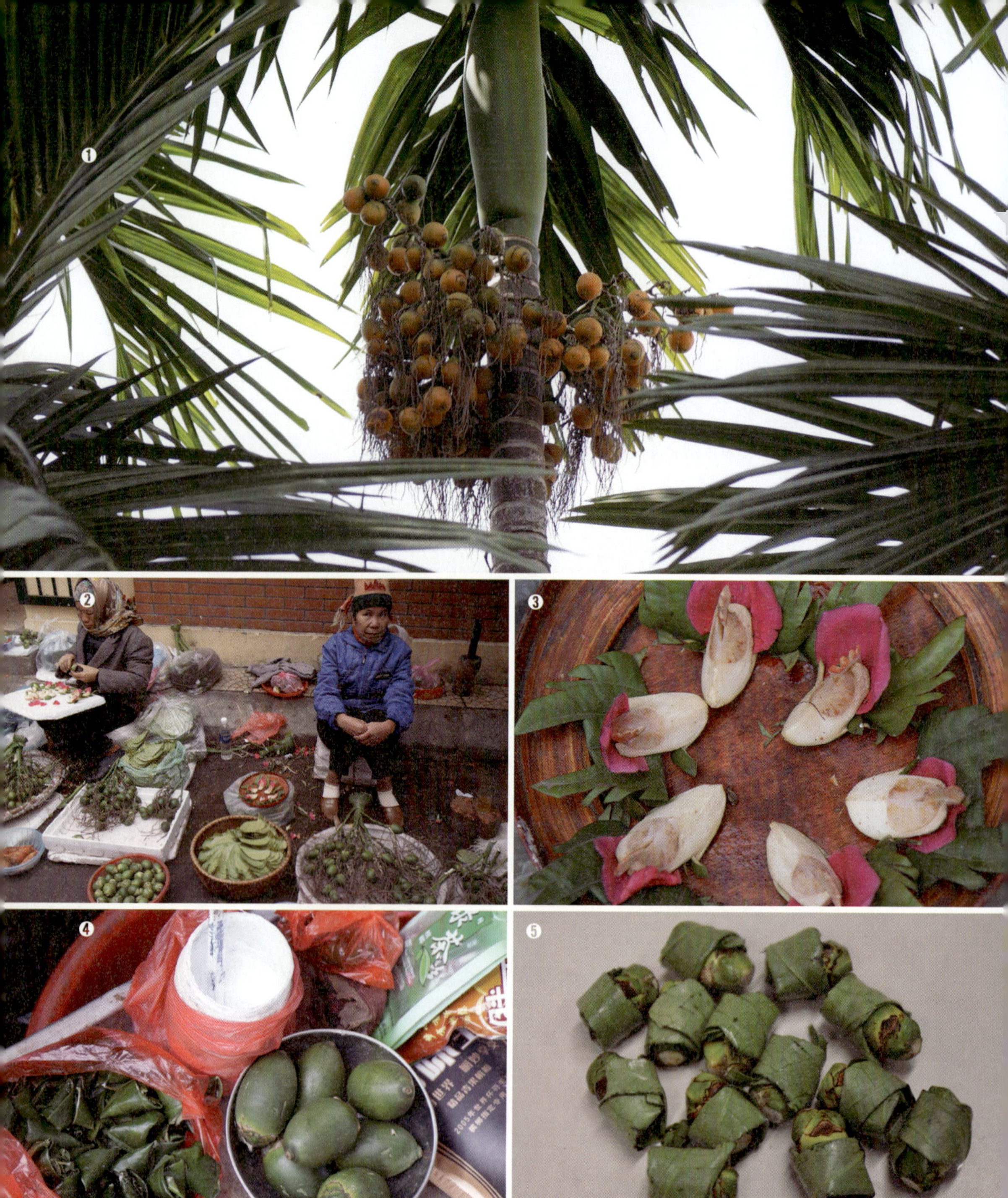

1 노랗게 익은 빈랑 열매가 나무에 달려 있다.(중국 하이난성) 2 베트남의 시장에서 빈랑을 팔고 있다.(베트남 하노이)
3 베트남 시장에서 판매하는 빈랑 열매와 잎(베트남 하노이) 4 하이난 섬의 시장에서 팔고 있는 빈랑 열매와 잎, 석회(중국 하이난성)
5 타이페이 거리에서 팔고 있는 빈랑(타이완 타이페이)

원난성 시솽반나 타이족자치주에 있는 남약원 약용식물원의 안내문에는 다음과 같이 빈랑을 소개하고 있다. '빈랑은 중국에서 재배 면적과 생산량이 최대인 남방약이며, 시솽반나에서 재배 역사가 오래되었다. 빈랑은 재복과 행운의 상징이며, 타이족의 젊은 남녀들 간의 애정증표이고, 불교 5수(樹) 중의 하나이다. 빈랑 씨는 주요한 구충약이고, 민간에서는 치아를 연마하고 신체를 보호해서 장수하게 한다고 구전되고 있다.'

빈랑나무의 열매인 빈랑은 입안을 깨끗하게 해 청량감을 주고, 기분 전환제로도 이용하기 위해 주민들이 가까이 하는 편이다. 특히 졸음을 쫓아주는 역할을 한다고 해서 자주 사용한다. 그들은 익지 않은 빈랑 열매에 석회를 묻혀 구장(蒟醬)나무의 잎에 싸서 껌처럼 씹는다. 정신을 맑게

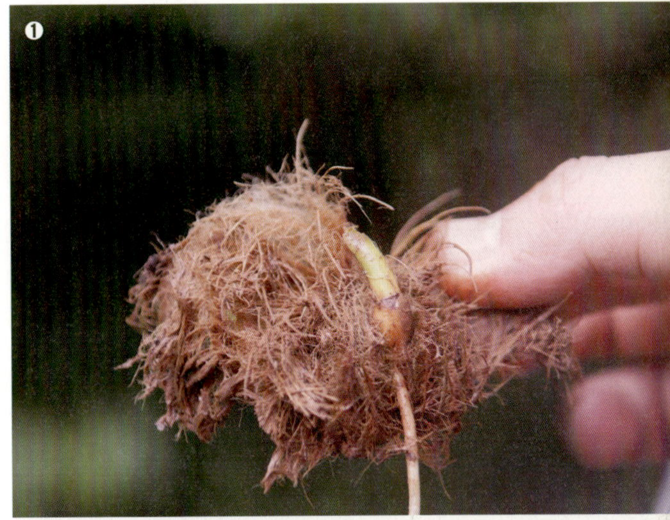

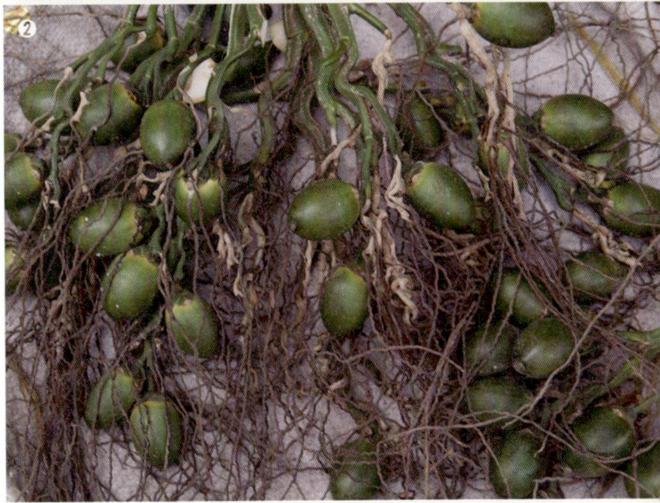

❶ 땅에 떨어진 대복피에 싹이 나고 있다.(중국 시솽반나 열대식물원)
❷ 하이난 섬의 시장에서 파는 빈랑 열매(중국 하이난성)

하는 데 좋다고 하면서 기호품으로 선호한다. 구장나무는 후추과에 속하는 식물로서 학명은 *Piper betle*이다.

하이난 섬을 찾은 한약답사단도 호기심으로 씹어본다. 한 연구원이 시장에서 구입하여 씹어보니 머리가 이내 상큼해지는가 싶더니 다시 어지러워져 그대로 구토해버리는 체험을 하기도 했다.

구강암 유발 가능성

이곳 사람들은 기호품으로 빈랑을 오랫동안 씹다 보니 치아의 색이 갈색으로 변한 사람이 많다. 석회를 묻힌 빈랑 열매를 구장나무 잎에 싸서 씹으면 붉은색의 액체가 입에 고이는데, 이것이 너무 강하면 침을 뱉어주고 그다음부터 계속 씹는다고 한다.

타이완에서 발행되는 잡지 『대만광화(臺灣光華)』는 '빈랑과의 전쟁'이란 기사에서 빈랑의 발암성에 대해 심각하게 경고하고 있다. 타이완에 최근 구강암의 비율이 급속히 높아지고 있다고 보도한 것이다. 기사 중 '빈랑은 구강암의 원흉'이란 제목의 표에서는 빈랑의 알칼로이드 성분이 실험동물에게 종양을 발생시키고 점막하선유증(粘膜下線維症, submucous fibrosis)을 일으켜 암으로 전환된다고 설명하고 있다. 폴리페놀성 화합물도 알칼리성의 환경에서 활성산소와 프리라디칼을 발생시켜 세포의 유전자를 변형시켜 죽게 한다. 그리고 함께 먹는 석회도 구강 내의 환경을 알칼리성으로 만들어 폴리페놀의 자극을 강하게 해준다는 내용이다. 그래서 타이완의 한 의사는 십수 년 전부터 빈랑과 전쟁을 벌이고 있다고 한다. 다행히 빈랑이 건강에 유해하다는 것이 알려짐에 따라 빈랑을 즐기는 국민이 총인구의 10%에서 8.5%까지 줄었다고 한다. 그렇지만 청소년의 비율은 높아지고 있는 점이 염려스럽다고 그는 말한다.

남국의 해를 친절히 가려주며 그늘을 드리워주는 빈랑나무이지만 이처럼 좋지 않은 효능도 있으므로 조심해야 할 필요가 있다.

- **위치** : 하이난(海南)성 일대

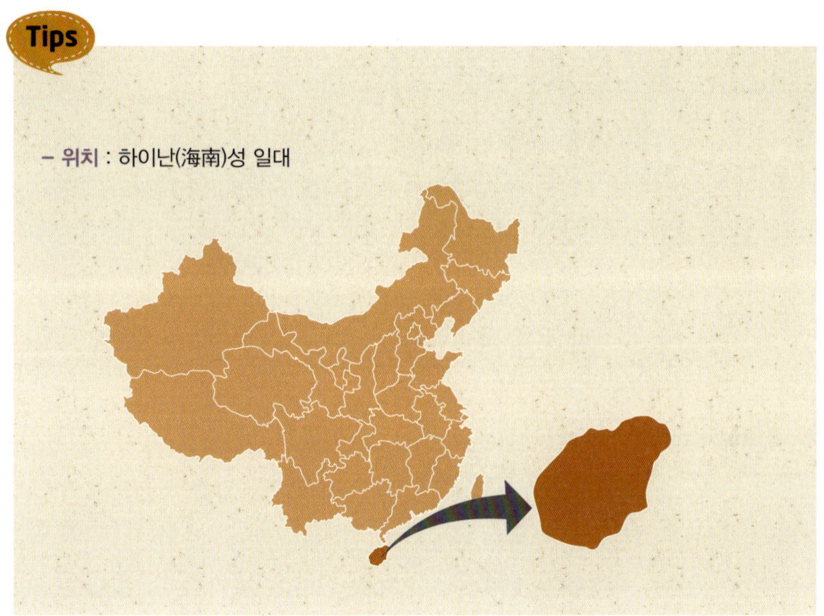

닝샤회족자치구의
구기자 재배지

寧夏回族自治區 枸杞子 栽培地

8시간 달려온 조선족 안내원

닝샤(寧夏) 회족자치구는 중국 27개 성 중에서 인구와 면적 면에서 비교적 작은 지역으로 손꼽힌다. 중국은 총 22개 성과 5개의 자치구가 있는데 자치구도 행정적으로 성과 같은 개념이다. 2006년 자료에 따르면 자치구 인구는 총 580만 명인데 그중 한족이 65%, 회족은 34%를 차지한다고 한다. 회족자치구이지만 사실상 한족의 숫자가 더 많이 분포한 것이다.

◐ 인촨의 구기자 재배농장 입구의 간판

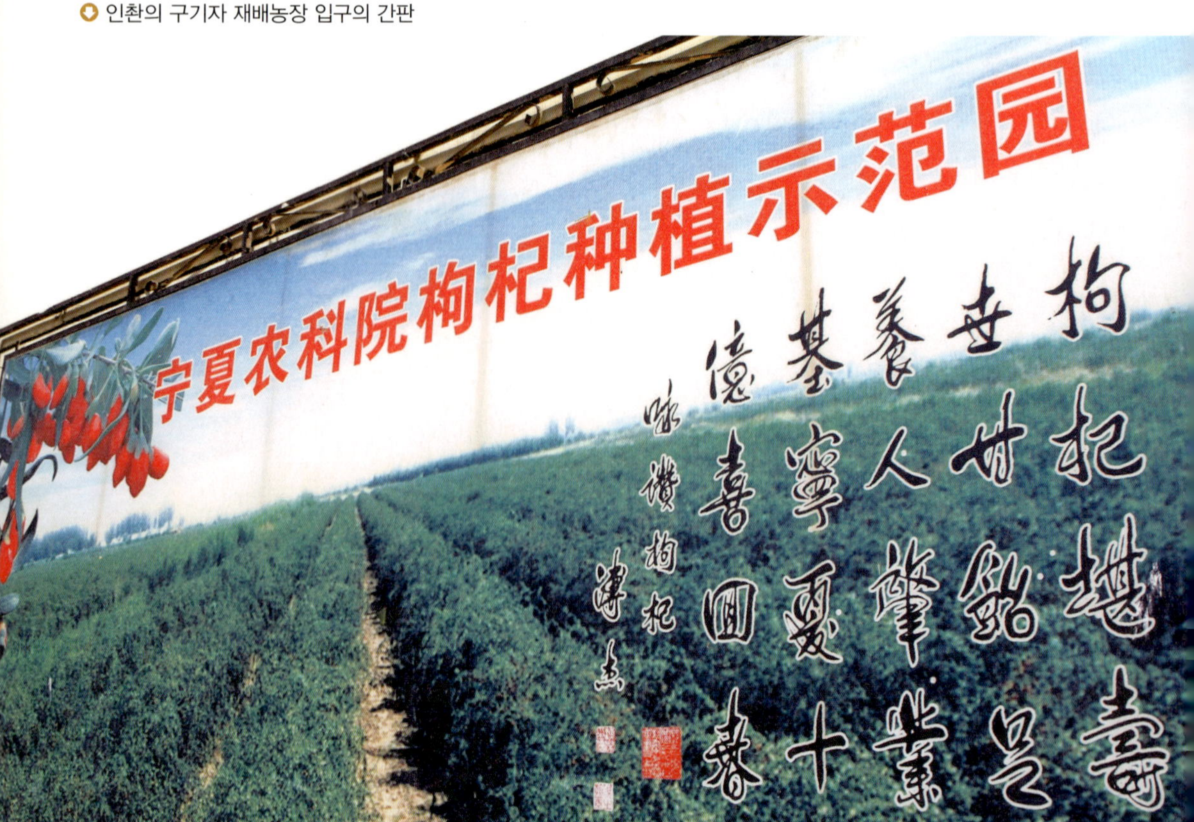

시안(西安)에서 8시간 동안 달려온 조선족 안내원은 시안시보다도 인구가 적다고 말해준다.

위로는 네이멍구(內蒙古)자치구, 아래는 간쑤(甘肅)성에 둘러싸여 있으며 성도는 인촨(銀川)이다.

중심도시 인촨에서 감초 재배지인 옌츠(鹽池)로 가는 길은 황토 고원과 사막으로 황량했지만 도로는 새로 건설하였는지 깨끗하고 통행량이 현저히 적어 한산했다. 중국 정부가 낙후된 서부를 개발하여 시장에 내놓을 계획을 야심차게 추진하는 분위기를 느낄 수 있었다.

닝샤자치구 내의 아래에 위치한 류판산(六盤山)은 2,928m로 정상은 회족자치구에 소속되어 있으나 간쑤성까지 포괄하여 걸쳐 있다. 조선족 안내원은 "다양한 식물들이 서식하고 특히 200여 종의 한약들을 시범포로서 재배하고 있다"고 전한다.

이 류판산 아래에서 칭기즈칸이 사망했다. 1227년 여름, 칭기즈칸은 몽고 대군을 거느리고 현재의 닝샤회족자치구인 서하(西夏)의 도성을 공격했다. 그해 서하 멸망을 눈앞에 둔 칭기즈칸은 8월 25일 청수행궁(淸水行宮: 지금의 간쑤성 류판산 아래의 청수현 경내)에서 사망했다. 사인에 대해서는 낙마(落馬)로 부상하여 죽었다는 설, 병사하였다는 설 등 여러 가지가 있다. 하지만 아직까지 그의 장지는 역사의 수수께끼로 남아 있다.

이 평야지대는 대륙성 기후로 매우 건조하여 연강수량이 200㎜에 불과하다. "겨울의 최고기온은 -22℃, 여름의 최고기온은 33℃가 된다"고 안내원이 설명한다.

이곳의 잘 알려진 한약으로는 중닝(中寧)의 구기, 그리고 옌츠의 감초, 마황, 황기가 있다. 이를 중심으로 살펴본다.

유명한 구기자 재배지

인촨 시내에서 40분여가 소요되는 곳에 있는 구기자 재배농장을 찾아간다. '닝샤 농과원 구기 종식시범원'이란 간판이 붙어 있다. 닝샤 농림과학원은 1958년 설립한 닝샤 농업과학연구소가 변신한 것으로 닝샤 회족자치구 인민정부 직속의 농업과학연구기구이며, 자치구 유일의 종합적 성격의 농업과학연구기구이다.

이곳 구기자는 '닝샤(寧夏, 영하) 구기자'로 불리며 중국에서 잘 알려진 구기자 브랜드다. 우리는 보통 '영하구기자'라고 부르고 있다. 회족자치구의 구기자 재배 면적은 약 180만 무(1무는 666.67㎡)에 달한다.

『민족의학신문』에서 "중국 도지약재(道地藥材) 영하구기자 들어온다"라는 보도를 한 적이 있었다. 한약재수급조절위원회에서 수급조절품목인 구기자를 택사·맥문동·천마 등과 함께 수입하기로 결정한 데 이어, 수입량이 250t으로 확정되어 국내로 들어오게 된다는 내용이다. 대부분 제조업체들이 배정받았으며, 특히 이중 일부 업체들은 중국에서 상품으로 여기는 '영하구기자'를 수입해 올 의욕을 나타낸다고 한다. 수입할 영하구기자는 인촨에서 남서쪽에 위치한 중닝이란 지역에서 대량 재배하고 있다. 그래서 북경 동인당제약에서 판매하는 구기자를 보면 공급처가 '닝샤 중닝'으로 표기되어 있다.

인촨의 구기 시범농장은 관광객들이 농장을 산보하면서 구기자를 자유롭게 따 먹도록 하여 좋은 관광자원이 되고 있다. 중국인 안내원은 "영하구기자는 방추형이고, 맛이 달며 먹고 나면 뒷맛이 약간 쓴 점이 특징이다"라고 설명해준다. 우리 구기자는 모양이 유구형 또는 약간 길쭉한 형태이다. 인촨에서 구입한 『중국중약

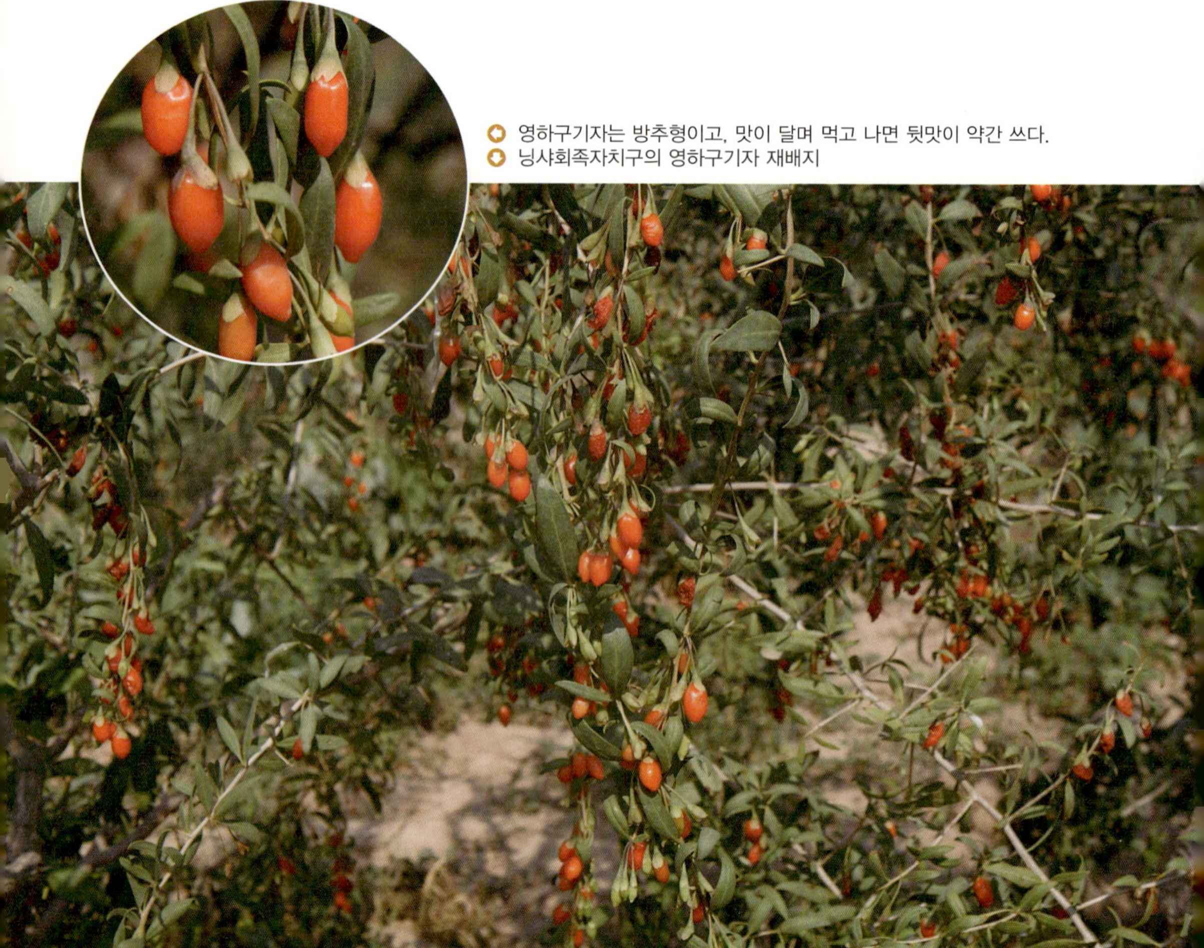

◉ 영하구기자는 방추형이고, 맛이 달며 먹고 나면 뒷맛이 약간 쓰다.
◉ 닝샤회족자치구의 영하구기자 재배지

재진위감별도감(3)』에 따르면 우리 구기자를 신강구기자, 북방구기자와 함께 비정품으로 기록하고 있었다. 우리 구기자가 중국에서는 비정품이라니 섭섭한 마음이 든다.

구기자 수확은 전부 수작업으로

구기자는 햇볕에 보름 정도 말리기도 하지만 요즘은 기계로 몇 시간이면 건조된다.

수확은 1주일에 한 번 정도 작업하는데, 모두 수작업으로 한다. 중국인 안내원은 "중학생들이 여름방학에 아르바이트로 열매를 따는데, 학생들의 손이 작아 구기자 열매 따기에 적합하다"고 설명한다. 그녀는 "나무는 두 가지가 있는데 품질이 좋은 여름 나무는 주로 6월 말, 그리고 품질이 약간 떨어지는 가을 나무는 8월 말부터 9월 중에 한 달가량 수확이 가능하다"라는 얘기도 덧붙인다.

농장 입구에는 구기자를 열풍 건조한 것과 유황으로 건조한 샘플을 전시하고 있었다. 열풍으로 건조한 것은 정상적으로 식용이 가능하다는 표시를 하면서 영하구기자의 우수한 품질을 홍보하고 있다. 이곳에서는 영하구기자 200g을 우리 돈 2,900원에 판매하고 있었다.

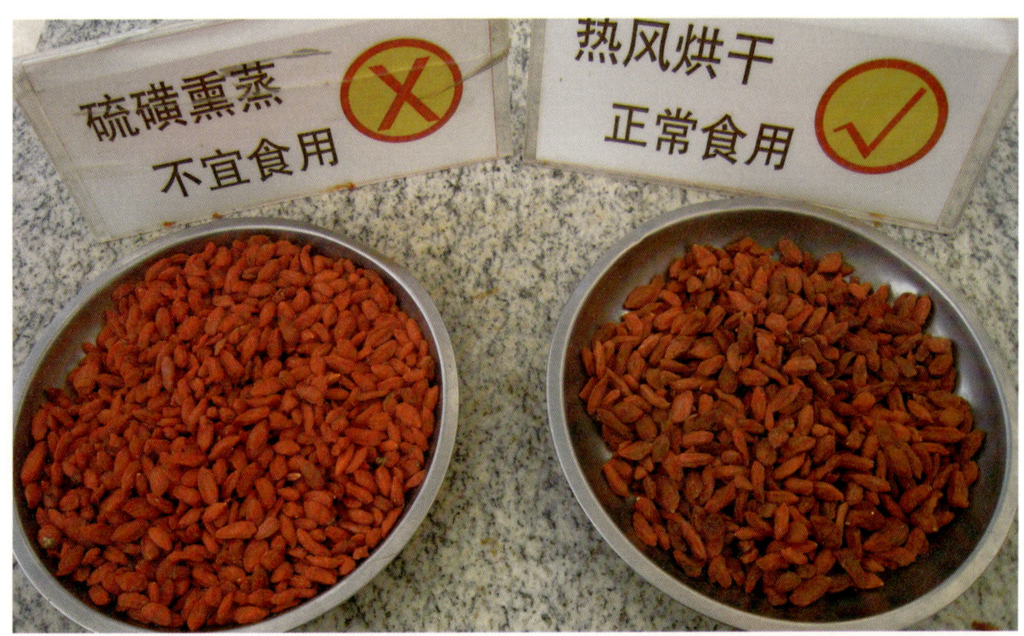

❍ 농장 입구에는 구기자를 열풍 건조한 것과 유황으로 건조한 샘플을 전시하고 있다.

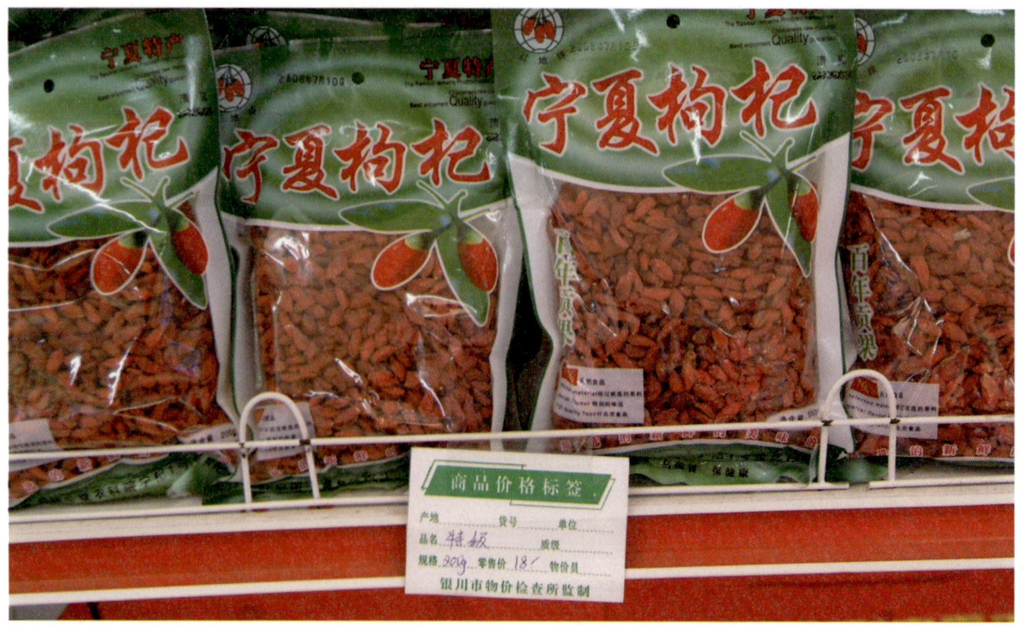

농장에서 판매하는 영하구기자

시범원 안에는 구기 잎으로 만든 차 시음장이 있다. 구기 잎은 일찍이 민간에서 '하늘의 기운을 가진 풀(天精草)'로 알려져 있다고 홍보하고 있다. '구기는 안색을 편안하게 하고 눈을 맑게 하며 정신을 안정하게 해준다'라는 『천금식치(千金食治)』의 내용과 '늙는 것을 늦추고 풍을 제거한다'는 『식료초본(食療本草)』의 인용문도 소개하고 있다.

구기자 전설

시음장 벽에는 구기에 대한 전설도 붙여두었다. 내용은 다음과 같다.

예부터 전해져오길 닝샤 닝안바오(寧安保) 일대에 한 청년이 있었는데 그의 이름은 구자(狗子)였다. 모씨 처자와 결혼했는데, 그녀는 아름다웠으며 근면하고 현모양처였고, 남자는 쟁기질하고 여자는 베를 짜며 노모를 봉양했는데 그 즐거움이 한이 없었다. 하늘이 시샘하여 외적이 침입하여 국가가 병사를 차출하였는데, 구자의 이름이 올라 있어 전쟁터로 징집되었다.

346

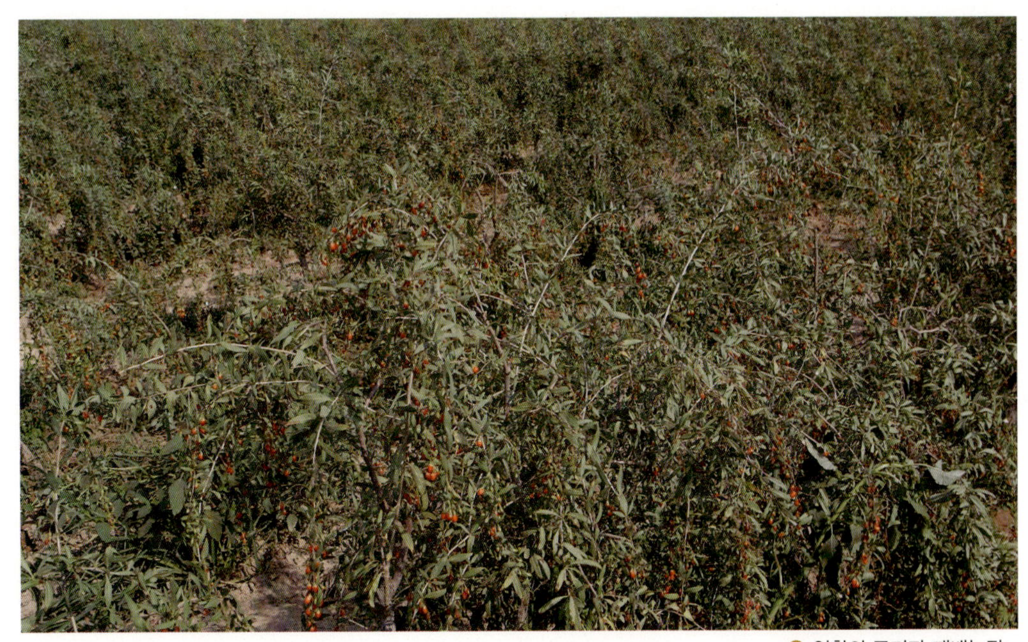

장군 100여 명이 전사하고 병사들이 10년 만에 돌아왔다. 구자가 전장에서 돌아와서 보니 고향은 마침 흉작이었으며, 모친과 이웃들은 모두 굶주린 얼굴빛을 띠고 있었다. 그렇지만 홀로된 처자는 혈색이 좋고 안색도 활기가 넘쳤다. 구자가 크게 노하여 아내에게 말하기를 "이웃들과 노모는 모두 굶주렸는데, 당신 혼자 얼굴빛이 활기가 넘치니, 어찌된 일인가?" 하자 아내가 울며 답하기를 "종일 일하고 목마르면 산속 샘물을 마시고, 배가 고프면 나무 사이 홍과(紅果)를 먹었더니 굶주리고 배고픔을 알지 못하였습니다"라고 말하는 것이 아닌가.

그래서 구자도 홍과를 따서 이웃 사람들과 함께 먹었다. 오래지 않아 구자와 이웃들은 모두 몸이 가볍고 기분이 좋아졌으며 병을 알지 못했다.

후인들은 구처가 먹은 홍과가 희귀하고 귀한 보배임을 알게 되었다. 이 홍과는 매년 6월 열매를 맺으며 7일간 수확하는데 서리가 내리기를 기다린다. 그리고 먹을 홍과는 잘 말려서 겨울까지 저장하여 먹는다. 후인들은 구자와 그 처자를 기념하기 위해서 이 홍과를 구처자(狗妻子), 즉 구기자(枸杞子)라고 불렀다고 한다.

- **위치** : 닝샤(寧夏) 회족자치구의 성도(省都)인 인촨(銀川)에서 40분 거리에 구기자
  재배농장이 있음

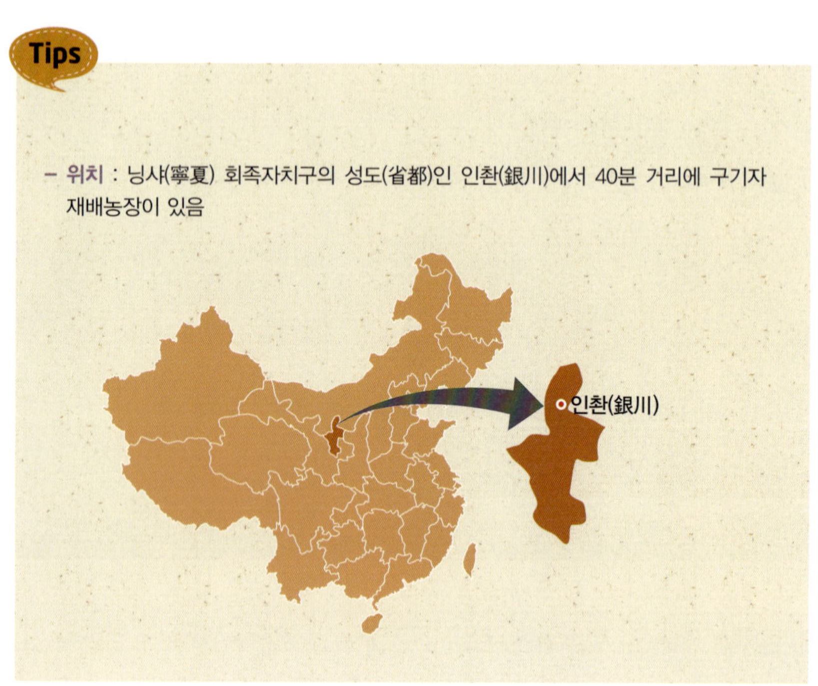

닝샤회족자치구의 감초, 마황, 황기 재배지

寧夏回族自治區 甘草, 麻黃, 黃芪 栽培地

사막 속의 감초 생산지

감초, 마황, 황기 재배지인 옌츠(鹽池)로 달려간다. 버스로 1시간 넘게 걸리는 길의 좌우에는 산이 없고 사막이나 낮게 자란 나무들과 초원만 보인다. 이렇게 풀이 적은 이유는 예전에 방목했던 양, 소들이 풀을 다 뜯어 먹었기 때문이란다. 그래서 요즘은 방목을 하지 않는다. 도로 옆으로는 명나라 시대의 흙으로 만든 장성이 낮은 언덕 모양으로 100㎞ 넘게 이어져 있어 감초를 찾아가는 우리 답사단에게 이국 풍경을 만끽하게 해주었다.

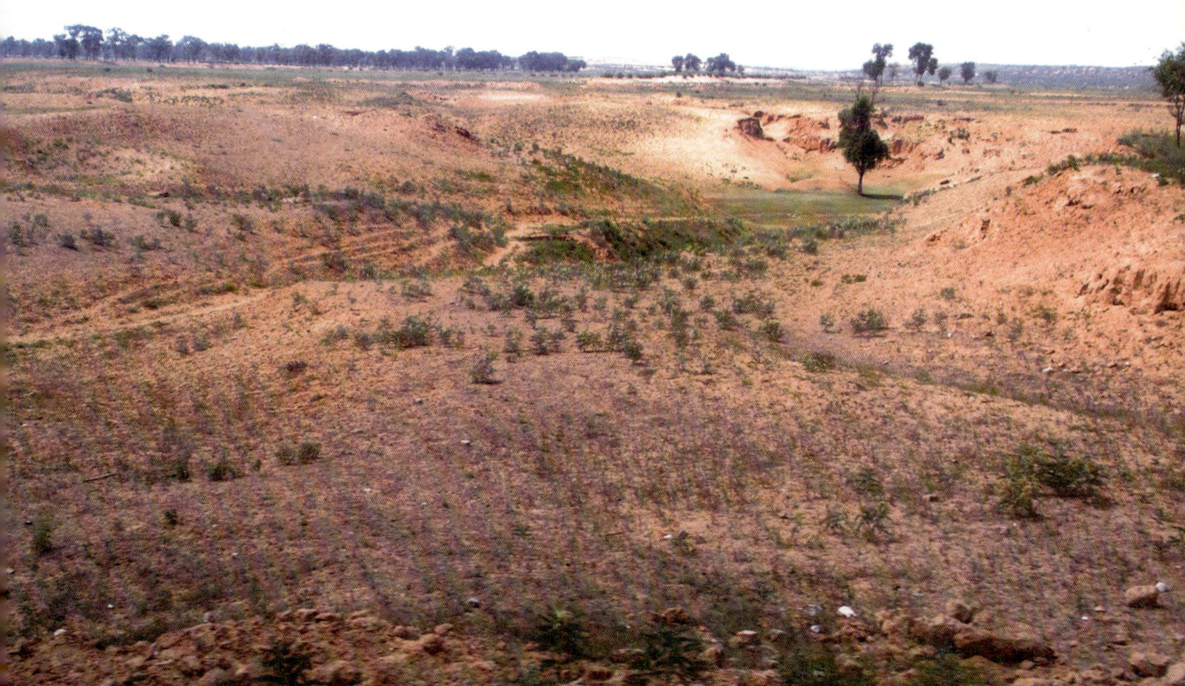

◎ 감초 재배지로 가는 도중의 사막

닝샤(寧夏)지역의 물은 황허에서 끌어
다 쓴다. 2,000년 전부터 농경지에 황
허의 물을 인공적으로 공급하고 있는
유명한 관개농업구역이다. 이곳 밭에
서 보이는 물은 중국문명의 태초의 동
력이 되었던 황허에서 끌어당긴 물이
라 그런지 예사롭게 보이지 않는다.
　도로 옆의 커다란 입간판에는 이곳
이 감초의 대량 재배지임을 알리는 '중

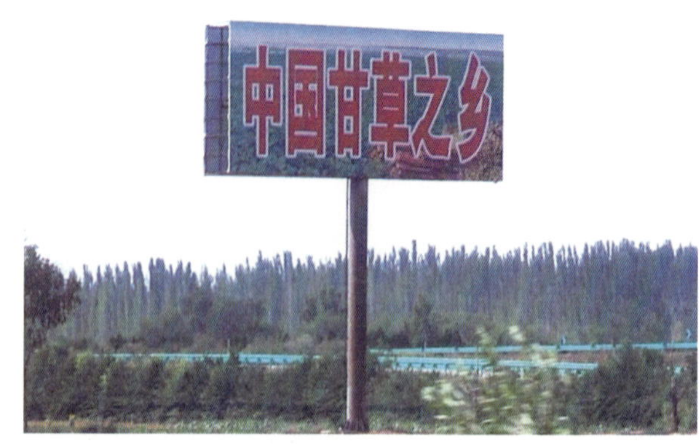

⬆ 도로 옆에는 '중국 감초의 고향'이란 큼직한 글씨의 홍보물을
세워두었다.

국 감초의 고향'이란 큼직한 글씨의 홍보물을 세워두었다. 옌츠 지역의 감초는 "현재 15만
무(1무는 666.67㎡)를 재배하고 있으나 앞으로 50만 무까지 늘릴 예정이다"라고 동행한 연구원
이 전한다. 드넓은 밭에 심어져 있는 이곳의 감초는 우랄감초(Glycyrrhiza uralensis)다. 감초는 씨를
뿌려서 1년 키우고 다음에 이식하여 2년 재배한 후에야 수확이 가능하다고 한다.

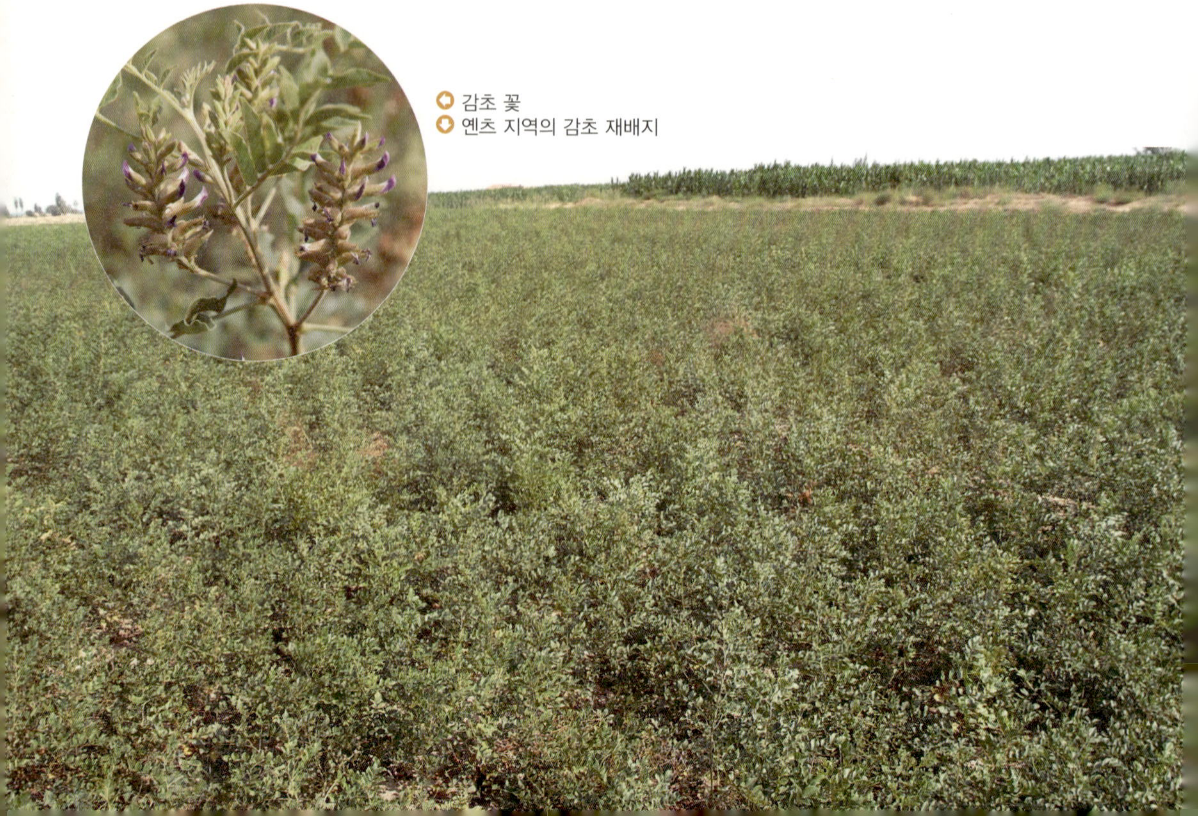

⬆ 감초 꽃
⬇ 옌츠 지역의 감초 재배지

넓은 밭에 심어져 있는 감초 사이에 군데군데 야생감초도 보였다. 이 감초의 재배지와 그 꽃을 촬영해본다.

드넓은 지역에 마황, 황기 재배

마황도 많이 재배하고 있다. 현재 6년근이 재배 중인데 재배 후 2년부터 수확이 가능하다. 1년에 두 번 수확하는데 6월과 7월 사이, 그리고 가을에 채집하며 가물면 1년에 한 번 채집한다. 그런데 마황은 경제적으로 도움이 되지 않는다고 한다. 최근 마황 수매를 하려는

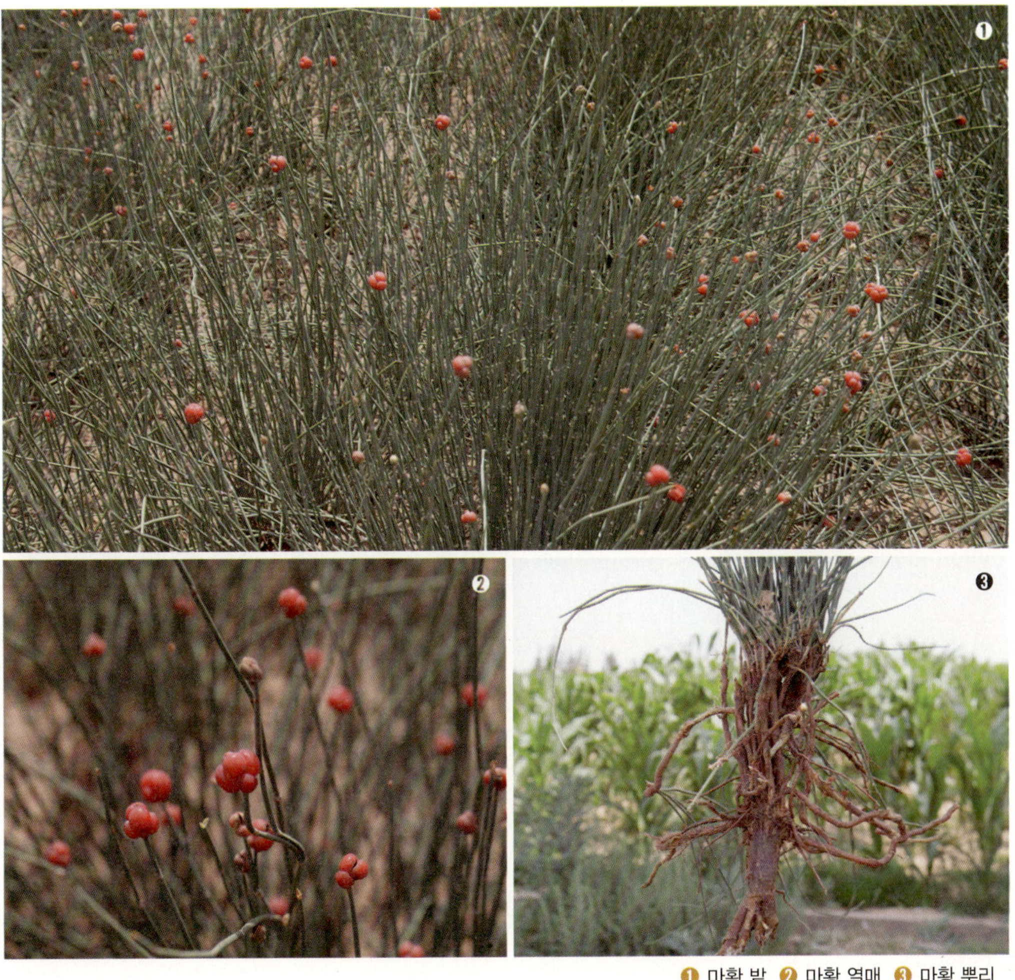

❶ 마황 밭 ❷ 마황 열매 ❸ 마황 뿌리

사람들이 적어 수익이 좋은 감초로 전환하는 분위기다.

연강수량이 200㎜ 정도로 적으므로 마황밭 부근에는 계곡 형식으로 많이 파여진 건조한 밭이 많이 보인다.

황기밭도 드넓은 지역이다. 내려다보이는 확 트인 넓은 밭에는 심은 지 2년 되었다는 황기로 가득 차 있다. 이곳 황기의 종류는 몽골황기(*Astragalus membranaceus* var. *mongholicus*) 이다. 황기 뿌리가 길어 삽으로 캐는 데 시간이 많이 걸린다.

중국 변방에도 한류 열풍

인촨 시내의 한 호텔 아침식사 시간에 배경음악이 흐른다. 빠른 템포의 노래를 들려주는데 알 듯 모를 듯 한국말이 섞인 듯한 젊은 가수의 목소리가 들리는 것이 아닌가? 영어 같기도 하고 중국어 같기도 했지만 자세히 들어보니 가사 속에 분명 한국말이 나오는 우리 노래였다. 이른 시간이라 중국인 10여 명밖에 식사를 하는 사람이 없었지만 메들리로 흘러나오는 한국 노래를 들으며 그들은 즐겁게 담소를 나누고 식사도 하고 있었다.

한국 사람들이 거의 없는 이곳의 호텔 식당에서 우리 노래가 나오다니, 중국의 한류 열풍이 얼마나 강한지 실감한다. 이곳은 중국에서도 변방의 자치구이다. 가보지도 못한 한국의 노래가 문화로서 그들의 생활 속에 녹아 있었던 것이다. 다르고 낯설지만 공감을 전파하는 생명력을 갖고 있어 여기까지 들어오게 된 음악이야말로 정말 훌륭한 민간 외교가 되었음을 중국 현지에서 실감한다.

이곳 회족자치구의 거대한 감초, 마황, 황기 재배지는 귀한 한약 답사지였다.

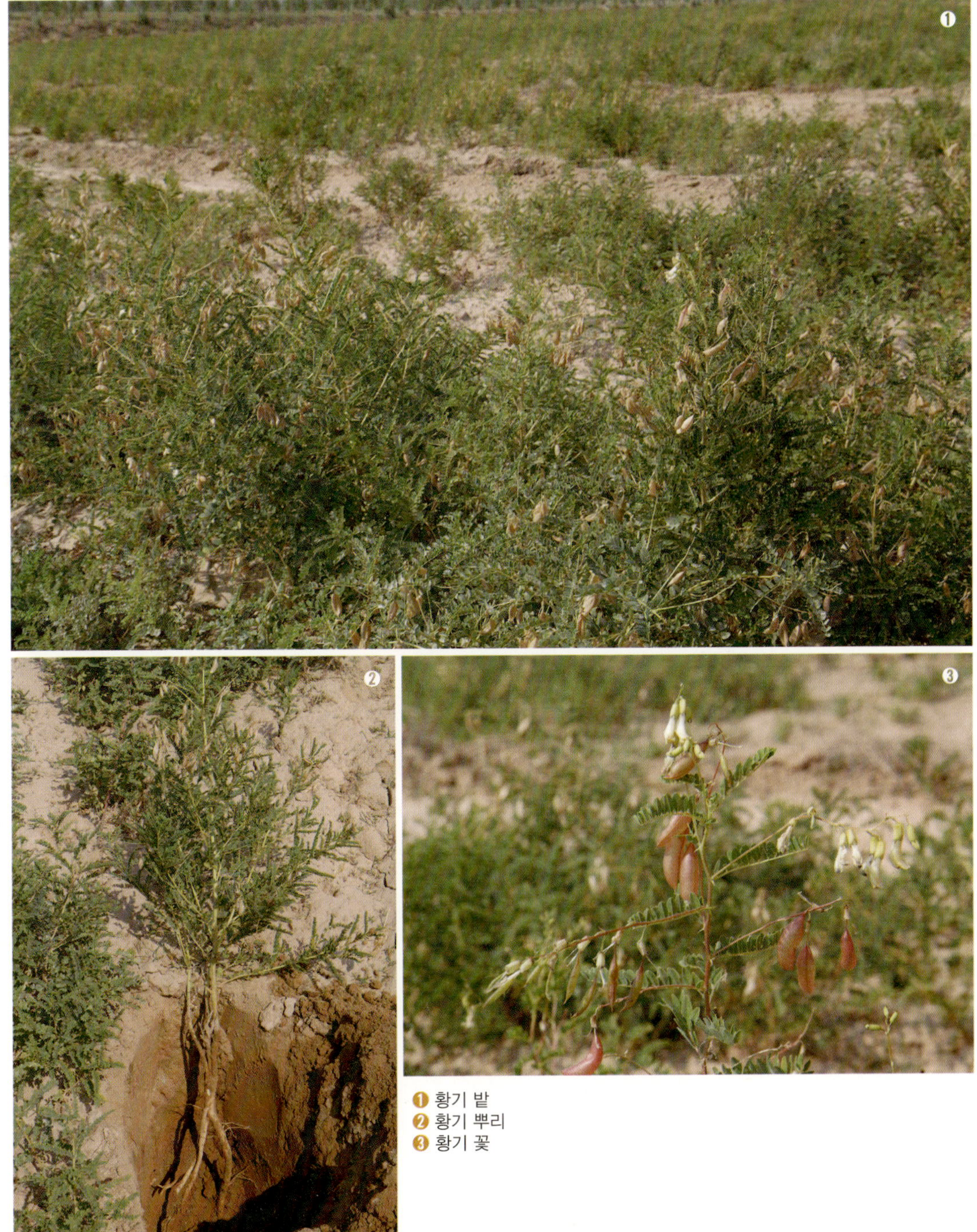

❶ 황기 밭
❷ 황기 뿌리
❸ 황기 꽃

– **위치** : 닝샤(寧夏)회족자치구의 성도(省都)인 인촨(銀川)에서 동남쪽에 위치한 옌츠
  (鹽池)에 재배지 소재

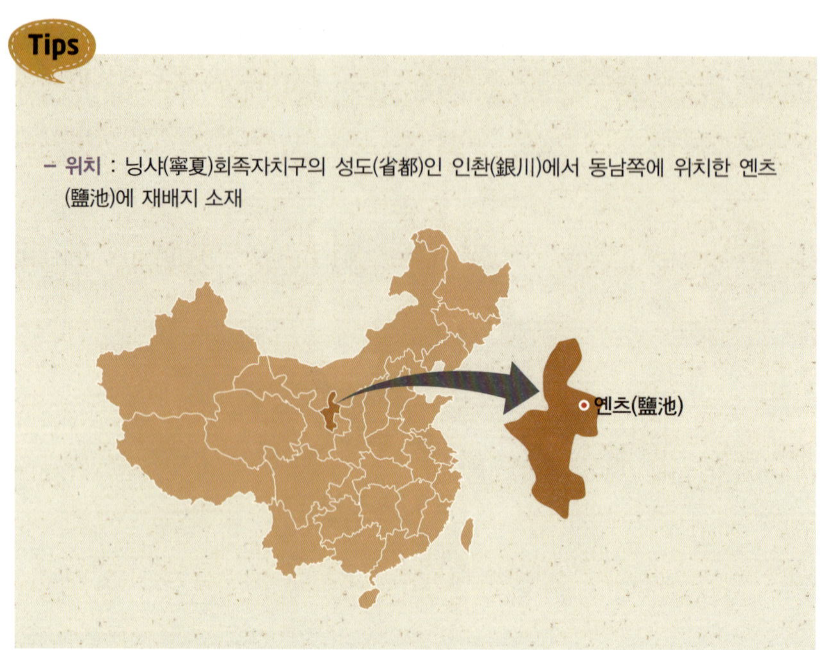

윈난성 샹그릴라 · 리장의 고산약용식물

雲南省 香格里拉 · 麗江 高山藥用植物

설련화, 장홍화 등 티베트 고산약재

윈난(雲南)성 샹그릴라(香格里拉)는 원래 중뎬(中甸)현이 지명인데, 소설 속에 등장하는 이름으로 바꾸어 사용한 이래로 많은 관광객이 몰리고 있는 지역이다. 샹그릴라와 그 아래에 위치한 리장(麗江)의 고산지대는 장홍화(티베트홍화), 동충하초, 홍경천, 수모설련화(水母雪蓮花) 같은 고산 약용식물들이 많이 분포한다.

🔻 옥룡설산의 해발 3,200m 초원지대에서 자라는 고산식물

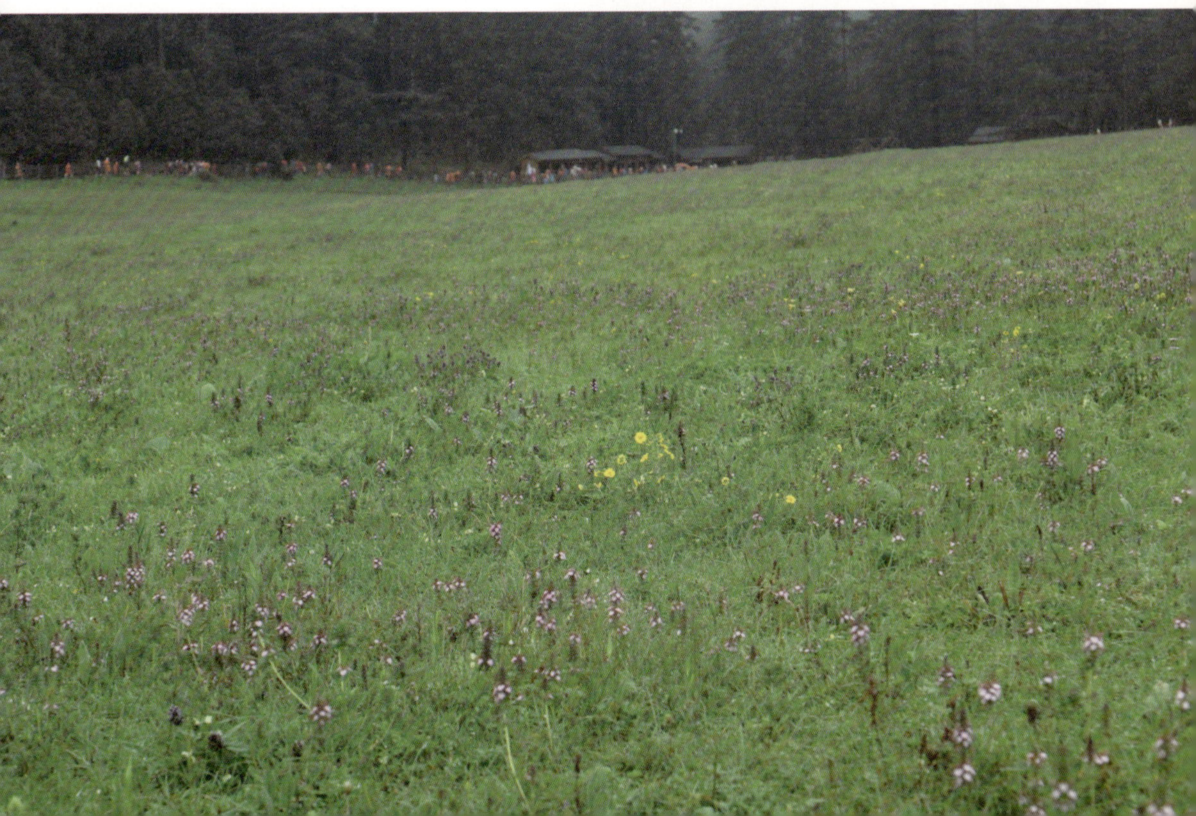

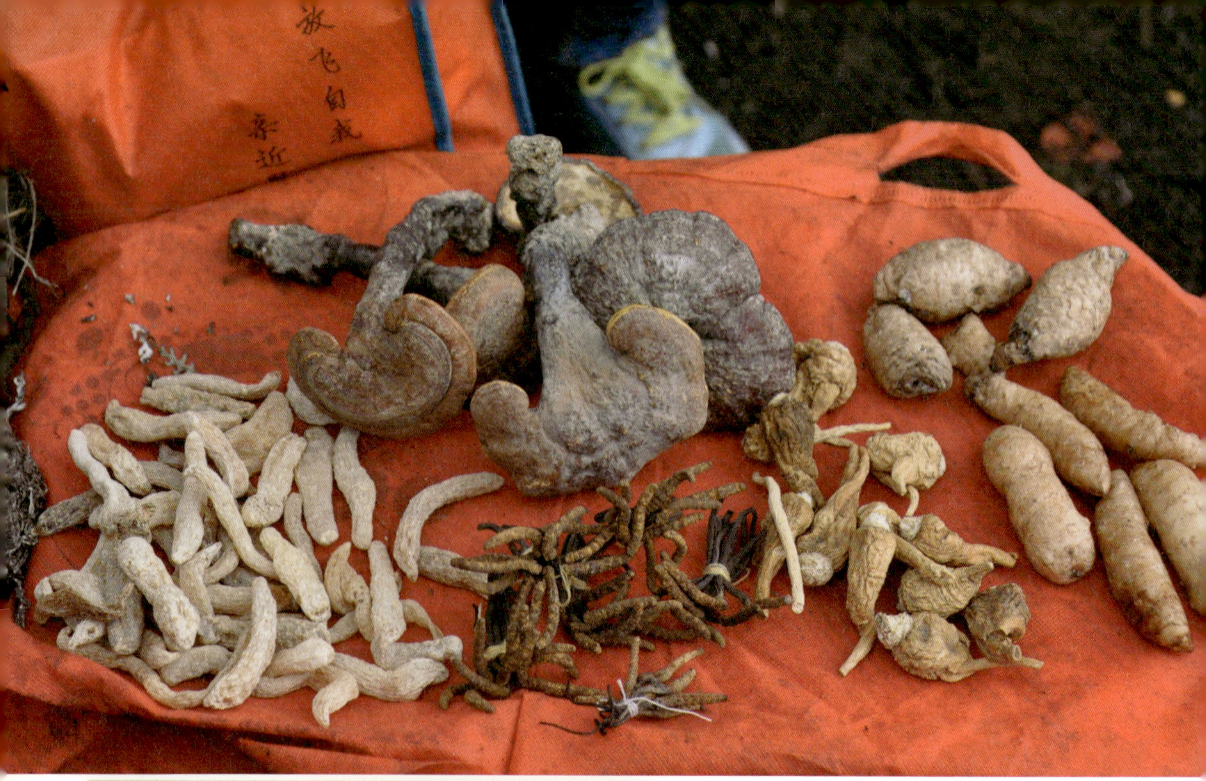

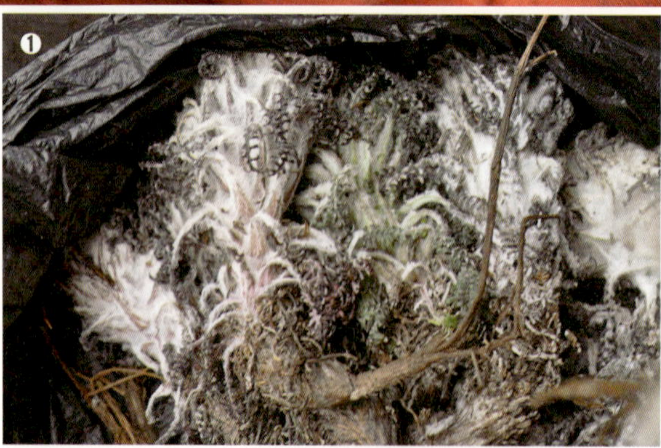

옥룡설산의 초원지대에서 영지버섯, 동충하초,
마카 등을 팔고 있다.

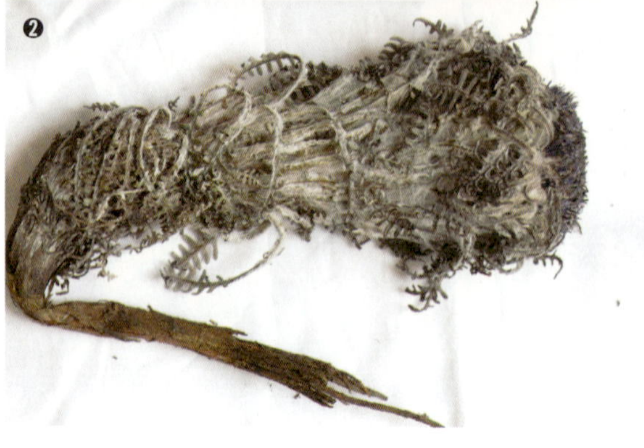

❶ ❷ 옥룡설산에서 팔고 있는 수모설련화

356

리장의 옥룡설산(玉龍雪山)의 해발 3,200m 초원지대에서 수모설련화(水母雪蓮花, *Saussurea medusa*)를 팔고 있는 것을 보았다. 수모설련화는 이 지역 특산약용식물로서 고산지대에서만 자란다.

동충하초, 영지, 천마로 소박하게 좌판을 차려놓고 관광객들에게 손짓하고 있다. 옥룡설산을 배경으로 열리는 초대형 가무극인 장예모 감독의 〈인상(印象)공연장〉 건너편의 들판에는 고산 야생화가 늘어져 있다. 고산증이 있는 관광객들에게는 옥룡설산을 오르기 위해 먹는 홍경천이 인기 제품이다. 케이블카 타는 입구의 상점에는 고산증 예방을 위해 산소통과 홍경천을 대량으로 구비해두고 있는 모습도 보인다.

샹그릴라의 한약상점에는 말린 설련화를 판매하고 있는데, 설련화는 이 지역에서 흔하게 볼 수 있는 약용식물이다. 연구자료를 구입하는 것이 중요한 방문 목적 중 하나인 필자는 이곳에서 장홍화를 구입하려고 했으나 가격이 많이 비싸 포기한 기억이 있다. 고산지대인 이곳의 관광지에는 동충하초, 홍경천, 장홍화, 설련화가 빠지지 않는다. 샹그릴라의 초원지대로서 승마장이 있는 이라(依拉) 초원에도 야생 약용식물들이 다량 있다.

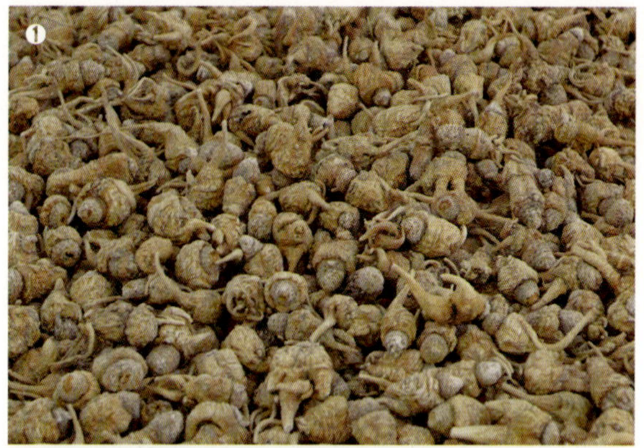

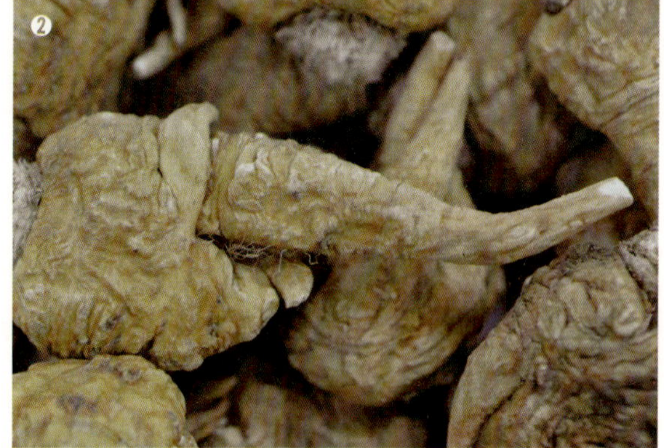

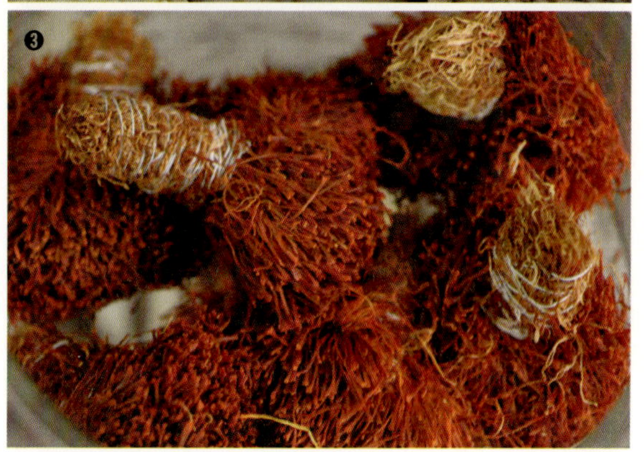

❶ 리장 관광지에서 팔고 있는 마카
❷ 고산지대에서만 자라는 마카
❸ 샹그릴라 시장에서 팔고 있는 장홍화(티베트홍화)

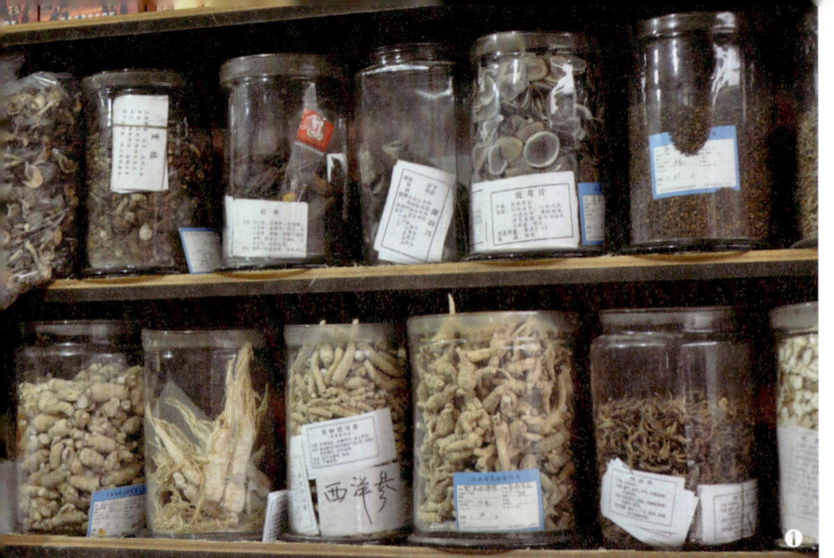

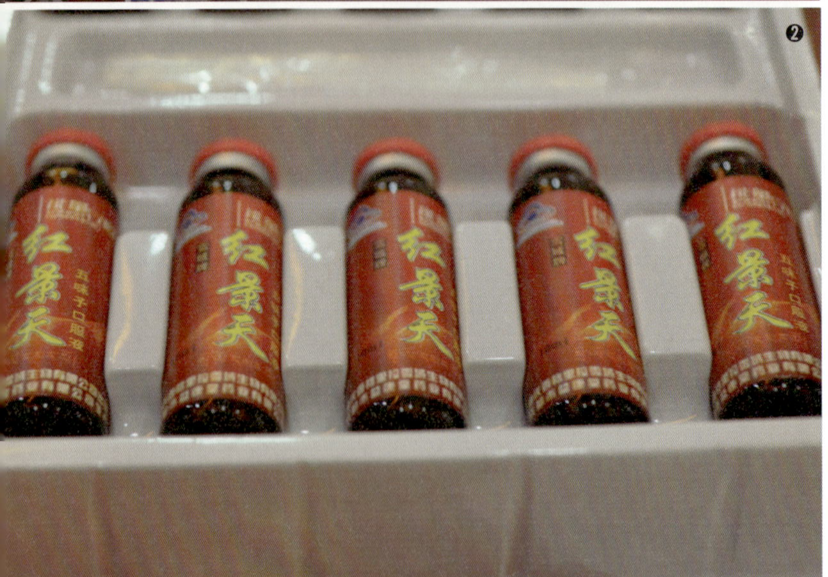

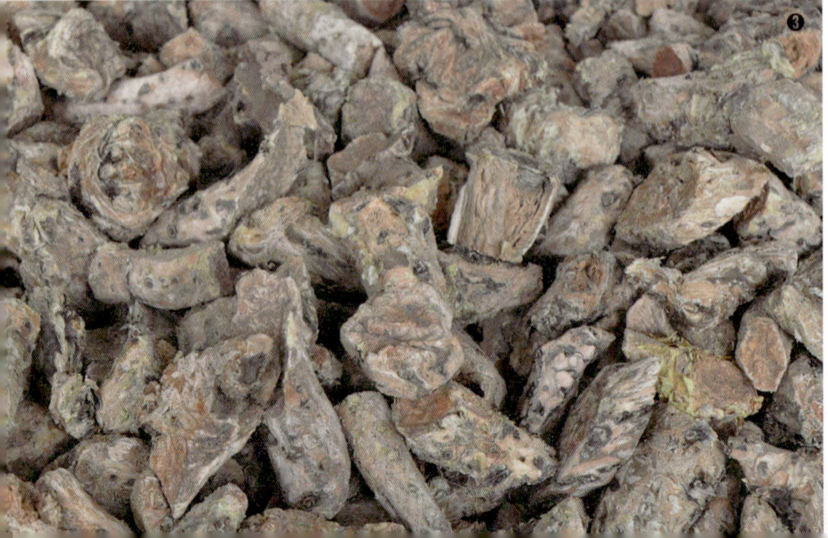

❶ 샹그릴라의 한약판매점
❷ 고산증 예방을 위해 준비된
   홍경천 제품
❸ 리장에서 판매되는 홍경천

인기 관광 약재, 마카

한편 이곳에는 마카(*Lepidium meyenii*)가 인기를 끌고 있다. 고산지대에서만 자란다는 마카는 남미에서 전해진 식물이지만 현재는 이 지역에서 건강식품으로 대량 재배하여 리장, 샹그릴라의 관광지에서는 뺄 수 없는 인기 관광상품이 되어 있다. 리장에서 샹그릴라로 가는 도중에도 마카 재배지의 입간판을 곳곳에서 볼 수 있었다. 흔한 식물이지만 가격이 만만치 않아 놀랐다. 연구실 보관용으로 건조 뿌리 4개만 구입했는데 중국 돈 400위엔이니 비싼 편이다. 그러나 망설이다가 이 지역을 벗어나면 마카 구입이 힘들다. 일행 중 한 분이 이곳에서 사지 못하고 후에 쓰촨성에서 구입을 원하였으나 파는 곳이 없었다.

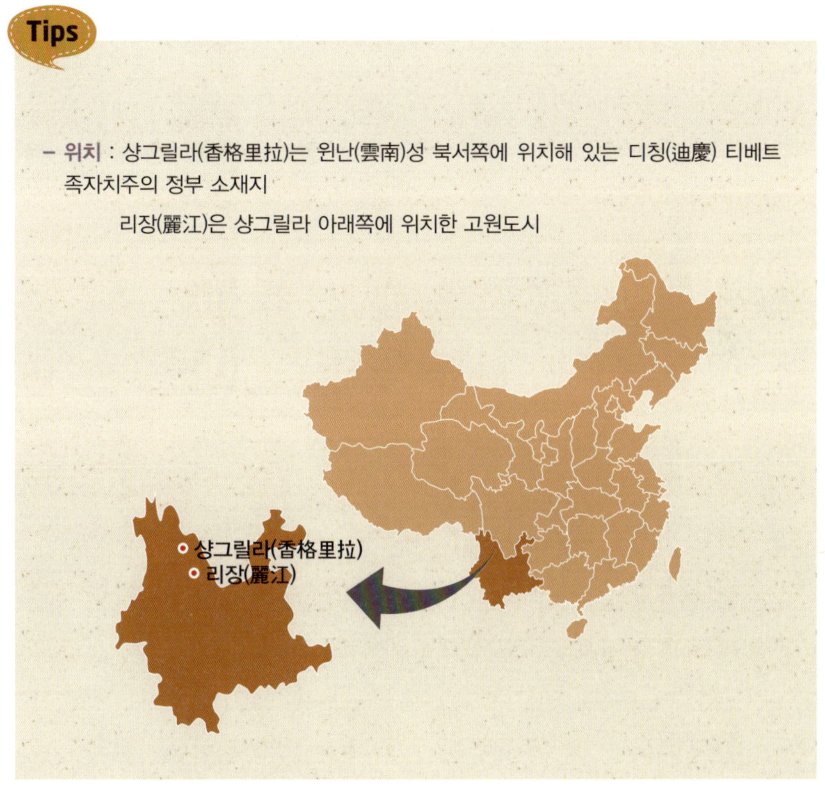

윈난성의 사인 재배지

雲南省 砂仁 栽培地

윈난성 최남단의 시솽반나

시솽반나(西双版納) 타이(傣)족자치주는 중국 윈난(雲南)성 최남단에 위치하고 있다. 아래로는 징훙(景洪)시와 멍하이(勐海), 멍라(勐臘) 두 현을 관할하고 있으며 라오스, 미얀마, 베트남과 이웃하고 있다. 일본 관광객들이 이곳을 많이 찾으며, 필자처럼 한약 답사를 목적으로 하는 사람들 말고는 한국인 관광객은 거의 만날 수 없다. 조선족 이문혁 씨 혼자 한국과 일본 여행객들을 안내하고 있다.

○ 산속의 사인 재배지

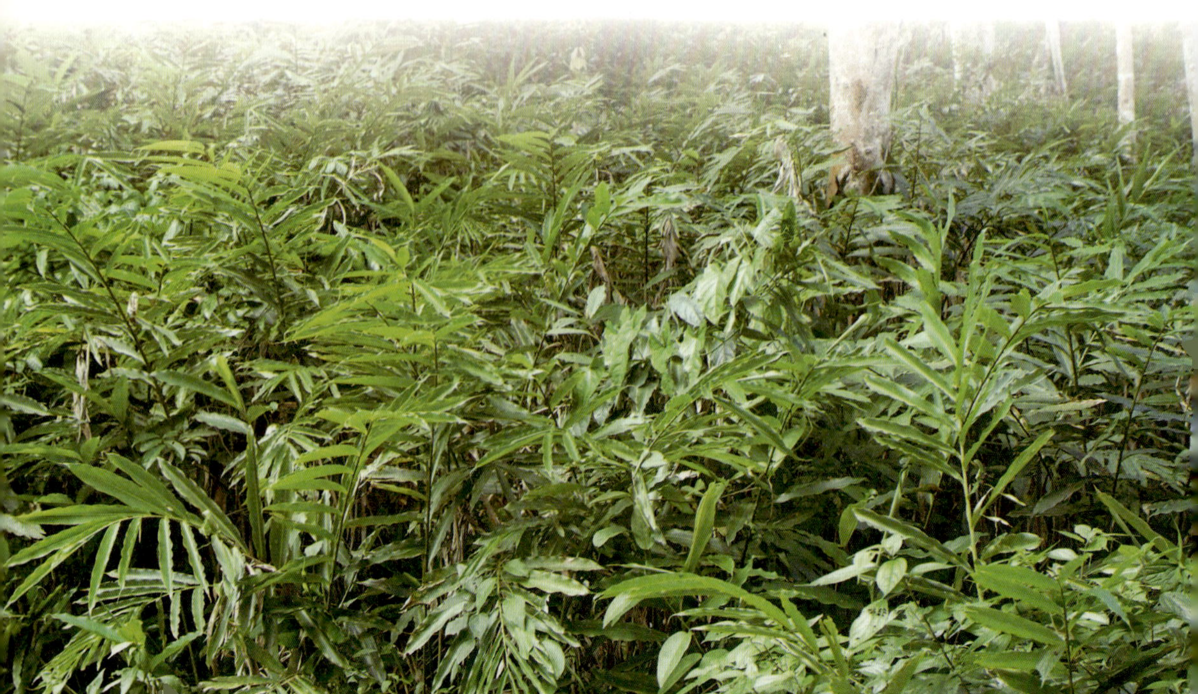

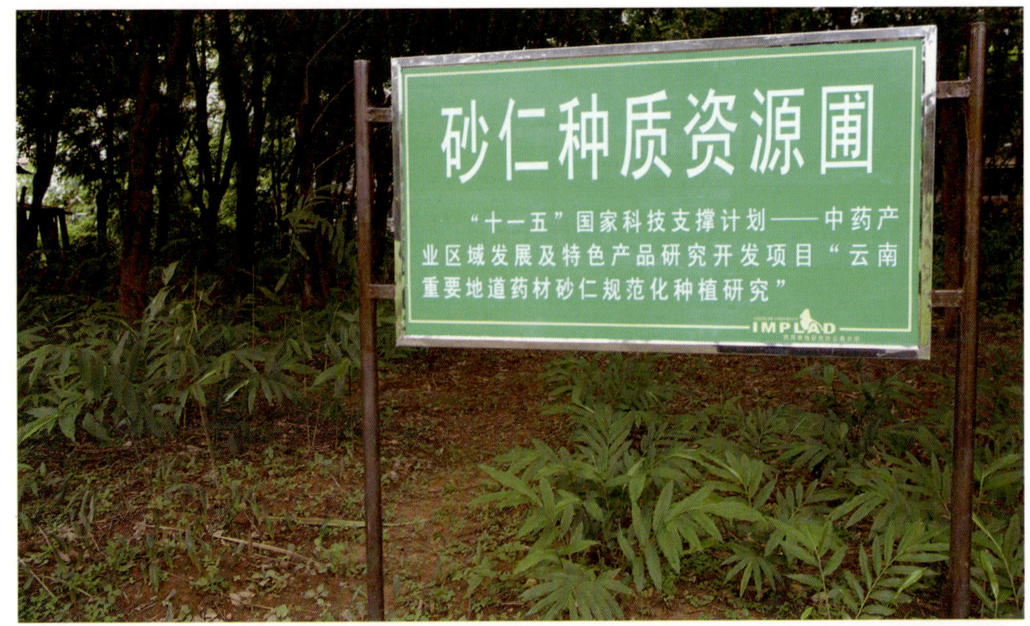

❂ 사인 재배지(남약원)

아열대 지방이다 보니 이국적인 정취를 만끽할 수 있고 거리의 가로수들도 열대식물로 심어져 있다. 소수민족 문화에 흠뻑 취할 수 있는 이곳은 중국 속의 외국 같은 느낌을 주는 곳이다.

남약원의 사인

중국의학과학원 약용식물연구소 윈난 분소는 시솽반나주 중심지인 징훙시에 위치하며, 그 안에는 시솽반나 남약원(南藥園)이 있다. 남약원에는 많은 아열대 약용식물을 수집, 재배하고 있어 우리나라에서 보기 힘든 한약식물들을 관찰할 수 있는 귀한 약용식물원이다. 남약원의 백초원(百草園) 지역에는 민족약, 중화약, 자원약 등으로 구역이 구분되어 전시되고 있는데 특히 사인, 빈랑, 익지, 단향, 인도대풍자, 태국대풍자, 해남대풍자 등 다채로운 남약들을 볼 수 있다.

이곳을 두 번 찾게 되어 많은 열대 한약식물을 만났지만 특히 사인에 관심을 두고 많은 사진을 찍었다. 사인 재배지인 숲 속에는 벌레들이 떼를 이뤄 몰려든다. 한여름에 이들을 피해가며 바닥에 숨어 있는 사인 꽃을 찾아 엎드려 사진을 찍는다. 광둥(廣東)성 양춘지방의 도지 약재인 사인은 시솽반나에서 재배되기 시작해, 언제부터인가 이곳이 '양춘(陽春)사인'의 주산지가 되어버렸다. 남약원 입구인 약문화광장에는 좌우 양옆에 12개의 남약을 상징하는 기둥이 세워져 있는데 이곳에서도 사인 기둥을 찾을 수 있다.

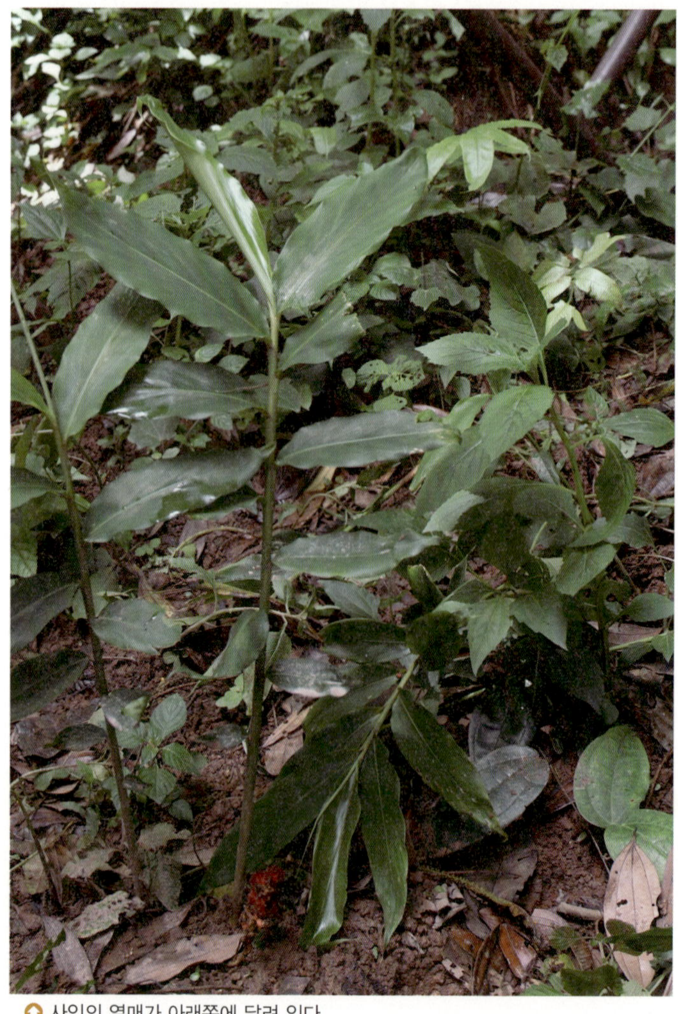

✿ 사인의 열매가 아래쪽에 달려 있다.

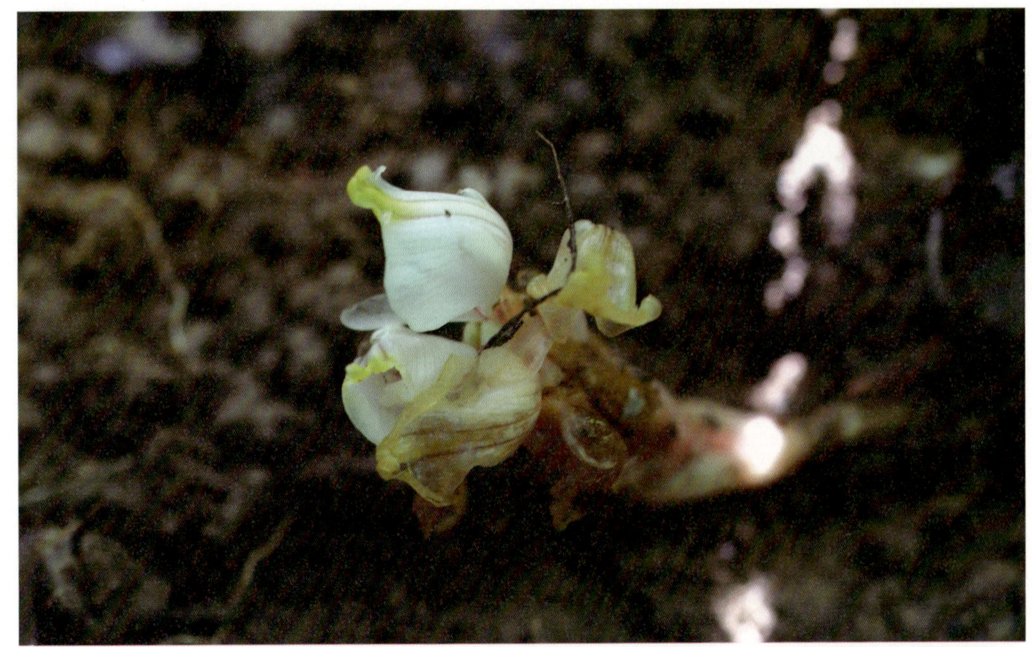

소수민족 주거지에도 사인 재배

남약원에서 버스로 한 시간가량 산으로 올라가면 깊은 산골에 사인 재배지가 나타난다. 재배지 바로 옆에는 지눠(基諾)족의 소수민족 대형 표지판이 세워져 있고 옆에는 지눠족 민속 공연장이 들어서 있다. "예전에 이 지역에서 사인을 대량 재배하여 주민들의 주요 소득원이 되었다"고 안내원이 귀띔해준다.

대나무 숲 같은 사인 재배지에서 사인 꽃을 찾기 시작한다. 허리를 굽혀 이곳저곳을 찾아보지만 쉽지 않다. 결국 안내인 이문혁 씨가 사인 꽃을 찾아 우리들에게 선보인다.

사인 꽃은 하얀 꽃잎에 노란색도 섞여 있다. 산딸기 같은 빨간 열매 속에는 30개가 넘는 하얀 씨가 들어 있는데 씨가 모인 덩어리는 3개의 판막으로 나뉘어져 있다. 열매껍질은 얇고 연하며 가시 모양의 짧은 돌기가 나 있다. 초록색 천을 깔고 그 위에 채집한 사인 꽃과 열매를 올려놓고서 매크로 렌즈로 수십 장을 촬영해둔다.

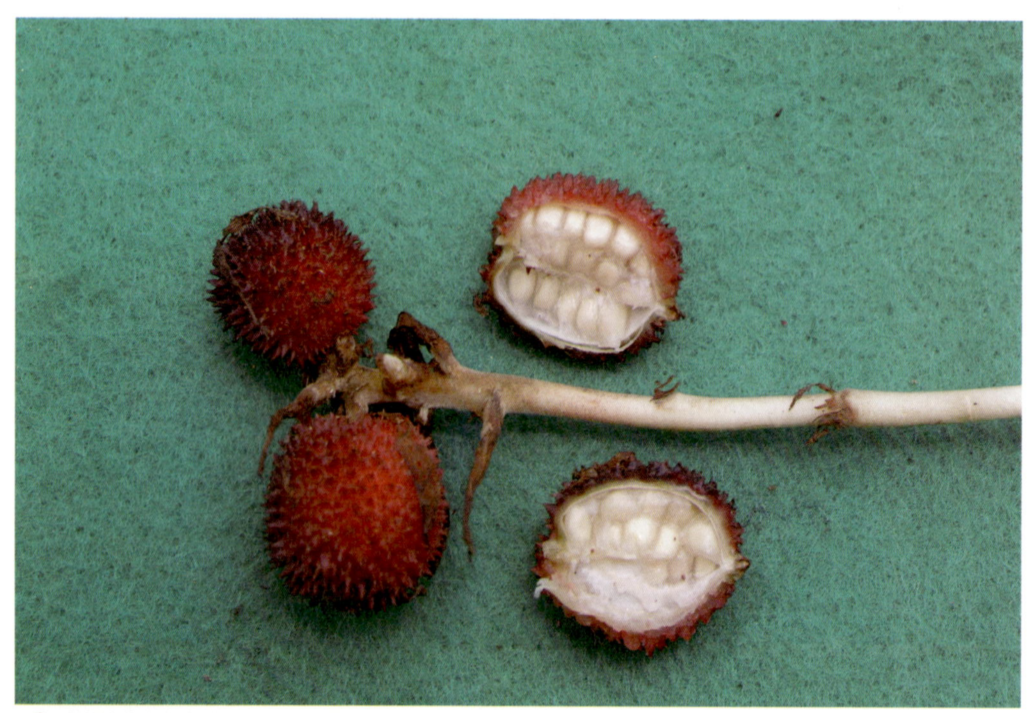

● 사인 열매와 속의 씨

　우리나라는 녹각사와 양춘사인의 잘 익은 열매를 사인으로 사용한다. 『중국약전』에는 이 외에도 해남사의 잘 익은 열매도 기재하고 있다. 한약 도감에서 사진으로 수없이 많이 봤지만 이렇게 대량 서식하고 있는 사인의 재배 현장은 처음 만나본다.

　사인은 방향성이 높아서 소화기 내의 습기를 제거하고 건위 소화효능이 있어 복부팽만 동통 및 음식 생각이 없고 구토, 설사를 하는 증상에 응용한다. 한방에서는 비위(脾胃)를 따뜻하게 하므로 한습(寒濕)이 정체되어 일어나는 설사에 생강, 부자 등과 같이 쓴다. 행기(行氣), 화습건비(化濕健脾), 온중지사(溫中止瀉)의 효능이 있다.

- **위치** : 윈난(雲南)성 성도인 쿤밍(昆明)에서 남쪽방향으로 740km 떨어진 지역인 시
  솽반나(西雙版納) 타이족자치주의 중심지인 징훙(景洪) 인근에 소재

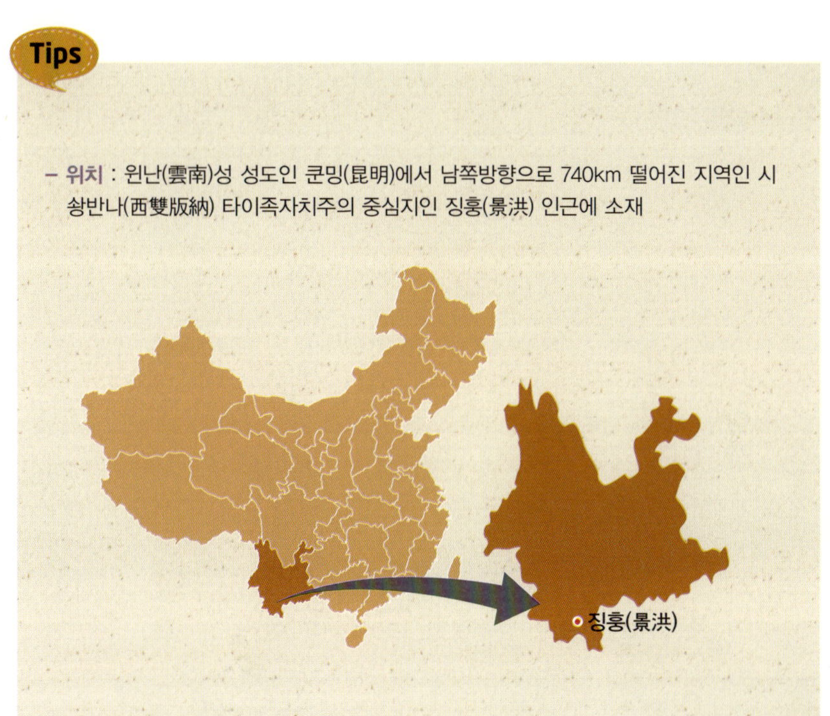

윈난성의 석곡 재배지

雲南省 石斛 栽培地

윈난(雲南)성의 성도인 쿤밍(昆明)의 동남쪽에 위치한 원산(文山) 인근에 석곡 재배지가 있다. 비닐하우스 안에서는 석곡이 잘 자라고 있다. 우리 일행이 들어가 석곡을 살피고 사진을 찍으니 직원들은 신기한 듯 다들 쳐다본다. 이곳에서만 생산되는 석곡 양만 해도 엄청나게 많으니 윈난성 전체의 생산량은 대단할 것이다.

🔻 석곡을 재배하는 비닐하우스 내부

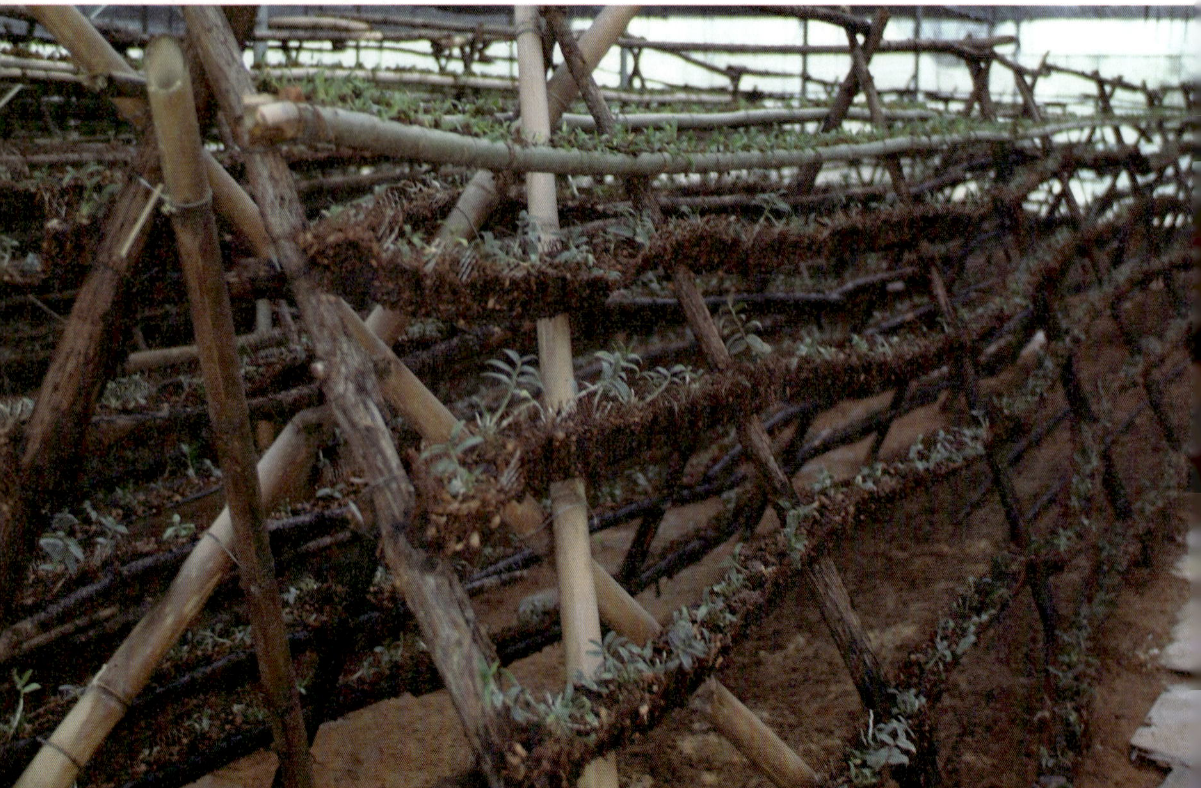

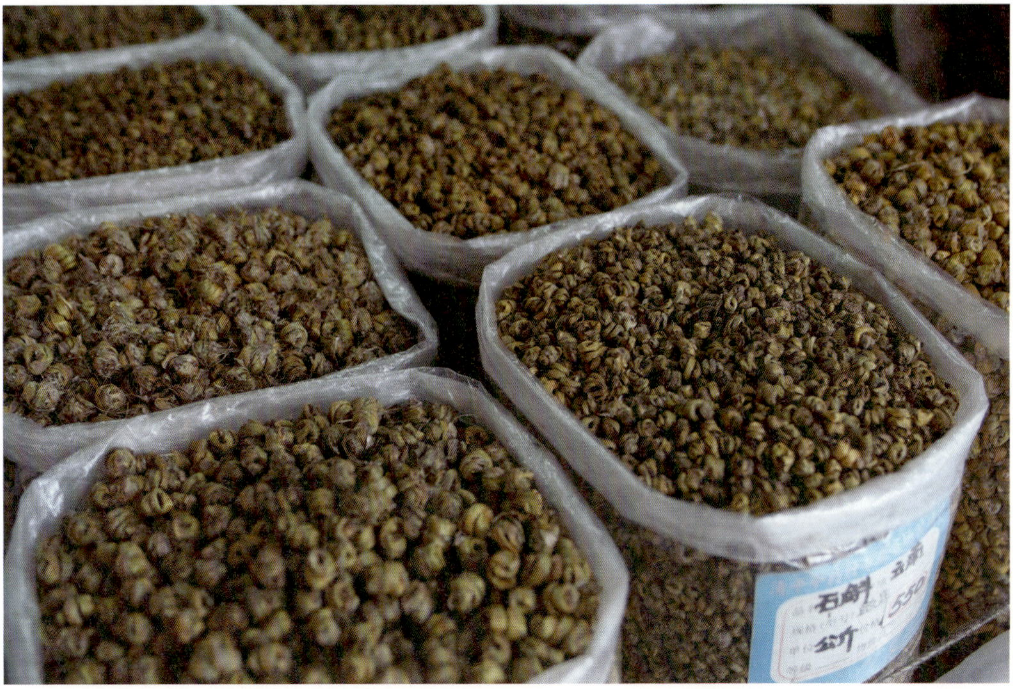

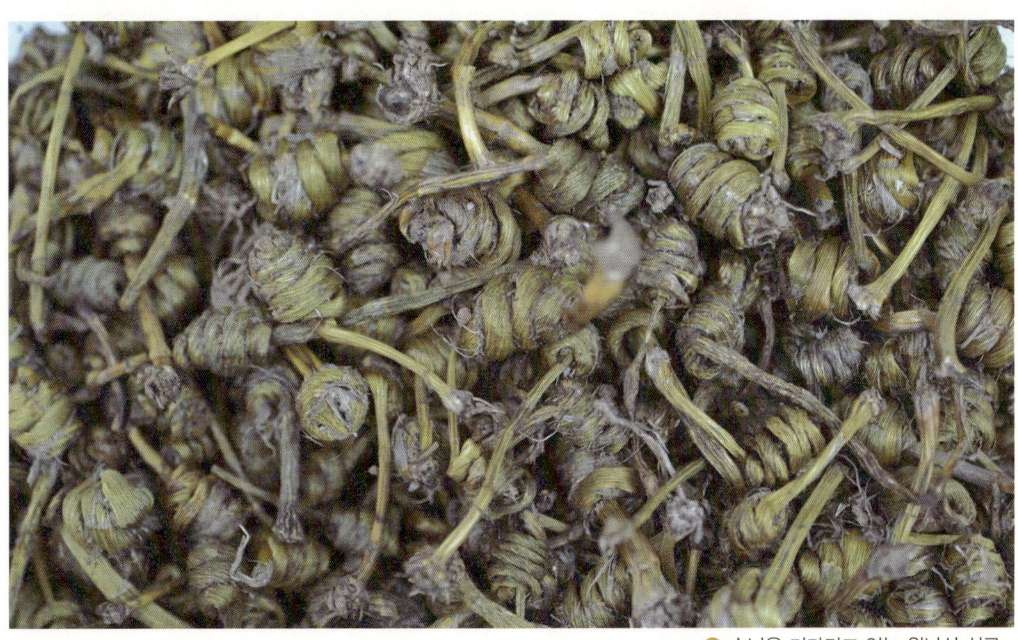

⬆ 윈난산 석곡이 대량 진열되어 있다.

⬆ 손님을 기다리고 있는 윈난산 석곡

광둥(廣東)성 광저우(廣州)의 칭핑(淸平) 한약시장에도 많은 석곡이 진열되고 있었다. 이곳의 석곡은 윈난산이 주류다. 한 상점 주인은 석곡을 촬영하는 필자에게 곽산야산용두봉미석곡(霍山野山龍頭鳳尾石斛), 곽산야산진충석곡(霍山野山眞虫石斛), 야산수초석곡(野山水草石斛) 등 곽산석곡(霍山石斛) 15종류의 이름이 쓰인 종이를 보여준다. 이렇게 많은 종류가 있다니 놀랍다. 다른 자료도 자랑스럽게 보여주면서 많이 찍으라고 한다. 책상에 앉아서는 찾을 수 없는 지식을 현장에서 접하는 즐거움이다.

첫 번째의 곽산야산용두봉미석곡(霍山野山龍頭鳳尾石斛)은 그 이름이 용 머리, 봉황 꼬리의 석곡이란 뜻이니 중국 사람들이 될 수 있으면 대단한 이름을 붙이려고 하는 기질을 알 수 있을 것 같다. 어떤 물건이든지 문어체로 의미를 부여하기를 즐기거나 글자를 새겨 넣어 자구의 해석에 열중하는 중국인의 유교적 기질을 보여준다.

곽산석곡은 안휘, 절강, 산서, 윈난성의 높은 산에서 생산된다고 한다. 구름과 안개가 골짜기에 가득하고 인적이 드문 곳에서 해와 달의 은근한 광채를 받고 자란다는 이 석곡은 백내장, 당뇨병, 고혈압에 좋다고 홍보지에서는 소개하고 있다.

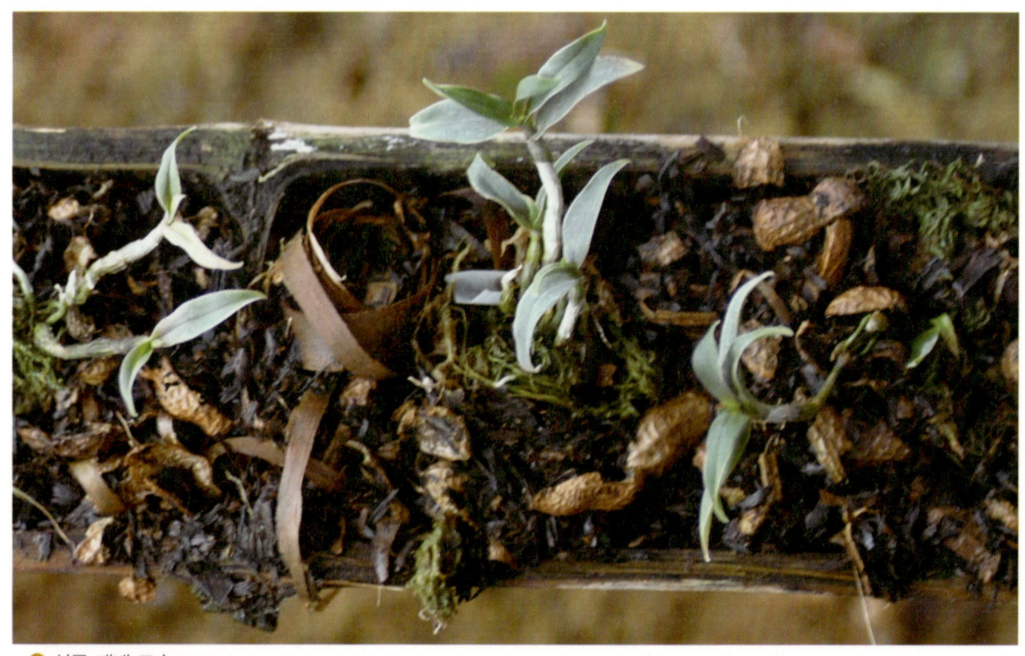

❂ 석곡 재배 모습

368

- **위치** : 윈난(雲南)성의 성도인 쿤밍(昆明)에서 동남쪽으로 약 5시간 거리인 원산(文山) 인근에 재배지

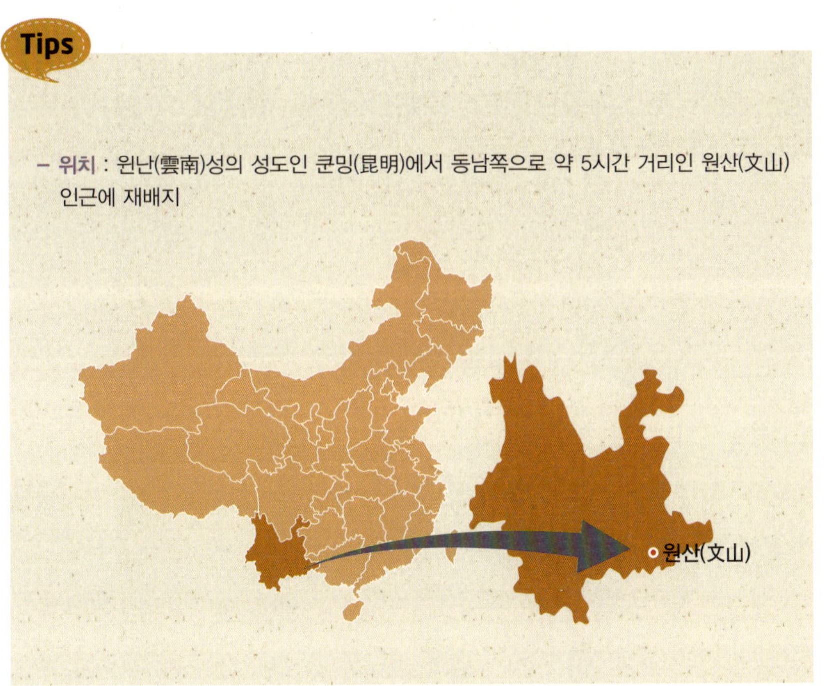

윈난성 윈산의 삼칠 재배지

雲南省 文山 三七 栽培地

중국삼 삼칠의 고향, 윈산

중국 남부지방에서 주로 재배하는 삼칠(三七)은 학명이 *Panax notoginseng*으로 전칠(田七) 또는 삼삼칠(參三七) 등의 별명으로 부른다. 고려인삼이 중국 동북지방에서 주로 재배되는 데 비해 삼칠은 중국 남쪽에서 많이 생산하고 있다.

🔻 포장 내의 삼칠 재배 모습

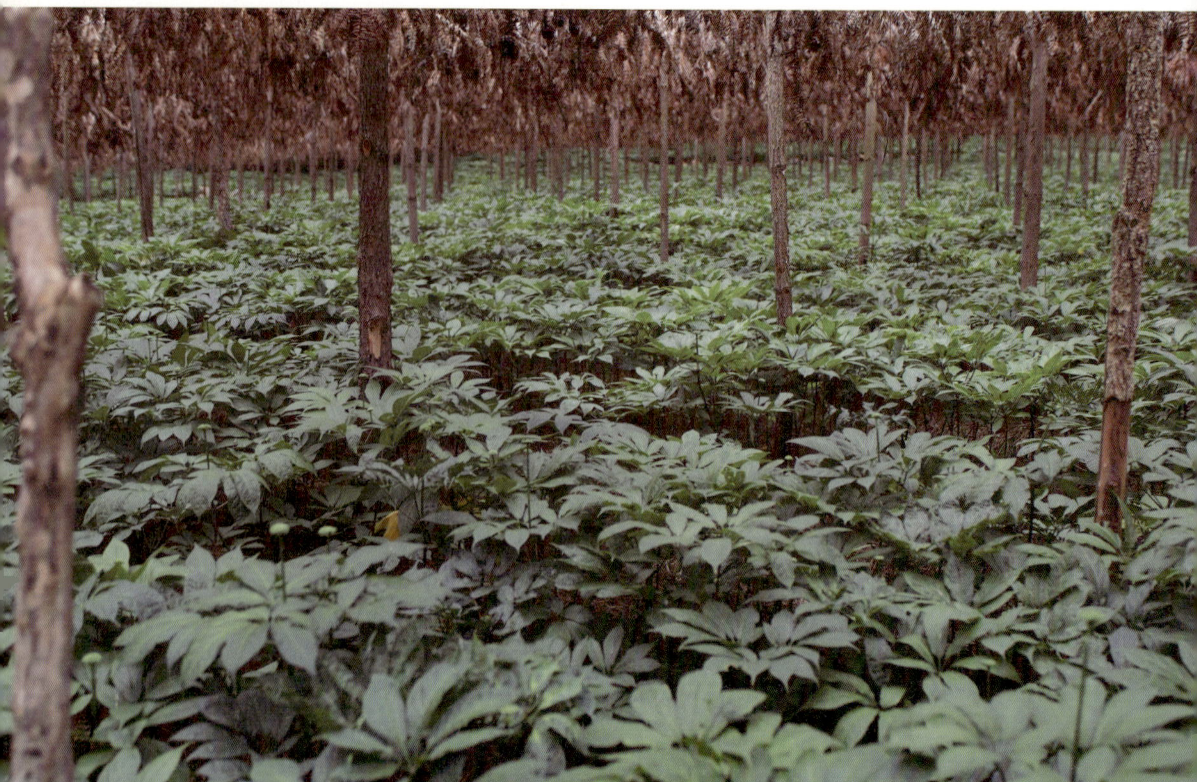

삼칠은 중국에서 대량으로 생산되며 그 중에서 윈난(雲南)성의 원산(文山)이 주산지이자 원산지로 삼칠의 고향 격이다. 중국의 삼칠 생산량의 90% 이상을 이곳에서 재배한다. 삼칠은 윈난성의 주요 특산물이자 원산지방의 중추적인 산업이기도 하다.

윈난성의 성도인 쿤밍(昆明)에서 동남쪽 오지로 5시간가량 버스를 타고 가면 삼칠의 고향인 원산이 나온다. 중국에서 4~5시간의 버스여행은 다반사이지만 여행길에 나선 우리로서는 시설이 좋지 않은 버스나 중국 화장실에 익숙하지 않아 힘든 여정이었다.

원산에 들어서자마자 도로 옆 곳곳에는 거대한 삼칠 재배장이 눈에 들어온다.

재배지 안에는 삼칠 대량 재배 중

도중에 사고가 생기고 비포장도로가 연이어져 있어서 약속시간보다 훨씬 지체되었지만 원산시 약품감독관리국 과장을 비롯한 직원들이 삼칠을 안내해주기 위해 우리 일행을 반갑게 맞았다. 그들은 삼칠뿐만 아니라 석곡, 초과 재배지까지 안내하느라 퇴근시간을 훌쩍 넘긴 밤 9시까지 동행해주었다.

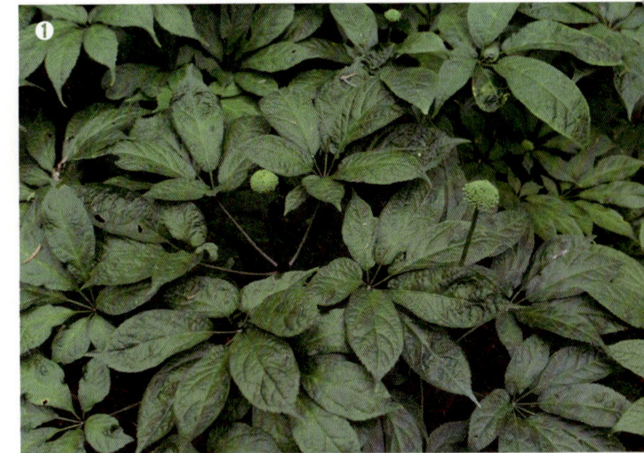

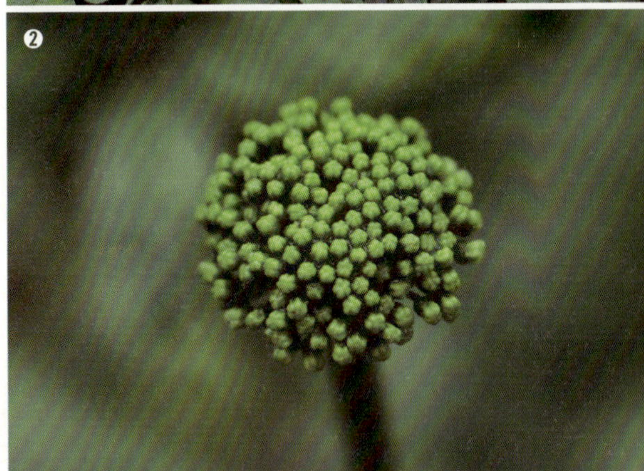

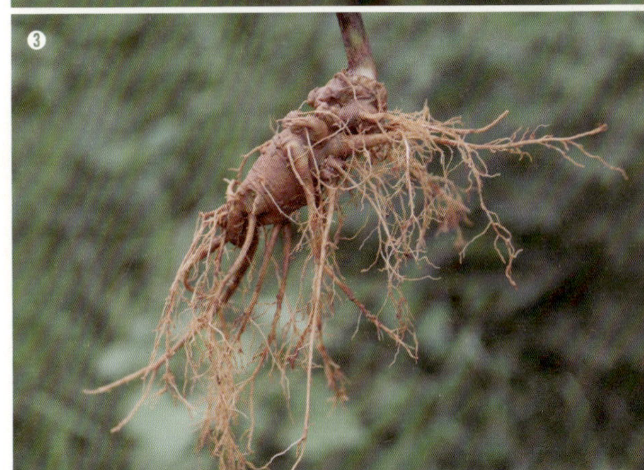

❶ 삼칠 ❷ 삼칠 꽃
❸ 삼칠 재배장에서 막 캐어낸 삼칠 뿌리

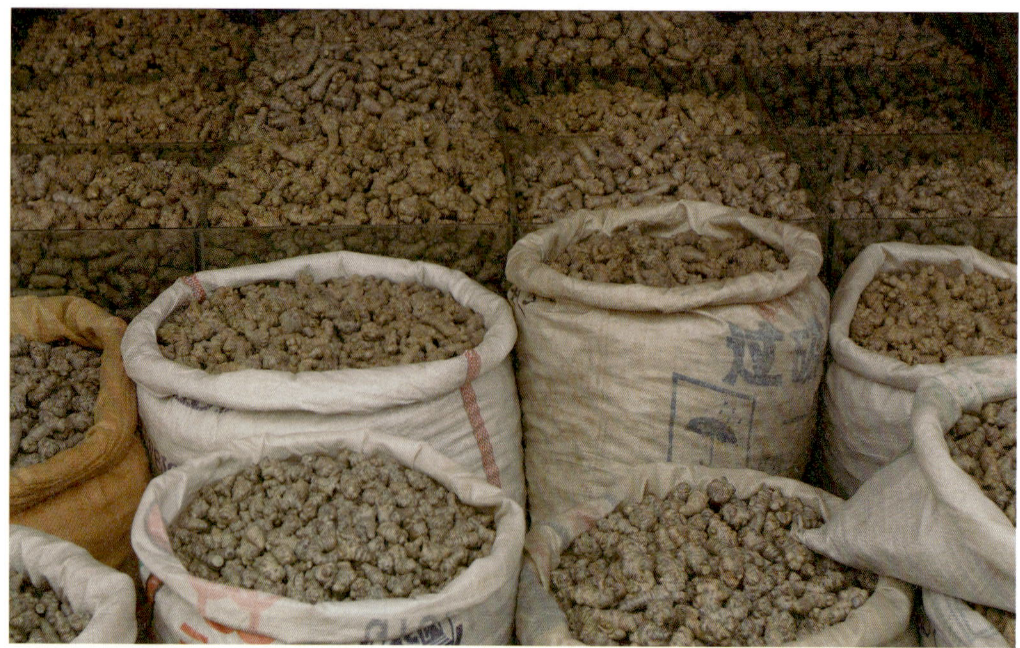

판매 중인 삼칠

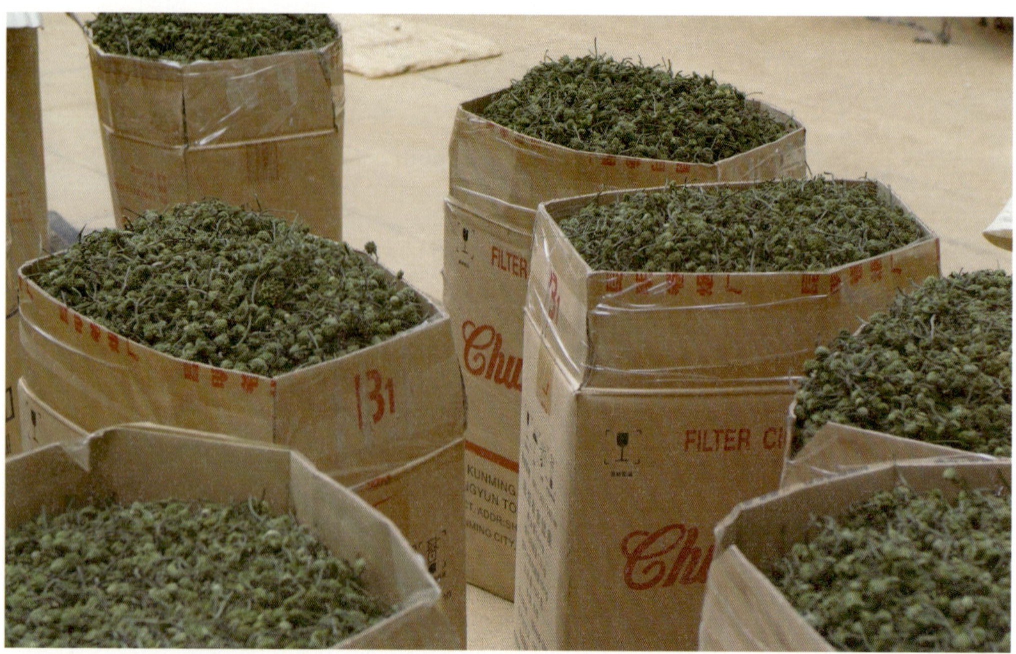

삼칠 꽃이 대형 박스에 담겨 있다.

372

포장 안에는 거대한 물량의 삼칠이 줄지어 자라고 있었다. 출입하기가 힘든 삼칠 재배장 안으로 직원의 도움을 받으며 들어가서 사진촬영을 한다.

포장은 4명의 젊은이들이 관리하고 있었다. 관리인에게 부탁하여 삼칠 하나를 뿌리째 뽑아 전체 모습을 렌즈 안에 확보했다. 이곳을 방문한 기념으로 한약 답사단 일행은 삼칠 한 뿌리를 들고 포장을 배경으로 기념사진을 찍기도 했다. 한약 표본을 만들 요량으로 살아 있는 삼칠도 한 뿌리씩 구입했다.

큰 상자에 가득 담긴 삼칠 꽃

원산의 삼칠시장 건물에는 '문산삼칠국제교역중심(文山三七國際交易中心)'이란 크고 붉은 현수막이 내걸려 있다. 이곳 1층을 둘러보니 삼칠 꽃이 담긴 대형 상자가 여기저기 쌓여 있다. 꽃을 따서 한 상자를 가득 채우려면 얼마나 많은 삼칠이 필요할까? 그저 규모에 놀라울 따름이다. 쌓아둔 것, 보이는 것 모두가 삼칠이다. 대부분은 가마니에 담아두었는데 물량은 가히 상상을 초월한다. 필자는 삼칠 5년근 600g을 구입했다. 1년근보다 7배 정도 비싼 가격이지만 삼칠 본고장의 제품이라는 데 의미를 두고 기꺼이 샀다. 삼칠 뿌리는 칼이 들어가지 못할 만큼 단단하다. 햇수가 오래 될수록 굵고 많은 뿌리가 붙어 있다.

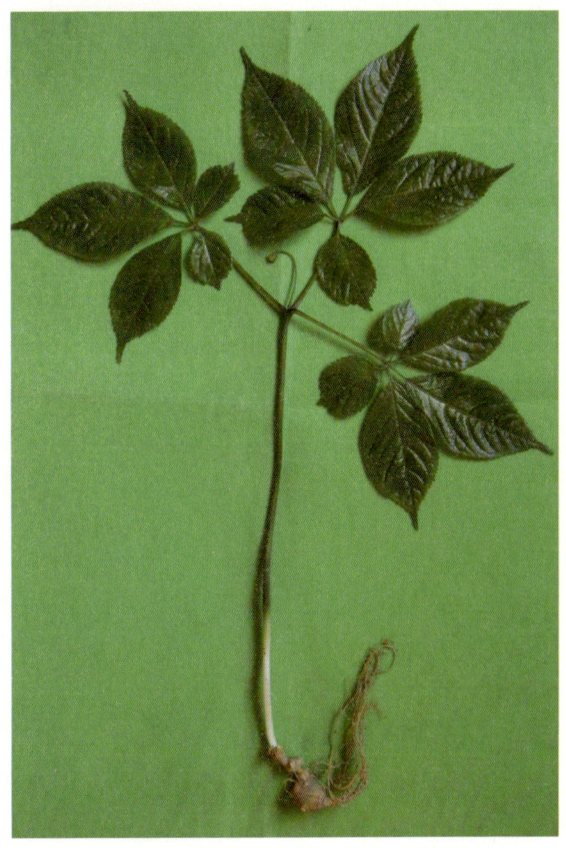

○ 표본으로 제작한 삼칠

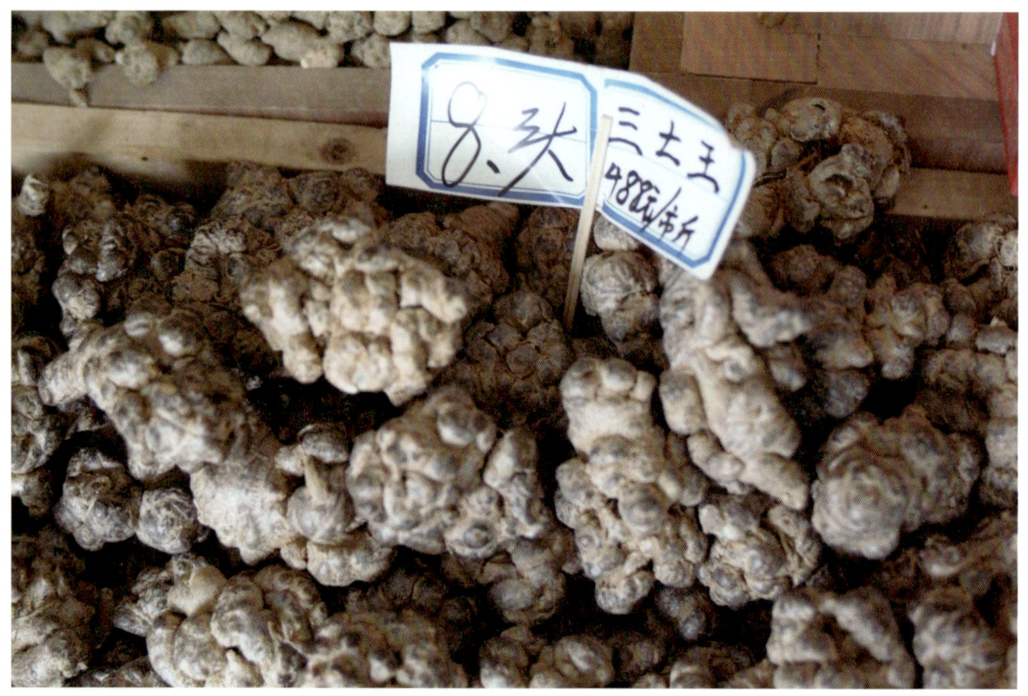

● 5년근 삼칠 뿌리

　삼칠은 중국 남부지방의 어느 한약시장에 가더라도 쉽게 만날 수 있는 대중적인 약재다. 필자가 찾았던 중국 남부지방인 쿤밍, 광저우(廣州), 그리고 홍콩의 한약시장은 어김없이 삼칠이 각 상점의 판매장 한가운데를 차지하고 있었으니, 유통 규모가 얼마나 대단한지 그저 짐작할 뿐이다.

　삼칠은 뿌리, 줄기, 잎, 꽃과 종자 모두가 약재로 쓰인다. 삼칠은 피로와 노쇠현상을 없애고 심장병, 고혈압, 고지혈증을 치료한다고 원산에서는 소개하고 있다.

- **위치** : 윈난(雲南)성의 성도인 쿤밍(昆明)에서 동남쪽으로 약 5시간 거리인 원산
  (文山)에 재배지 소재

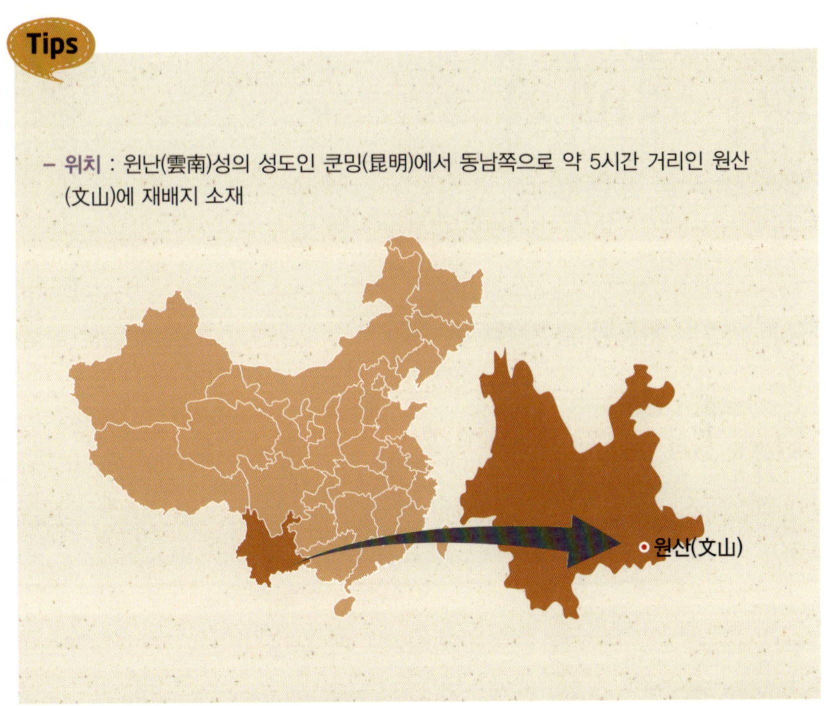

산둥성 웨이하이의 서양삼 재배지

山東省 威海 西洋參 栽培地

우리 식당과 의류가 가득한 웨이하이시

중국 산둥(山東) 반도의 북동쪽에 있는 항구도시인 웨이하이(威海)시는 인천에서 가장 가까운 외국이다. 산둥성 웨이하이는 시내 곳곳에 우리말 간판을 단 상점이 많아서, 한국 상점거리의 은성한 풍경을 느껴볼 수 있다.

◐ 포장에 서양삼이 재배되고 있다.

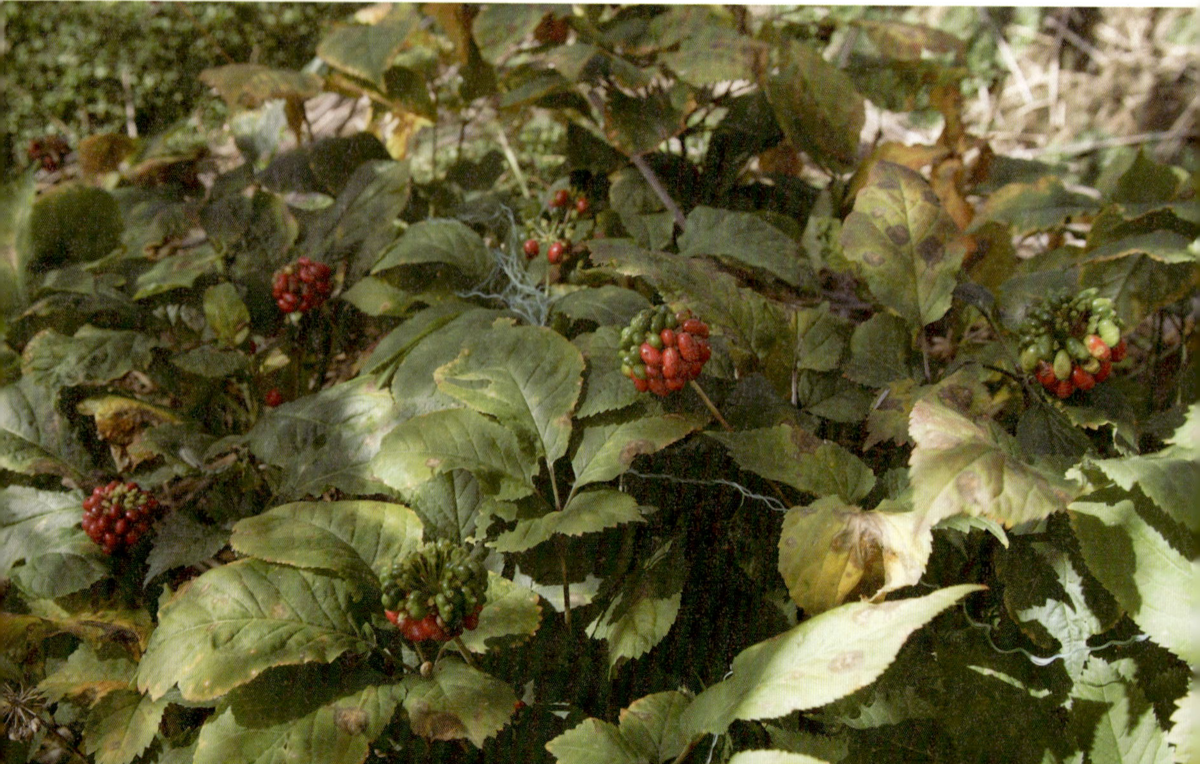

해안가를 걷다 보면 선박 터미널 주변으로 한국 상품 판매점이 밀집해 있다. 한국 상품을 전문적으로 취급하는 빌딩 안은 온통 한국 의류와 잡화들이 가득하여 흡사 우리 동대문이나 남대문 시장처럼 달아오른 삶의 열기로 뜨겁다. 한국 상품을 구하러 나온 중국 사람들의 수요를 충족시키기 위해 물량이 날로 늘어가는 중이다.

유엔(UN)이 선정한 세계 10대 청정도시인 산둥성 웨이하이시는 한국에서 가장 가까운 곳에 위치한 중국 도시다. 1990년 인천과 웨이하이 간에 뱃길이 열렸고, 2005년부터는 항공편을 신설하여 인천공항에서 하늘길로 1시간이면 도착할 수 있어 외국 같지 않은 지척으로 다가왔다.

10년 동안 서양삼 재배

웨이하이시에 속하는 루산(乳山)시 쩌터우(澤頭)진(鎭)에서 미지의 땅을 일구는 한국인 중에 서양삼(화기삼, 미국삼, 양삼)을 재배하는 사람이 있다. 주인공은 한국에서도 인삼 재배 경험이 많은 김득중 사장. 그는 드넓은 4만 평의 땅에서 외길로 10년간 서양삼을 재배해온 구릿빛의 사나이다.

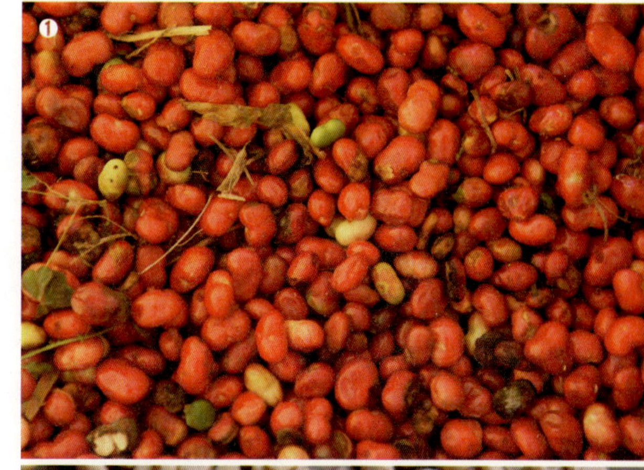
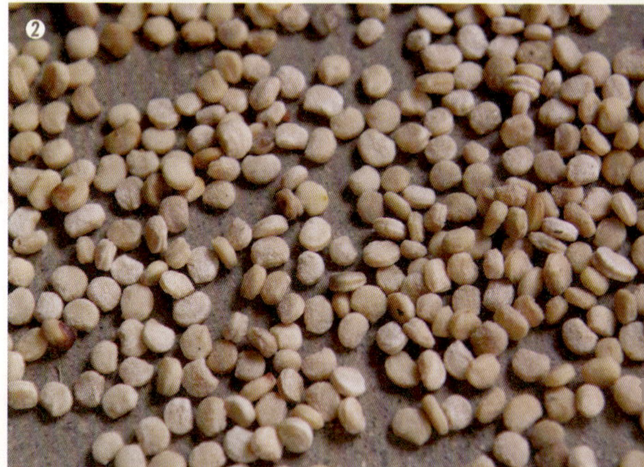
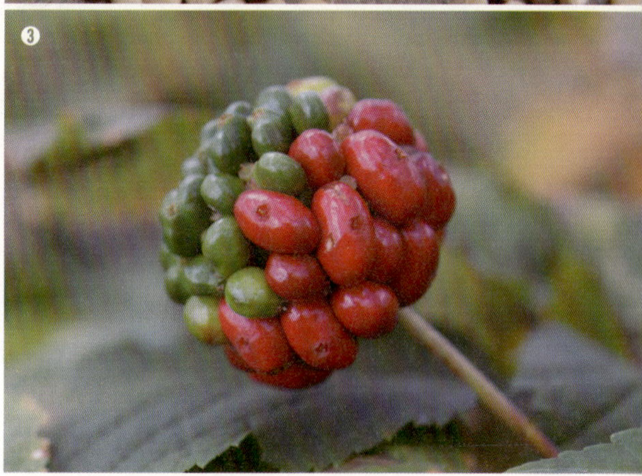

❶ 서양삼 열매 ❷ 서양삼 씨 ❸ 서양삼 열매

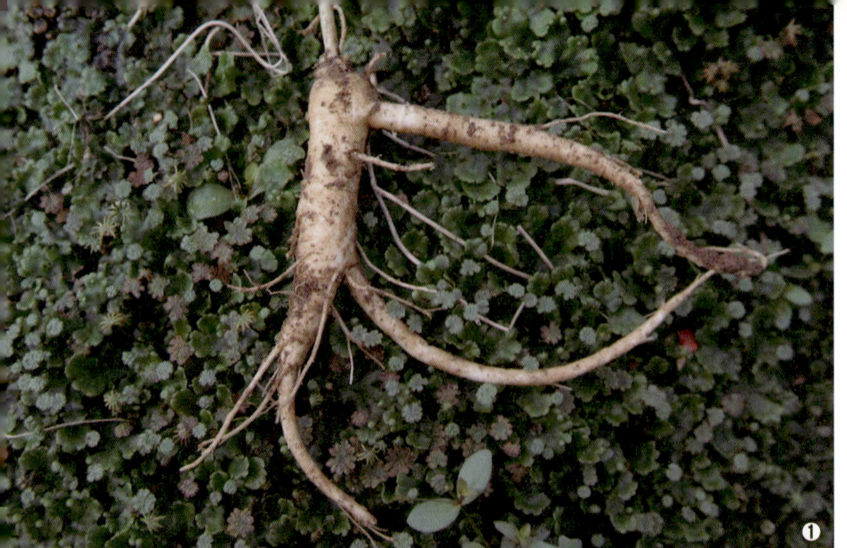

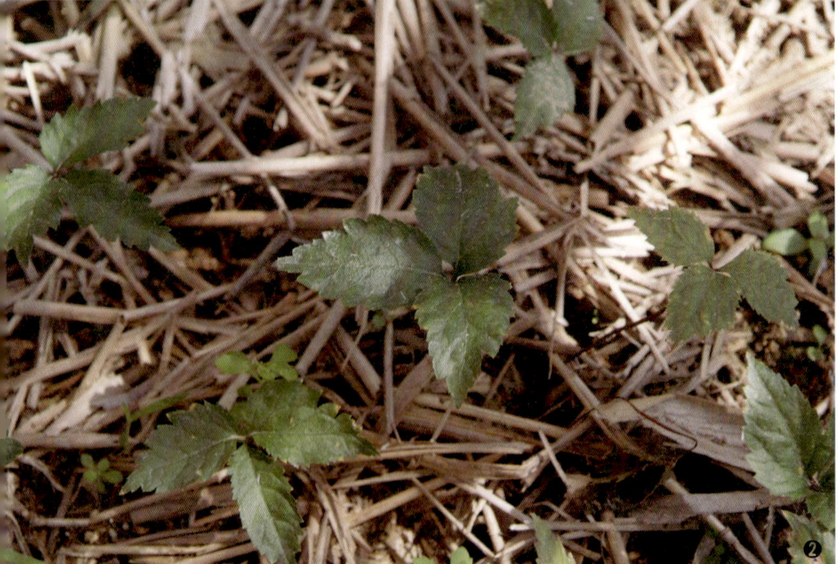

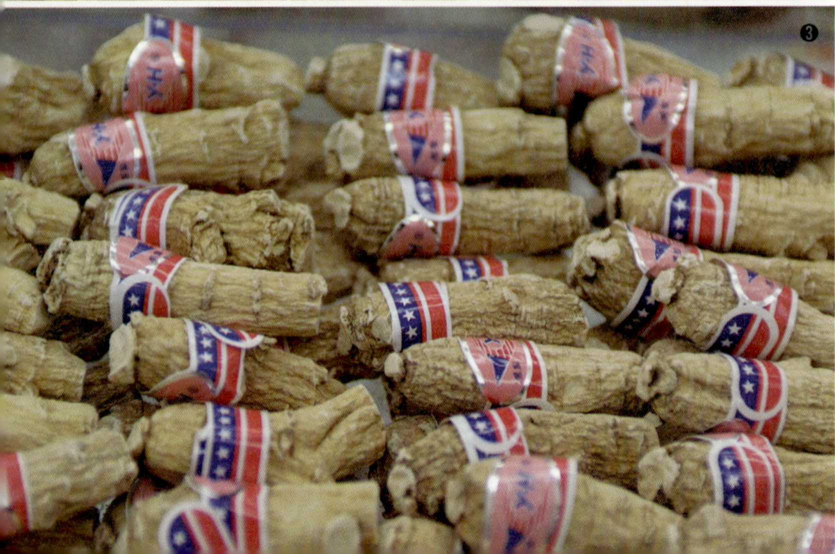

❶ 막 캐낸 서양삼 뿌리
❷ 1년생 서양삼
❸ 중국에서 판매되고 있는 서양삼 제품

쩌터우진 인민정부 앞에서 김 사장을 만나 그의 트럭을 타고 재배지로 들어가본다. 빨간 기와로 지붕을 한 창고에서 말리고 있는 서양삼 열매를 만난다. 이미 말려둔 열매는 마대에 넣어 가득 쌓아놓았고 그 옆에는 서양삼 씨도 함께 건조 중이다.

김 사장은 "8월 하순부터 9월 초순에 걸쳐 서양삼 뿌리를 캐는데 이곳은 강수량이 적어 서양삼 재배에 적지"라면서 "이곳에서 재배한 서양삼은 중국 광둥(廣東)성, 푸젠(福建)성으로 전량 판매하고 있다"고 설명해준다.

중국에서 200년간 서양삼 재배

그가 전하는 서양삼 개발 역사를 더 들어보자. 중국에서 서양삼을 약용으로 사용한 역사는 200년이나 된다. 서양삼은 고려인삼과 마찬가지로 기후가 온화하고 더위와 추위 변화가 크지 않으며 여름은 서늘하고 기온의 일교차가 12도가 넘지 않는 공기가 습윤한 기후환경을 좋아한다. 중국의 주산지는 지린(吉林)성, 랴오닝(遼寧)성, 헤이룽장(黑龍江)성, 산둥성, 베이징 등이다.

뿌리를 거두고 남은 서양삼에서 아직 꽃이 핀 것을 찾아 사진촬영을 한다. 서양삼의 꽃과 열매는 생김새가 고려인삼과 비슷하지만 잎은 타원형으로 약간 다르다. 김 사장은 촬영이 쉽도록 친절하게 주위를 손질해준다. 삽도 없이 근처의 나무 조각으로 부드러운 흙을 밀어내고 싱싱한 뿌리를 캐 사진을 찍어보라고 권하는 그의 얼굴에 서양삼에 대한 애정이 그려진다.

다시 트럭으로 1년생 서양삼 재배지로 이동한다. 시야가 훤히 열리는 넓은 재배지에서도 서양삼은 훌륭한 상품이 되기 위해 잘 자라고 있었다.

- **위치** : 산둥(山東)성 바닷가에 있는 웨이하이(威海)시의 위성도시인 루산(乳山)시
  쩌터우(澤頭)진에 소재

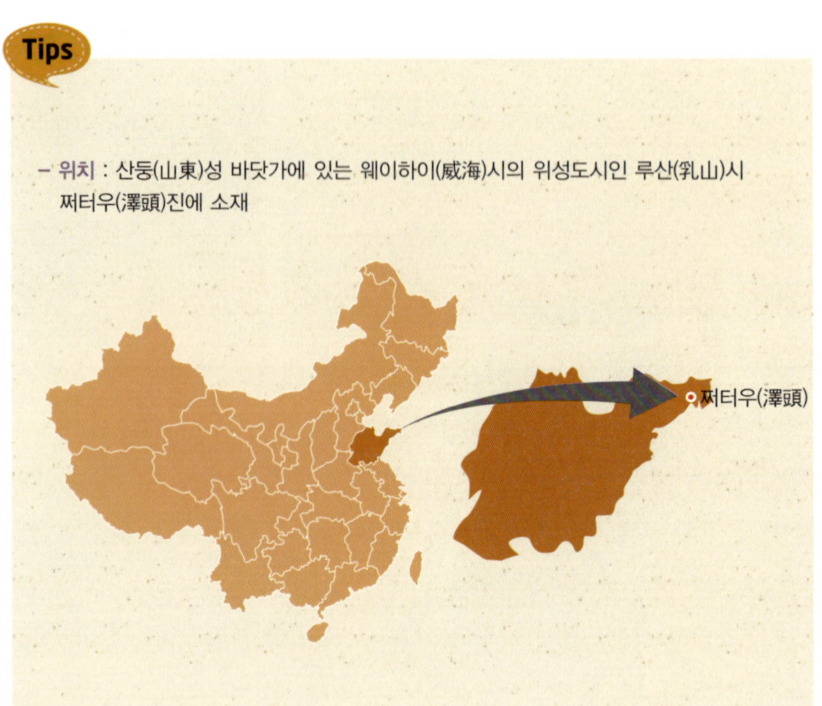

후베이성 바둥의 죽절삼 재배지

湖北省 恩施州 巴東 竹節参 栽培地

황련, 백출, 현삼, 후박, 대황의 도지한약 풍부

5월 8일에서 13일까지 한약 조사차 중국의 후베이(湖北)성 언스(恩施) 토가족묘족자치주를 다녀왔는데, 12일 오후 쓰촨(四川)성 청두(成都)에 대지진이 일어났다. 우한(武漢)에서 TV로 대지진 뉴스를 보고 깜짝 놀랐다. 우리 일행은 청두와 가까운 언스 지역을 당일 오전에 비행기로 벗어났으니, 운이 좋았다.

⬇ 후베이성 언스주의 장령강약용식물원의 죽절인삼 포장

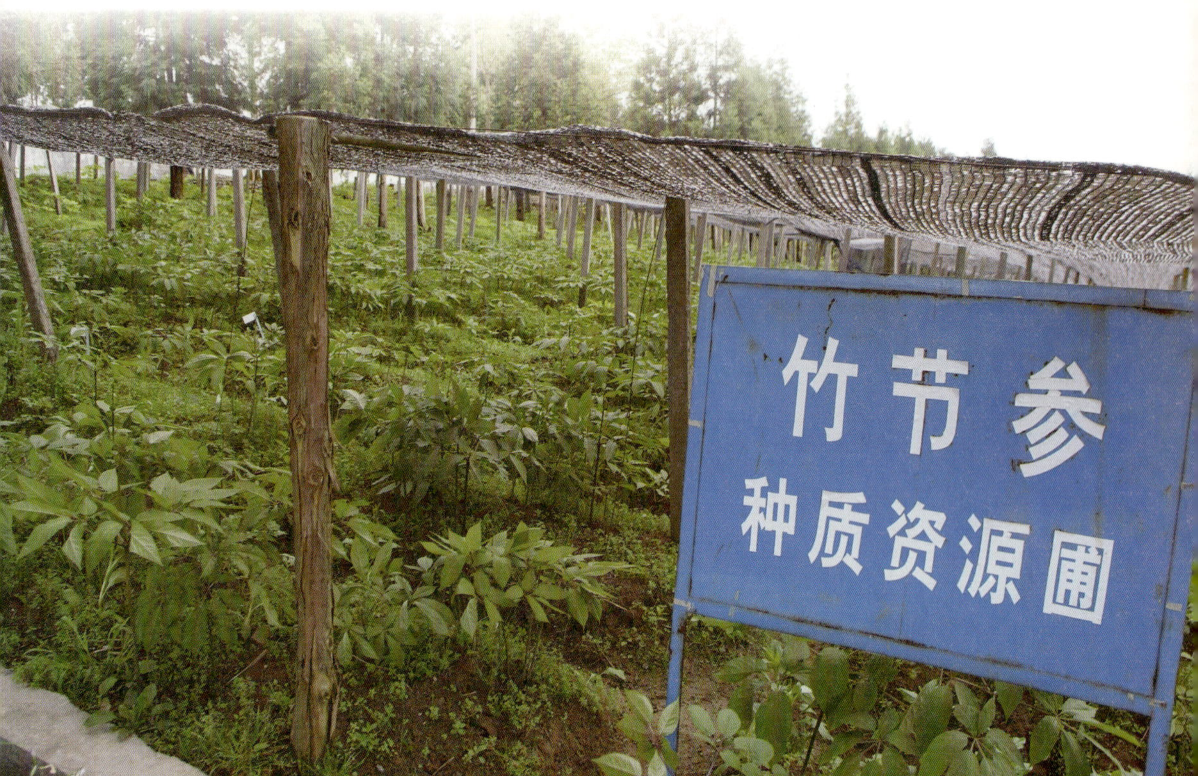

후베이성의 제일 오른편에 위치한 언스주(州). 이곳의 중심도시인 언스시에서 북동쪽에 있는 바둥(巴東)현 부근의 뤼충포(綠蔥坡, 녹총파)진, 동남쪽의 쐉허(双河) 그리고 서남쪽의 센펑(咸豊)현에는 많은 도지한약들이 재배되고 있었다. 이들 약재는 황련, 천마, 백출, 목단피, 산약, 현삼, 반하, 금은화, 패모, 대황, 두충, 당귀, 독활, 속단, 한삼, 후박 등이다.

100년된 죽절삼

해발 1,620m의 장령강 약용식물원에는 죽절삼을 대량 재배하고 있지만 사진촬영은 통제하고 있었다. 그렇지만 뤼충포 지역에 규모가 큰 죽절삼 포장이 있어 유익한 견학지가 되었다. 이곳의 포장 주인은 3대째 죽절삼을 재배하고 있다. 그는 사진 한 장을 보여주더니 "100년 된 죽절삼"이라고 하면서 우리 돈으로 1억 5,000만 원에 팔았다고 자랑한다. 건물 내의 한 창고로 안내하더니 죽절삼으로 담갔다는 술을 한 잔 권한다. 코피가 날 수도 있으니 많이 마시지 말라는 충고도 곁들이면서.

후베이성 언스주 뤼충포에서 재배하고 있는 죽절삼 포장

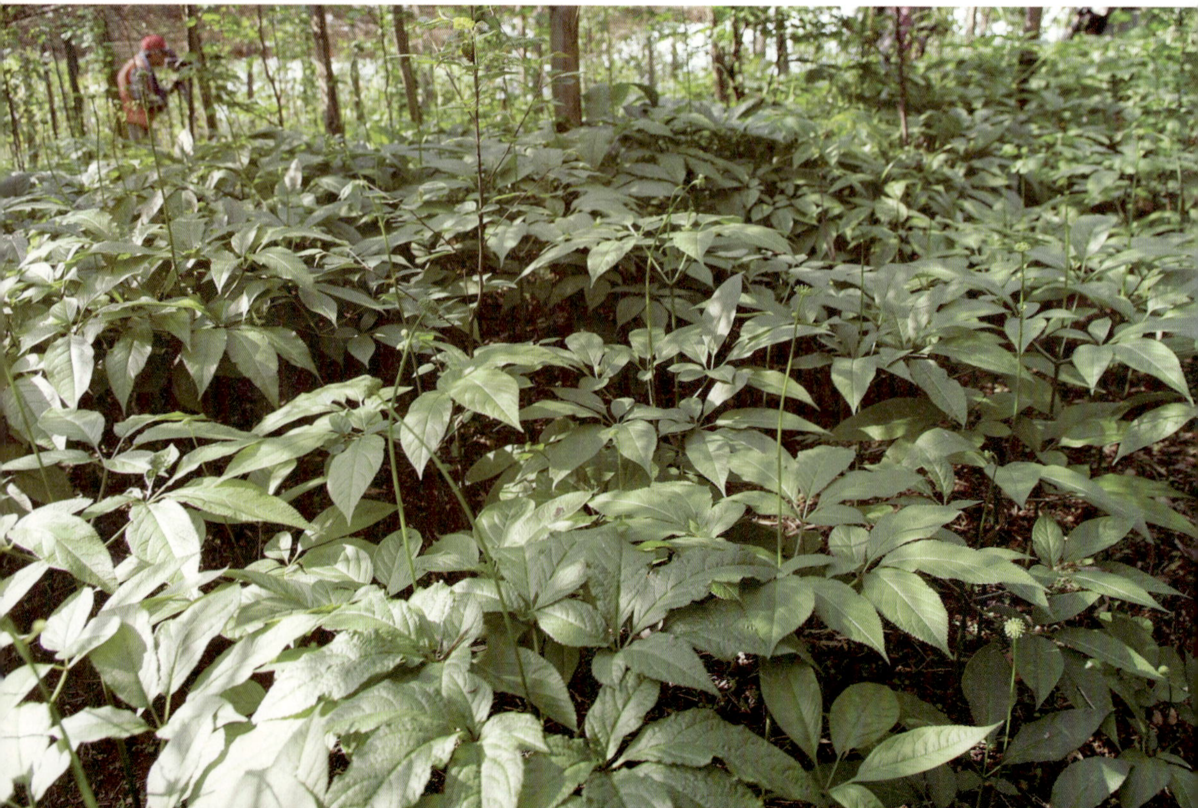

우리 일행이 우르르 죽절삼 포장 안으로 들어가 열광적으로 사진을 촬영하니 주인은 몇
번이고 인삼 꽃을 조심하라는 얘기를 한다. 부피가 큰 카메라 가방을 둘러메고서 비좁은 인
삼 포장 내를 지나다 보면 귀한 약재를 꺾을 수 있으므로 다들 신경이 쓰인다. 촬영도 하고
또 인삼 표본도 만들 겸 해서 우리 돈 3,000원을 주고서 5년생 죽절삼을 한 뿌리 뽑는다.

　필자는 죽절삼을 식물로서 여기서 처음 보았다. 줄기에 꽃이 많이 달려 있어 우리 인삼과
차이가 나는 것 같지만, 주인은 "죽절삼, 삼칠, 고려인삼을 외형으로 구분하기 어려울 때가
많다"고 말한다. 그렇지만 "같이 비교해보면 죽절삼이 삼칠보다 꽃대가 길고 잎 색상도 더
진하다"고 설명한다.

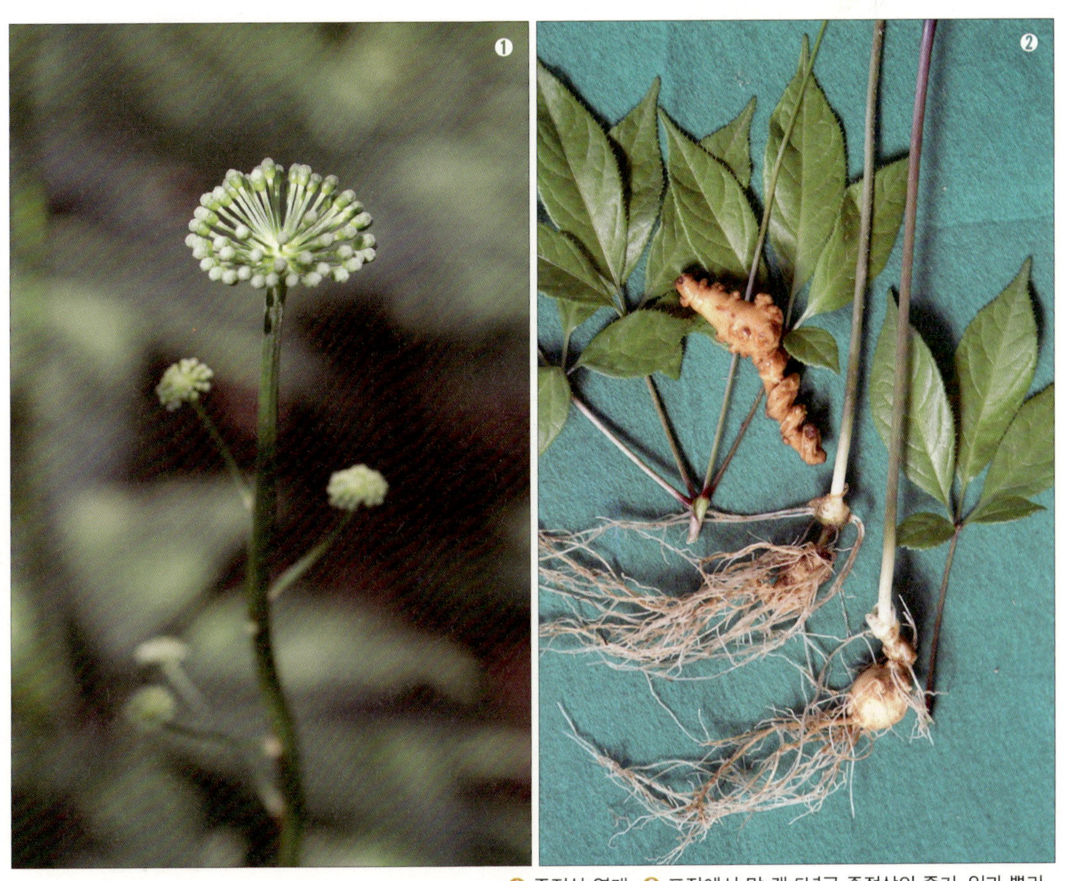

❶ 죽절삼 열매 ❷ 포장에서 막 캔 5년근 죽절삼의 줄기, 잎과 뿌리

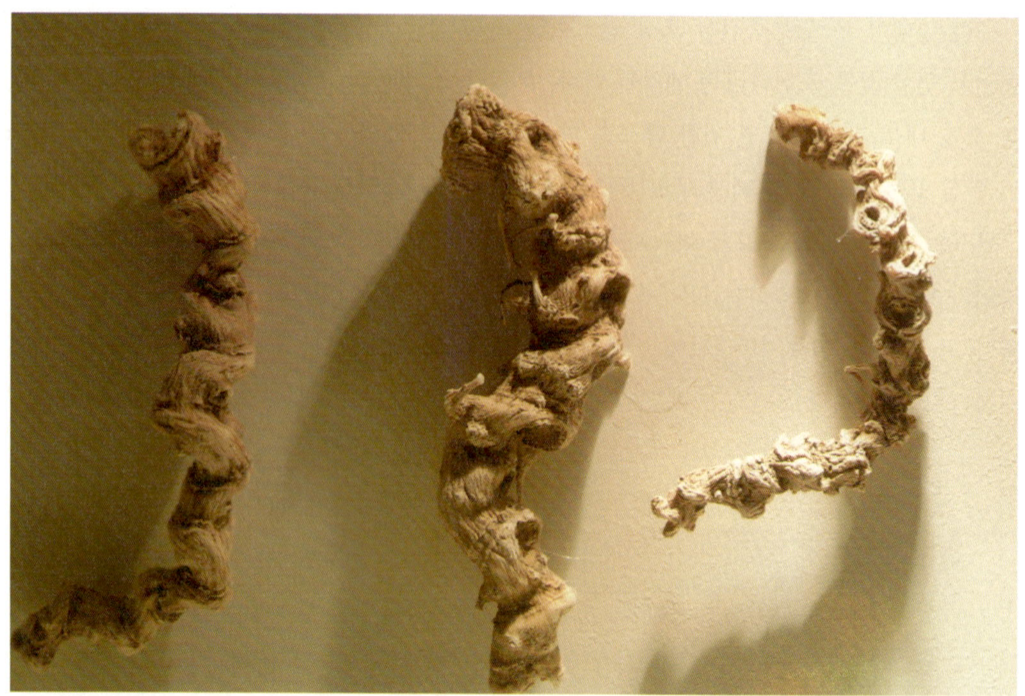

⬆ 죽절삼 시판품

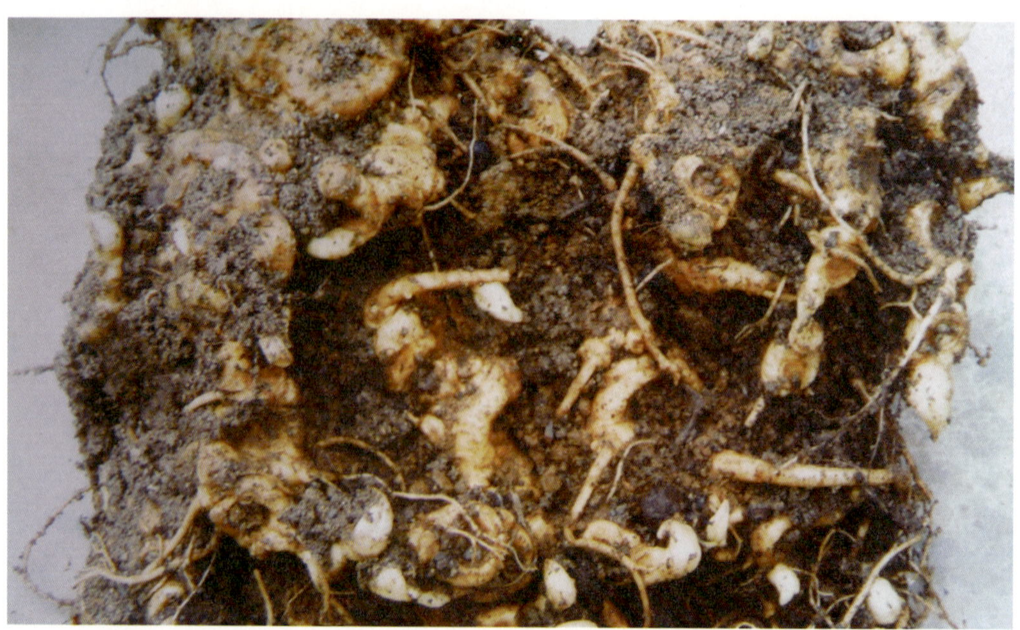

⬆ 100년 되었다는 죽절삼 뿌리의 사진

고려인삼, 중국삼, 일본삼의 인삼 삼국지

이 포장에는 죽절삼 외에도 윈난성산(産)의 삼칠과 고려인삼의 품종으로 여겨지는 장백산 인삼도 조금씩 재배하고 있다. 한 포장 내에서 한·중·일 삼국의 인삼을 살아 있는 모습으로 관찰할 수 있어 이곳 재배지는 '인삼 삼국지 여행'의 귀한 학습장이 되어주었다.

들은 바로는 중국 사람들은 삼칠이나 서양삼으로 부르는 화기삼을 즐긴다고 한다. 고려인삼의 백삼이나 홍삼도 중국 내 한약상점 진열장에서 만날 수 있어 반갑다. 그렇지만 중국처럼 넓은 시장에서 우수한 효능을 가진 고려인삼이 삼칠이나 화기삼에 비해 그다지 많지 않은 점은 안타깝다.

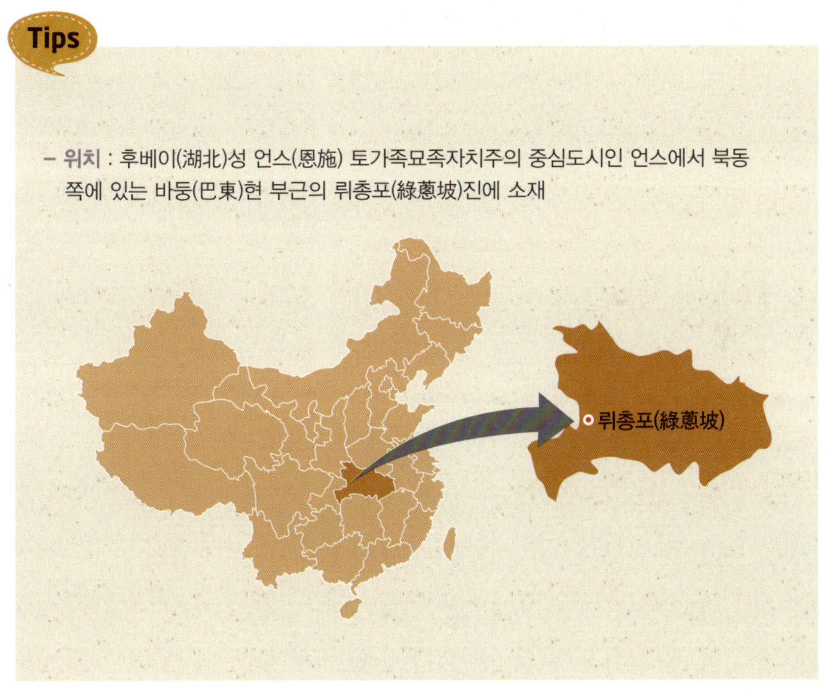

허베이성 안궈의 한약 재배지

河北省 安國 漢藥 栽培地

바퀴살이 중심을 향해 모이듯, 약은 안궈로 몰려든다

약도(藥都)로 잘 알려진 허베이(河北)성 스자좡(石家庄)의 안궈(安國)의 한약 산업은 북송에서 시작, 명대에 발전하였으며 청대에 최고조에 이르러 오늘날까지 이어진다고 한다. 전국 각지의 약재상들이 안궈로 찾아와 한약을 거래한다는 의미로 '바퀴살이 중심을 향해 모이듯, 약은 치저우(祁州, 기주)로 몰려든다'는 옛말이 안궈에서 회자된다. 그만큼 안궈 한약이 유명하다는 얘기다. 치저우는 안궈의 옛 지명이다.

안궈시장에서 버스를 타고 안궈의 한약 재배지를 찾아간다. 버스는 교외로 빠져서 '허베이성 안궈약재종식시험장'을 향한다. 베이징중의약대학, 베이징중의약대학 동방학원, 허베이의과대학 중의학원, 베이징성시학원 등과 합작하여 운영한다는 안내문이 보이고 백초원 식물표본구역과 중약재식물원이 나온다. 큰 규모는 아니지만 그런 대로 약용식물들을 잘 정리하여 재배하고 있었다.

기박하, 기자원, 기국화, 기백지, 기대황, 기목향 재배 중

안궈의 동산(東山)에 위치하는 이 시험장은 1949년에 건설하였다. 1956년 '기주 신농(神農) 종식장'으로 명명된 후 1979년에 현재의 이름으로 변경하였는데 허베이성 위생청의 산하 기관으로 활동 중이다. 시험장 안내판의 설명은 다음과 같다.

'허베이성 안궈 약재 종식시험장은 안궈 동산(東山), 속칭 태평산(太平山)에 자리하고 있다. 1949년 봄 모택동 주석의 위대한 지시에 따라 이곳에 시험장을 건설하였다. 1951년 후반부

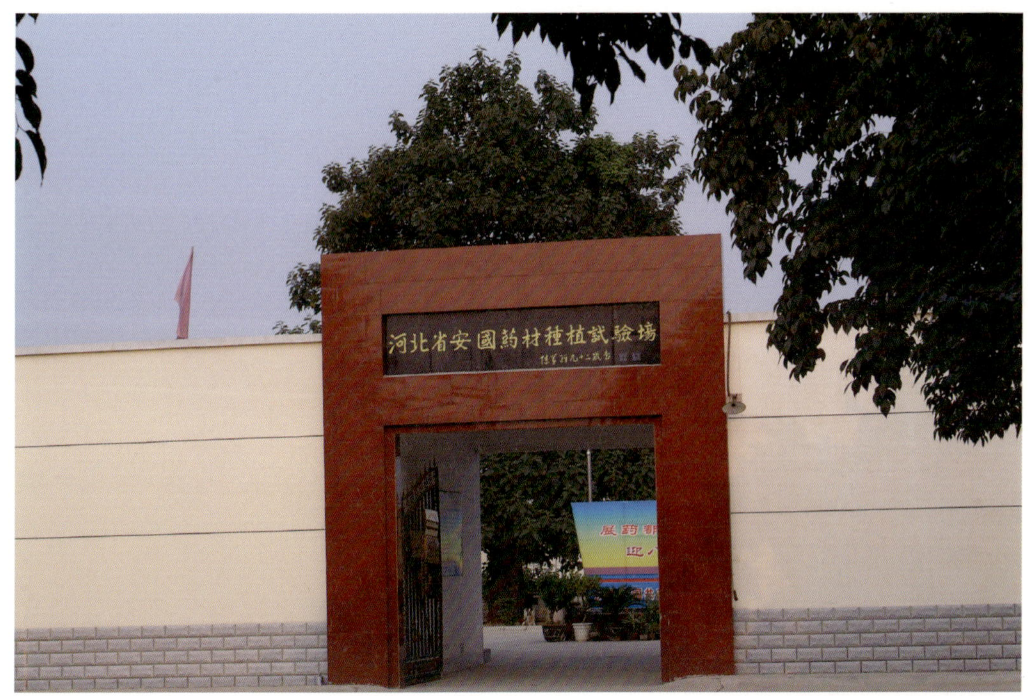

⬆ 허베이성 안궈약재종식시험장 입구

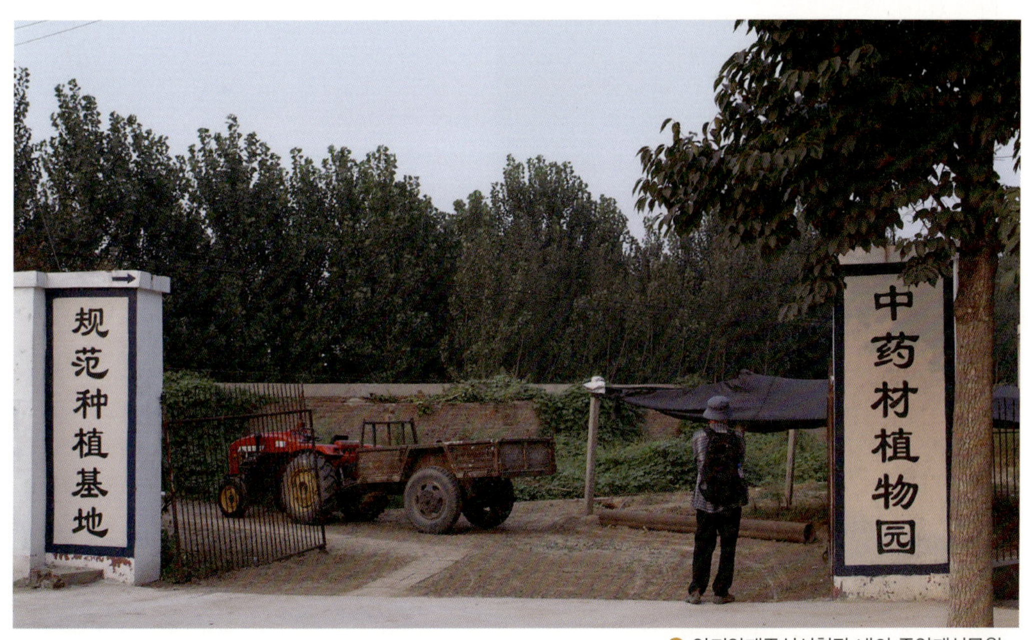

⬆ 안궈약재종식시험장 내의 중약재식물원

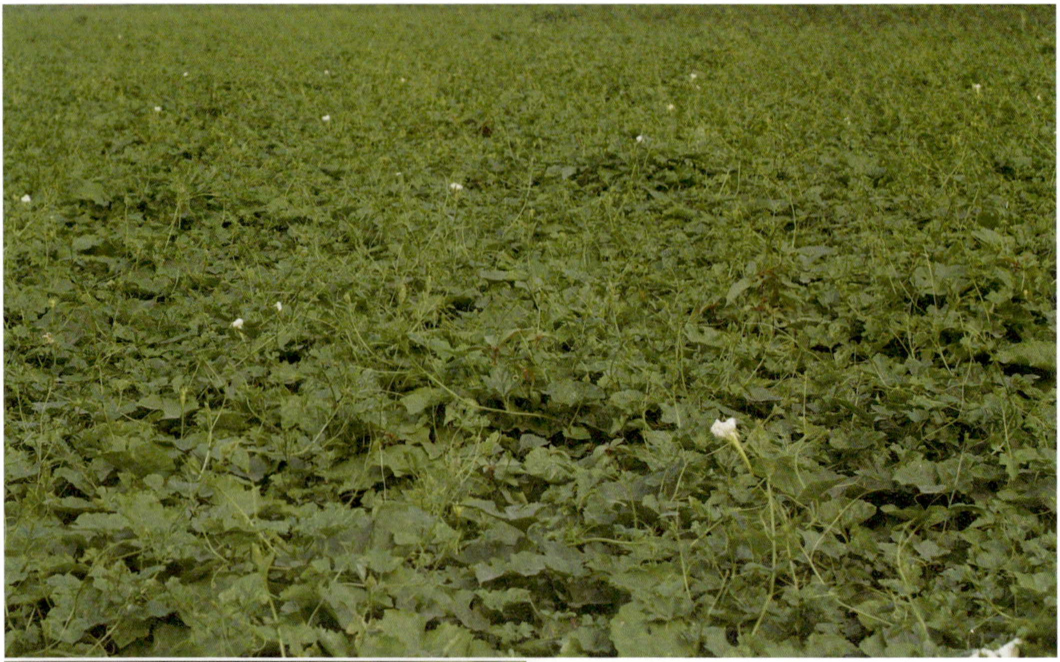

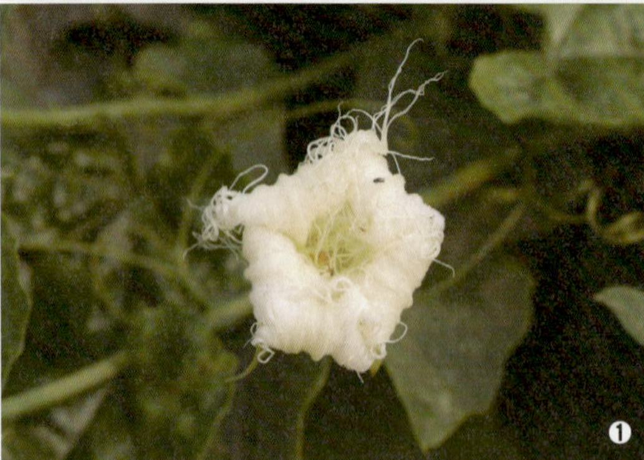

⬆ 하늘타리 재배밭

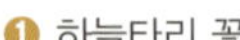
❶ 하늘타리 꽃
❷ 하늘타리 열매
❸ 안궈약재종식시험장 내의 백초원 식물표본구역

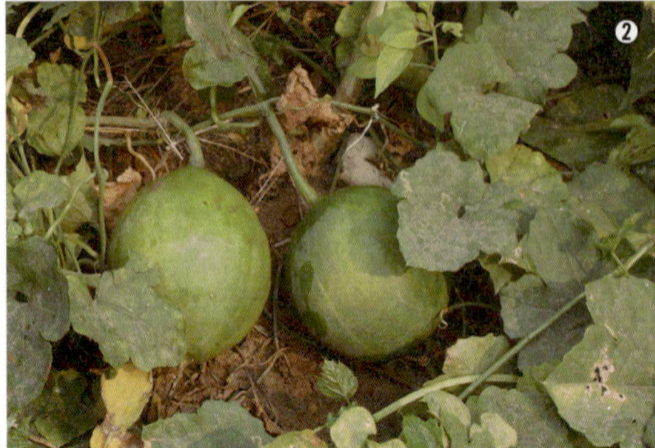

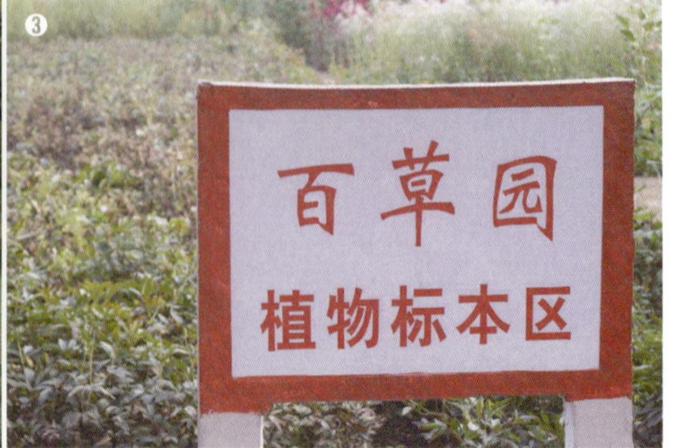

터 한약을 재배하기 시작했으며 1956년 정식으로 '기주 신농(神農) 종식장'으로 명명하였다. 모택동, 유소기, 호요방, 이선념 등 국가 지도자들도 일찍이 안궈에 와서 시험장을 시찰한 바 있다. 1979년 10월 '허베이성 안궈약재종식시험장'으로 이름을 바꾸면서 허베이성 위생청에 소속되었다.

현재 안궈약재종식시험장은 300여 무(1무는 666.67㎡)이고 직원은 54명이며 중약재실험종식은 200여 종이 있다. 안궈 도지약재로 기박하, 기자원, 기국화, 기백지, 기대황, 기애, 기목향 등이 있다. 허베이의과대학은 오랫동안 시험장과 연구교류활동을 활발히 하면서 밀접한 협력관계를 형성하고 있다. 베이징중의약대학, 베이징성시학원, 베이징중의약대학동방학원, 베이징연합대학생물화학공정학원들의 실습기지로도 활용하고 있다.

이곳 백초원 식물표본구역에는 하얀 꽃이 핀 애엽과 진한 노란색 꽃이 핀 망강남이 포장을 가득 메우고 있다. 동규(冬葵)와 편경(扁莖)황기도 작은 꽃이 피어 있다. 백출, 백부자, 형개, 백지, 쇠무릎(우슬), 국화도 소담스럽게 끼리끼리 무리 지어 있는 것이 보인다. 장엽반하는 대량으로 재배하고 있다. 넓은 밭에 가득 찬 장엽반하를 향해 땀 묻은 손으로 수없이 셔터를 눌러댄다.

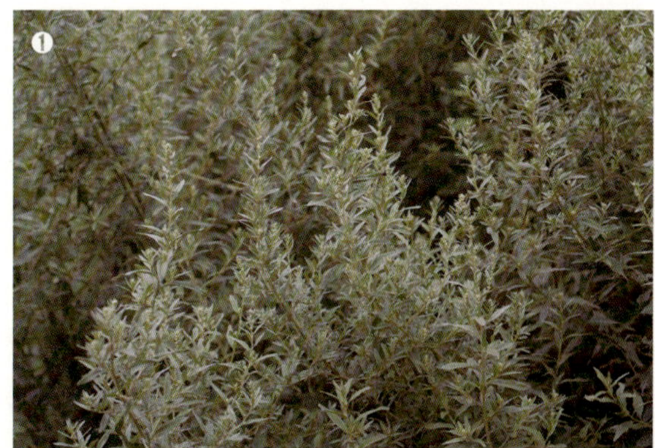

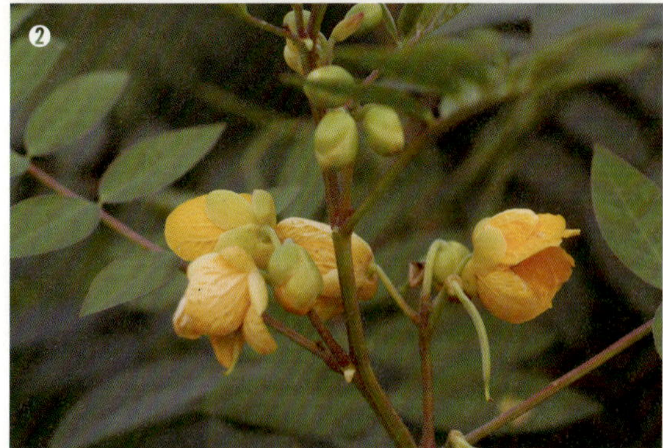

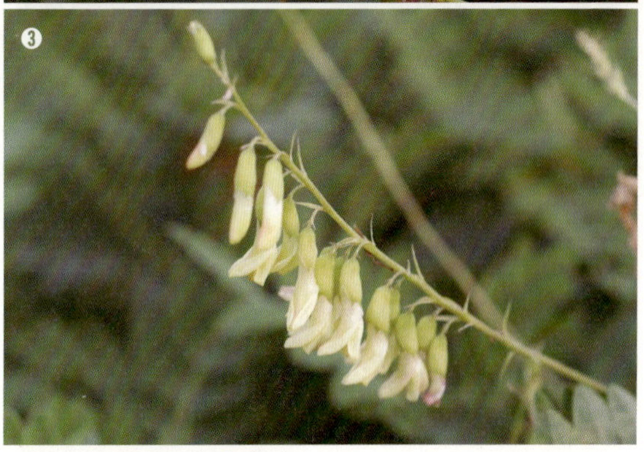

❶ 애엽　❷ 망강남　❸ 황기

다시 버스로 이동하여 '확장촌(霍庄村) 표준화종식핵심지역'을 찾아간다. 가는 도로변에는 중국 어디서나 흔하게 보는 구황작물인 옥수수를 넓은 밭에 많이 심어놓았지만 이곳에서는 옥수수 꽃이 무리 지어 일렁이는 모습이 놀랄 만큼 장관이다. 눈에 들어오는 것이 모두 옥수수 꽃이다.

마을 입구에는 '확장촌 농업, 개발시범구역' 이라는 간판을 세웠다. 그 아래에 '현대농업을 발전시키고, 새로운 형태의 농촌을 건설한다'는 구호가 적혀 있다. 이 재배지는 '1현(縣) 1업(業)'이라는 구호 아래 농업과학기술을 시범적으로 실시하고 있었다.

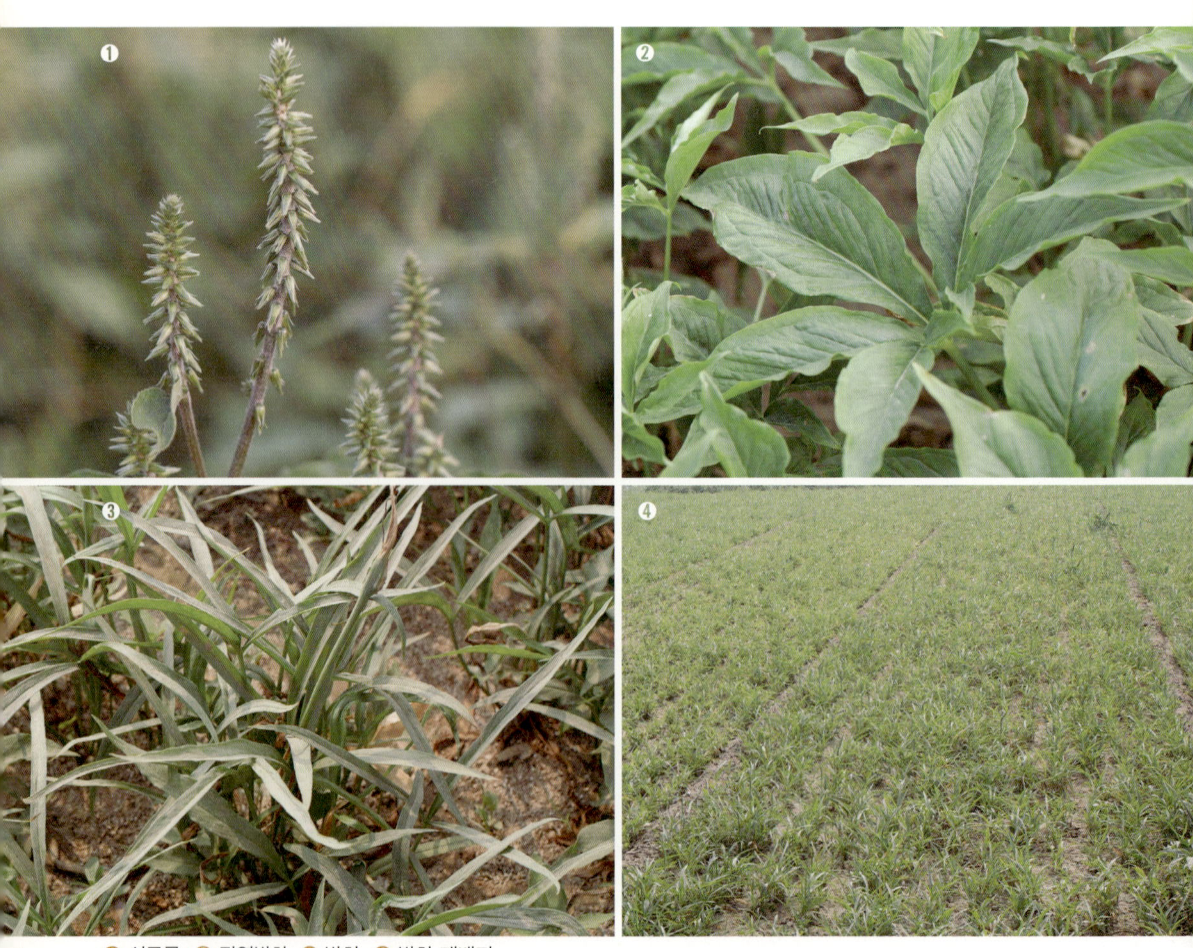

❶ 쇠무릎 ❷ 장엽반하 ❸ 반하 ❹ 반하 재배지

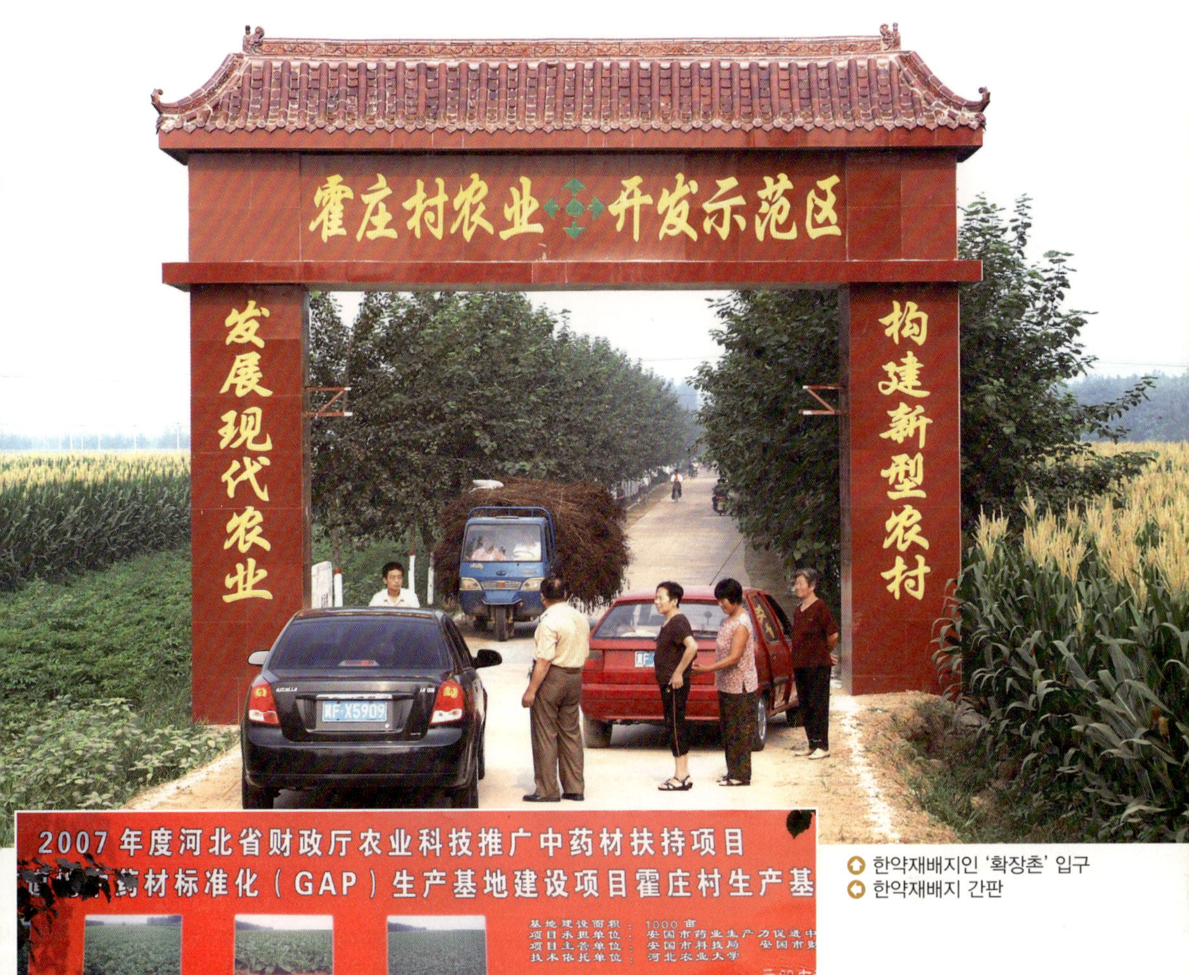

⬆ 한약재배지인 '확장촌' 입구
⬇ 한약재배지 간판

마을 인근의 한약 재배지에는 다양한 한약을 드넓은 밭에 심어두었다. 계획적으로 재배하여 잘 가꾼 정원처럼 단정하고 깨끗하다. 허베이 농업대학이 재배기술 관리를 담당하고 있다.

원지, 황금, 방풍 대량 생산

원지, 기백지, 황금, 반하가 밭을 넘치도록 메우고 있다. 넓은 재배지에 심어둔 하늘타리에는 군데군데 하얀 수염같이 색이 바랜 듯한 꽃이 피어 있고, 단삼도 침이 달린 보라색 꽃을 피워 방 안에 가만히 앉아 있는 여인같이 소박한 것이 보기에 좋다.

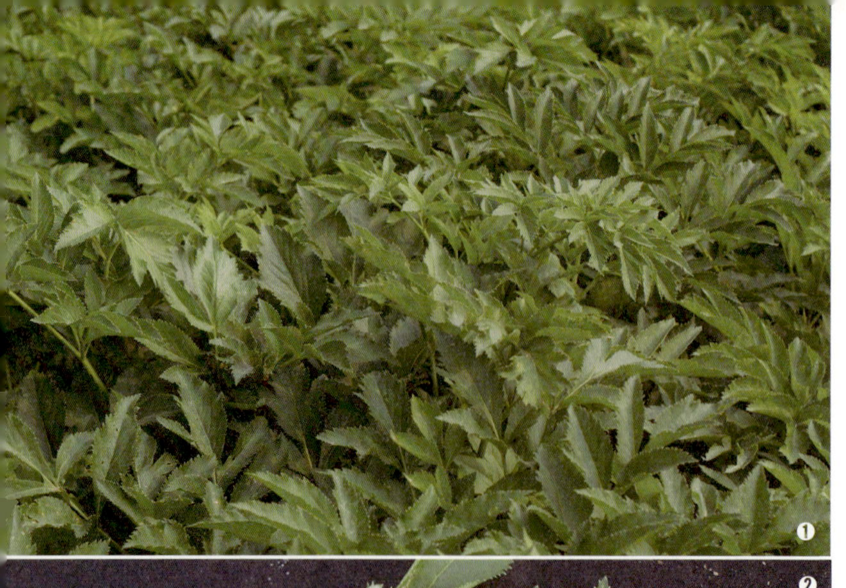

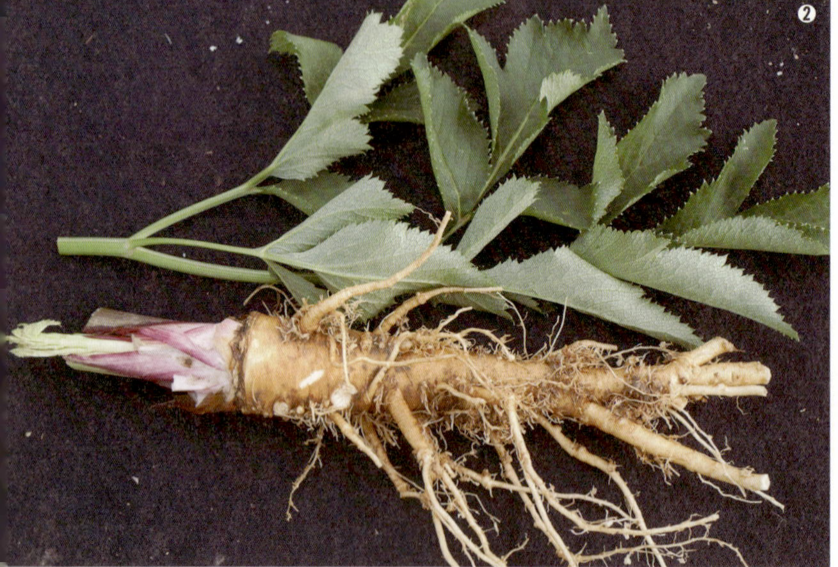

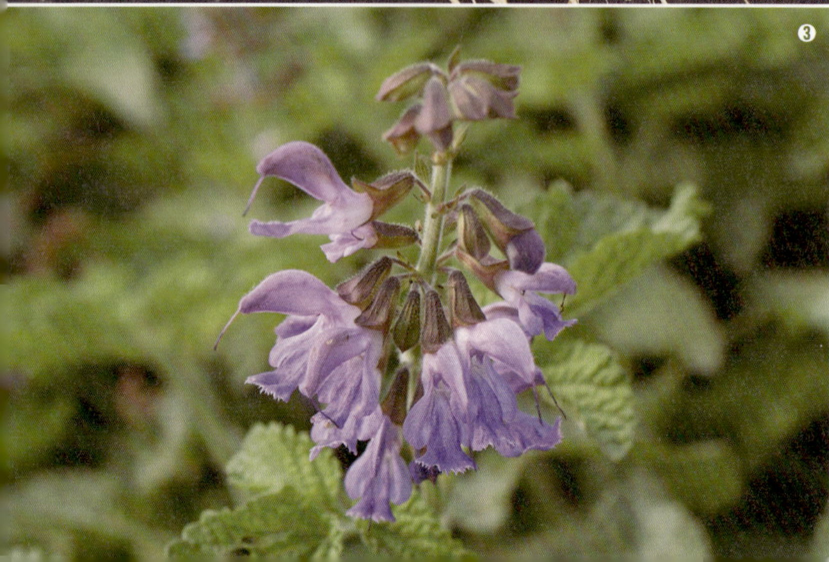

❶ 기백지라 불리는 백지의 재배밭
❷ 백지(구릿대의 뿌리)
❸ 단삼의 꽃

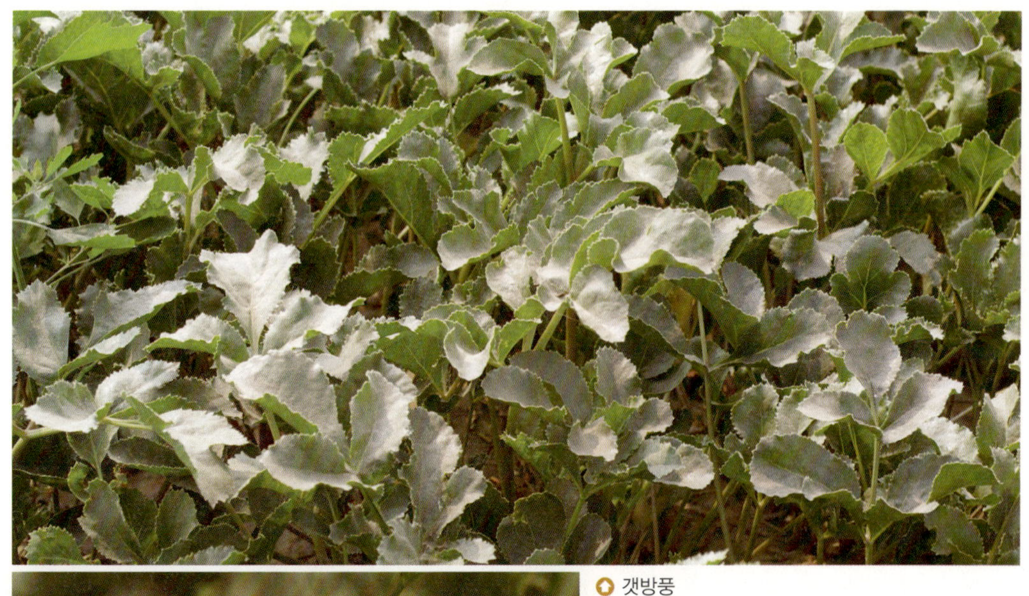

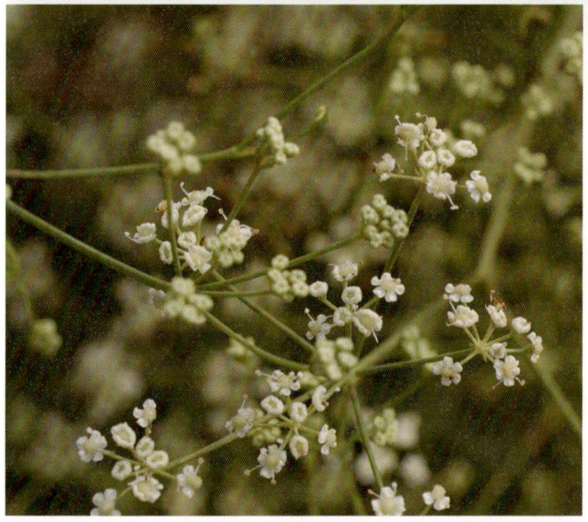

방풍 재배지는 하얀 꽃들이 만개해 있고 그 옆으로는 벌써 꽃이 지고 열매가 맺혀 있는 것도 보인다. 꽃과 열매가 풍성하게 꽉 차 있는 이곳은 사진의 좋은 배경이 되어주었다.

토목향은 이제 서서히 열매를 맺기 시작했다. 넓은 잎의 토현삼과 낮은 키의 갯방풍(뿌리를 해방풍으로 약용)도 있다.

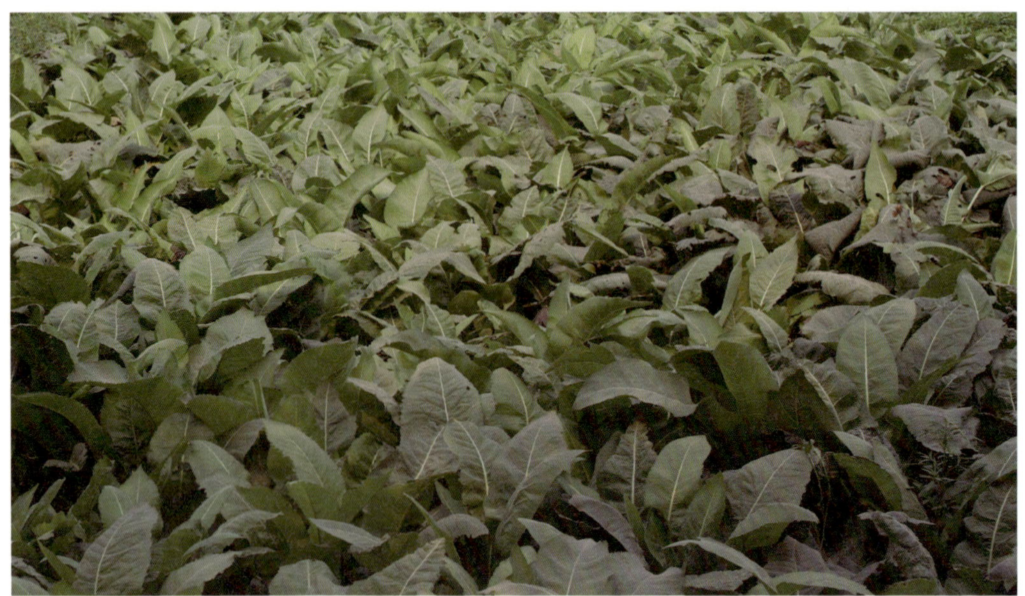

주인에게 부탁하여 백지를 뿌리째 뽑아서 호텔로 가져왔다. 가지고 다니는 검은색 천 위에 올려놓고 뿌리와 잎을 다듬고 정리해서 차분하게 촬영하여 갈무리한다. 사진에 욕심이 많은 필자는 여러 사람들과 함께 하는 답사에서는 항상 서두르게 된다. 한 가지 식물을 수십 장 촬영하고 나면 뒤처지기 일쑤여서, 카메라 가방을 메고서 먼저 간 일행을 쫓아가 또 촬영을 시작하는 일을 반복한다. 그러다 보면 도와주는 사람도 없이 혼자 발에 모터를 달 수밖에 없다. 호텔에서 지친 발을 쉬면서 이렇게 저렇게 렌즈를 대보며 편안하게 백지를 촬영하는 편한 시간을 가졌다.

이곳은 유기농 비료를 사용하고 있다. 길가의 웅덩이에서 한 아주머니가 만든 유기농 비료를 흐르는 물에 연신 집어넣고 있었다. 이 물이 고랑을 따라 밭으로 전달된다. 냄새 나고 보기 흉한 이 독특한 광경을 카메라에 담는다. 화학비료를 손쉽게 사용하지 않고 불편한 유기농을 고집하는 이곳의 한약 재배 정신을 읽어본다. 벌판에는 야생으로 자란 맨드라미의 자색 꽃이 가득하다. 손자를 안고 산책 나온 할머니가 우리 일행을 보더니 호기심 가득한 모습으로 쳐다본다.

- **위치** : 허베이(河北)성 안궈(安國)

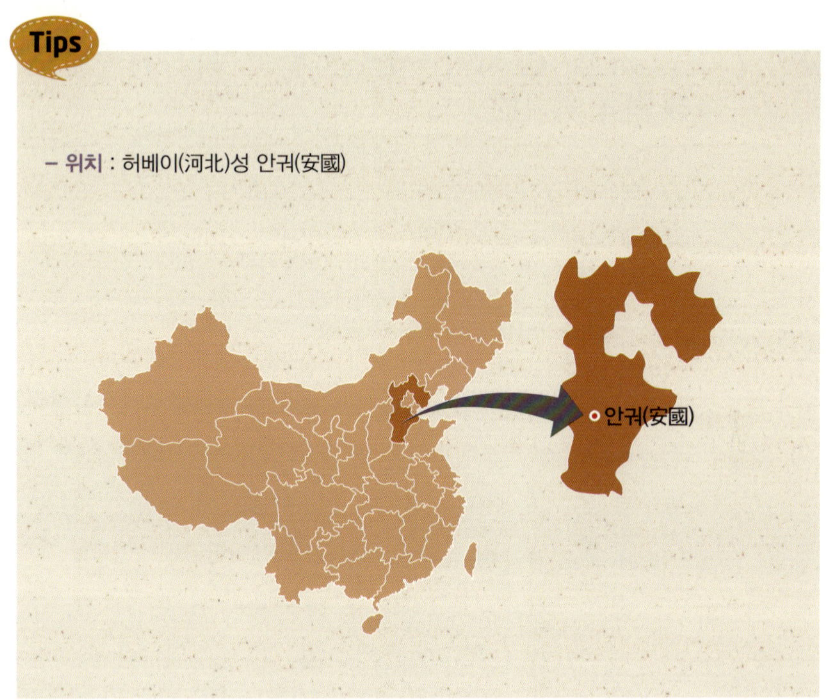

후베이성 셴펑의 한약 재배지
湖北省 恩施州 咸豊 漢藥 栽培地

중국의 한약창고, 언스

후베이성의 언스(恩施) 토가족묘족자치주는 풍부한 약용식물자원들로 인해 중국의 한약창고란 의미의 '화중약고(華中藥庫)'라는 한약브랜드를 얻게 되었다. 언스주의 한약 재배 역사는 오래되었다. 명대 『시남부지』의 기록에 의하면, 언스는 '한약이 매우 많고, 산에 살고 있는 사람들이 황련, 당삼을 심어 업으로 삼았다'라는 구절이 있다.

언스시에서 남서쪽으로 양호한 도로로 3시간 정도 차로 가다 보면 셴펑(咸豊)현이 나온다. 셴펑으로 가는 중간에 버스를 세워서 한약식물을 조사한다. 중국대륙의 한구석이고 고지대의 산과 계곡이다. 여간해서 방문하기 힘든 오지인 관계로 한약답사팀들이 운전기사에게 특별히 부탁해 차량을 세웠다.

❂ 셴펑의 재배기지. 멀리 검은 천막 아래에서 황련이 자라고 있다.

　도로변에는 금은화가 보이고 민가목, 하고초, 멀구슬나무도 자라고 있다. 산속으로 근접하자 엉겅퀴, 사상자, 고들빼기 종류도 보인다. 꽃이 대생하는 금은화와 윤생하는 산은화가 있는데 여기서 만난 식물은 금은화라고 강원대 김창민 교수가 설명한다.

　센펑의 산속 재배단지로 가기 위해 뜨거운 열기를 맞으며 좁은 산길을 걸어간다. 개인적으로는 오기 힘든 험한 골짜기이다. 도중에 토가족 집을 거쳤다. 못을 전혀 사용하지 않는 전형적인 토가족 집이라는 송 사장의 설명이다. 밭에는 그들 고유의 돌 묘지도 보인다. 한 무덤에 한 사람이 매장된다는데 그 규모는 크다.

❶ 멀구슬나무 ❷ 금은화 ❸ 엉겅퀴

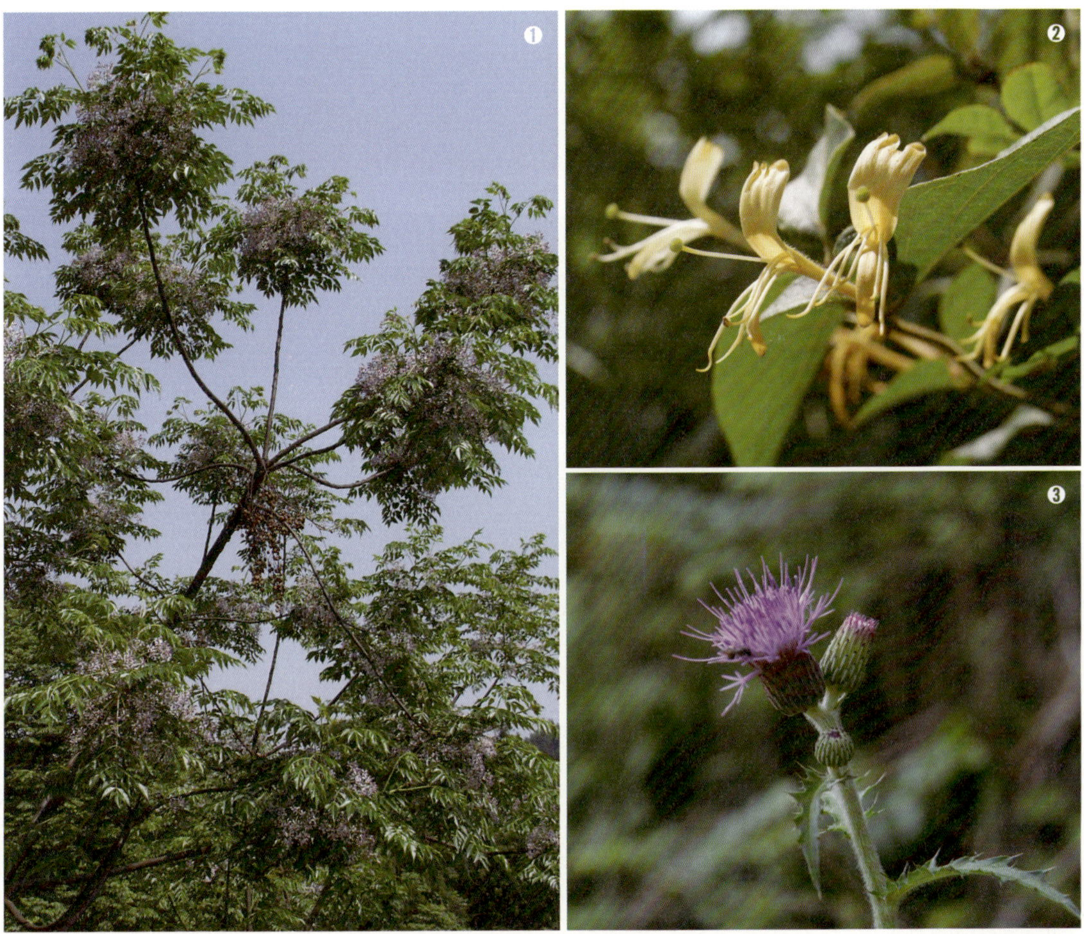

함풍백출 재배지

드디어 드넓은 백출 재배지가 모습을 보였다. 산을 개간하여 경사진 곳에는 거의 다 백출을 심어두었으며 이 백출은 '함풍(咸豊)백출'로 홍보하고 있다. 아직 키 작은 백출이 자라고 있지만 몇 개월 후 꽃이 피면 이곳은 백출 꽃으로 장관을 이룰 것이다. 경치뿐 아니라 백출을 캐는 광경도 대단히 역동적일 것이라 상상한다. 양적인 박력과 자연의 산물로 이루어지는 아름다움, 그리고 경제적인 수입이 공존하는 중국, 중국 땅이 부럽다.

백출 포장 관리인 집을 나서다 이 지역의 특산식물인 반하를 발견했다. 더운 날씨 속에 땀을 뻘뻘 흘려가며 반하를 촬영한다. 조그마한 반하를 사진에 담기 위해 엎드려 분투하는 우리 모습을 동행한 중국인 가족이 신기한 듯 쳐다본다. 산속 마을에는 고구마, 옥수수도 잘라서 말리고 있다.

산을 개간하여 경사진 곳에 심은 백출 재배지. 이곳의 백출을 함풍백출이라 하여 홍보하고 있다.

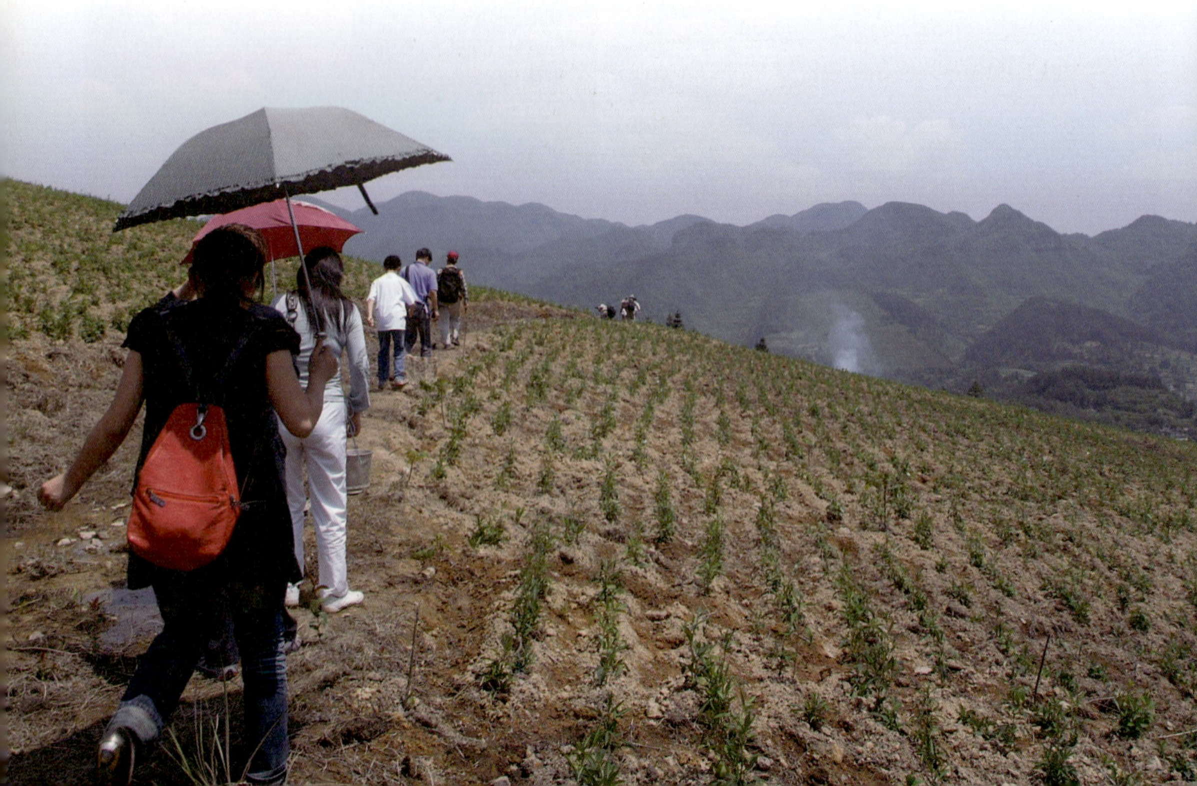

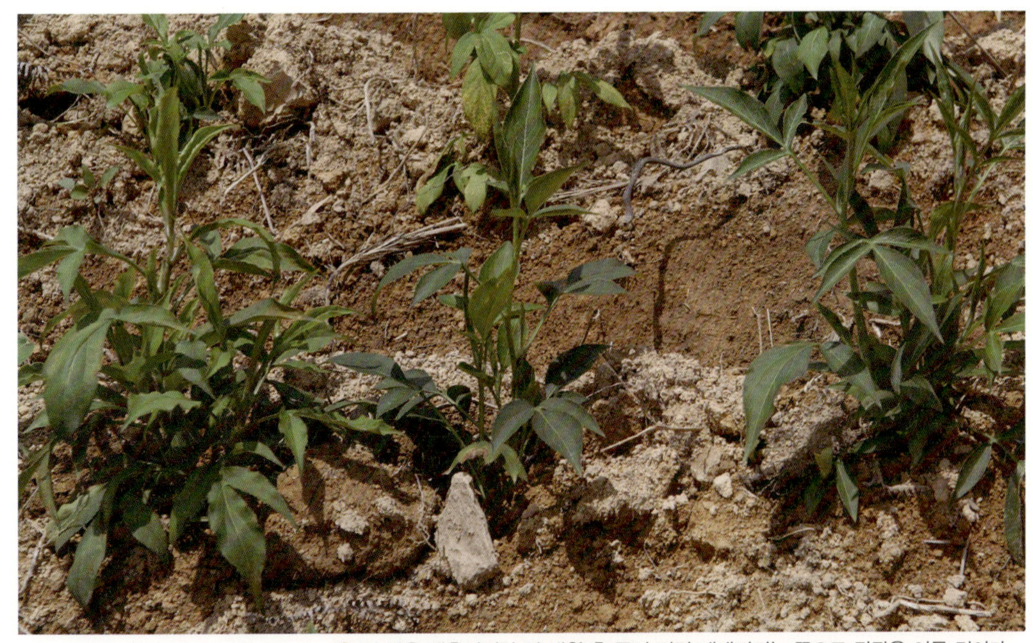

키 작은 백출이지만 몇 개월 후 꽃이 피면 재배기지는 꽃으로 장관을 이룰 것이다.

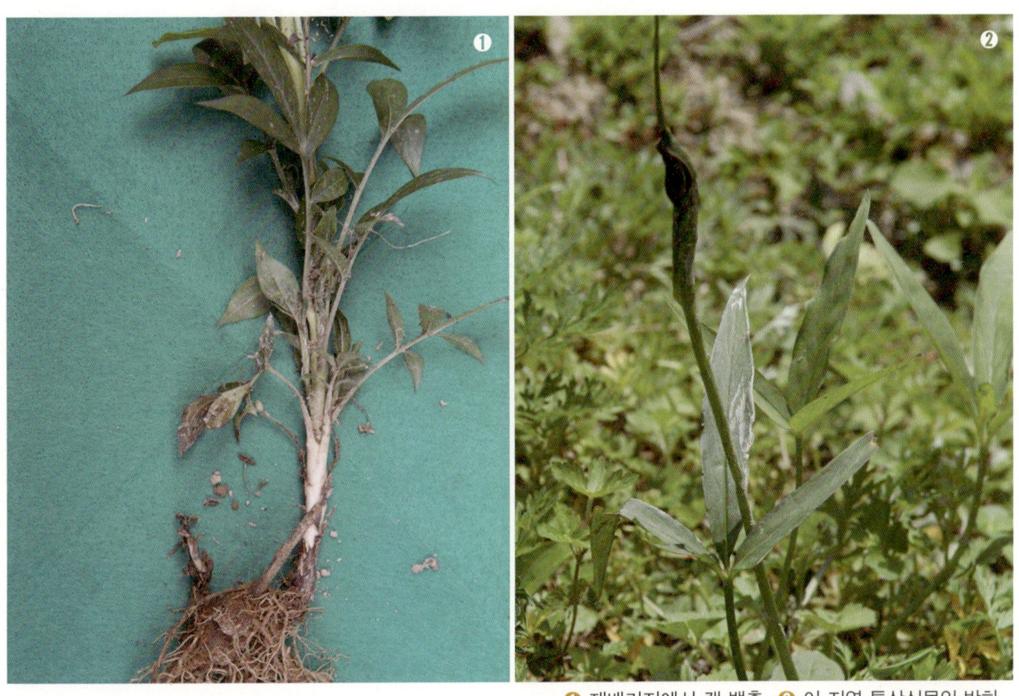

❶ 재배기지에서 캔 백출 ❷ 이 지역 특산식물인 반하

근처로 이동한다. 깊은 숲 속의 축축한 땅에 천남성이 자라고 있다. 줄무늬가 쳐진 주머니 속에 둥근 막대 모양의 꽃 이삭이 들어 있다. 처음 한 그루를 발견하고서 답사단은 차례를 기다리며 촬영했다. 그런데 산 속 안으로 더 들어가니 더 매력을 발산하는 천남성이 화려한 자루를 벌리고 여기저기 서 있는 것이 아닌가?

이젠 사진촬영 순서를 기다릴 필요도 없이 예쁜 천남성을 골라 찍느라 다들 여념이 없었다.

인근의 죽절삼 포장은 거대했다. 집약적으로 재배하는 죽절삼밭은 아주 인상적이었다. 황련은 검은 천막 아래에서, 후박은 들판에서 자라고 있다.

❶ 대황 ❷ 숲 속의 천남성 ❸ 후박나무

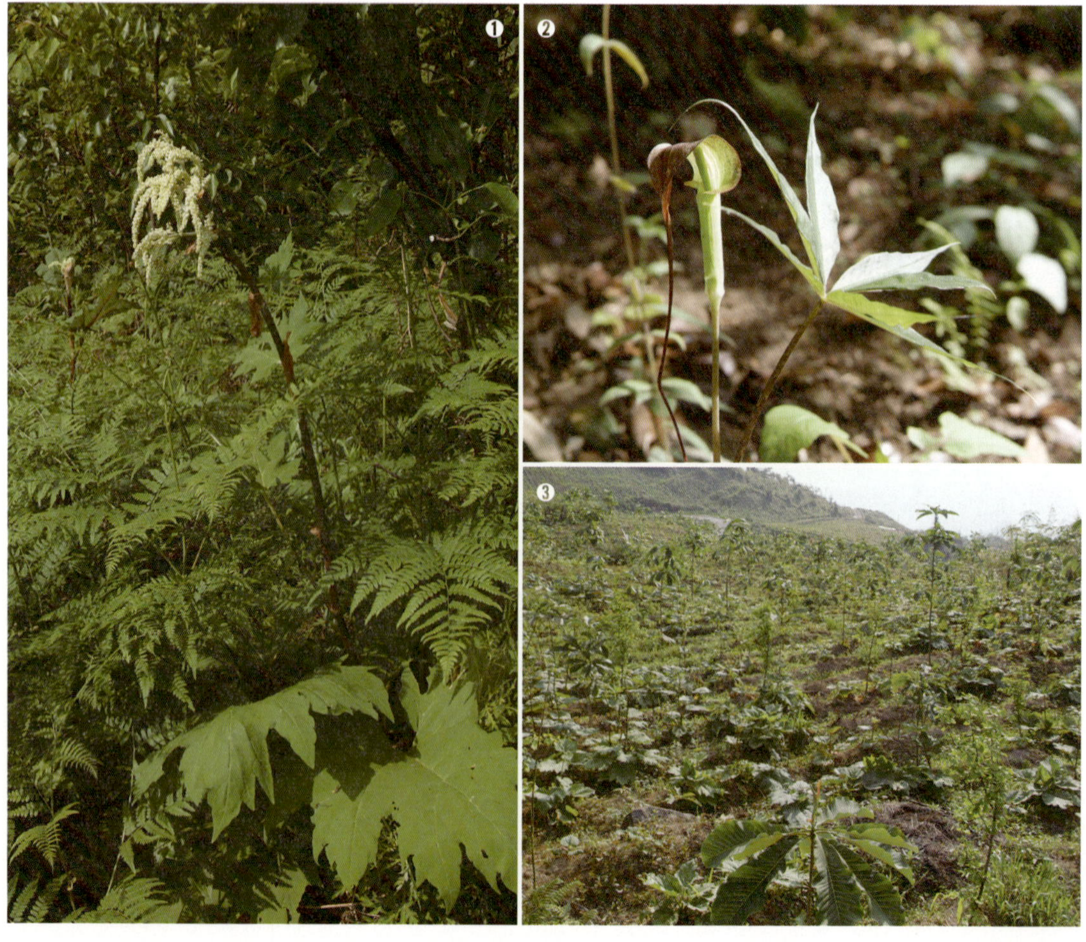

언스주에서 발행한 한약 안내책자에는 1만 무(1무는 666.67㎡) 이상 재배하고 있는 한약의 재배위치와 면적을 그림으로 표시해놓았다. 초본 한약으로는 당삼, 당귀, 황련, 백출, 대황, 패모, 속단, 길경, 현삼, 독활이 있고, 나무한약은 두충, 후박, 황백, 목단피, 산수유, 모과, 은행이 그림지도 속에 있다.

모두들 높은 고산지대의 청정지역에서 자라는 한약자원들이었다. 엄청난 물량을 재배하고 있는 이곳의 한약을 답사할 수 있는 좋은 기회였다. 다들 꽃피는 시기에 맞추어 다시 오자는 의견을 내었다. 우리들을 한약 재배지로 안내하고 자신의 아파트에까지 초대해준 금대(今大)그룹의 쑹쉐보(宋學博) 부회장께 감사드린다.

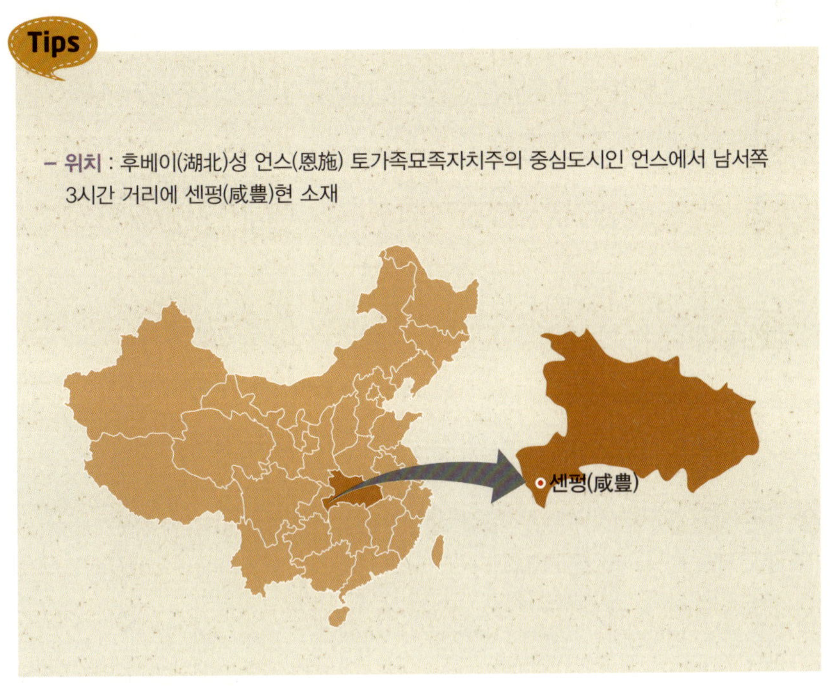

후베이성 바둥의 한약 재배지

湖北省 恩施州 巴東 漢藥 栽培地

장강삼협의 바둥

한국관광객들이 자주 찾는 장자제(張家界)가 위치한 곳이 후난(湖南)성이고 이 위쪽이 후베이(湖北)성이다. 후베이성의 서남쪽 끄트머리에 언스(恩施) 토가족묘족자치주가 있다.

언스주의 중심도시인 언스시의 북동쪽 방향 장강삼협의 중간에 바둥(巴東)이 있다. 이 장강삼협은 서쪽의 쓰촨(四川)성 펑제(奉節)현 바이디(白帝)성(城)에서 시작해 동쪽의 후베이(湖北)성 이창(宜昌)현의 난진(南津)관(關)에 이르는데, 총 길이 204㎞에 걸치며 용트림을 하는 대협곡이다.

🔹 바둥현 뤼총포 지역의 한약재배기지

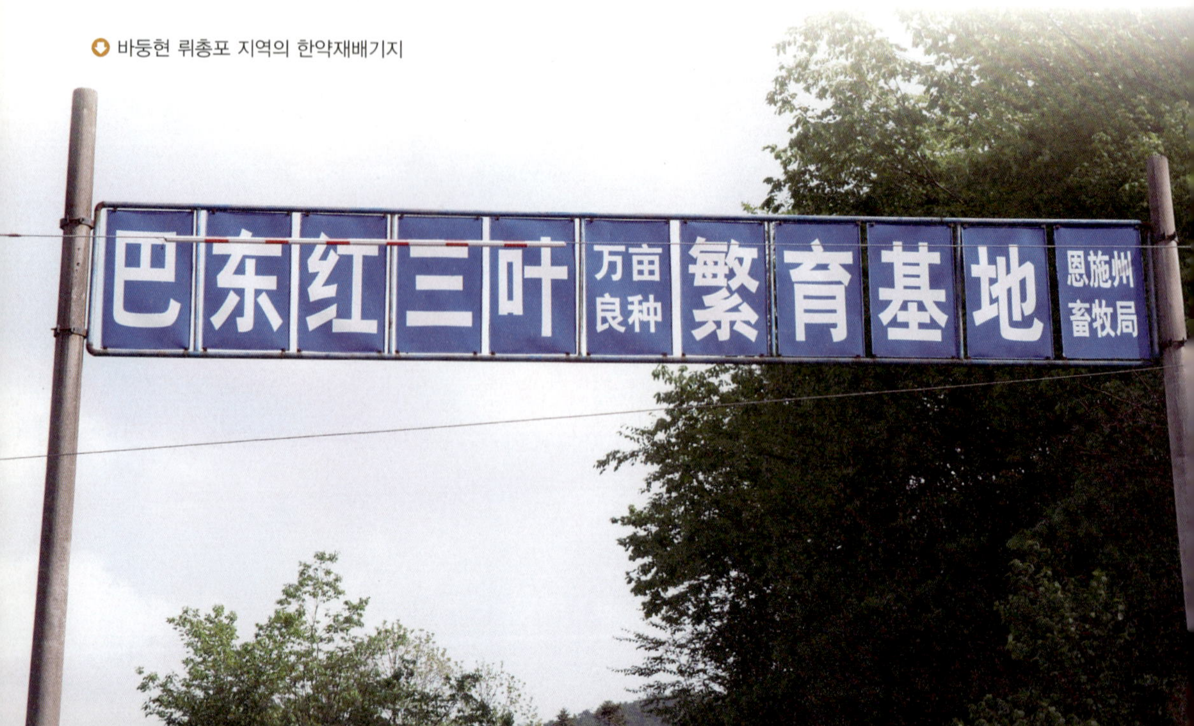

바이디청부터 다이시(黛溪)까지를 취탕샤(瞿塘峽, 구당협), 우산(巫山)에서 바둥(巴東)의 관두커우(官渡口)까지를 우샤(巫峽, 무협), 쯔구이(歸)의 샹시(香溪)에서 난진관까지를 시링샤(西陵峽, 서릉협)라고 부른다. 이 지역 중간에 바둥이 있다.

이 바둥 아래에 조그만 시골지역으로서 한약을 대량 재배하고 있는 뤼충포(綠蔥坡, 녹총파)진이 있다. 이 지역의 언스주 한약은 황련, 당삼, 천마, 백출, 목단피, 산약, 길경, 현삼, 오배자, 자유후박, 반하, 금은화, 패모, 대황, 두충, 당귀, 독활, 속단, 작약, 청호, 죽절인삼 등 다양하다. 이곳의 특수한 지형으로 빚은 지질은 언스가 중국에서 식물자원이 가장 풍부한 지역이 되기에 안성맞춤이라는 것을 알린다.

한약산업은 언스주의 중심산업

언스 도처에 널린 약재인 죽절삼, 계조황련, 오학속단, 호북패모, 자유후박, 관엽연교 등은 식물 역사가 오래되었을 뿐 아니라, 일찍이 품질이 우수하여 『신농본초경』과 『본초강목습유』에 상품으로 열거되었다. 지금도 여전히 명성을 누리고 있고, 대량 재배되는 한약인 백출, 현삼, 두충, 천마, 천문동, 신이, 반하, 금은화, 목단피, 하수오, 운목향 등은 국내외 시장에서 높은 위치를 점유하고 있다.

최근에는 주 위원회와 주 정부가 이곳의 한약 브랜드인 '화중약고(華中藥庫)' 자원을 충분히 이용하기 위하여, 중의약 산업발전을 가속화하였다. 향후 5년간 전 주(州)의 한약기지 건설이 100만 무(1무는 666.67㎡)가 되도록 한다는 거대한 목표를 제시하였고, 한약산업은 언스의 중심 산업의 하나가 되었다.

창고에 가득찬 현삼

바둥현 뤼충포 지역에는 현삼 보관창고가 있다. 은시 서도과기원 유한공사(恩施硒都科技圓有限公司) 정리포장차간(整理包裝車間)'이란 팻말이 붙은 창고에는 수확한 현삼이 포대에 담겨져 차곡차곡 쌓여 있다. 포대에는 2006년 12월 채취해서 2007년 8월에 포장하여 50kg씩 담겨 있다는 표시가 되어 있다.

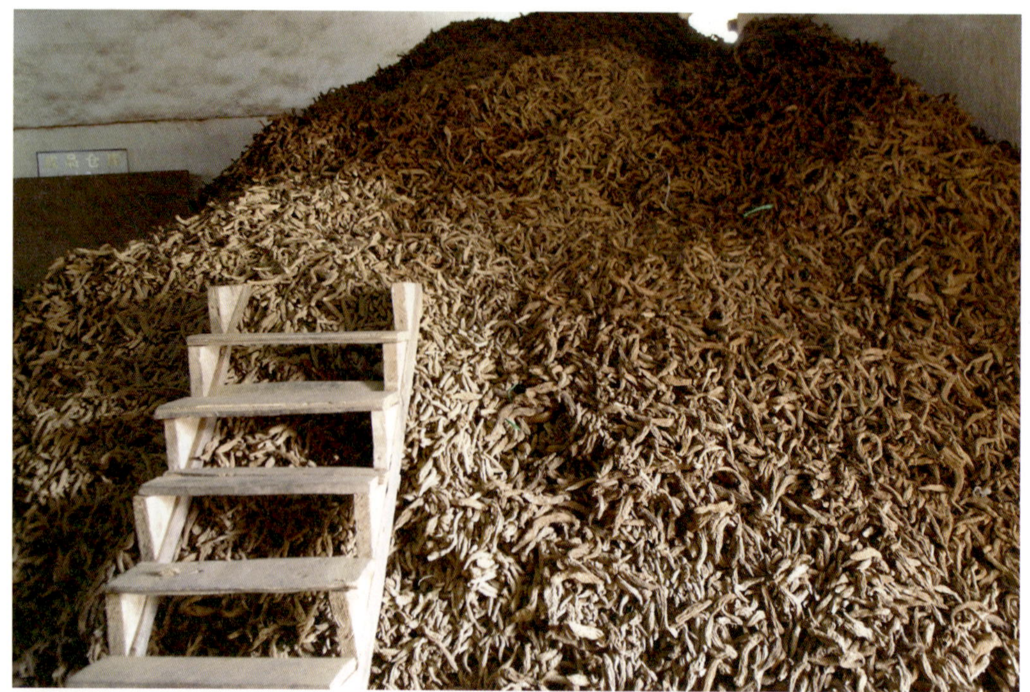

◎ 바둥현 뤼총포 지역의 현삼 보관창고. 어두운 창고에 3~4m 정도로 쌓여 있다.

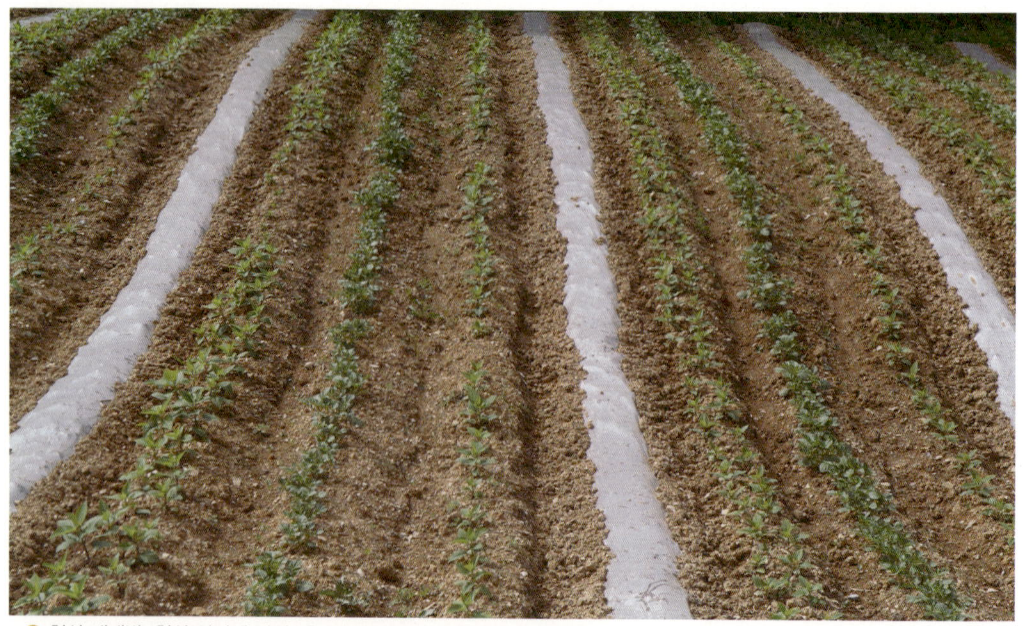

◎ 현삼 재배밭. 현삼 사이에 감자, 옥수수를 심으면 수확량이 두 배가 된다고 한다.

한쪽에는 현삼 서너 뿌리들이 표본으로 병에 담겨 고유번호가 매겨져 보관되어 있다. 분석용인 것 같다. 현삼 재배현황 지도도 걸려 있다. 어두운 창고에 3~4m 정도로 쌓여 있는 양을 보니 과연 현삼이 이곳의 도지한약이며, 이 지역의 한약지도에 현삼이 기록될 만하다는 걸 알겠다.

산으로 들어가서 현삼 재배기지를 살펴본다. 중국인 안내원은 손가락을 가리키며 멀리 보이는 지역이 모두 다 현삼밭이라고 알려준다. 현삼을 두 줄 심고 감자를 심고, 다시 현삼 한 줄을 심고 옥수수, 또 현삼 두 줄을 심고 감자, 현삼 한 줄 심고 옥수수……. 이렇게 배치해서 재배하면 수확량이 두 배가 된다고 한다. 그래서 이곳 밭은 전체적으로 현삼 사이사이에 다른 작물이 심어져 있다.

후박, 독활이 지천

재배기지 입구는 산중턱까지 온통 후박이 지천이다. 버스를 타고 가다 멀리서 바라보는 전경은 거대한 한약 보고를 보는 듯하다.

산속에는 독활이 무성하게 자라고 있고 당삼, 운목향, 작약, 면마도 보인다. 근처 농부에게 부탁하여 당삼 뿌리를 캐서 사진을 찍어보기도 하고, 밭을 가로질러 오다가 천속단을 발견하고선 인근 집에 가서 삽을 빌려 파보기도 한다.

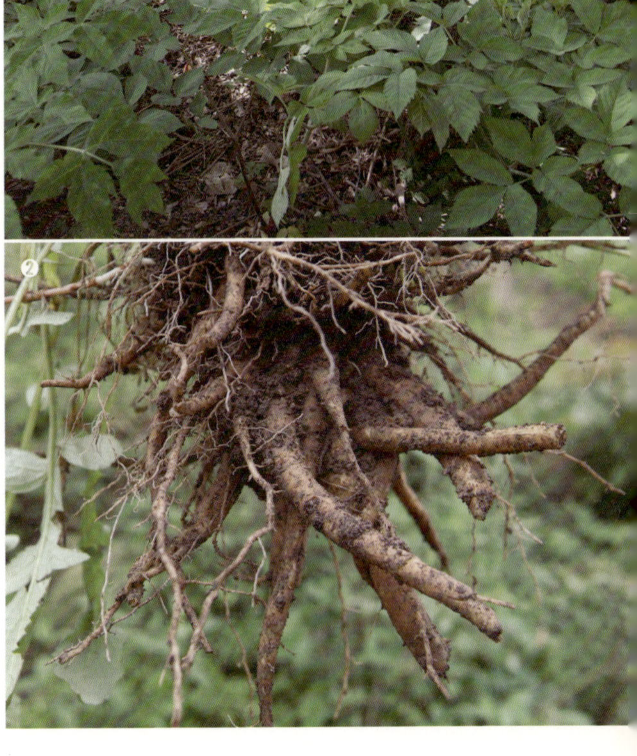

산속의 독활 ❶
막 캔 천속단의 뿌리 ❷

　한 곳의 포장을 들여다보니 어린 백출 묘종을 가득 심어놓았는데 삽자루를 든 농부들이 뭔가 또 열심히 심고 있다. 우리 일행들이 사진을 찍으니 웃으면서 얼굴을 피한다.

　이곳의 고도는 1,590m이다. 이런 고지대에서 언스의 한약들이 잘 자라고 있었다.

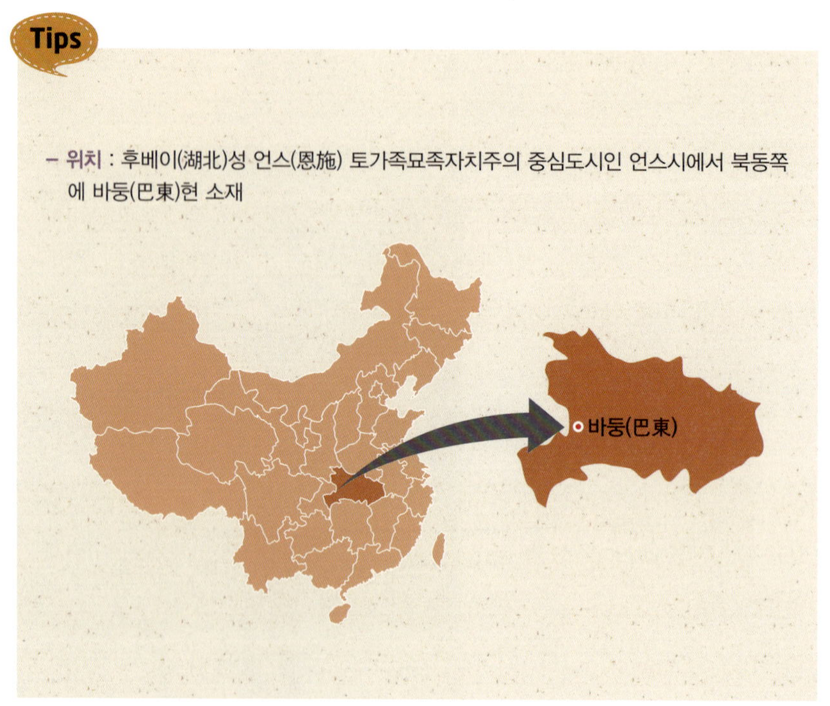

후베이성 대황 재배지

湖北省 恩施州 大黃 栽培地

길가의 가로수 같은 약용대황

후베이(湖北)성 언스(恩施) 토가족묘족자치주 언스시에서 남서 방향에 있는 셴펑(咸豊)현에는 수많은 한약들이 재배 중이다. 숲 속에는 장엽대황(*Rheum palmatum*)도 이곳저곳에서 자라고 있다. 길가에도 가로수처럼 장엽대황이 줄지어 심어져 있으니, 이 지역 어디를 가든 우리가 보기 힘든 대황이 널려 있는 셈이다.

⬇ 길가에 가로수처럼 장엽대황이 줄지어 심어져 있다.

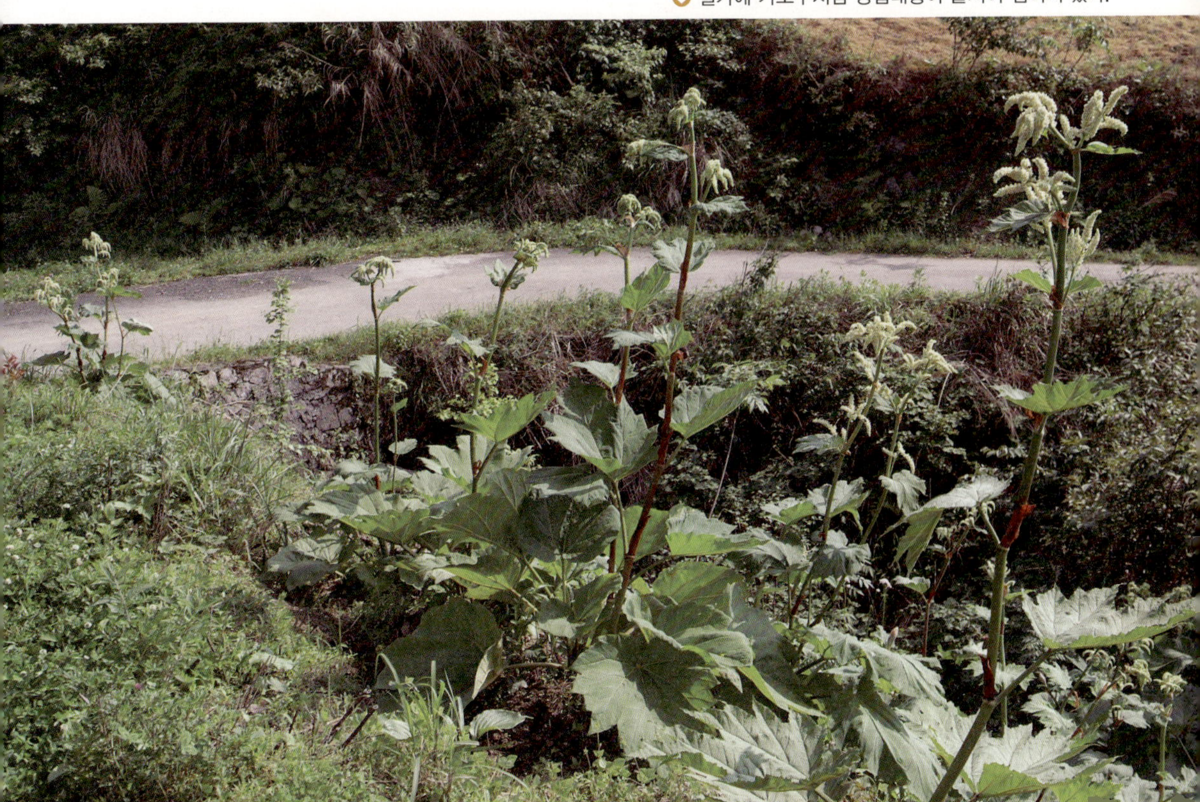

밭의 대황 재배지

언스의 북동쪽 방향에 있는 바둥(巴東) 인근의 시골지역인 뤼총포(綠蔥坡, 녹총파) 마을에서도
한약을 많이 생산한다. 밭 여기저기뿐만 아니라 길가에도 키 큰 대황이 자라고, 독활도 많
이 심어져 있다. 산속에는 성장한 독활이 무성하고 그 옆에 대황도 벗인 양 나란히 자라고
있다. 뤼총포 지역에 있는 현삼 보관창고 옆의 밭에도 대황을 심어놓았기에 주민에게 부탁
하여 한 뿌리를 캐어본다.

🔸 장엽대황밭

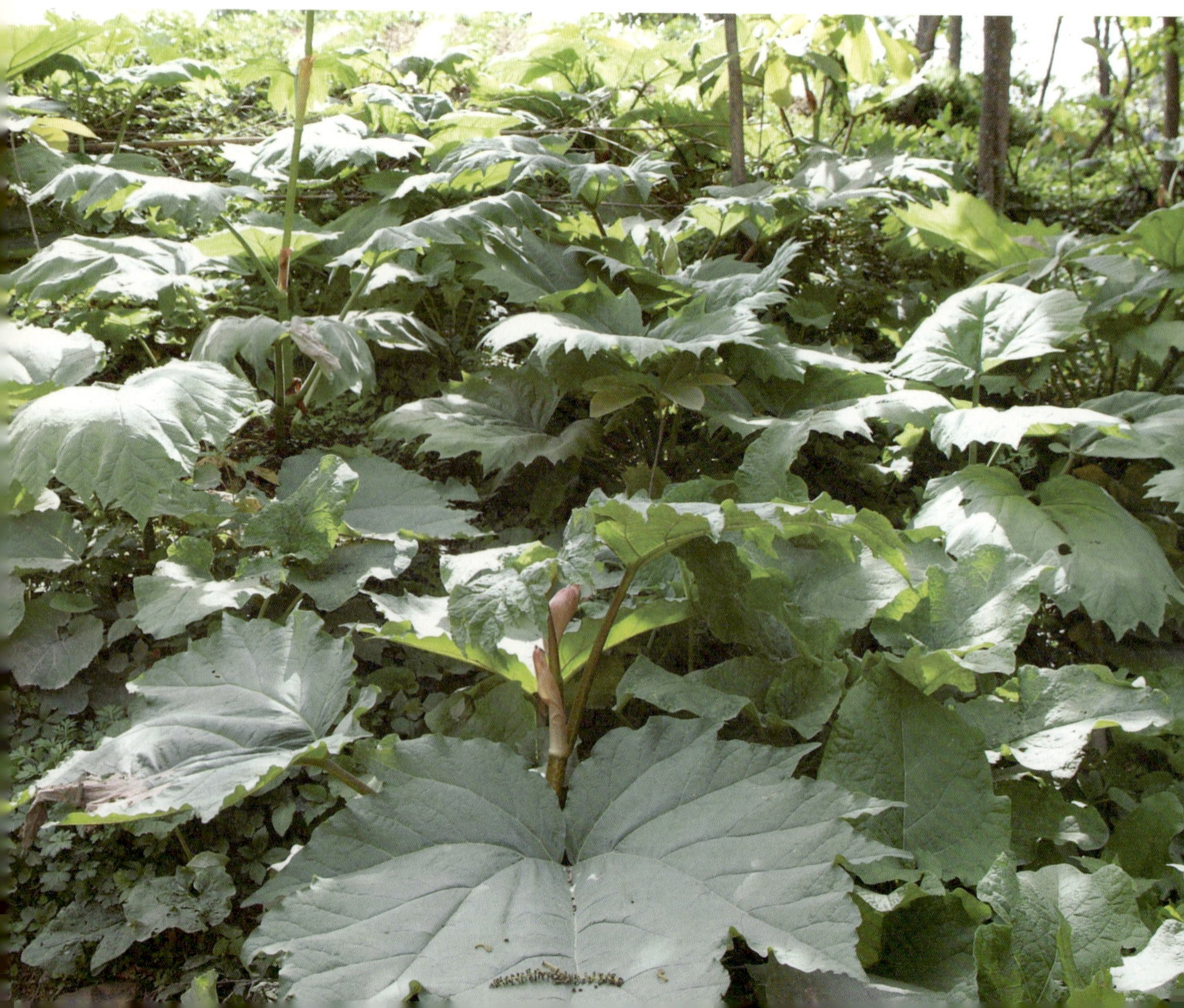

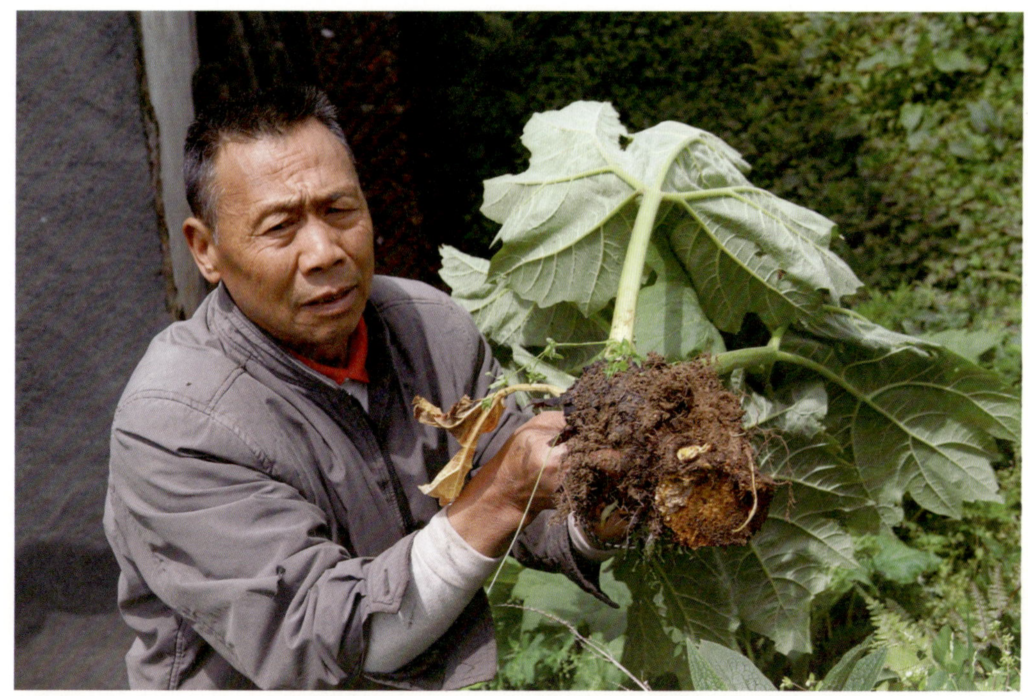

⬆ 한 주민이 대황을 캐서 들어 보이고 있다.

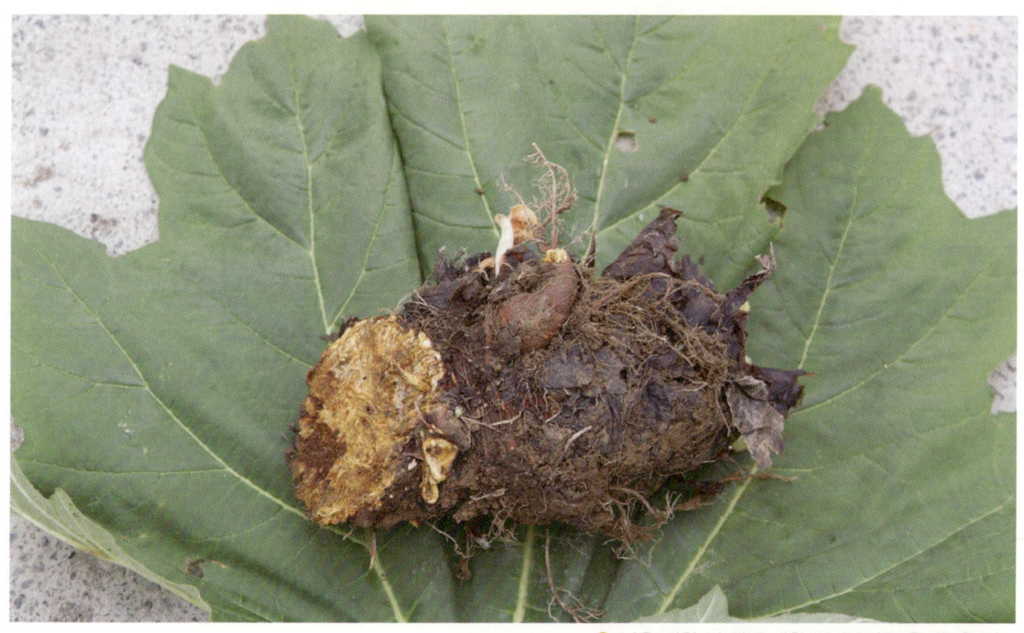

⬆ 넓은 대황 잎 위에 대황 뿌리줄기를 올려놓은 것

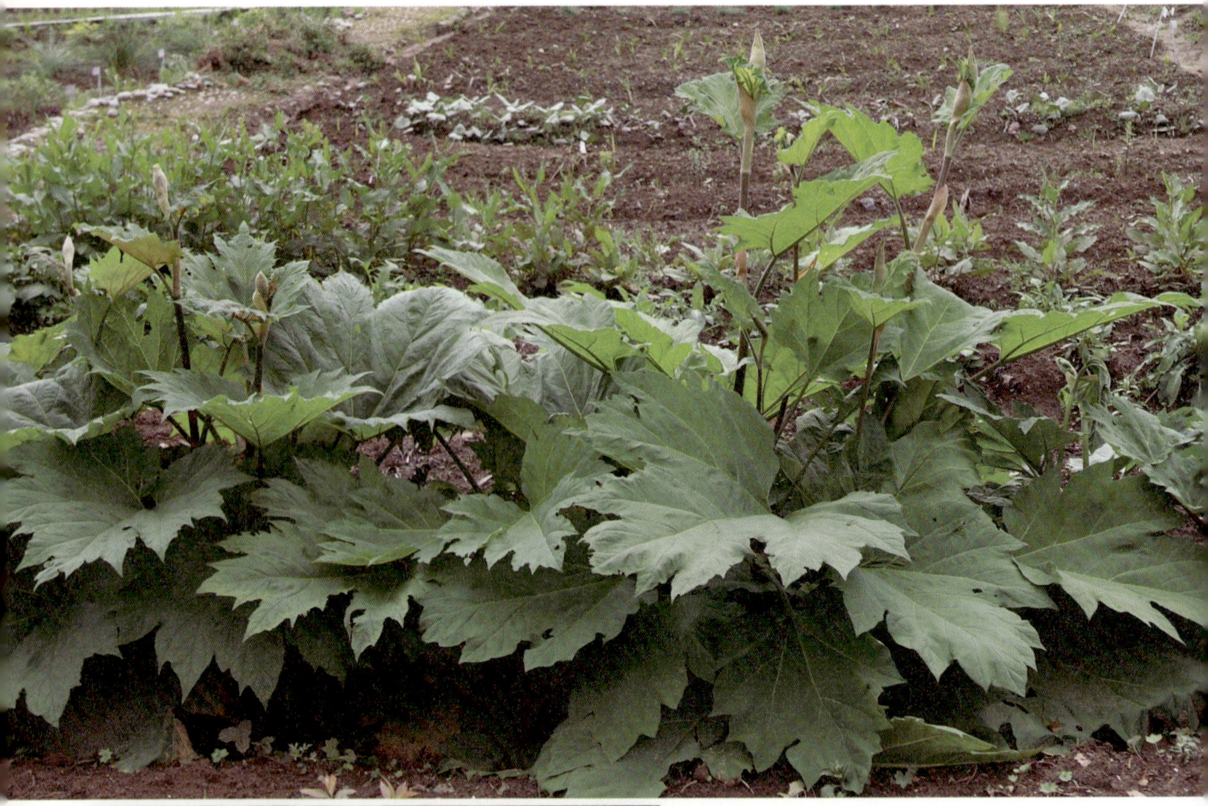

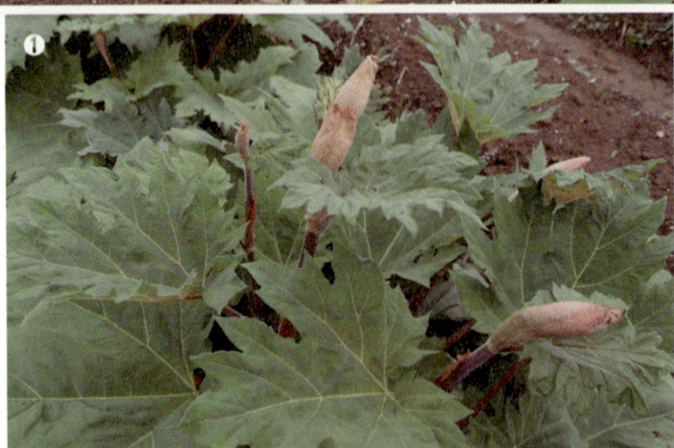

⬆ 장령강식물원의 장엽대황

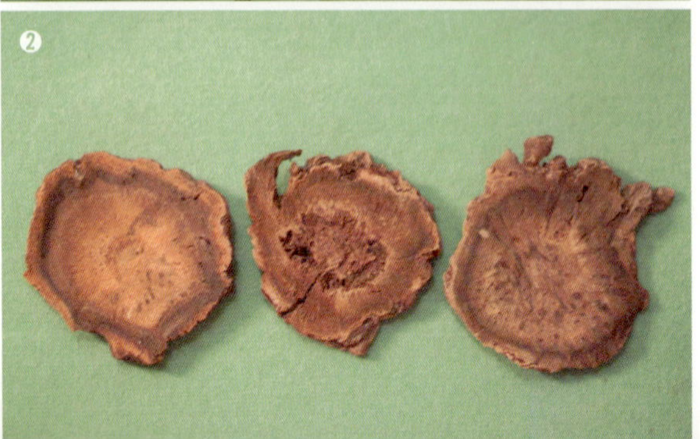

❶ 대황꽃
❷ 언스시 한약상점에서 판매하는 장엽대황

식물원의 대황

언스시의 동남쪽 조그만 마을인 쐉허(双河) 지역에는 해발 1,620m의 고지대에 후베이성 농업과학원 중약재연구소의 장령강(長嶺崗)약용식물원이 있다. 식물원 한가운데에 넓적한 잎사귀 위로 솟은 키다리 식물이 있는데 이는 식물원의 제왕처럼 당당한 꽃이삭을 피워내며 키 작은 약용식물들을 거느린 대황이다. 동행들 사이에서 약용대황인지 장엽대황인지 의견이 분분했다. 중약재연구소 홈페이지는 장엽대황으로, 그리고 언스주에서 발행한 책자는 약용대황으로 등재해 구분하기가 더 혼란스러웠던 탓이다. 귀국 시까지 검토한 우석대학교 한의대 주영승 교수는 이곳의 대황을 장엽대황이라고 정리했다.

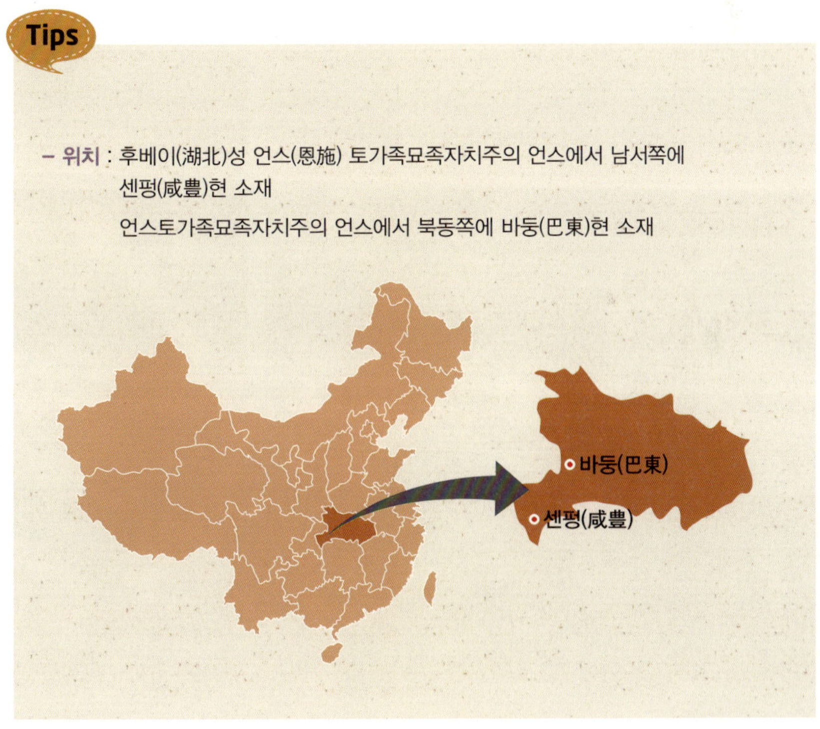

후베이성 후박 재배지

湖北省 恩施州 厚朴 栽培地

산 전체가 후박 재배지

중국의 후베이(湖北)성 언스(恩施) 토가족묘족자치주 중심은 언스시(恩施市)이다. 이곳의 동남쪽 조그만 마을인 쌍허(双河) 지역에는 고지대에 후베이성 농업과학원 중약재연구소의 장령강(長嶺崗)약용식물원이 있다.

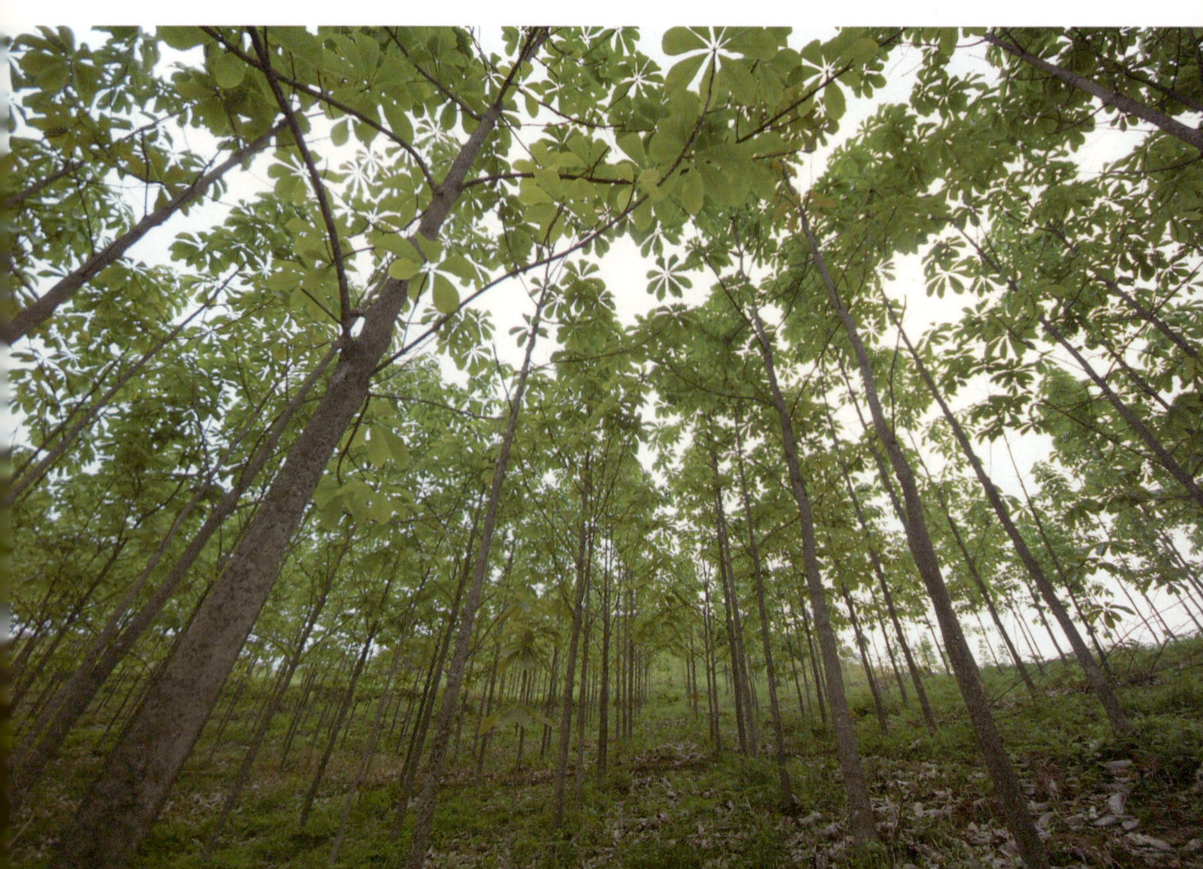

이 약용식물원 인근에 후박기지가 있다. 가는 산길이 협소해 대기한 작은 차로 바꿔 타고 들어간다. 길 주위에서 산 전체까지 자유(紫油) 후박나무가 무성하다. 이도 이곳의 도지한약으로 되어 있다. 줄지어 심어놓은 후박은 키가 20여 m가 될 듯싶지만 나무의 지름은 10여 cm 정도에 불과하다.

옆으로 '후박 종질자원포(種質字源圃)'란 팻말이 안내하고 후박 묘목도 엄청난 양으로 심어두었다. 과연 중국답게 면적이 대단하다.

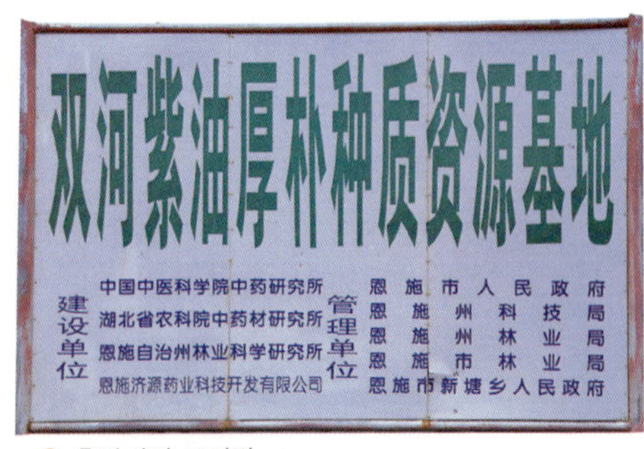

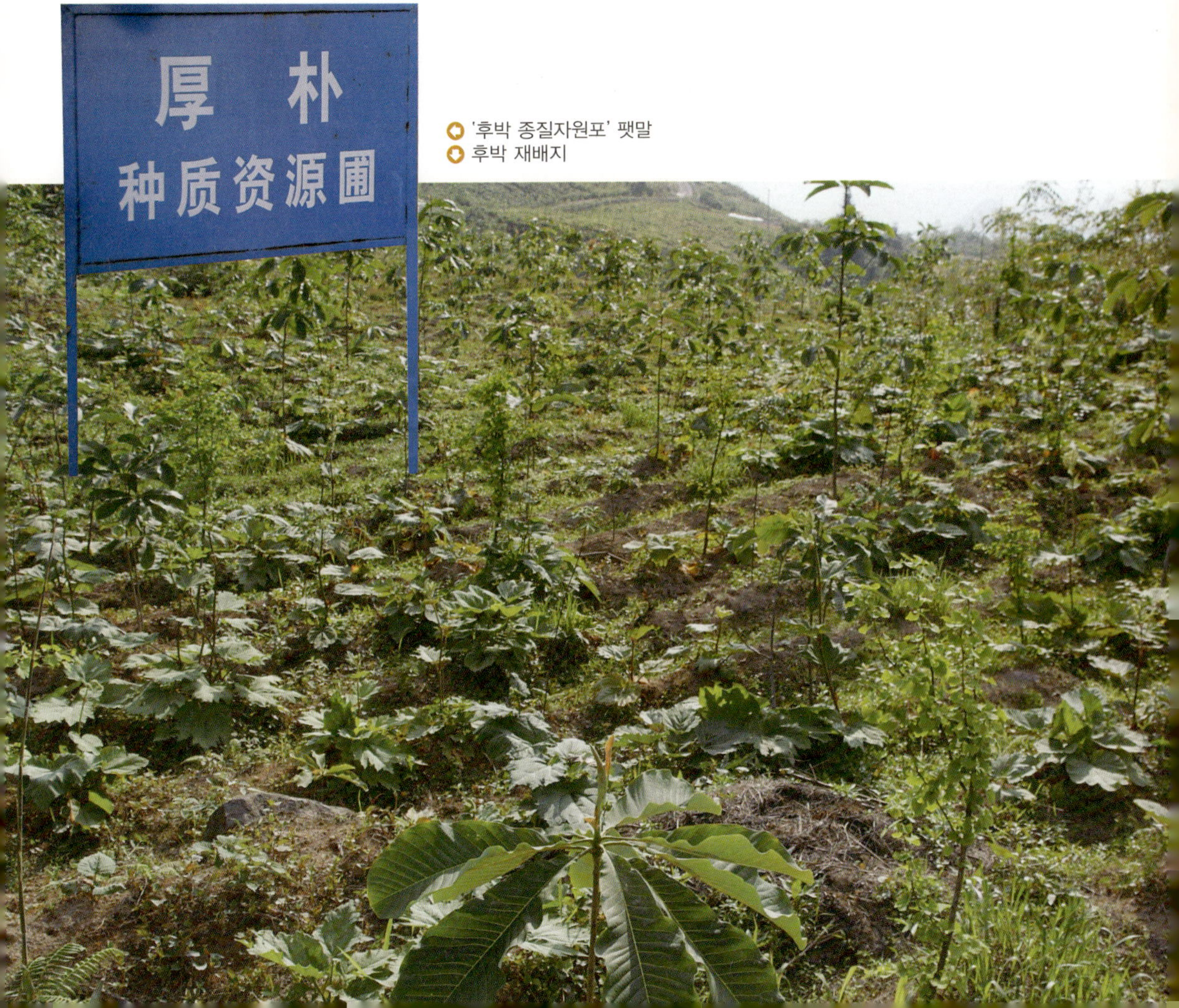

○ 후박기지 표지판

○ '후박 종질자원포' 팻말
○ 후박 재배지

언스시의 북동쪽 방향에 있는 바둥(巴東)의 뤼충포(綠蔥坡) 마을도 산 전체가 후박나무로 덮여 있어 이 한약재의 생산이 얼마나 많은지 가늠할 수 있다.

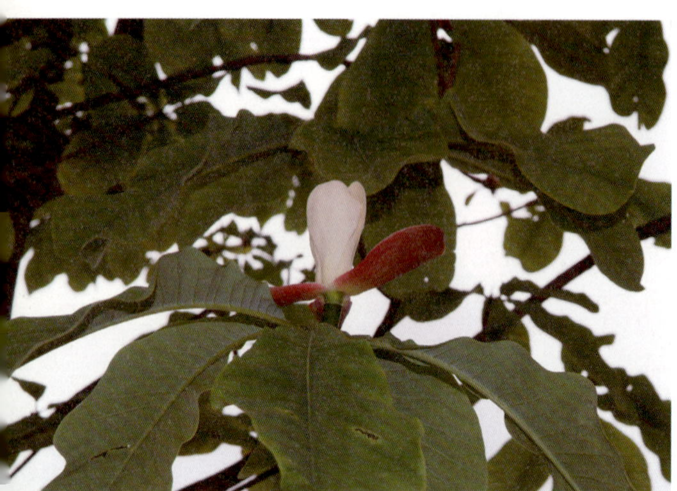

🔸 후박나무의 꽃
🔽 산 전체가 후박나무로 덮여 있다.

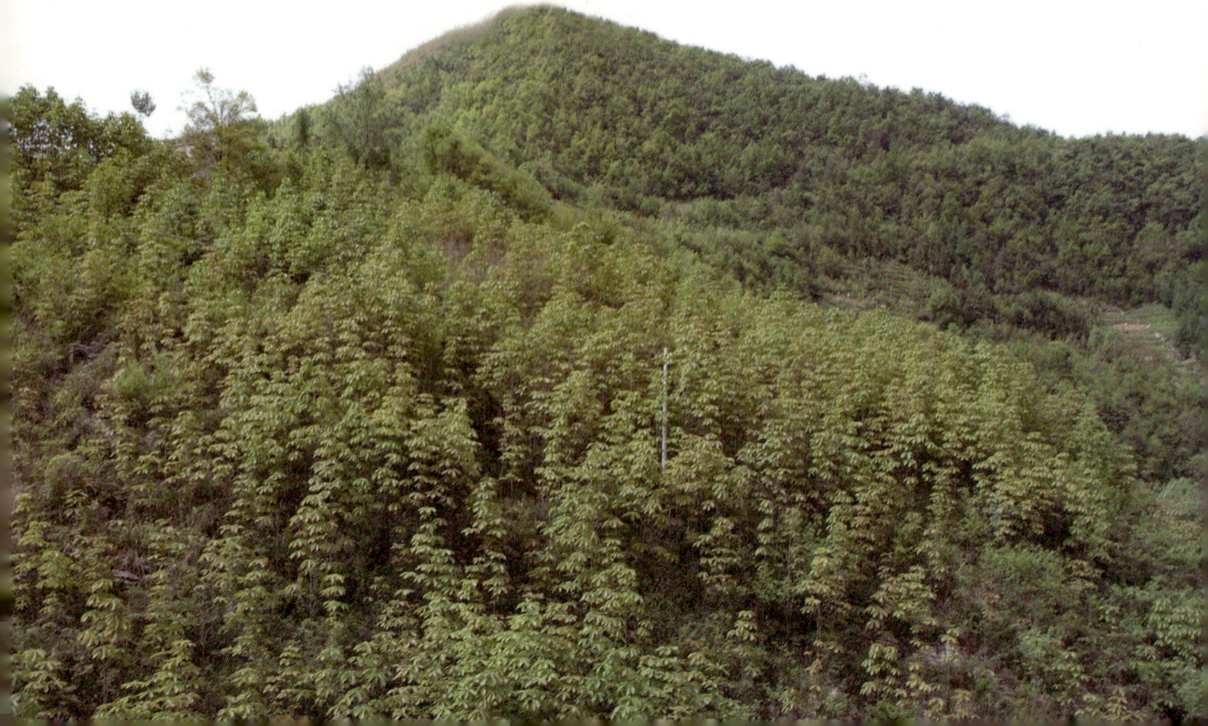

- **위치** : 후베이(湖北)성 언스(恩施) 토가족묘족자치주의 중심도시인 언스시(市)의 동쪽
  솽허(双河)지역에 소재

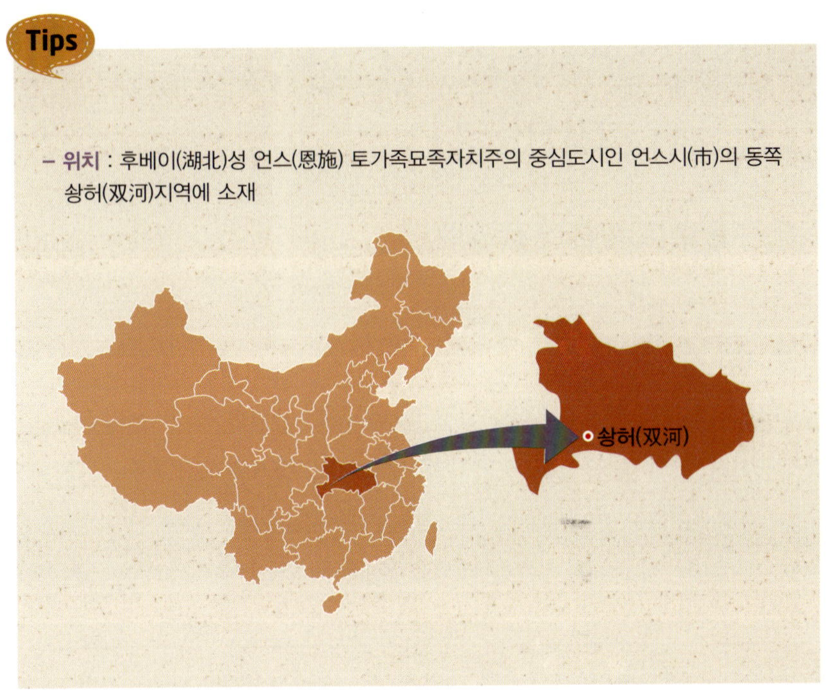

광시좡족자치구 팡청강의
계피(육계) 재배지

廣西壯族自治區 防城港 桂皮 栽培地

남쪽지방의 계피 재배지

광시좡(廣西壯)족자치구의 팡청강(防城港)시 팡청(防城)구에 소재한 계피 재배지와 가공공장을 찾았다. 팡청강시는 중국 해안선의 서남단에 위치하며 광시좡족자치구 남쪽 바닷가에 있다. 구이린(桂林)에서 466km, 난닝(南寧)에서는 153km 거리이며 베트남에 인접해 있다.

역시 해안도시인 베이하이(北海)시의 인근이라고 보면 된다. 중국 소수민족의 하나로 현재 1만 8,000여 명 정도 남아 있다는 징(京)족이 이 도시의 4개 자연촌에서 생활하고 있다.

광시좡족자치구 성도인 난닝에서 버스로 팡청강시로 이동한다. 사실 계피라는 식물 하나를 보기 위해 도로 사정이 좋지 않은 먼 거리를 가는 것은 한약답사에서 이례적인 일이다. 이처럼 중국의 한약여행에서 재배지를 찾아가는 것은 그다지 유익하지 못하다. 몇 가지 안 되는 한약식물을 보기 위해 200~300km를 달려간다는 것은 비효율적일 것이다. 약용식물원에서는 많은 식물을 한자리에서 관찰할 수 있는데, 힘들게 찾아가봤자 재배지에는 2~3가지 약용식물밖에 찾을 수 없기 때문이다.

그렇지만 대량으로 재배하는 중국대륙의 광활한 한약 재배지를 직접 관찰하는 것도 필요하다. 온실에서 볼 수 없는 실제 재배 현황과 재배 조건을 둘러보고, 사진과 기록을 남겨두었다가 강의와 지면을 통해 필요한 사람들에게 전할 수 있다는 것으로 하나의 사명처럼 다가오는 작업인 것이다. 따라서 중국의 대량 재배지와 가공공장을 직접 확인하기 위해 멀고 먼 여정을 나선 것이다.

중국인 기사도 잘 모르는 오지에 속해, 도중에 길을 잘못 들고 몇 번이나 길을 물어 힘들게 찾아간다. 가는 길이 거의 비포장도로로여서 사방으로 흔들리면서 가야 하는데, 교통이 아주 불편한 깊숙한 내륙지역으로 들어가는 비장함을 느끼게 된다. 마을에 도착하니 그 시골에도 마을마다 식당은 있고 가게 1층에는 웃통을 벗고서 조그만 의자에 옹기종기 모여 잡담을 나누는 중국인 특유의 모습도 볼 수 있다. 2층으로 길게 늘어선 중국 전통 아파트도 보이고 길가에서 이발하는 한가로운 모습도 보인다.

우리나라 의약품의 공정서인 『대한민국약전』에는 계피를 육계(肉桂)라고 표기하지만 독자들의 혼동을 피하기 위해 이 책에서는 그냥 계피로 적는다.

산골 깊숙한 곳의 계피가공공장

중국 골짜기의 문명을 등진 시골 깊숙한 곳에 1988년 설립된 부룡향료개발총공사(扶隆香料開發總公司)가 있다. 계피와 팔각회향을 재배, 가공하는 약재회사인 이곳으로 점심시간이 되어서야 도착했다. 회사 책임자가 멀리 한국에서 일부러 찾아온 우리 일행을 반갑게 맞이해주며 먼저 식당으로 안내했다.

◔ 산 전체가 계피로 이루어져 있다.

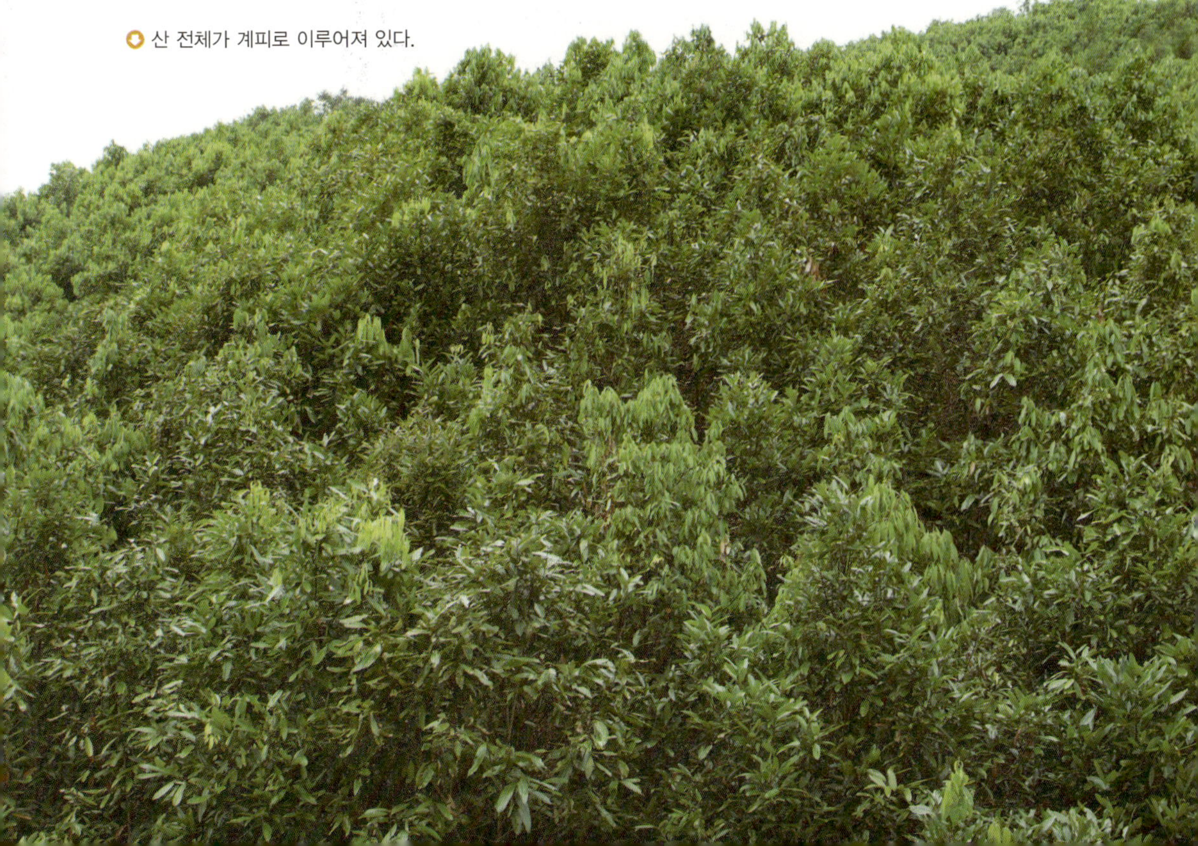

곧 회사 책임자가 계피나무를 재배하고 있는 산으로 안내하는데 산 전체가 계피로 이루어져 있다. 사실 한국에서 한약 전문가들이 이런 골짜기까지 찾아오는 일은 아마 처음일 것이다. 거대한 중국답게 산 하나가 거의 모두 계피나무로 채워져 있다. 거대한 계피 재배지를 보니 이곳에서 생산하는 계피유(油)의 양을 상상하기 어렵다. 이 산에는 군데군데 팔각회향도 심어놓았고 이곳 공장에서 팔각회향도 가공하고 있다고 한다.

벽돌로 만들어진 회사 창고에는 산에서 수확한 계피 잎이 지천으로 쌓여 있다. 창고 문 밖으로 계피 잎이 밀려 나올 정도로 많이 저장되어 있다. 과연 자원보고의 나라 중국답다.

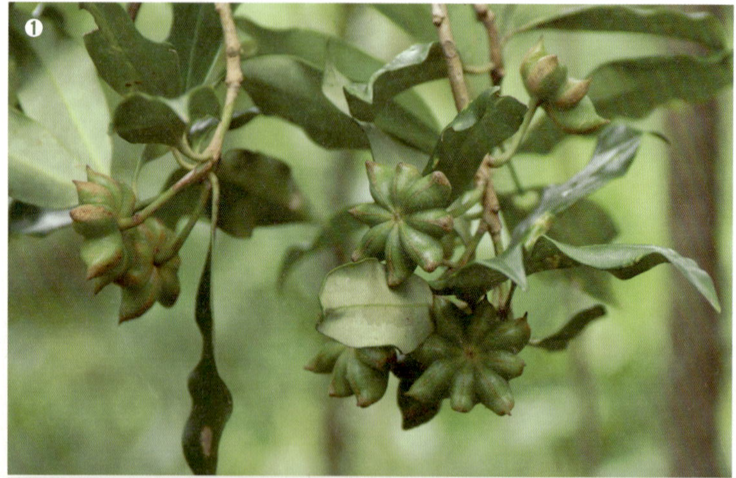

❶ 산 군데군데에 팔각회향도 심어놓았다.
❷ 계피나무의 꽃봉오리

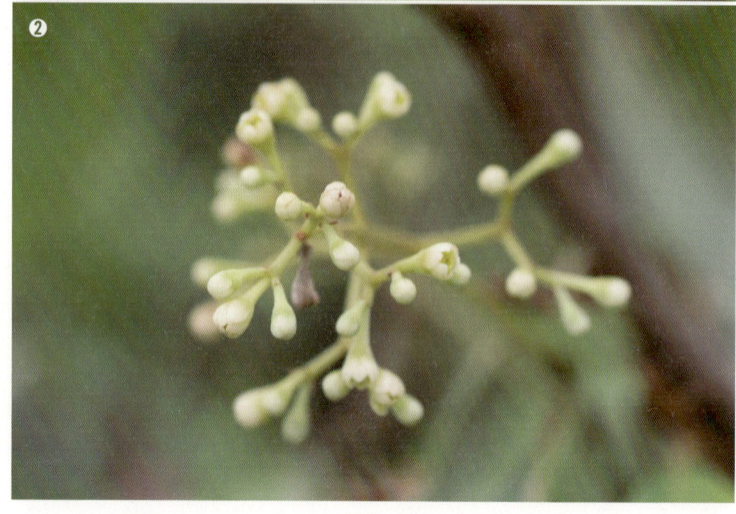

계피 잎으로 기름 제조

공장 한곳에선 계피 잎이 붙은 가지를 분쇄기에 넣어 가지를 자르고, 한켠에선 자른 계피 가지와 계피 잎을 큰 삽으로 퍼서 대형 화로에 넣는다. 서너 사람의 인부들이 열심히 일하고 있다. 창고에선 연신 트랙터로 계피 잎을 져 나른다. 계피 잎을 집어넣고 불을 때노라면 한쪽에서는 계피 잎 기름이 줄줄 나온다. 한약에서 사용하는 계피의 약용부위는 잎이 아니고 나무껍질이지만 이곳에서는 계피 잎을 이용하여 계피 기름을 제조하고 있다.

이들은 계피 잎으로 기름을 뽑아내어 식품 첨가물 등으로 사용할 제품을 만든다.

한 직원이 제조한 계피 기름을 꺼내 보여주었다. 진득진득하고 투명한 정유에서 계피향이 물씬 묻어 나온다. "음식 등 여러 용도로 사용한다"고 말해주는 것으로 보아 계피는 아마 중국에서 한약보다는 식용으로 더 많이 사용하는 재료일 것이다.

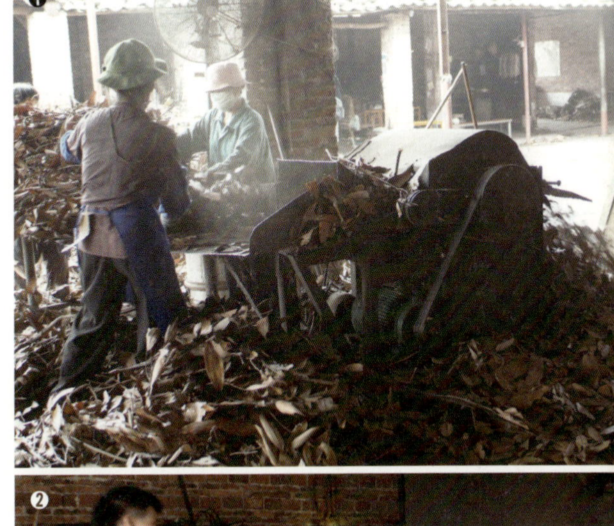

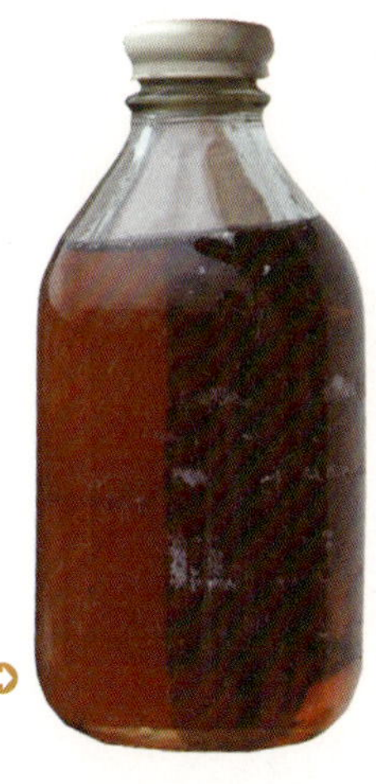

공장에서 제조한 계피유(油) ▶

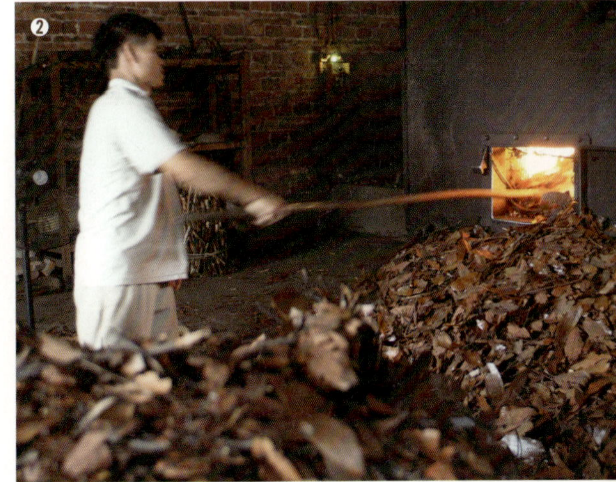

❶ 계피 가지를 분쇄기에 넣어 자르고 있다.
❷ 계피 잎을 대형 삽으로 퍼서 화로에 넣는다.

자원의 종류가 무궁무진하고 보유량도 상상을 초월하는 나라가 중국이다. 엄청난 인구 덕분에 자체적으로 소화하는 물량도 상당하고, 수출하는 물량까지 합하면 전 지구를 상대로 판매하니, 시장에서 우월한 조건을 가지고 있는 것은 두말할 필요가 없다.

그래서 가장 가까운 나라인 우리도 중국산, 중국산 하면서 수입 걱정을 많이 하는가 보다. 그럴수록 우리는 부가가치가 높은 한약자원을 집중적으로 육성하고, 고난도의 응용기술을 개발해야 하는 것이 절실한 실정이다.

오는 길에는 뜻밖에 용안 열매가 주렁주렁 달려있는 용안나무를 발견하여, 다들 차를 세우고 내려 카메라에 담는다. 주렁주렁 달려 있는 용안 열매를 보는 것이 쉽지 않은데 마침 한약전문가 한 분이 발견해서 중국 남부의 용안나무를 촬영할 수 있는 귀한 기회가 되었다.

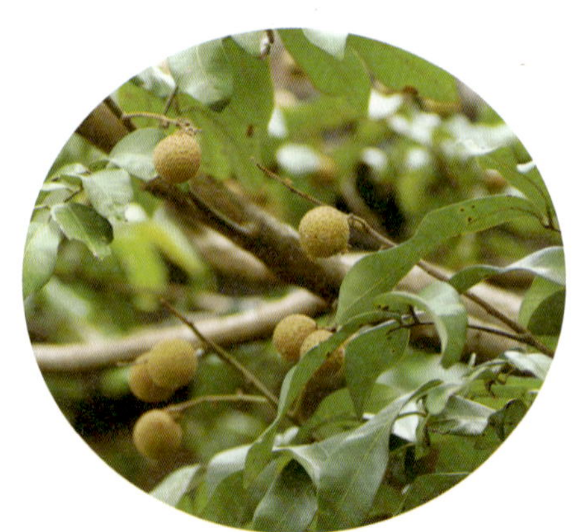

용안나무와 열매

계피 잎 저장창고

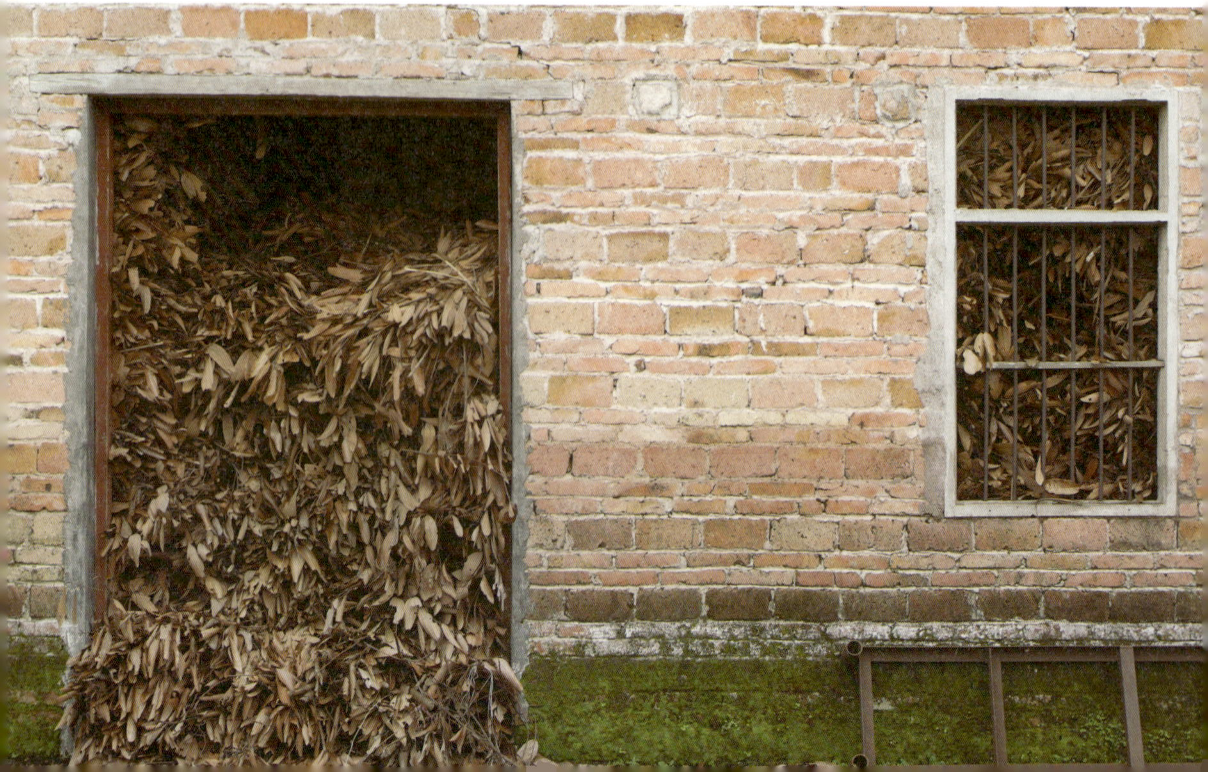

중국에서 한약을 찾아다니다 보면 식물원이나 한약시험장 등 한약이나 한약식물이 모여 있는 곳에서 집약적으로 한약을 조사하고 연구하는 기회가 많았다. 조사팀이 연구나 생업에 종사하는 시간을 아껴 나선 걸음이므로 짧은 시간에 높은 답사효과를 얻으려고 하는 것이 당연하기 때문이다. 그러므로 이번처럼 긴 시간을 달려서 2~3종 식물만 관찰하고 돌아올 때는 다소 아쉬움도 느끼곤 한다. 하지만 거대한 중국의 한약자원을 직접 찾아가 눈으로 확인하는 작업도 우리나라의 한약 발전을 위한 과정이며, 고생하며 얻은 열매로 더욱 귀한 체험이 될 것을 믿는다.

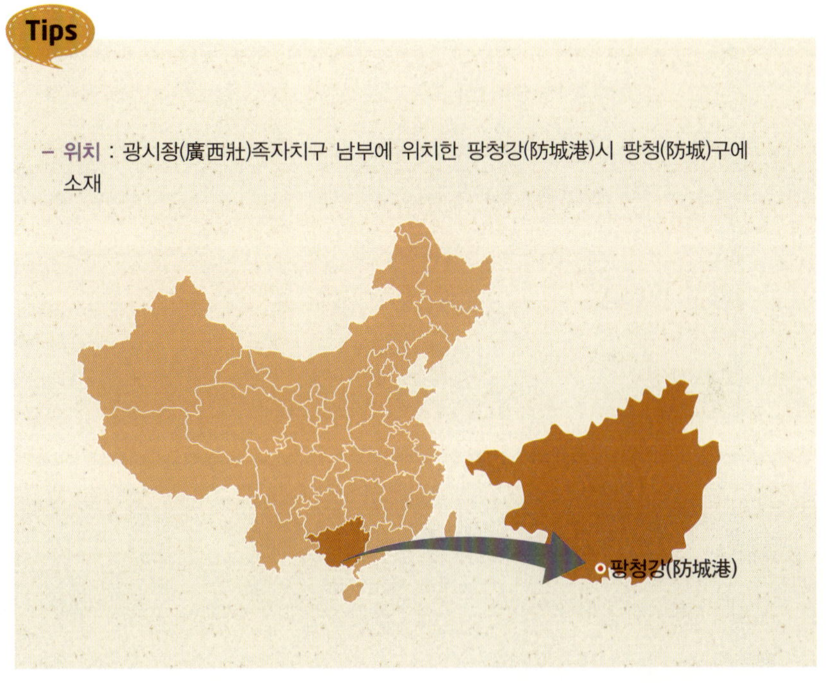

백두산의 약용식물과 한약

長白山 藥用植物 · 漢藥

백두산 특산한약

백두산에 오르기 위해서는 그동안 옌지(延吉) 쪽에서 들어가는 북쪽 코스가 일반적이었지만 2012년부터는 서쪽인 쑹장허(松江河)진에서 갈 수 있는 코스도 개발되었다. 북쪽은 기상대까지 차량으로 이동하여 10여 분만 걸으면 백두산 정상에 오를 수 있었으나, 서쪽 코스는 버스에서 내려 1,200여 개의 계단을 40분 정도 걸어 올라가야 하는 좀 힘든 길이다. 이곳을 '시파(西坡)'라고 하는데 중국말로 '서쪽 언덕'이란 뜻이다. 이 서쪽 코스로 오르는 백두산의 약용식물과 한약을 살펴본다.

◐ 최근에 개발된 서쪽코스는 노란색, 흰색, 보라색의 갖가지 꽃들이
피어 있는 고산화원 야생화 자생지를 볼 수 있다.

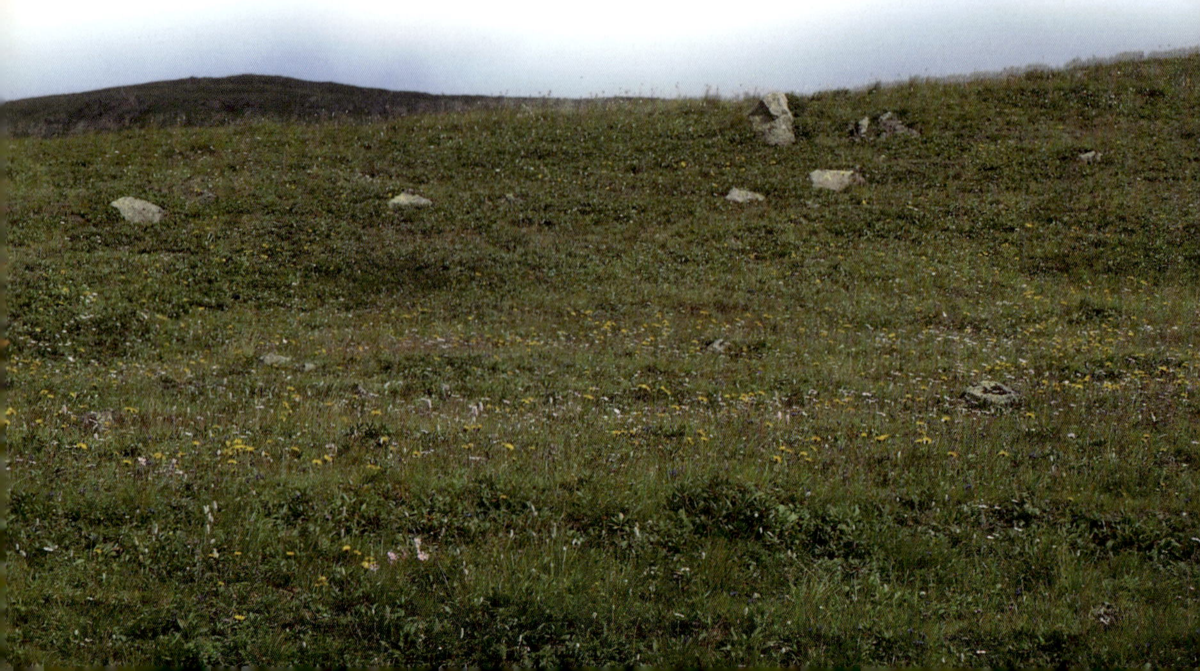

서쪽 코스의 관문인 쑹장허에는 백두산 특산의 인삼을 파는 가게들이 즐비하다. 이곳에는 인삼 재배지가 많아 다양한 인삼제품들을 개발하고 있다. 그래서 '산삼', '인삼', '녹용' 등의 간판을 내걸고 백두산 특산 한약을 파는 가게들이 곳곳에 들어서 있다.

백두산 인삼 사진을 촬영하기 위해 한 가게에서 아가씨에게 양해를 구하고 사진기를 들이대니 가게 2층에서 내려다본 주인이 사진촬영은 안된다며 고함을 지르고 삿대질을 한다. 너무 당황스러워 가게를 나오다 그래도 인삼 진열이 잘 되어 있는 상점이기에 체면을 무시하고 다시 들어가 장뇌삼 한 통을 구입했다. 그러자 이 광경을 목격한 주인이 필자에게 다가오더니 카메라를 가리키며 이제는 사진을 찍으란다. 어처구니없는 상술이 엿보여 당장

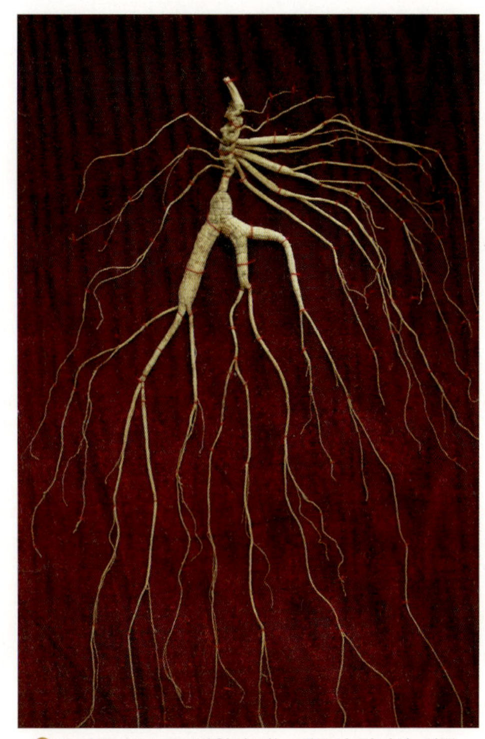

우리 돈으로 300만원이 넘는 백두산 장뇌삼. 잔뿌리들이 춤을 추는 것 같다.

나오려 했으나 이것저것 따질 때가 아니었다. 한술 더 떠 그는 가게에서 가장 비싸다는 장뇌삼 상자를 꺼내어 뚜껑을 열더니 이것도 찍으란다. 중국 돈으로 2만 6,000위엔이라니 한국 돈으로 환산하면 300만원이 넘는 고가제품이다. 춤추는 듯이 달려 있는 수십 개의 잔뿌리를 보니 그만 한 가격이 될 듯도 싶다. 헤어질 무렵이 되자 어느새 그는 친구가 되어 '먼 길 조심해서 가시라'는 편지와 함께 백두산 가시오가피 씨를 선물로 주기도 했다.

백두산 주변에는 이런 인삼과 함께 특산한약으로 어지러움이나 경련에 사용하는 천마, 기침이나 가래를 없애는 데 쓰는 패모, 그리고 영지버섯, 홍경천도 쉽게 보인다. 꽃을 차로 마시는 해당화도 판매하는데, 우리나라에서는 해당화의 꽃 대신 뿌리를 당뇨병 치료제로 사용한다.

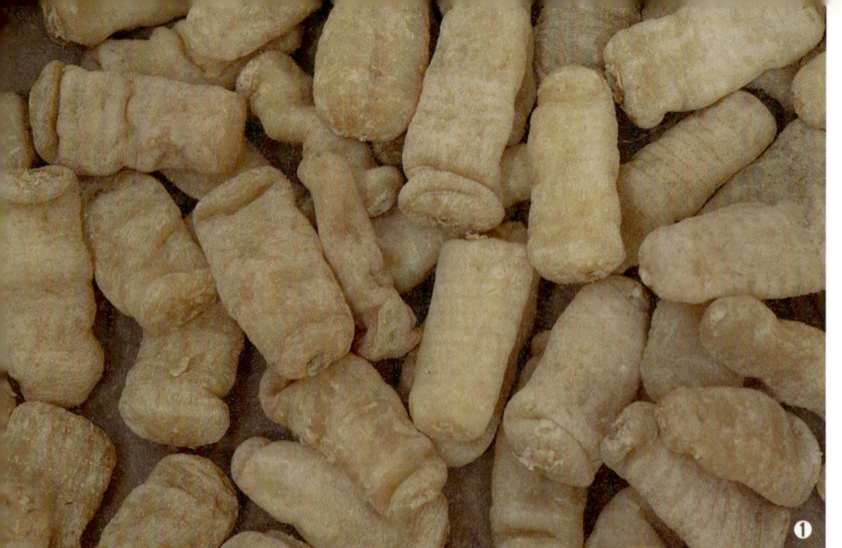
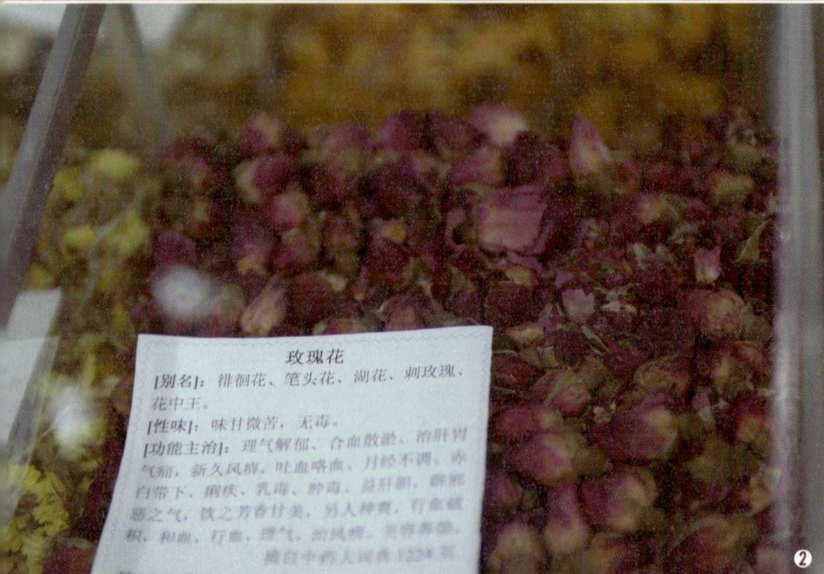

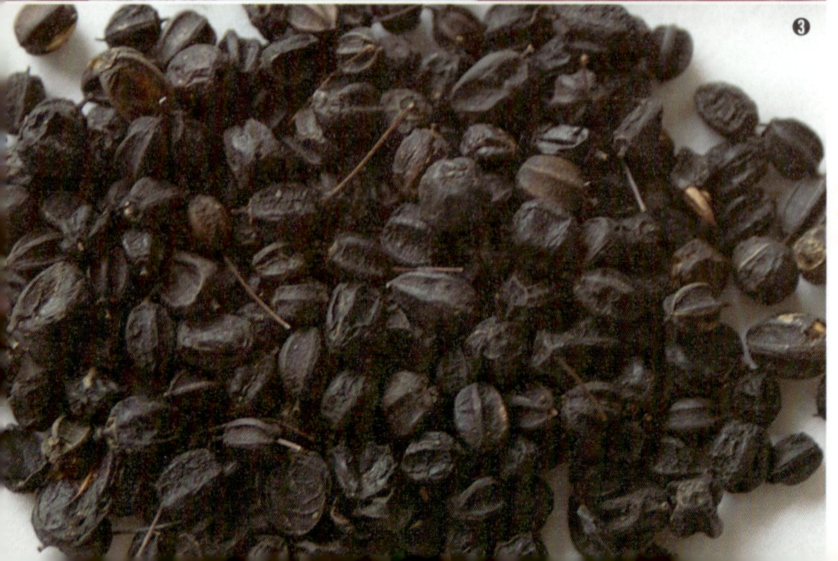

❶ 항경련제나 현기증에 사용하는 천마
❷ 해당화 꽃
❸ 백두산 가시오가피의 씨

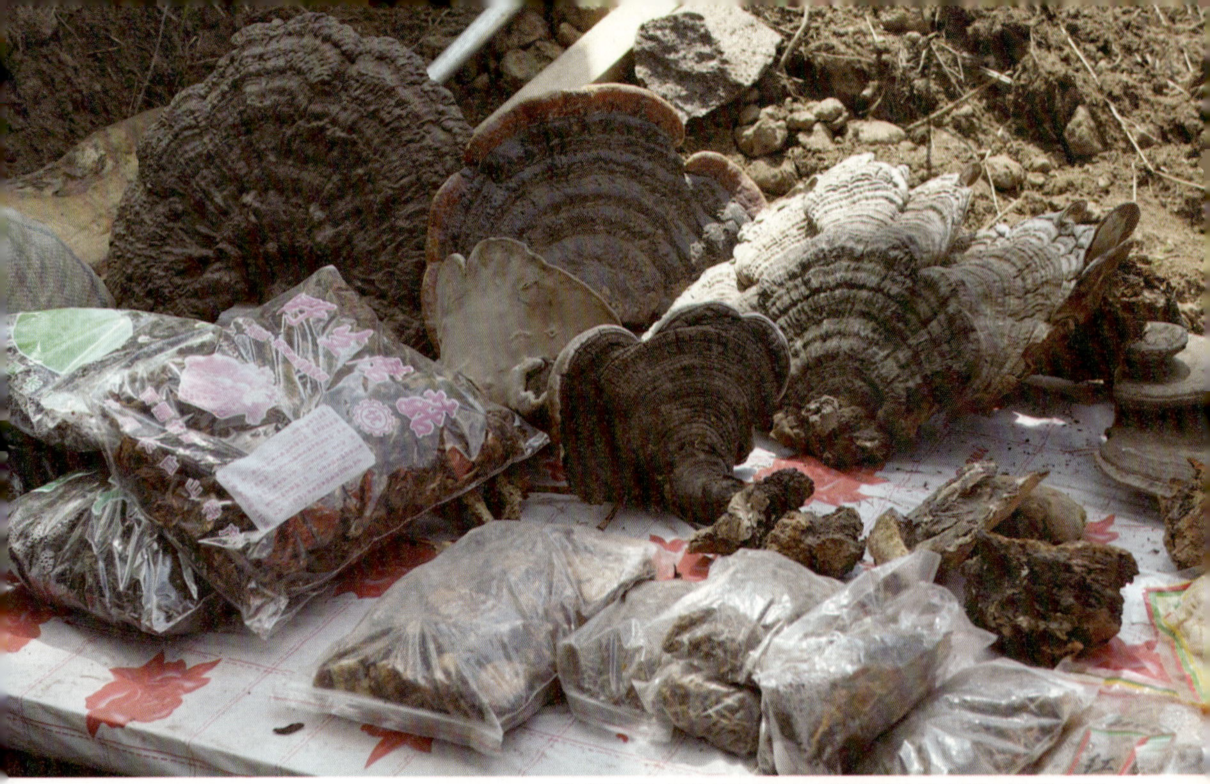

영지버섯, 천마 등의 백두산 특산 한약이 관광객을 기다리고 있다.

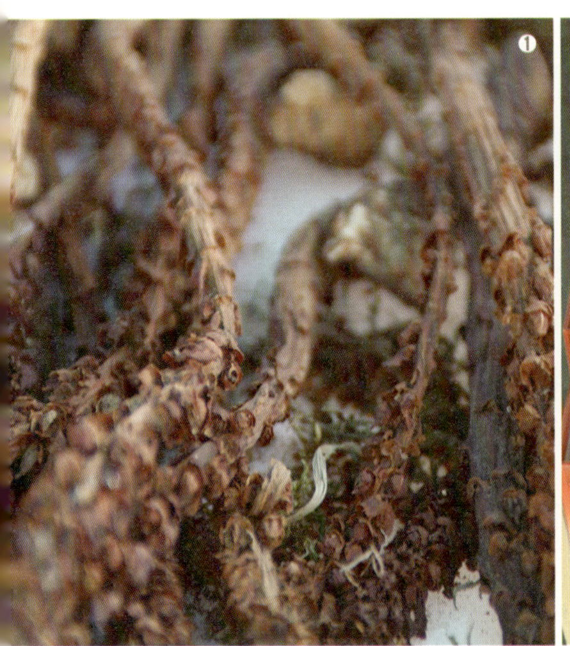

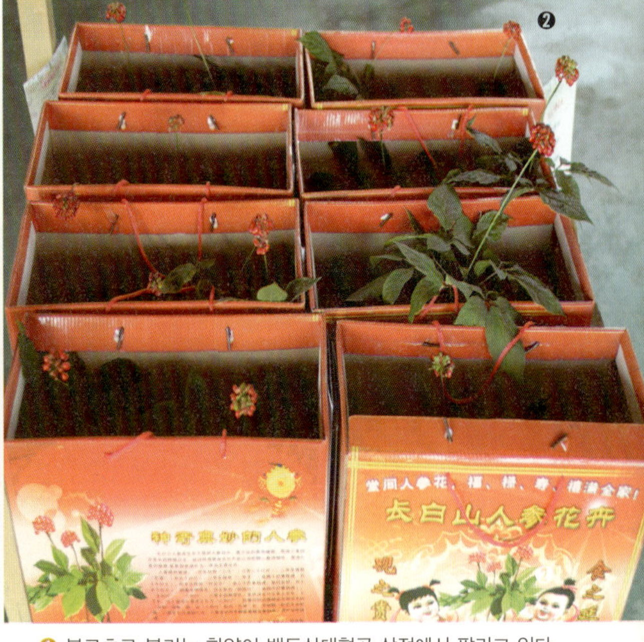

❶ 불로초로 불리는 한약이 백두산대협곡 상점에서 팔리고 있다.
❷ 꽃이 달려 있는 백두산 인삼을 상자에 넣어 판매하고 있다.

흰색, 노란색, 보라색의 한약식물들이 지천에

서쪽 산문에서 차량 번호판이 '장백산'이라 적힌 환경보호차량으로 바꾸어 타고 굽이굽이 능선을 휘돌아 백두산을 오른다. 창밖에는 끝도 없는 구릉이 펼쳐 있다. 북쪽 코스와는 달리 서쪽으로 올라가는 길에는 '고산화원'이라 불리는 야생화 자생지가 있어 등산객들의 눈길을 사로잡는다.

지그재그로 산을 휘돌아 올라가면 특산식물인 만주자작나무림이 보이고 그 군락 주위에는 구절초들이 자태를 뽐내고 있다. 오르막 포장길에서 버스 속도가 줄어들 때마다 관광객들은 카메라 초점을 맞추느라 정신이 없다. 해발 1,700m가 지나면 침엽수림이 끝이 나고 사스래나무숲이 장관을 이룬다.

산을 휘돌아 올라가다 보면 어느새 넓은 주차장에 다다른다. 쌀쌀한 날씨 탓에 점퍼를 빌려가라며 관광객들을 부르는 상인들을 뒤로한 채 1,236계단을 오른다. 계단 양옆에는 흰색의 바위구절초, 노란색의 씀바귀, 보라색의 엉겅퀴, 용담이 예쁜 화단을 연출하며 지천에 널려 있다. 한방에서 대계라 불리는 엉겅퀴는 지혈, 소종 효능이 있고 용담은 통경, 이뇨작용이 있는 약용식물이다. 2,700m에 달하는 정상에 오르느라 가쁜 호흡을 내쉬면서도 들꽃 천지의 고산화원 모습을 카메라에 담느라 다들 바쁘다.

천지의 범꼬리, 구절초

새파란 하늘을 배경으로 하는 산자락에 피어 있는 하얀 범꼬리를 쳐다보며 계단을 오르다 보면 어느새 정상이다. 아래에서 먹구름이 밀려오지만 운 좋게 천지는 한참 동안이나 '맑음'이다. 5호 경계비가 중국과 북한을 나누고 있지만 다들 사진의 배경으로 더 좋은 북한 땅 정상으로 건너가 천지 속에 빠져 있는 구름자락을 배경으로 기념촬영을 한다. 벅찬 가슴으로 천지를 바라보다가 주변에 피어 있는 구절초를 발견한다. 천지 건너편의 장백폭포 쪽 천문봉을 향해 수십 번의 셔터를 누르면서 13년 전 옌지 쪽 북쪽 코스를 통해 그곳에 올랐던 기억을 되살려본다.

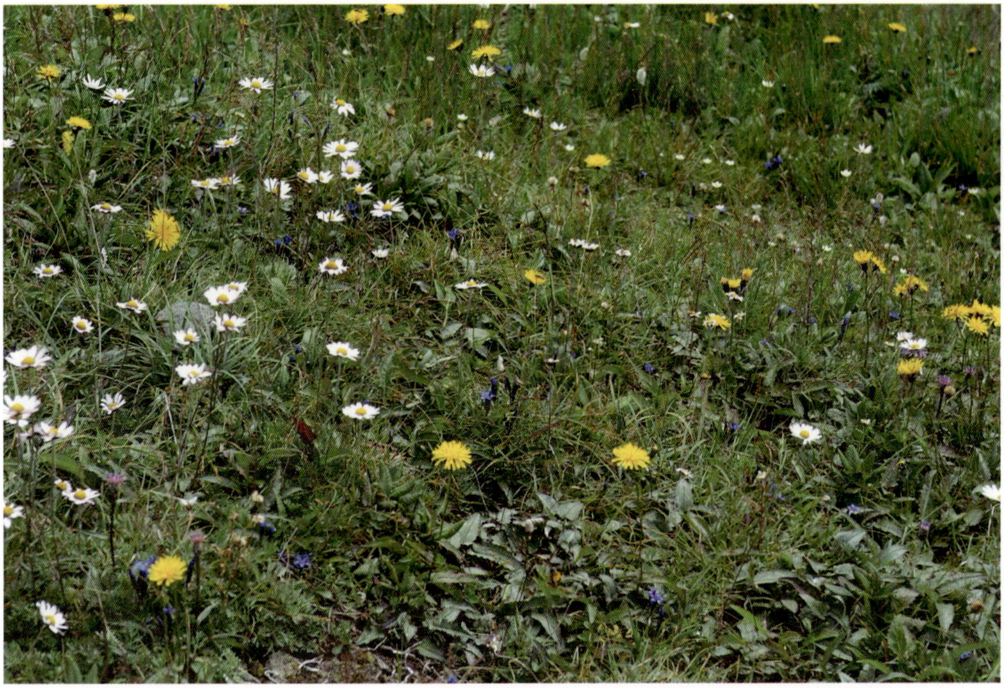

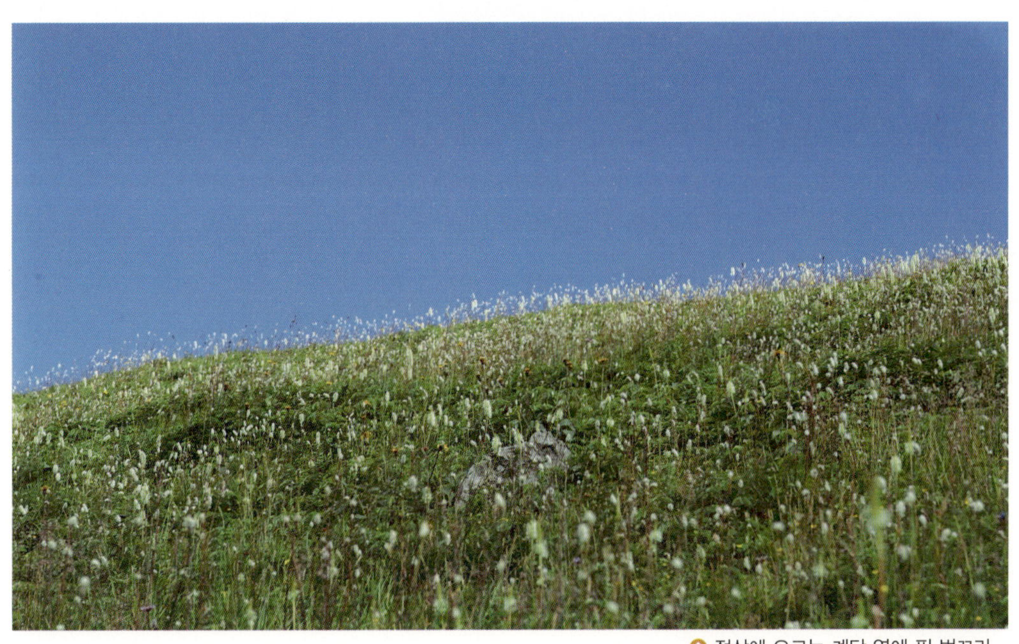

백두산 정상으로 가는 길목의 '고산화원'이라 불리는 야생화 군락지

정상에 오르는 계단 옆에 핀 범꼬리

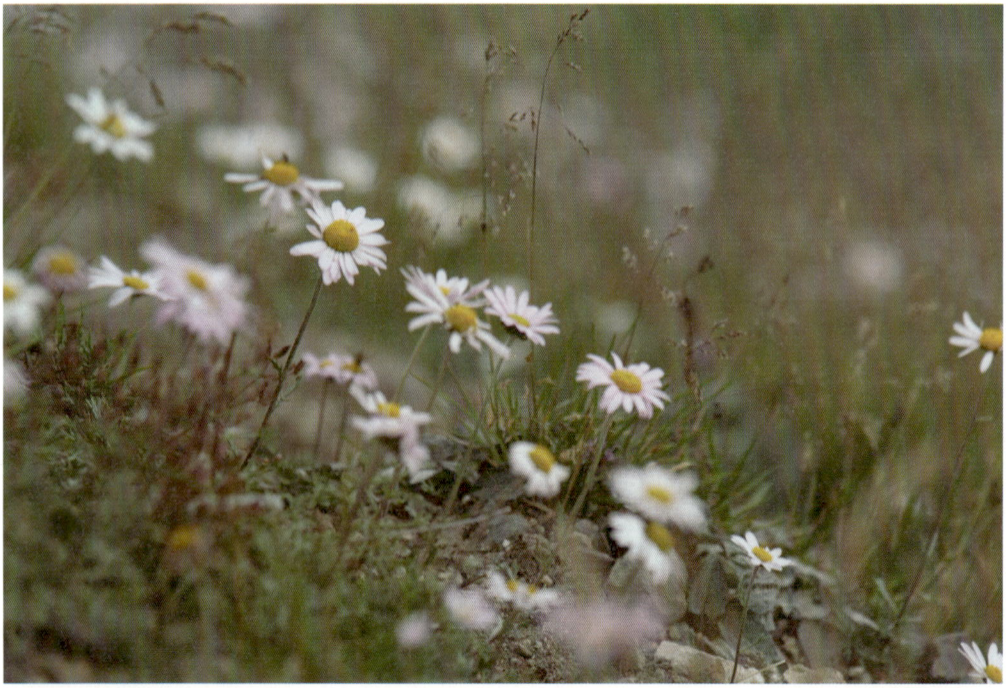

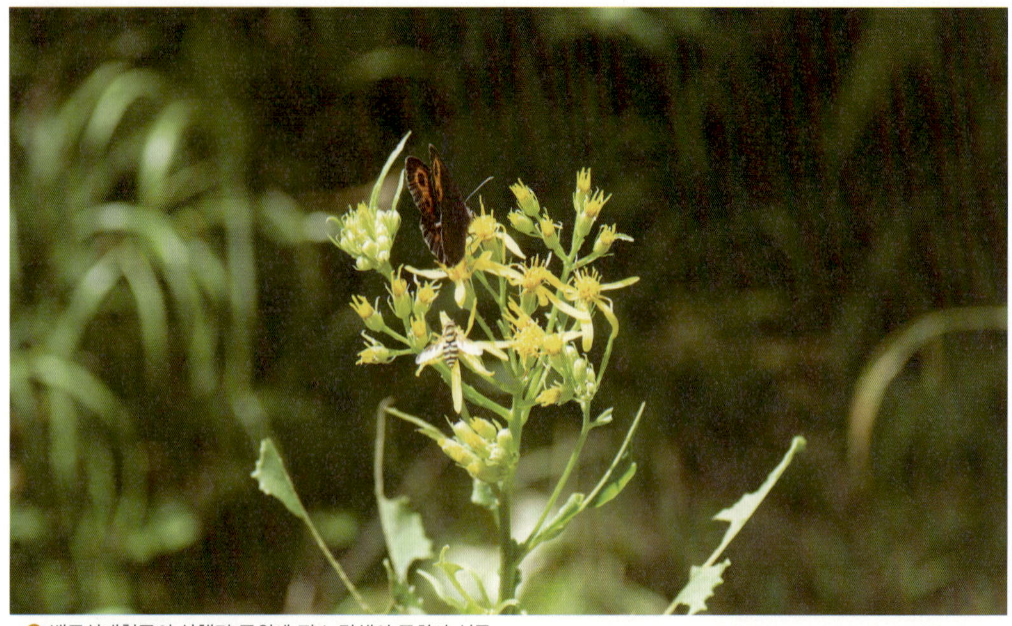

⬆ 천지 주변에 피어 있는 구절초

⬆ 백두산대협곡의 산책길 주위에 핀 노란색의 국화과 식물

　내려오는 길에는 관광 일정에 잡혀 있는 '백두산대협곡'을 감상한다. 폭이 200m 정도, 길이가 70㎞나 되는 대협곡이다. 침보다 더 뾰족하게 다듬어진 바위들이 협곡 양쪽 벽에 자리 잡고 있으며 바위 위에는 가문비나무가 살아 있다. 하늘을 찌르는 잎갈나무 사이에 나무로 제작된 산책로를 걸으며 관광객들은 원시림을 즐긴다. 주위의 노란색 국화과 식물들도 우리를 반긴다. 화창한 날씨의 정상이었지만 내려오는 길에는 시커먼 구름이 잎갈나무 위 하늘을 뒤덮고 있어 기후의 변덕을 실감한다.

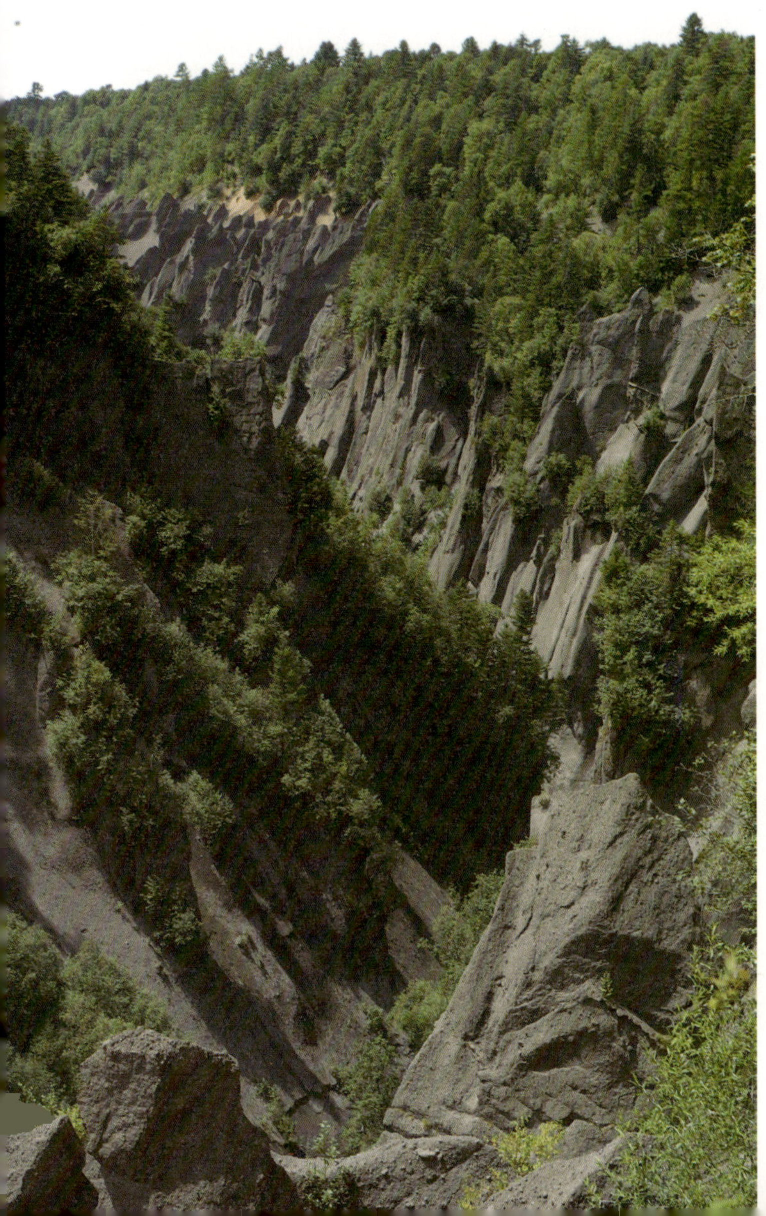

○ 백두산대협곡에는 잎갈나무, 가문비나무가 바위 위에 서 있다. 협곡 건너편은 북한 땅이다.

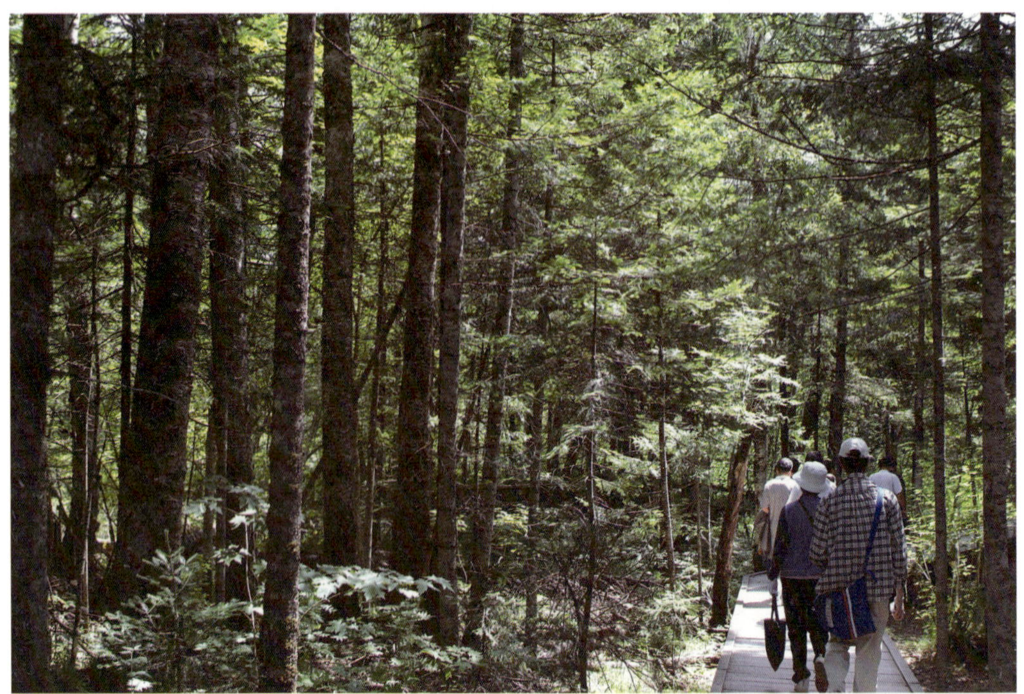

⬆ 잘 갖추어진 잎갈나무 산책길을 걸으며 관광객들은 원시림을 즐긴다.

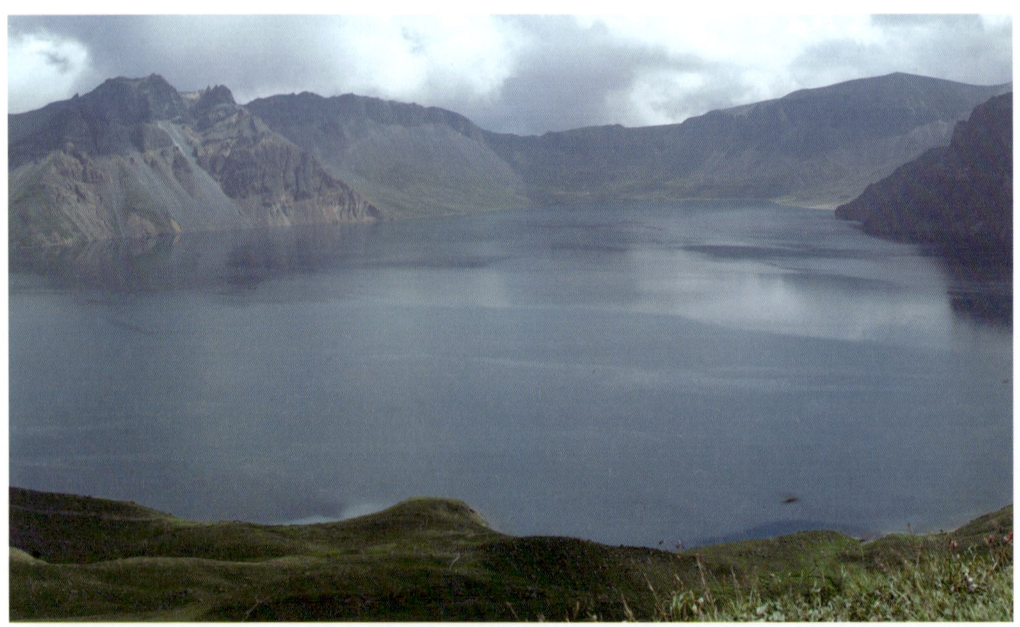

⬆ 맑은 날씨 속에서 오랫동안 천지를 감상할 수 있었다. 오른쪽 아래에는 여뀌식물류가 자라고 있다.

- **위치** : 지린(吉林)省의 남쪽, 북한과의 경계지역

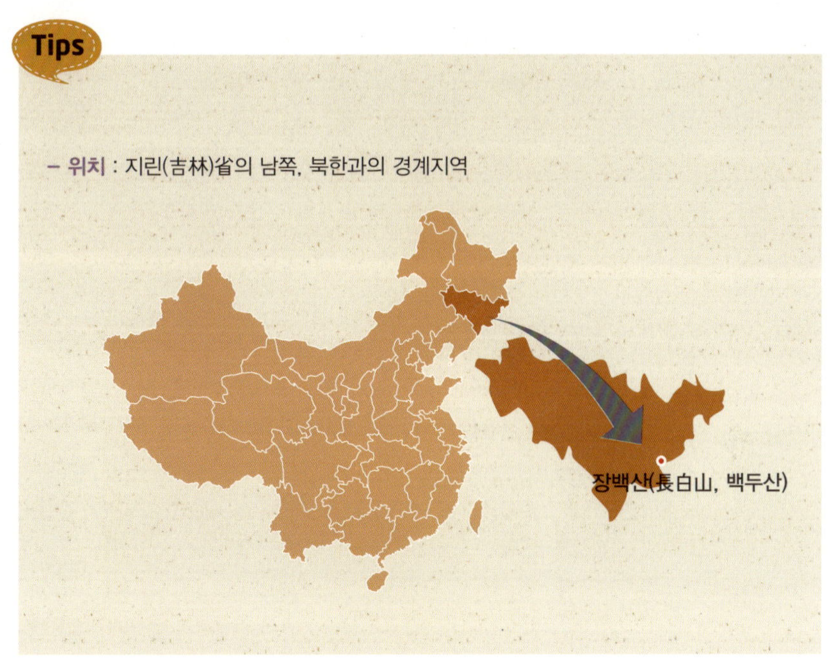

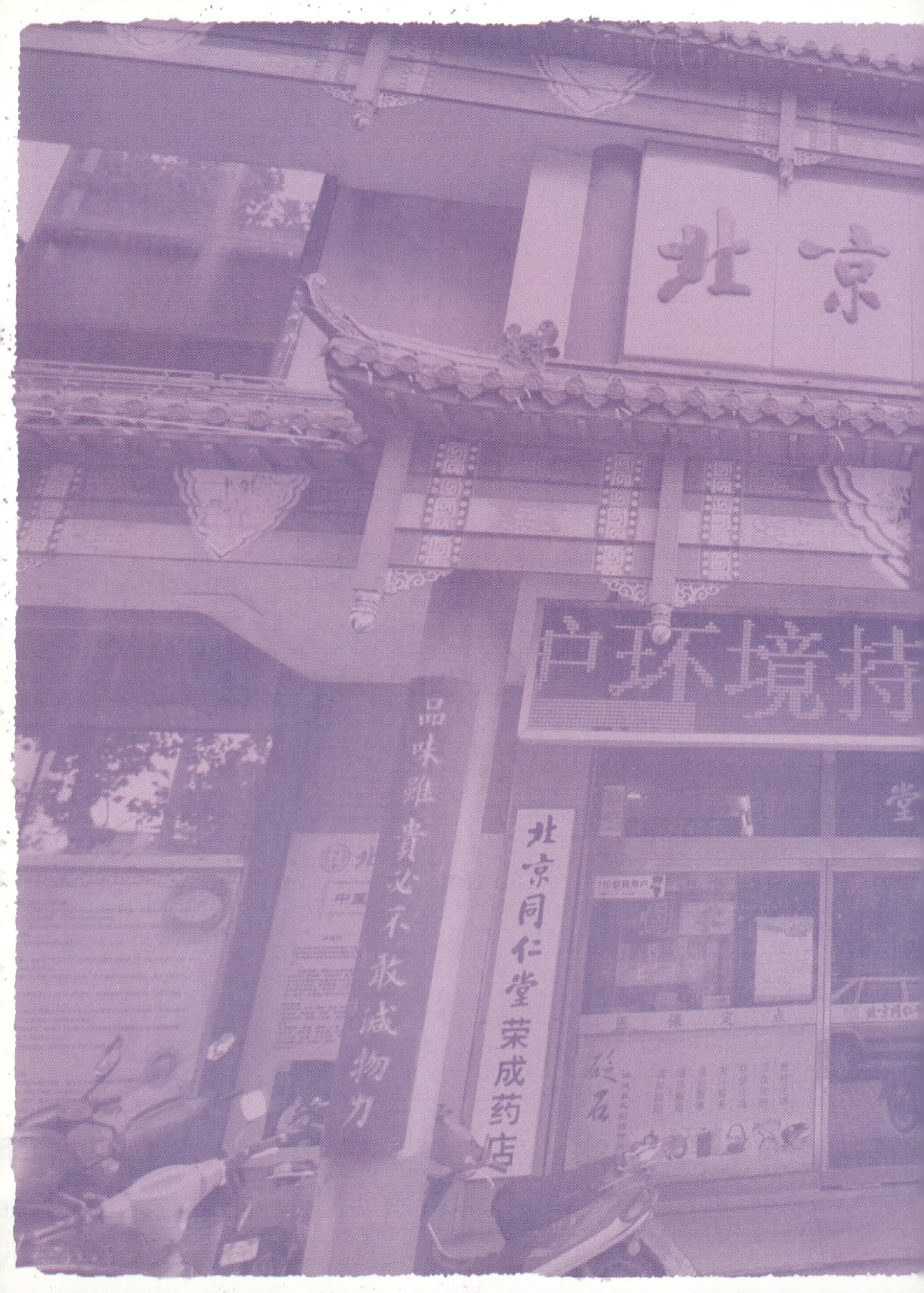

北 京
户 环 境 持
堂
品味雖貴必不敢减物力
北京同仁堂荣成药店
砥石
110联网用户

| 제 4 부 |

중국의
한약전시관 · 한약국

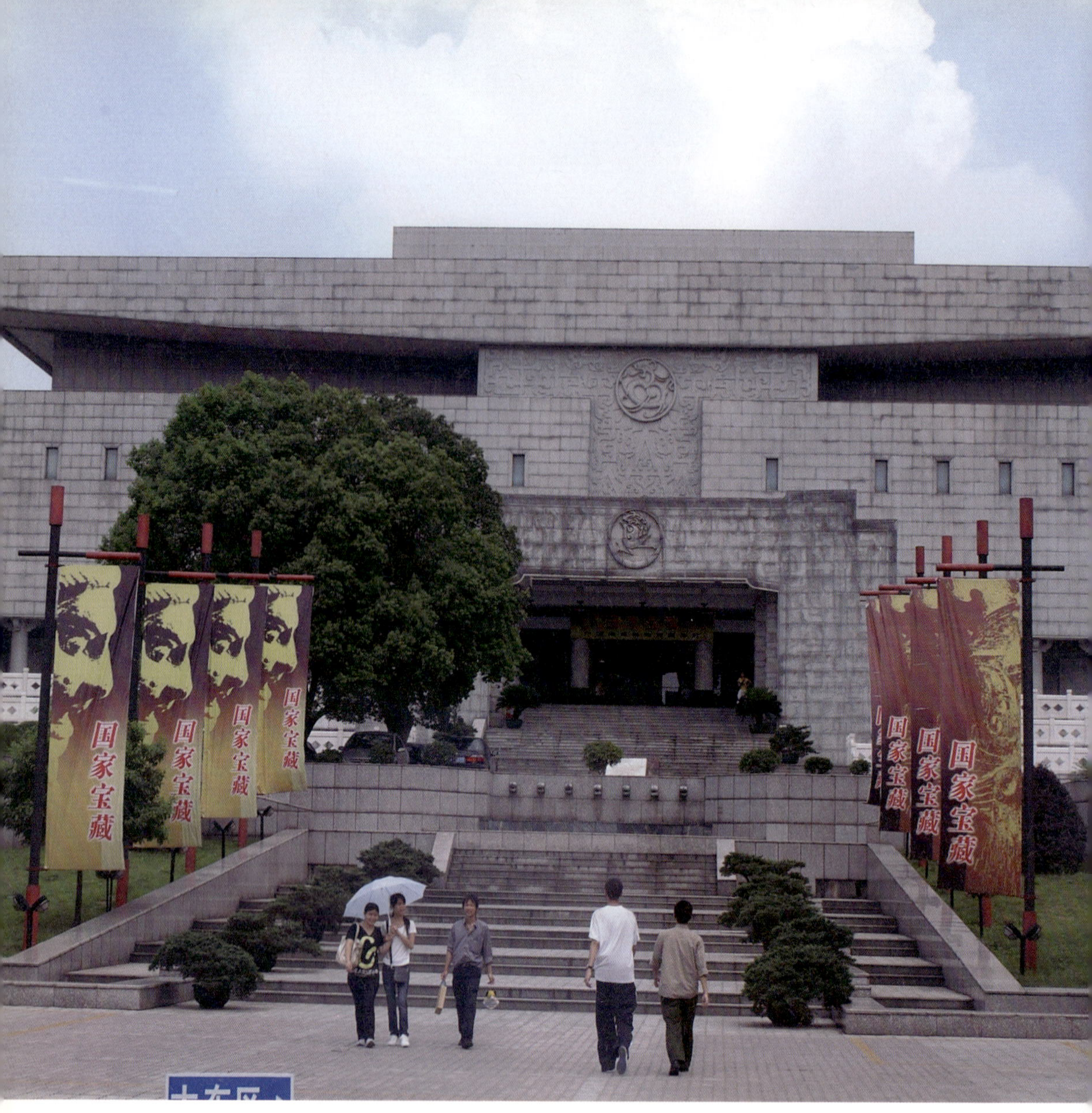

미라, 마왕퇴 한약전시관

湖南省 長沙 馬王堆 漢藥展示館

후난(湖南)성의 성도인 창사(長沙)는 세계의 관광객들이 찾는 곳이다. 이곳 후난성 박물관에는 마왕퇴(馬王堆) 한(漢)묘의 놀라운 보물들을 전시하고 있다. 마왕퇴 한묘의 주인공은 예전 이 지역 장사국의 승상인 이창(利倉)의 부인이었던 신추(辛追)라는 고대로부터의 방문자이다.

기원전 1세기, 서한 초기에 존재했던 나라인 장사국의 대후(軑候) 가족들을 위한 3개의 묘지 중 하나인 1호 묘 속의 주인공인 여인은 타임머신을 타고 그녀가 살던 시대를 증언하기 위해 역사의 실타래를 안고 나타났다.

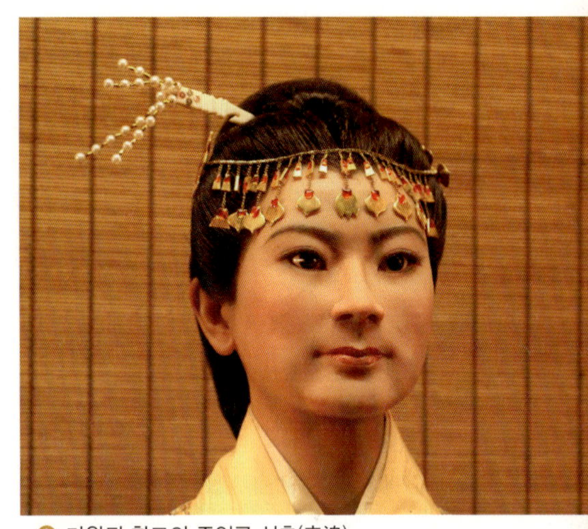

⬧ 마왕퇴 한묘의 주인공 신추(辛追)

2,000여 년 전의 여인은 신발을 신고 있었지만 속옷은 입고 있지 않았다. 여인의 외형은 완전했고 기나긴 시간 동안 숙면을 취했던 얼굴색은 살아 있는 듯했다. 두려움 없이 쭉 뻗은 두 손은 소중한 듯 작은 향주머니를 쥐고 있었는데, 안에는 황금도 보석도 아닌 한약이 가득 들어 있었다.

그녀를 초대한 것은 전쟁이었다. 1968년 소련이 체코를 침략하자 중국은 소련의 공격에 대비하기 위한 전쟁 준비로 방공호를 깊이 팠다. 이곳 후난성 창사지역에서도 많은 방공호를 팠고, 흙더미 마왕퇴 한묘 밑에도 대형 동굴을 파서 전시에 부상병을 돌보는 곳으로 삼기로 결정했다. 이 과정에서 우연히 마왕퇴 한묘가 발견된 것이다.

이 여인의 놀라운 등장 소식이 공개되자 세계적인 이목이 마왕퇴 한나라 무덤 발굴현장으로 쏠렸다. 그러나 중국의 입장은 달랐다. 마왕퇴 무덤의 발굴과정을 담은 영화를 심사할 때의 일이다. 당시 강청과 요문원이 주창한 '네 가지 낡은 것을 타파하고 네 가지 새로운 것을 수립하자'는 운동에 부정적인 영향을 끼칠 것을 우려하는 사람들이 있었다. 막 전국적으로 확산되고 있던 화장제도에 불리한 영향을 미칠 수 있다는 이유로 흠 하나 없이 출토된 여인의 시신을 그 자리에서 화장시켜버리자는 건의까지 나왔다고 한다. 자칫 잘못했다면 가늠하기도 불가능한 귀중한 가치를 지닌 유물이 단순히 정치적인 이유로 한순간에 가루로 사라질 뻔한 순간이었다.

살과 피부가 탄력 있게 원래 상태로 회복

결국 2,100년 이상 지하에 파묻혀 있던 보물창고의 빗장이 열리고 그 속에서 3,000여 점의 보물이 찬연한 모습을 드러내게 되었다. 고대의 각종 비단으로 20겹 정도 싸여 있던 의복을 완전히 떼어내자 기본적인 외형이 완벽한 미라의 시신이 신비롭게 드러났다.

고고학자가 손가락으로 그녀의 이마와 가슴과 팔 부위를 눌렀다 놓자 쑥 들어갔던 살과 피부가 금방 다시 탄력 있게 원래 상태로 회복될 정도로 보존상태가 양호했다. 팔과 다리를 움직여보자 관절이 모두 유연하게 구부러지고 펴졌다. 속눈썹은 식별할 수 있을 정도로 분명했고 왼쪽 귀의 얇은 고막까지 완전함을 확인했다.

◐ 마왕퇴 한묘 전시관 입구

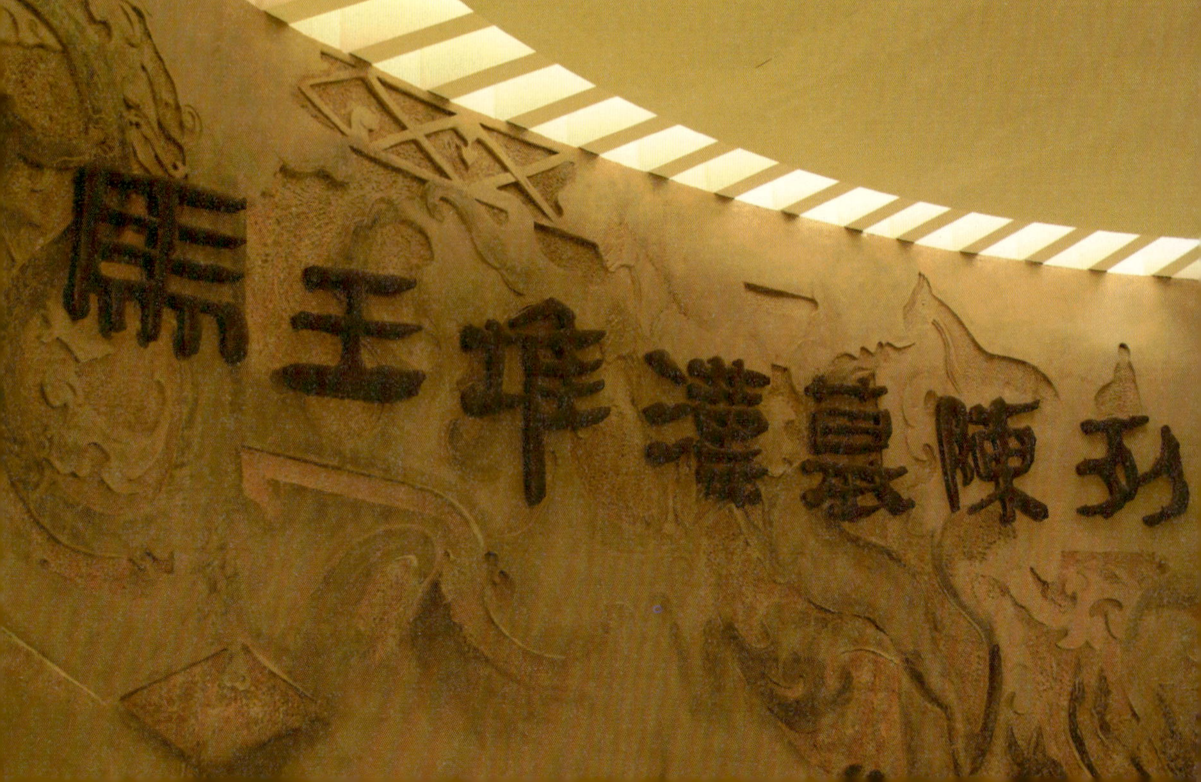

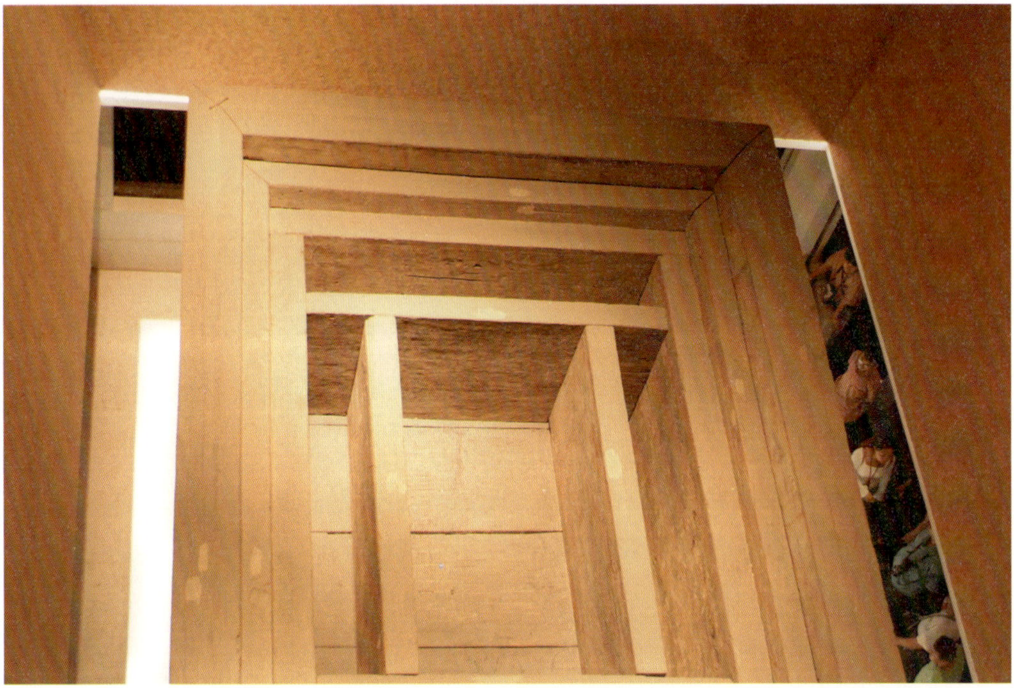

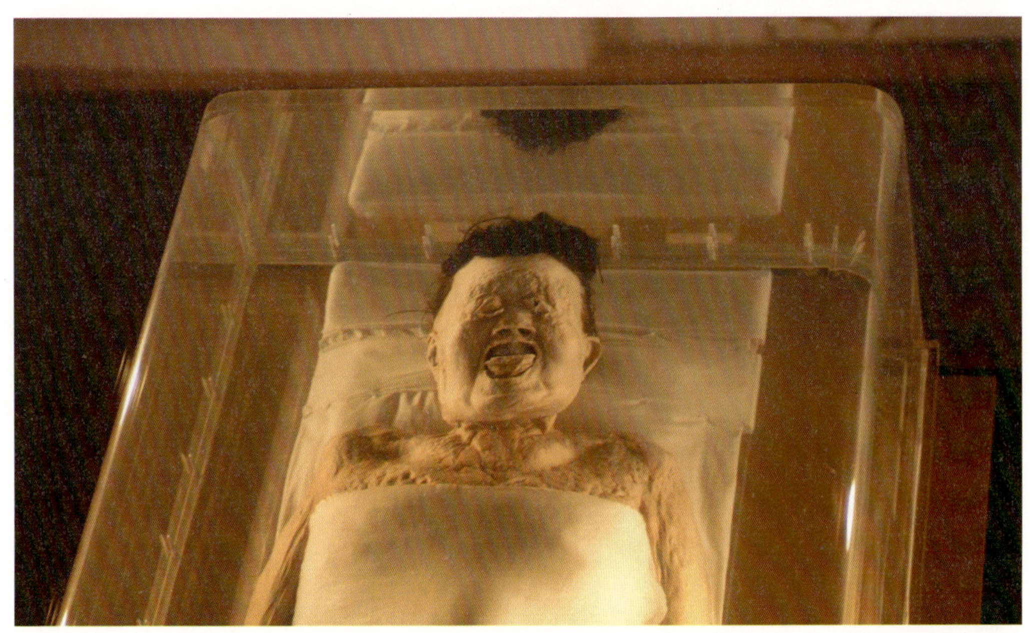

⬆ 무덤의 외관(위에는 80㎝ 정도의 숯층이 덮여 있었고 다시 1m가 넘는 백고니층이 덮여 있었다.)

⬆ 전시관 속의 미라

심지어 발가락의 지문과 피부의 모공 역시 눈으로 볼 수 있을 정도로 분명했다. 믿기 어려운 사실이었다.

여인을 해부한 결과 사망연령과 혈액형, 질병, 사망원인 등 꼬리에 꼬리를 무는 여러 의문에 대한 결론이 얻어졌다.

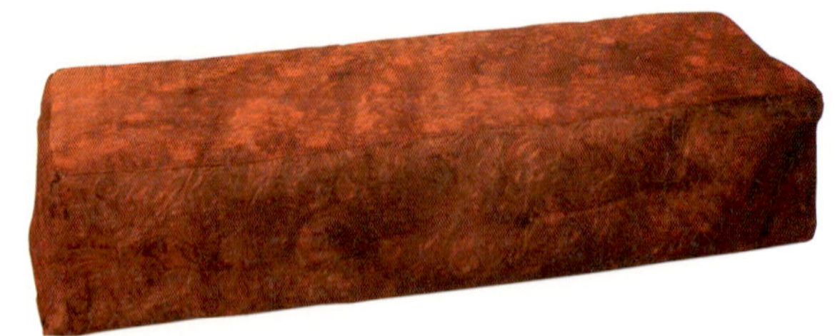

○ 1호묘 속에 있던 약침, 이 속에 한약이 들어 있었다.

연령은 X선 검사, 산부인과 검사 및 시신의 생리변화로 추정하는데 시신은 사망 당시 50세 전후였다. 그리고 혈액형은 머리카락과 조직으로부터 A라고 단정했고 시신의 수은 함유량이 현대인보다 수백 배 많다는 사실까지 밝혀냈다. 과학적 감정을 통해 머리카락은 가발이라는 사실을 알게 되었다.

특히 장과 위의 해부에서 모두 138개의 참외 씨가 발견되었으며 여러 분야의 검사를 근거로 여인이 생전에 아래와 같은 질병과 퇴행성 증상이 있었다고 진단했다. 즉 동맥경화증, 관상동맥경화성 심장병, 다발성 담석증, 일본혈흡충병, 제4, 제5 요추 간 추간판탈출 혹은 추간판변성이 있었으며 요골과 척골에 골절이 있고 기형으로 접합되었다. 그리고 좌폐 상엽 및 좌폐문 결핵성 경화 병소와 양쪽 폐에 광범위하게 숯가루가 침착한 것이 보이고, 담낭 기형, 회음부 파열 흔적(출산 경험 의미), 장에 요충 및 편충의 감염, 체내에 납과 수은이 쌓인 증상들 등이 있었다.

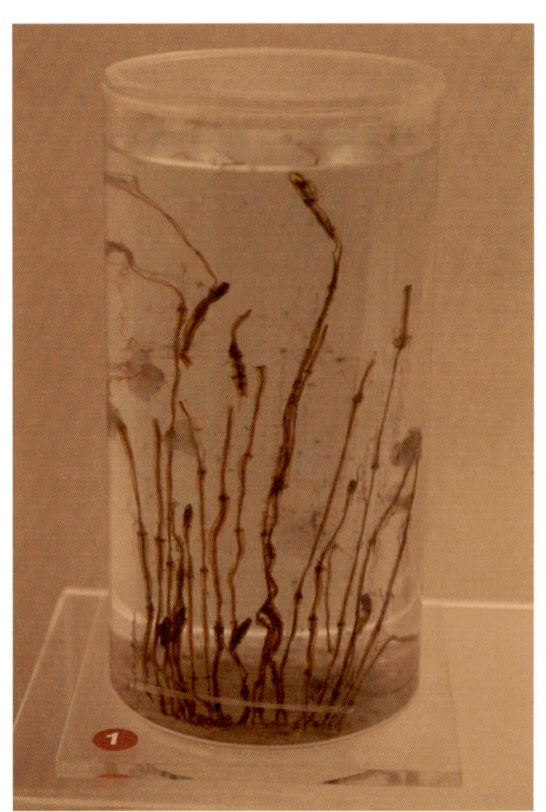

○ 모향

438

　그녀의 손에서 그토록 오랜 세월 소중히 간직되어온 한약에 관심을 가져본다. 마치 여인이 그 약재들을 전하기 위하여 고대에서 온 사자와 같다는 느낌을 받으며 숨을 죽이고 조심스럽게 사진촬영을 한다.

　2,100년 동안 지하에서 잠들었던 1호 한묘에서 출토된 한약은 9종이다. 약물평가에 참여한 전문가인 한 교수는 한약이 들어 있었던 장소를 다음과 같이 설명했다.

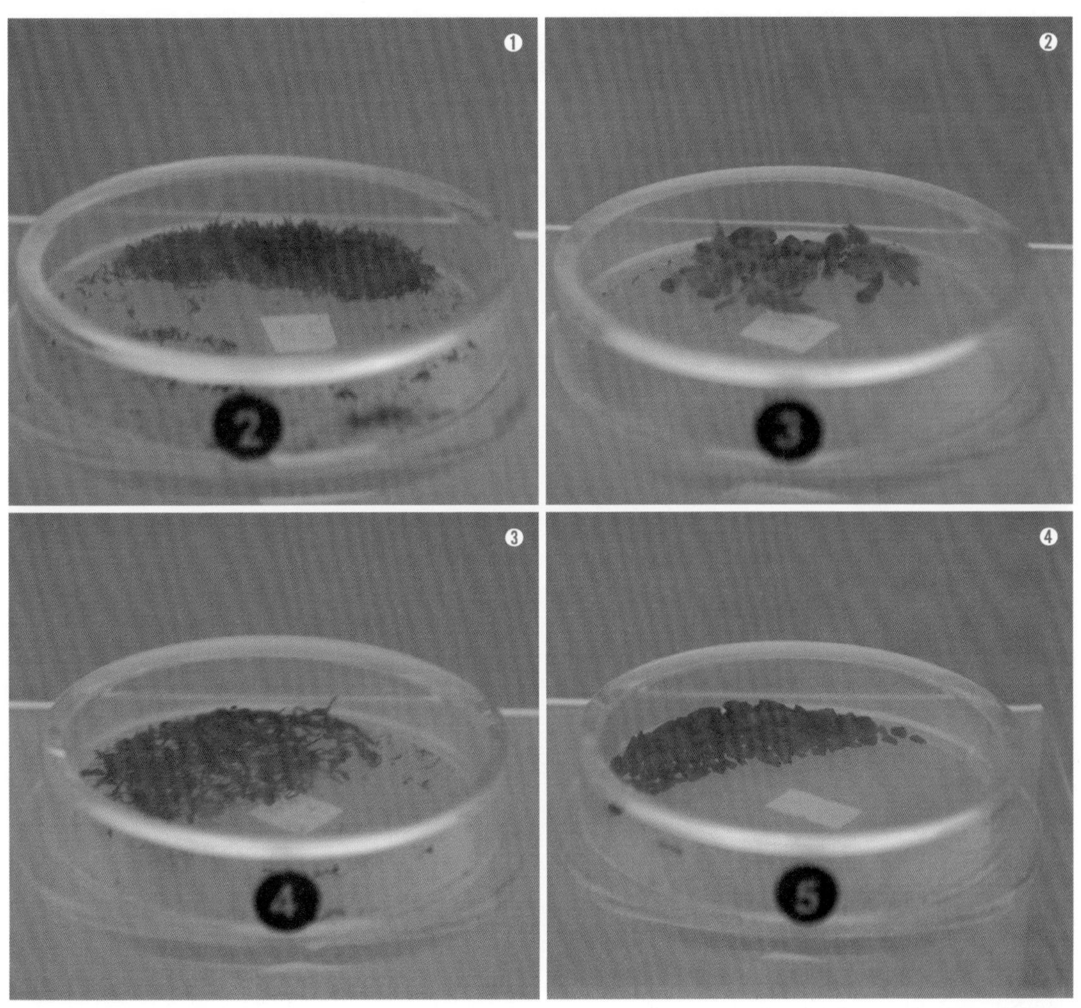

❶ 난초　❷ 신이　❸ 고량강　❹ 계피

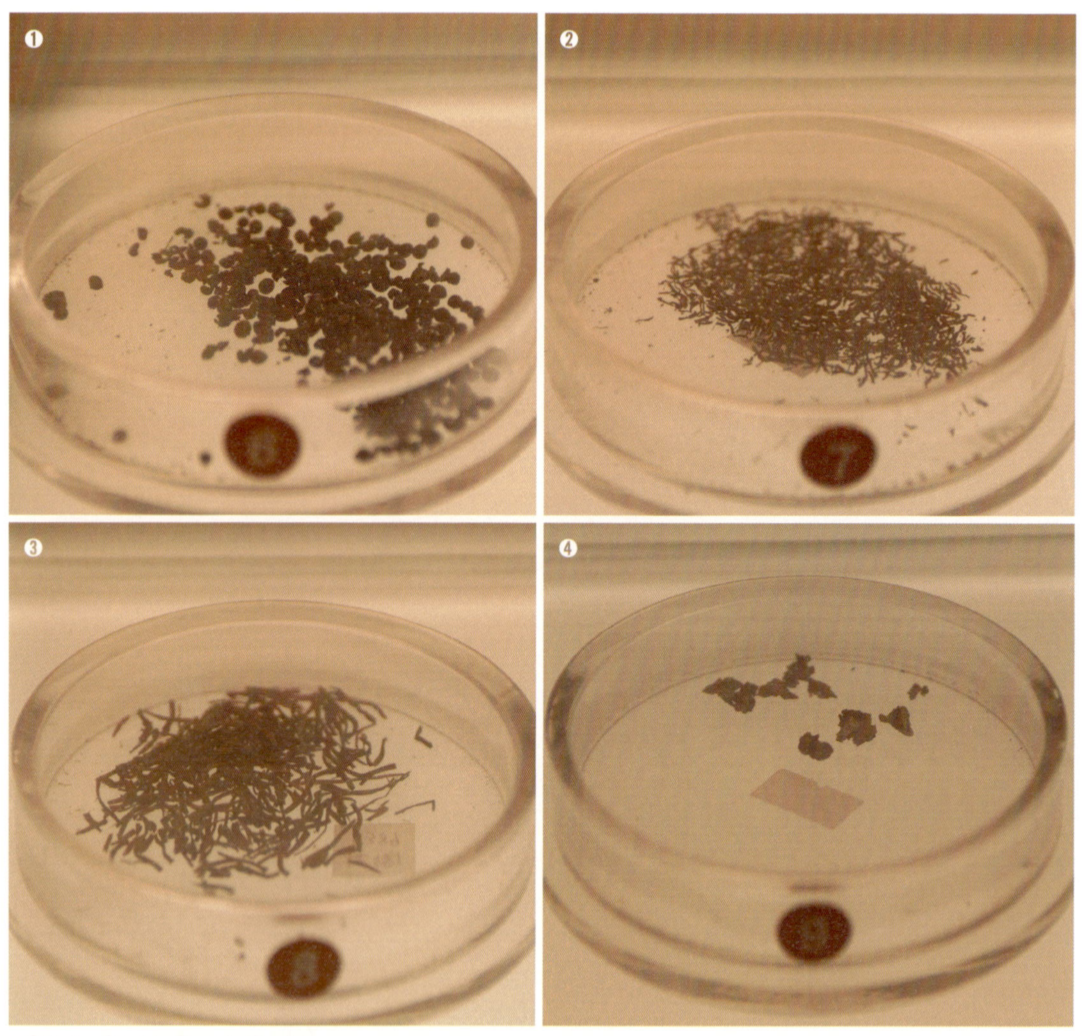

향주머니 속에 든 신이, 고량강, 산초, 고본

1호 한묘에서 출토된 한약은 두 개의 질화로에 약물을 놓았고 사자의 손에 쥐어진 주머니에도 약물이 들어 있다. 이들은 박물관에 전시된 순서대로 모향(茅香), 난초, 신이, 고량강, 계피, 산초, 고본, 두형(杜衡), 생강의 9종 한약들이다.

이를 더 자세히 설명하면 다음과 같다. 수놓은 베개주머니 안의 한쪽은 모향을 넣고 다른 쪽에는 산초를 넣었다. 2개의 화로 중 한쪽은 모향, 고량강, 고본, 신이를 두었고, 다른 쪽에는 탄화된 모향이 들어 있다.

6개의 약주머니 중 한 주머니는 전부 산초가 들어 있고, 5개의 주머니에는 산초, 모향, 계피, 고량강, 생강이 균등하게 있다. 사자의 손이 감싸고 있던 비단주머니에는 산초, 모향, 계피, 고량강이 보였다.

2003년에 후난성박물관을 처음 방문했을 때는 마왕퇴와 관련한 책자를 파는 곳이 없어 자세한 자료를 얻기가 힘들었는데 2007년 다시 이곳을 찾았을 때는 박물관 1층의 넓은 매장에 서점이 마련되어 있어 다양한 책자를 구입할 수 있었다.

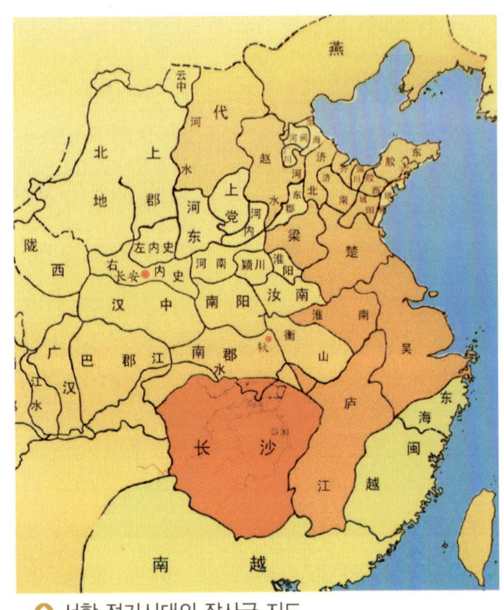

❖ 서한 전기시대의 장사국 지도

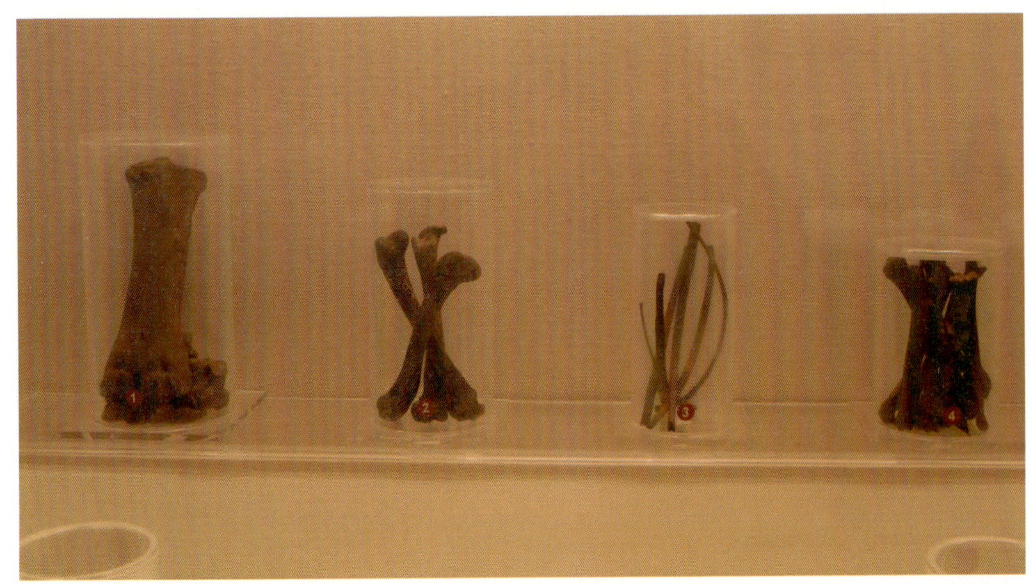

❖ 1호 묘에서 출토된 소, 개, 사슴, 양 뼈(왼쪽부터 순서대로)

이 책자에 소개된 9종 한약의 출토 당시의 외형은 다음과 같다.

모향은 가늘고 긴 근경이며 표면은 갈색 또는 회색이며 약하게 광택이 있다. 신이는 쪼그라든 꽃봉오리, 떡잎 조각 및 꽃줄기 토막이다. 고량강은 대부분이 부서진 조각이며 완전한 것은 아주 적다. 계피는 부스러기로 암갈색이며 표면은 요철이 있고 광택을 갖고 있다. 산초는 껍질은 암갈색이며 외표면은 쭈그러들었다. 고본은 표면은 은회갈색이며, 쪼그라들었고, 요철이 있어 평평하지 않다. 두형은 평평하게 오그라든 조각의 가는 뿌리로서 약간 구부러졌으며 표면은 회갈색이다. 생강의 외형은 말라서 줄어든 조각이며 표면은 암회갈색이다. 이 한약들은 유리병이나 유리접시에 담겨 다시 긴 잠에 들었다.

이제는 장자제(張家界, 장가계) 관광 중에 많은 한국인들이 마왕퇴 한묘를 찾고 있다. 수많은 관광객들이 마왕퇴 한약과 그녀의 시신을 찾고, 보지만 그 역사적 의미를 소홀히 하고 그저 줄지어 일별하는 것이 안타깝다.

442

- **위치** : 위치: 후난(湖南)성의 성도인 창사(長沙)에 위치한 후난(湖南)성박물관에 소재
- **홈페이지** : http://www.hnmuseum.com(후난성박물관)
- **주소** : 湖南省 長沙市 開福區
- **전화번호** : 0731–8453–5566
- **설립년도** : 1951년

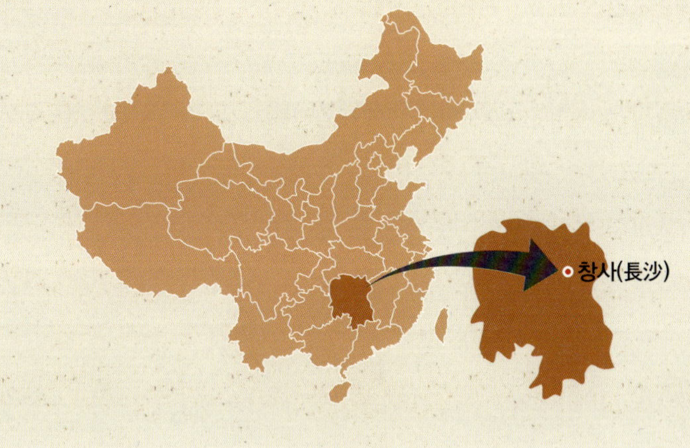

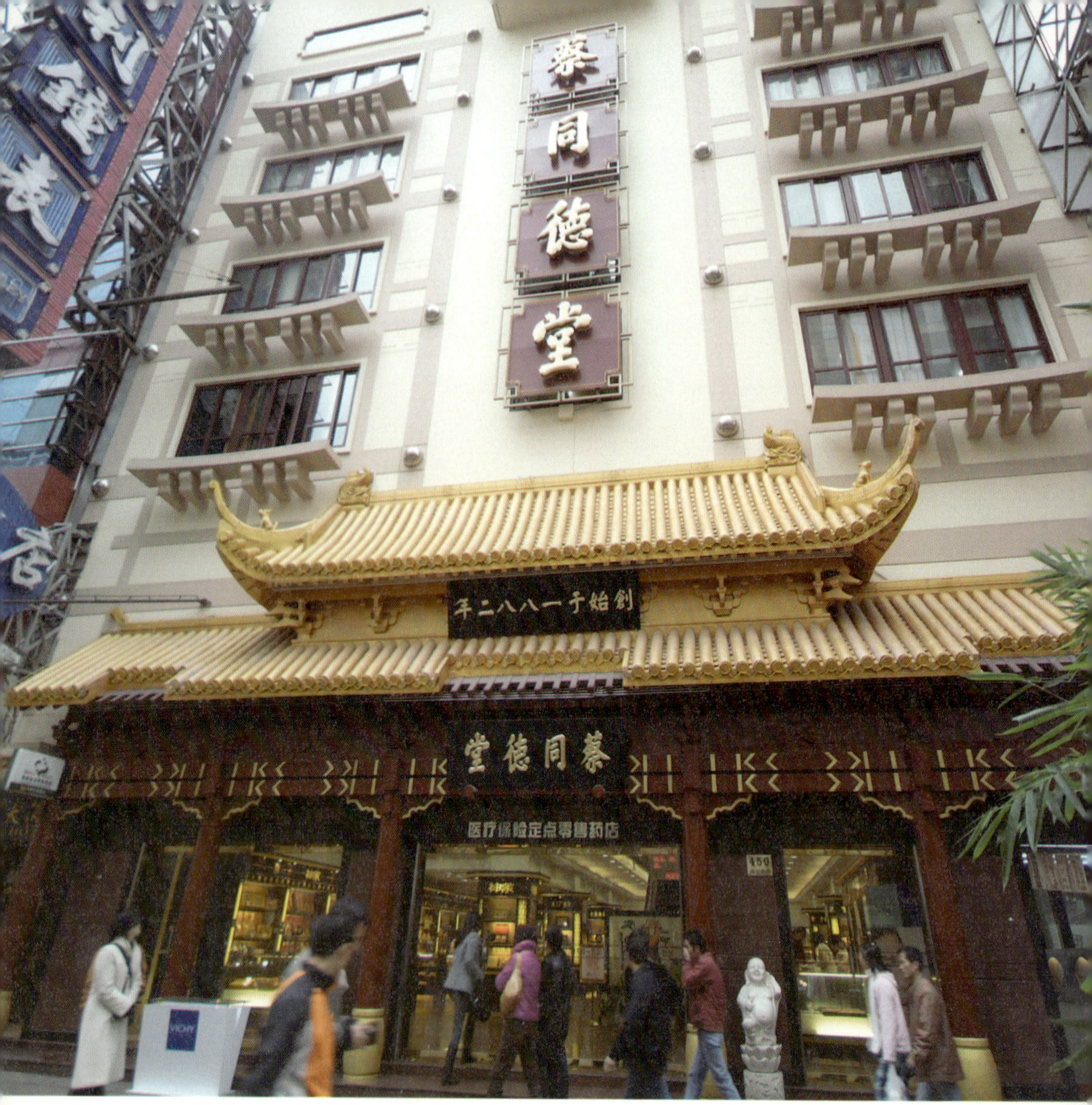

상하이의
동함춘당 · 채동덕당 한약국

上海 童涵春堂 · 蔡同德堂 漢藥局

동함춘당 한약국

　중국에서 가장 인구가 조밀한 상하이는 중국 제2의 도시이자 제1의 경제도시다. 상하이 푸동(浦東)지역은 중국 경제의 금자탑으로 금융과 IT산업을 대표하는 곳이며, 이 구역에는 중국의 4대 중의약대학 중 하나인 상하이중의약대학이 있다.

　중국 정원 중에서 가장 섬세하고 아름답다고 평가받고 있는 정원이 위위엔(豫園)이다. 상하이 구시가지에 위치한 위위안 근처에는 상점과 식당이 은성(殷盛)하다. 그중에는 미국의 클린턴 전 대통령 부부가 현직에 있을 때 이곳을 방문하여 식사했던 식당도 있는데, 식사하는 모습을 촬영한 대형 사진을 걸어놓고 방문객들에게 즐거움을 주고 있다.

　위위안 입구에는 중국식 지붕을 한 독특한 모양의 '동함춘당(童涵春堂)' 한약국이 있다. 광택이 나는 금색 바탕에 검은색의 상호가 붙어 있어 관광객들의 시선을 끌기에 충분했다.

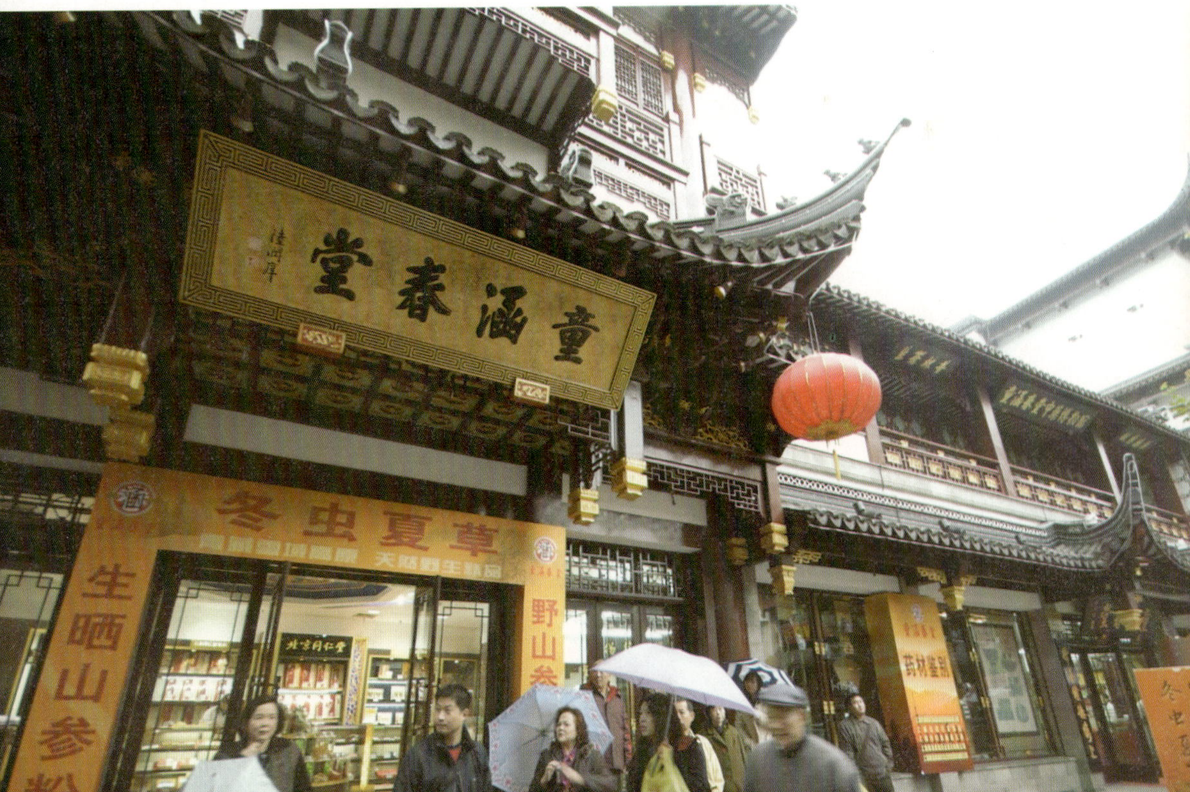

● 중국식 지붕을 한 '동함춘당' 한약국

　　1층의 넓은 상점에는 '북경 동인당'을 비롯한 여러 제약회사의 종업원들이 약을 꺼내 설명하며 고객들과 상담하고 있다. 2층의 중약박물관에서는 다양한 한약과 함께 서양 인삼의 표본을 전시하고 있고 장중경과 이시진 선생의 초상도 걸려 있다. 특히 '본초강목 이시진'이라는 흉상을 세워놓아 기념촬영 장소로 인기를 끌고 있다. 3층은 의사가 진찰하는 곳인데 처방을 받아 제작해둔 사발 연고통이 보관대에 꽉 들어차 있다. '동함춘당'이라고 쓰인 사기 단지에 이름표를 붙이고 환자를 기다리는 모습이다.

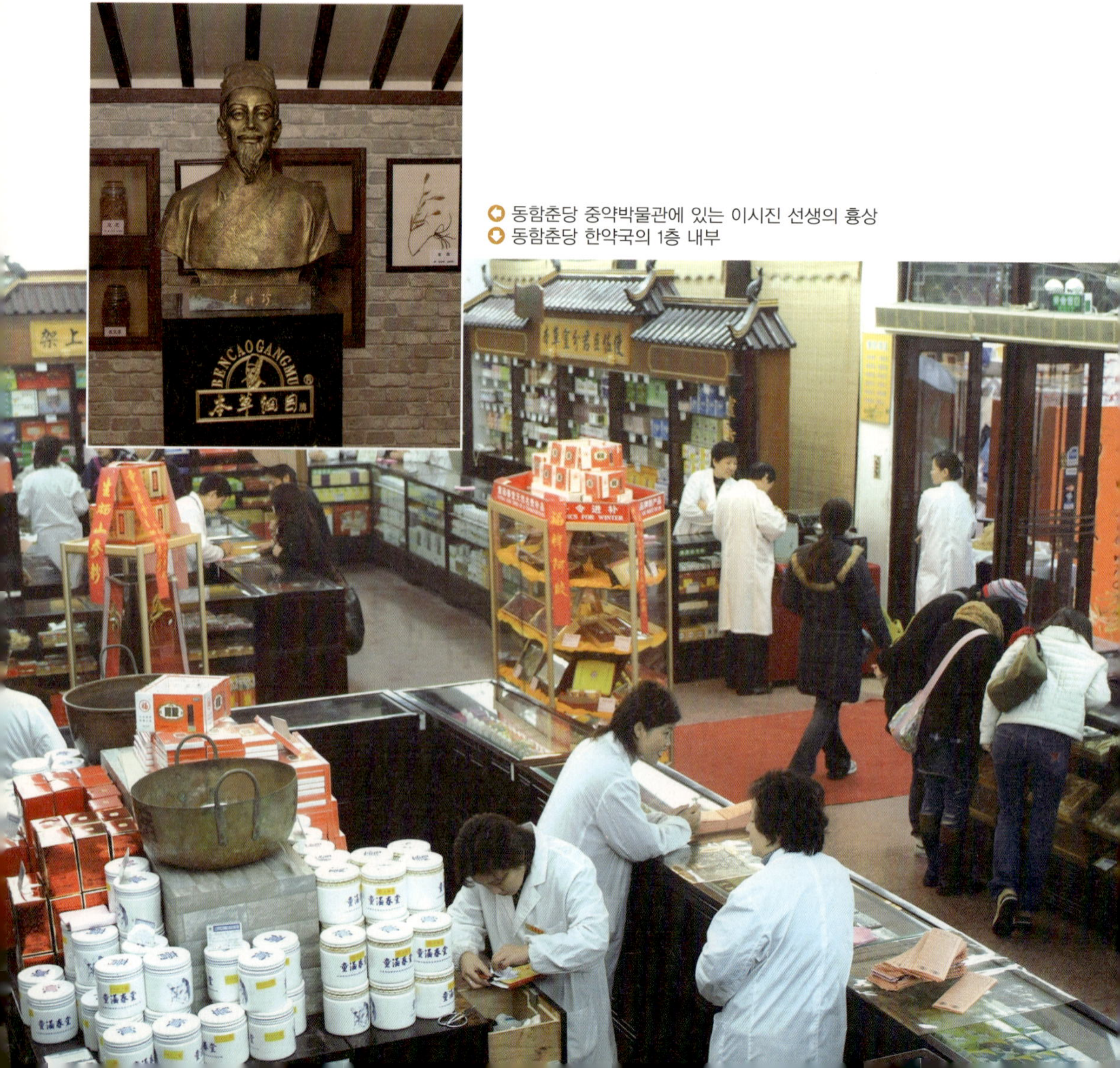

◆ 동함춘당 중약박물관에 있는 이시진 선생의 흉상
◆ 동함춘당 한약국의 1층 내부

채동덕당 한약국

  상하이의 명동이라 할 수 있는 거리는 남경로(南京路)이다. 5㎞가 넘는 이 거리는 상하이의 시내 중심부를 관통하며 항상 사람들로 붐비고 있다. 이 남경로 거리에 유명한 한약국인 채동덕당(蔡同德堂)이 유서 깊은 자리에서 아직도 영업을 하고 있다. 채동덕당 한약국은 바깥 외벽의 높은 곳에 '1882년 창시'라는 간판이 붙어 있어 이 약국의 역사를 짐작할 수 있다.

  1층에 들어서니 고려인삼과 삼칠삼이 우리 일행을 반긴다. 중국 어디에나 있는 동충하초, 연와도 필수품으로 전시되어 있다. 2층으로 올라가면 '북경 동인당' 이란 큰 글씨가 나타난다. 간판 아래에는 고려인삼 표본이 조명을 받아 빛나고 있고 택사, 금은화, 구기자, 해당화 등도 플라스틱 용기에 깔끔하게 담겨져 손님을 기다린다.

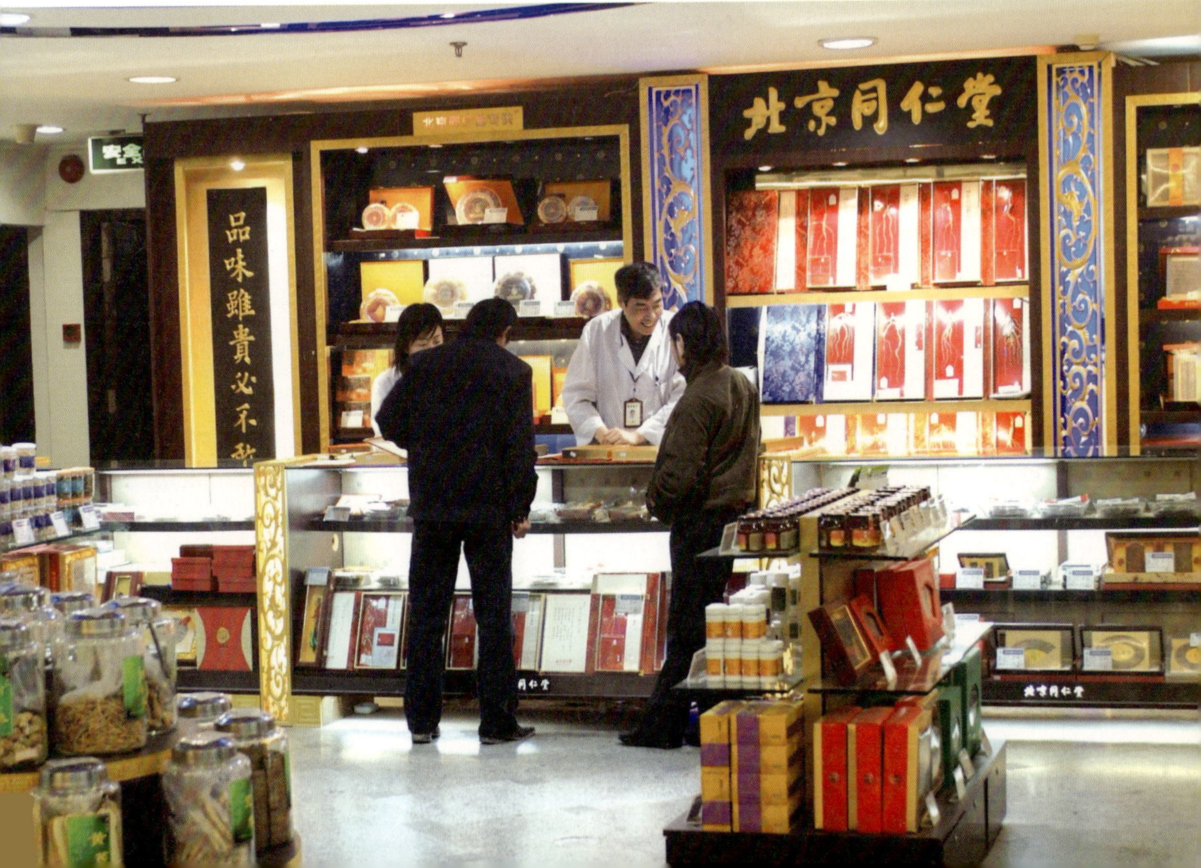

🔻 채동덕당의 내부 전경

상하이 제1의 약상점과 뇌윤상 한약국

동인당 맞은편에는 '야산 인삼관(野山人蔘館)'이란 인삼 전시·판매실이 있다. 전시관 앞에는 '녹용, 인삼 약재진위감별'이란 홍보물을 붙여놓아 방문객들이 한 번씩 손으로 전시품을 만지작거린다. 회향, 패모, 월계화, 천마 등의 한약 위품과 진품이 진열되어 있다.

방문객과 관광객 사이에 섞여 남경로를 걷다 보면 또 하나의 대형 한약국인 '상하이시 제1의약상점'이 나타난다. 1층 목 좋은 곳을 찾으면 어디나 '북경 동인당' 제품이 없는 곳이 없다. 2층에는 여러 가지 한약제품과 함께 서양 의약품들도 판매되고 있다.

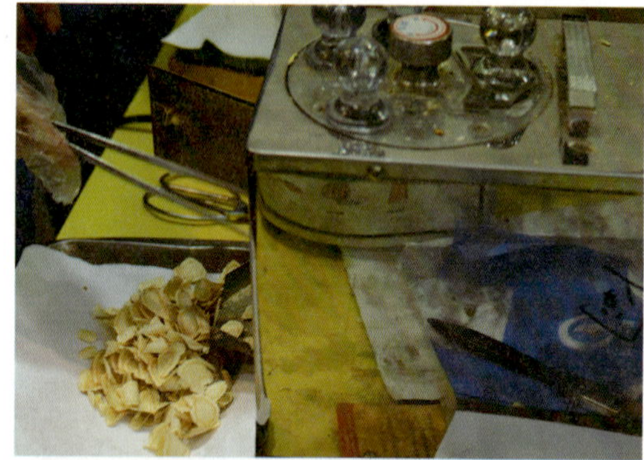

❂ 구입한 한약은 기계로 얇게 잘라준다.
❂ '상하이시 제1의약' 상점

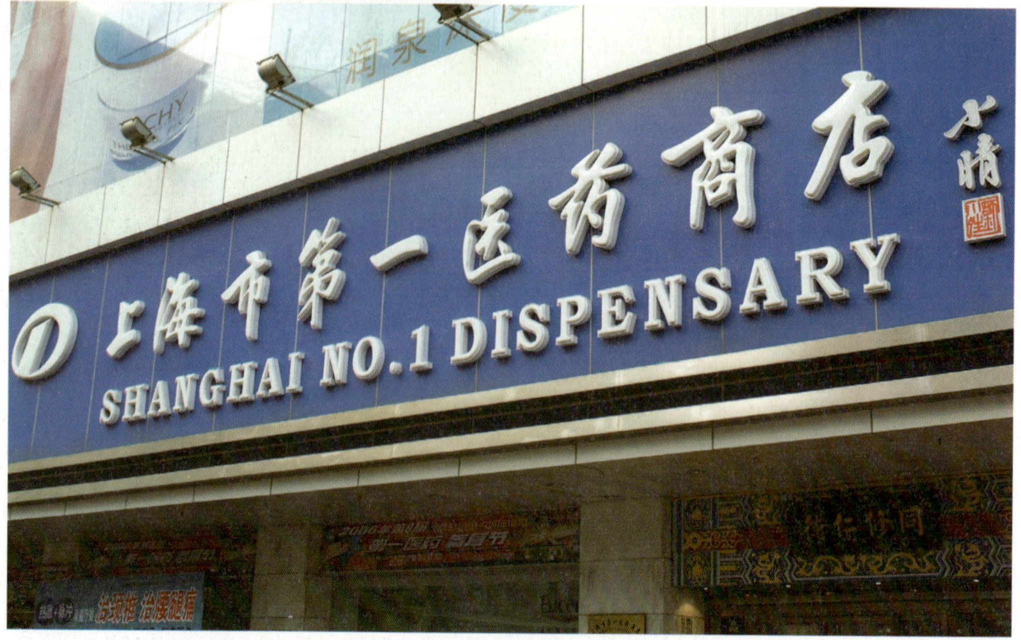

공휴일이라 그런지 발 디딜 틈이 없을 만큼 많은 인파들로 붐비고 있었다.

1층의 한가한 구석에서는 손님이 구입한 한약을 기계로 얇게 잘라주고 있다. 딱딱한 인삼은 전자 레인지에 넣어 약간 열을 가한 후 손으로 온도를 확인하더니 분쇄기에 넣어 가루로 만들어준다. 흰 가운을 입은 여자 한약사가 열심히 일하고 있다.

이 외에도 상하이에는 300여 년의 놀라운 역사를 가진 뇌윤상(雷允上) 한약국도 있다.

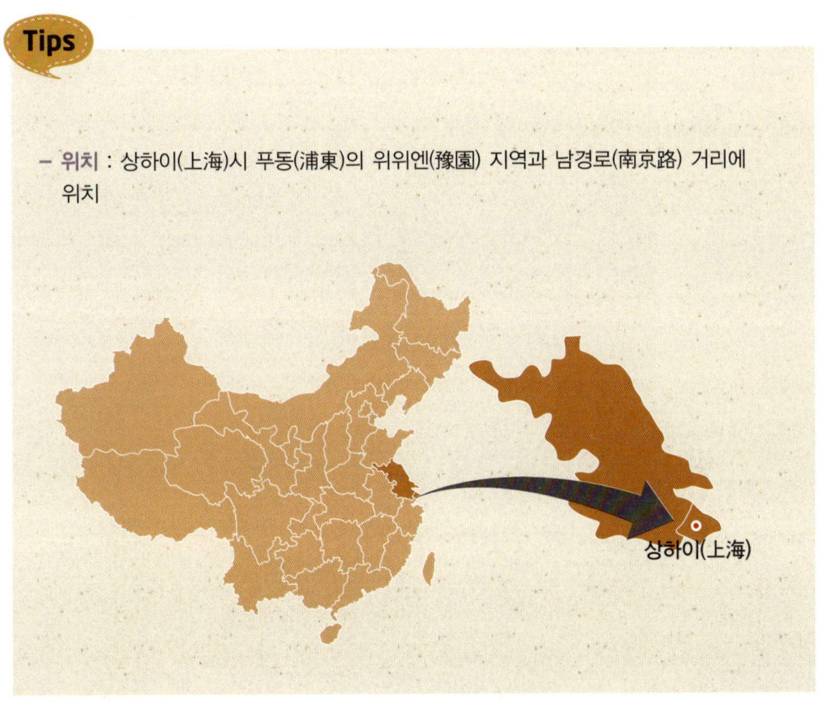

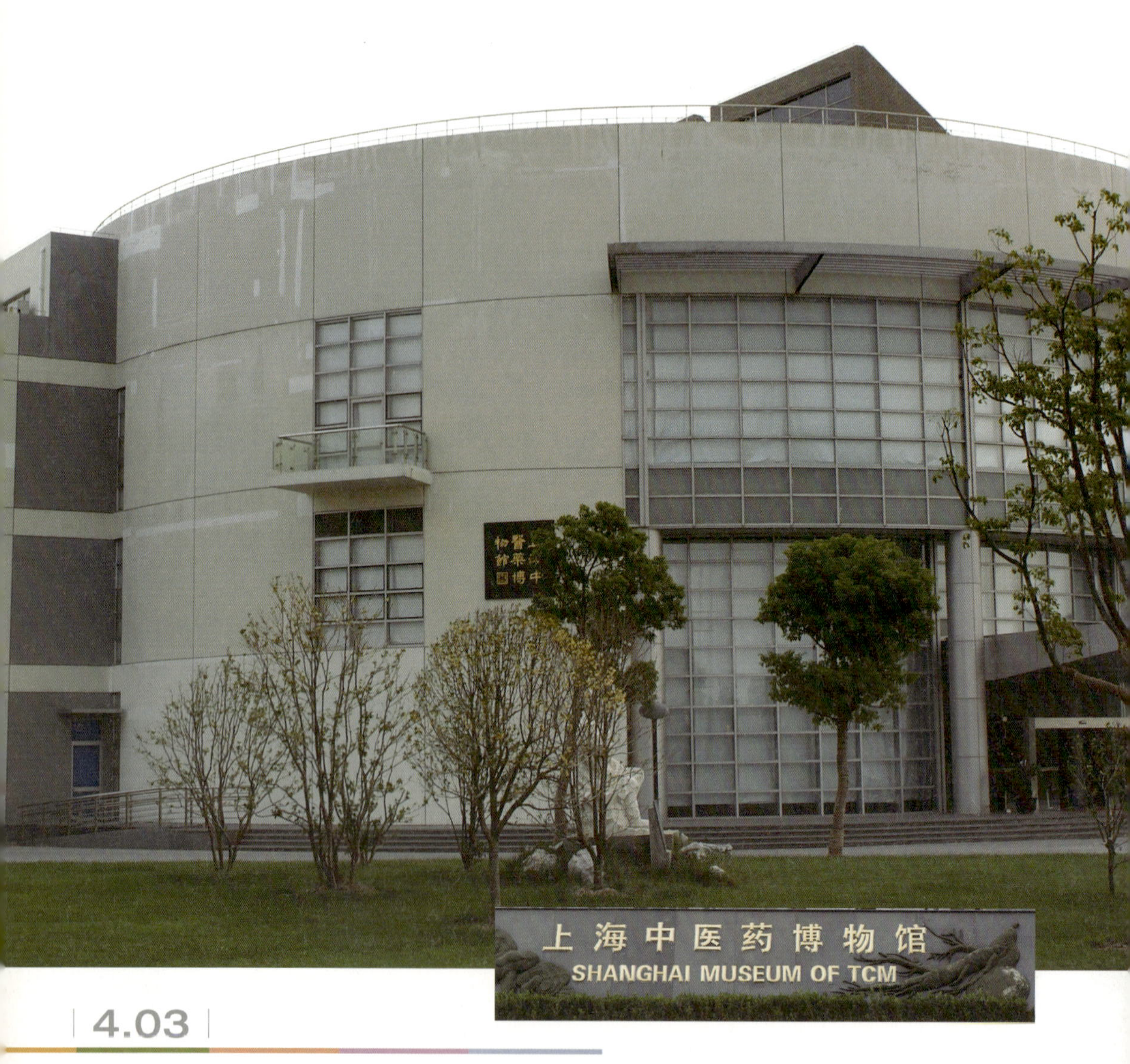

| 4.03 |

상하이중의약대학 의약박물관

上海中醫藥博物館

1956년에 설립된 상하이중의약대학에 규모가 큰 의약박물관이 건립되었다. 이 박물관은 2층의 현대적인 원형 건물로 보는 이의 눈을 매료시킨다. 건너편 잔디에는 이시진 선생의 동상이 박물관을 바라본다.

박물관 내부는 사진촬영을 엄격히 금지하고 있는데, 이 대학의 국제교류처 직원이 특별히 박물관 입구의 사진 한 장을 찍도록 허락해주었다.

2층으로 올라가면 침에 대한 자료와 과학 기기가 설치되어 있다. 침을 과학적으로 해석하여 체험할 수 있도록 시설을 갖추어놓았다. 이곳에서는 사진촬영이 가능하며, 기념품 판매점도 있다.

박물관 앞에 자리하고 있는 이시진 선생의 동상

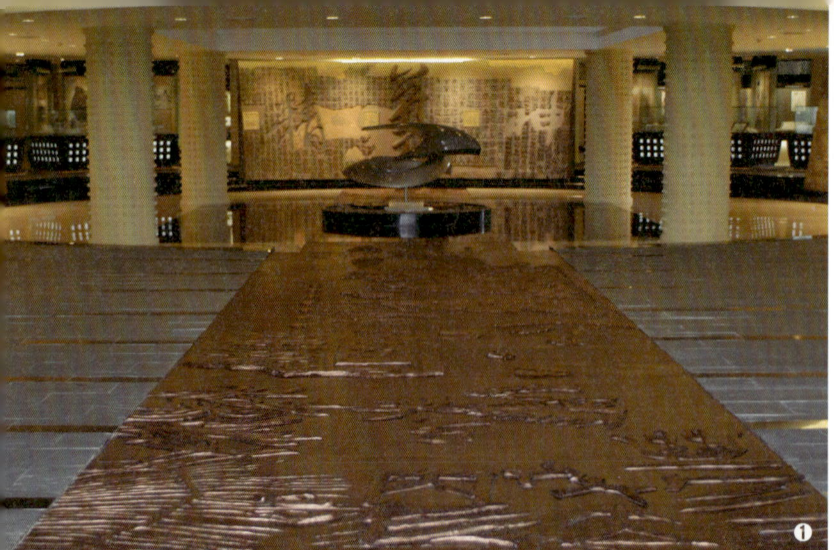

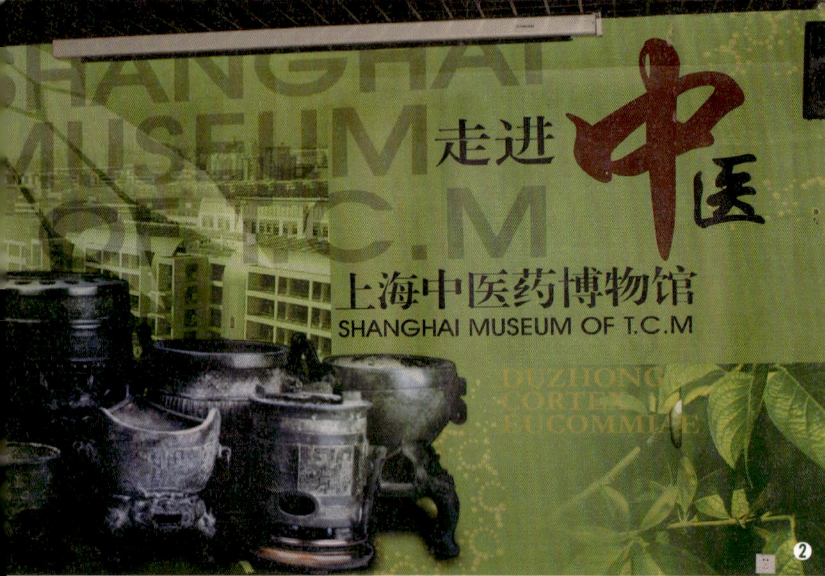

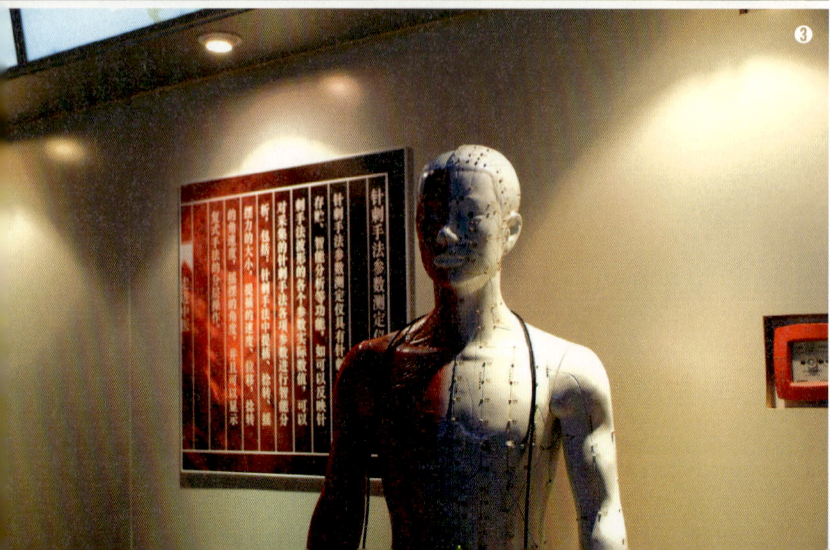

① 박물관 1층 로비
② 2층에 걸려 있는 박물관 홍보물
③ 침 자료관

Tips

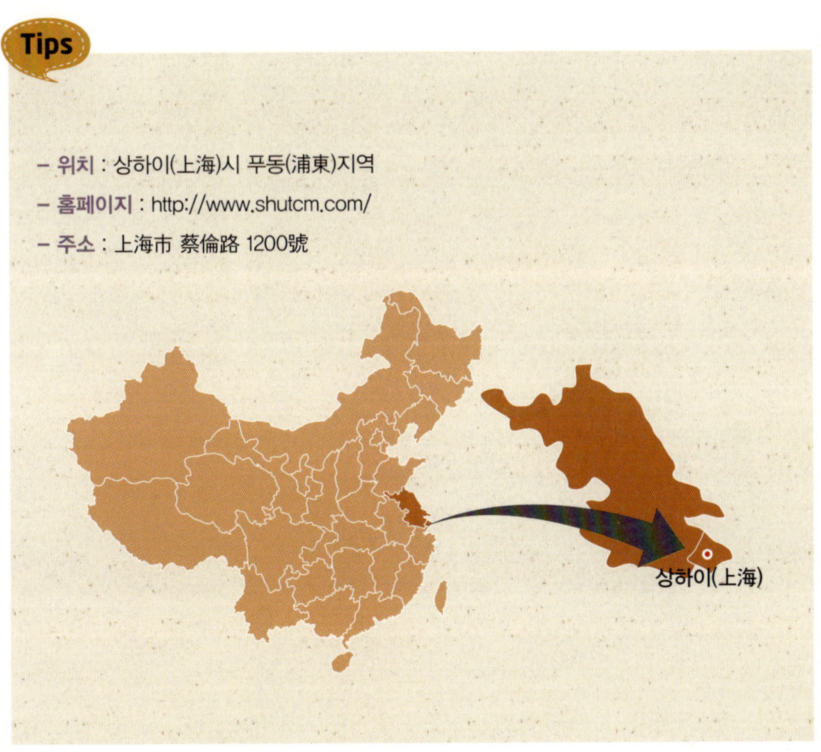

- 위치 : 상하이(上海)시 푸동(浦東)지역
- 홈페이지 : http://www.shutcm.com/
- 주소 : 上海市 蔡倫路 1200號
상하이(上海)

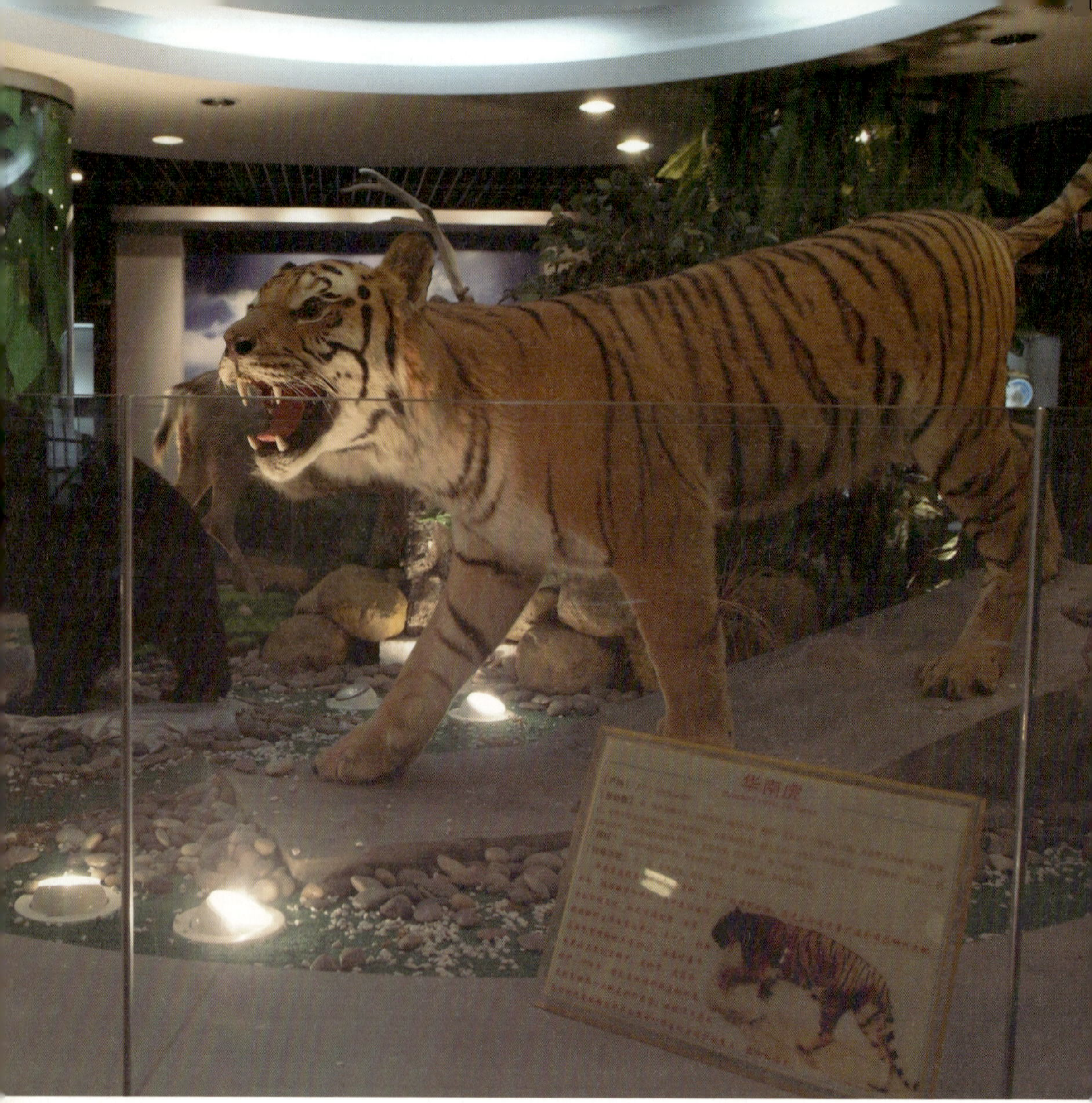

광동성 중약연구소 한약표본관

廣東省 廣州 中藥研究所 中藥標本館

광둥성 광저우(廣州)시의 광둥성 중약연구소 중약표본원에는 한약표본관이 있다. 2층 건물로 된 표본원에는 한약 표본을 중심으로 다양한 한약재들을 갖추어 전시하고 있다. 이곳에는 초두구, 육두구, 백두구, 고량강, 익지인, 초과, 반대해, 광진피(廣陳皮), 팔각회향 그리고 인삼 표본이 진열되어 있다. 특히 이곳의 도지약재인 광곽향(廣藿香), 광불수(廣佛手), 광방기(廣防己)의 표본은 훌륭한 자료가 되어주었다.

표본관 중앙에는 화난(華南) 호랑이와 흑곰의 박제가 방문객을 맞이한다. 입구 쪽의 조제실에서는 흰 가운을 입은 중약사가 한약을 조제하고 있었다.

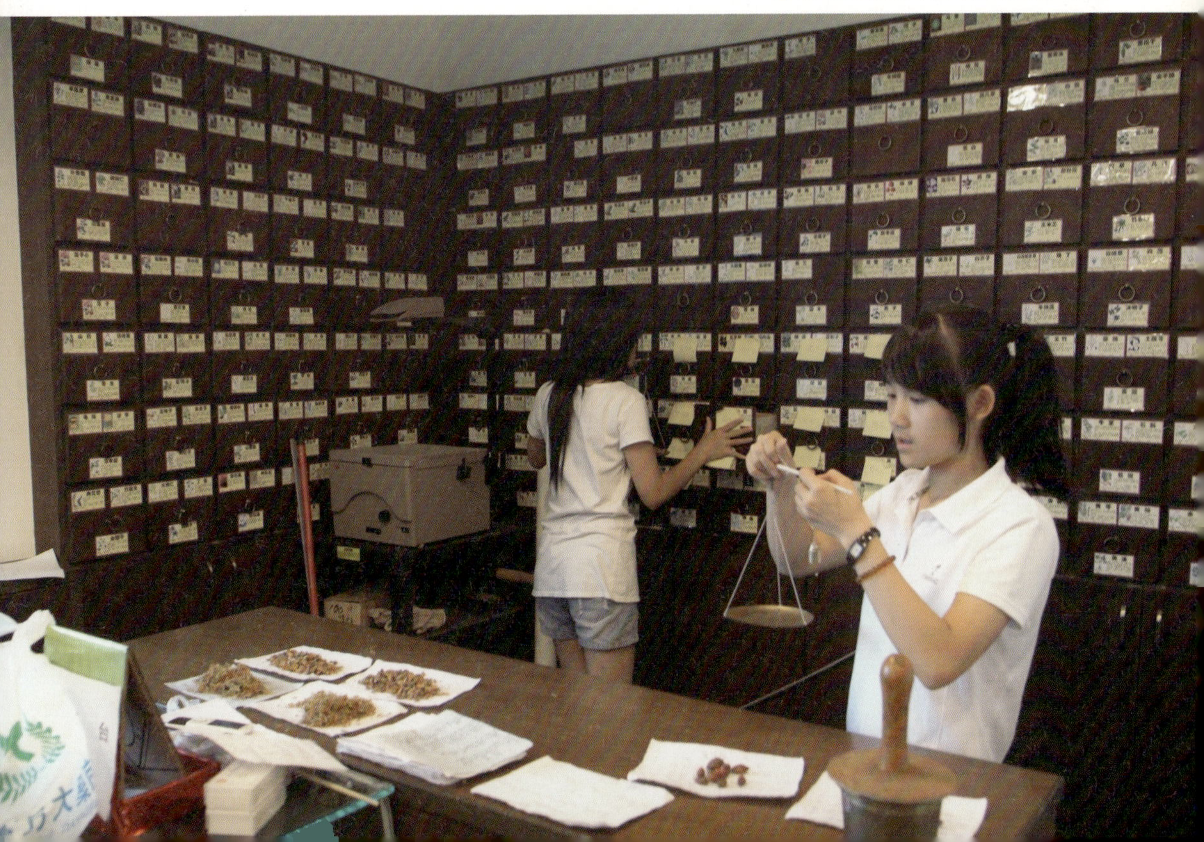

○ 중약표본관에서 한약 조제 중인 학생들

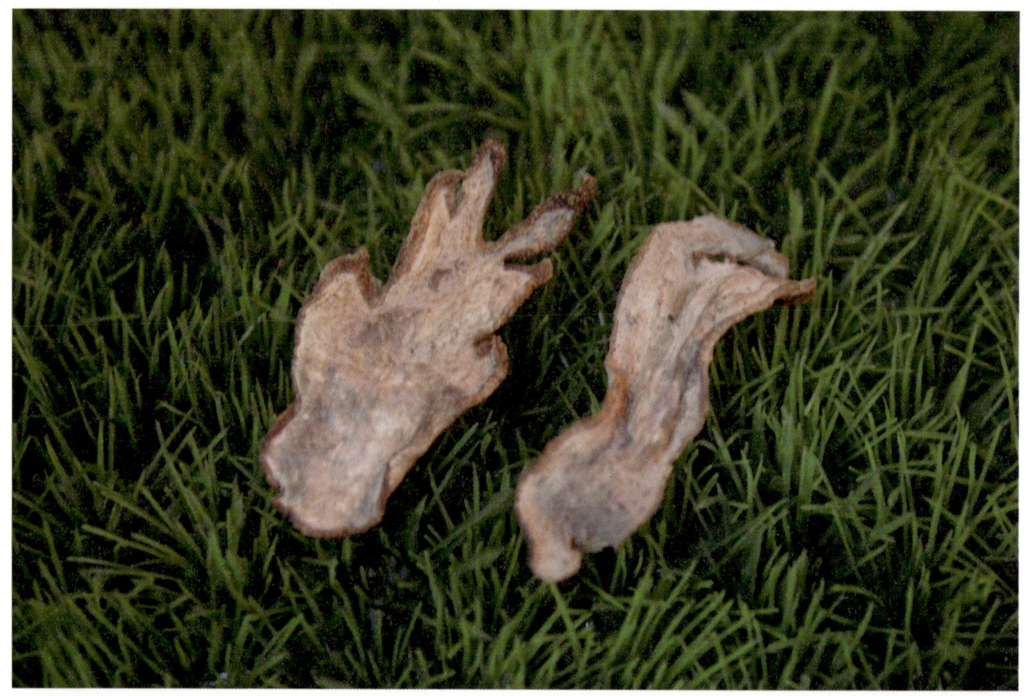

⬆ 광불수

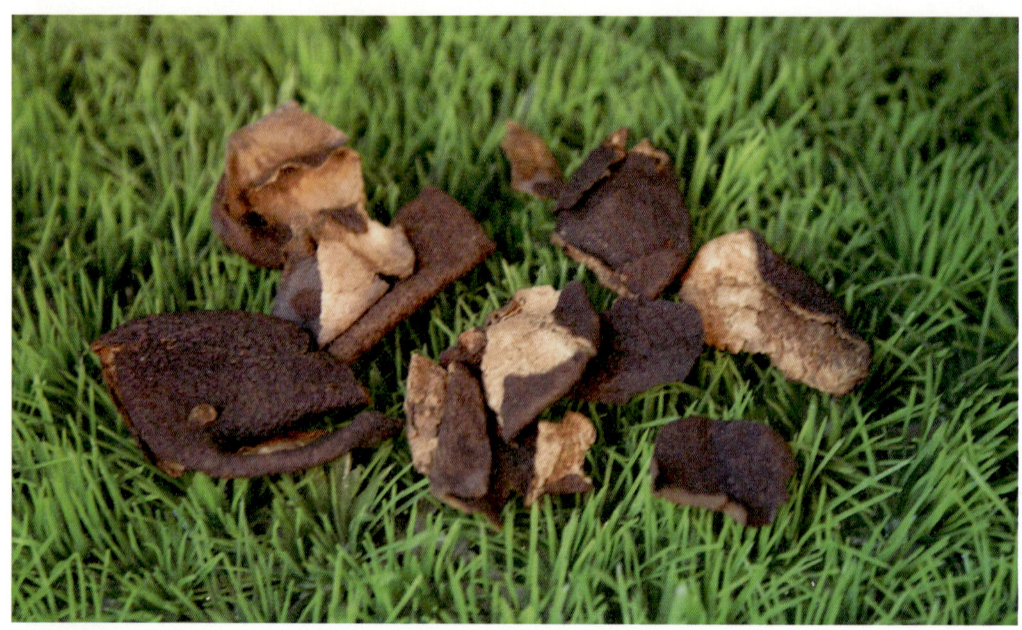

⬆ 광진피

- **위치** : 광둥(廣東)성의 성도인 광저우(廣州)시 소재
  광둥(廣東) 식품약품직업학원내
- **홈페이지** : http://www.gdbgn.cn/zzzyp/z-szy.asp
- **주소** : 廣東省 廣州市 天河區 龍洞北路 321號
- **전화번호** : 020-8581-1965
- **Fax 번호** : 020-3721-6184
- **설립년도** : 1985년

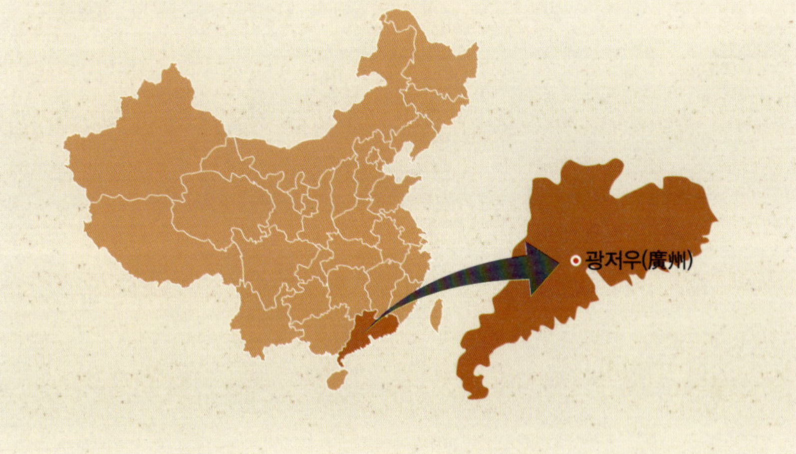

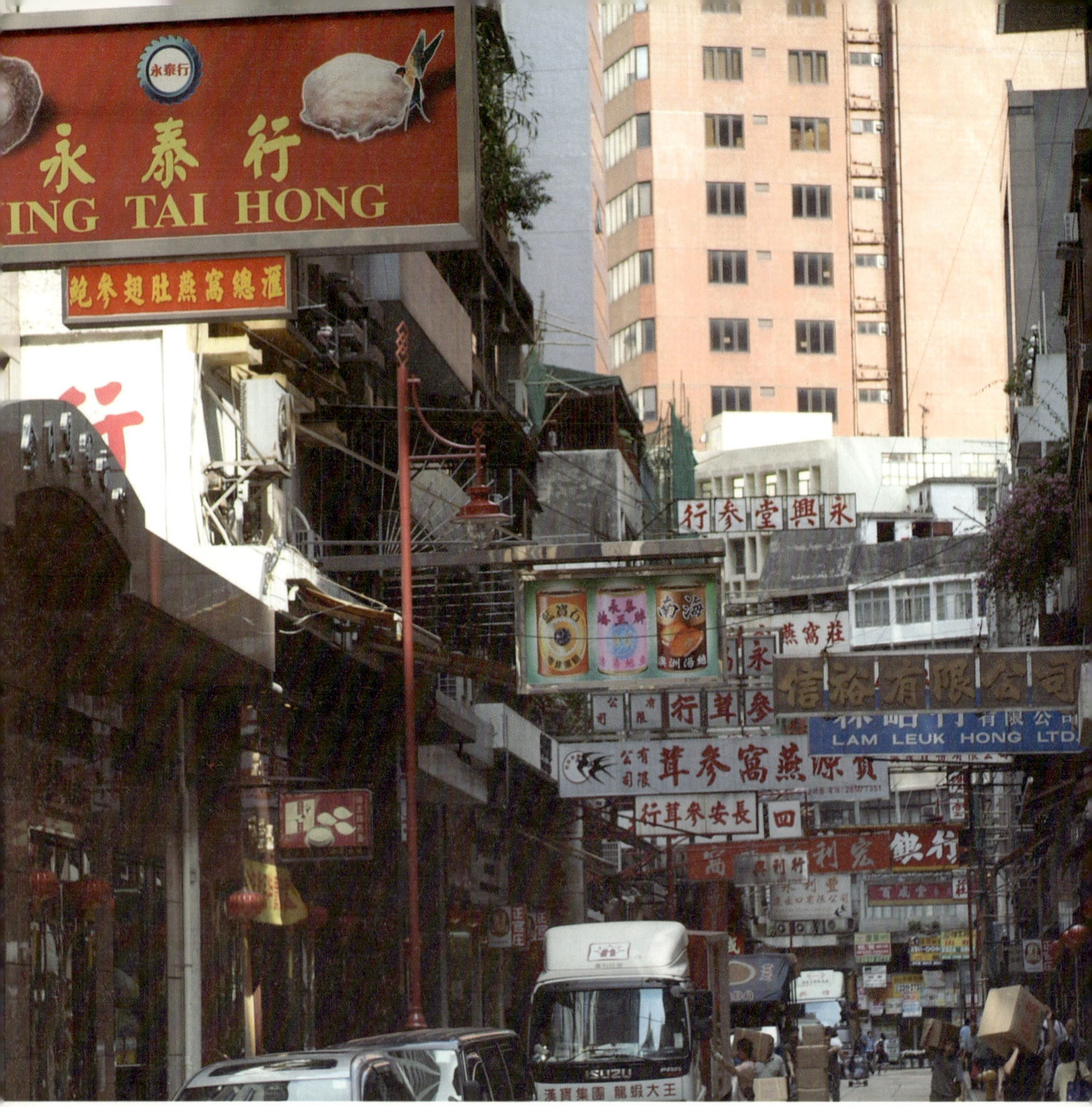

홍콩·마카오의 한약국

香港·澳門 漢藥局

홍콩의 인삼, 녹용, 연와 거리

홍콩(香港)은 1997년부터 중국 땅이 되었지만 한약시장은 간판부터 중국대륙과는 좀 달랐다. 한약상점의 간판이 도로 한복판까지 길게 뻗어나온 모습은 사진촬영의 좋은 소재가 되었다.

도로에 길게 튀어나온 간판에는 전구가 부착되어 있어, 밤이 되면 홍콩의 멋진 야경이 되어준다. '삼용연와가(參茸燕窩街)'라고 붙여놓은 거리의 표지판이 한약시장임을 알린다. 거리의 간판처럼 이곳 한약상점에는 인삼, 녹용과 연와가 제일 많다.

홍콩의 '삼용연와가(參茸燕窩街)' 거리 ⟳
삼용연와가에는 인삼, 녹용과 연와 판매점이 많다. ⟳

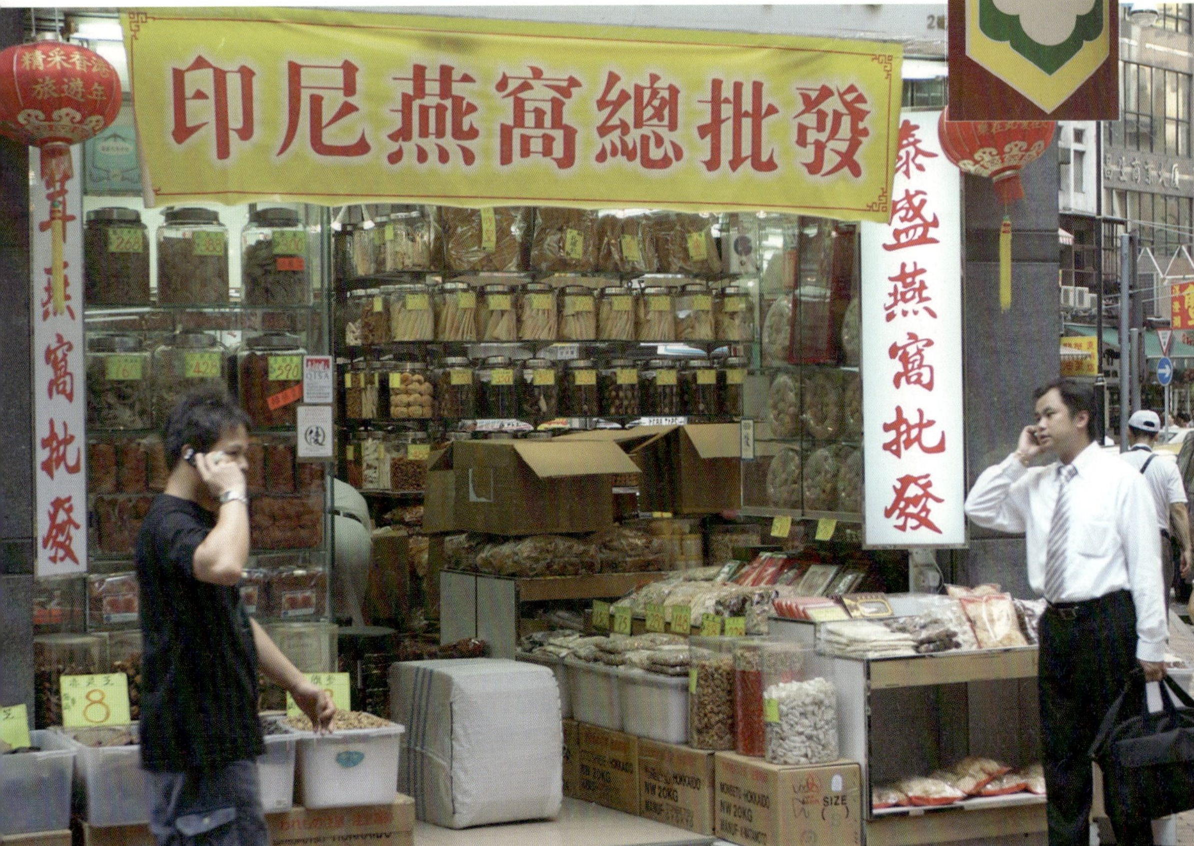

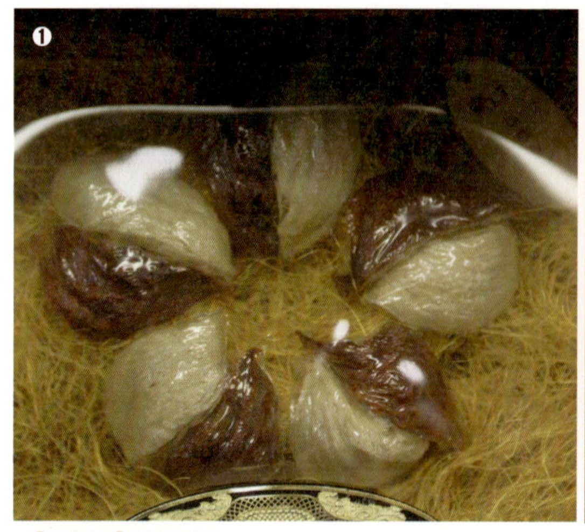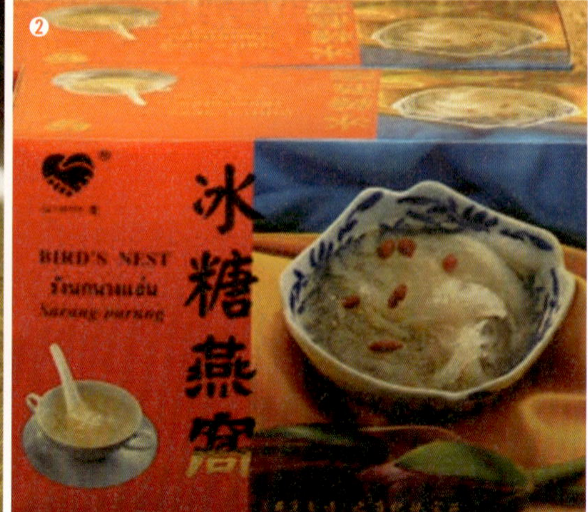

❶ 연와 ❷ 연와 제품

연와는 바위에서 사는 금사연의 보금자리로서, 흔히 '제비집'이라고 알려져 있다. 물고기나 바닷말을 물어다가 침을 발라서 만든 것인데 중국 음식의 으뜸가는 국거리이다. 특히 연와탕은 중국의 진미 요리로서 흰집칼새류의 둥지로 만든다. 찻잔처럼 생긴 이 둥지는 주로 이 새의 침으로 이루어져 있으며 단백질이 풍부하다고 알려져 있다. 이곳에는 어디를 가든 연와가 진열되어 있고 비싼 값으로 팔리고 있다. 중국 사람들이 얼마나 연와를 즐겨 찾는지 알 수 있다.

홍콩의 한 녹용 상점은 도매점이라기보다 하나의 기업이었다. 평소에는 이 상점에 들어갈 수 없지만 우리 일행을 위해 서울에서 급히 날아온 사장님의 도움으로 방문이 가능했다. 엄청난 물량의 녹용과 자르지 않은 상태의 녹용을 볼 수 있는 좋은 기회였다. 엘크, 서마용, 이지매, 매화록 등 여러 종류의 녹용을 비교하며 관찰할 수 있었다.

고려인삼, 석곡, 패모 판매

한약인 석곡, 패모, 천마와 동충하초도 눈에 띄지만 그 양은 많지 않다. 홍콩은 바다 옆이라 그런지 수산식품이 주류이고 진열장을 대부분 식품이나 과일로 채우고 있다.

거리를 지나다 발견한 '대한민국 고려삼 총대리점'에는 우리 인삼 1년근에서 6년근까지의

460

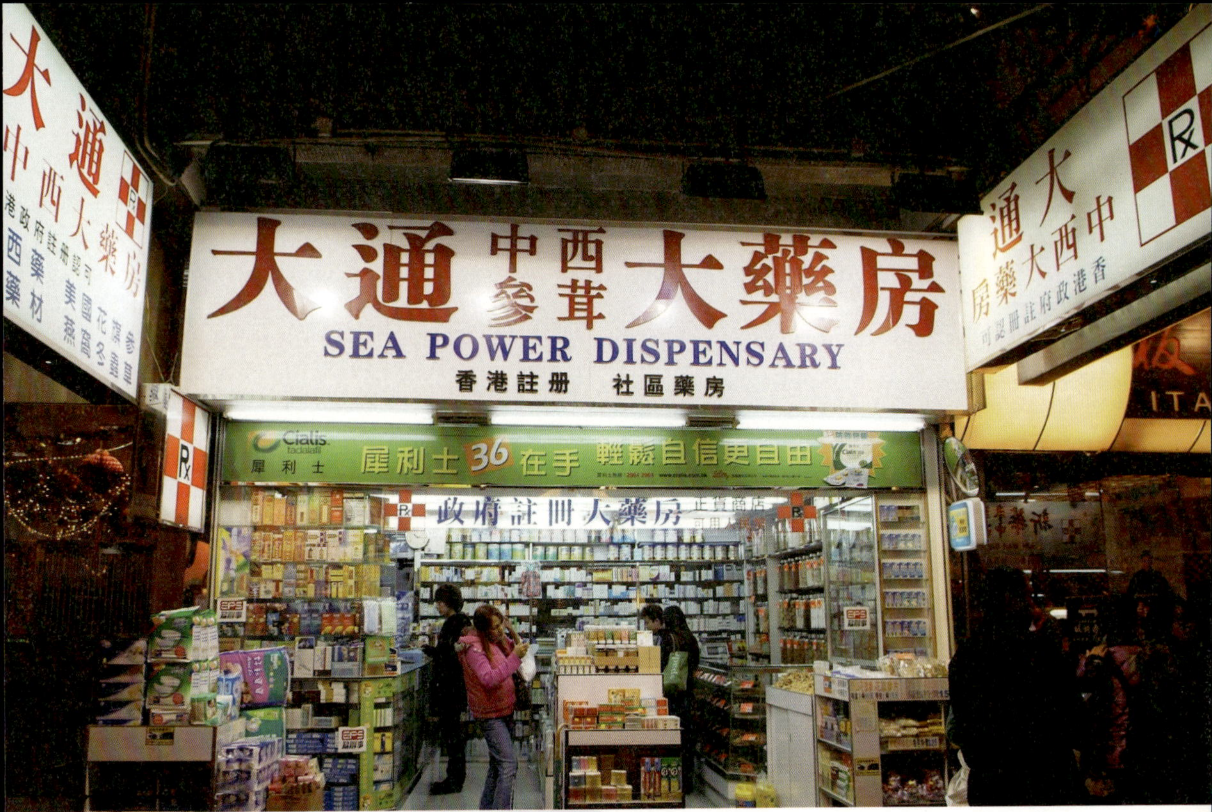

홍콩의 중심 거리 몽콕 야시장 거리 주위에는 한약국이 많다.

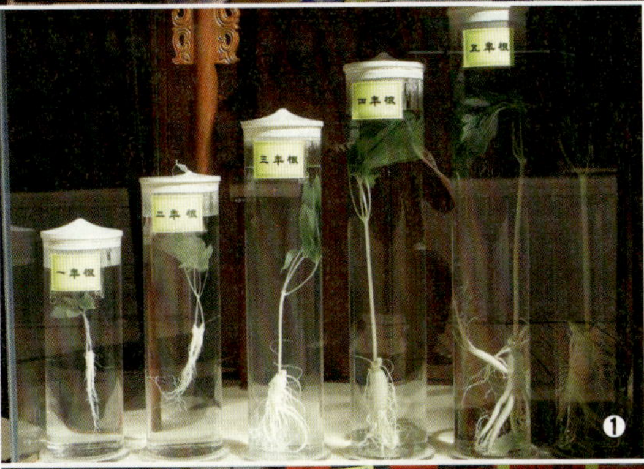

❶ '대한민국 고려삼 총대리점'에는 고려인삼 1년근에서 6년근까지의 표본을 전시하고 있다.
❷ 석곡, 패모, 천마와 동충하초도 눈에 띈다.
❸ 녹용 상점에는 엄청난 물량의 녹용을 볼 수 있다.

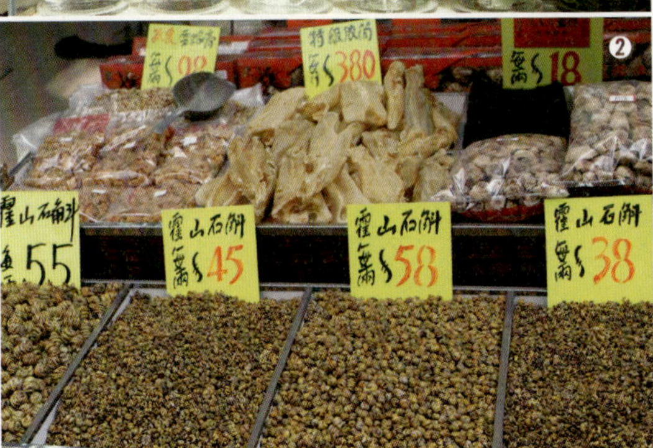

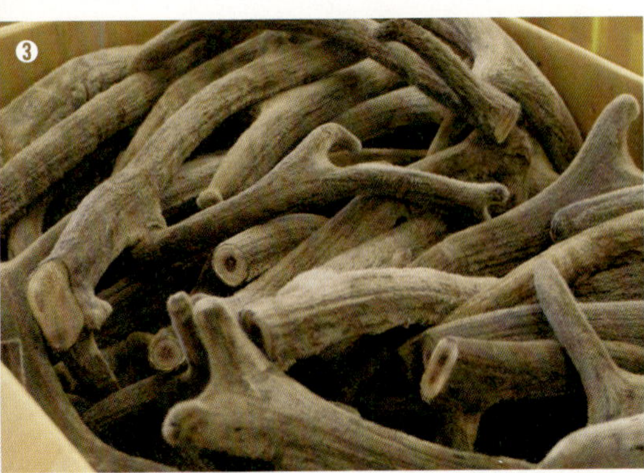

표본을 전시하고 있었다. 도로 옆에 위치한 상점이라서 많은 사람들이 지나가며 곁눈질한다. 우리 인삼이 산뜻한 홍보물과 함께 진열되어 있으니 자랑스럽다.

홍콩의 중심거리 몽콕 야시장 거리 주위에는 한약국이 많다. 필자가 관심을 가지는 '해당화' 꽃도 어김없이 이곳에서 진열하고 있었다. 그곳의 한 병원에는 서양 의사가 있다는 표시로 '서의사'라고 써서 강조하고 있는 것이 인상적이었다.

상점에 써 붙여놓은 한약 가격이 중국 화폐인 '위엔'이 아니고 '달러'로 표시되어 있어 홍콩이 여전히 독립된 지역처럼 보였으나, 시내를 달리다 먼발치에서 발견한 '중화인민해방군 주(駐) 홍콩부대(部隊) 호텔'은 이곳이 이제 중국 군대가 지배하는 중국 땅임을 알려준다.

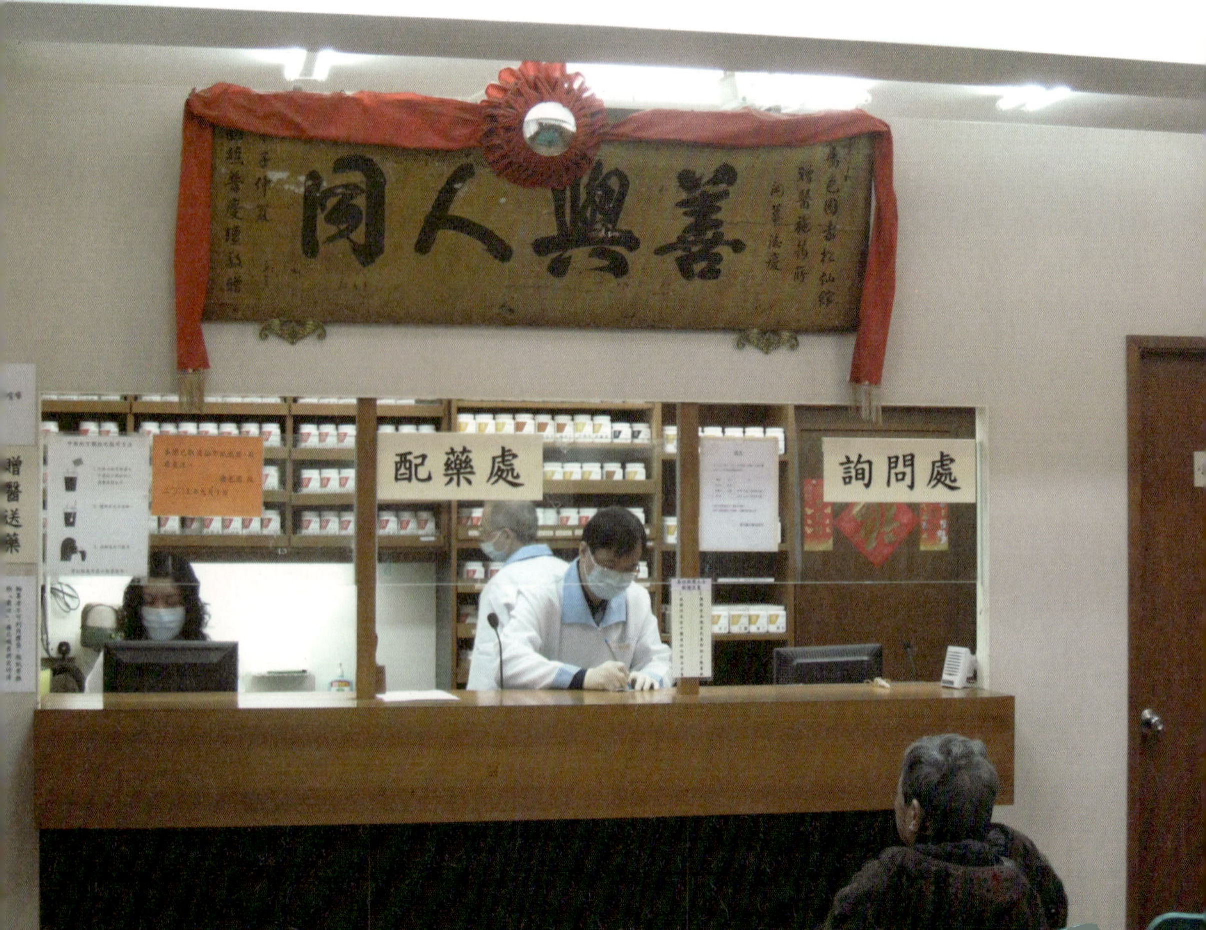

⬇ 마카오 시내의 한 약국 내부

마카오의 한약국

마카오(澳門)는 홍콩의 맞은편에 위치하며 광둥성으로부터 돌출한 작고 좁은 반도로 형성되어 있다. 영구적인 하천이 없어서 빗물을 모아두었다 쓰거나 본토에서 물을 수입해 쓴다. 1999년 12월에 중국으로 반환되었으며 홍콩과 마찬가지로 1국 2체제의 적용을 받는 특별행정구가 되었다.

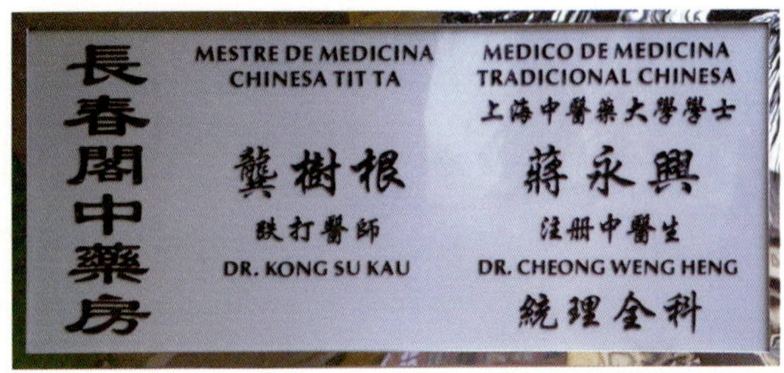

⬆ 마카오 약국의 간판에 '상하이중의약대학 학사'란 표시를 해놓아 시선을 끈다.

마카오의 세도나 광장은 초창기부터 이어온 마카오의 중심지로서, 현재에도 많은 공식적인 행사와 축제의 장소로 각광받고 있는 곳이다. 길가에 마카오의 특산품인 육포, 옷, 화장품 등을 파는 상점들이 늘어서 있고 광장 안에는 도미니크 교회의 모습도 보인다.

⬇ 마카오 중심지인 성 도밍고 거리에는 약국이 많이 보인다.

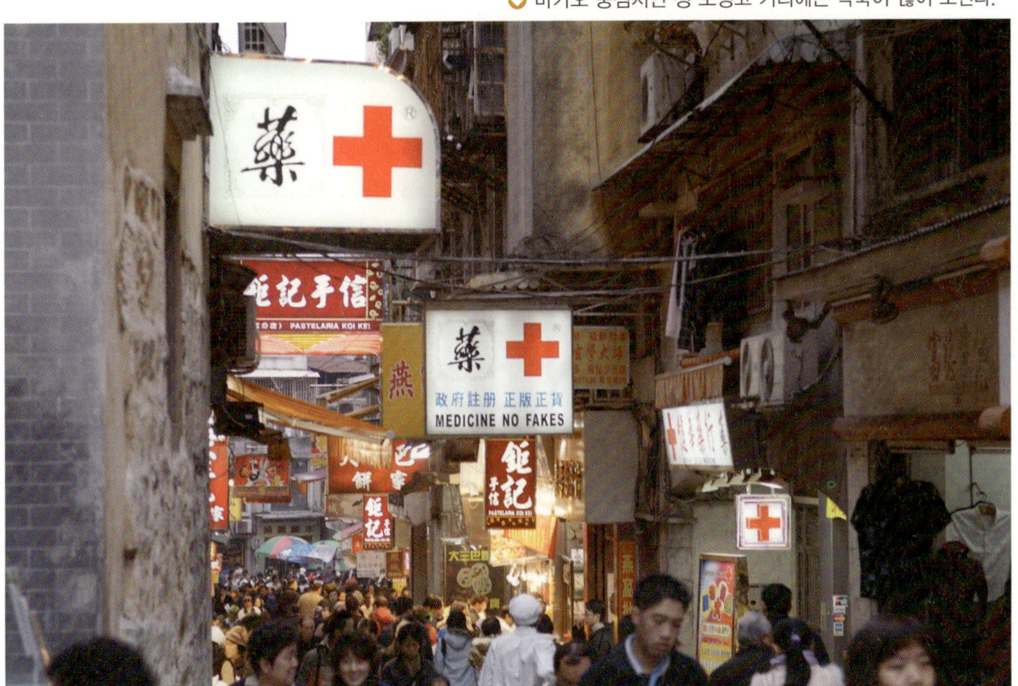

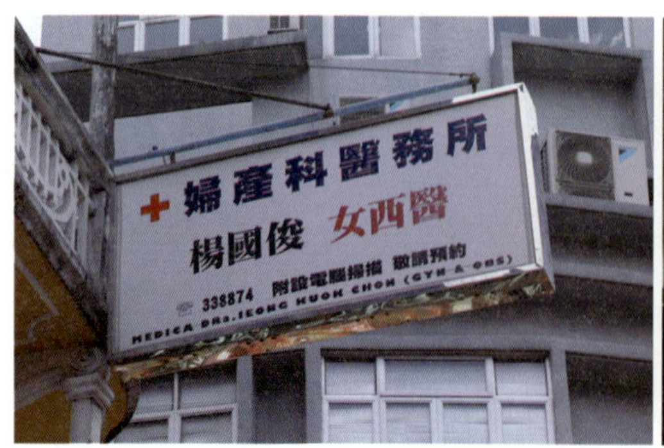

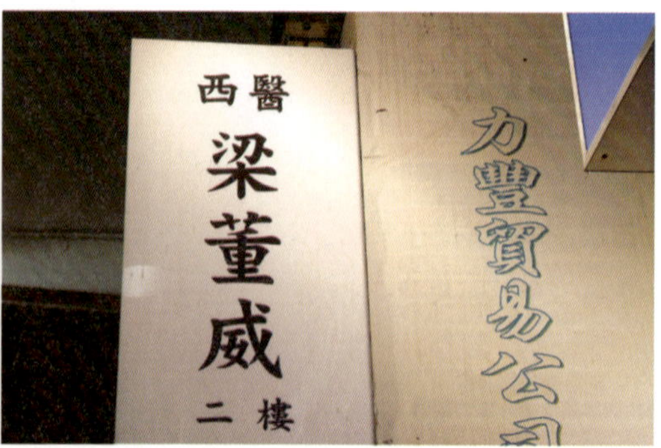

○ 마카오의 한 산부인과 의원 간판. '여자 의사'라는 표시
　를 해두었다.

○ 마카오의 한 병원 간판에는 양의사 표시로서 '서의사'
　라고 강조하고 있다.

　마카오 중심지인 성 도밍고 거리에는 의류, 기념품, 화장품 상점 사이에 한의원, 한약국
도 많이 보인다. 약국은 약방, 한약국은 한약방으로 표시하고 있다.

　한 간판에는 '상하이중의약대학 학사'란 표시를 했고 산부인과 의원 간판에는 '여자 의사'
라는 표시도 보인다.

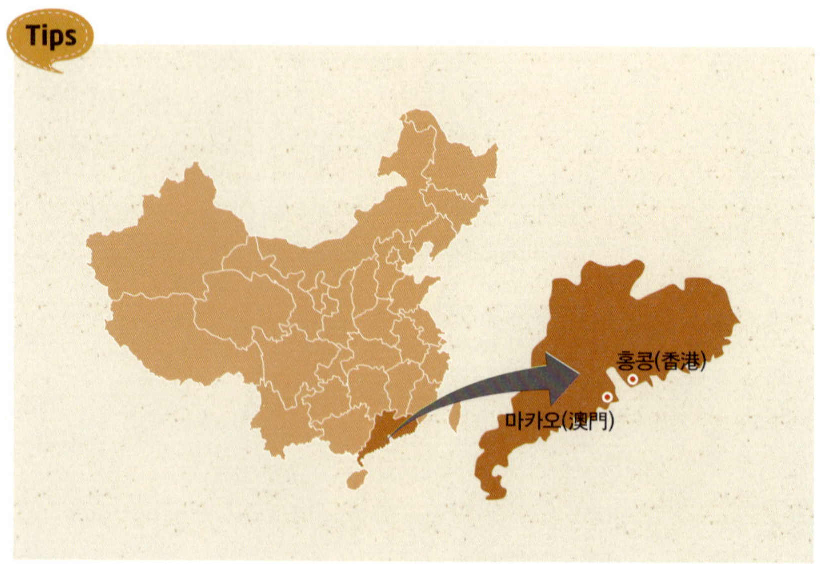

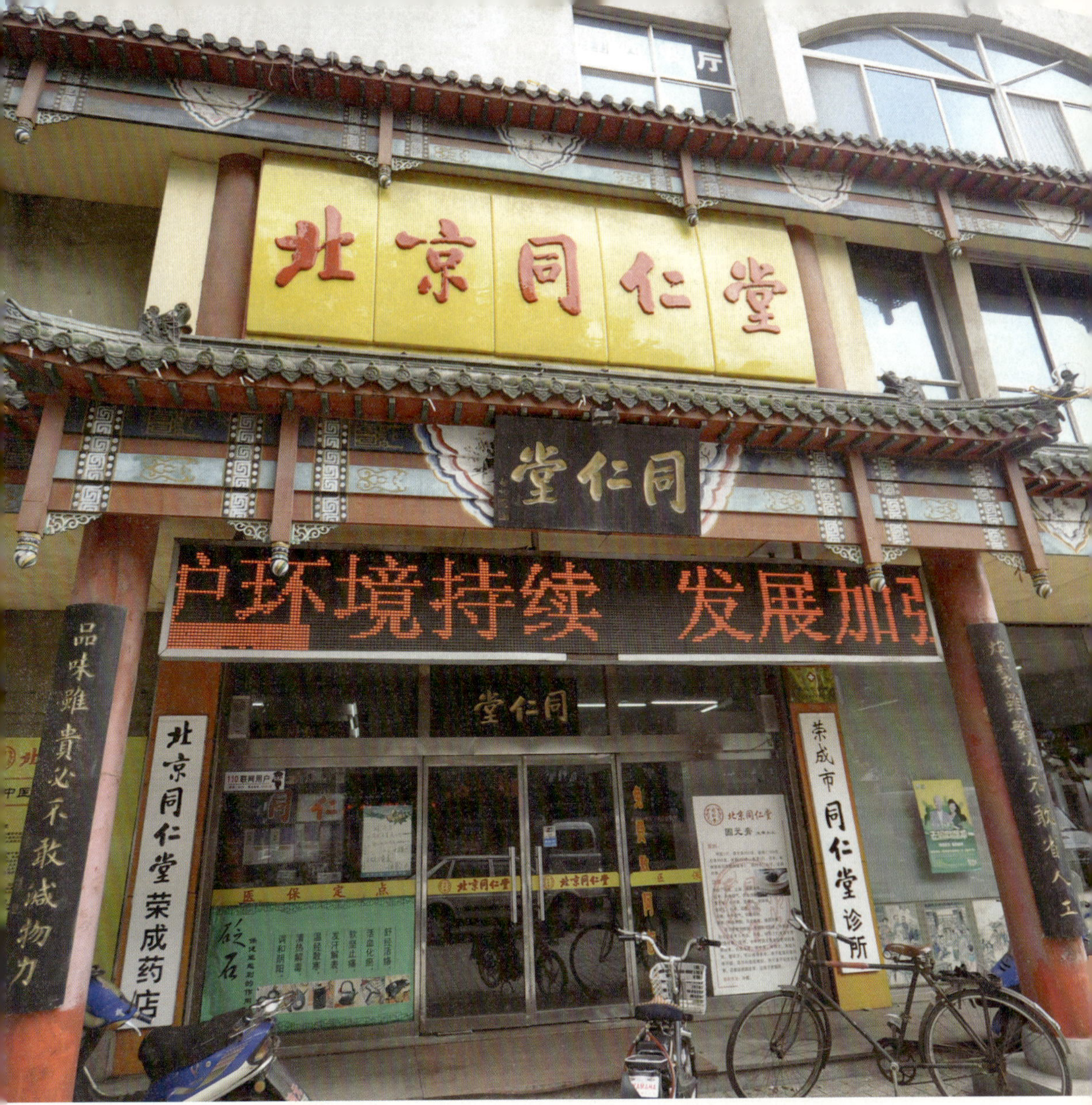

대륙의 한약국

大陸 漢藥局

웨이하이(威海)는 중국 산둥(山東)반도의 제일 동쪽 끝에 자리 잡은 도시이다. 시내 거리에서는 한국말이 쉽게 통하고 한국 간판이 즐비하다. 가게마다 '한국 정품' 표시를 눈에 띄게 하여 진짜 한국산임을 강조하기 때문에, 마치 한국 시장에 쌓인 상품을 보는 것 같은 착각이 들 정도로 정교히 조성한 곳이다. 한국 상품들의 구입처로 유명한 이곳은 아마도 중국에서 한류 열풍이 가장 먼저 태동한 곳일 것이다. 웨이하이 시내에는 한약국들도 많은데, 대형 저울이 눈길을 끈다. 물건의 무게를 재는 저울 같아서 처음에는 망설였으나 자세히 보니 사람 몸무게를 재는 저울이었다. 중국의 한약국에서 한 번씩 만나게 되는 저울이다.

1669년에 개업한 중국 최고의 한약국인 동인당은 베이징에서 시작하여 중국 곳곳으로 퍼졌다. 한국, 동남아시아를 비롯하여 미국, 영국까지 지점을 개설하고 있다. 윈난(雲南)성 리장(麗江)의 약국에는 소수민족인 나시(納西)족의 상형문자도 함께 적혀 있다. 나시족은 모계 중심의 일처다부제 전통을 가지고 있으며 동파문자라고 칭하는 유네스코 세계기록 유산에 등록된 상형문자도 가지고 있다. 규모가 큰 중국의 한약국에는 의사가 상주하면서 환자를 진료하는 것이 특징이다. 산둥성, 윈난성, 쓰촨성, 저장성 지역의 한약국을 사진으로 살펴본다.

○ 약국 앞에 몸무게를 재는 저울이 있다.(산둥성 옌타이)

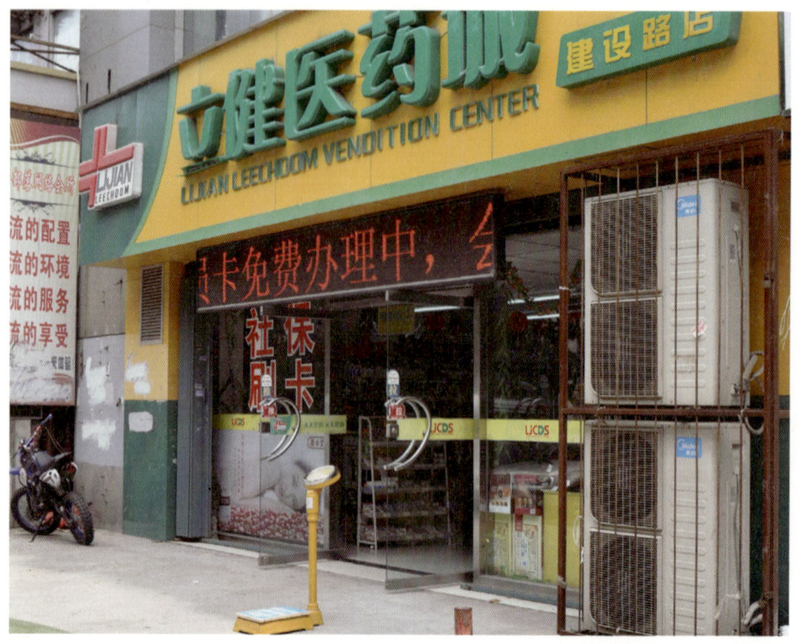
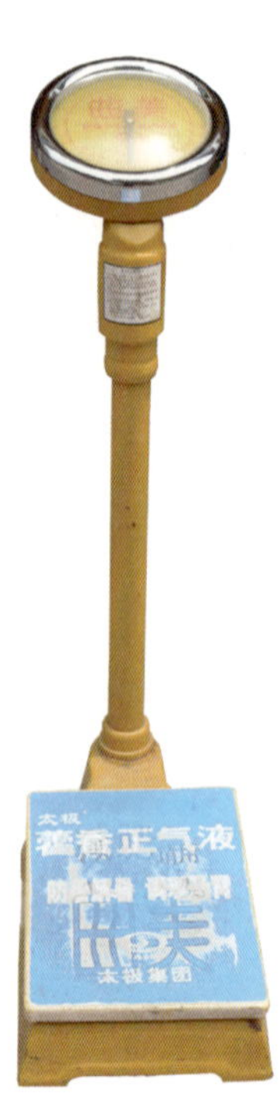

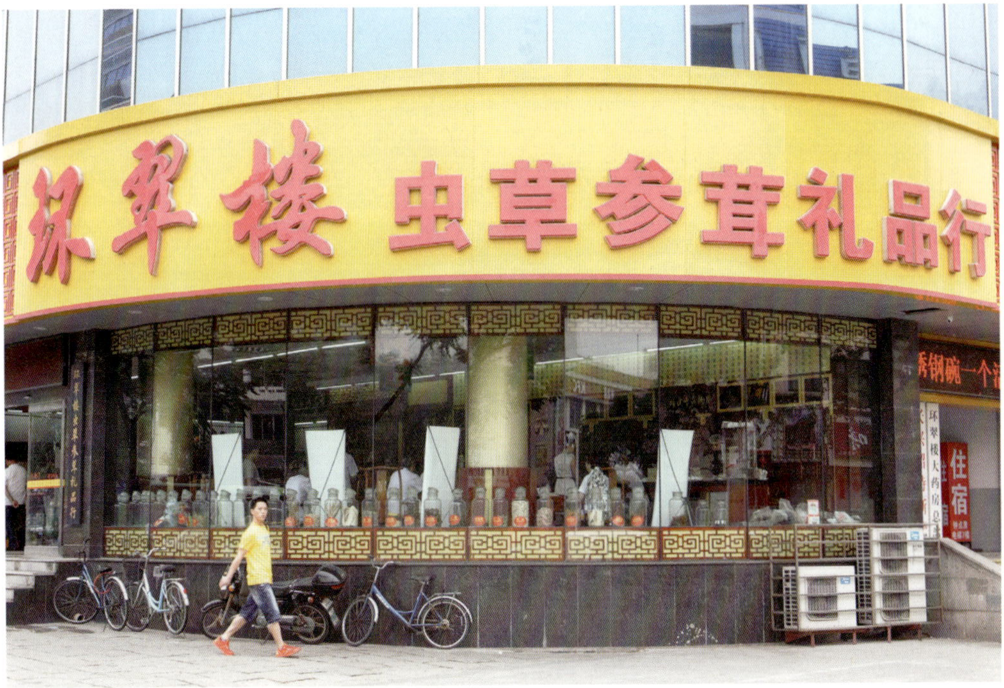

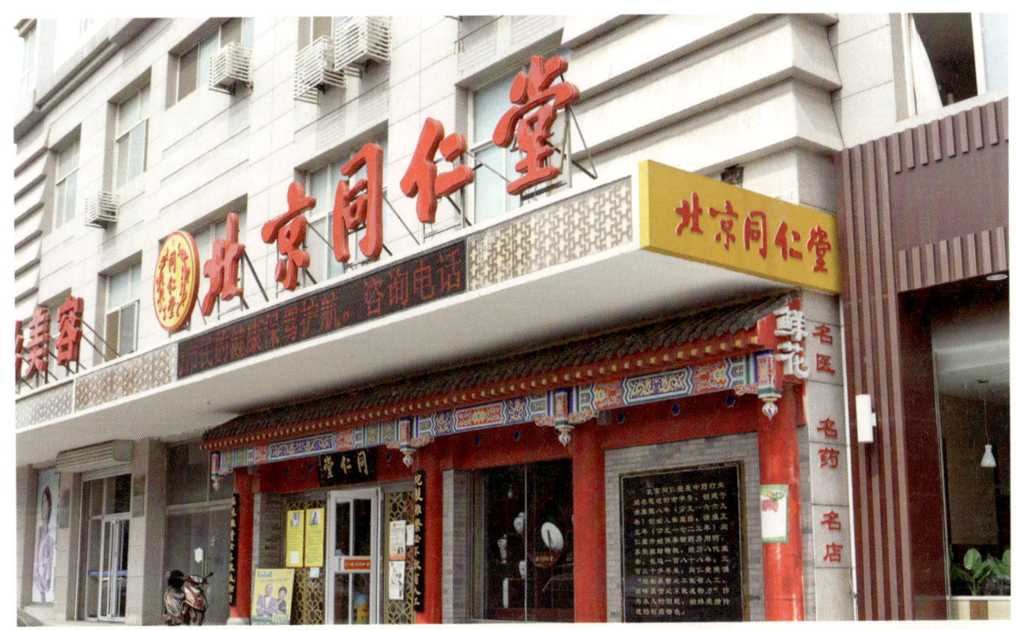

창가에 의사들의 진료 모습이 보인다.(산둥성 웨이하이)

북경동인당 한약국(산둥성 웨이하이)

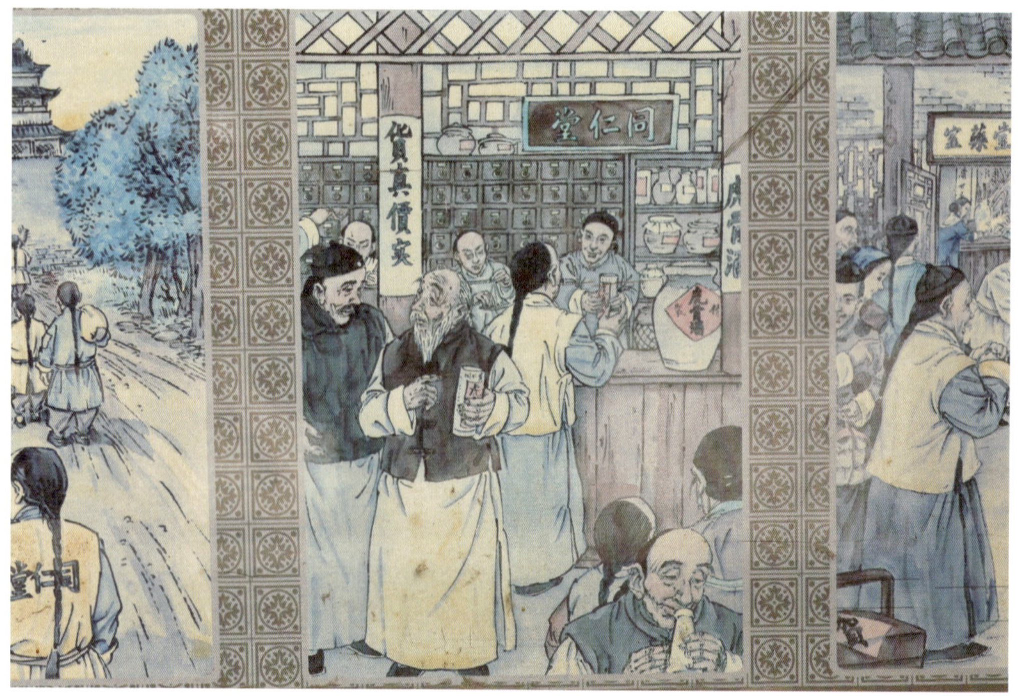

⬆ 동인당 한약국의 외벽에 예전 동인당의 모습을 담고 있다.(산둥성 웨이하이 · 룽청)

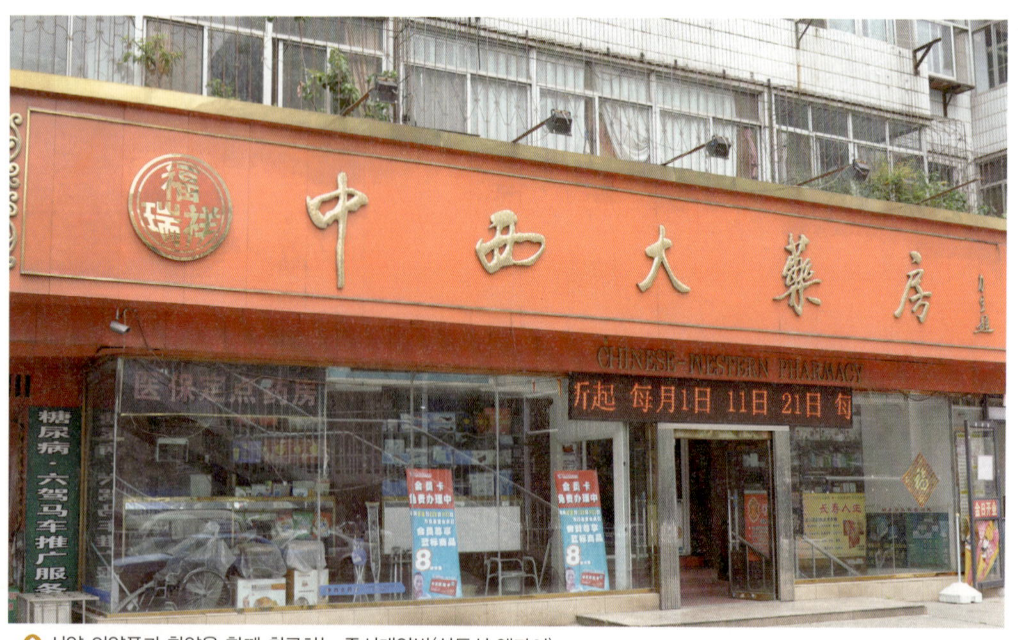

⬆ 서양 의약품과 한약을 함께 취급하는 중서대약방(산둥성 옌타이)

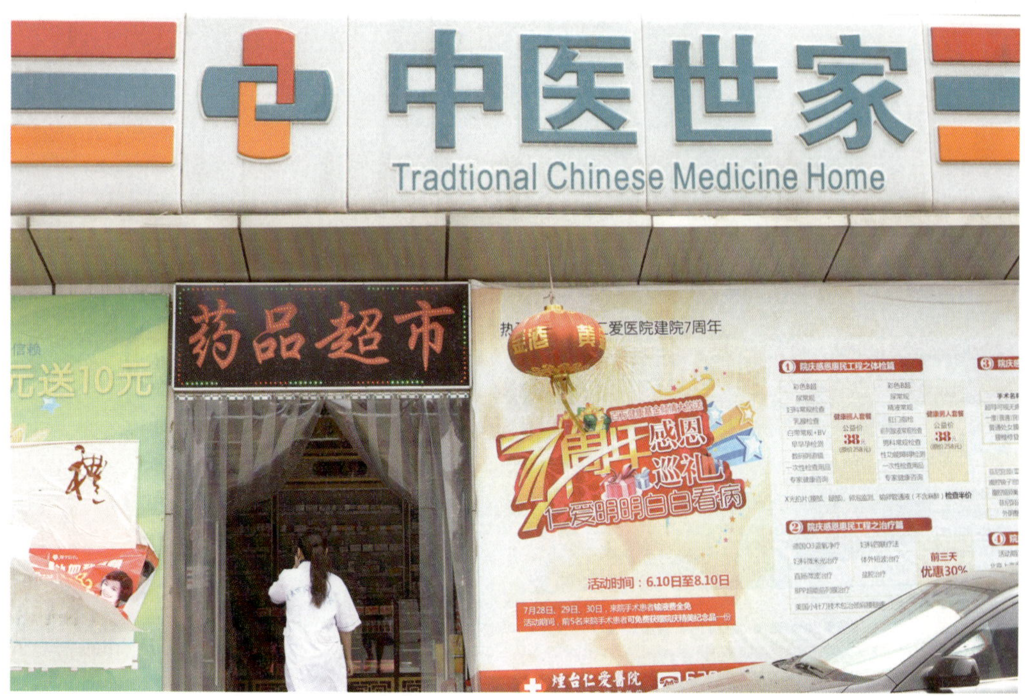

⬆ 슈퍼마켓 형식의 약국이다.(산둥성 옌타이)

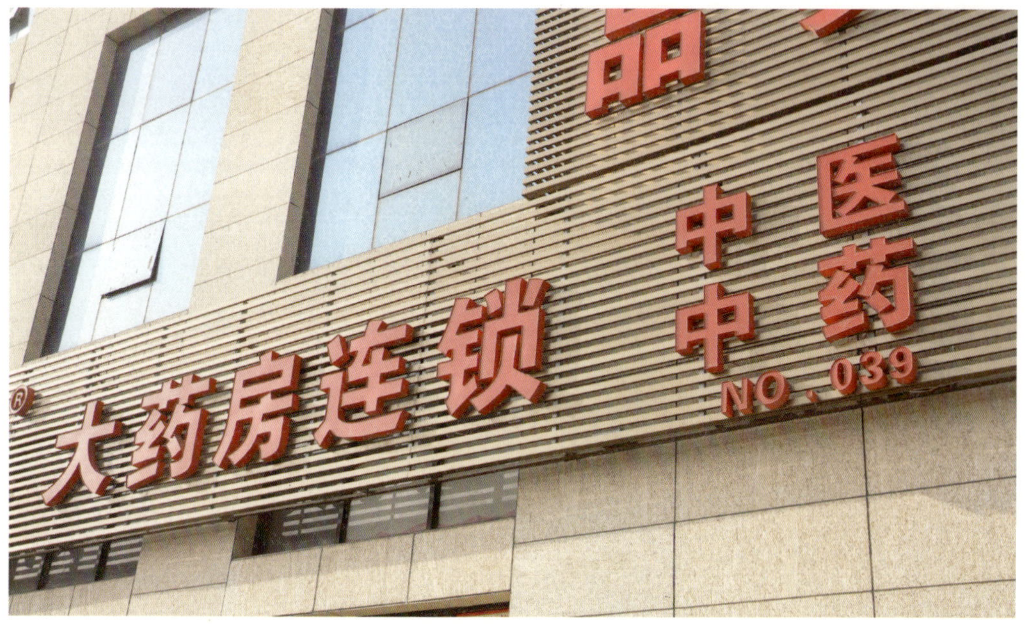

⬆ 간판에 '중의'와 '중약' 표시가 있어 한의사와 한약사가 약국에서 함께 근무함을 알 수 있다.(산둥성 웨이하이)

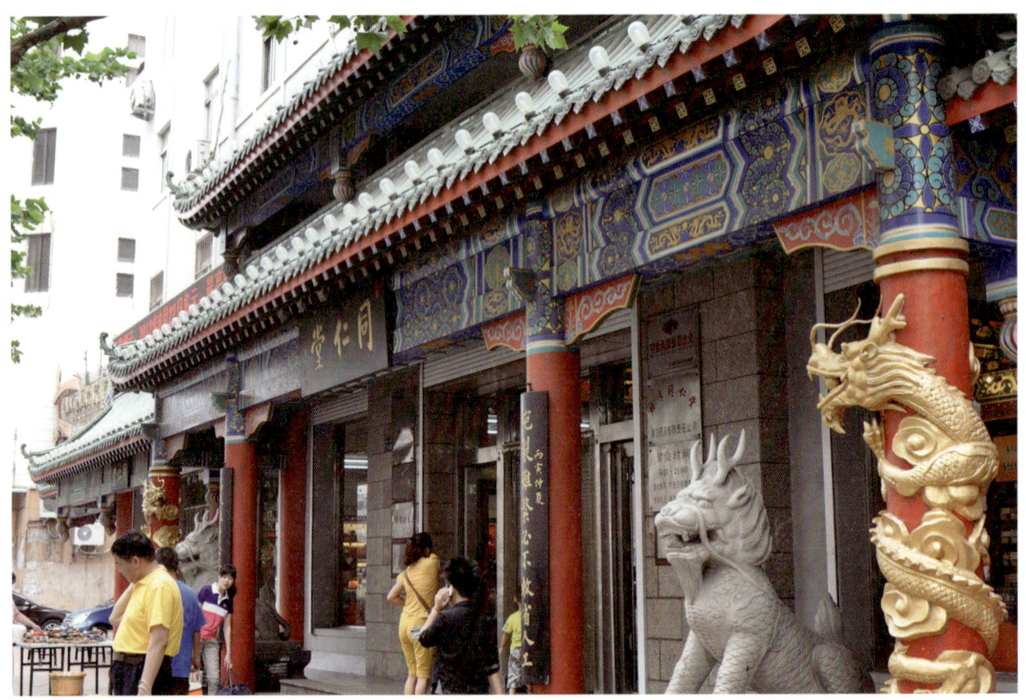

⬆ 동인당 한약국(산둥성 칭다오)

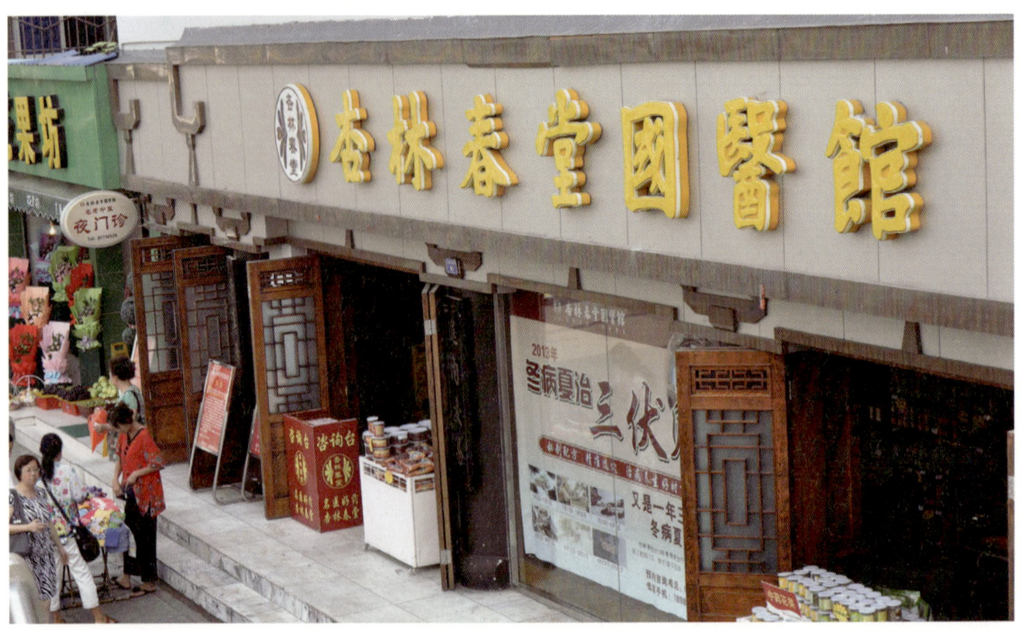

⬆ 청두중의약대학 인근에 위치한 대형 한약국(쓰촨성 청두)

470

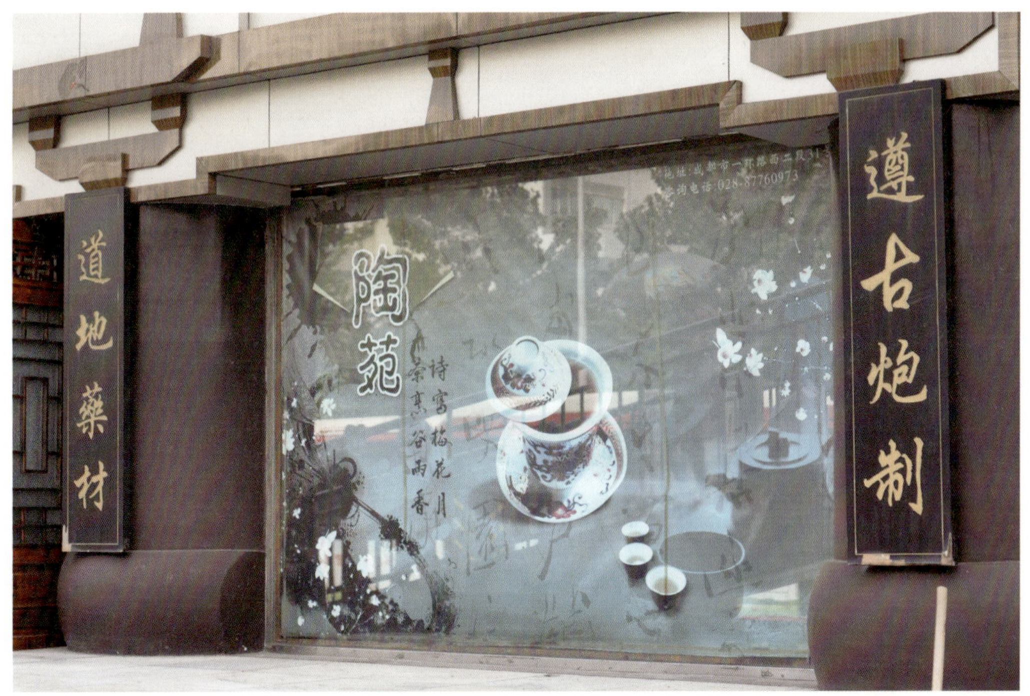

약국 외벽의 홍보물(쓰촨성 청두)

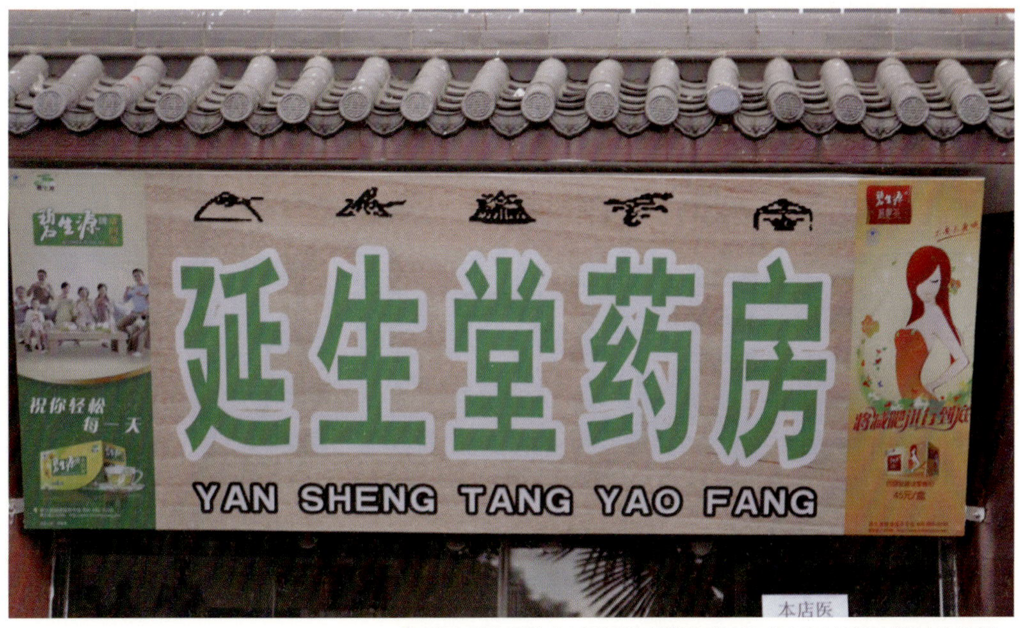

약국 간판 위쪽에 나시족의 상형문자인 동파문자가 보인다.(윈난성 리장)

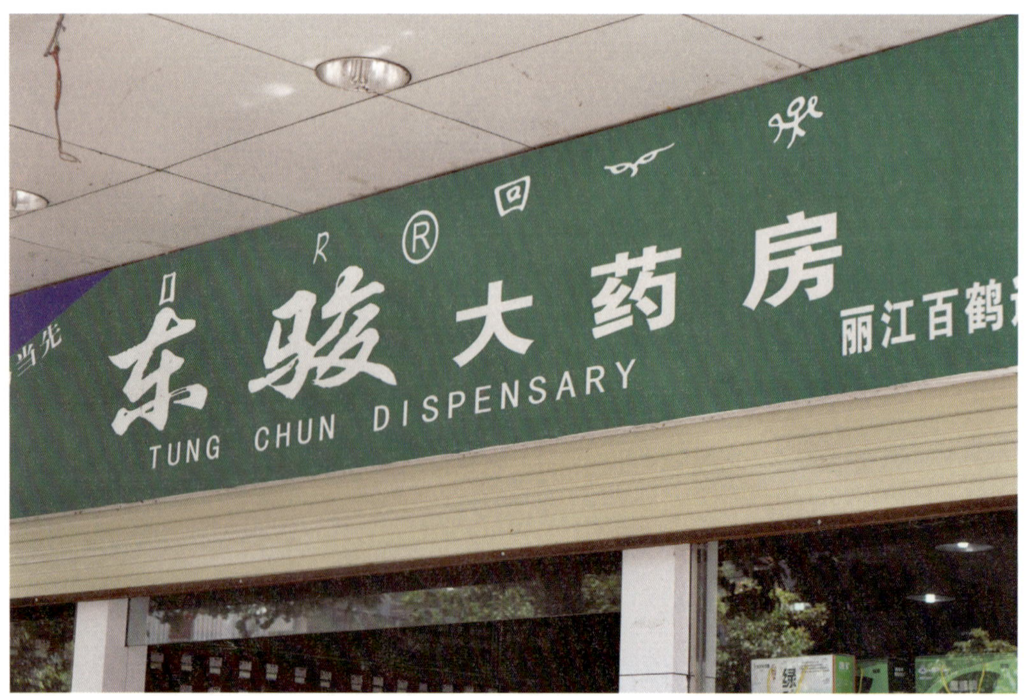

⬆ 간판에 유네스코에 등재된 상형문자도 함께 적혀 있다.(윈난성 리장)

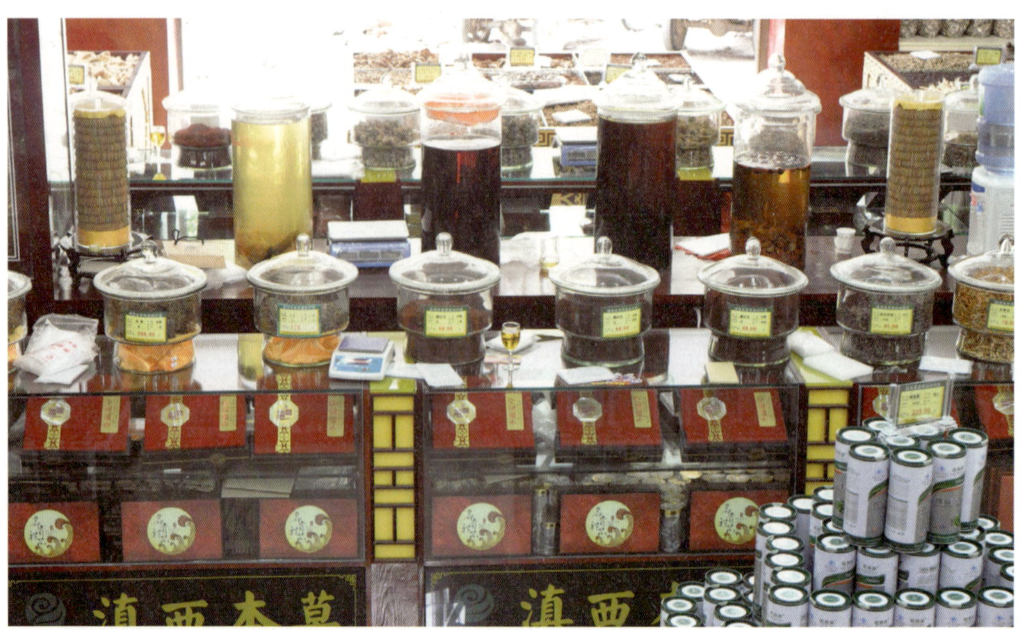

⬆ 리장 시내의 한약국 내부(윈난성 리장)

472

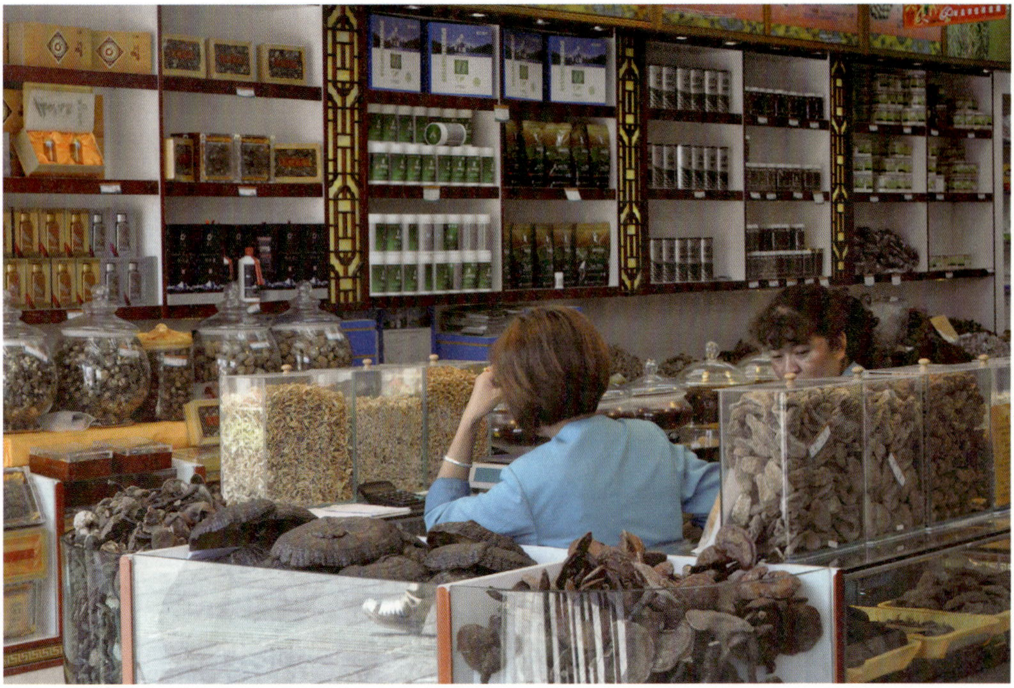

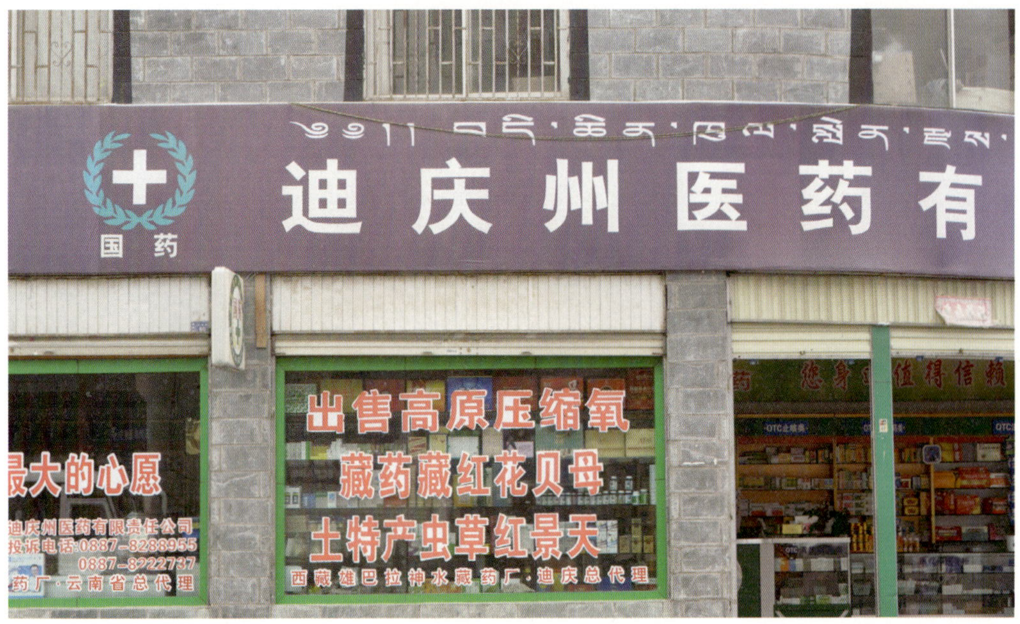

⬆ 리장 고성 인근의 한약국(윈난성 리장)

⬆ 약국 간판의 한자 위에 티베트 문자도 함께 적혀 있다.(윈난성 샹그릴라)

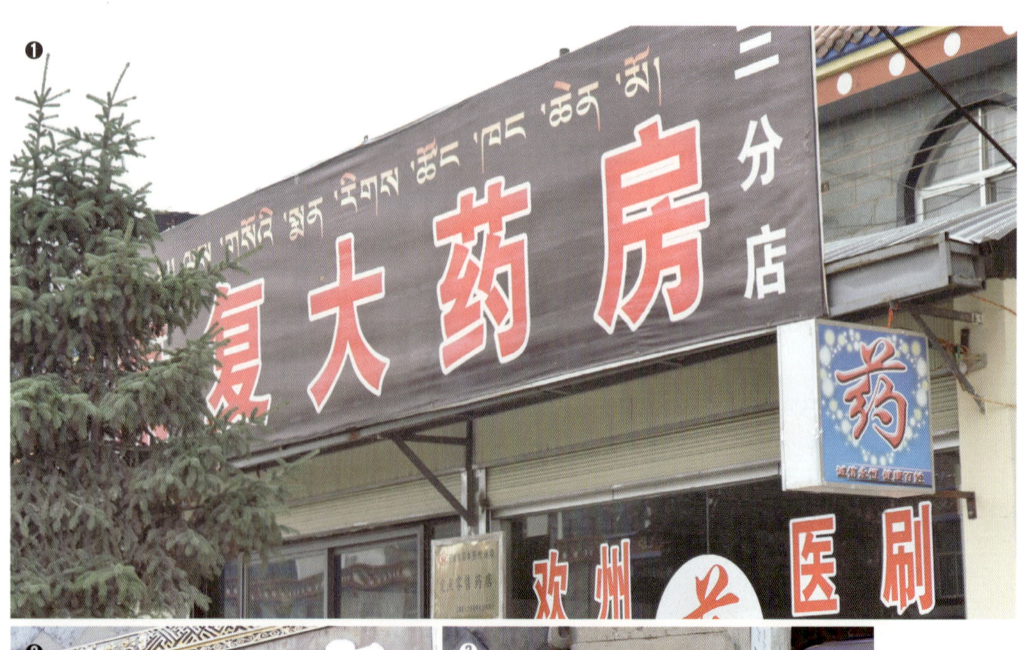

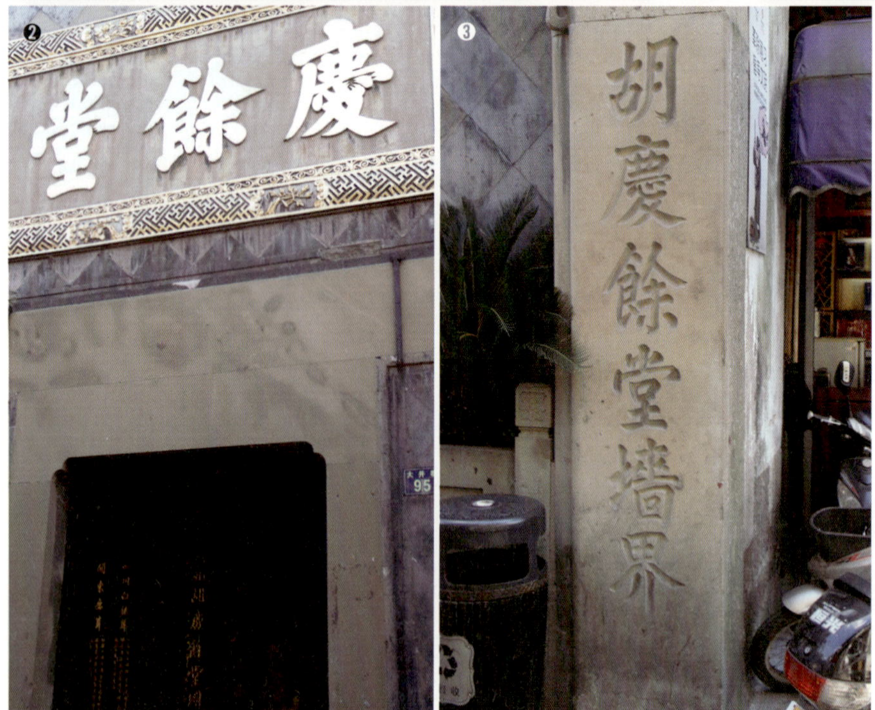

❶ 윈난성 샹그릴라(香格里拉). 약국 간판에 티베트 언어도 함께 적혀 있다.
❷ ❸ 청나라 상인 호설암이 개업한 호경여당(湖慶余堂) 한약국의 박물관(저장성 항저우, 사진 제공: 김성건 박사)

474

– 홈페이지 : 북경동인당 http://www.tongrentang.com

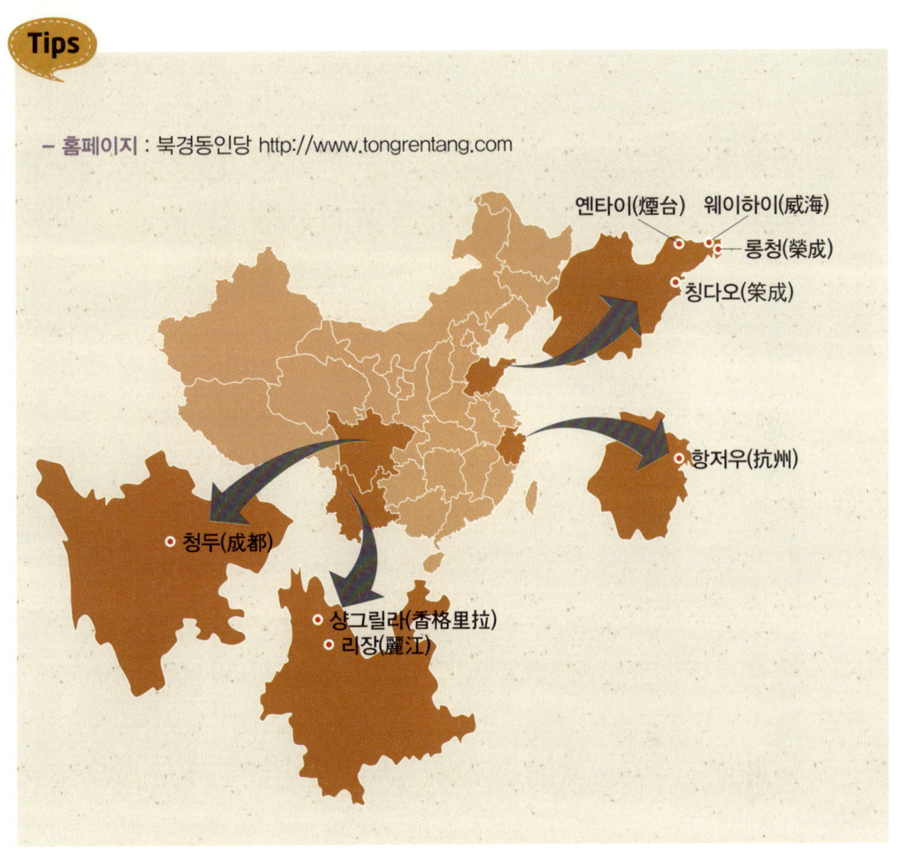

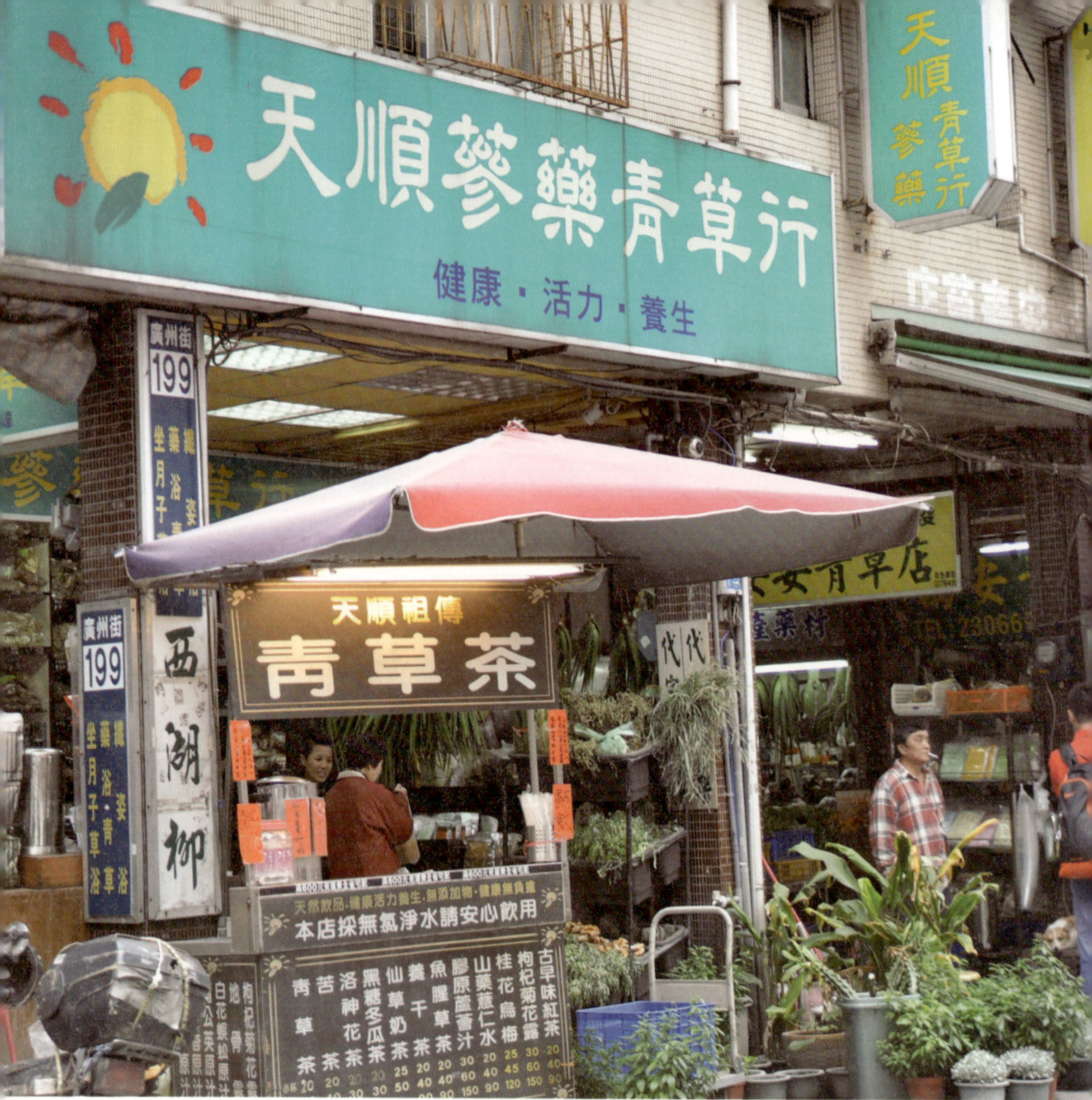

타이완 타이페이의 한약국

臺灣 臺北 漢藥局

타이페이(臺北) 시내의 한약국은 여러 군데를 찾아보았는데 내부 모습이 모두 고풍스럽다. 정면에는 보통 한약이 들어 있는 항아리가 진열되어 있는 것이 중국 약국의 전형적 모습이다. 명(明) 당삼, 호(胡) 마인, 원(元) 명분 등이 들어 있는 한약 항아리가 가지런히 진열되어 있다. 한 약국에서는 마침 조제 중인데 8~9종의 한약을 섞고 있다. 주인은 해마, 진주, 녹용, 영양각, 동충하초가 도지약재라면서 홍보물을 읽도록 권하고 동충하초는 약장에서 꺼내 보여준다. 약국 한쪽에는 사물환(四物丸)이 병 안에 들어 있다. 스린(士林) 야시장 한가운데에 자리 잡은 한약국의 정면에 자리 잡은 항아리는 멋지고 중국 냄새가 나는 그림까지 그려져 있다.

타이완(臺灣)에서는 동충하초를 건강식품으로서 일상에 많이 활용하고 있는데 한 상점은

⬇ 타이페이 시내의 한약국 내부

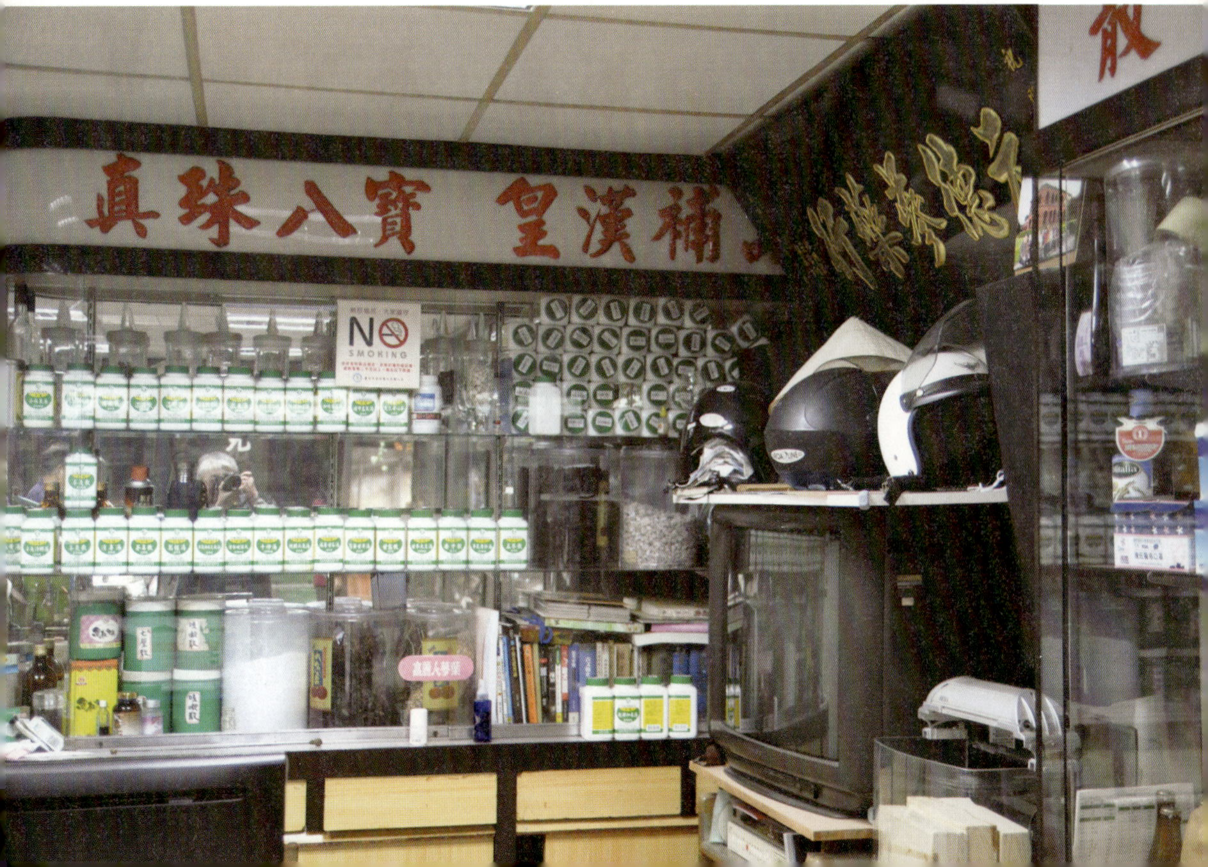

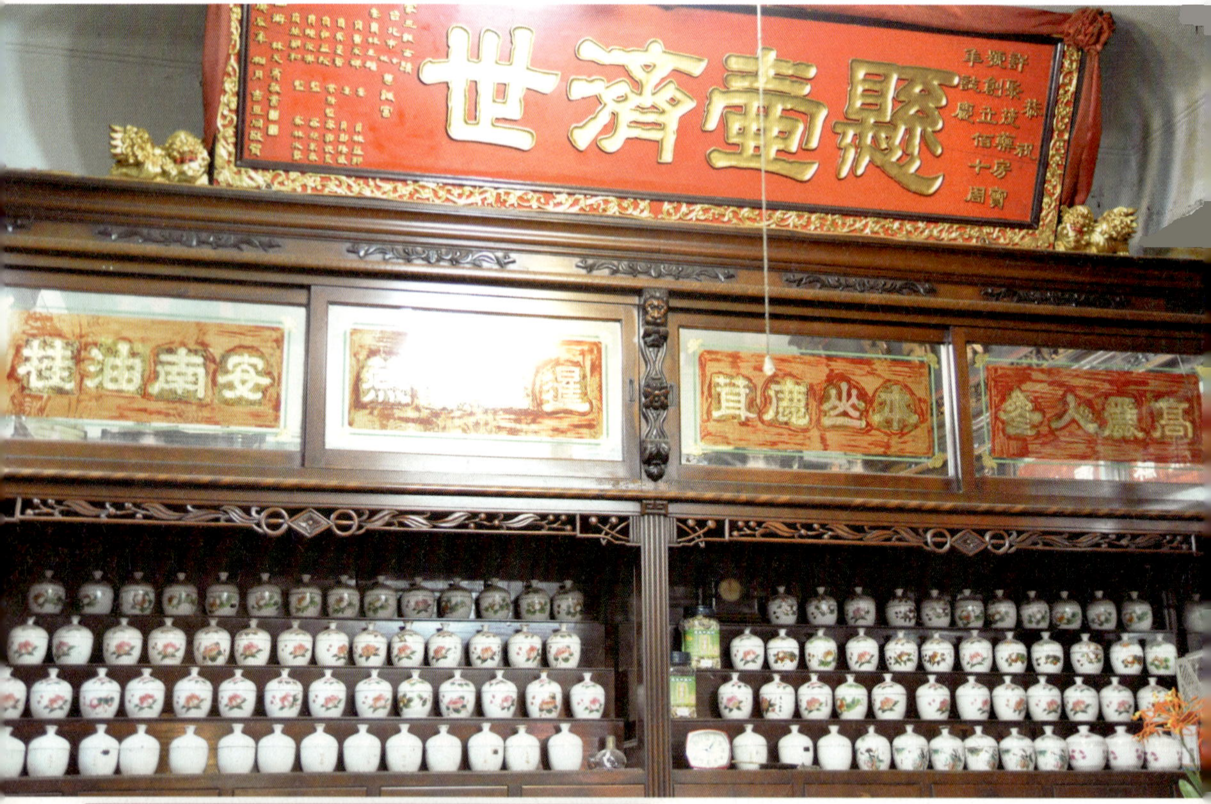

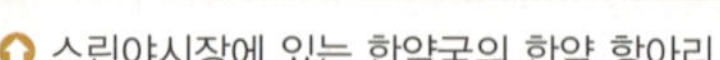

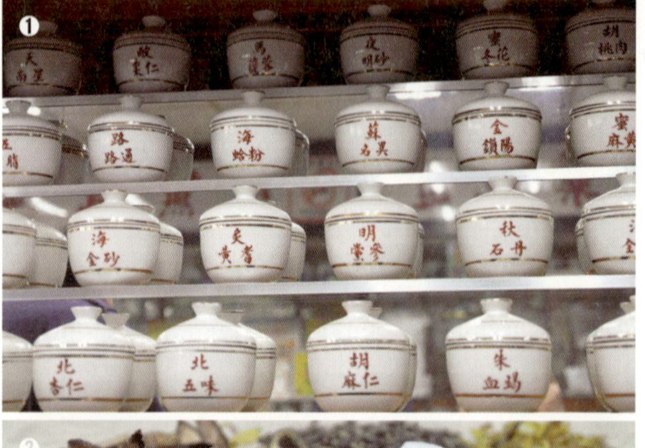

⬆ 스린야시장에 있는 한약국의 한약 항아리

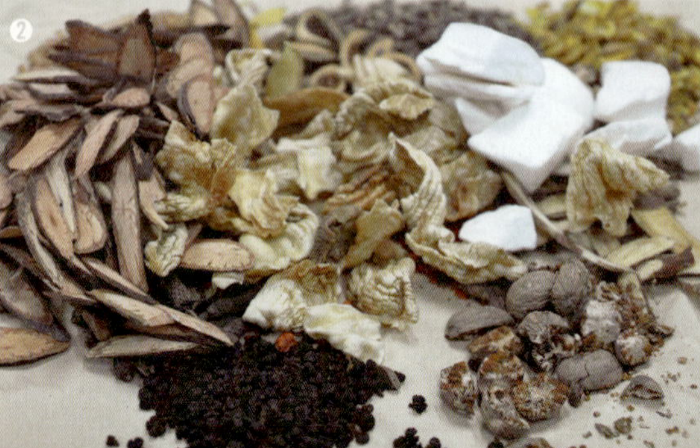

❶ 한약국 정면에 진열되어 있는 한약 항아리가
인상적이다.
❷ 조제 중인 한약

국립타이완대학과 공동으로 동충하초를 이용한 와인, 케이크, 죽제품을 개발하여 판매 중이었다. 상점 내부에서는 25일, 35일, 45일, 55일된 동충하초가 자라고 있는데 그중 35일된 동충하초를 먹을 수 있다고 표시되어 있다. 회사와 대학이 공동으로 다양한 동충하초 상품을 개발한 산업화 모습이 인상적이다.

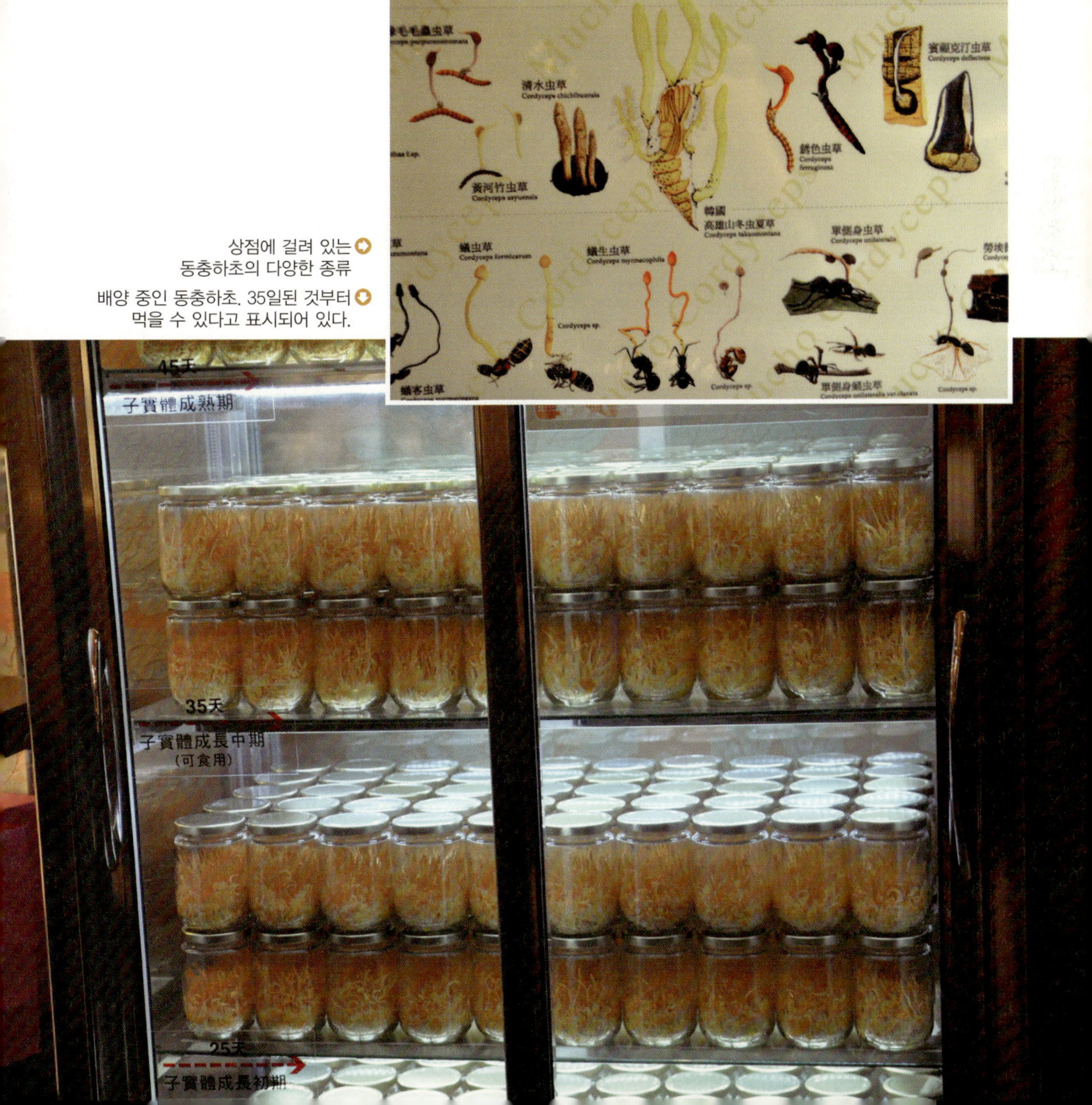

상점에 걸려 있는 ⟳
동충하초의 다양한 종류
배양 중인 동충하초. 35일된 것부터 ⟳
먹을 수 있다고 표시되어 있다.

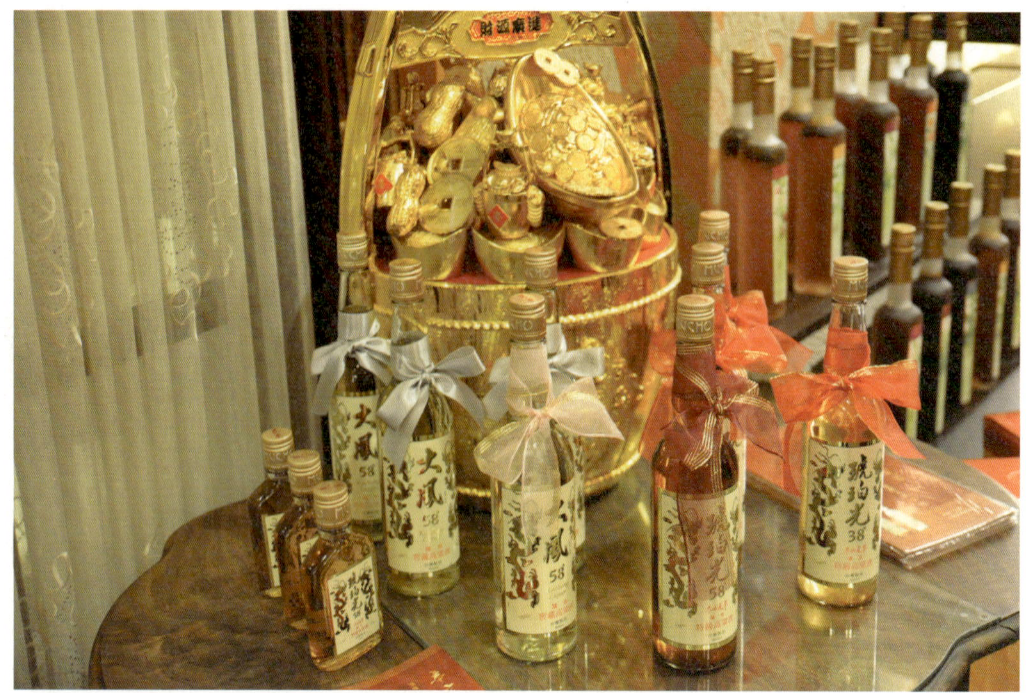

❂ 동충하초를 활용한 다양한 술 종류

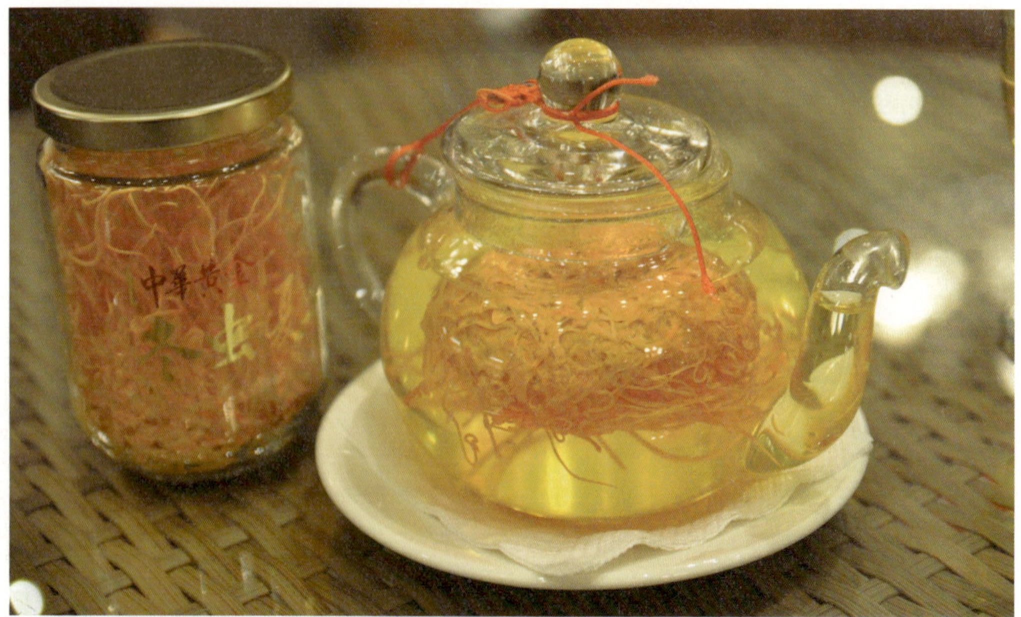

❂ 동충하초 차

- 위치 : 타이완(臺灣) 타이페이(臺北) 시내의 스린(士林) 야시장 내에 위치(한약국)
- 홈페이지 : http://www.muchoherb.com(동충하초 상점)
- 주소 : 臺灣 臺北市 信義路 四段 107號(동충하초 상점)
- 전화번호 : 02-2708-6177(동충하초 상점)
- Fax 번호 : 02-2708-0112(동충하초 상점)

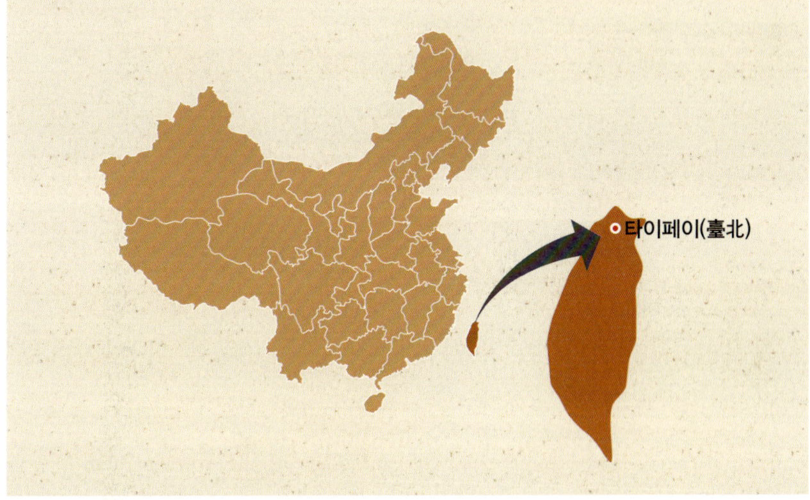

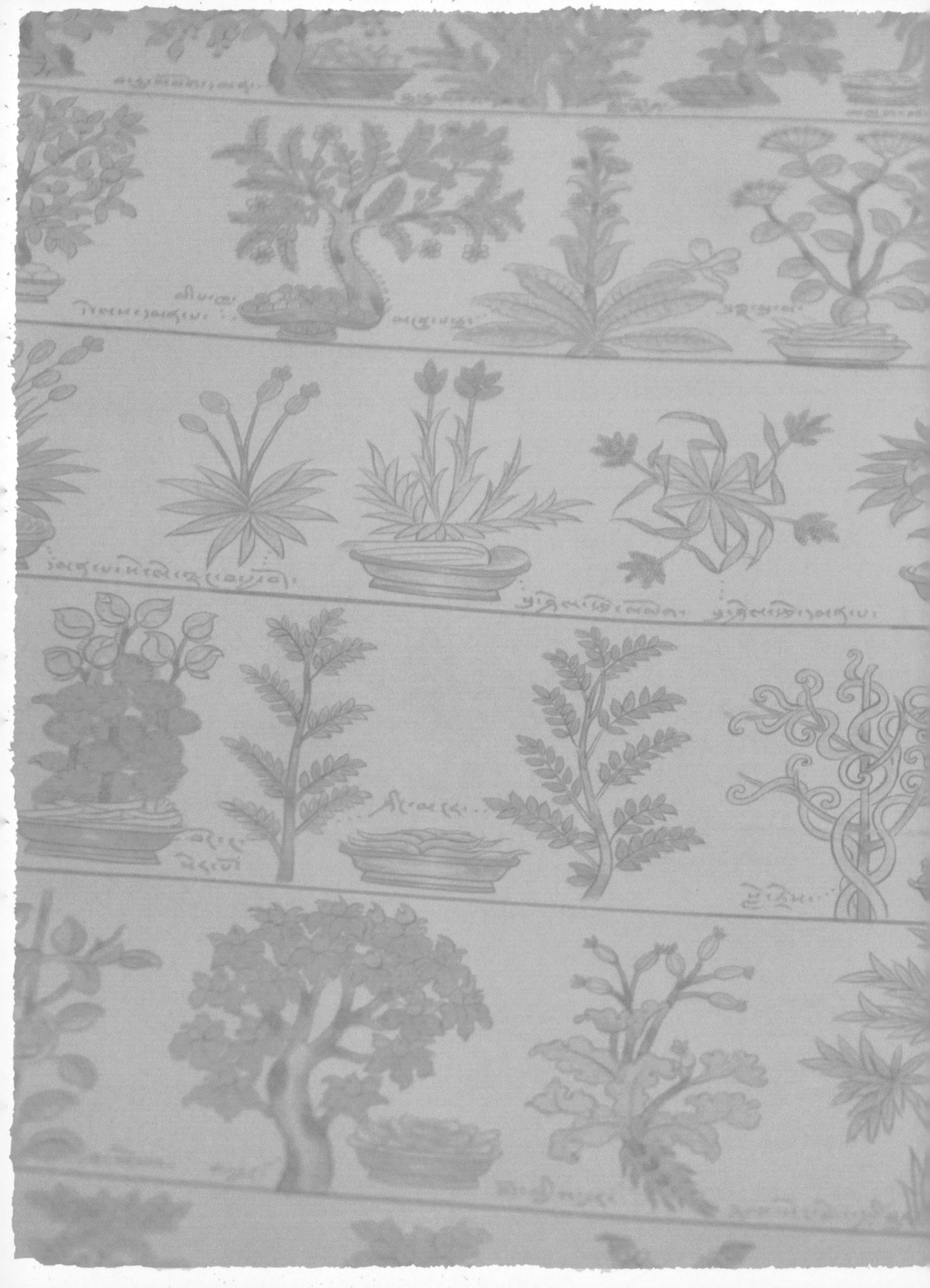

티베트 의약

티베트의 전통의약서,
『사부의전』

Tibet 四部醫典

티베트의 기본의서, 『사부의전』

티베트 전통의약인 장약(藏藥)이 체계적으로 자리 잡은 것은 7~8세기 무렵이다. 당나라의 문성공주가 티베트 왕 송첸캄포에게 시집갈 때 수많은 의학책과 의사들을 데리고 가면서 한약이 소개되었고, 또 티베트와 인접한 인도와 네팔의 의술도 이 시기에 함께 소개됐다. 이것이 티베트 고유의 의술 및 약 처방과 결합되며 장의학과 장약의 기본체계가 완성됐다. 당시 이런 장의학과 장약을 이론적인 체계를 갖추어 집대성한 책이 바로 티베트 설산(雪山) 지역의 약사인 운단공포가 편찬한 『사부의전(四部醫典)』이다.

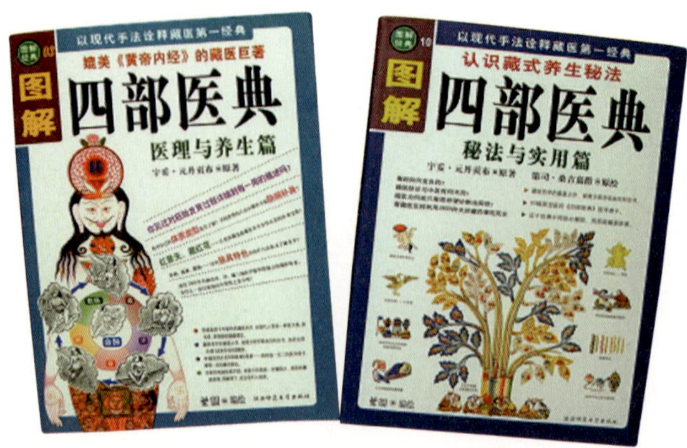

○ 중국에서 번역, 발행한 『도해 사부의전』

티베트 의학의 가장 중요한 기본 의서인『사부의전』은 네 가지의 경전, 즉 근본의전(根本醫典), 논설의전(論說醫典), 비결의전(秘訣醫典), 후속의전(後續醫典)으로 구성되어 있다. 그리고 발생학, 해부학, 생리학, 병리학, 약물학, 진단학, 산부인과학, 소아과학, 정신과학, 외과학, 독물학, 노인병학, 양생학 그리고 불임학 등 현대의학에서 세분화된 대부분의 의학 분야를 망라하고 있다.

80폭 속에 그려진 티베트 의학

특히 글을 모르는 일반인들을 위해 장의학 학습용 80폭의 괘도인 탕카(tanka)가 그림으로 만들어졌다. 탱화는 천이나 종이에 그림을 그려 벽에 거는 불화의 종류인데 티베트에서는 이 탱화를 탕카라고 하며 주로 면직물 위에 그렸다.

○ 탕카 34의 '약물의 분류 1'

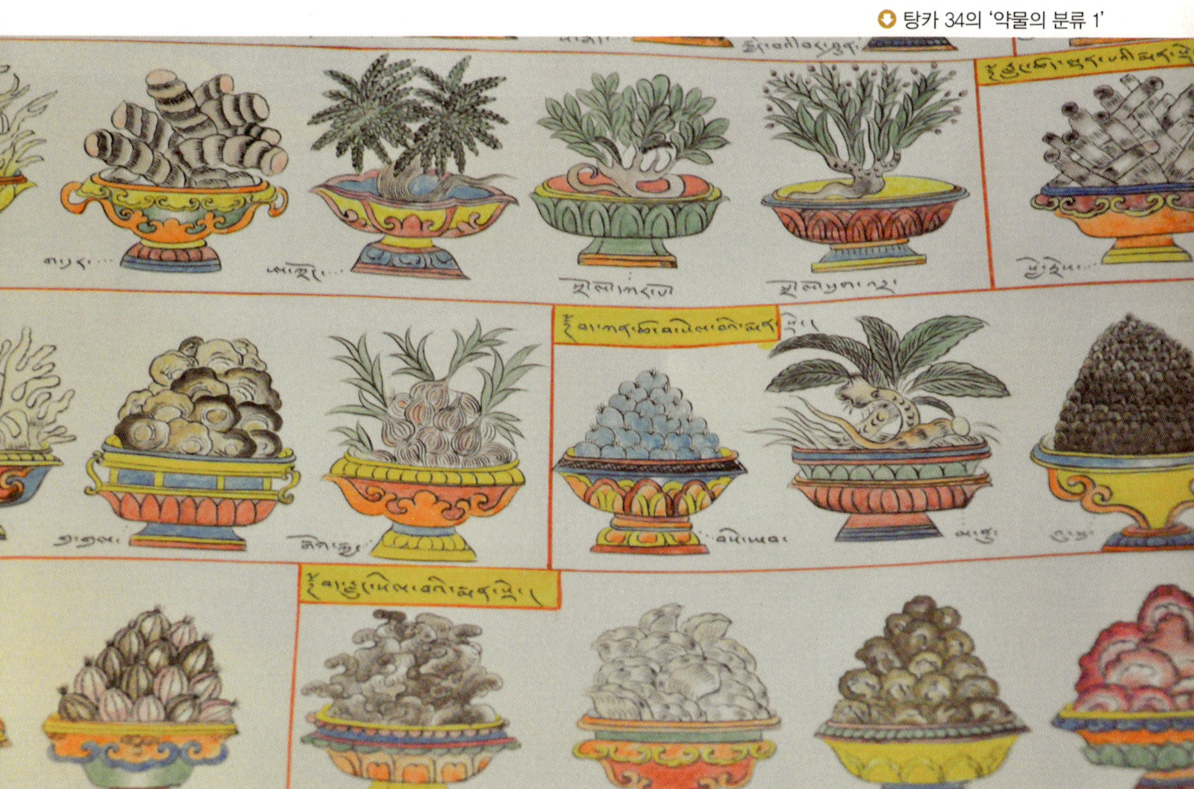

이 탕카는 지금도 티베트 의학의 중요한 부분을 차지하고 있다. 이 탕카에는 『사부의전』 속에 들어 있는 티베트 의학의 기본적 내용, 인체의 해부학적 구조와 생리기능, 질병의 원인, 병리, 증상, 질병의 진단방법과 치료원칙, 약물의 종류, 성미, 용법, 음식, 위생보건의 지식, 의료자의 도덕 등을 체계적으로 묘사하고 있다.

이 중 티베트 약재가 포함된 탕카는 탕카 25~탕카 30과 탕카 31~탕카 33 그리고 탕카 34~탕카 35로 11장이다. 탕카 25에서 30까지에는 약재 1에서 약재 6, 탕가 31에서 탕카 33에는 보조약재 1에서 3, 그리고 탕카 34는 약재 분류 1, 탕카 35는 약재 분류 2가 그려져 있다. 티베트 전통의약인 식물성 약재를 비롯하여 동물성, 광물성 약재가 그림으로 그려져 있어 전통의약을 연구하는 과학자들의 많은 관심을 끈다.

『사부의전』을 중국어로 해석한 책인 『도해 사부의전』은 중국 산시사범대학출판부에서 출간했는데 1부와 2부는 2006년, 3부와 4부는 2007년에 각각 발행되었다.

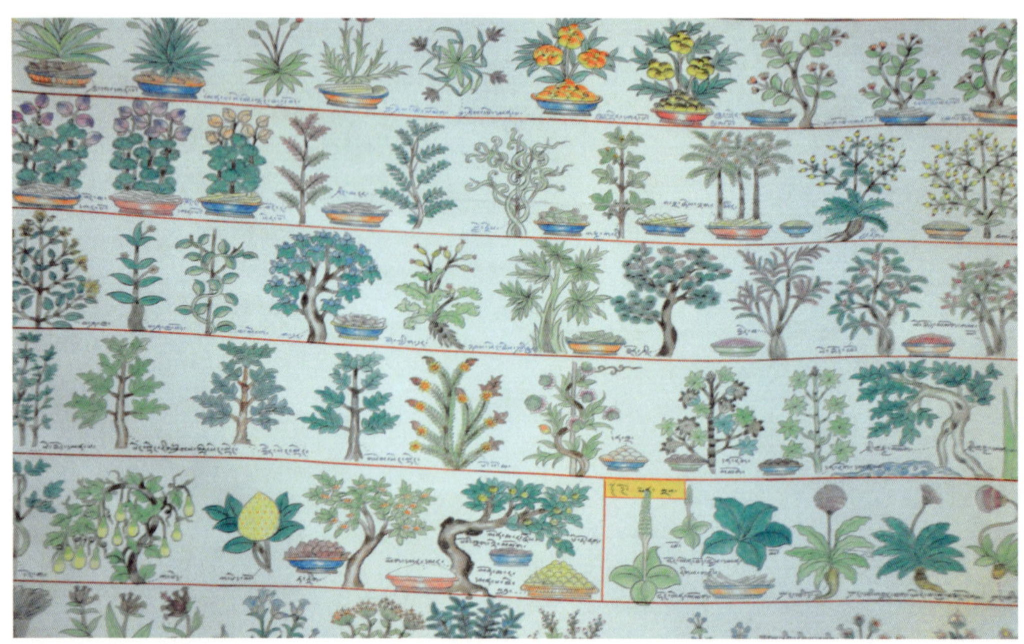

◑ 탕카 27의 '약물의 분류 3'

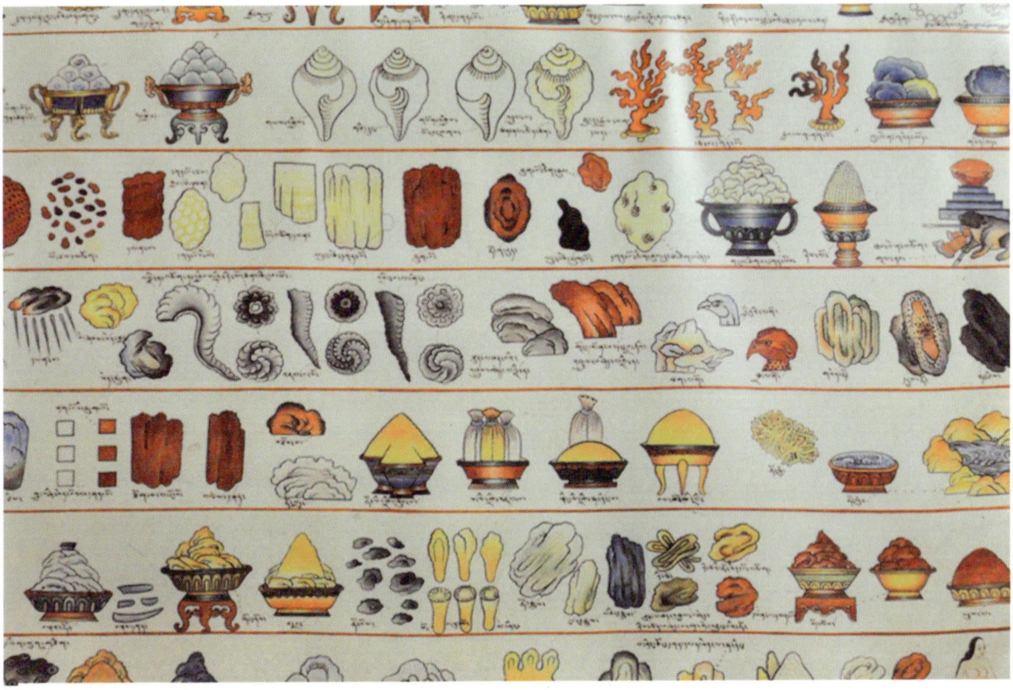

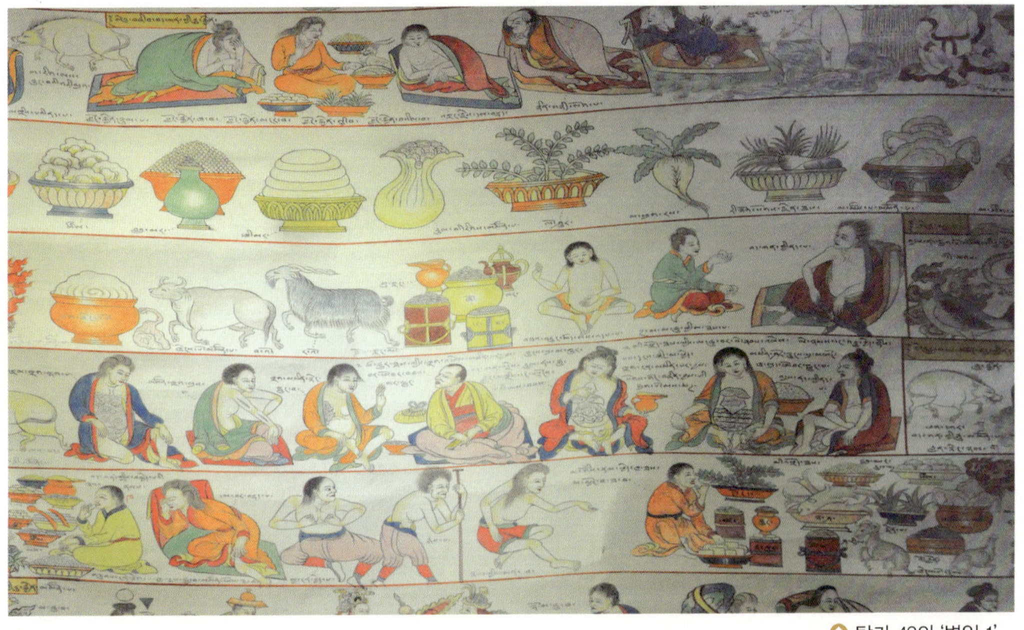

⬆ 탕카 25의 '약물 1'

⬆ 탕카 42의 '병인 1'

윈난성 샹그릴라 · 리장의 티베트 의약

雲南省 香格里拉 · 麗江 Tibet醫藥

샹그릴라의 티베트 의약자료

윈난(雲南)성 북서쪽에 위치해 있는 디칭(迪慶) 티베트족자치주의 정부 소재지는 샹그릴라(香格里拉)현에 있다. 샹그릴라현은 원래 중뎬(中甸)현인데 관광객 유치를 위해 제임스 힐턴의 탐험 소설인 『잃어버린 지평선』에 등장하는 신비로운 지상낙원인 샹그릴라의 이름을 차용한 것이다. 샹그릴라는 티베트족이 80%에 달해 티베트의 전통 문화가 고스란히 남아 있다.

⬇ 샹그릴라 장족문화성 입구

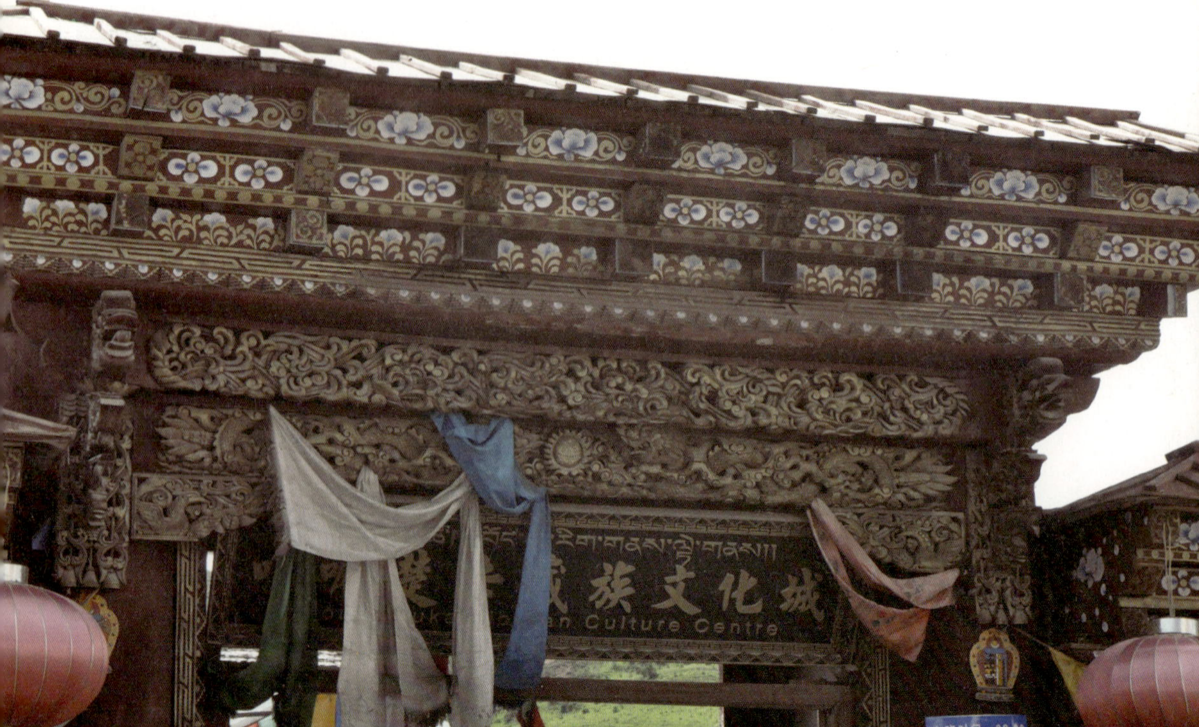

　이들 지역의 티베트 전시관에는 환자 진료실과 함께 티베트 전통의약인 장약(藏藥)을 집대성한 책, 『사부의전』이 있다. 샹그릴라에 도착하여 처음 찾아간 장족문화성(藏族文化城)은 입구에서 스님의 설명과 안내를 받으며 전시관으로 들어간다. 실내는 각 방마다 티베트 의사들이 환자를 진료하고 있고 벽에는 『사부의전』 관련 자료들이 붙여져 있다. 실내의 사진촬영은 허락되지 않았다. 이곳을 함께 찾은 중국인 관람객들도 엄숙한 분위기에서 내부를 둘러본다.

　샹그릴라의 두커종(獨克宗) 고진(古鎭)에 있는 디칭(迪慶) 장족자치주박물관 2층에도 『사부의전』이 전시되어 있다. 이곳에는 특별히 설산에 자라는 티베트 약재들의 건조표본을 전시하고 있어서 티베트 의약을 연구하는 데 많은 도움이 되었다.

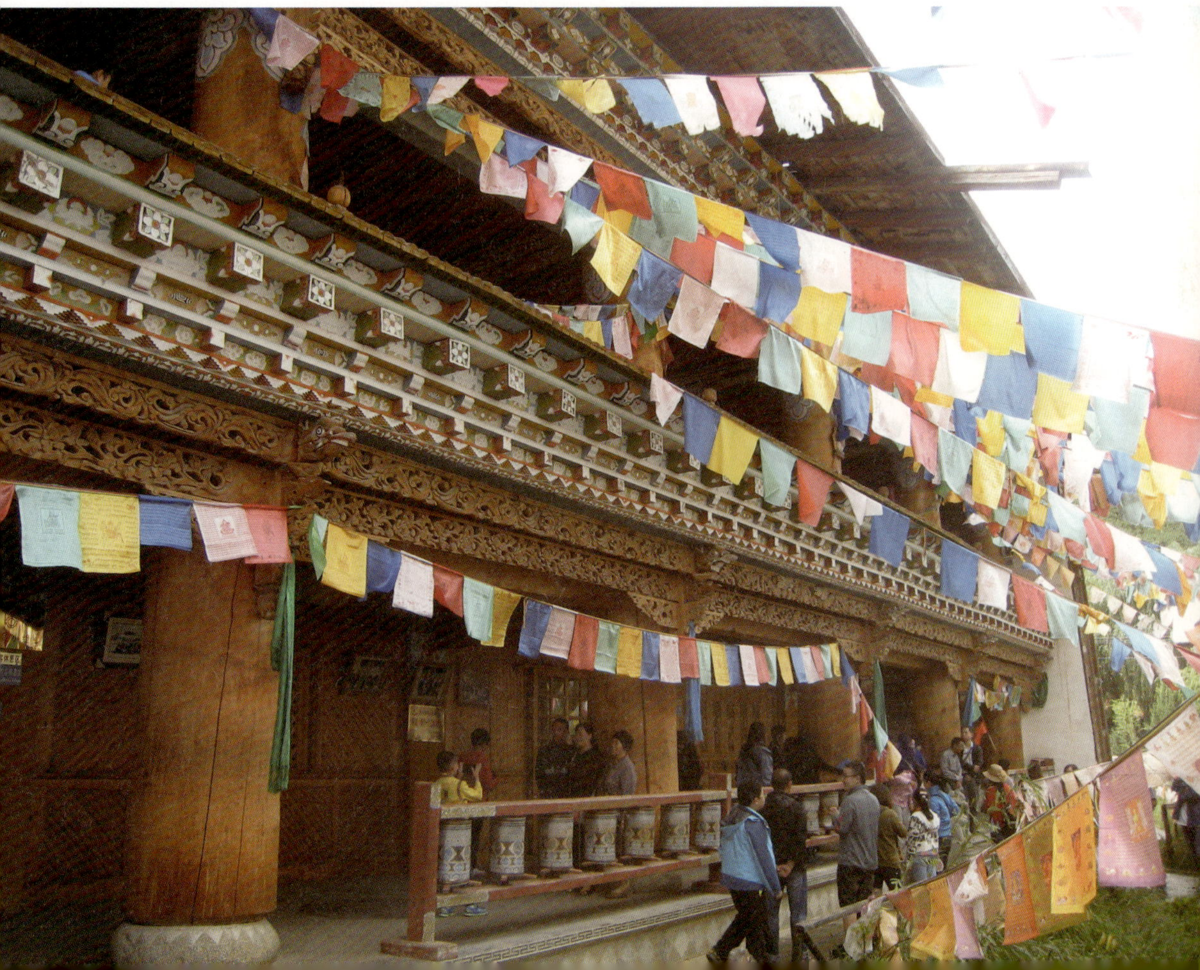

○ 장족문화성 본관 건물 전경

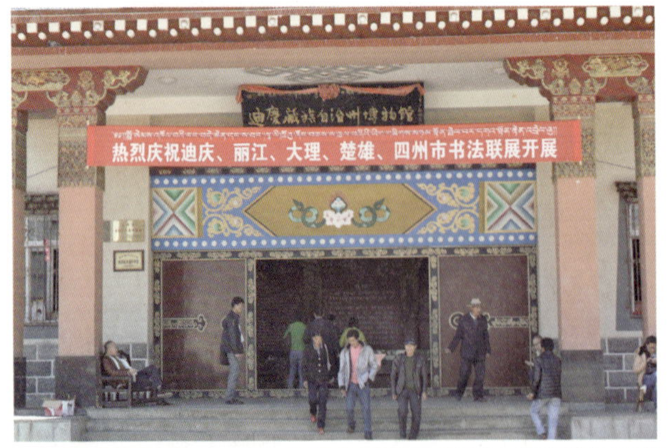

상그릴라 두커종 고진의
디칭 장족자치주박물관

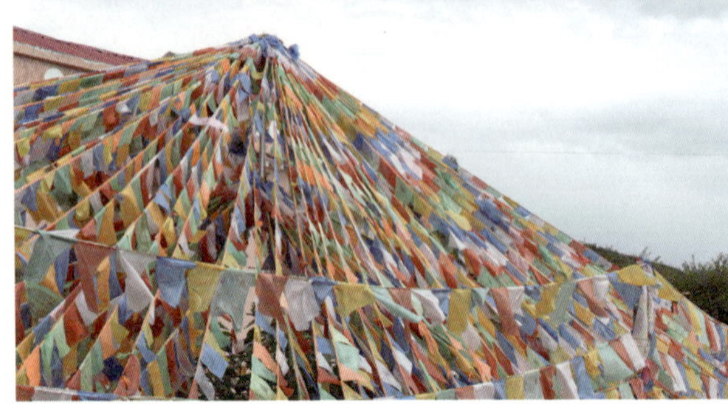

탕카문화전파센터 앞에 있는 알록달록한
천으로 제작된 깃발

샹그릴라 탕카문화전파센터

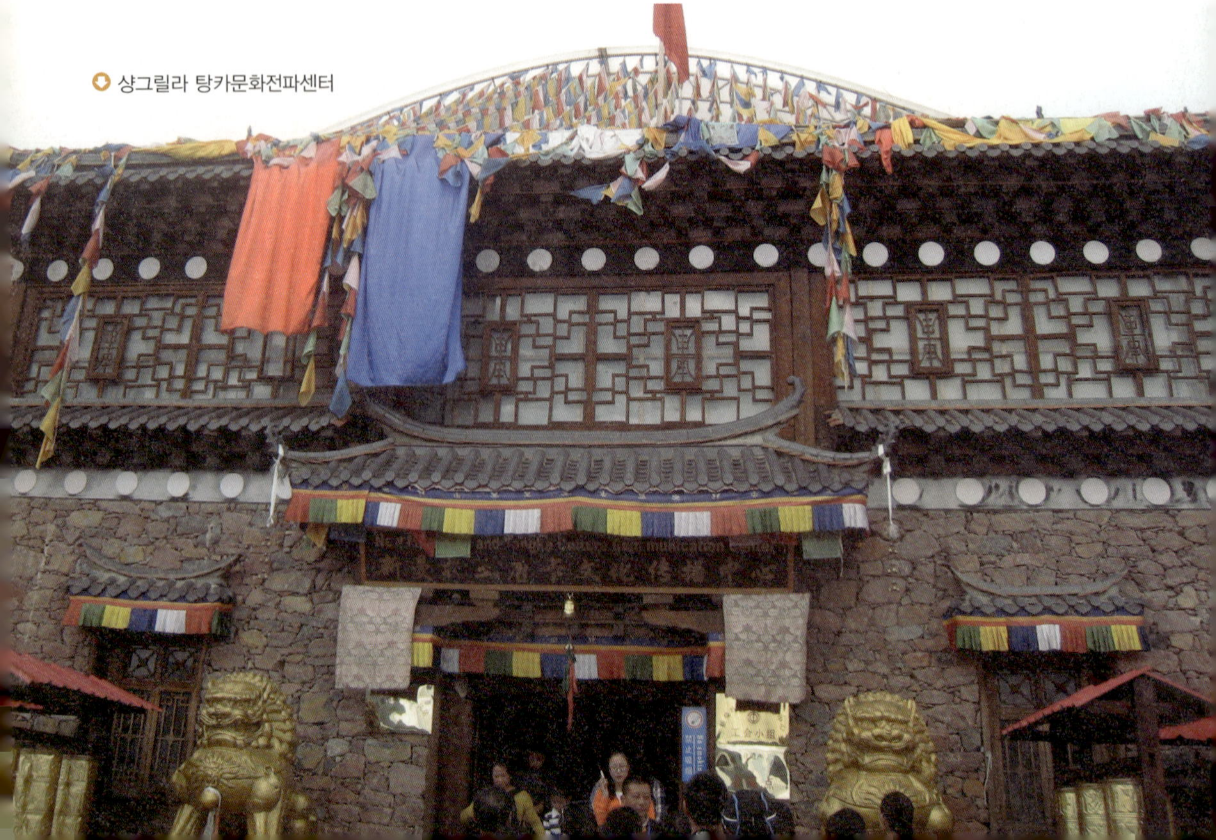

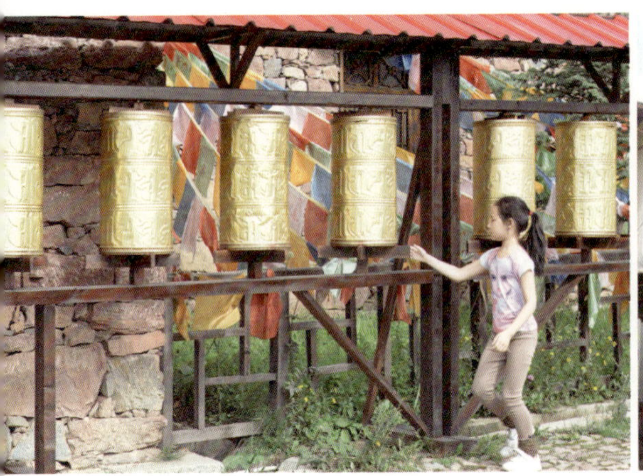

⬆ 탕카문화전파센터 앞에 있는
티베트불교의 회전식 예배기

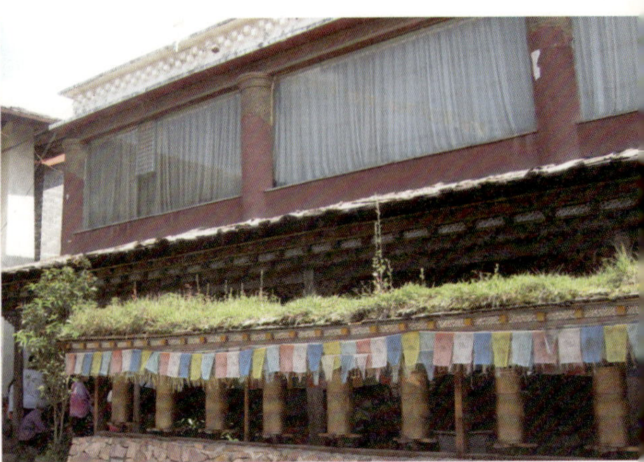

⬆ 리장의 장문화선전센터 건물

⬇ 리장의 장문화선전센터 입구

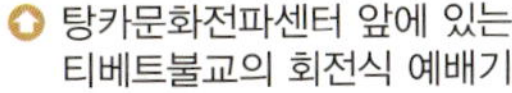

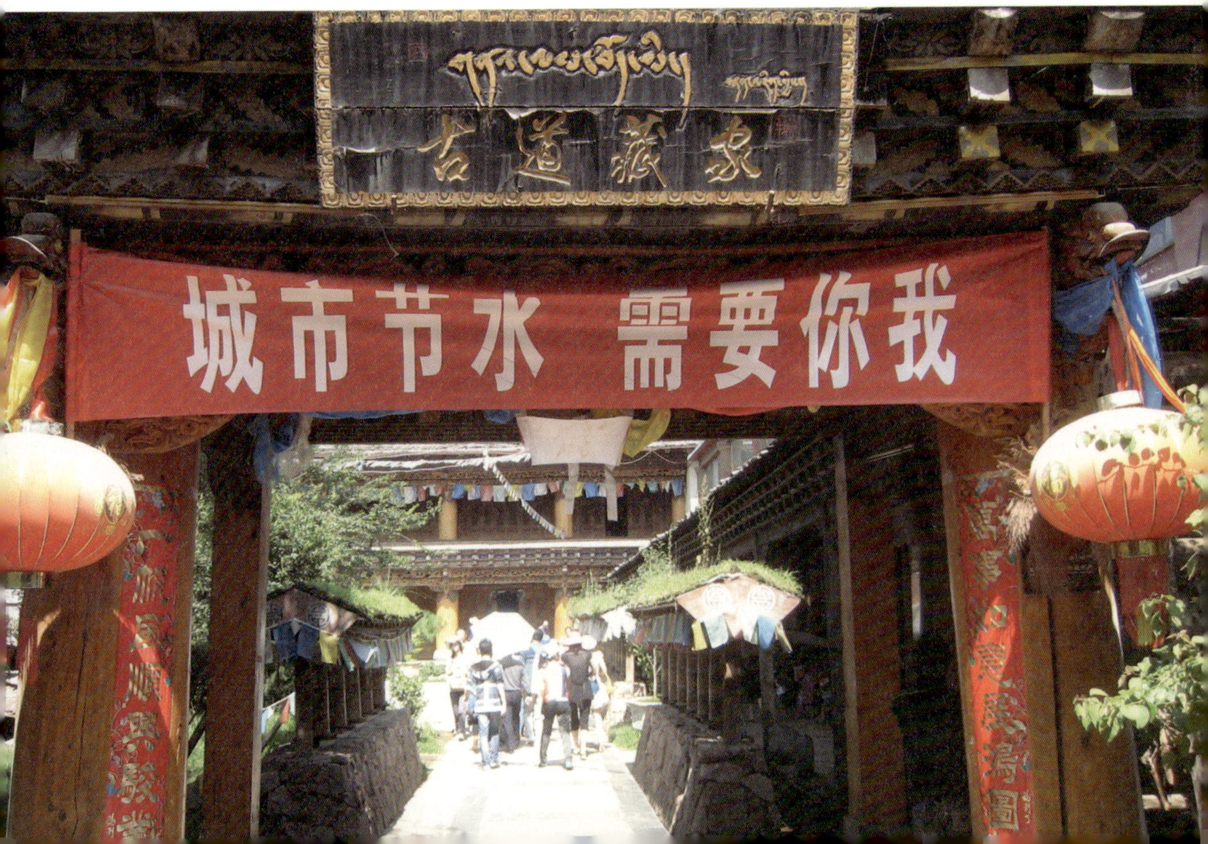

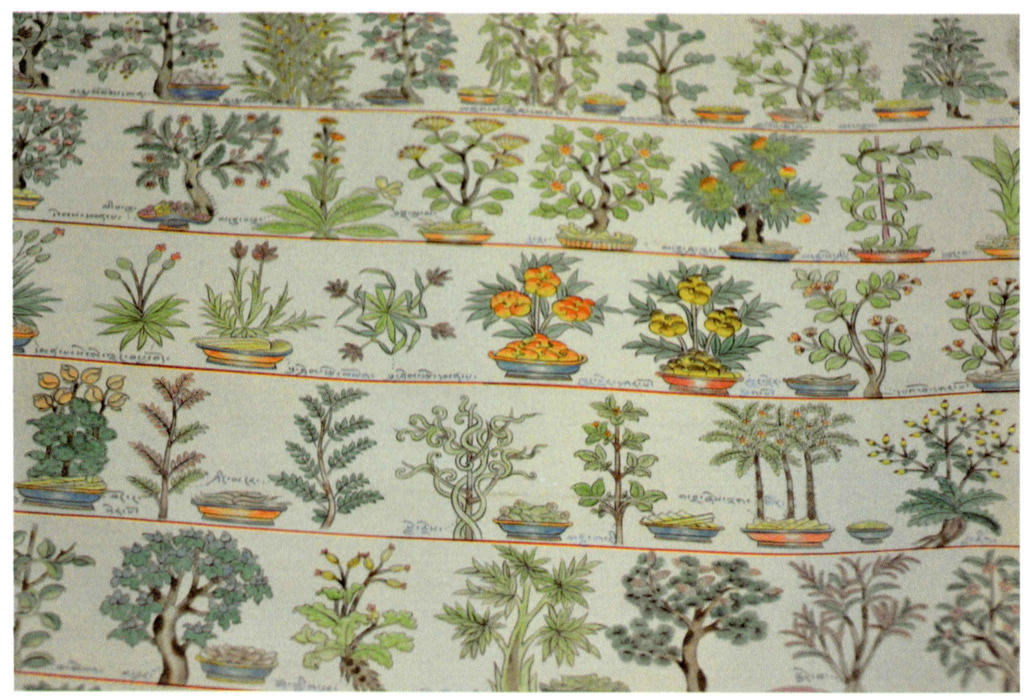

🔅 티베트의 전통의약서인 『사부의전』에 소개된 전통 약재들

이곳에서 샹그릴라 곳곳에서 만난 고산식물인 수모설련화의 학명(*Saussureae medus*)도 확인할 수 있었다.

샹그릴라의 세 번째 전시관은 탕카문화전파센터인데 이곳에도 티베트 의약 자료들이 전시되어 있다.

리장에서 만나는 티베트 의약자료

샹그릴라 아래쪽에 위치한 리장(麗江)은 유네스코 세계문화유산으로 지정된 해발 2,400m의 고원도시이다. 나시(納西)족 자치현 등이 있으며 호도협(虎跳峽) 협곡지역, 만년설이 덮인 옥룡설산 등이 비경으로 이름나 있다. 리장의 외곽에는 유명한 관광지인 수허(俗河) 고진(古鎭)이 있는데 안쪽으로 깊이 들어가면 장(藏)문화선전센터가 나온다. 센터 2층에도 『사부의전』과 티베트 의약 자료들이 있는데 샹그릴라에 비한다면 자료 양은 그다지 많지 않았다.

492

Tips

- **위치** : 샹그릴라(香格里拉)는 윈난(雲南)성 북서쪽에 위치해 있는 디칭(迪慶)티베트족
  자치주의 정부 소재지.

  리장(麗江)은 샹그릴라 아래쪽에 위치한 고원도시

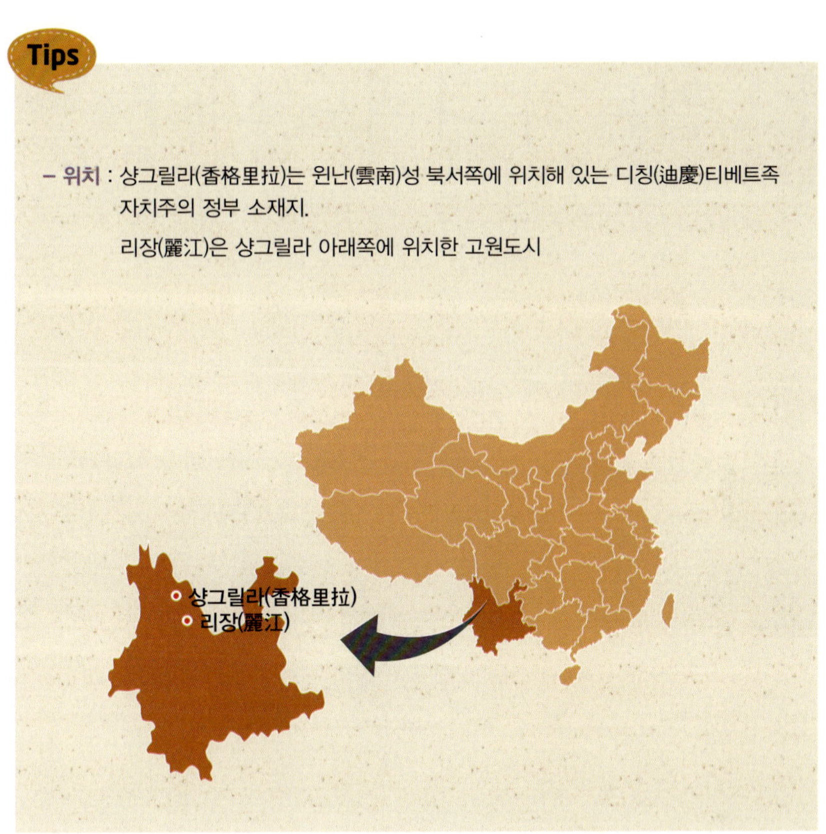

한국·일본의 티베트 의약

韓國·日本 Tibet醫藥

전남 대원사의 티베트 탕카

우리나라에서 티베트의 탕카(tanka)를 만날 수 있는 곳이 있다. 전남 보성군 문덕면 죽산리에 소재한 대원사 티베트박물관에는 표구된 소형 탕카가 전시되어 있고『사부의전』영문판도 비치되어 있어 이 분야를 연구하는 의학자들에게 유익할 것이다.

◐ 전남 대원사 티베트박물관 전경

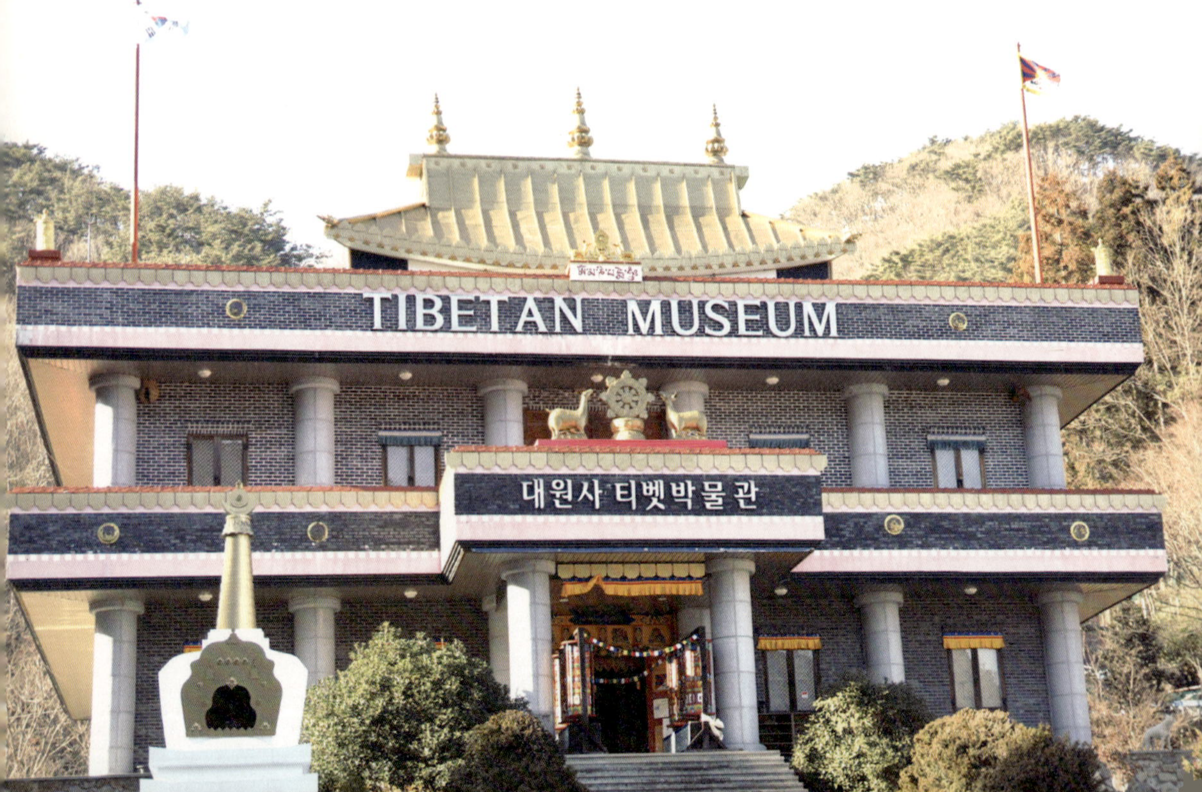

우리나라에는 『사부의전』에 관한 자료가 아직 부족한 실정이다. 그래서 대원사에 보관 중인 영문판 『사부의전』을 활용하고자 담당자에게 책 대여를 부탁했으나 곤란하다고 하여 필요한 부분을 사진으로 촬영해서 사용했다.

일본의 『사부의전』

일본 도야마(富山)현 도야마시에 소재한 도야마건강파크 내의 '세계전통의약구역'(이전의 국제전통의학센터)에 『사부의전』의 대형 탕카가 걸려 있다. 이 센터는 탕카 80편 전체를 구비해두고 순서대로 교체하면서 1편씩 전시했다. 필자는 이곳을 가끔씩 찾아, 유리 전시관 내에 걸려 있는 커다란 탕카

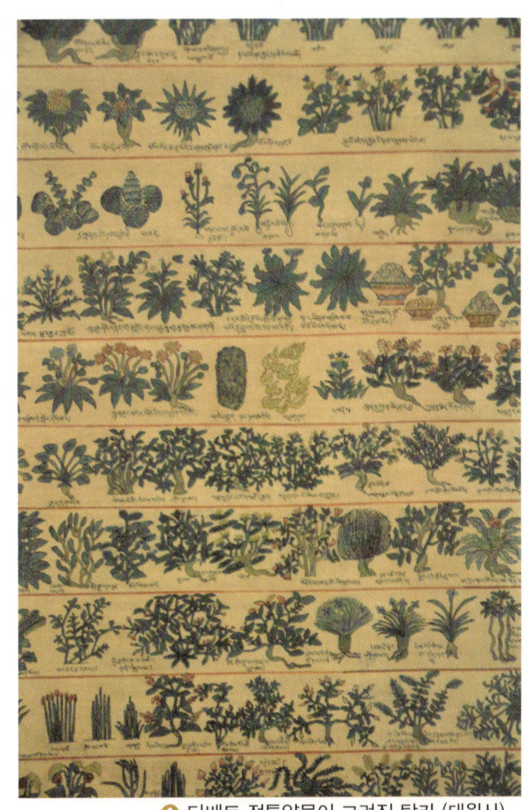

⬆ 티베트 전통약물이 그려진 탕카 (대원사)

⬇ 전남 대원사 티베트박물관에 표구된 소형 탕카

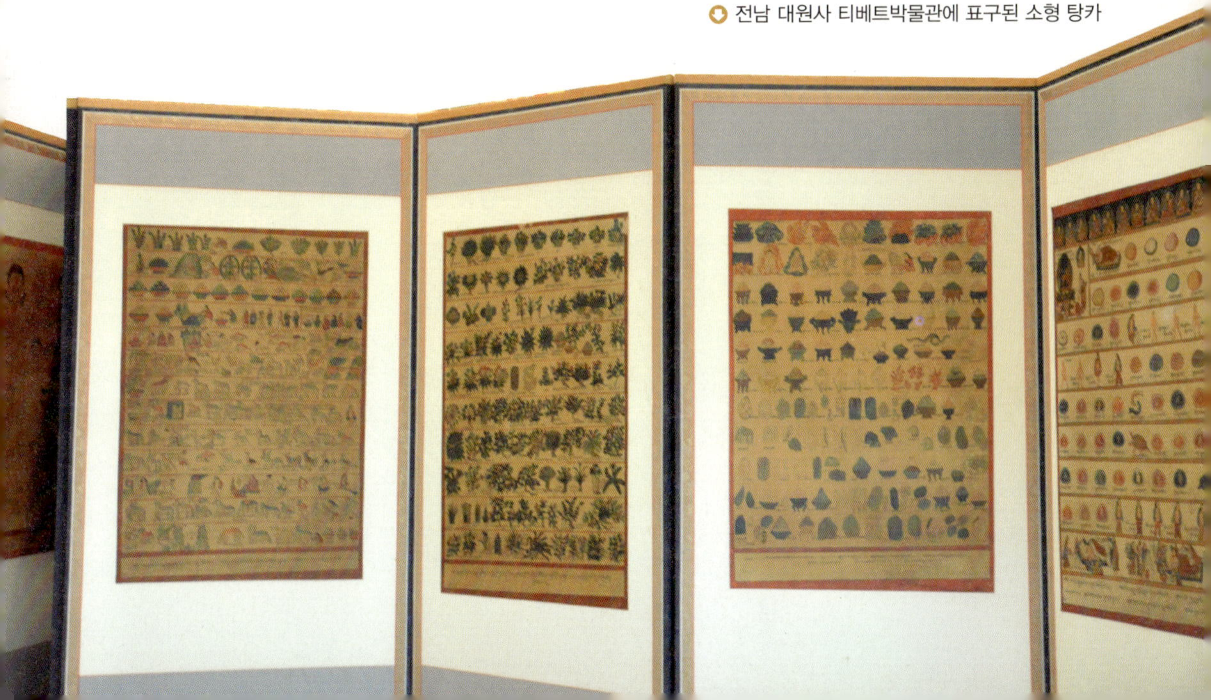

를 보며 한참이나 서 있곤 했다. 재미있게 표현한 선명한 그림 하나하나를 보면서 장의학을 이해하고자 한 것이다. 이처럼 80편 전체를 완전한 세트로 소지하고 있는 곳은 영국의 대영박물관 외에 몇 군데 되지 않는다고 알려져 있다. 이제는 세계전통의약구역의 운영주체가 바뀌어 전시관이 축소되고 탕카도 교체하지 않는다.

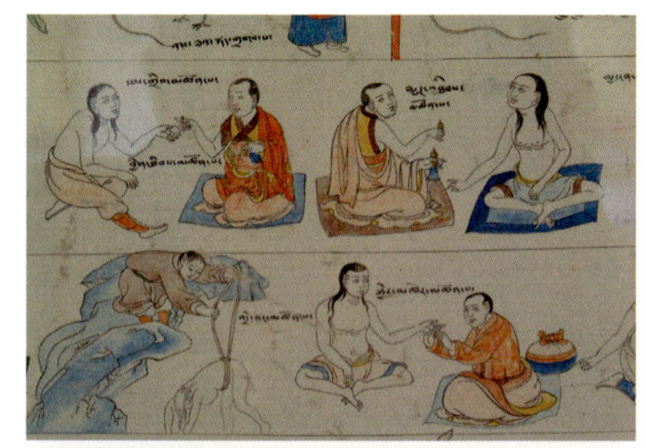

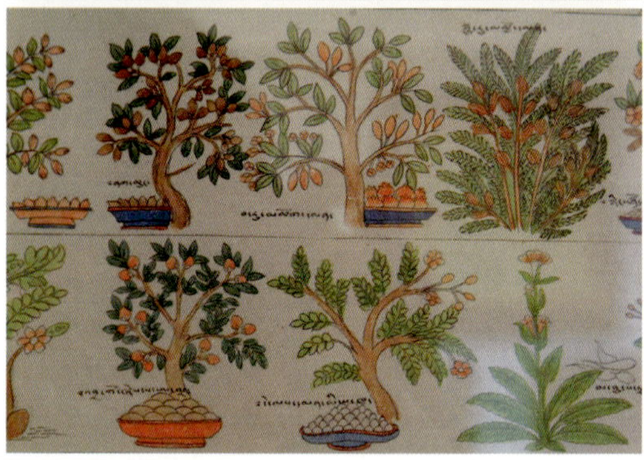

티베트 약물이 그려져 있는 탕카(도야마건강파크) ◗
도야마건강파크 내에 걸려 있는 대형 탕카 ◗

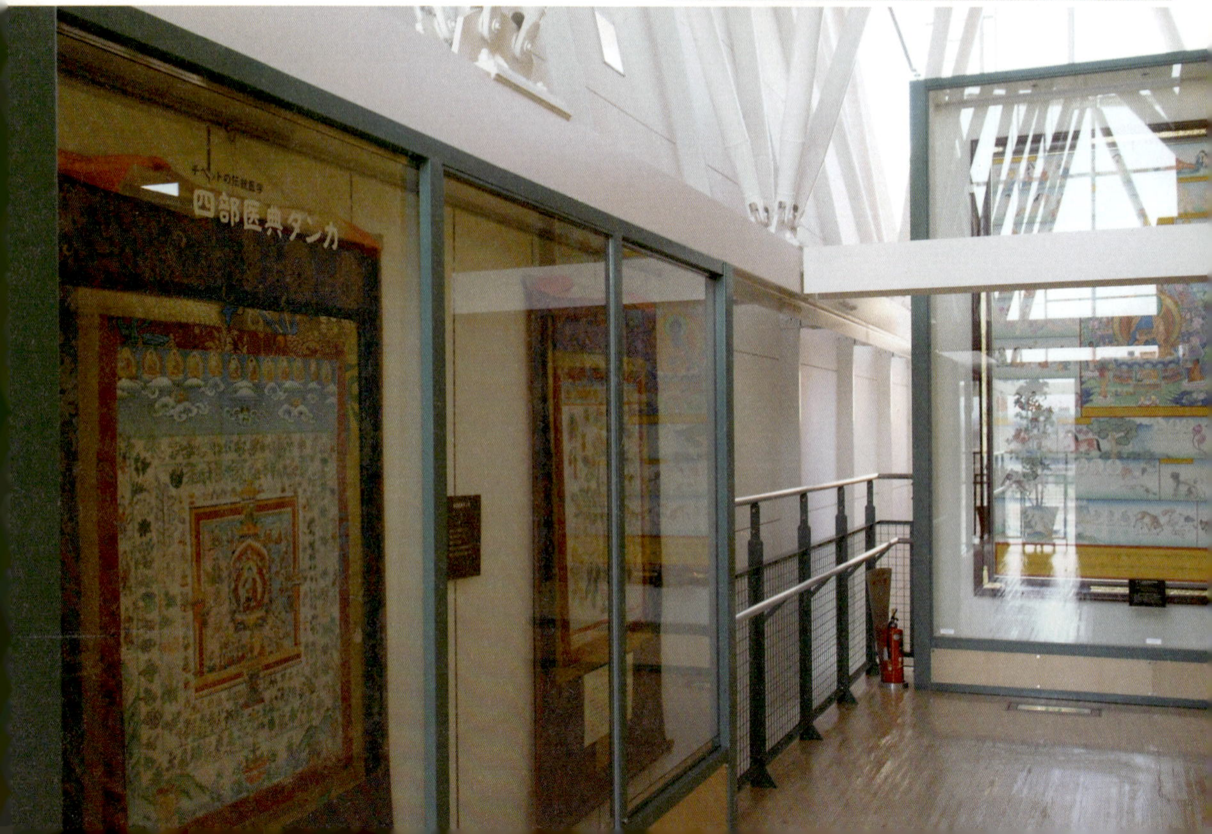

한국 대원사
– 홈페이지 : http://www.tibetan-museum.org
– 주소 : 전남 보성군 문덕면 죽산리 520-1
– 전화번호 : 061-852-3038
– Fax 번호 : 061-852-4647

일본 도야마현 도야마건강파크
– 홈페이지 : http://www.toyama-pref-ihc.or.jp
– 주소 : 日本 富山縣 富山市 友杉 151番地
– 전화번호 : 076-428-0809
– Fax 번호 : 076-428-0831

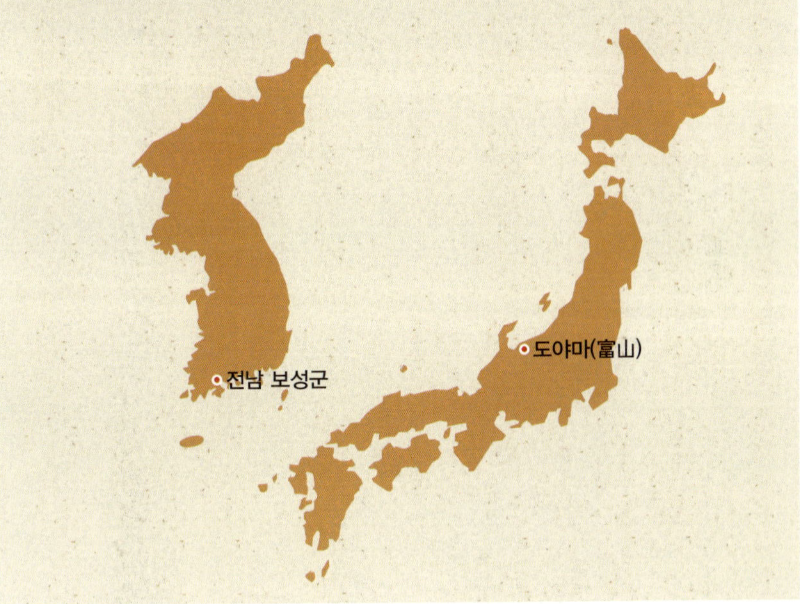

한약축제·박람회·기업· 한의대·기타

한약축제

安國 漢藥祝祭

안궈는 천년 약 도시

'중의중약중국행(中醫中藥中國行)이 안궈(安國)로 들어가다'. 이것은 중국 국가중의약관리국 등이 함께 주최한 대형 중의약 홍보행사인 '중의중약중국행'이 허베이(河北)성 안궈시를 향해 활동을 시작한다는 보도이다. 이 한약축제행사에 중국 위생부 부부장, 국가중의약관리국 국장, 허베이성 중의약관리국 국장 등의 고위층과 봉사자, 시민 등 4천여 명이 참가하였다고 현

◆ 안궈 시장의 거리에서 한약축제를 알리는 깃발들.

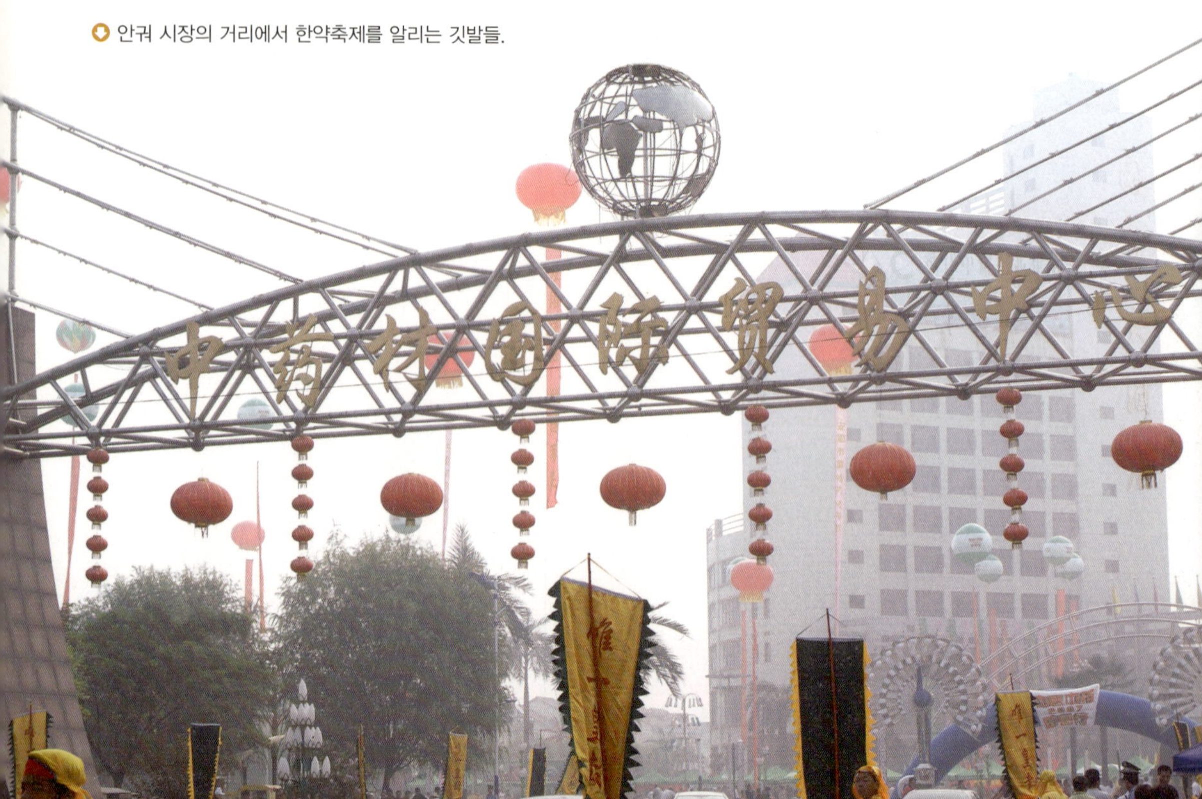

지 언론은 흥분한 목소리다. 개회식에서 위생부 부부장은 안궈시에 의료물자와 중의중약도서를 증정했고, 중국약재집단공사 상무부 총부사장은 안국선언으로 거창한 '중국 중약의 유지 발전선언'을 발표했다.

안궈는 옛날, 치저우(祁州, 기주)라 불리었고 중약문화의 발상지 중 하나이자 중국 최대의 중약재 집산지로서 '천년 약 도시', 그리고 '천하제일약시'의 별칭으로 불려오며 부족하지 않은 사랑을 받았다. 특히 안궈 지방 한약가공기술의 정교함은 예전부터 잘 알려져 있는데, 특히 한약을 자르는 칼 사용이 최고다. 한약 행사는 시작부터 노련한 한약 기능자들이 전통 한약재 가공기술을 선보이는 '한약 가공기술 경연대회'로 시작했다.

'중의중약중국행' 한약축제 홍보물 ⊙
안궈 한약축제 ⊙

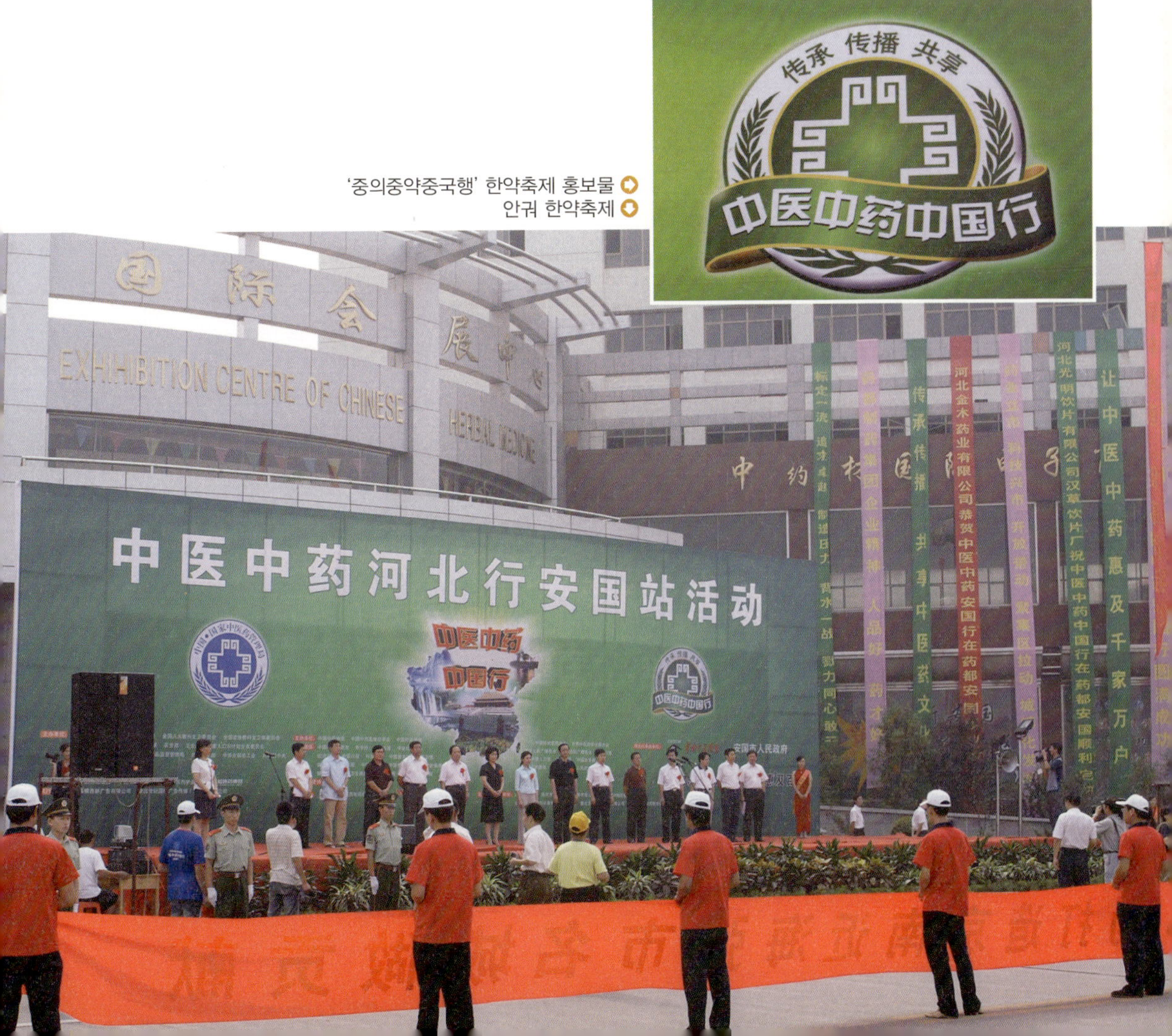

빈랑 한 개를 100여 편으로 자르는 백도빈랑

그중 백미는 '백도빈랑(百刀檳榔)' 기술로 전해진다. 칼로 빈랑 한 알을 100여 조각으로 얇게 자르는 기술이라는 설명을 들었는데, 당일 현장을 지켜보니 "정말 얇게 자르는구나" 하고 감탄사가 절로 나왔다. 오랜 시간 갈고 닦은 기능자들의 정밀한 한약가공 기술은 군중들에게 재미를 더해주었고, 여기저기서 연이은 감탄이 그치지 않았다.

잠자리 날개처럼 얇게 자르는 선익청하, 비단 천같이 얇게 자르는 운편녹용

하나의 빈랑을 칼로 잘라 100여 편으로 자를 수 있고 그 조각도 균등하다는 '백도빈랑', 반하를 자르는데 그 절편이 마치 잠자리의 날개와 같이 얇아서 반짝반짝 빛을 내며, 신문지에 놓으면 얇은 절편을 통과하여 문자를 분명하게 볼 수 있을 정도라는 '선익청하(蟬翼淸夏)', 절편이 비단천 같이 얇아 그 형상이 마치 구름조각 같아서 입에 넣으면 바로 사라져버리는 '운편녹용(雲片鹿茸)', 그리고 특별히 제조한 강철 칼로 코뿔소 뿔을 아주 얇게 저미는데 그 형상이 대패밥 같다는 '방제서각(鎊制犀角)'을 '기주 4절(祈州四絕)'이라 한다. 이 같은 4개 품종은 치저우의 신비로운 한약명품으로 알아둘 만하다. 이처럼 정교하고 세련된 가공기술로 인해 '약이 치저우(祁州, 기주)를 거치지 않으면 약의 성질이 없다'는 우수한 평가를 얻었다.

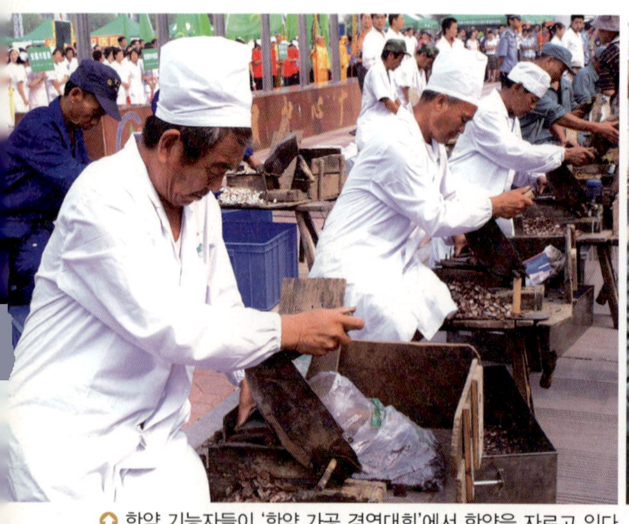
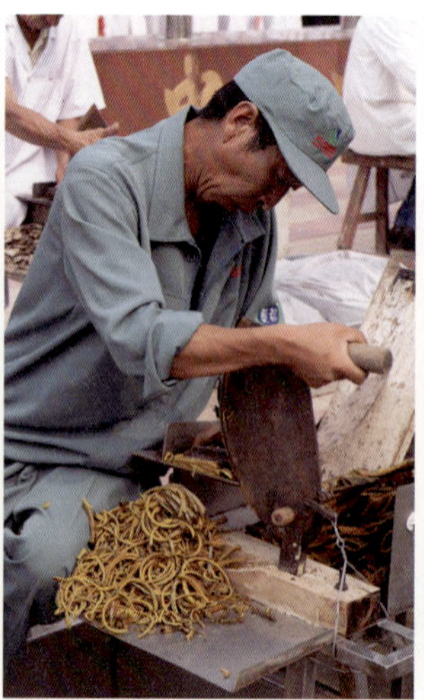
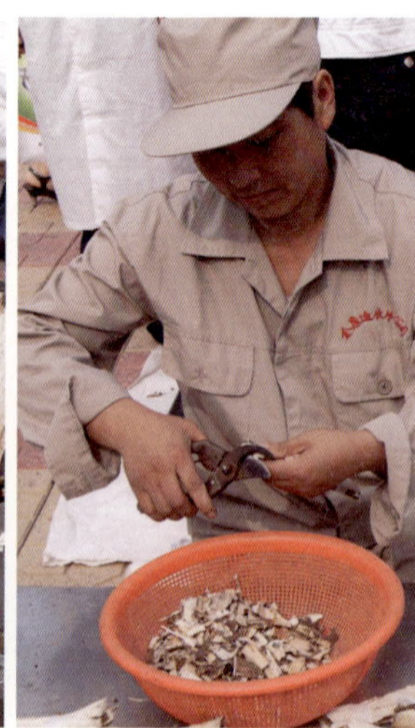

한약 기능자들이 '한약 가공 경연대회'에서 한약을 자르고 있다.

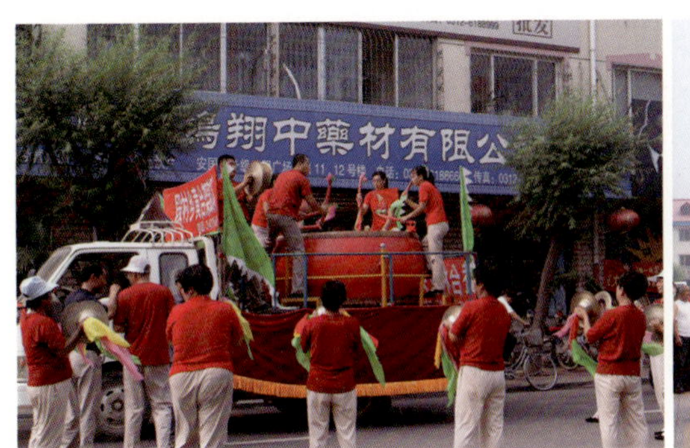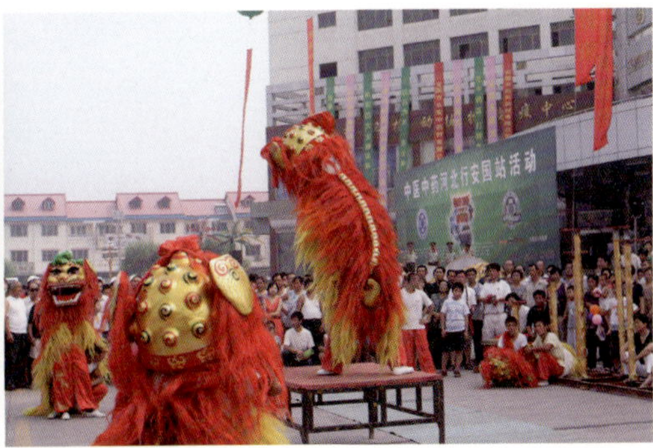

⬆ 행사장 주변으로 각종 이벤트가 열려 참가자들을 흥겹게 하고 있다.

　당시에는 언론사 기자들이 현장을 취재하고 있어서 필자도 행사장 안으로 들어가 경연대회의 생생한 모습을 촬영할 수 있었다. 일반인은 대회장 안으로 들어갈 수 없었으나 외국인이니 예외를 적용해준 것으로 생각했다. 행사장에는 한약 전시부스가 빙 둘러 설치되어 있고, 역시 중국이라 셀 수 없이 많은 인파가 몰려들었다. 길거리 연주와 퍼레이드 이벤트도 열려 사람들을 흥겹게 하고 있었다.

⬇ 수많은 사람들이 한약 전시 부스를 찾고 있다.

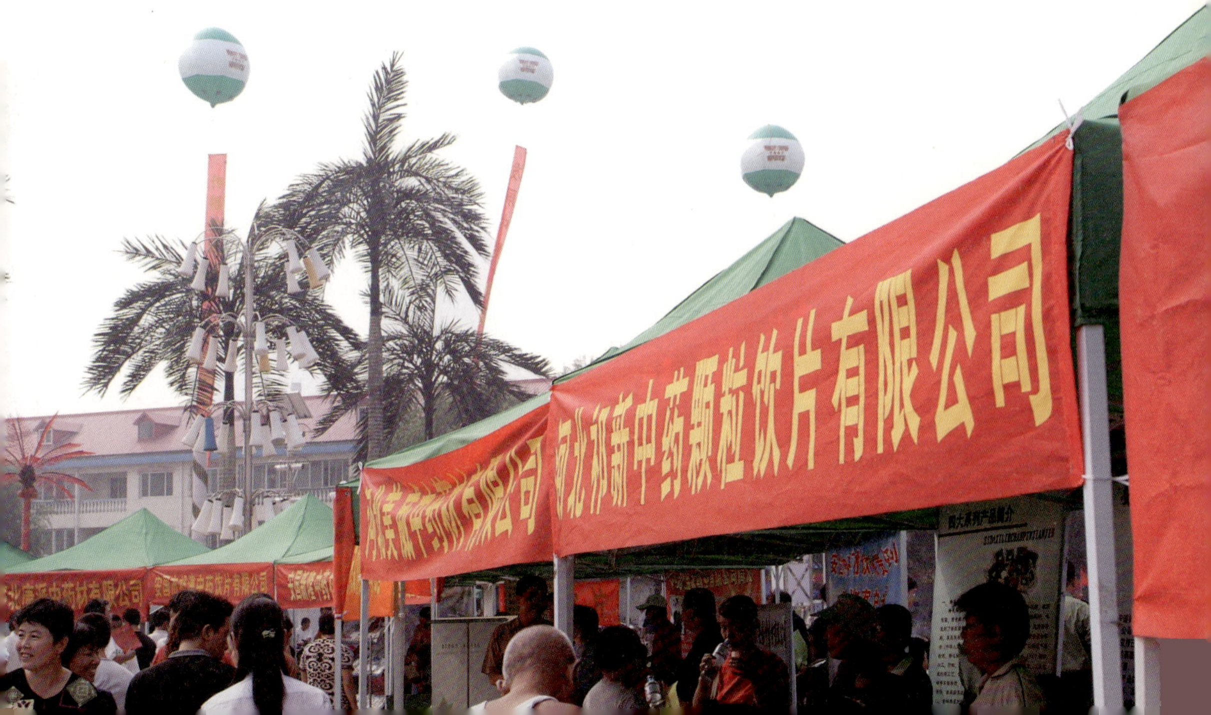

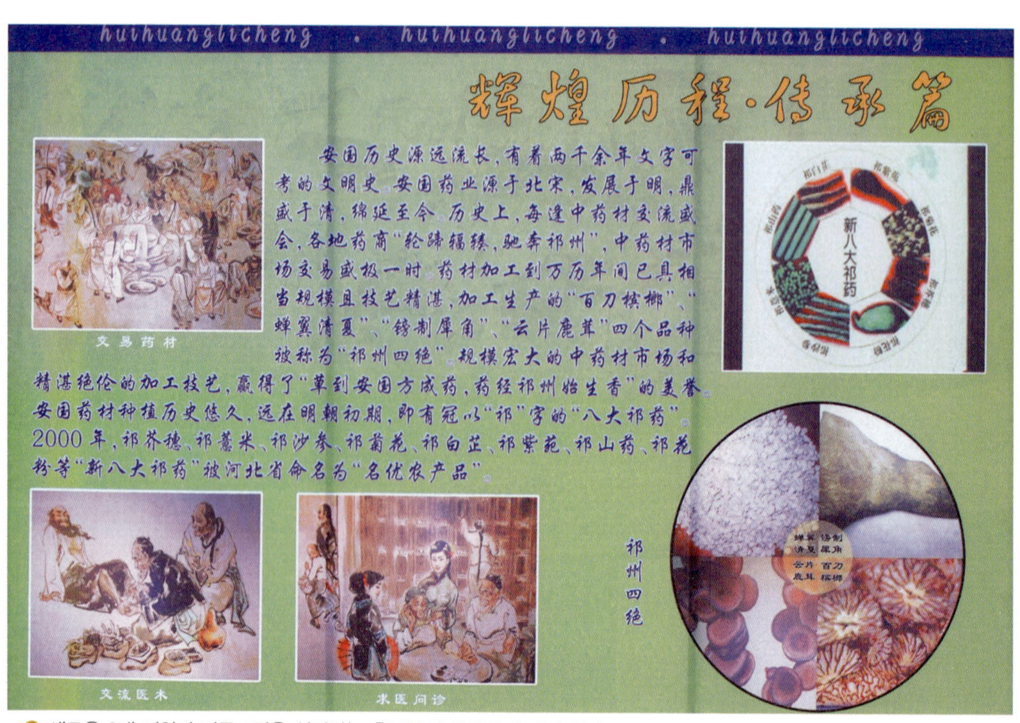

○ 새로운 8대 기약과 기주 4절을 설명하는 홍보물이 행사장에 걸려 있다.

안궈에는 예전 지명인 '치저우'를 인용하여 '바퀴살이 중심을 향해 모이듯, 치저우로 몰려든다'는 흥미로운 옛말이 전해온다. 전국 각지의 약재상들이 안궈로 와서 한약을 거래한다는 의미다. 안궈의 한약이 모두가 의지할 만했고 중요했다는 얘기가 될 것이다. 그 한시절이 평화로웠고 건강과 장수를 누리며 삶이 좋았던 시기였나 보다.

약왕 피통 동상

안궈시장 행사장에는 동상이 있다. 약도(藥都)인 안궈시에서 약왕으로 모시는 주인공은 피통(邳彤, 비동) 장군이다. 중국은 약재시장이 형성되는 곳이면 어디나 시장의 번영을 위하여 행업신(行業神)을 모시는 약왕묘(藥王廟)가 반드시 있게 마련이다. 하물며 천하제일 약시이자 약도로써 중국을 넘어 외국에까지도 널리 알려진 이곳 안궈이므로 시장의 광장 중앙에 약왕의 동상을 설치한 것은 하나의 순서일 것이다. 동상 뒤의 돌에는 다음과 같은 설명이 있다.

504

'피퉁은 한 원제 4년(기원전 45년)에 태어나 동한 광무제 건무 6년(기원후 30년)에 세상을 떠났다. 지금의 허베이성의 치저우 출신이다. 유수를 보좌하여 여러 업적을 이룩하고 전쟁에서 공이 대단했다. 민간에서 의사 노릇으로 중생을 구제하고 병을 없애고 어려움을 해결해주어 백성들에게 존경과 숭배와 신의를 깊이 받아 신의라고 이름이 났다.

세상을 떠난 후에도 신통력을 발휘해 사람들의 병을 치료해주었으므로 약왕으로 봉하고 묘를 조성하여 그를 기린다. 묘가 만들어지고 명성이 한층 높게 드날리어 복을 기원하고 안녕을 바라는 자들이 끊이지 않았다. 참배인들이 날로 많아지면서 자연히 치저우 약시가 생겨나고 이후로도 오랫동안 이어져왔다. 현재는 국가무역중심으로 승격되어 약업 발전의 전성기를 재건하였으며, 약왕 신상을 시장 중앙에 세워 경의를 표하고 존경하고 있다.'

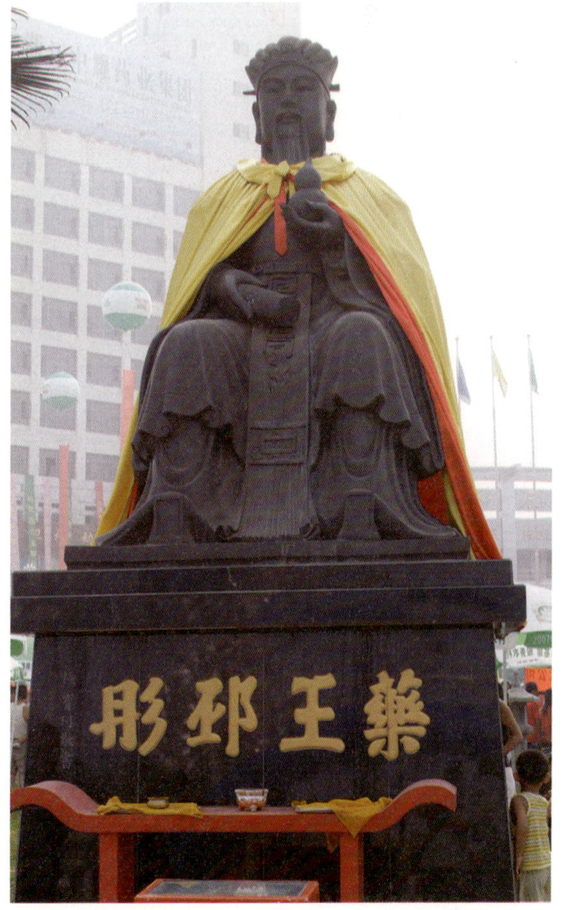

🔸 안궈시에서 약왕으로 모시고 있는 피퉁의 동상

피퉁은 부유한 가정환경을 버리고 명의를 찾아다니며 가르침을 구하고 한편으로는 의료혜택을 못 받는 백성들을 위하여 질병을 치료했다. 이는 후일 군사 일에 바쁜 전쟁 중에서도 신속하게 백성들과 군인들의 질병을 치료하는 튼튼한 기초가 되었다.

피퉁은 지방을 순시하던 도중 안궈에서 세상을 떠났다. 피퉁은 오랫동안 허베이에서 전쟁을 하였으며 특히 안궈 일대에서 민중들에게 명망이 높았다. 이곳의 관리와 백성들은 안궈에 피퉁을 장사 지내게 해달라고 간곡히 요청했다.

광무제는 민의에 따라 이곳에서 그를 장사 지내도록 허락했고, 사당을 세워 제사를 모시게 했다.

중국에는 전국 각지에 수많은 약왕묘가 있지만 황제가 약왕으로 봉해준 곳은 이곳이 유일하다고 한다. 약왕 피퉁을 참배하는 사람들이 늘어나면서 전국 각지의 약재 상인들은 이곳을 중심으로 정기적인 교역을 하였으며, 그래서 안궈는 한약의 중심지가 되었다.

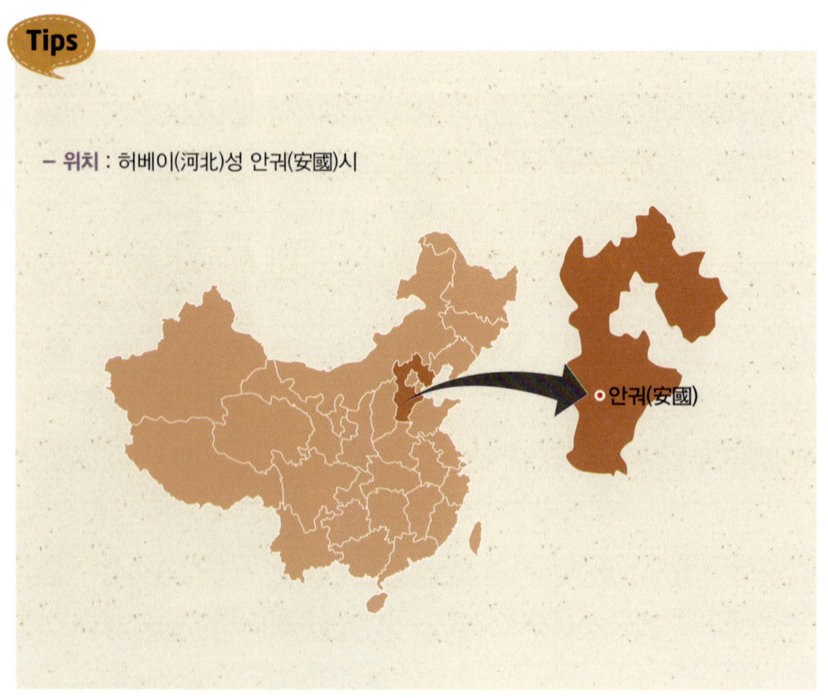

상하이의 한약박람회

上海國際現代中醫藥展覽會

다양한 지황제품 전시

　'상하이 국제현대중의약전람회(國際現代中醫藥展覽會)'에는 한약뿐 아니라 현대 의약품들도 전시하여 많은 관광객들을 불러들였다. 현대 의약품을 제조하는 한 중국 제약회사에서는 한약재를 진공포장하여 상품화하였고, 깨끗하게 정제한 가루를 여러 용도로 사용할 수 있도록 제품화했다. 상하이 시내에서 연 박람회에는 수많은 참관객들이 발 디딜 틈도 없을 만큼 운집하였다. 과연 13억 인구대국 중국을 실감하게 해주었던 성공적인 행사였다.

◆ 상하이의 한약박람회장 입구

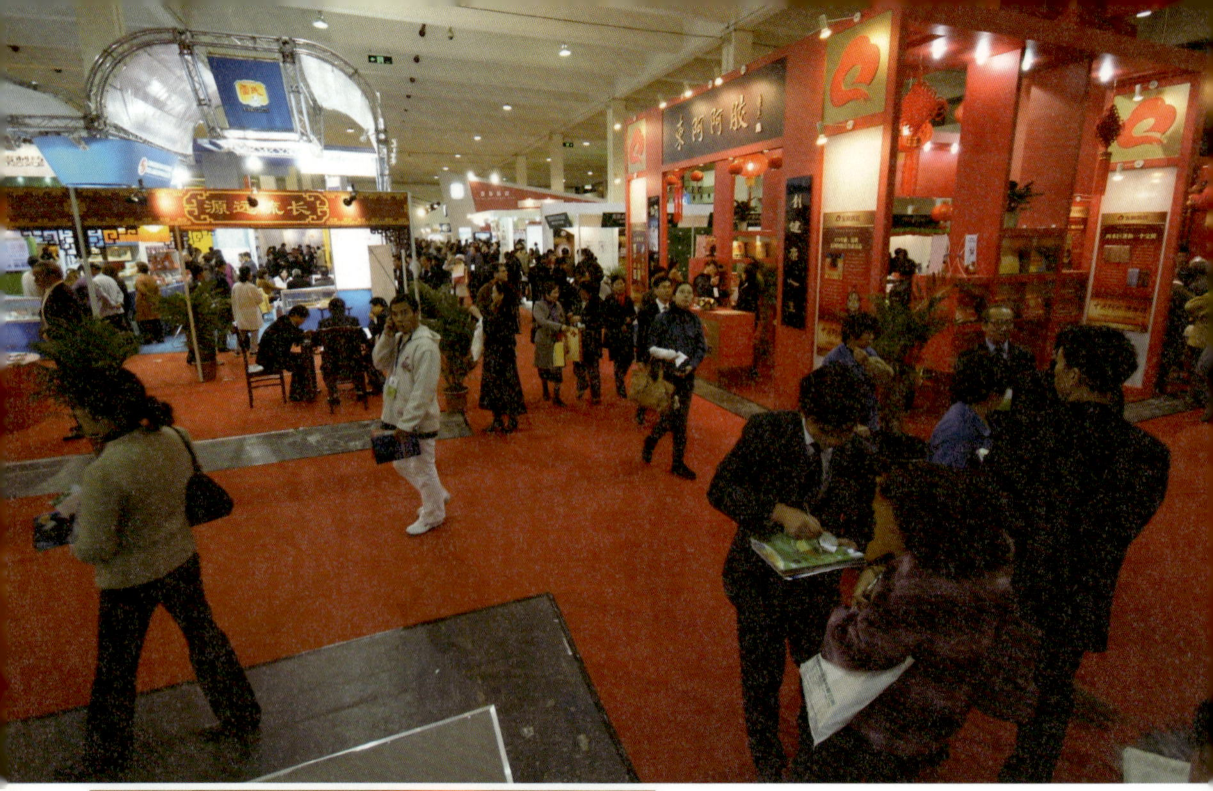

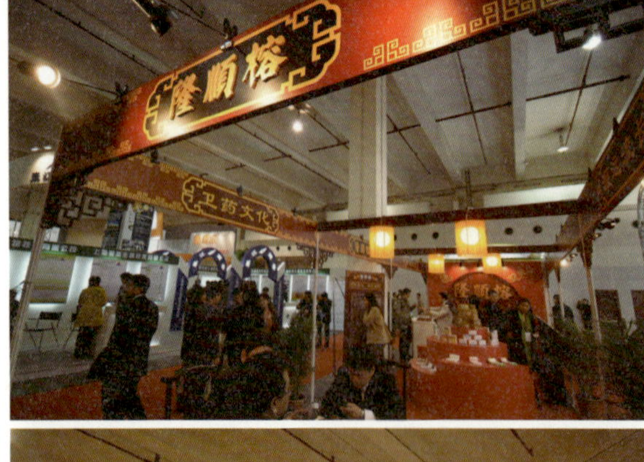

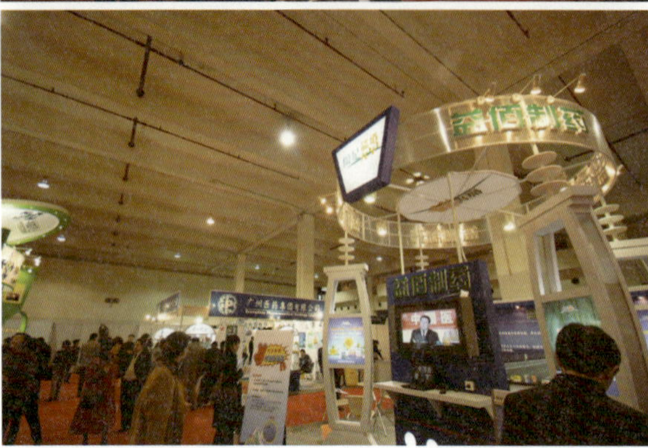

◆◆◆ 한약박람회장 내부 모습

508

    이전에 개최된 한약박람회를 찾아 거대한 중국의 한의약 산업의 현장을 살펴보면서 우리나라의 한약 산업에 벤치마킹해보고자 한다.

    박람회장 입구에는 언제나 그렇듯 북경 동인당제약의 한약제품을 붉은 전시대 안에 떡하니 전시하고 있다. 육미지황환, 당귀지황환, 계부(桂附)지황환, 기국(杞菊)지황환, 지백(知柏)지황환 등 다양한 지황환 제품과 우황해독편, 보중익기환이 선반 위에 놓여 있다. 진피, 백출, 해당화, 백작약의 홍보 포스터가 보이고 천궁, 천화분의 가공한약도 전시하고 있다.

    동아아교(東阿阿胶)의 회사 부스는 전부 붉은색으로 꾸며져 있다. 175년 전부터 동아아교 제품을 황실의 공품(貢品)으로 사용하였다는 설명이 보인다.

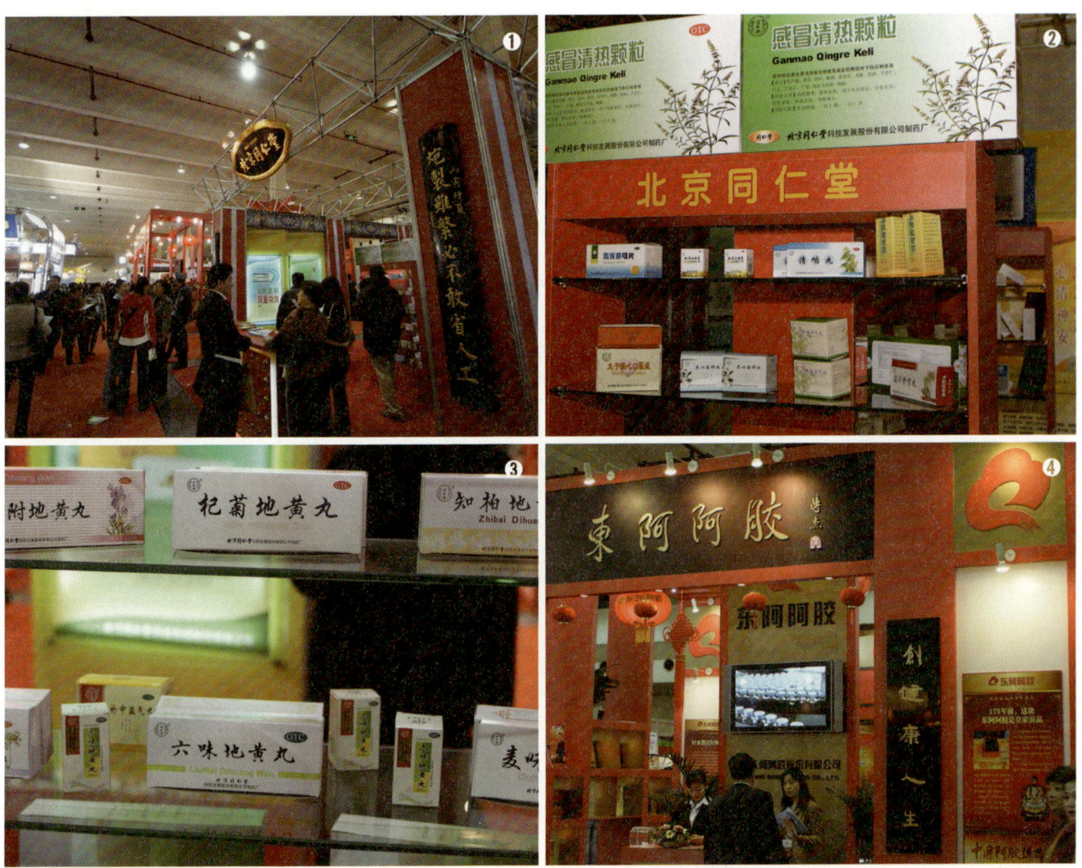

❶ ❷ 북경 동인당제약의 부스 ❸ 북경 동인당제약의 한약제품 ❹ 붉은색으로 꾸며진 동아아교 부스

미국 위스콘신주 화기삼 농업총회에서 출품한 부스에서는 100% 미국삼이란 것을 내세운다. 미국삼 또는 양삼(洋蔘)이라고 불리는 이 화기삼을 '위스콘신 삼'이란 상표로 홍보하고 있는데, 화기삼을 이용한 다양한 요리법도 함께 선보이면서 그들의 인삼을 위스콘신의 100년 역사를 이어온 도지약재라고 선전하고 있다.

실내를 지나다 보니 계피 홍보물도 보인다. 약용하는 광남계피, 동흥계피, 월남계피와 비약용계피의 외관상 특징을 사진으로 제공하면서 비교해보도록 하고 있다.

◑ 위스콘신 화기삼의 홍보물
◐ 미국 위스콘신 화기삼 부스

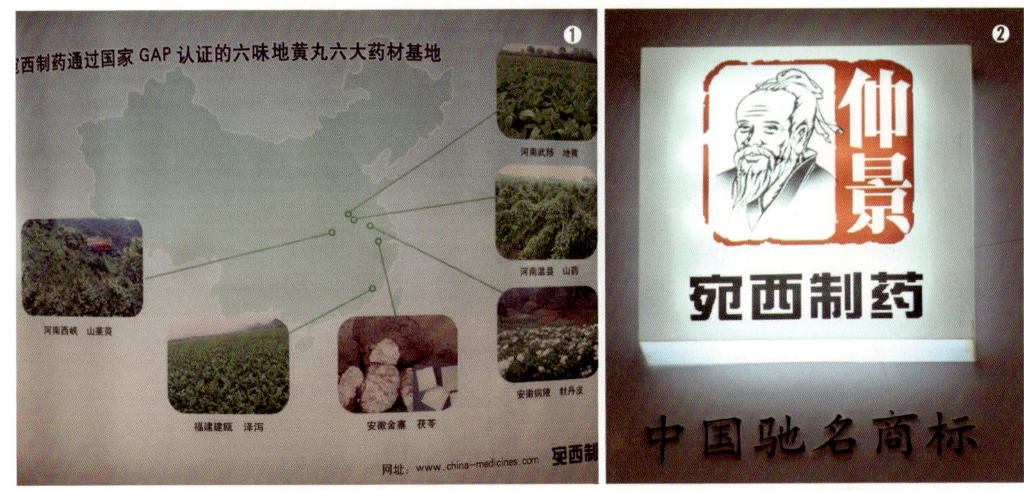

❶ 육미지황환의 6대 약재기지를 소개하는 지도 ❷ 장중경 선생의 얼굴을 붙인 '仲景'이란 회사 상표

한 제약회사는 GAP(우수농산물관리제도) 인증을 받은 육미지황환의 6대 약재기지를 커다란 중국지도에 시각화했다. 즉 허난(河南)성 시샤(西峽)의 산수유, 푸젠(福建)성 젠어우(建瓯)의 택사, 허난성 우즈(武陟)의 지황, 허난성 원셴(溫縣)의 산약, 안후이(安徽)성 퉁링(銅陵)의 목단피, 안후이성 진자이(金寨)의 복령 등 6가지 약재를 중국 지도 속에 표시하고 사진을 곁들여 설명하고 있다.

이 회사는 장중경 선생의 얼굴을 붙인 '仲景'이란 회사 상표를 제품에 표시하는데, 이 회사가 제조한 육미지황환 농축액에도 이 마크가 그려져 있다.

뇌윤상, 장강약곡 제약회사 소개

상하이에는 300여 년의 역사를 가진 대표 급의 뇌윤상(雷允上) 의약회사가 있다. 여기에 속하는 뇌씨중약(雷氏中藥) 회사에서는 인삼, 택사, 산수유, 황기, 육종용, 후박을 아주 부드럽고 미세한 가루로 제조한 제품을 선보이고 있다. 또 이 회사는 천마, 당귀, 황기, 산약 등으로 응용한 음료제품도 시장에 직접 출시하고 있다.

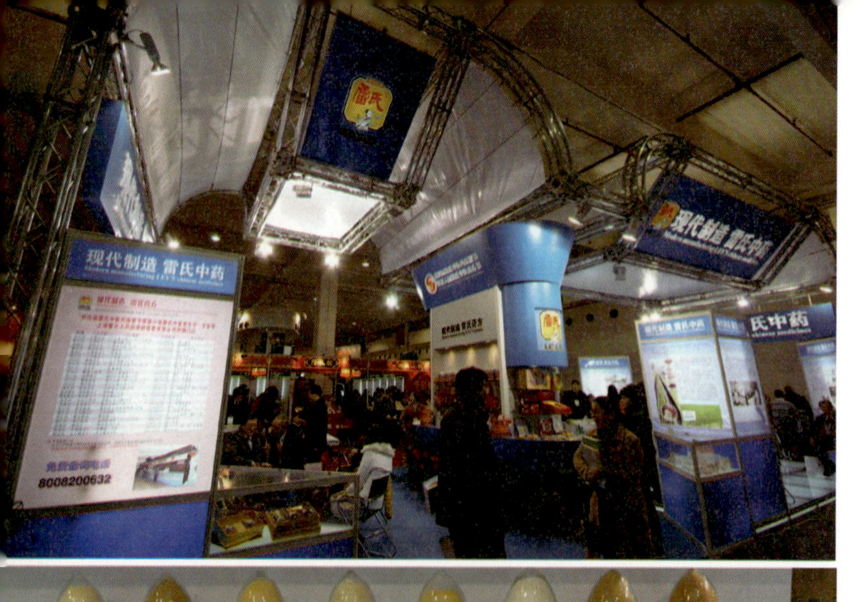

뇌씨중약회사의 부스

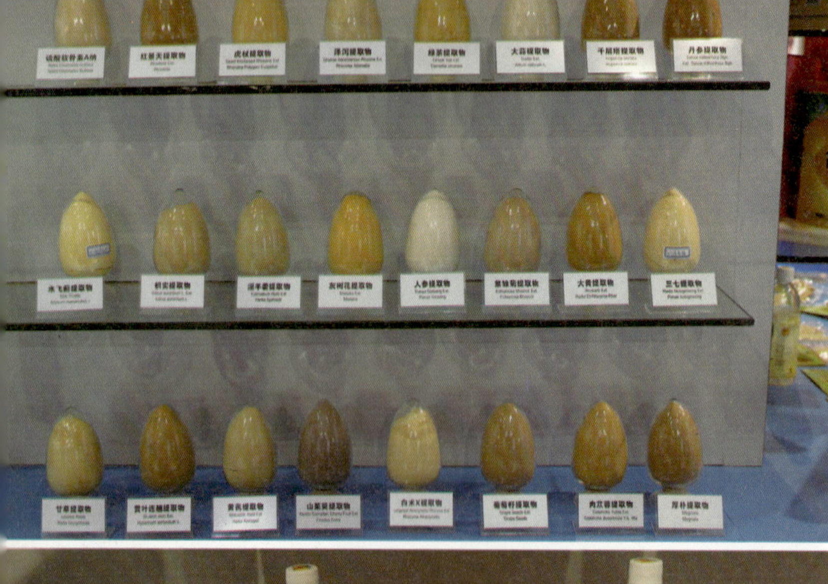

뇌씨중약회사의 분말한약제품

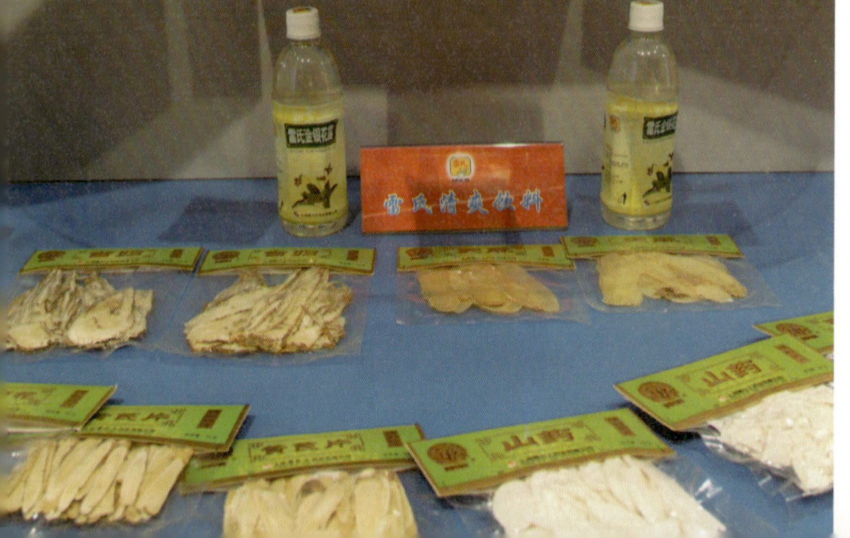

뇌씨중약회사의 한방제품

상하이의 장강약곡(長江藥谷) 제약회사도 자사 제품의 GAP에 대한 자세한 사진을 곁들이면서 홍보에 열을 올리고 있다. 그들이 사용하는 한약재들이 매우 위생적으로 관리되고 있다는 사실을 주요하게 다루고 있는 것이다.

이곳 외에도 곳곳에서 한약재배기지의 GAP종식기지에 대한 사진과 설명을 빠뜨리지 않고 있어 중국에서도 한약재의 과학적이고 위생적인 재배에 지대한 관심을 가지고 있음을 느낄 수 있다.

인도, 티베트 의학의 부스 인기

인도 전통의학 부스도 있고 장의학(藏醫學)장으로 알려지는 티베트 의학의 부스도 존재한다. 티베트 부스에서는 설산의 티베트 홍화, 동충하초, 홍경천, 수모설련화의 4종 약용식물로 만들었다는, 이름만 들어도 무언가 신비스럽게 느껴지는 한약인 '기적의 약'을 전시하고 있다. 이 4가지 한약은 모두 티베트에서 생산되는 유명한 약재들로, 특히 수모설련화는 고산지대에서 자라는 약용식물이다.

중국의 여러 중의약대학의 부스도 마련되어 명색이 산학을 아우르는 한의약박람회로서 욕심을 보이고 있었다.

티베트 부스에서 선보이는 '기적의 약' ❶
수모설련화 ❷

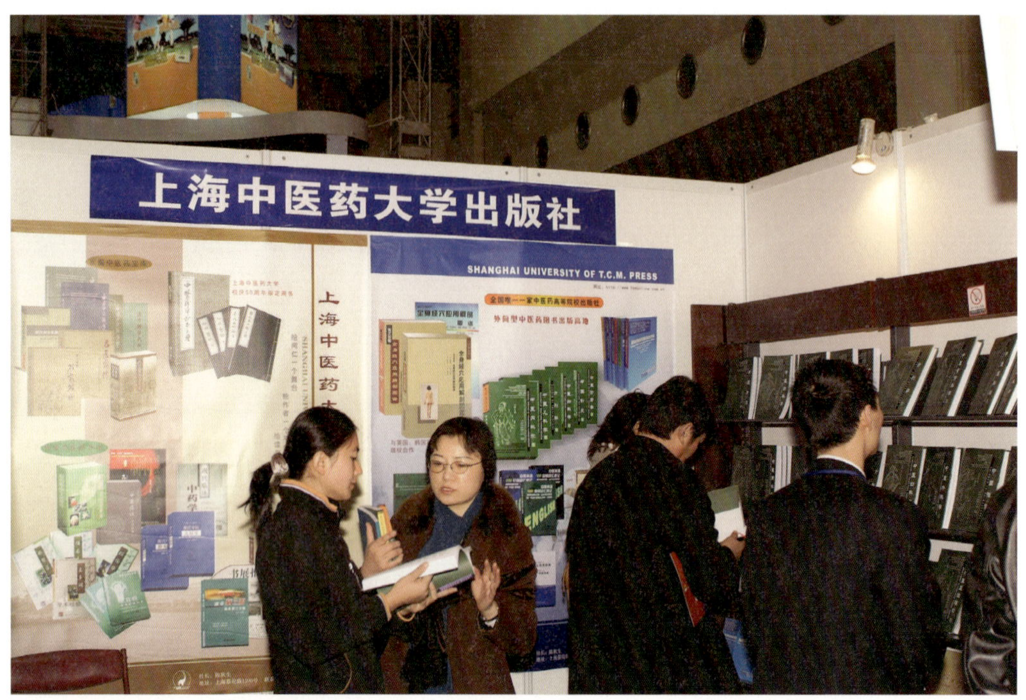

상하이중의약대학의 한의약 책 판매대

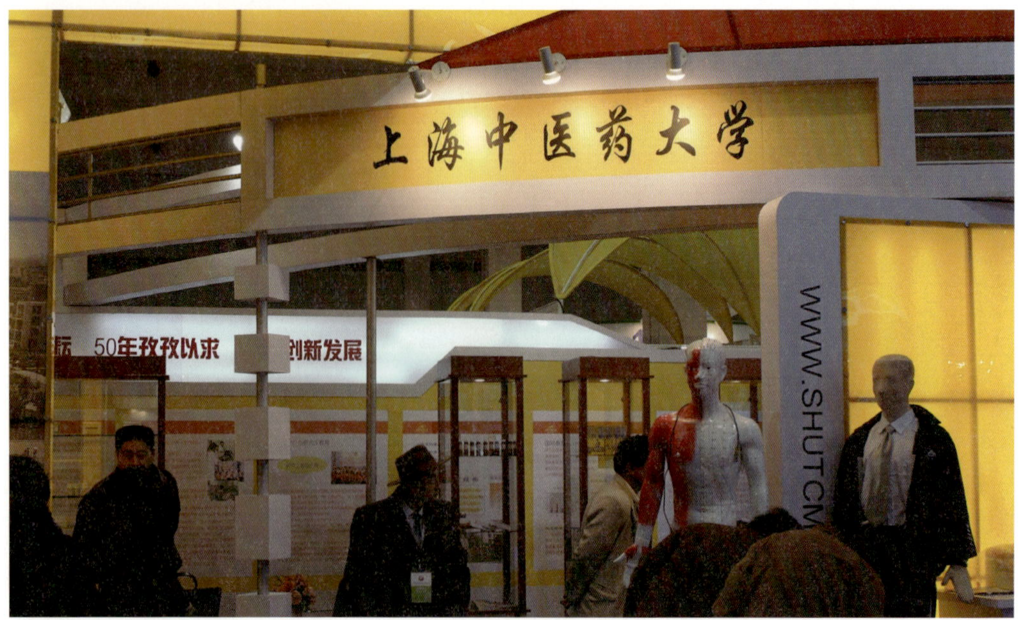

상하이중의약대학 부스

　상하이에 있는 중의약관련 대학과 병원의 부스도 즐비했고, 홍콩중문대학 중의중약연구소도 참가했다.

　이 대학과 더불어 교류하고 있는 한국 한의과대학의 패널도 만날 수 있어 반가웠다. 세계속으로 도약을 꿈꾸는 중국 발 한약의 실크로드를 밟아본 느낌이다.

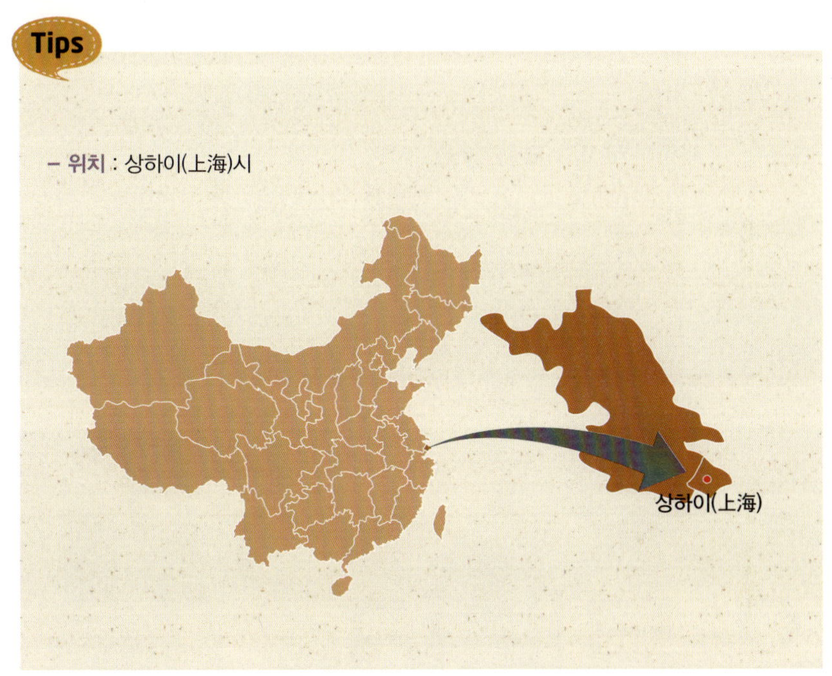

허베이성 한약가공회사

河北省 安國 金康迪中藥材飮片有限公社

손을 모으듯이 가지런하게 합쳐놓은 황금

중국의 한약가공공장을 찾았다. 허베이성 안궈에 있는 공장이다. 일반적으로 회사 내부를 잘 개방하지 않는데, 예외로 우리 일행을 위해 견학을 허락하고 사진촬영도 흔쾌히 허용해 주었다. 덕분에 한약답사팀은 중국의 한약 공장을 이해하는 귀한 체험을 얻었다.

안궈시 금강적(金康迪) 중약재음편유한공사는 2003년 2월 준공하였다.

⬇ 안궈의 한약가공회사 전경

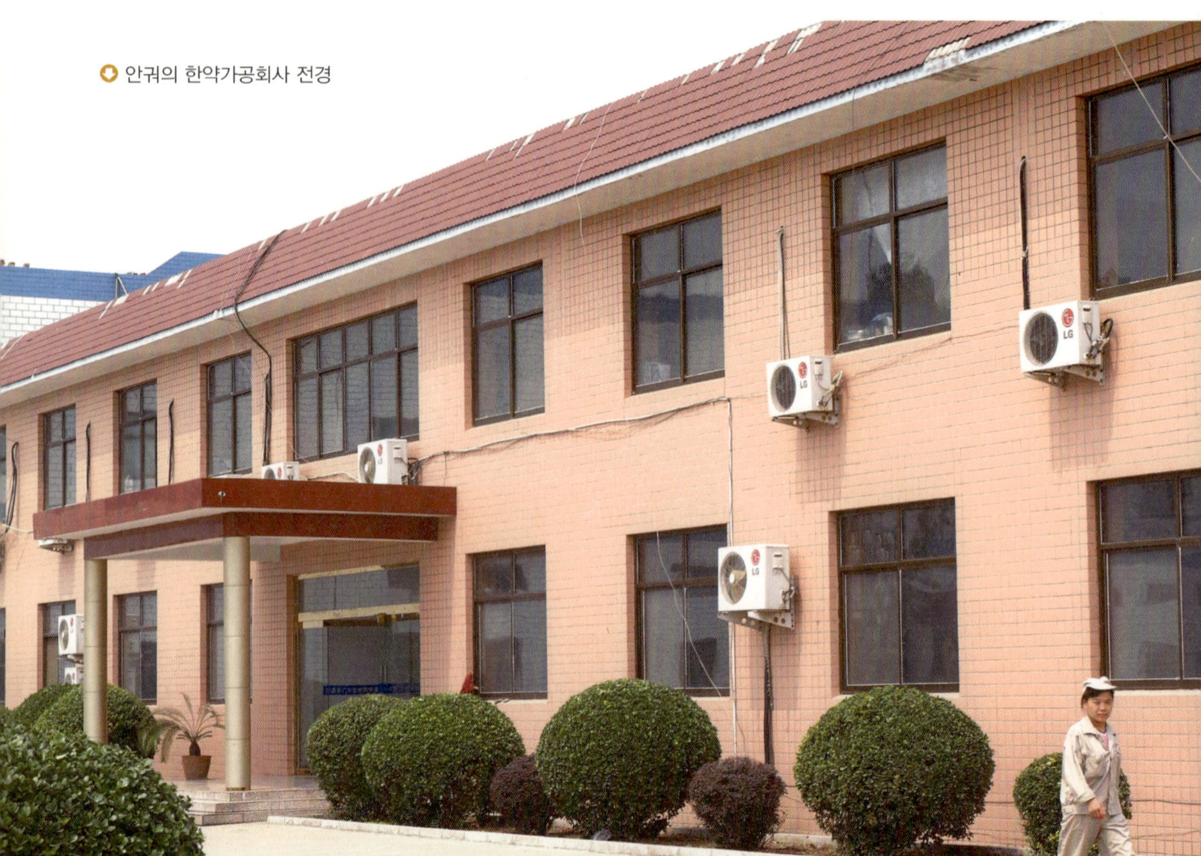

위치는 안궈시 기주공업성 내에 있고 직원은 45명 정도이다. 그들의 통계에 따르면 1년에 가공하는 중약재는 2,000t, 정제 한약은 1,200t이며 중국 전역 및 일본, 한국 등으로 수출하고 있다고 안내문에 설명되어 있다.

안궈 지방의 한약가공기술의 정교함은 예전부터 잘 알려져 있다. 그래서 이곳 직원들의 한약 다루는 손놀림도 능수능란하다. 공장 안에는 여러 명의 아가씨들이 그룹을 지어서 분업으로 황금 뿌리를 쇠망치로 두드려 납작하게 편다. 다음에는 칼을 이용해서 납작해진 뿌리를 횡으로 잘라 두 조각으로 만든다. 이 황금 조각들을 몇 장씩 모아 창호지같이 얇은 흰 종이 띠로 묶는다. 드디어 제품이 완성되었다. 이를 '손을 모으듯이 가지런하게 합쳐놓은 제품'이란 뜻으로 '황금 제수(齊手)'라고 부르고 있었다.

작약, 방풍, 당귀 가공품 제조

다른 방에서는 젊은 세 사람이 바구니에 가득 들어 있는 작약을 가공하고 있다. 작약 뿌리를 모아둔 책상에서 그들은 평평하게 펴둔 작약을 서너 개씩 모아 흰 종이 띠로 묶어 '작약 제수'를 만들고 있다.

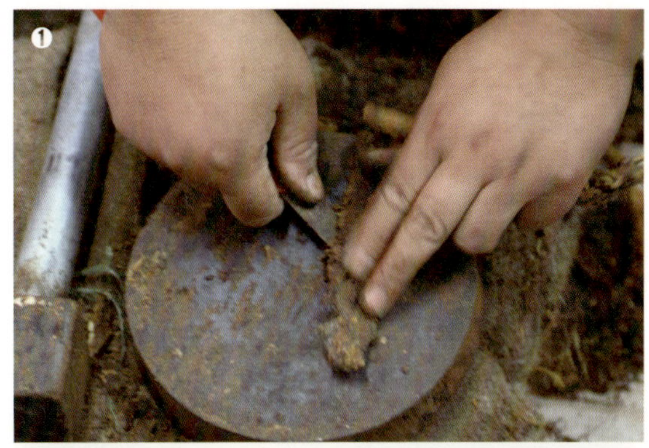

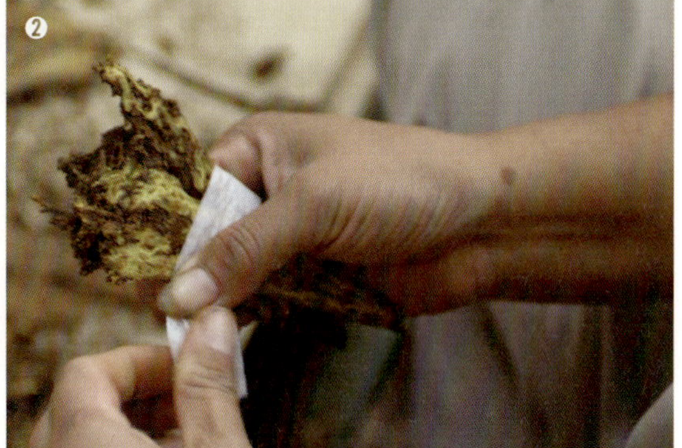

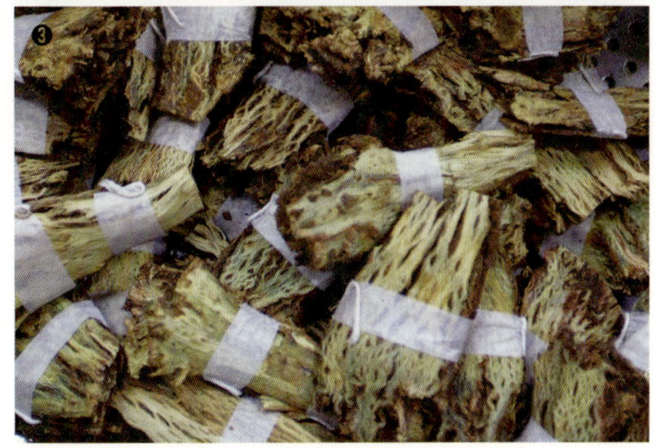

❶ 납작하게 만든 황금 뿌리를 두 조각으로 만든다
❷ 황금 조각들을 몇 장씩 모아 창호지같이 얇은 흰 종이 띠로 묶는다.
❸ 황금 조각을 한 개씩 묶어 얇은 흰 종이로 묶고 있다.

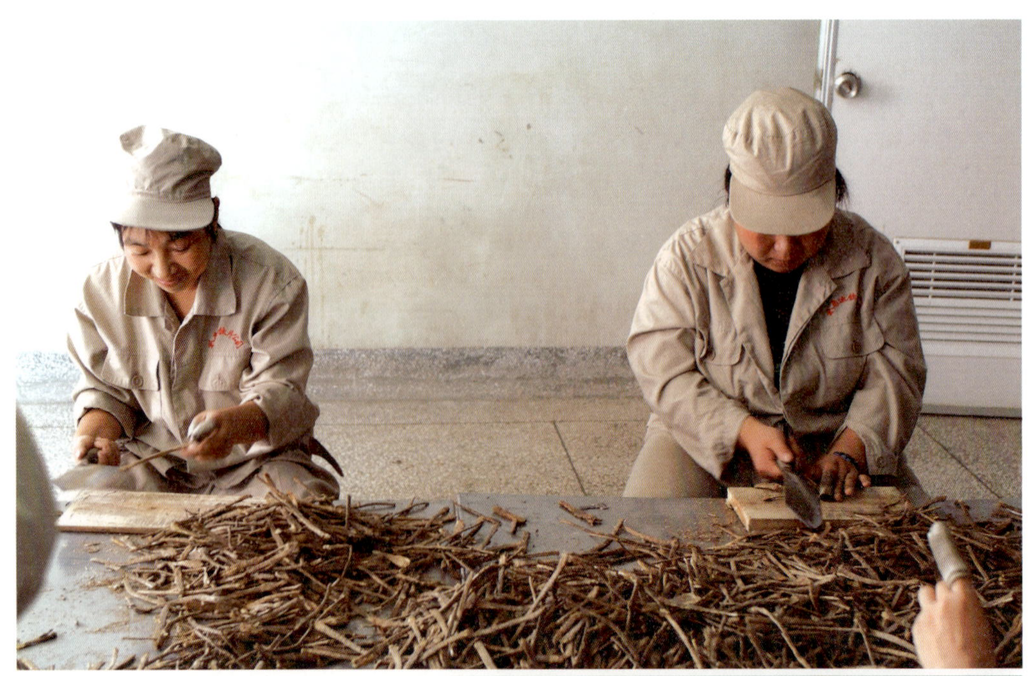

⬆ 직원들이 방풍 사편을 만들기 위해 수작업을 하고 있다.

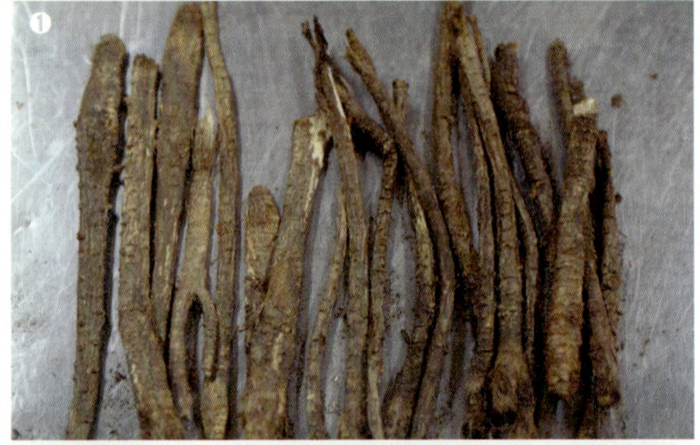

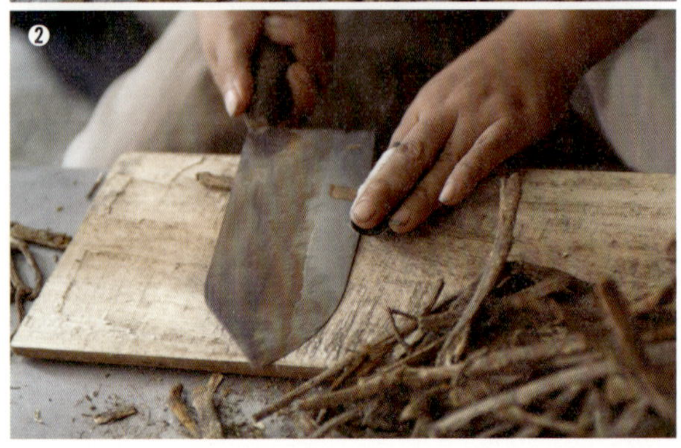

방풍 ❶
방풍을 약간 경사지게 자르고 있다. ❷

518

이 회사에서 제작하는 한약 가공품으로 '방풍 사편(斜片)'도 있다. 마지막 작업실에서는 단단한 방풍을 일일이 뿌리의 길이대로 맞추어 약간 경사지게 자르고 있다. 이렇게 정리한 방풍을 '방풍 사편'이라 부른다. 큰 칼을 갖추어 일일이 손으로 자르고 있어 작업상 안전사고가 있지 않을까 걱정되는 마음으로 견학했다. 그래서인지 그녀들은 손가락에 붕대를 감고 있었고 벅차 보이는 분량의 백지가 쌓여 있지만, 모두 그녀들이 해야 할 몫이다. 한 개 한 개 손으로만 작업해야 하니 이 같은 수작업은 인구가 많은 중국에서만 가능한 일일 것이다. 묵묵히 일하는 그들이야말로 중국 한약 발전의 견인차처럼 보인다. 자원도 부족하고 일손도 넉넉하지 않은 우리는 중국의 거대자본과 어떻게 겨루고 상생해야 하나 다시금 고민해본 날이었다.

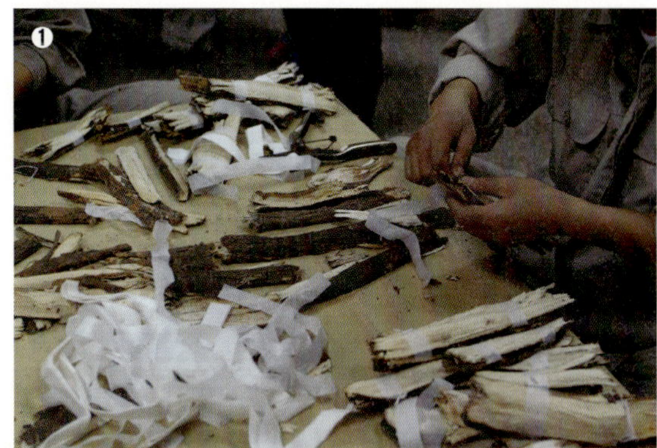

이 외의 한약 가공제품으로는 당귀를 손바닥 모양으로 펴서 만든 당귀 장수(掌手), 작약을 길게 얇은 조각으로 제작한 작약 직편(直片), 천궁을 얇게 펴서 만든 천궁 박편(薄片)도 제작하고 있다.

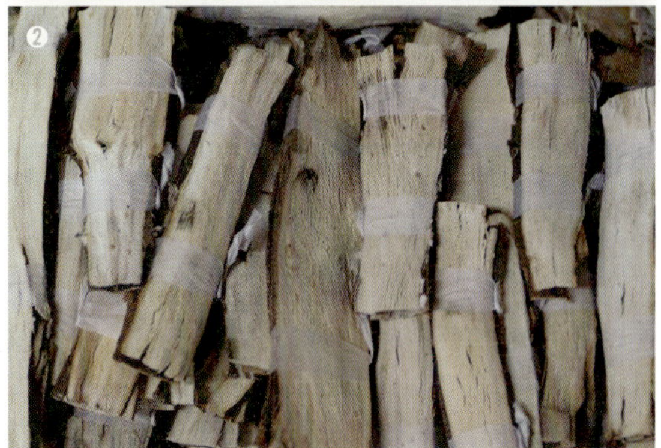

황금, 북시호, 작약, 복령도 가공

이런 형태로 정리 가공한 한약은 안귀 시장에 공급 판매하고 있다. 안귀 한약시장의 이 회사 판매점을 찾아가보

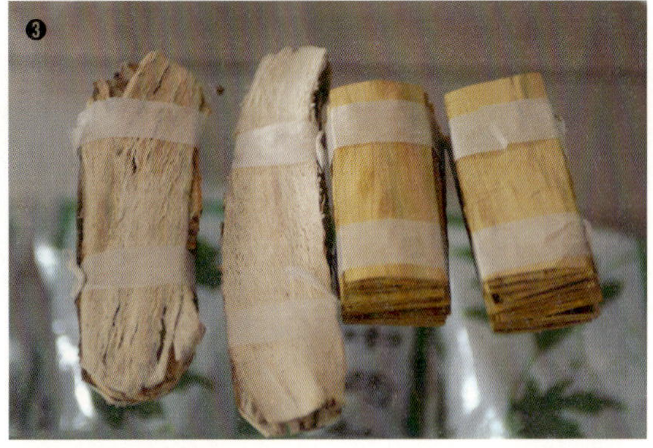

❶ 평평하게 펴둔 작약을 흰 종이 띠로 묶어 작약 가공품을 만들고 있다. ❷ ❸ 완성된 '작약 제수'

앉더니 방풍 사편, 황금 채사편(彩斜片), 길경 직편, 북시호 직편, 복령 수절박편(手切薄片), 적작약 정원편(正圓片) 등 다양한 이름을 붙인 한약가공품들을 진열하고 있었다.

한편 이 회사에서는 홍화, 단삼, 우슬, 천궁 등을 넣어서 만들어 수요가 많은 발 마사지용 한약도 생산하고 있다. 공장 내부에는 절제(切制)실, 윤약(潤藥)실, 홍건(烘乾)실, 사선(篩選)실, 분쇄(粉碎)실, 초구(炒灸)실, 증자(蒸煮)실 등이 마련되어 있었다.

필자 일행을 위해 많은 편의를 봐준 안궈시 금강적(金康迪) 중약재음편유한공사의 댜오융강(刁永剛) 회장께 감사드린다.

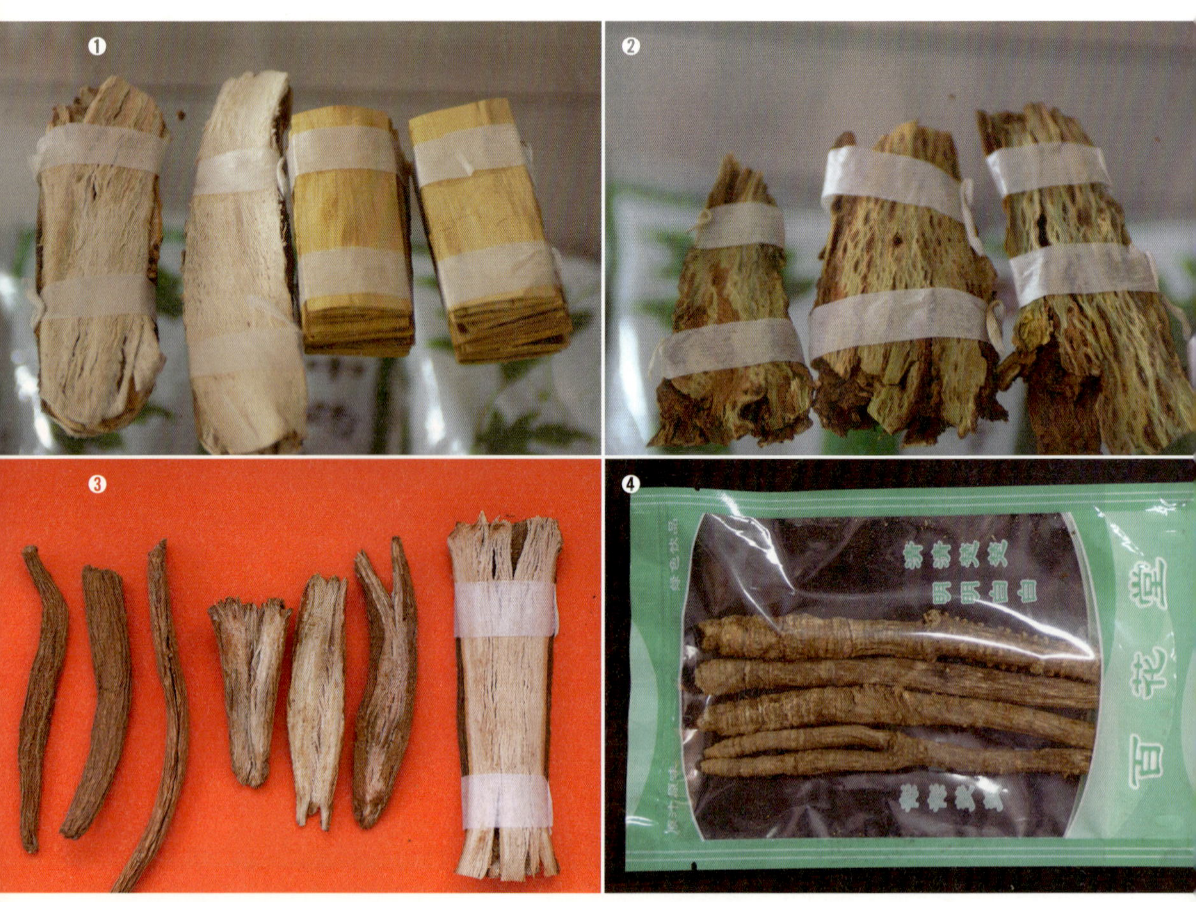

❶ ❷ 안궈 시장에서 판매하고 있는 이 회사의 한약 가공품 ❸ 회사의 한약 가공품
❹ 회사에서 가공 판매하고 있는 방풍

- **위치** : 허베이(河北)성 안궈(安國)시에 소재
- **주소** : 河北省 安國市 鄭州工業城
- **전화번호** : 0312-618-6208
- **설립년도** : 2003년

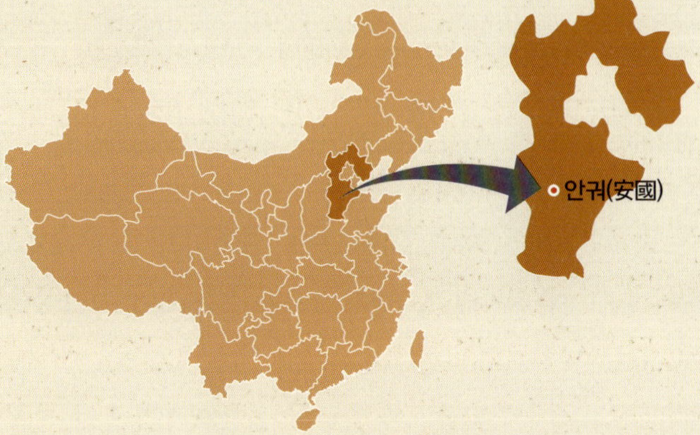

상하이중의약대학

上海中醫藥大學

1956년 설립

중국 정부는 1956년 베이징, 상하이, 광저우, 청두(成都)에 중의학원을 설립하였다. 그후로 점차 증설되어 현재 전국에는 대학 25개, 전문대 9개로 총 34개의 중의학원이 설치되어 있다. 전통을 이어가는 중의학교육을 더욱 강화시키기 위한 방침의 하나로 1993년 12월에는 기존 중의학원 가운데 베이징중의학원과 상하이중의학원을 각각 베이징중의약대학과 상하이중의약대학으로 승격시켰다.

상하이중의약대학은 1956년 설립되었으며 중국의 공산화 이후로는 최초의 중의약대학이다. 몇 년 전 시내에서 푸동(浦東)지역의 넓은 장강하이테크 과학기술교육 단지 내로 이전하여 많은 건물을 지었다. 2006년 12월에는 의욕적인 개교 50주년 행사를 푸동의 새 캠퍼스에서 가졌다.

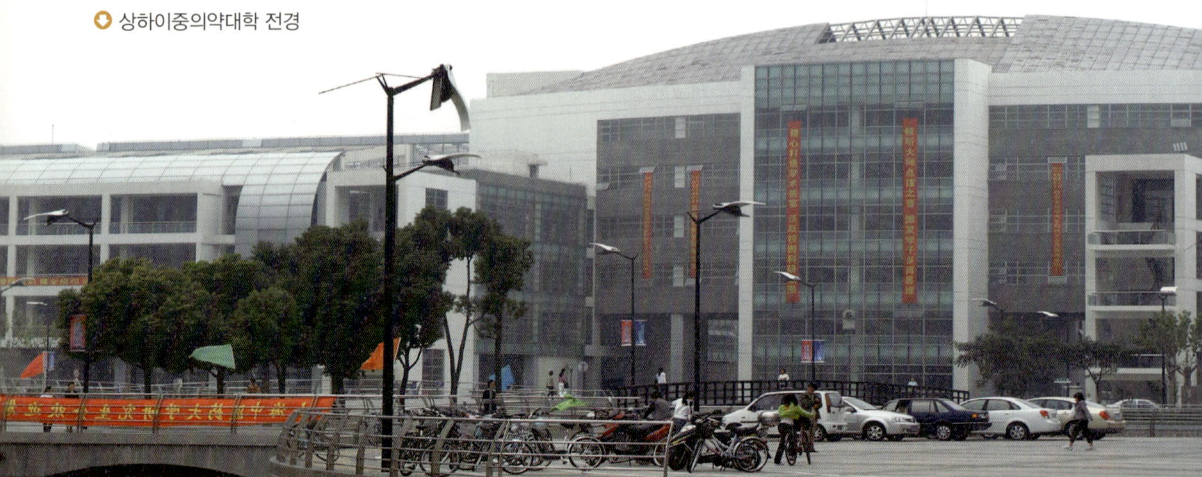
상하이중의약대학 전경

　　외국의 교류대학에서 많은 손님들이 개교 50주년 기념행사에 참석했으며 5일간 치른 행사에는 국제전통의약심포지엄 등의 국제 행사와 황포강 만찬 등이 이어졌다. 특히 기념행사장과 외국 대학과의 조인식을 겸한 만찬장은 중국인들의 기질답게 대규모 행사로 진행되어 인상적이었다.

❶ 개교 50주년 행사에 참석한 내빈을 환영하는 음악대
❷ 상하이중의약대학의 개교 50주년 행사장
❸ 외국대학과 교류 조인식을 겸한 만찬장

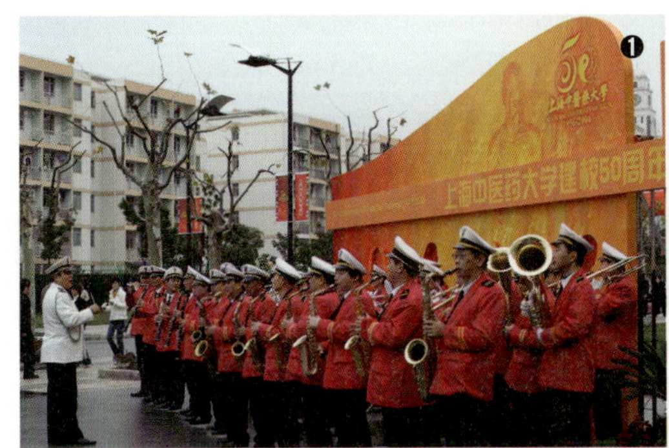

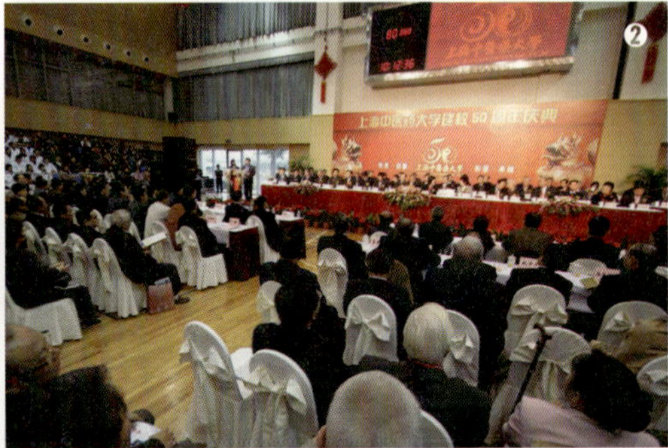

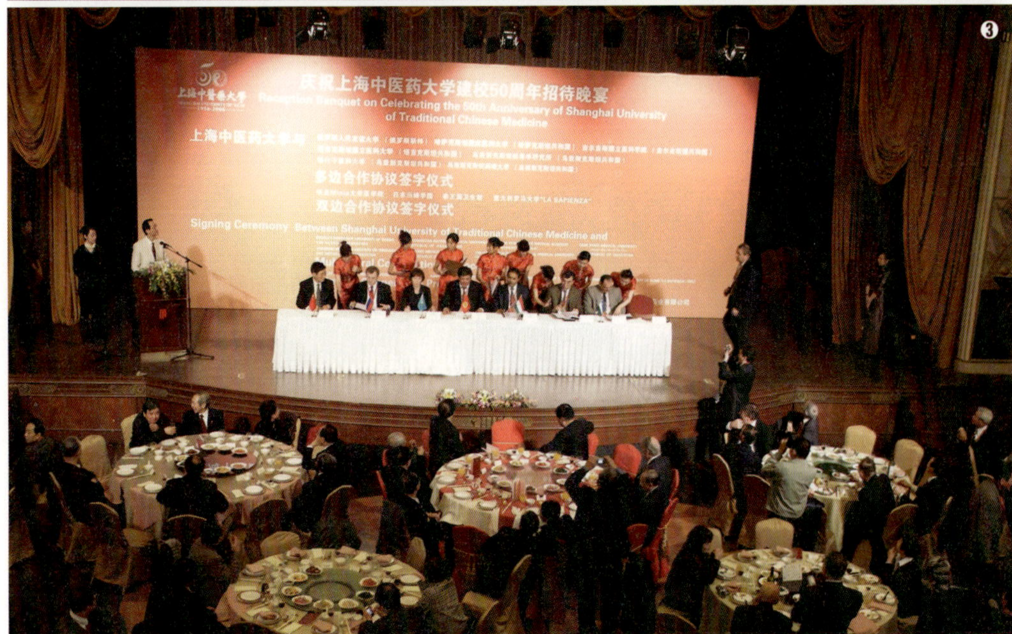

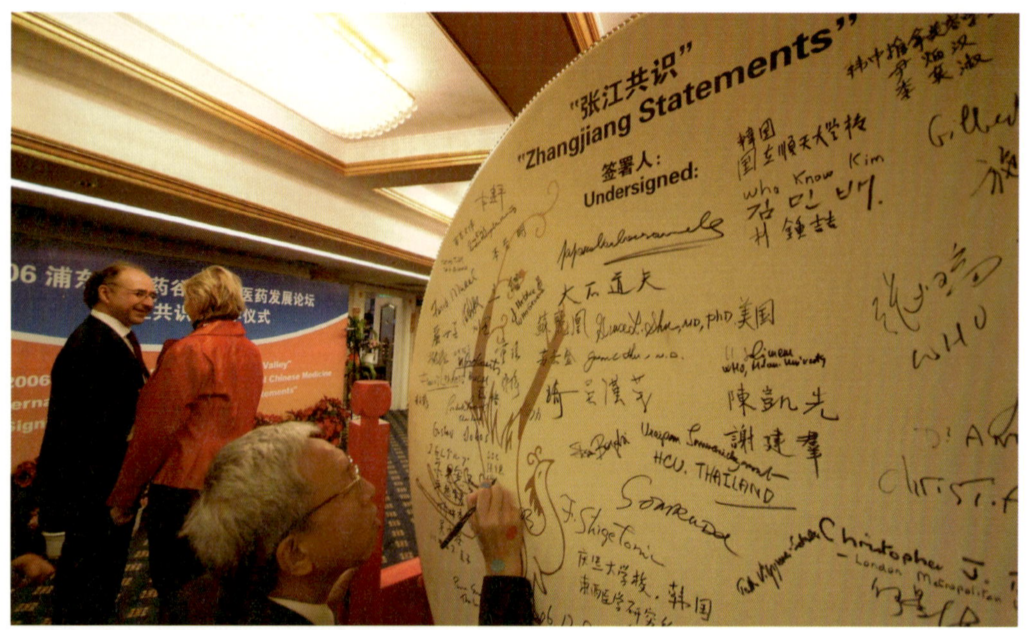

❻ 황포강의 선상 만찬장에서 참석자들이 기념 서명을 하고 있다.

5개 부속병원과 의약박물관

이 대학은 5, 7년제의 중의학과 5년제의 침구추나학과, 4년제의 중약학과 등을 개설하고 있다. 그리고 용화(龍華), 악양(岳陽), 서광(曙光), 보타(普陀) 및 상하이 보타구중심의원(普陀區中心醫院) 등의 부속병원과 중국 최초의 의약역사박물관도 있으며 WHO는 이곳에 전통중의약협력센터와 국제침구훈련센터를 건립하는 등 관심을 나타내고 있다.

국립순천대학교는 2002년 5월에 상하이중의약대학과 학술교류협정을 체결하였으며 당시 허상만 총장 일행이 상하이중의약대학을 방문했다. 그해 7월에 상하이중의약대학 황원룽(黃文龍) 부총장일행이 순천대를 방문하여 심포지엄 행사에서 논문을 발표했으며 그리고 리우핑(劉苹) 부총장 일행도 '순천대 한의약심포지엄'에 논문 발표 차 2004년에 다시 순천대를 찾았다. 그리고 2005년 순천대 한의약연구소장 일행이 상하이중의약대학을 방문하여 세미나 발표를 하고 2006년에 다시 상하이중의약대학을 찾아 학술교류를 하는 등 상호 교류를 이어가고 있다.

524

용화, 서광부속병원

대학 부속병원인 용화의원은 1960년 설립되었으며 중국 전체에서 최초로 지정받은 4대 임상기지 중 한 곳으로 700개의 병상을 운영 중이다. 이 병원의 연간 한약재 사용량은 3,000t, 한약재 처방 수는 890만 첩으로 통계가 나와 있어 입을 다물 수 없게 한다.

예전부터 시내에 자리 잡은 서광의원은 대학이 푸동지구로 옮기면서 그 지역에 새로 설립하여 시내의 서광의원과 함께 현재 병상 수가 1,320병상으로 제일 많다. 전체 직원이 1,400명에 의사만 400명에 이른다.

약양, 보타부속병원

상하이시 동북쪽 지역에 위치한 약양의원은 1976년에 설립하였으며, 500병상 규모로 추나 및 침구 분야에서 독보적이다.

⬇ 용화 부속병원 전경

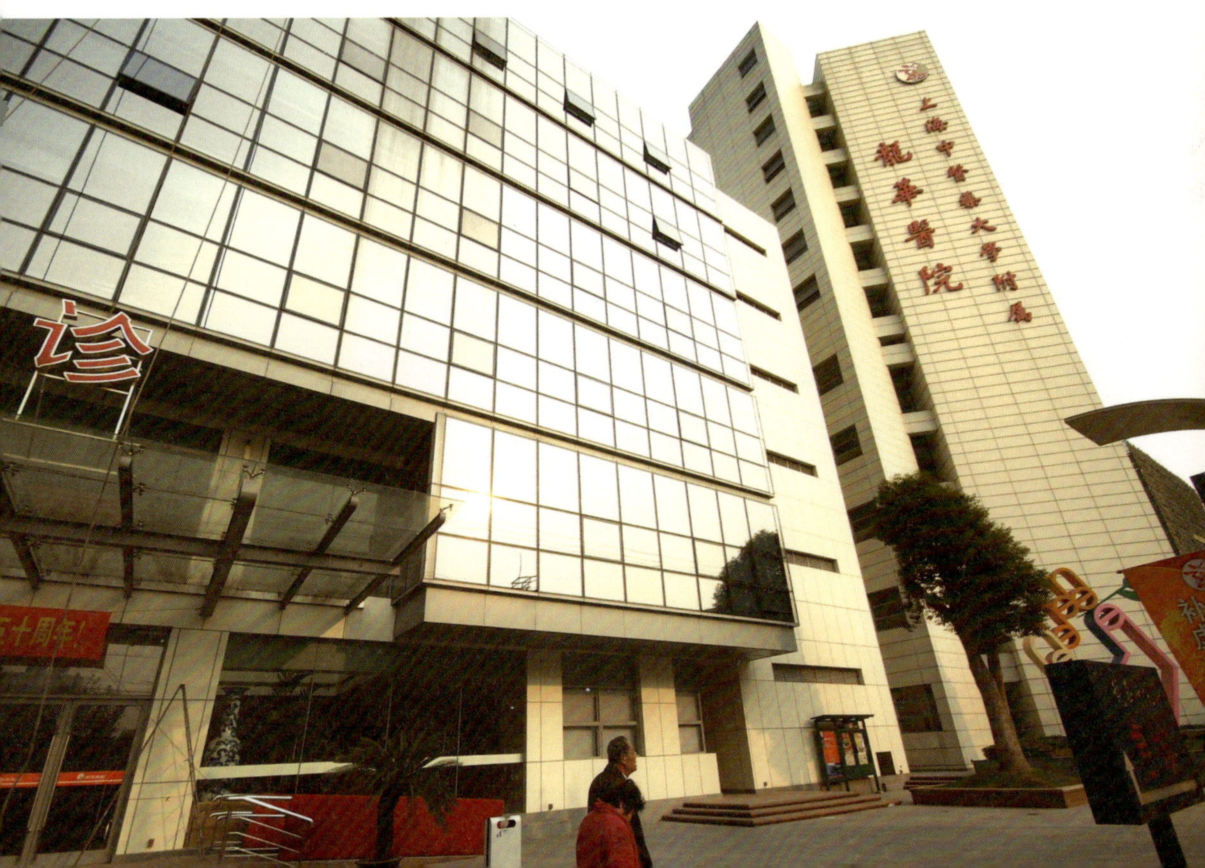

이 병원 마당 한가운데는 편작(扁鵲)의 동상이 우뚝 서 있다. 편작은 광범위한 종류의 병을 침·약초 등으로 치료하고, 맥박에 의한 진단에 탁월했다고 전해 내려오는 전설의 명의이다.

상하이 보타구중심의원은 2004년에 상하이중의약대학 부속병원으로 편입되었다. 상하이 시에는 대학부속병원 외에 상하이 천산(天山)중의원, 황포구 중의원도 전통 한의학을 신뢰하는 환자들에게 치료와 예방의 손길을 전하며 건재하고 있다.

❖ 악양병원 전경과 편작 동상

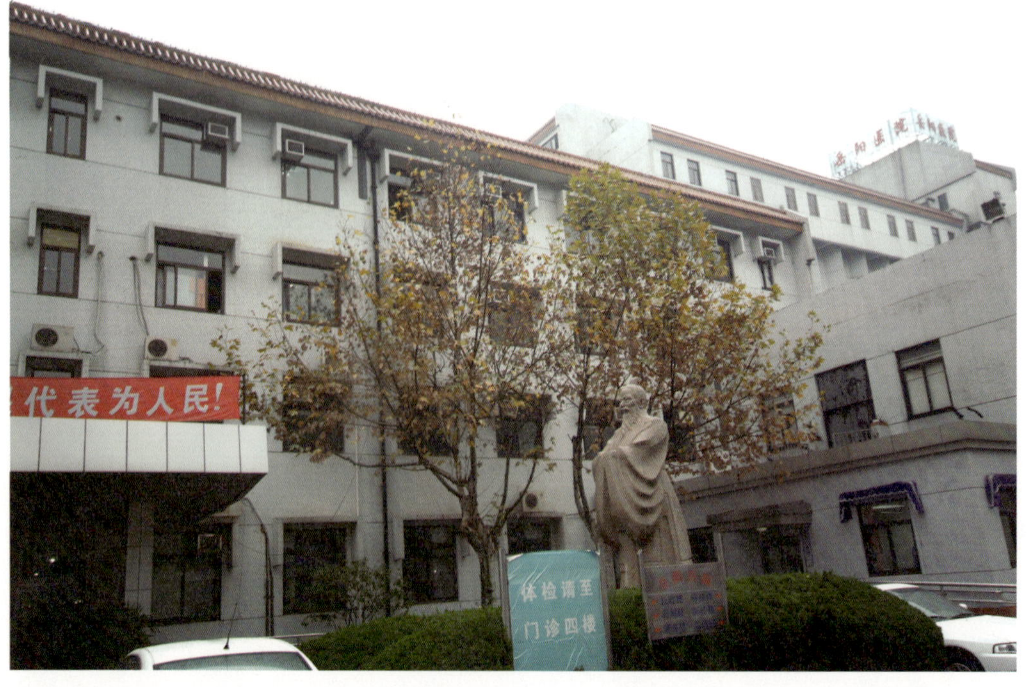

– **위치** : 상하이(上海)시 푸동(浦東)지역
– **홈페이지** : http://www.shutcm.com/
– **주소** : 上海市 蔡倫路 1200號

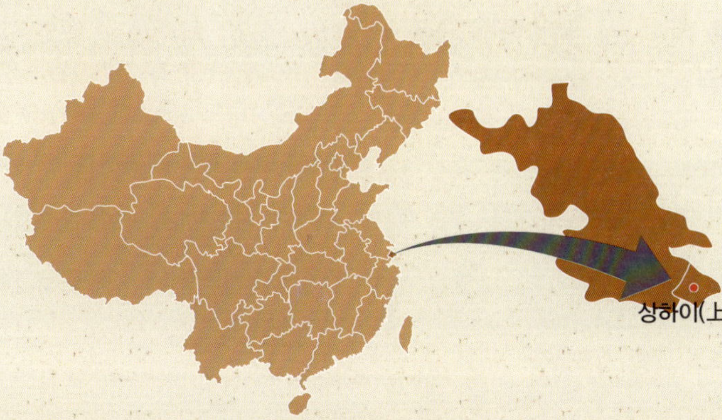

광둥성 광저우중의약대학

廣東省 廣州中醫藥大學

1956년 설립

　광둥성 광저우중의약대학은 중국의 남동부 해안가에 위치한다. 1956년 설립되어 1995년 현재의 광저우중의약대학으로 명칭을 변경했다. 덩샤오핑(鄧小平)의 개방개혁이 시작된 후 약 30여 년의 짧은 기간 동안에 이룩한 눈부신 성장으로 상업과 무역의 전진기지에 오른 광둥성의 성도(省都)인 광저우 시내에 위치해 있다.

⬡ 광저우중의약대학 정문

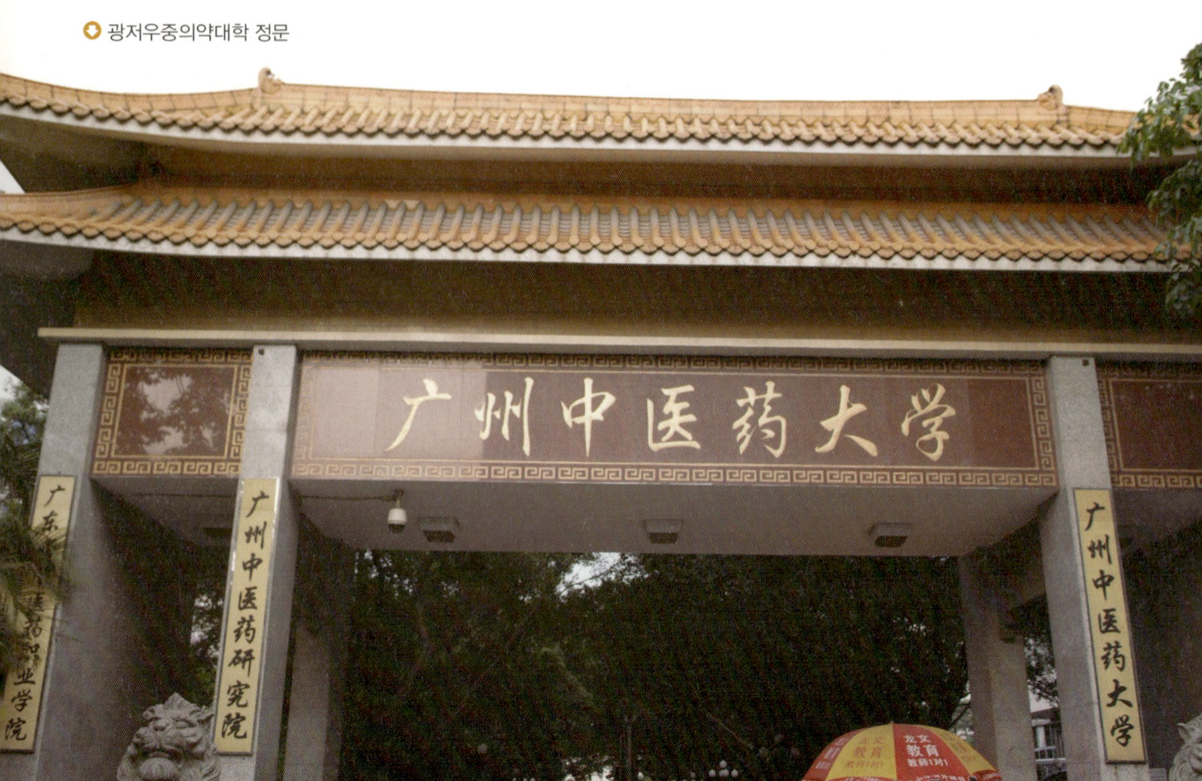

원래 중국 위생부와 국가 의약관리국 소유였는데 2000년에 중앙과 지방의 협력사업으로 광둥성이 주로 관리하는 것으로 바뀌었다.

대학 캠퍼스는 2개 있으며 교직원은 4,700여 명 정도이다. 학부 전문과정 중 중의학, 중약학, 침구마사지학, 제약공정학은 특히 유명한 학과로 알려져 있다.

망고나무가 교내 가로수

대학병원으로서 직할 부속병원은 4개, 즉 제1부속병원, 제2부속병원, 제3부속병원, 부속월해(粵海)병원이며, 기업 합작병원은 1개, 기타 부속병원은 17개가 있다. 교내에는 중의약대학생의 실습지인 약용식물원이 있다.

대학 구내의 가로수로 망고나무가 줄지어 있고 열매가 탐스럽게 주렁주렁 달려 있다. 맛있는 망고 열매를 지나는 사람들이 따 먹지는 않는 모양인지, 그대로 달려 있는 모습에 자꾸 눈길이 간다. 대학은 시민들에게 개방되어 있어 자유롭게 출입할 수 있다.

망고 ➡
대학 내의 망고나무 ➡

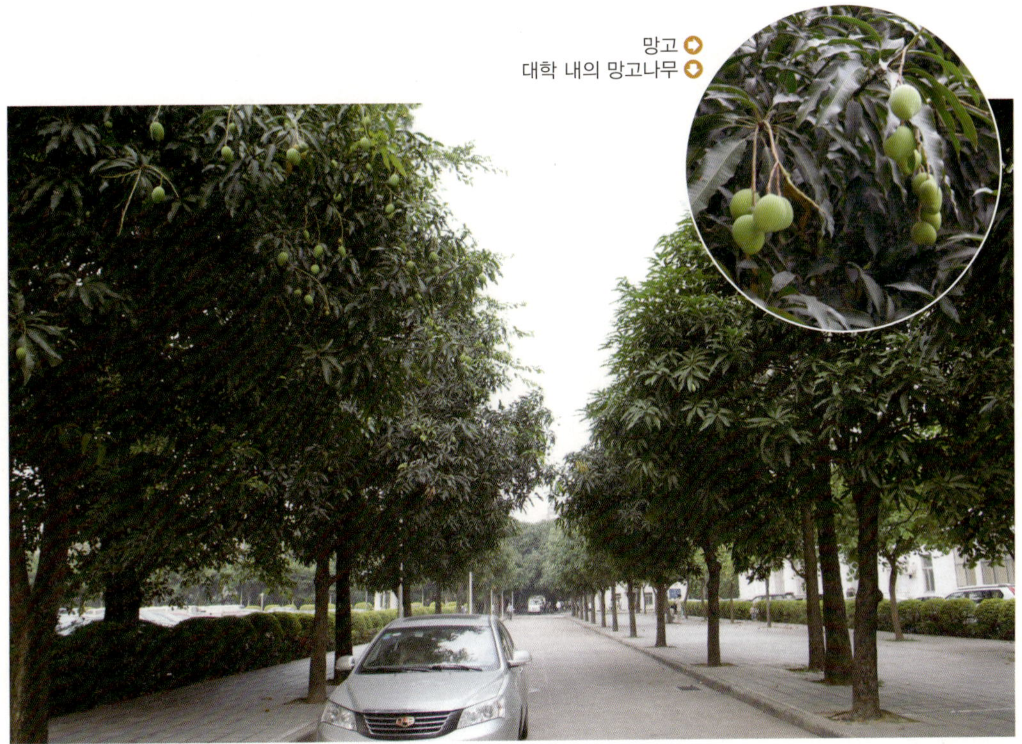

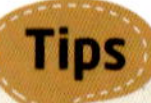

- 위치 : 광둥(廣東)성의 성도인 광저우(廣州)시 소재
- 홈페이지 : http://www.gzhtcm.edu.cn/
- 주소 : 廣東省 廣州市 三元里 機場路 12號
  廣東省 廣州市 番禺區 廣州大學城外換東路 232號
- 전화번호 : 020-3658-8233
- 설립년도 : 1956년

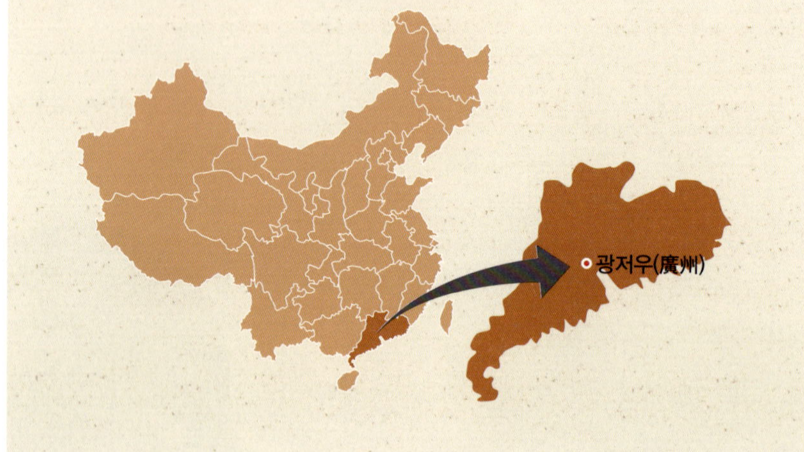

쓰촨성 청두중의약대학

四川省 成都中醫藥大學

길 양옆에는 명의의 초상들이 걸려

　쓰촨(四川)성 성도인 청두에 소재하고 있는 청두중의약대학은 최근 시내에서 한참 떨어진 외곽에 웅장한 새 캠퍼스를 완공하였다. 시내의 옛 캠퍼스 자리에는 병원이 있고 근처에 고층으로 지어진 부속병원빌딩이 또 있다.

🔻 시내에 있는 캠퍼스 입구

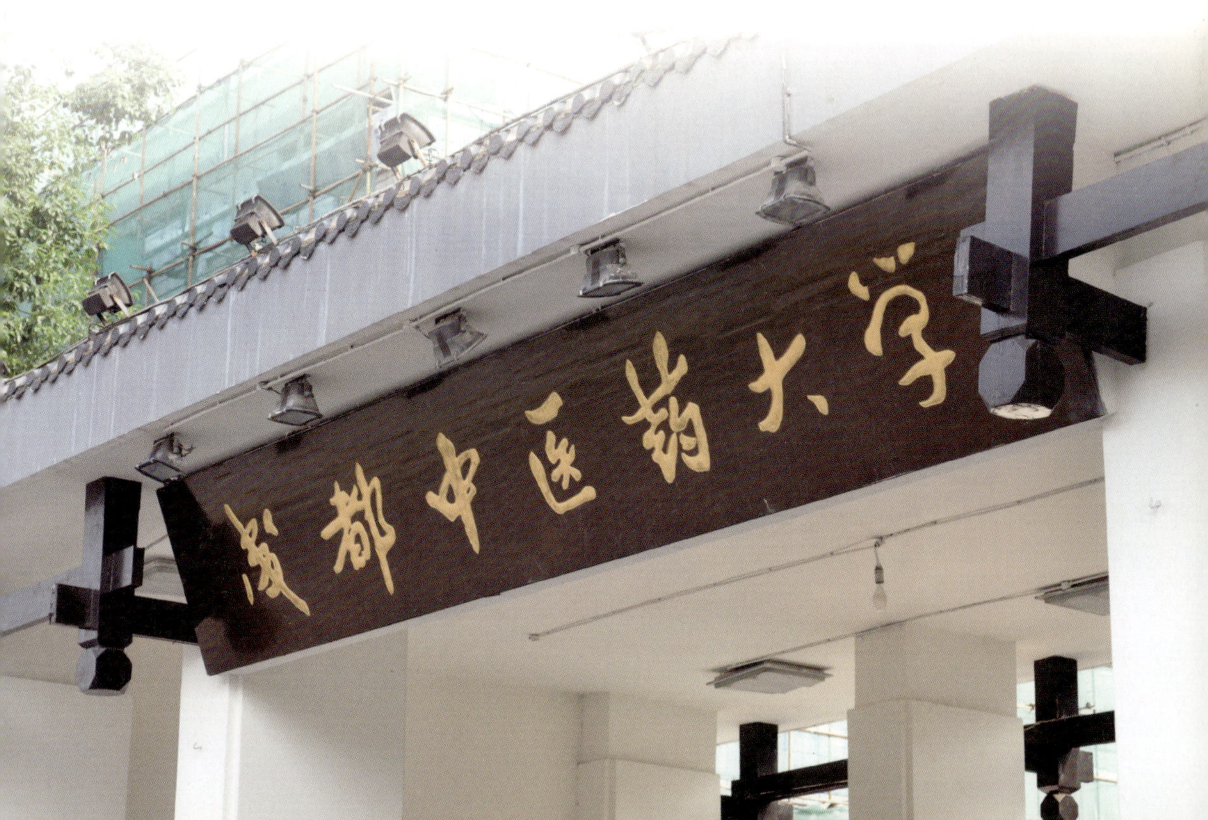

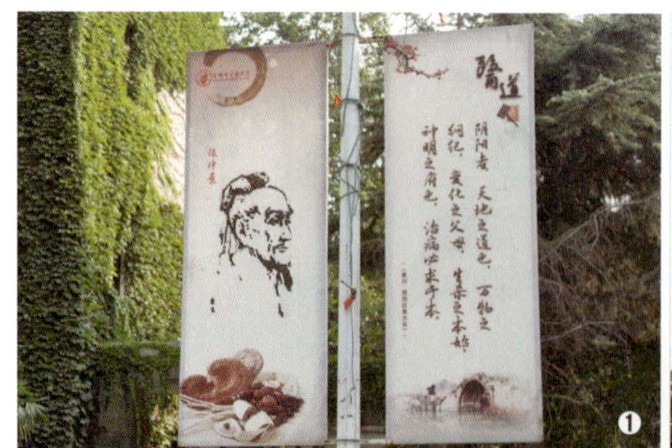
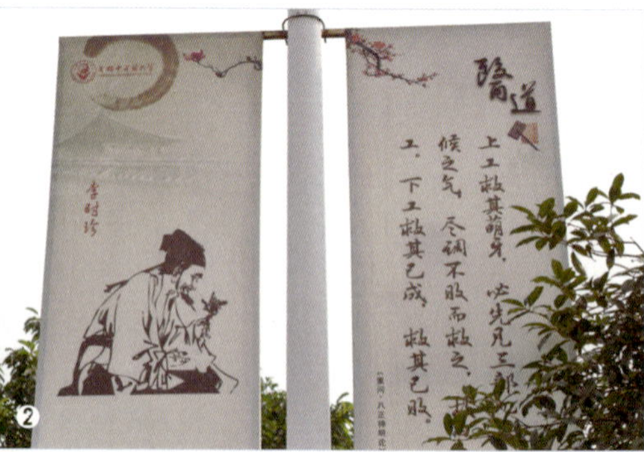
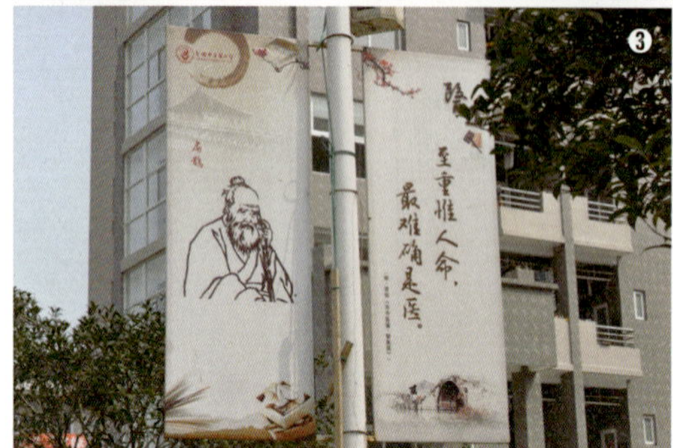

❶ 캠퍼스 길 옆에 붙여놓은 중국 명의 장중경의 초상화
❷ 이시진 선생의 초상화
❸ 편작 초상화

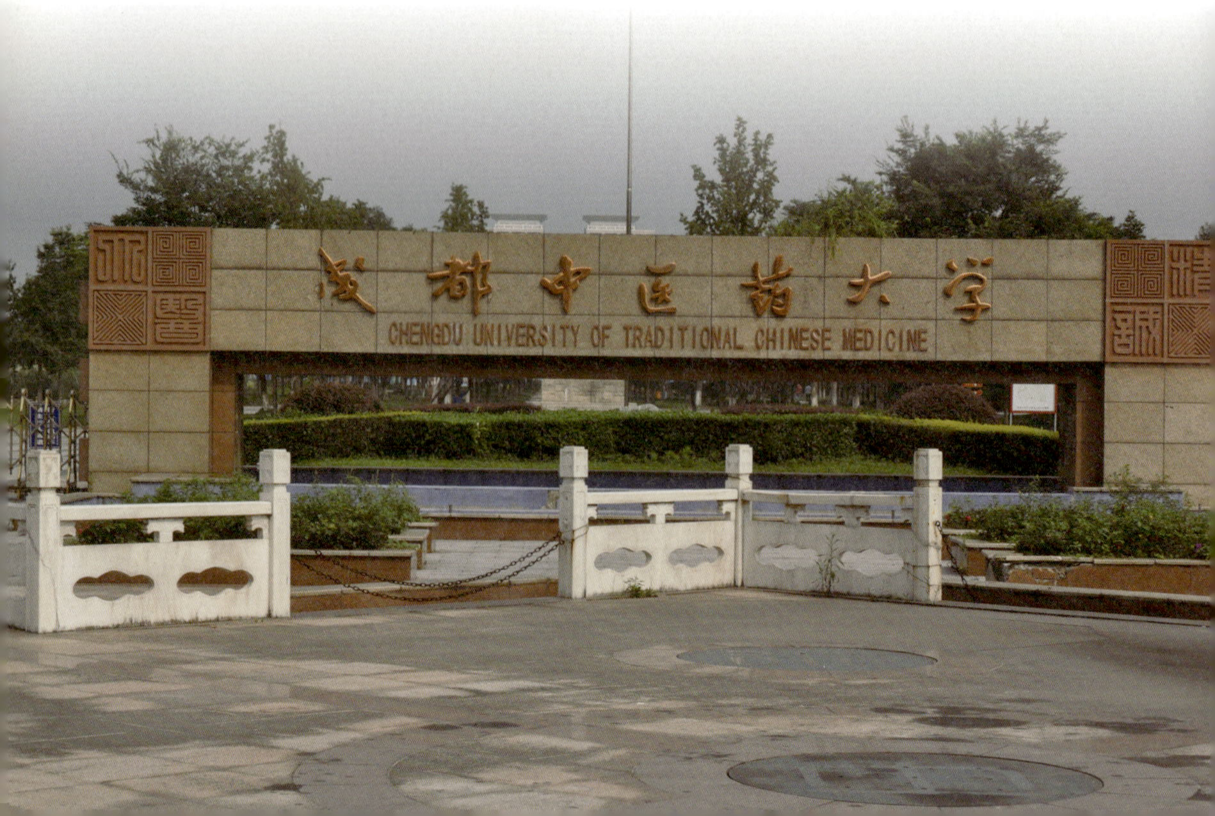

⬇ 새 캠퍼스의 웅장한 정문

시내에 자리 잡은 병원으로 들어서면 검정색 바탕의 대학 간판이 중국의 고풍스런 분위기를 만들어주고 세월의 풍상을 간직한 캠퍼스는 고즈넉한 분위기를 자아낸다. 장중경, 편작, 손사막 등의 중국 명의들의 초상화를 길 양옆에 걸어놓아 중의약대학의 분위기를 물씬 느끼게 해두었다.

교직원 식당의 메뉴에는 한국식 돌솥비빔밥도 있다. 교직원 확인카드가 없으면 주문이 되지 않지만 옆에 있던 중국 학생이 자신의 카드로 대신 주문해주었다. 한국에서 멀리 떨어져 있는 중국 서부지역의 대학 식당에서 먹어보는 우리 비빔밥은 고추장과 다양한 재료로 요리하여 맛있는 건강식 메뉴가 되어주었다.

한산한 새 캠퍼스

차로 30분 이상 서북쪽으로 가면 새 캠퍼스가 나온다. 입구부터 넓은 면적과 웅장한 규모가 방문객을 압도하지만 아직은 빈터가 많아 발전 가능성에 더 큰 무게를 두어본다. 방학 중인 7월에 찾으니 더 한산했다.

대학 한가운데는 공자상이 서 있고 약학관 앞 광장에는 쇠로 만든 삼각형 탑에 풀, 나무, 채소 등의 한약들을 조각했다. 계화나무 정원, 매실나무 정원, 은행나무 정원 등 다양한 정원들이 잘 배치되어 있다.

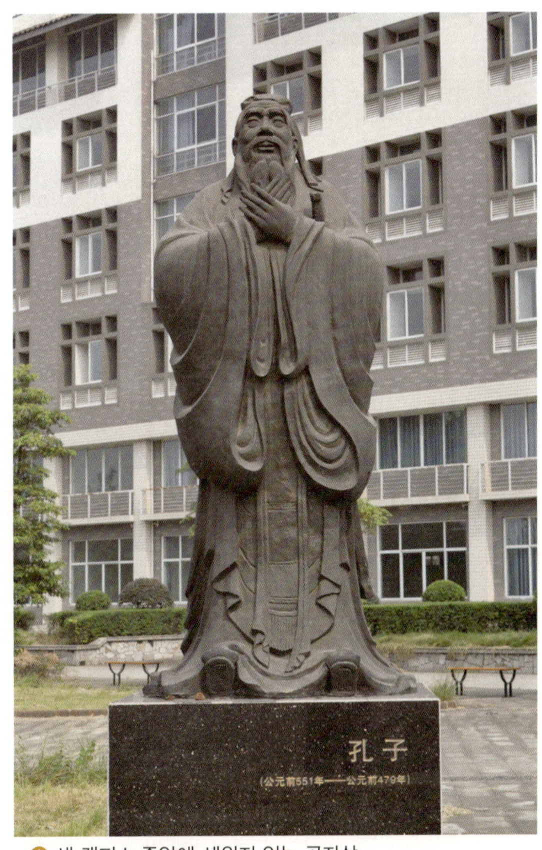

❶ 새 캠퍼스 중앙에 세워져 있는 공자상

- 위치 : 청두(成都) 시내에 병원 캠퍼스가 있고 시내 외곽에 새 컴퍼스가 위치
- 홈페이지 : http://www.cdutcm.edu.cn/
- 주소 : 四川省 成都市 十二橋路 37號(시내 병원 캠퍼스)

  四川省 成都市 溫江區 柳台大道 1166號(신 캠퍼스)
- 전화번호 : 028-6180-0000
- 설립년도 : 1956년

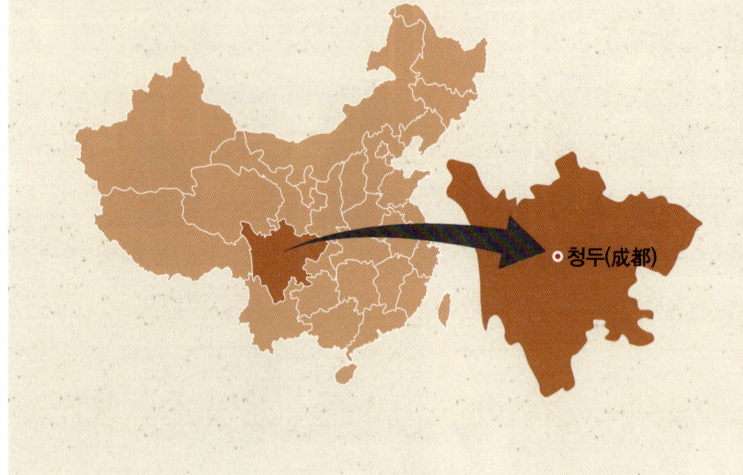

쓰촨성 쓰촨대학 화서병원

四川省 四川大學 華西醫院

쓰촨(四川)성 화서(華西)의과대학은 1910년 설립되었으며 2000년 쓰촨대학과 합병하여 현재 쓰촨대학 화서의과대학으로 되어 있다. 이 대학의 부속병원인 화서병원(華西醫院)은 성도인 청두(成都) 시내에 자리 잡고 있다.

현재 임상의학과, 한의약 · 서양의약 결합학과, 간호학과 등 3개는 박사 학위 수여 자격을

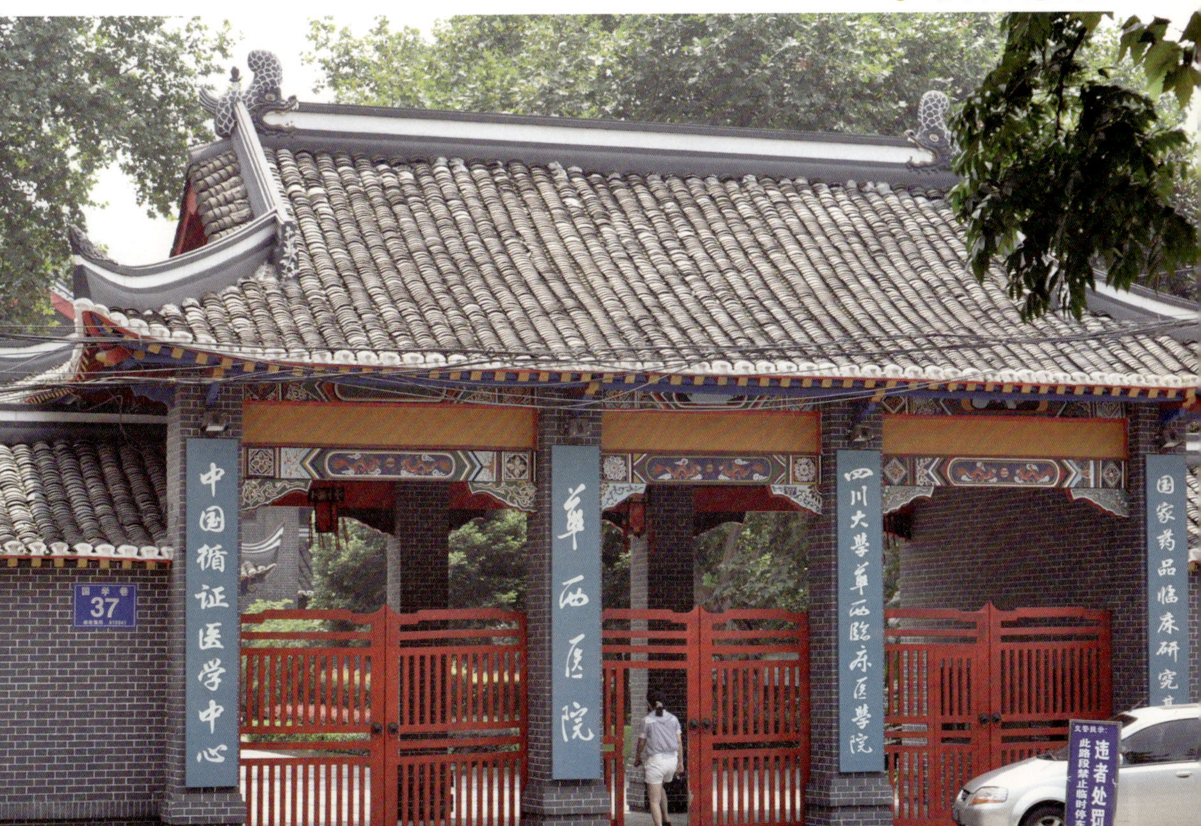
쓰촨대학 화서병원 정문

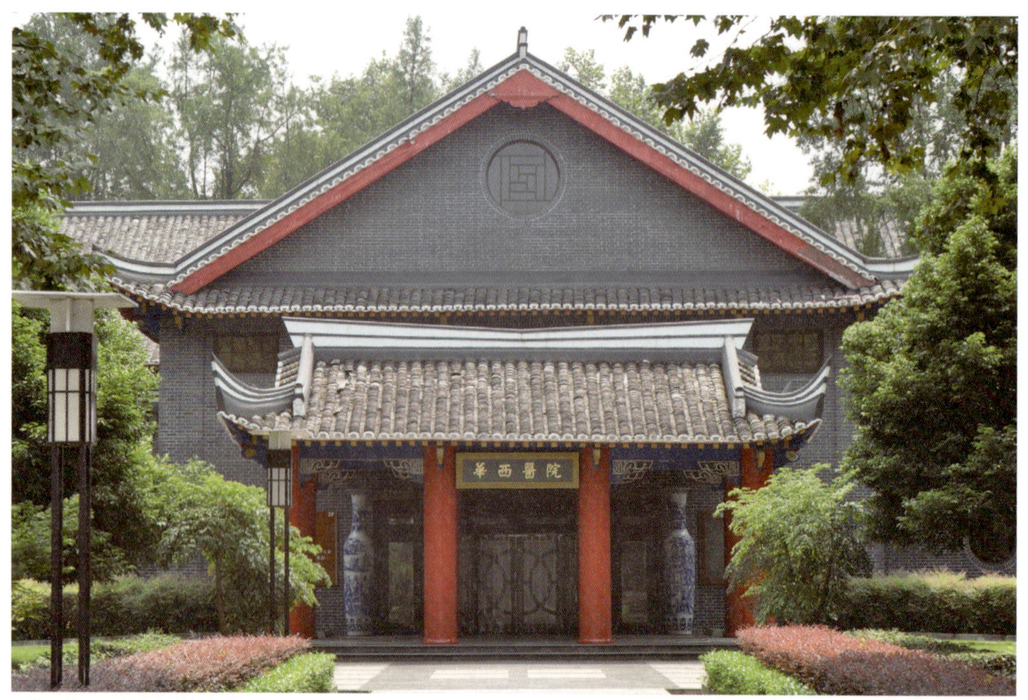

쓰촨대학 화서병원 입구

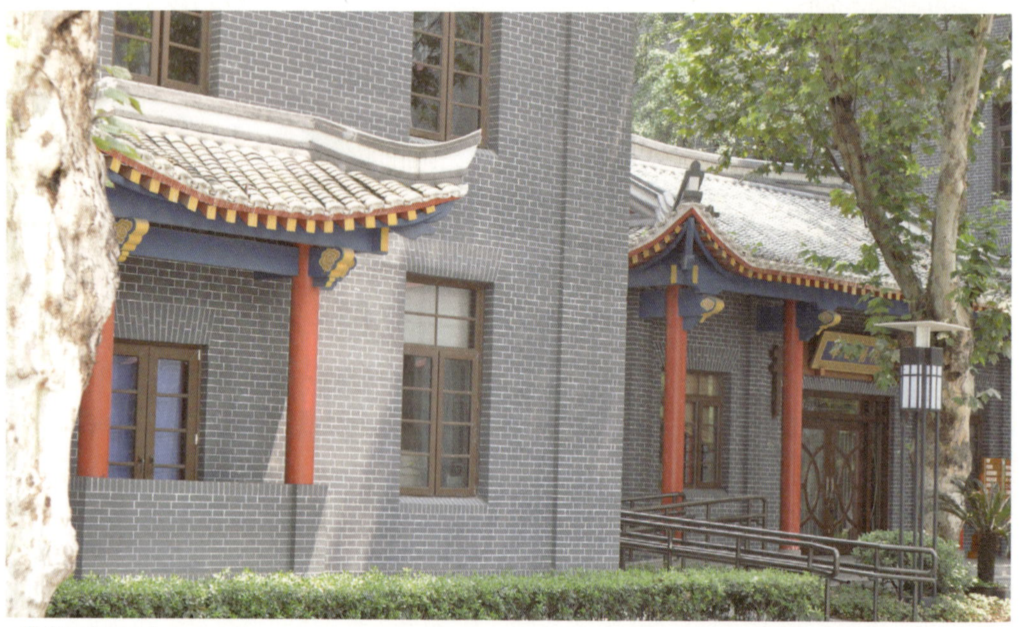

화서병원 구내

536

가지고 있고 2008년 교육부의 학과 측정에서 한의약 · 서양의약 결합학과는 전국 3위를 차지했다. 병원내에는 서양의약과 한의약의 국가의약임상연구기지도 있다.

❶ 우아하고 독특한 중국풍의 건축물이 들어서 있다.
❷ 병원 구내의 녹나무. 청두시에서 관리하고 있다.

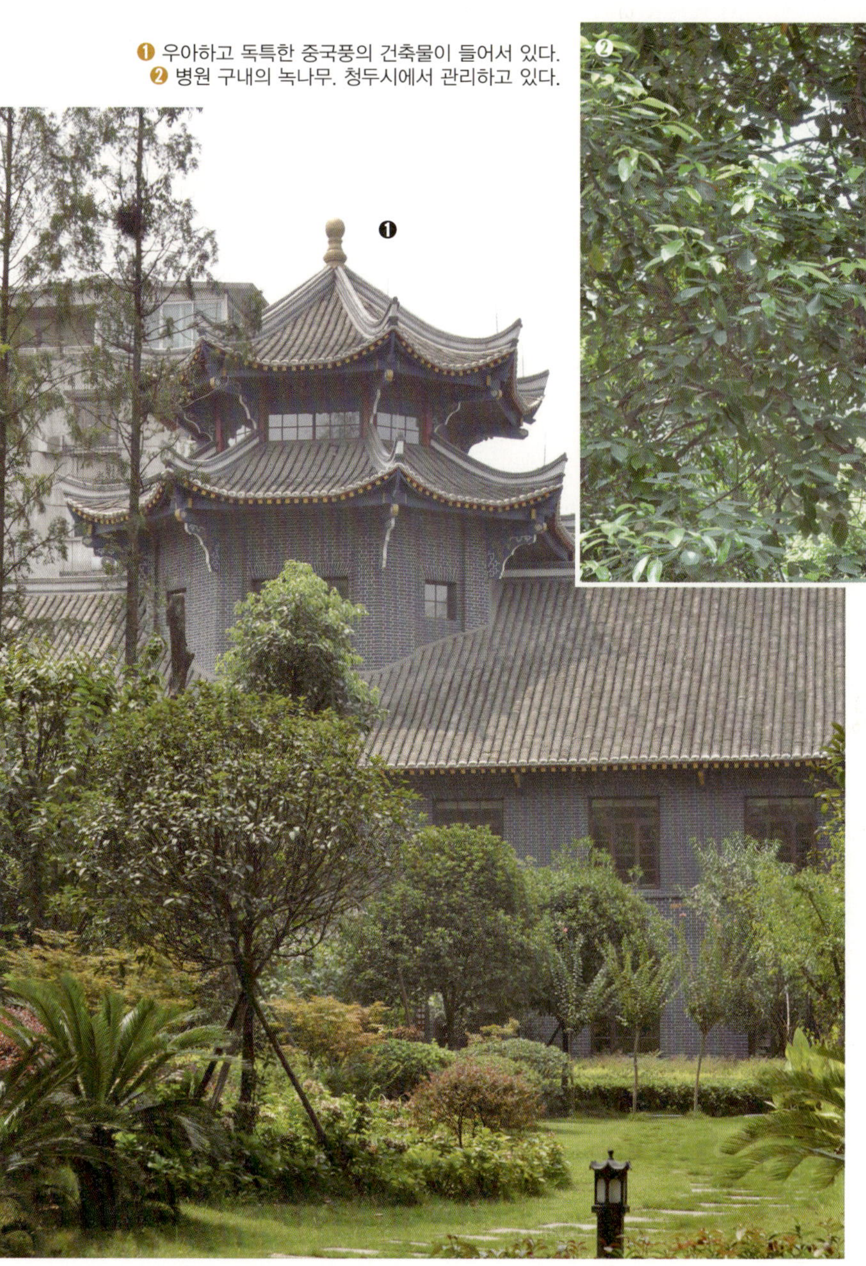

이 화서병원의 건물은 우아하고 매우 독특한 중국풍의 건축물들로 매우 인상적이어서 사진으로 소개하지 않을 수 없다. 병원 구내에는 오래된 녹나무가 있는데 청두시에서 관리하고 있다. 분리되어 있는 다른 구역에는 거대한 현대식 병원건물이 들어서 있다.

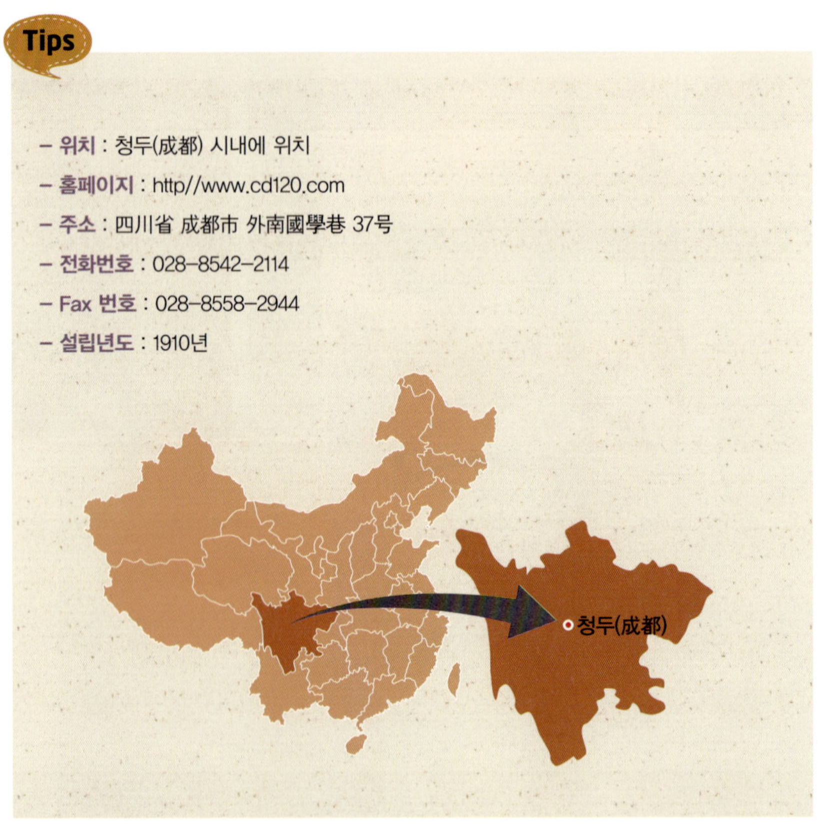

『열하일기』속의 한약

熱河日記 韓藥

두 달간의 중국 일정 기록

연암 박지원(朴趾源)은 18세기에 송곳처럼 우뚝 솟은 조선의 실학자이자 문필가이다. 44세이던 1780년(정조 4년), 삼종 형인 영조의 부마 금성위 박명원(朴明元)이 청나라 건륭제 고종의 칠순을 축하하는 진하사절로 선발되었고, 박명원의 권유가 있어 그는 군관의 직함으로 사절을 따라나서게 되었다.

5월 25일에 한양을 떠난 사절단은 6월 24일에 압록강을 건너 8월 1일 중국 베이징에 도착했으며 다시 9월 17일 베이징을 출발하여 10월 27일에 한양으로 돌아왔다. 이후 박지원은 3년간 공을 들여 6월 24일부터 8월 20일까지 자세히 기록한 기행문학작품인 『열하일기』를 세상에 내놓았다.

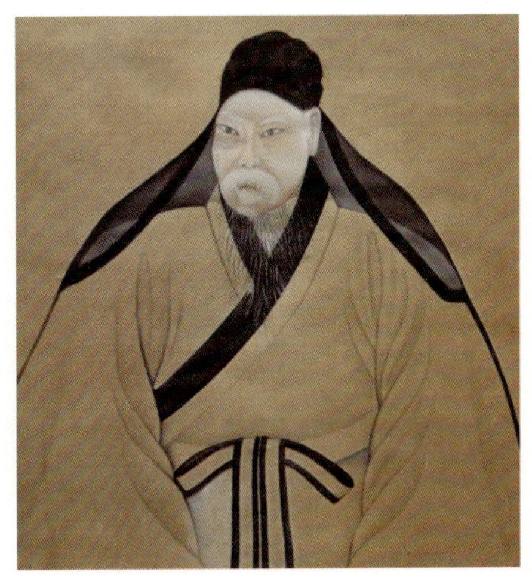

⬡ 연암 박지원 선생의 초상화
(경기도 남양주시 소재의 실학박물관)

『열하일기』를 보면 중국 여행 중에 곳곳에서 한약이 등장하는데, 특히 우리나라의 청심환 얘기가 자주 나온다.

중국에서 인기인 우리 청심환

연암이 한 노인께 책을 며칠 빌려달라고 부탁한다.

"별로 없습니다만 책 목록은 있는데 소일거리로 보시려면 빌려드리겠습니다. 그러나 영감(연암)께서 지금 바로 돌아가셔서 진짜 청심환과 조선 부채 중에서 잘 만든 것을 골라 처음 만나는 정표로 주신다면 그때 책 목록을 빌려드리는 조건입니다."

이렇게 노인은 대가로 청심환을 요구한다.(7월 3일)

연암은 형편없는 책 목록이었지만 우선 베껴놓고 돌려주었다고 한다. 중국 땅에 들어선 지 얼마 되지 않아 나오는 첫 번째 청심환 이야기다. 중국 사람들이 우리 청심환을 얼마나 좋아하는지 『열하일기』를 통해 알 수 있다.

청심환을 얻기 위한 가짜 참외 도둑도 등장한다. 한 늙은이가 연암을 찾아와 얘기한다.

"이 늙은이가 길가에서 참외를 팔아 하루하루 먹고사는데, 아까 당신네 조선 사람 삼사십

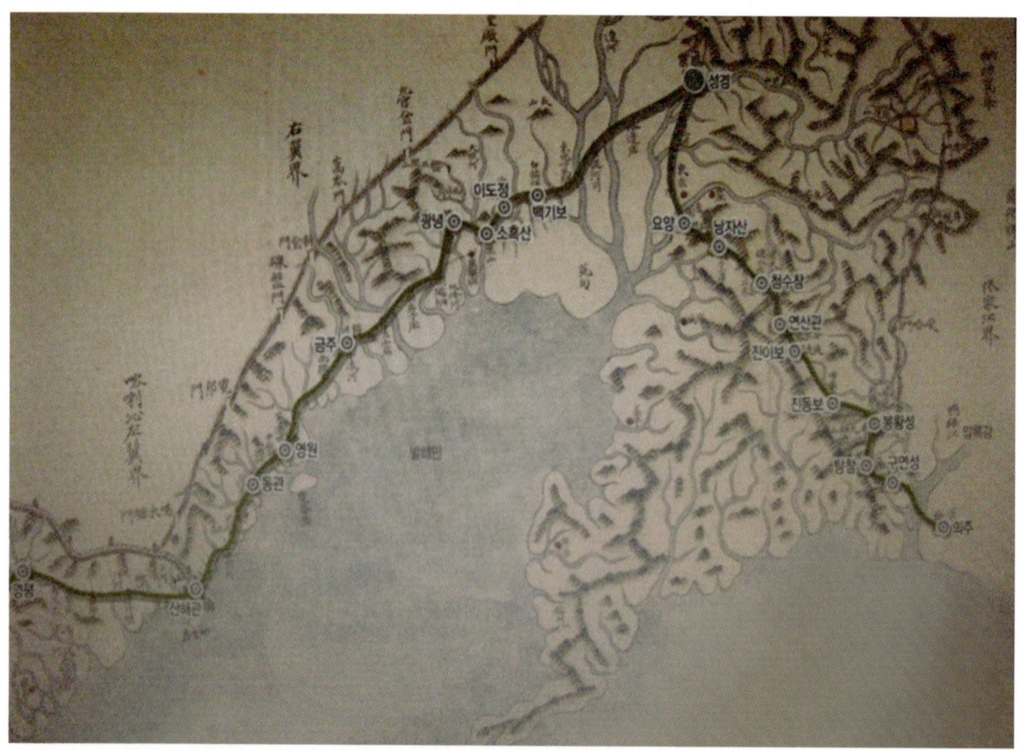

⬆ 의주에서 중국 산해관까지의 이동경로(경기도 남양주시 소재의 실학박물관)

명이 지나가다가 처음엔 돈을 내고 사서 먹더니 떠날 땐 참외를 하나씩 들고 소리를 지르며 달아나버렸습니다."(7월 13일)

그리고 이 늙은이는 청심환을 달라고 졸랐다. 청심환을 얻기 위한 거짓말이었던 것이다.

베이징의 유리창 책방에서의 일이다. 하인이 그 집 안주인의 청이라면서 청심환을 가지고 온 게 있으면 한두 개 얻었으면 하고 전언을 한다. 연암은 지금은 가지고 있지 않으니 훗날 다시 올 때 가져다 드리겠다고 하였다. (8월 3일)

시습재에 가서 악기를 구경하는데 웬 청년이 급히 들어오더니 눈을 부라리며 연암이 들고 있던 작은 거문고를 빼앗는다. 동행한 왕민호는 몹시 겁을 내며 연암에게 나가자고 눈짓을 했다. 그러자 그 청년은 별안간 웃으면서 연암을 붙들더니 청심환을 달라고 한다. (8월 14일)

청심환을 얻기 위한 수작이었던 것이다. 기분을 상한 연암은 허리 전대에 청심환이 몇 알 있었지만 그의 행동이 하도 무례하고 괘씸하여 한 알도 주기 싫었다고 일기에 적고 있다.

오미자 때문에 욕을 먹은 연암

조선으로 돌아오는 길에 고북구(古北口)의 한 절에 들렀는데 난간 밑에 오미자 두 섬쯤을 말리려고 펴놓은 게 보였다. 연암은 아무런 생각 없이 오미자를 두어 알 집어 입에 넣었다. 그 모습을 바라보고 있던 중이 갑자기 눈을 부릅뜨며 연암에게 호통을 쳤다. 그래서 마부 춘택이 화를 내며 중에게로 다가가 꾸짖었다.

"날이 더워 찬물 생각이 나신 우리 영감께서 이 가득 널린 오미자 중에서 한두 알을 씹어 침이 나오게 해 갈증을 풀려고 하셨다. 그런데 너같이 양심 없는 중놈이 어디 있느냐. 이 무례한 놈아. 이 무슨 버릇없는 짓이냐?"(8월 17일)

춘택이 중의 뺨을 한 대 치고 조선말로 쌍욕을 해대고 다른 중에게는 또 한주먹으로 때려 눕혔다.

"너의 어른이 공짜로 오미자를 가져갔다. 그런데 도리어 네놈을 시켜 사발만 한 주먹으로 되갚다니, 이게 무슨 도리냐."

쓰러졌던 중이 말하니 춘택은 더욱 성을 내면서 욕을 해댄다.

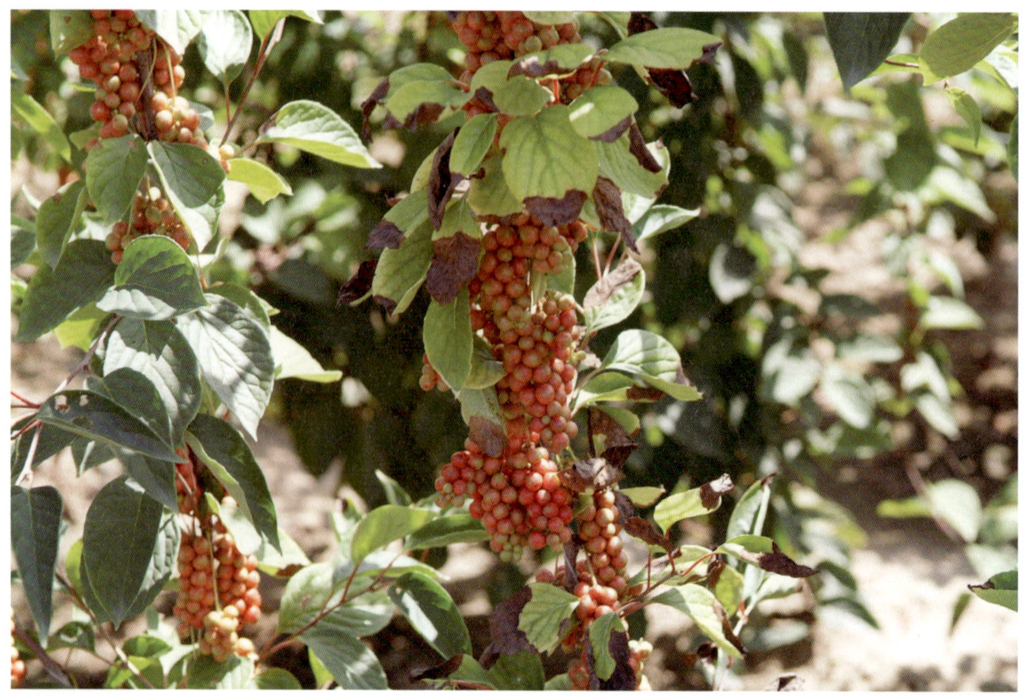

⬆ 오미자(중국)

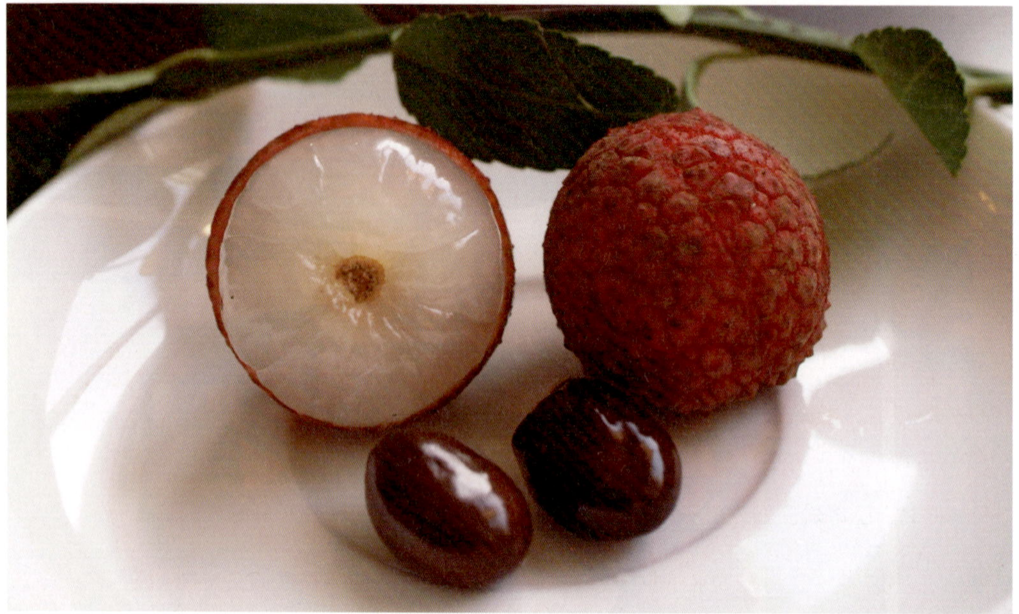

⬆ 여지(중국)

542

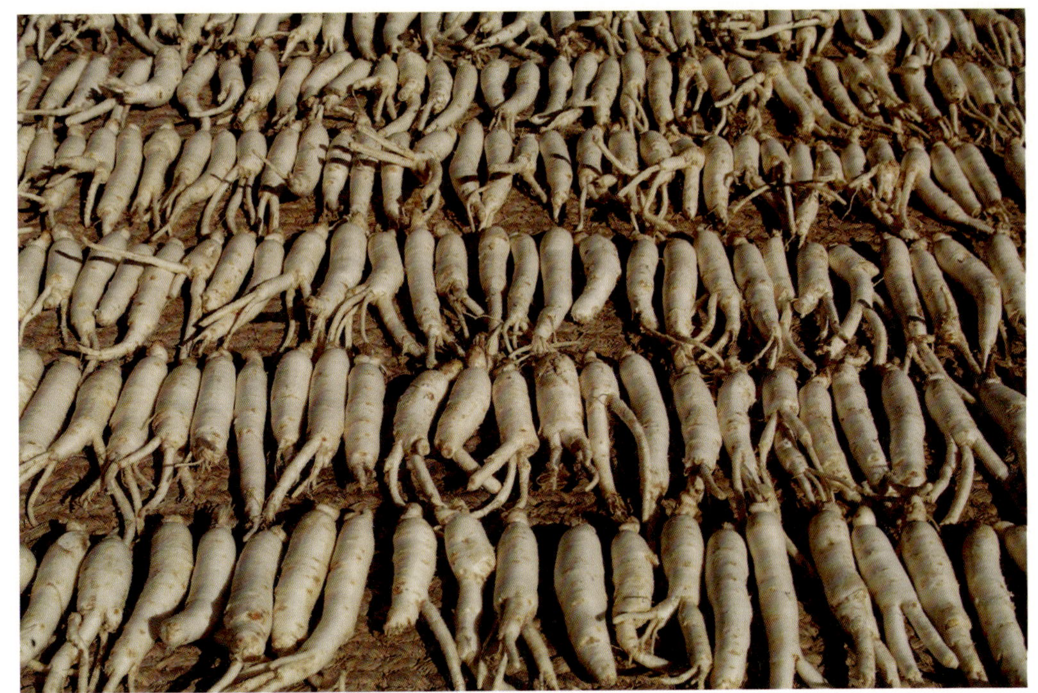

"그게 무슨 공짜냐? 그걸 한 말을 드셨냐, 한 되를 드셨냐? 그까짓 눈곱만 한 작은 알갱이 때문에 우리 어르신의 높은 인격을 깎아내린단 말이냐?"

중들은 조금 뒤 웃는 얼굴로 다가오더니 산사 열매 두 개를 바치면서 청심환을 달라고 한다. 애당초 이렇게 소란을 떤 건 결국 청심환을 얻어내려는 의도에서 비롯된 것이다. 그 심보는 괘씸하기 짝이 없지만 연암은 청심환 한 알을 건넸다고 한다.

"공짜로 오미자를 가져갔다는 욕을 먹었으니, 부끄러움과 두려움을 어찌 이길 수 있겠는가."

연암은 이처럼 자기를 탓했다.

연암은 베이징을 향하던 중에도 마부 창대가 통증이 심해 돈 200닢과 청심환 다섯 알을 주어 나귀를 빌리기도 하고(8월 7일), 청심환 한 알을 소주와 바꾸어 마시기도 했다는 일화가 이어진다.(8월 8일)

청심환 말고도 인삼과 열대과일인 빈랑과 여지도 『열하일기』에 나온다. 여지는 양귀비가 좋아했다는 과일인데 『동의보감』과 『방약합편』에도 그 약효가 수재되어 있다.

출국 시 엄격히 심사하는 인삼

6월 24일, 압록강을 출발하는 현장의 모습이 그려진다.

'의주 부윤이 벌써 막을 치고 기다렸다. 사람과 말을 사열하고 이어 금지된 물품을 수색했다. 주요 물품으로는 황금, 진주, 인삼, 수달 가죽과 사신들이 노자 이외의 한도를 넘은 은자(銀子)였다.'

인삼이 출국 때 심사하는 주요 물품임을 알 수 있다. 외국으로 가지고 나가는 것이 금지된 물품이 발견되면 다음과 같은 벌을 받는다.

첫 번째 문에서 걸린 자는 아주 큰 곤장을 때리는 한편 그 물품을 몰수한다. 두 번째 문에서 걸리면 귀양을 보내고 마지막 문에서는 목을 베어 걸어 뭇 사람들에게 경각심을 갖게 한다.

'길에서 서로 팔짱을 끼고 가는 두 사람을 만났는데 생김새가 모두 수려하기에 혹시 글을 하는 이들인가 싶어 앞으로 다가가 읍을 했다고 한다. 그들은 팔을 풀고 아주 공손히 답례를 하고 나서 곧 약방으로 들어갔다. 그들은 빈랑 두 개를 사 칼로 반씩 자르더니 내게 한쪽을 권하고 자기네도 입에 넣고 씹는다.'(7월 11일)

이처럼 열대 한약인 빈랑도 연암의 일기에 등장한다.

술로 착각한 여지즙

환관이 와서 모난 주석 항아리 하나를 내렸다. 누런 비단으로 만든 마개를 열어보니 빛이 누렇고도 약간 붉은 것이 술 같았다.

"이건 정말 황봉주야."

서장관이 말했다. 맛이 달고 향내가 풍기지만 술기운은 전혀 없었다. 다 따르자 여지 여남은 개가 떠오른다.

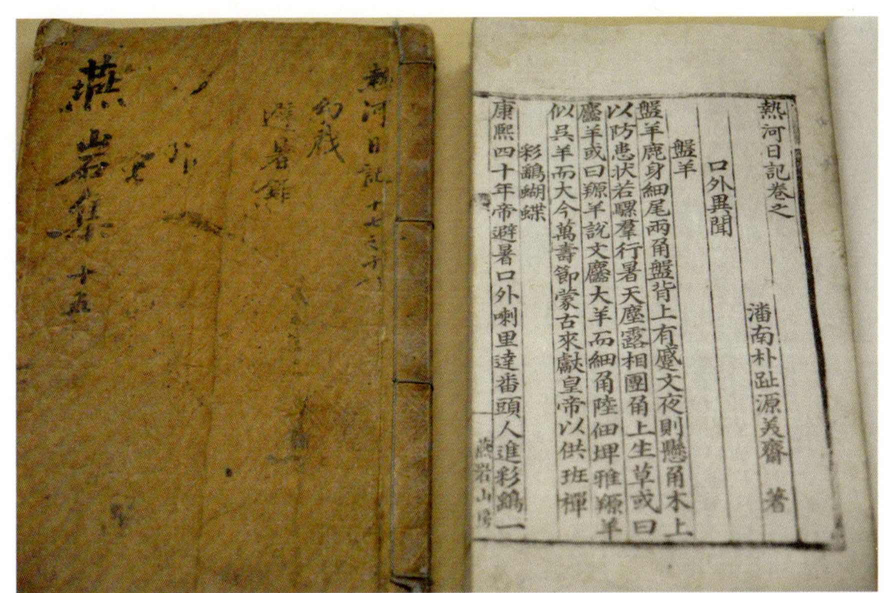

열하일기(경기도 남양주시 소재의 실학박물관)

"여지로 빚은 술이야."

"참 좋은 술이구려."

"어, 취한다, 취해."

그날 밤, 기풍액을 찾아가 한잔 따라 보였더니 술이 아니라 여지즙이라고 알려주었다. 껄껄 웃지 않을 수 없었다.(8월 13일)

여지 주스를 마시고서 다들 취했다고 착각한 재미있는 얘기다.

참고문헌

한국

- 강병수 등, 『원색 한약도감』, 동아문화사(2008)
- 김재길, 『원색 천연약물대사전』, 남산당(1984)
- 김창민, 『중약대사전』, 정담(1998)
- 대원사 티베트박물관 홈페이지
- 동국대 한의대 본초학회 역, 『中國本草圖鑑』, 여강출판사(1994)
- 박종철, 『한방 건강기능식품학』, 도서출판 효일(2007)
- 박종철, 『생약 한약 기능식품 통섭사전』, 푸른행복(2011)
- 박종철, 『일본 약용식물 한방약 도감』, 푸른행복(2011)
- 박종철, 『약이 되는 열대과일』, 푸른행복(2013)
- 박지원 저, 고미숙 옮김, 『열하일기』, 그린비(2008)
- 박지원 저, 김문수 옮김, 『열하일기』, 돋을새김(2008)
- 박지원 저, 김혈조 옮김, 『열하일기』, 돌베개(2009)
- 배기환, 『한국의 약용식물』, 교학사(2010)
- 생약학교재편찬위원회, 『생약학』, 동명사(2010)
- 식품의약품안전처, 『대한민국약전외한약(생약)규격집』, 식품의약품안전처(2012)
- 식품의약품안전처, 『대한민국약전 10개정』, 식품의약품안전처(2012)
- 식품의약품안전청, 『원색 한약재 감별도감』, 호미출판사(2009)
- 신민교 엮음, 『임상본초학』, 도서출판 영림사(2000)
- 안덕균, 『한국본초도감』, 교학사(2008)
- 영림사편집부, 『한의학 용어대사전』, 도서출판 영림사(2007)
- 육창수, 『원색 한국약용식물도감』, 아카데미서적(1989)
- 이영노, 『새로운 한국식물도감』, 교학사(2006)
- 이창복, 『원색 대한식물도감』, 향문사(2006)
- 정보섭, 『생약, 도해 향약대사전』, 영림사(1990)
- 주영승, 김홍준, 『운곡 한약재의 기원 및 산지 총람』, 한국학술정보(주)(2009)

- 최우선, 『붓다뉴스』(2005. 3. 9)
- 한의학대사전 편찬위원회, 『한의학대사전』, 도서출판 정담(2001)
- 허준, 『동의보감』, 남산당(1976)
- 황도연, 『방약합편』, 도서출판 영림사(2002)

중국

- 廣西藥用植物園, 藥用植物花譜(4), 中慶大學出版社(2009)
- 邱德文, 本草綱目彩色藥圖, 貴州科技出版社(2003)
- 國家藥典委員會, 中華人民共和國藥典, 中國醫藥科技出版社(2010)
- 吳家榮, 常用中草藥彩色圖鑑, 貴州科技出版社(2006)
- 王玉生 外, 南方藥用植物, 南方日報出版社(2011)
- 中華本草編委會, 中華本草, 上海科學技術出版社(1999)

삼백초 86, 227

삼백초과 63, 86, 118

삼약빈랑 98, 110

삼잎만형자 99, 100

삼잎방망이 87

삼칠(전칠) 259, 262, 299~301, 303, 307,
　　370~374, 383, 385, 447

상륙(과) 78

상백피 231

상산 158, 160, 162

상춘등 160, 162

새모래덩굴과 47, 146

생강 440

생강과 21, 31, 32, 48, 98, 101, 107~109,
　　115, 120, 125, 138, 151, 158, 173, 175, 176

서양삼(화기삼, 미국삼) 248, 249, 253, 259,
　　262, 263, 376, 377~379, 385

서양톱풀 182, 184

석결명 257

석곡 366, 367, 368, 371, 461

석위 237

석창포 168

선모 19, 48, 114

선모과 48

선병가 124

선복화 68

선익청하 245, 502

선학초 181

선화가 124

세신 131, 152, 160, 162, 198, 285

소계 45

소괴화 152

소궐 74

소목 140

소엽맥문동 75

소엽양제갑 237

소엽정향 190

소철 152, 166

소초구 173

소화용혈수 143

쇠무릎 389, 390

수국 167

수모설련화 355~357, 492, 513

수반하 160, 162

수분초 87

수선화과 114

수소 232

승진산강 173, 175, 176

시초 106

신이 198, 439~442

신차 24, 46

실고사리 237, 290

쐐기풀과 54

ㅇ

아욱과 62, 117

아출 21, 48, 98, 115

아프리카천문동 196, 198

안식향(나무) 150, 151, 168, 248, 251, 252,
　　259, 277, 285

암대극 237

압각애 38

압척초 47

애기똥풀 180

애기부들 126

애엽 37, 38, 389

야결명 182

야국 227, 228

Fabaceae 40, 67, 72, 88, 89

Fagopyrum dibotrys 57

Ficus carica 162

Ficus hispida 144

Ficus pumila 57

Firmiana simplex 231

Flacourtiaceae 64 , 118, 119

Fraxinus guilinensis 217

Garcinia multiflora 58

Garcinia oblongifolia 58

Glechoma longituba 59, 162, 196

Gleditsia sinensis 217

Glycyrrhiza uralensis 59

Gramineae 58, 65, 66, 67, 80

Guttiferae 58, 65

Gynostemma pentaphyllum 60

Gynura procumbens 60

H

Hedera nepalensis var. sinensis 162

Hedychium coronarim 151, 176

Hemerocallis citrina 61

Hemerocallis fulva 61

Hibiscus manihot 62

Hibiscus rosa-sinensi 117, 237

Hibiscus sabdariffa 312

Hibiscus syriacus 62

Homalomena occulta 63

Houttuynia cordata 63, 118

Humulus scandens 64

Hydnocarpus alpina 118

Hydnocarpus anthelmintica 64, 119

Hydnocarpus hainanensis 64

Hydrangea macrophylla 167

Hypericaceae 142

Hypericum sampsonii 65, 196

Hypoxidaceae 48

Inula racemosa 182

Ilex kudingcha 65

Illcium cerum 152

Illiciaceae 66

Illicium henryi 198

Illicium verum 66

Imperata cylindrica var. koenigii 66

Indigofera tinctoria 67

Indocalamus tessellatus 67

Inula helenium 182

Inula japonica 41, 68, 69

Iridaceae 41, 68, 69

Iris tectorum 68

Iris wilsonii 69

Jasminum sambac 69

Jatropha podagrica 119

Juncaceae 70

Juncus effusus 70

Kadsura heteroclita 158

Kadsura longipedunculata 162

Kaempferia rotunda 120

Kalimeris indica 70

Kalopanax pictus 217

Labiatae 29, 46, 59, 71, 74, 82

Lamiaceae 29, 46, 59, 71, 74, 82

Languas galanga 237

Lantana camara 120

Lauraceae 43, 44, 113, 141

Leguminosae 40, 59, 67, 72, 88, 89, 111, 140

Leonurus artemisia 71

Leonurus japonicus 71

Lepidium meyenii 359

Ligusticum jeholense 182

Ligustrum lucidum 72

Liliaceae 33, 39, 61, 75

Lilium formosanum 237

Lindera aggregate 162

Lindera strichnifolia 47

Litchi chinensis 144, 237

Loganiaceae 147

Lonicera confusa 152

Lonicera hypoglauca 162

Lonicera macranthoides 162

Lycium chinense 181

Lygodium japonicum 237

Malvaceae 62, 117

Maytenus hookeri 121

Melastomataceae 91

Menispermaceae 47, 146

Mimosa pudica 72

Momordica cochinchinensis 73

Moraceae 39, 57, 64, 110, 139, 144

Musella lasiocarpa 237

Mussaenda flava 121

Mussaenda divaricata 73

Mussaenda pubescens 73

Myristica ceylanica 237

Myristica yunnanensis 98, 122

Myristicaceae 122

Myrsinaceae 35

Neottopteris nidus 74

Nuphar shimadai 237

Ocimum basilicum 74

Oleaceae 69, 72

Ophiopogon bodinieri 75

Ophiopogon japonicus 75

Orchidaceae 115, 116

Osmanthus fragrans 198, 217, 221, 237

Palmae 53, 109, 110, 139

Panax notoginseng 370

Papaver rhoeas 199

Papaver somniferum 199

Papilionaceae 123

Patrinia scabiosaefolia 76

Patrinia villosa 76

Peristrosphe baphica 77

Peucedanum praeruptorum 77

Phragmites communis 67

Phyllanthus cochinchinensis 158

Phyllanthus emblica 145

Phytolacca americana 78

Phytolaccaceae 78

Pinellia pedatisecta 182

Piper longum 78, 98

Piperaceae 78

Pluchea indica 79

Plumbaginaceae 79

Plumbago zeylanica 79

Plumeria rubra 122, 145

Poaceae 66, 67

Podocarpus macrophyllus 237

Pogonatherum crinitum 80

Polygonaceae 57, 80, 81, 82, 123

Polygonum chinense var. umbellatum 80

Polygonum cuspidatum 81

Polygonum multiflorum 162, 311

Polypodiaceae 53

Potentilla kleiniana 81

Prunella vulgaris 82

Psidium guajava 237

Psychptria asiatica 162

Pterocarpus macrocarpus 123

Pterocarpus vidalianus 237

Pyrrosia lingua 237

Quisqualis indica 162

Rauvolfia verticillata 124, 167

Reynoutria japonica 81

Rheum officinale 82

Rheum palmatum 407, 408, 410

Rhinacanthus nasutus 83

Rosa chinensis 83, 198

Rosa rugosa 198

Rosaceae 29, 54, 81, 83, 84, 85

Rubiaceae 73, 93, 121

Rubus cochinchinensis 84

Rumex japonicus 182

Rutaceae 45, 141

Salvia bowleyana 151

Sambucus adnata 84

Sambucus williamsii 237

Sanguisorba officinalis 85

Santalaceae 146

Santalum album 146, 152

Sapindaceae 52, 143, 144

Sapium sebiferm 85

Saposhnikovia divaricata 86, 162

Saururaceae 63, 86, 118

Saururus chinensis 86

Saussurea medusa 357

Saxifraga stolonifera 227

Schisandra incarnata 198

Scrophularia ningpoensis 162

Sedum sarmentosum 87

Senecio cannabifolius 87

Senecio scandens 162

Silybum marianum 198

Solanaceae 49, 50, 51, 88, 124

Solanum lyratum 88

Solanum melongena 160

Solanum spirale 124

Sophora flavescens 88

Sophora tomentosa 237

중국 약용식물원, 한약시장, 재배지, 한의약대학, 한약전시관, 한약국, 티베트의약 지도

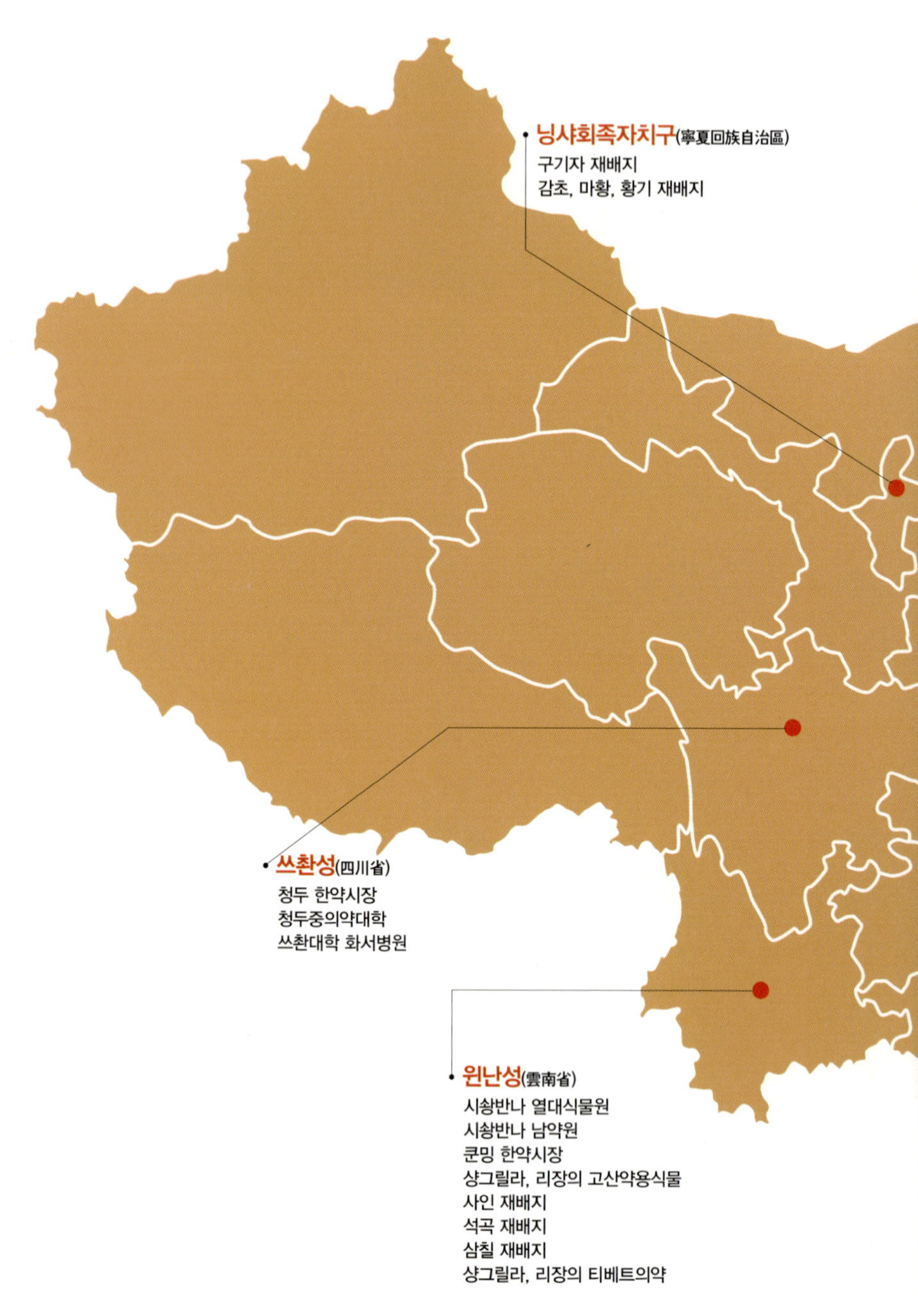

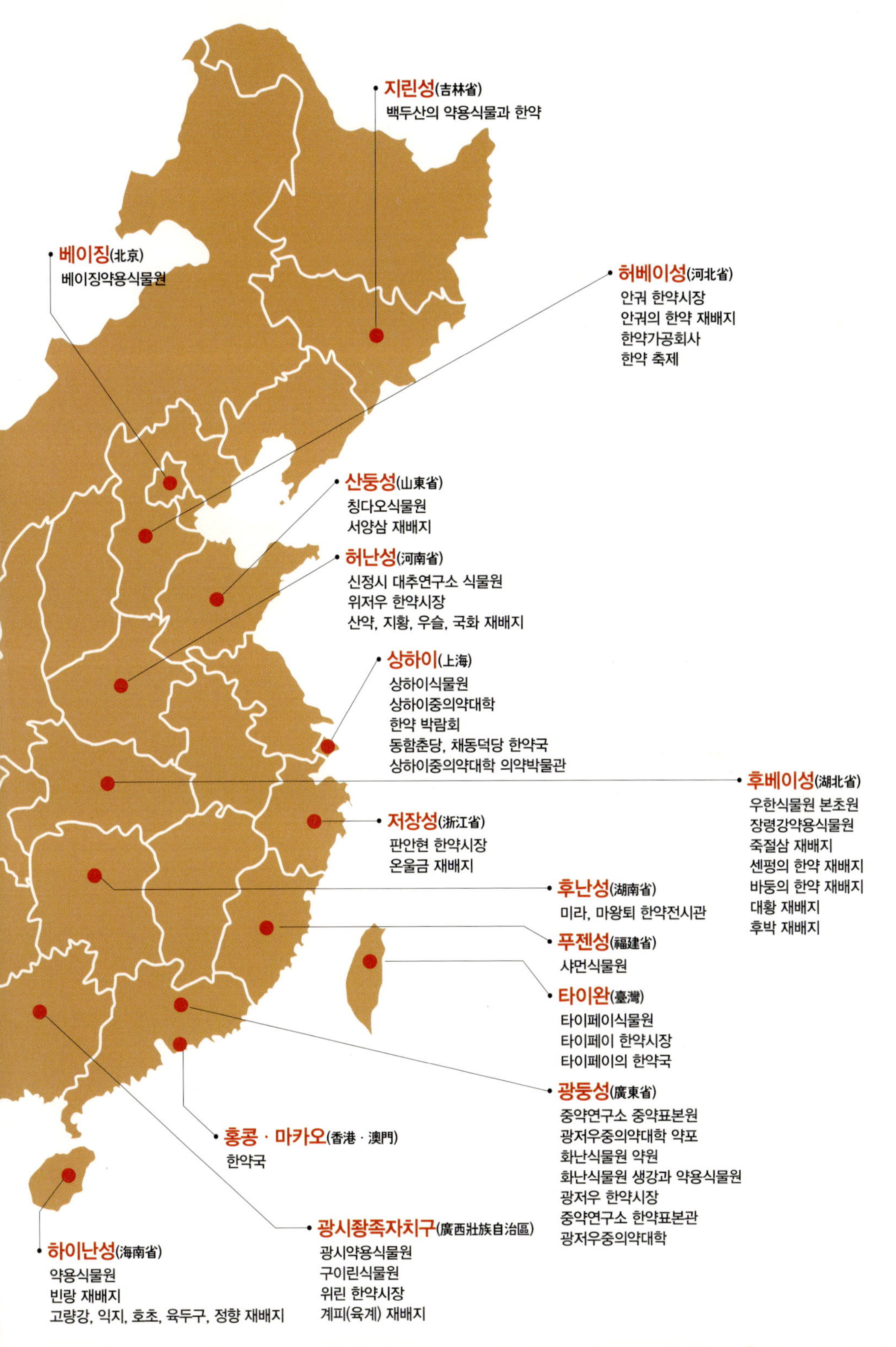

지린성(吉林省)
백두산의 약용식물과 한약

베이징(北京)
베이징약용식물원

허베이성(河北省)
안궈 한약시장
안궈의 한약 재배지
한약가공회사
한약 축제

산둥성(山東省)
칭다오식물원
서양삼 재배지

허난성(河南省)
신정시 대추연구소 식물원
위저우 한약시장
산약, 지황, 우슬, 국화 재배지

상하이(上海)
상하이식물원
상하이중의약대학
한약 박람회
동함춘당, 채동덕당 한약국
상하이중의약대학 의약박물관

후베이성(湖北省)
우한식물원 본초원
장령강약용식물원
죽절삼 재배지
셴펑의 한약 재배지
바둥의 한약 재배지
대황 재배지
후박 재배지

저장성(浙江省)
판안현 한약시장
온울금 재배지

후난성(湖南省)
미라, 마왕퇴 한약전시관

푸젠성(福建省)
샤먼식물원

타이완(臺灣)
타이페이식물원
타이페이 한약시장
타이페이의 한약국

광둥성(廣東省)
중약연구소 중약표본원
광저우중의약대학 약포
화난식물원 약원
화난식물원 생강과 약용식물원
광저우 한약시장
중약연구소 한약표본관
광저우중의약대학

홍콩·마카오(香港·澳門)
한약국

광시쫭족자치구(廣西壯族自治區)
광시약용식물원
구이린식물원
위린 한약시장
계피(육계) 재배지

하이난성(海南省)
약용식물원
빈랑 재배지
고량강, 익지, 호초, 육두구, 정향 재배지